DIE PRAXIS DER PHYSIKALISCHEN THERAPIE

EIN LEHRBUCH FÜR ÄRZTE UND STUDIERENDE

VON

DR. A. LAQUEUR UND **DR. J. KOWARSCHIK**

PROFESSOR UND DIREKTOR
DER ABTEILUNG FÜR PHYSIKOTHERAPIE
IM STAATL. MUSTERKRANKENHAUS ANKARA

PRIMARARZT UND VORSTAND DES
INSTITUTES FÜR PHYSIKALISCHE THERAPIE
IM KRANKENHAUS DER STADT WIEN

VIERTE, UMGEARBEITETE UND ERWEITERTE AUFLAGE

MIT 234 TEXTABBILDUNGEN

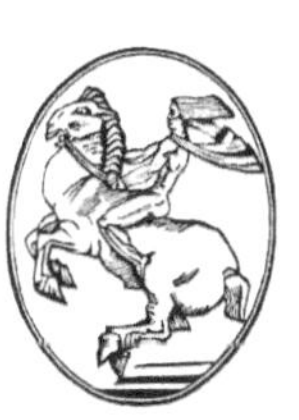

WIEN

VERLAG VON JULIUS SPRINGER

1937

ISBN-13:978-3-7091-9641-0 e-ISBN-13:978-3-7091-9888-9
DOI: 10.1007/978-3-7091-9888-9

Vorwort zur vierten Auflage.

Die wesentlichste Änderung, die in dieser Auflage vorgenommen wurde, besteht in der Erweiterung des Abschnittes über Elektrotherapie. Während in den früheren Auflagen, abgesehen von den elektrischen Bädern, nur die Arsonvalisation und Diathermie eine kurze Darstellung gefunden haben, wurde in diese Ausgabe die gesamte Elektrotherapie aufgenommen. Es sind die Galvanisation, Faradisation und Hochfrequenztherapie einschließlich der Kurzwellentherapie mit ihren physikalischen und physiologischen Grundlagen, ihrer Anwendungstechnik und therapeutischen Indikationsstellung zusammenhängend geschildert. Die Darstellung dieses Abschnittes übernahm J. Kowarschik. Von ihm sind auch im zweiten Abschnitt, der die Behandlung der einzelnen Krankheiten enthält, alle auf die Elektrotherapie bezüglichen Stellen bearbeitet.

Mit Rücksicht auf diese bedeutende Änderung, die auch eine erhebliche Vermehrung der Abbildungen mit sich brachte, war eine Erweiterung des Buchumfanges nicht zu vermeiden. Um diesen nicht allzu groß werden zu lassen, wurden besonders bei der Darstellung der hydrotherapeutischen Methoden Kürzungen vorgenommen. Allerdings wurden diese Kürzungen zum Teil wieder durch Neuerungen auf diesem Gebiet, die berücksichtigt werden mußten, ausgeglichen. Schließlich sei noch erwähnt, daß auch der Abschnitt über die theoretischen Grundlagen der Hydro- und Thermotherapie angesichts der vielen neuen Forschungsergebnisse des letzten Jahrzehnts wesentlich umgestaltet werden mußte, so daß das Buch in seiner derzeitigen Form nicht nur vergrößert, sondern auch weitgehend umgearbeitet erscheint. Wir hoffen, daß es auch in diesem neuen Gewand eine freundliche Aufnahme finden werde.

Dem Verlag sei für sein Entgegenkommen bei der Ausstattung des Werkes und für die Organisation der Zusammenarbeit der beiden Verfasser der besondere Dank ausgesprochen. Gedankt sei desgleichen allen jenen Firmen, die uns durch die Überlassung von Bildstöcken unterstützt haben.

A. Laqueur, J. Kowarschik.

Inhaltsverzeichnis.

Zweiter Teil.
Physikalische Behandlung der einzelnen Krankheiten.

Inhaltsverzeichnis. IX

Erster Teil

Wirkungen und Technik.

I. Hydrotherapie und Thermotherapie.

1. Physiologische Wirkungen.

Allgemeines.

Die in das Gebiet der Hydro- und Thermotherapie gehörigen physikalischen Behandlungsmethoden entfalten ihre Wirksamkeit in erster Linie durch den thermischen Reiz. Als Temperaturträger dienen hierbei das Wasser in flüssiger oder Dampfform und andere zu Badezwecken verwendete Medien, wie Moor, Schlamm, Sand usw.; oder aber es wird die differente Temperatur — fast immer handelt es sich dann um warme oder heiße Temperaturen — durch erwärmte Luft, durch Lichtstrahlung oder auch durch heißes Paraffin dem Körper zugeführt. Eine besondere Form der Thermotherapie bilden die Methoden, welche nicht durch Zufuhr der Wärme von außen her, sondern ausschließlich durch Erzeugung der Wärme im Körper selbst ihre Wirkung entfalten, die aber ihrer Apparatur nach in das Gebiet der Elektrotherapie gehören, nämlich die Diathermie und die Kurzwellenbehandlung.

Die Wirkung des thermischen Reizes wird bei manchen Methoden der Bäderbehandlung ergänzt und modifiziert durch den chemischen Reiz, den im Wasser gelöste oder suspendierte Substanzen, wie Salze, aromatische Stoffe, Gase, auf die Haut ausüben, oder der durch die chemische Beschaffenheit sonstiger Bademedien, z. B. des Moores oder des Schlammes bedingt ist. Ein weiterer wichtiger Faktor für die Wirkung hydro- und balneotherapeutischer Prozeduren ist der mechanische Reiz, der entweder durch gewisse mit der Prozedur verbundene Handgriffe (Reibungen, Übergießungen usw.) bedingt ist oder durch den Druck des Badewassers oder sonstiger Bademedien, z. B. des Moores oder Schlammes, auf den Körper oder einzelne Teile desselben hervorgerufen wird. Der elektrische Reiz kommt bei den in das Gebiet der Bäderbehandlungen fallenden Maßnahmen nur für die hydroelektrischen Bäder in Frage.

Die Wirkung des äußerlich applizierten Wassers auf den Organismus hängt aber in erster Linie von seinem Temperaturgrade ab. Diese **thermische Wirkung** ist im allgemeinen um so intensiver, je mehr sich der angewandte Temperaturgrad nach oben oder unten hin von dem Indifferenzpunkt entfernt. Als Indifferenzpunkt wird dabei diejenige Wärmestufe bezeichnet, die von der Haut des gesunden menschlichen Körpers weder als kalt noch als heiß empfunden wird und bei der das wärmetragende Medium die geringsten Veränderungen der Körperfunktionen verursacht. Dieser Indifferenzpunkt liegt für das Wasser bei etwa 34—35⁰ (bei der Luft und anderen gasförmigen Medien liegt er bedeutend niedriger). Schwankungen kommen vor, falls der Körper sich vor Anwendung des Wassers in abnorm kühler oder warmer Umgebung befunden hat, auch der Ernährungszustand sowie insbesondere der Grad der Blutversorgung der Haut spielen dabei eine Rolle. Doch kann für die Praxis an dem oben genannten Indifferenzpunkt im allgemeinen festgehalten werden. Nur für Fieberkranke liegt er naturgemäß höher.

Von grundsätzlicher Bedeutung für die Wirkungsweise thermischer Eingriffe, insbesondere differenter Temperaturen, ist weiterhin die Frage, ob die differente Temperatur plötzlich zur Einwirkung kommt, was in jedem Falle einen stärkeren Reiz bedeutet, oder ob, vom Indifferenzpunkte ausgehend, eine allmähliche Abkühlung oder Erwärmung auf einen differenten Temperaturgrad erfolgt. Wir werden auf dieses, besonders von Hauffe[1] betonte Moment bei der Besprechung der Gefäßwirkungen noch zurückkommen.

In der Hydrotherapie wird außer durch den thermischen Reiz vor allem durch den **mechanischen** Reiz die physiologische Wirkung der Wasserapplikation mitbestimmt. Er spielt namentlich bei allen Anwendungsformen des bewegten Wassers (Wellenbädern, Seebädern, Duschen, Übergießungen) eine wichtige Rolle, ebenso bei Abreibungen, Frottierungen u. dgl. Ein weiteres wesentliches Moment bei der Wirkung hydrotherapeutischer Prozeduren ist schließlich die Dauer des angewandten thermischen und mechanischen Reizes.

Den Hauptangriffspunkt der Reize, die bei der Anwendung hydro- und thermotherapeutischer wie physikalischer Maßnahmen überhaupt zur Einwirkung auf den Körper gelangen, bildet die Haut. Die Haut ist ja nicht nur ein Organ, das zum mechanischen Schutze der unter ihr liegenden Körperpartien und zur Regulierung der Wärmeabgabe dient, sondern sie spielt auch eine wichtige Rolle durch die Beeinflussung des vegetativen Geschehens im gesamten Organismus. Durch äußerliche physikalische Reize mannigfachster Art wird auf dem Weg über die Haut neben der Innervation der sensiblen, motorischen, vasomotorischen, sekretorischen Nerven auch die Hormonbildung, der Mineralstoffwechsel und das Säure-Basen-Verhältnis im Blut und anderen Körpersäften verändert. Solche Wirkungen kommen nicht nur, wie man früher annahm, durch Erregung der peripherischen Hautnervenendigungen und durch reflektorische Übertragung der Reize auf das Zentralnervensystem zustande; sie sind vielmehr auch hervorgerufen durch Änderungen des Zustandes der Haut selbst. Neben anderweitigen äußerlichen Reizen kann auch die Beschaffenheit des Wassers selbst die physikalisch-

---

[1] Physiologische Grundlagen der Hydrotherapie. Berlin: Fischers med. Buchhandlung H. Kornfeld. 1924.

chemische Konstitution des Hautgewebes verändern, wie dies Harpuder[1] für die Mineralbäder und di Gaspero[2] für Bäder, die mit destilliertem Wasser bereitet sind, nachgewiesen hat. In beiden Fällen erfolgt ein Ionenaustausch zwischen Badewasser und Hautgewebe.

Die Änderung der Hautbeschaffenheit durch die verschiedenartigsten äußerlichen Reize (thermische, chemische, aktinische, mechanische) zeigt sich auch darin, daß durch solche Reize in der Haut eine verstärkte Bildung einer Histamin-ähnlichen Substanz bewirkt wird, die ihrerseits auf das Verhalten des vasomotorischen Systems eine tiefgreifende Wirkung ausübt.

Der Einfluß des thermischen Reizes auf den Tonus des vegetativen Systems läßt sich im allgemeinen dahin charakterisieren, daß Kälteprozeduren sympathikotonisch wirken, während Wärmeapplikationen — auch die in der Balneologie üblichen Thermalbäder verschiedener Art — den Vagotonus erhöhen. Dieses Verhalten wurde wohl zuerst von Stahl und seinen Mitarbeitern[3] durch Beobachtung von künstlich gesetzten Hautquaddeln unter thermischen Reizen nachgewiesen, die auf Kälte und Wärme gleichsinnig wie auf chemische sympathikotonische bzw. vagotonische Reize reagierten. Eine Reihe von weiteren Autoren (F. Glaser,[4] Blacher,[5] Schober,[6] Krötz,[7] Vollmer,[8], Vogt[9] u. a.) haben grundsätzlich eine Bestätigung dafür gebracht. Ausnahmen von dieser Regel kommen gelegentlich vor, wie bereits von Stahl konstatiert wurde. Sie sind offenbar durch ein individuell abweichendes Verhalten des vegetativen Tonus bei der Versuchsperson bedingt. Bei starken Hitzeanwendungen tritt im Gegensatze zu den milden Wärmeapplikationen wieder die Sympathikuswirkung in der Vordergrund (H. Blumberg[10], Marchionini und Ottenstein[11]).

Entsprechend der Sympathikuswirkung findet sich nach Kälteprozeduren eine vermehrte Azidose des Blutes und der Körpersäfte (Krötz), während durch die vagotonisch wirkenden milderen Wärmeprozeduren eine Erhöhung des Alkaligehaltes der Körperflüssigkeiten bewirkt wird. Das Elektrolytgleichgewicht im Blute wird durch thermische Beeinflussungen, insbesondere durch Wärmeprozeduren, gestört (Schazillo[12] und H. Guthmann[13]). Später tritt dann im Laufe einer Kur wieder eine Regulierung mit Annäherung an die Norm ein.

Auf weitere Veränderungen, die fast alle in letzter Linie mit der Beeinflussung des vegetativen Systems durch den thermischen Reiz im

---

[1] Dtsch. med. Wschr. **1930**, Nr. 17/18; Z. exper. Med. **76**, H. 5/6.
[2] Z. physik. Ther. **37**, 237 (1929).
[3] Z. physik. Ther. **27**, 50 (1923); ebenda **29**, 57 (1924); Klin. Wschr. 2, Nr. 22 (1923).
[4] Z. ärztl. Fortbildg **1925**, H. 1 u. 2; Med. Klin. **1928**, Nr. 38.
[5] Z physik. Ther. **29**, 172 (1924).
[6] Ebenda **30**, 229 (1925).
[7] Z. exper. Med. **52**, H. 5/6.
[8] Ebenda **40**, 461 (1924).
[9] Z. Bäderkde **4**, 692 (1930).
[10] Ebenda **3**, 106 (1928).
[11] Z. physik. Ther. **40**, 99 (1931).
[12] Z. physik. Ther. **32**, 173 (1926/27).
[13] Arch. Gynäk. **137**, 1036 (1929).

Zusammenhang stehen, werden wir bei Besprechung des Einflusses thermischer Maßnahmen auf die einzelnen Organfunktionen, auf Blutkreislauf, Blutzusammensetzung, Stoffwechsel, Sekretionen usw. noch zurückkommen. Hier sei zusammenfassend nur hervorgehoben, daß nach einem Ausspruch von R. Stahl die Haut als Eingangspforte und Umformungsstelle für Reize zur Weitergabe an das vegetative System dient.

Die mannigfachen Änderungen, welche die Körperfunktionen in ihrem Ablauf durch äußerliche physikalische Hautreize erleiden, führen zugleich auch zu Reaktions- und Ausgleichsvorgängen. Der Komplex dieser Einwirkungen ist von Goldscheider zuerst als eine „Umstimmung" bezeichnet worden, die sich besonders dann einstellt, wenn jene Eingriffe kurgemäß wiederholt werden.[1] In dieser Umstimmung und namentlich in den dabei in Erscheinung tretenden Ausgleichs- und Abwehrvorgängen ist die eigentliche Heilwirkung thermischer und sonstiger physikalischer Maßnahmen zu suchen. Die Heilwirkung kommt dabei fast stets auf indirektem Wege zustande, gleichviel, ob der betreffende Eingriff die ganze Körperoberfläche oder nur Teile derselben trifft. Denn auch örtliche Reize können ähnliche Veränderungen bewirken, die sich entweder, wenn auch quantitativ abgeschwächt, im ganzen Organismus geltend machen oder auch auf dem Wege eines vegetativ-segmentären Reflexes in den unterhalb der behandelten Hautstelle gelegenen inneren Organen vor sich gehen. Bestimmte lokale, unmittelbar hervorgerufene Heilwirkungen (z. B. die örtliche Hyperämisierung durch Biersche Stauung) bedürfen solcher umständlicher Erklärungen nicht. Aber schon ein örtliches heißes oder kaltes Hand- oder Fußbad bleibt nicht ohne Einfluß auf den Funktionsablauf im gesamten Organismus.

Manche dieser Überlegungen, insbesondere der Begriff der Umstimmung, legen den Gedanken nahe, daß zwischen der Allgemeinwirkung physikalischer Prozeduren einerseits und der Wirkung der unspezifischen Reizkörpertherapie anderseits gewisse Ähnlichkeiten bestehen. Dieser Vergleich ist auch, namentlich auf dem Gebiete der Balneotherapie, von einer Reihe von Forschern gezogen worden (Schober[2], Géronne[3], Grunow[4], Zimmer[5] u. a.); er ist aber auch für thermische Allgemeinwirkungen überhaupt zutreffend (Krebs[6]). Hier wie dort finden wir, besonders nach den ersten Applikationen, mehr oder minder deutliche lokale und allgemeine Reaktionserscheinungen, primäre vorübergehende Verschlimmerungen, später dann, mit Gewöhnung an den Reiz, eine Besserung des Leidens im Laufe der weiteren Behandlung. Allerdings besteht ein Unterschied zwischen der Wirkung physikalisch-therapeutischer Allgemeinanwendungen und derjenigen der chemischen Reizkörpertherapie insofern, als

---

[1] Vgl. auch H. Königer: Krankenbehandlung durch Umstimmung. Leipzig: Georg Thieme. 1929. Determann: Umstimmung als Behandlungsweg. Leipzig: Georg Thieme. 1930.
[2] Z. physik. u. diät. Ther. **26**, 247 (1922); Allg. med. Z.-Ztg. **1921**, Nr. 41.
[3] Allg. med. Z.-Ztg. **1921**, Nr. 32/33.
[4] Z. physik. u. diät. Ther. **26**, 189 (1922).
[5] Ebenda **25**, 475 (1921); Allg. med. Z.-Ztg. **1922**, Nr. 27/28.
[6] Dtsch. med. Wschr. **1920**, Nr. 31.

bei letzterer meist verhältnismäßig starke Reize, die rasche Reaktion hervorrufen, zur Anwendung kommen. Die Reize physikalisch-therapeutischer Allgemeinapplikationen sind demgegenüber schwächere, die Reaktionen treten darauf zeitlich etwas später und meistens weniger heftig ein, und mehr wie bei der parenteralen Reizkörpertherapie spielt hier die Summation der Reize — in Form einer Kur — eine Rolle (Krebs und Weskott[1]).

Die physiologischen Wirkungen der Hydro- und Thermotherapie auf die einzelnen Körperfunktionen.

Es ist das unbestreitbare Verdienst von Wilhelm Winternitz, die Einwirkungen der Hydrotherapie auf den Organismus als Erster systematisch studiert und damit die Grundlage für eine wissenschaftliche Bearbeitung dieses Gebietes geschaffen zu haben. Auf diesen Grundlagen wurde dann zuerst von den Schülern Winternitz', dann auch von vielen anderen Autoren die Physiologie des thermischen Reizes weiter studiert und ausgebaut. Nicht alle ursprünglichen Winternitzschen Lehren können heute noch aufrechterhalten werden. Dadurch wird aber das Verdienst dieses Forschers, der zuerst die Hydrotherapie aus dem Stadium der groben Empirie zu einer Wissenschaft erhob, nicht geschmälert. Manche seiner anfangs angezweifelten Lehren, wie die von der therapeutischen Bedeutung der Reaktions- und Provokationsvorgänge, haben gerade auch durch die neueren Forschungen eine weitgehende Bestätigung gefunden.

Bei der Würdigung dieser physiologischen Einwirkungen der Hydrotherapie darf man aber nicht vergessen, daß sie keineswegs restlos geklärt sind. Denn es handelt sich dabei vielfach um komplizierte Vorgänge, die auf indirektem Wege zustande kommen und deren therapeutische Auswirkungen in hohem Grade von der individuellen „Stimmung" des Organismus, seiner Reizbereitschaft und Reaktionsfähigkeit oder, wie man heute annimmt, von der Lage seines vegetativen Tonus abhängig sind. Mehr noch wie auf sonstigen Gebieten der Therapie ist deshalb hier strenges Individualisieren notwendig.

a) Wirkung auf die Körpertemperatur.

Der Organismus des Warmblüters hat in hohem Grade das Bestreben, seine Eigentemperatur äußeren Einwirkungen gegenüber mittels der ihm zu Gebote stehenden Regulationsvorrichtungen zu verteidigen. Dies geschieht auf zweierlei Art, durch die physikalische Wärmeregulation, d. h. durch vermehrte oder verminderte Wärmeabgabe, und durch die chemische Wärmeregulation, die in einer vermehrten oder verminderten Wärmebildung besteht. Die physikalische Wärmeregulation erfolgt vorwiegend vermittels des Zirkulationssystems, durch Änderung des Kontraktionszustandes der Hautgefäße, durch stärkere oder schwächere Durchblutung derselben, durch Schweißsekretion und Schweißverdunstung, während die chemischen Wärmeregulationsvorgänge vor allem in den Muskeln ihren Sitz haben.

So bewirkt ein kaltes Bad zunächst eine Kontraktion der Hautgefäße zur Verhinderung der Wärmeabgabe und, daraus resultierend, selbst eine geringe Erhöhung der Innentemperatur des Körpers (im Rektum gemessen); erst bei längerer und intensiverer Kälteeinwirkung kommt es dann zu einer Senkung der Innentemperatur unter den Ur-

---

[1] Z. physik. u. diät. Ther. **26**, 2 (1922).

sprungswert. Anders liegen die Verhältnisse, wenn das kalte Bad mit gleichzeitigen starken Friktionen der Haut appliziert wird. Die durch das Reiben dilatierten Hautgefäße geben jetzt Wärme ab und es sinkt infolgedessen die Innentemperatur. Beim Gesunden ist jedoch die auf diese Weise oder durch ein gewöhnliches, längeres, intensiv kaltes Bad hervorgerufene Temperaturerniedrigung keine erhebliche und langdauernde: erhöhte willkürliche oder unwillkürliche Muskeltätigkeit (Zittern) und wohl auch unmittelbare Steigerung der Verbrennungsvorgänge (hauptsächlich der N-freien Substanzen) vermehren die Wärmeproduktion und sorgen somit durch chemische Regulation für die Erhaltung der Eigentemperatur. Beim Fieberkranken ist dagegen die durch Kälteeinwirkung hervorgerufene Temperaturerniedrigung eine intensivere und länger anhaltende, besonders wenn das Bad mit mechanischem Reiz verbunden ist.

Untersuchungen von Strasser[1] haben gezeigt, daß das Absinken der Körpertemperatur in dem von Friktionen begleiteten kühlen Bade weniger durch die Erweiterung der Hautgefäße als dadurch bedingt ist, daß durch die Reibungen das subjektive Kältegefühl, das reflektorisch eine erhöhte Muskeltätigkeit und damit chemische Wärmeregulation auslöst, aufgehoben wird; infolgedessen bleibt dann die chemische Regulation, wenigstens bis zu einem gewissen Grade der Abkühlung, aus.

Was den Grad der Abkühlung des Körperinneren durch hydrotherapeutische Kälteprozeduren beim Nicht-Fiebernden betrifft, so ergaben Messungen der Magen- und der Rektumtemperatur mittels des Siemensschen Fieberregistrierapparates (Fürstenberg, Eichler und Schemel) Herabsetzungen der Magen- bzw. Darmtemperatur um 0,2—0,6° nach kalten Vollbädern oder Packungen. Auch örtliche Kälteanwendungen, wie Teilbäder der Füße, Sitzbäder u. dgl., können die Innentemperatur um mehrere Zehntelgrade herabsetzen.

Bei äußerlicher Wärmeapplikation kann der Körper nur durch physikalische Regulation seine Temperatur verteidigen; es erfolgt die Erhöhung der Wärmeabgabe durch Erweiterung der Hautgefäße und durch die wärmebindende Schweißbildung und Schweißverdunstung, außerdem durch vermehrte Wasserdampfabgabe durch die Haut und durch die Lungen, welch letztere aber beim Menschen von geringerer Bedeutung ist. (Die Messung der Wärmeabstrahlung der Haut erfolgt mittels einer besonderen Methode: Verbindung der Mollschen Thermosäule mit dem Zeißschen Schleifengalvanometer[2].) Die physikalische Regulation geht um so leichter vor sich, je besser der Schweiß verdunsten kann, sie ist also in trockenen warmen Medien (Heißluftbädern, Lichtbädern) eher möglich als in feuchten, in denen, wie z. B. in Dampfbädern oder heißen Wasserbädern, die Schweißverdunstung behindert ist. In letzteren kommt es daher bald zu einer Erhöhung der Eigentemperatur des Körpers, die man als Wärmestauung bezeichnet; doch können auch die trockenen sogenannten „wärmezuführenden" Prozeduren bei längerer und intensiverer Einwir-

---

[1] Wien. Arch. inn. Med. **6**, 215 (1923).
[2] H. Philipp: Z. physik. Ther. **38**, 177 (1930). R. Cobet: Erg. Physiol. **25**, 439 (1926).

kung, wenn die physikalische Regulation nicht mehr ausreicht, zu einer Wärmestauung führen.

Die Frage, inwieweit lokal applizierte Wärme oder Kälte in die Tiefe dringt, ist vielfach experimentell studiert worden. Insbesondere ergaben auch hier Messungen der Magentemperatur mittels des Siemensschen Registrierapparates bei äußerlich auf die Magengegend applizierter Wärme interessante Aufschlüsse (Eichler und Schemel[1]), Fürstenberg,[2] Lüdin[3]). Sie zeigten, daß feuchte Wärmeapplikationen, wie der Dampfstrahl oder Kataplasmen, die Magentemperatur stärker heraufsetzen können (bis um 1^0) als die trockene Wärme in Form von Heißluftduschen, elektrischen Wärmekissen; auch bei Bestrahlung der Magengegend mittels des elektrischen Bogenlichtes war die Temperaturerhöhung im Mageninnern nur eine geringe. An anderen Körperteilen konnten aber Scholtz[4] und Frankenhäuser[5] zeigen, daß die strahlende Wärme, also die von einer Lichtquelle (Sonne, elektrische Lampe) ausgehende Wärme, eine bedeutendere Tiefenwirkung ausübt als die geleitete trockene Wärme. Es kommt ja den Lichtwärmestrahlen überhaupt eine große Penetrationsfähigkeit zu und die durch diese Strahlen hervorgerufene Tiefenerwärmung kann sogar der durch Diathermie bewirkten an manchen Körperstellen gleichkommen (Fritz Kraus,[6] H. Guthmann[7]).

Im übrigen muß aber für lokale Wärmeprozeduren jeder Art daran festgehalten werden, daß ihre physiologische und therapeutische Wirkung in der Regel mehr auf der durch Gefäßdilatation bewirkten Verbesserung der lokalen Zirkulationsverhältnisse beruht, die sich auch auf tiefere Schichten hinein erstreckt (Schäffer), als auf einer direkten Erhöhung der Gewebstemperatur. Diese letztere beträgt, wenn wir von den oben erwähnten Magenversuchen absehen, bei lokalen Wärmeprozeduren, die in einer für die Haut noch erträglichen Temperatur angewandt werden, in einer Tiefe von 1—2 cm im Maximum 2—4^0 C.

Erheblicher als die Tiefenwirkung der Wärme ist die der lokal (in der Form der Eisblase) applizierten intensiven Kälte. Man hat bei Messungen in der Hohlhand, in Fisteln, an der inneren Thoraxwand, an der Wangenschleimhaut, neuerdings auch mittels der Zondekschen Tiefenthermometrie Temperaturerniedrigungen bis zu 5^0 und mehr nach äußerlicher Applikation der Eisblase konstatiert. Die infolge der Kälteeinwirkung eintretende Anämie und Verlangsamung der Zirkulation in den Gefäßen schaffen eben günstigere Bedingungen für das Eindringen der äußerlich applizierten Kälte, als dies der gefäßerweiternden Wärme gegenüber möglich ist. Jedoch sind naturgemäß auch der Kältewirkung in größeren Tiefen Schranken gesetzt, um so

---

[1] Dtsch. med. Wschr. **1911**, Nr. 51.
[2] Med. Klin. **1913**, 744; Dtsch. med. Wschr. **1912**, Nr. 38.
[3] Z. exper. Med. **8** (1919).
[4] Berl. klin. Wschr. **1904**, Nr. 18.
[5] Z. physik. u. diät. Ther. **7**; Die Wärmestrahlung, ihre Gesetze und Wirkungen. Leipzig: J. A. Barth. 1904.
[6] Z. physik. Ther. **33**, 113 (1927).
[7] Strahlenther. **28**, 341 (1928).

mehr, je besser die lokale Blutversorgung an der betreffenden
Körperstelle ist. All dies gilt nur für die intensive, länger einwirkende Kälte; bei den sonstigen hydrotherapeutischen Kälteapplikationen (Prießnitzschen Umschlägen) greifen andere vasomotorische
Verhältnisse Platz, die wir im folgenden Kapitel kennenlernen werden.
Die Temperaturherabsetzung in der Tiefe ist hier nur unerheblich und
vorübergehend.

b) Wirkung auf das Gefäßsystem; Blutverteilung, Reaktion.

Die Kälteanwendungen rufen zunächst eine Kontraktion der
Hautgefäße hervor, der dann bald eine sekundäre Dilatation
folgt; und zwar tritt die letztere um so rascher ein, je kürzer dauernd
und je intensiver der Kältereiz ist. Diese sekundäre Gefäßdilatation, die in der Hydrotherapie als **Reaktion** bezeichnet wird, tut sich
subjektiv in einem erfrischenden Wärmegefühl kund, objektiv vor
allem in einer hellroten Färbung der Haut (reaktive Hyperämie), sowie dadurch, daß die Haut sich warm anfühlt. Der Eintritt
der Reaktion wird weiter noch begünstigt durch gleichzeitige mechanische Reize sowie durch der Kälteanwendung vorausgehende Erwärmung des Körpers.

Diese ,,Reaktion" spielt bei den hydriatischen kühlen und kalten
Prozeduren eine ungemein wichtige Rolle; denn es gilt — wenn wir von
lokalen langdauernden Kälteeinwirkungen (Eisblase, Kühlschläuche)
absehen — der Eintritt der Reaktion als Maßstab dafür, daß die betreffende Kälteanwendung vom Körper vertragen wird und daß die
Möglichkeit für den gewünschten therapeutischen Effekt damit gegeben
ist. Allerdings handelt es sich bei dieser ,,Reaktion" zunächst nur um
lokale Vorgänge, die sich in den Hautkapillaren abspielen; eine
gesetzmäßige Beziehung zwischen Hautreaktion und zweckmäßigen Re-
gulierungsvorgängen im gesamten Gefäßsystem besteht nicht. Immerhin ist es beachtenswert, daß die Wärmestrahlung der Haut, also
der Wärmeverlust des Körpers, nach kalten Bädern bei prompt reagierenden Personen erheblich geringer ist als bei schlechter Hautreaktion (P. Stumpf[1]), und für die Praxis ist daran festzuhalten, daß der
äußerlich sichtbare und subjektiv vom Patienten wahrnehmbare Eintritt
der Reaktion Vorbedingung für die gute Verträglichkeit der
betreffenden Kälteprozedur ist. Ob darauf auch die vasomotorischen
Regulierungsvorgänge in den tiefer gelegenen Gefäßgebieten und die
übrigen recht komplizierten Reaktionen im Bereiche des Stoffwechsels,
der Drüsentätigkeit, der Innervation usw. in der therapeutisch erwünsch-
ten Weise ansprechen, ist durch den Eintritt der Hautreaktion noch
nicht gesagt; aber schon die sie begleitende günstige Beeinflussung der
subjektiven Allgemeingefühle schafft für jene anderen Einwirkungen eine entsprechende Vorbedingung.

Es ist angesichts dieser Bedeutung der Reaktion von Wichtigkeit,

---

[1] Z. Kurortwiss. **2**, H. 10/11 (1933).

die Hilfsmittel zu kennen, die den Eintritt der Reaktion begünstigen, und namentlich bei anämischen, schlecht genährten, dekrepiden Individuen oder bei Leuten mit starrem Gefäßsystem (Arteriosklerose) diese Mittel anzuwenden, um zu verhüten, daß solche Personen auf einen kühlen oder kalten hydrotherapeutischen Eingriff mit anhaltendem Frostgefühl, Unbehagen, Hautblässe, Temperaturerniedrigung, anstatt mit einem angenehmen Erwärmungs- und Erfrischungsgefühl, Hautröte und Rückkehr zur ursprünglichen Hauttemperatur reagieren. Solche Hilfsmittel zur Erzielung einer guten Reaktion sind:

1. **Sorge für vorherige Erwärmung** (eventuell durch vorausgehende kurze künstliche Anwärmung im Bett, in einer Trockenpackung, einem Licht- oder Heißluftbade u. dgl.). Auch vorherige spirituöse Abreibungen der Haut begünstigen die reaktive Gefäßerweiterung bei einer nachfolgenden Kälteapplikation.

2. **Kürze der Applikation**; in Ausnahmefällen wird man allerdings von dieser Regel abweichen, wenn besondere Zwecke, z. B. Herabsetzung der Körpertemperatur bei Fieberkranken oder intensive Stoffwechselerhöhung bei Fettleibigen, durch die Kälteprozedur erreicht werden sollen.

3. **Intensität der Kältewirkung**; es ist ein Irrtum, anzunehmen, daß laue Prozeduren in schonenderer Weise die Reaktion herbeiführen als kalte, und deshalb ist die Verwendung des sogenannten brunnenkalten (unter 15⁰ kalten) Wassers für derartige Prozeduren immer das Zweckmäßigste. Allerdings kommt es nicht nur auf den absoluten Kältegrad an, sondern auch auf den **Kontrast** gegen die vorherige Temperatur der Haut und ihrer Umgebung; **je größer dieser Kontrast, desto intensiver die Reaktion.** Es läßt sich also durch abwechselnde Anwendung von warmen und kalten Prozeduren ebenso wie durch vorherige Anwärmung die Reaktion begünstigen, und zugleich sind bei diesen „wechselwarmen" Anwendungen (und ebenso bei vorheriger künstlicher Anwärmung) oft schon mäßige Kältegrade imstande, eine hinreichende Reaktion herbeizuführen.

4. **Der mechanische Reiz**, mag er nun durch gleichzeitiges Reiben, Frottieren, Bewegungen im Bade u. dgl. oder durch das Wasser selbst (Duschen, Übergießungen, Wellenschlag) herbeigeführt werden. Auch das Frottieren nach dem Bade, aktive Muskelübungen, Spazierengehen dienen dem Zwecke der reaktiven Wiedererwärmung.

Zur informatorischen Prüfung der Reaktionsfähigkeit der Haut kann man entweder die Schnelligkeit, mit der sich nach Bestreichung der Haut mit dem Fingernagel eine sekundäre Rötung der gestrichenen Stelle entwickelt, benutzen (Baruch[1]), oder man nimmt, was noch zuverlässiger ist, eine partielle kalte Abreibung (Teilabreibung) einer Körperstelle (am besten Unterarm) zur Prüfung der Reaktionsfähigkeit vor.

Bleibt an dem von einer Kälteprozedur betroffenen Körper die Reaktion der Haut aus — sei es nun wegen individueller Disposition

---

[1] Hydrotherapie, deutsche Ausgabe. Berlin: August Hirschwald. 1904.

oder wegen zu langer Dauer der Kälteeinwirkung —, so besteht zunächst die Kontraktion der Hautgefäße eine zeitlang fort und macht sich in Blässe der Haut geltend; zugleich tritt infolge der Kontraktion der Arrectores pilorum eine sogenannte Gänsehaut auf. Auf diese Erscheinungen, die bei langandauernden intensiven Kälteanwendungen die Regel bilden, folgt dann aber ebenfalls nach einiger Zeit eine Gefäßdilatation, bei der jedoch, im Gegensatz zu der reaktiven Gefäßerweiterung, die Zirkulation verlangsamt ist, da die Gefäße sich in einem lähmungsartigen Zustande befinden und ihren Tonus verloren haben, und bei der die Haut blaurot und zyanotisch, nicht, wie bei der Reaktion, hellrot aussieht.

Die Frage, wie sich nun, abgesehen von den Kapillaren und Arteriolen der Haut, die tiefer liegenden Gefäße der Körperperipherie während der Reaktion nach Kälteeinwirkung verhalten, wird verschieden beantwortet. Während Matthes eine Erweiterung dieser Gefäße annimmt, sind Otfried Müller und di Gaspero der Ansicht, daß auch im Reaktionsstadium der Kontraktionszustand des tieferen zuführenden Gefäßgebietes weiter fort besteht. Jedenfalls muß daran festgehalten werden, daß ein erhöhter Tonus im Gebiete der peripheren Arterien nach Kälteeinwirkung auch im Reaktionszustande vorhanden ist, wie aus der übereinstimmend hier beobachteten Blutdruckerhöhung hervorgeht.

Was die Einwirkung der **Wärme** auf das Gefäßsystem betrifft, so ruft sie sowohl in den Hautgefäßen wie in den tiefer liegenden Gefäßen der gesamten Körperperipherie eine Erweiterung hervor. Bei höheren Hitzegraden, besonders wenn sie plötzlich einwirken, geht dieser Erweiterung ein kurzes Stadium der Gefäßkontraktion voraus. Wenn man beispielsweise in ein Vollbad von etwa 42⁰ Temperatur rasch hineinsteigt, so empfindet man zunächst ein deutliches intensives Frostgefühl, dem dann allerdings bald das Hitzegefühl mit seinen gewöhnlichen Begleiterscheinungen folgt. Von diesen Anfangserscheinungen abgesehen bildet aber die gefäßerweiternde und hyperämisierende Wirkung den hauptsächlich in die Augen springenden und gesetzmäßigen Effekt der üblichen Wärmeanwendungen auf das ganze periphere Gefäßsystem.

Die Strömungsgeschwindigkeit im peripheren Zirkulationssystem wird nach Versuchen von E. Freund[1] über den Kohlensäure- und Sauerstoffgehalt des venösen Blutes nach örtlichen und allgemeinen warmen und kalten Bädern folgendermaßen beeinflußt: Nach warmen Prozeduren findet sich der CO_2-Gehalt des Venenblutes vermindert, der O-Gehalt erhöht, es ist also die Strömung im peripheren Kreislaufe beschleunigt; nach Kälteeinwirkungen fand sich eine derartige „Arterialisierung" des Venenblutes nur dann, wenn sie in ganz kurzer Dauer (Übergießung, kurzes Eintauchen) appliziert wurden, so daß eine deutliche reaktive Hyperämie entstand; jede länger einwirkende lokale oder allgemeine Kälteapplikation hatte eine Zunahme des CO_2-Gehaltes des Venenblutes als Zeichen einer Verlangsamung der peripheren Zirkulation zur Folge. Bei Messung der Blutumlaufszeit mittels der Histaminmethode fand Ude[2] eine Verkürzung der Umlaufszeit nach indifferenten Bädern, kohlensauren

---

[1] Arch. f. Baln. **1**, 25 (1925).
[2] Z. physik. Ther. **42**, 13 (1932).

Solbädern und — am stärksten — nach heißen Bädern. Entsprechende Resultate erhielten Bornstein, Budelmann und Rönell[1] durch Bestimmung des Minutenvolumens des Herzens nach den verschiedenen Bäderformen. Nach kalten Bädern erfolgt eine geringe Abnahme des Minutenvolumens.

Von großer Wichtigkeit für die Gefäßwirkung thermischer Reize ist nun die Erscheinung, daß, wenn der Kälte- oder Wärmereiz eine beschränkte Körperstelle trifft, z. B. einen Unterarm, auch entfernte, nicht direkt betroffene peripherische Gefäßbezirke in gleichem Sinne reagieren. Und zwar erfolgt diese gleichsinnige Beeinflussung (also Gefäßkontraktion und Volumabnahme nach Kälteeinwirkung, Dilatation und Volumzunahme nach Wärmeapplikation) nicht nur, wie man früher annahm, an symmetrischen Körperstellen, sondern an der ganzen Körperperipherie, wie aus den plethysmographischen Versuchen von Otfried Müller, Ernst Weber und G. Hauffe sowie aus dem Verhalten der Hauttemperatur und des kapillarmikroskopischen Bildes an entfernten Körperstellen bei örtlichen Wärmeanwendungen (Michael und Festenberg[2]) geschlossen werden muß. Wahrscheinlich ist es ferner, daß die Muskelgefäße sich bei dieser Einwirkung, welche auch durch die Bildung von Histaminartiger Substanz durch den lokalen Hautreiz bedingt ist, gleichsinnig wie die Hautgefäße verhalten.

Die Gefäße des Körperinnern, also die großen Gefäße der Brusthöhle und die Abdominalgefäße, verhalten sich bei Einwirkung äußerer thermischer Reize umgekehrt wie die Gefäße der Körperperipherie. Nach dem Dastre-Moratschen Gesetz tritt in diesen tiefen Gefäßen eine erhöhte Blutfülle bei Gefäßverengerung in der Peripherie und umgekehrt eine Verengerung bei Erweiterung der peripheren Gefäße ein. Somit erfolgt bei äußerer Kälteapplikation ein erhöhter Füllungszustand in den Gefäßen des Körperinnern, bei Wärmeeinwirkung verengern sich dieselben. Das konnte Otfried Müller[3] auf plethysmographischem Wege durch Partialwägungen genau nachweisen. Er machte auch noch insofern die Probe aufs Exempel, als er bei innerer Wärmeapplikation (Trinken von heißem Wasser) Abnahme des Blutvolumens in der Peripherie fand, und umgekehrt bei Trinken von kaltem Wasser vermehrte Blutfülle dortselbst. Die Gefäße des Schädelinnern (Gehirngefäße) verhalten sich dagegen, nach Beobachtungen von Strasburger[4], gleichsinnig wie die Hautgefäße bei Einwirkung von thermischen Reizen; so sinkt das Gehirnvolumen nach einem kalten Fußbade, um später wieder zuzunehmen. G. Hauffe[5] nimmt im Gegensatze dazu allerdings an, daß sich

---

[1] Z. klin. Med. **118**, 596 (1931).
[2] Arch. f. Dermat. **158**, 556 (1929).
[3] Sammlung klin. Vorträge Innere Medizin Nr. 194—196. Leipzig: J. A. Barth. 1910.
[4] Einführung in die Hydrotherapie und Thermotherapie. Jena: Gustav Fischer. 1909.
[5] Med. Klin. **1926**, Nr. 8, 301.

die Gleichsinnigkeit mit dem Verhalten der Gefäße der Peripherie nur auf die Gefäße der Hirnsubstanz selbst, nicht aber auf die freien Gefäße an der Schädelbasis und der Gehirnoberfläche erstreckt.

Bei der Beurteilung aller dieser Versuche ist aber nicht zu übersehen, namentlich soweit es sich um Kälteeinwirkungen dabei handelt, daß sich diese Verhältnisse im Stadium der Reaktion und des auf sie folgenden Ausgleiches sehr wohl noch ändern können. Auch durch die Beobachtung Strassers und seiner Mitarbeiter, daß die Gefäße der Milz und der Niere konsensuell mit den Hautgefäßen reagieren, durch das erwähnte abweichende Verhalten der Gehirngefäße und die von Hauffe aufgestellte Theorie, daß außer Milz und Niere sich auch die übrigen inneren Organe des Abdomens und auch die des Thorax (Herz und Lunge) in Bezug auf ihre Blutfüllung mit der Peripherie gleichsinnig verhalten, erfährt das oben Gesagte eine Einschränkung.

Trotzdem ist aber die praktische Bedeutung aller dieser Beobachtungen eine große. Sie zeigen, welche mächtige Beeinflussung auch die Blutverteilung im Körperinnern durch den thermischen Reiz erfährt. Es kommt dabei weniger auf die einzelnen Phasen dieser sehr komplizierten Vorgänge an, als darauf, daß wir mit thermischen Reizen große Umschaltungen von Blutmassen bewirken können (Strasser).

In ganz gesetzmäßiger Weise beeinflussen nach G. Hauffe die allmählich von indifferenter auf heiße Temperatur gesteigerten warmen Bäder die Blutverteilung, besonders wenn sie als allmählich erwärmte Teilbäder gegeben werden. Es findet unter deren Einwirkung schon primär eine plethysmographisch feststellbare Erweiterung der Gefäße in der ganzen Peripherie unter gleichzeitiger Entlastung der großen Gefäße der Körperhöhlen statt.

Es darf hier nicht unerwähnt bleiben, daß die Winternitzsche Schule im Gegensatz zu den O. Müllerschen Versuchen annimmt, daß nach lokalen Kälteapplikationen in anderen Gefäßbezirken der Haut, besonders in zentral vom Applikationsort gelegenen, eine primäre Zunahme der Blutfüllung erfolgt, daß also dort zunächst ein gegensätzliches Verhalten als am Locus applicationis selbst besteht. Dieser offenbar nur sehr kurzdauernde Vorgang wurde früher als Rückstauungskongestion bezeichnet, und es wurden vor allem mit der Rückstauungskongestion nach dem Kopfe die bei einer Kälteprozedur oft auftretenden unangenehmen Sensationen (Kopfschmerz, Schwindel, Augenflimmern, Ohnmacht) erklärt. Matthes schlägt für diesen Vorgang den Ausdruck „zentrale Wallung“ vor, der nichts präjuduziert; bei der Bekämpfung der genannten Erscheinungen durch kalte Kompressen werde ein allmähliches Einschleichen des Kältereizes und somit seine Milderung bewirkt. Praktisch ist es jedenfalls wichtig, daß jene „Wallungen“ sich durch kalte Waschungen des Kopfes oder durch kalte Kompressen auf den Kopf verhindern lassen.

Die Einwirkung des thermischen Reizes auf das Herz selbst läßt sich im allgemeinen dahin charakterisieren, daß den ganzen Körper treffende Kälteprozeduren die Pulsfrequenz verlangsamen, Wärmeprozeduren dieselbe beschleunigen; zugleich kann man sich vorstellen, daß die Kälteprozeduren tonisierend, Wärmeprozeduren im allgemeinen erschlaffend auf den Herzmuskel wirken. Für die tonisierende Wirkung allgemeiner Kälteapplikationen auf das Herz sprechen auch Untersuchungen am Elektrokardiogramm, welche im allgemeinen eine als günstige Beeinflussung aufzufassende Verkleinerung des sogenannten

Ventrikelquotienten ($R : T$) ergaben (Jastrowitz). Bemerkenswert ist
jedoch, daß das Schlagvolumen des Herzens durch einfache kalte
Bäder nicht vergrößert, sondern eher verkleinert wird (O. Müller,
Bornstein, Budelmann und Rönell), mithin dabei, zumal der Blutdruck gleichzeitig erhöht ist, an die Herzarbeit größere Ansprüche gestellt werden.

Lokale Kälteapplikationen, besonders in der Herzgegend angewandte, wirken gleichfalls pulsverlangsamend; vermutlich ist diese
Wirkung keine direkte, sondern sie kommt auf dem Reflexwege zustande. Dasselbe läßt sich von dem Effekt sonstiger lokaler Kälteanwendungen, besonders solcher in der Nackengegend, annehmen,
die gleichfalls in der Regel pulsverlangsamend wirken. Lokale
Wärme erhöht nur bei längerer Dauer und intensiverer Einwirkung die
Pulsfrequenz, in welchem Falle das Zirkulationssystem ähnlich, wenn
auch schwächer, als nach allgemeinen Wärmeanwendungen beeinflußt
wird. Von der besonderen Wirkung der Hauffe-Schweningerschen
allmählich erwärmten Teilbäder auf die Herzfunktion wird bei
Besprechung der Herzkrankheiten im speziellen Teile noch näher die
Rede sein.

Der Blutdruck, der ja einerseits von der Stärke der Herzkontraktion,
anderseits von dem Tonus und Füllungszustande der Gefäße abhängig ist,
wird durch hydriatische Prozeduren in bemerkenswerter Weise alteriert. Auf
die sich vielfach widersprechenden Angaben über Blutdruckänderungen nach
hydriatischen Maßnahmen hier näher einzugehen, ist unmöglich; es haben sich
aber doch im Laufe der Zeit die Meinungen so weit geklärt, daß man darüber
etwa folgendermaßen resümieren kann: Gefäßverengernde Prozeduren
wirken blutdruckerhöhend, gefäßerweiternde blutdruckerniedrigend. Es wird also durch Kälteanwendungen der Blutdruck zunächst
gesteigert, um so mehr, je niedriger die einwirkende Temperatur ist; bei
der reaktiven Gefäßerweiterung tritt dann, gewöhnlich aber erst nach Aufhören der Prozedur, ein leichtes Absinken des Blutdruckes ein, doch ist
dasselbe meist nicht erheblich und geht meist nicht bis zum ursprünglichen
Blutdruckwert herunter, besonders dann nicht, wenn die Prozedur mit einem
starken mechanischen Reiz verbunden war. Denn jeder mechanische
Reiz wirkt an sich durch Anregung der Herzkontraktionen blutdrucksteigernd, und so ist die Blutdruckerhöhung am stärksten nach Kälteprozeduren mit mechanischem Reiz (Strahlduschen, Abreibungen, bewegten
Bädern usw.). Nur dann tritt als Endeffekt von Kälteprozeduren eine wirkliche Blutdrucksenkung ein, wenn dieselben, ohne mit mechanischem Reiz
verbunden zu sein, eine langdauernde reaktive Gefäßerweiterung im Gefolge haben (Einpackungen). Duschen können nur dann blutdruckernie-
gend wirken, wenn sie unter geringem Druck appliziert werden und ihre
Temperatur sich vom Indifferenzpunkt nicht weit entfernt (douches hypoten-
sives der Franzosen).

Wärmeprozeduren wirken, in einer Temperatur von 37—40⁰ angewandt, nach anfänglicher Blutdruckerhöhung druckvermindernd;
je mehr sie sich nach oben vom Indifferenzpunkte entfernen, desto größer und
länger anhaltend ist die initiale Drucksteigerung. Jedoch tritt auch nach
heißen Prozeduren (über 40⁰) sekundär eine Drucksenkung ein, entsprechend der starken Gefäßerweiterung, und zwar ist diese Druck-
erniedrigung eine erheblichere als die nach Kälteprozeduren eintretende sekundäre Senkung. Der mechanische Reiz kann auch hier die Verhältnisse
ändern, so daß beispielsweise eine unter starkem Druck applizierte heiße

Dusche immer, auch als Endeffekt, eine Blutdruckerhöhung ergibt. Bei allmählich erwärmten Teilbädern fehlt die primäre Drucksteigerung völlig.

Aus dem Verhalten der Pulsfrequenz, des Schlagvolumens, des Elektrokardiogramms und des Blutdruckes lassen sich für die Einwirkung hydrotherapeutischer Prozeduren auf die Herzarbeit folgende Schlüsse ziehen: Kühle und kalte Bäder vermindern insofern die Herzarbeit, als die Herzkontraktionen seltener werden und das Schlagvolumen abnimmt; durch die auch im Stadium der Reaktion erfolgende Volumabnahme in den peripheren Gefäßgebieten wird dagegen der Herzarbeit ein gewisser Widerstand entgegengesetzt, der überwunden werden muß und von dem suffizienten Herzen infolge der tonisierenden Wirkung des Kältereizes auf den Herzmuskel und auch durch die Blutdrucksteigerung überwunden wird, zumal die auch hier maßgebenden Gesetze der Wärmeregulation keine Beschleunigung der peripherischen Zirkulation, sondern im Gegenteil eine Verminderung der Wärmeabgabe erfordern. Der gleichzeitige mechanische Reiz ruft reflektorisch eine Anregung der Herzarbeit hervor und vergrößert, im Gegensatze zum reinen Kältereize, das Schlagvolumen. Trotz der durch die Pulsverlangsamung bedingten Schonung muß man mit O. Müller und di Gaspero annehmen, daß kalte Prozeduren mit einer Mehranforderung an das Herz (Tonisierung, Übung) verbunden sind.

Warme Prozeduren nahe dem Indifferenzpunkt alterieren die Herzarbeit nur wenig; je höher die Temperatur ist, um so mehr wird dann die Herzarbeit vergrößert, vor allem infolge der Vermehrung der Herzkontraktionen, die notwendig sind, um der Haut die zur Wärmeabgabe nötigen Blutmengen zuzuführen.

c) Wirkung auf den Stoffwechsel.

Durch intensive allgemeine Kälteprozeduren wird der respiratorische Stoffwechsel, also die Verbrennung N-freier Substanzen, in erheblichem Maße erhöht; es hängt dies zusammen mit der vorher besprochenen chemischen Wärmeregulation, die hauptsächlich in einer Erhöhung der Verbrennungsvorgänge in den Muskeln besteht und durch willkürliche und unwillkürliche Muskelbewegungen (Zittern) bedingt ist, die bei der betreffenden Kälteprozedur vor sich gehen. Auch solche Kälteanwendungen, die noch keine Herabsetzung der Körpertemperatur mit sich bringen, sind von einer Erhöhung des respiratorischen Stoffwechsels begleitet. Daß diese Wirkung durch begleitende aktive Muskelbewegungen gefördert und verstärkt wird, leuchtet wohl ohne weiteres ein. Bei kurgemäßer Anwendung einer Serie von hydrotherapeutischen Kälteprozeduren ergibt sich als Endwirkung, daß bei vorheriger Störung des Gaswechsels derselbe sich an die Norm heranbringen läßt, daß also die hydrotherapeutische Behandlung auf die veränderten Vorgänge im vegetativen System einen regulierenden Einfluß ausübt (Loewenstein[1]).

---

[1] Wien. klin. Wschr. **1928**, Nr. 12.

Eine Vermehrung der Zersetzung stickstoffhaltiger Substanzen, also ein erhöhter Eiweißzerfall, tritt nur nach sehr intensiven und länger dauernden Kälteprozeduren ein, wie sie praktisch zu therapeutischen Zwecken kaum in Betracht kommen. Dagegen ist unter dem Einflusse der üblichen kalten hydriatischen Prozeduren (Halbbäder) die Ausnutzung N-haltiger Substanzen eine bessere, ihr Abbau bis zu ihrem natürlichen Endprodukte, dem Harnstoff, ein ausgiebigerer (Strasser[1]). Ferner wird nach Jakab[2] durch kalte Bäder die Ausscheidung der endogenen Harnsäure verringert, nach Schwitzprozeduren dagegen erhöht. Die Ausscheidung von sonstigen Säuren und Salzen (Phosphorsäure, Schwefelsäure, Kochsalz) wird nach Strassers Untersuchungen durch kalte hydrotherapeutische Anwendungen vermehrt; neben der Stoffwechselwirkung kommt dabei auch die Beeinflussung der Zirkulationsverhältnisse in der Niere selbst als Ursache in Betracht.

Alles in allem wirken die kühlen und kalten Wasseranwendungen auf die Ernährungs- und Stoffwechselvorgänge anregend und auf ihren normalen Ablauf begünstigend ein. Diese Wirkung ist neben der direkten Erhöhung des respiratorischen Stoffwechsels durch Kältemaßnahmen nicht zu übersehen.

Wärmeprozeduren bleiben, solange sie die Temperatur des Körpers nicht erhöhen, ohne Einfluß auf die Oxydationsvorgänge, bzw. sie können bei längerer Dauer, besonders bei pathologisch erhöhtem Grundumsatz[3], die Oxydationen sogar herabsetzen, da der Körper dabei weniger Arbeit zur Erhaltung seiner Eigenwärme zu leisten braucht. Kommt es dagegen infolge behinderter Wärmeabgabe zur Wärmestauung und zur Erhöhung der Körpertemperatur, so werden die Oxydationsvorgänge in erheblichem Maße erhöht; auch hier werden wieder zunächst und vor allem die stickstofffreien Substanzen betroffen. Intensivere und, was von Wichtigkeit ist, öfters wiederholte wärmestauende Prozeduren vermehren aber auch den Eiweißzerfall und somit die N-Ausscheidung.

Aus dem Gesagten geht hervor, daß die wärmestauenden heißen Wasserbäder, Moorbäder, Dampfbäder in erheblicherem Maße den Stoffwechsel beeinflussen als die eine bessere Wärmeregulation gestattenden Heißluft- und elektrischen Lichtbäder. Ferner kommt aber in Betracht, daß auch der Hautreiz die Stoffwechselwirkung warmer Bäder erhöht, wie das H. Winternitz[4] zuerst für die Senfbäder und Sandbäder nachgewiesen hat; in geringerem Grade wirken auch die Solbäder, vor allem bei öfterer Wiederholung, mehr auf den Stoffwechsel ein als gewöhnliche Wasserbäder von entsprechender Temperatur.

---

[1] Verhalten des Stoffwechsels bei hydriatischer Therapie. Wien. Klin. 1895.

[2] Z. physik. u. diät. Ther. 11, 674 (1908).

[3] Schur und Löw: Wien. klin. Wschr. 1928, Nr. 18.

[4] Dtsch. Arch. klin. Med. 72, H. 3—4.

Bezüglich des Einflusses thermischer Maßnahmen auf die **vegetativen Stoffwechselvorgänge** sei auf die allgemeine Einleitung und die Beeinflussung der Blutzusammensetzung (Kap. e) verwiesen.

d) Einfluß auf die Blutelemente, Blutgerinnung und bakterizide Kraft des Blutes.

Nach allgemeinen Kälteapplikationen nimmt die Zahl der roten und weißen Blutkörperchen, der Hämoglobingehalt und das spezifische Gewicht des Kapillarblutes zu. Diese rasch eintretende Wirkung kann naturgemäß nicht auf einer Neubildung von Blutelementen beruhen, sondern sie ist einerseits dadurch verursacht, daß mehr rote und weiße Blutkörperchen, die in den Gefäßen des Körperinnern stagnierten, durch die allgemeine Anregung der Zirkulation in die Peripherie gebracht werden; anderseits wird durch die unter Kältereiz erfolgende Kontraktion und Dilatation der Hautkapillaren der Flüssigkeitsaustausch zwischen Kapillarblut und der Gewebsflüssigkeit beeinflußt und dadurch auch die Blutzusammensetzung selbst (im Sinne einer Eindickung des Blutes). Schließlich darf für die Vermehrung der Leukozyten wohl sicher auch der direkte leukotaktische Reiz der Kälte mit als Ursache angenommen werden (Kälteleukozytose).

Über das Verhalten von Hämoglobingehalt, Zahl der roten Blutkörperchen sowie der Leukozyten nach allgemeinen Wärmeprozeduren sind die Angaben nicht einheitlich. Jedenfalls erfolgt eine Zunahme aller dieser Werte im Kapillarblute, sobald eine allgemeine Diaphorese stattgefunden hat, offenbar infolge der Eindickung des Blutes. Eine Ausnahme von dieser Regel machen die heißen Wasserbäder und auch die Dampfkastenbäder, wo also zunächst keine Wasserentziehung stattfindet; hier erfolgt keine Zunahme der Blutelemente, sondern eher eine Abnahme. Es würde zu weit führen, auf die Hypothesen einzugehen, die an dieses abweichende Verhalten der heißen Wasserbäder angeknüpft worden sind; doch sei bemerkt, daß auch die Blutviskosität nach heißen Wasserbädern abnimmt, während sie nach den stark diaphoretisch wirkenden elektrischen Lichtbädern eine Zunahme zeigt (Determann[1]), und daß W. Schultz und G. Wagner gefunden haben, daß das heiße Vollbad einen erheblichen Zustrom von Lymphe aus den Geweben in das Blut bedingt.[2] Durch eine Serie von täglich applizierten Heißluft- oder Dampfkastenbädern wird, wie G. Gordon[3] im Tierversuche zeigen konnte, die Zahl der roten Blutkörperchen im Gesamtblute erhöht. Zugleich wird durch solche Wärmeapplikationen die Gerinnungszeit des Blutes in den Kapillaren verkürzt.

Lokale Kälte- wie lokale Wärmeprozeduren bewirken am Locus applicationis vor allem eine mäßige Vermehrung der Leukozyten. Die anderen Blutelemente werden dadurch weniger und nicht konstant alteriert. Die

---

[1] Z. klin. Med. **59**, H. 2—4.
[2] Fol. serolog. **3** (1909).
[3] Berl. klin. Wschr. **1920**, Nr. 39.

Gerinnungszeit im venösen und Kapillarblute wird nach örtlichen Wärme- und Kälteapplikationen verkürzt (von den Velden[1]).

Zusammenfassend kann man aus den mitgeteilten Tatsachen schließen, daß hydrotherapeutische Prozeduren, und zwar sowohl kalte wie warme, vorübergehende Veränderungen im Flüssigkeitsaustausch zwischen Blut und Gewebsflüssigkeit (Flüssigkeitsaufnahme des Blutes nach Wärme, Abgabe nach Kälte), ferner durch Beschleunigung des Blutumlaufes eine Anregung der blutbildenden Organe und vor allem eine Leukozytose herbeiführen, und zwar tritt die letztere nach kalten Applikationen in höherem Maße und regelmäßiger ein als nach warmen.

Der Einfluß von warmen und kalten Vollbädern auf die Senkungsgeschwindigkeit der Erythrozyten ist nach den Untersuchungen von R. Stahl und K. Bahn[2] kein einheitlicher; die beobachteten, zum Teil erheblichen Ausschläge erfolgten nach beiden Richtungen hin. Stückgold[3] fand nach elektrischen Lichtbädern die Senkungsgeschwindigkeit der Erythrozyten fast regelmäßig vermehrt. Während einer Thermalbäderkur findet sich zunächst, entsprechend der Badereaktion, eine Senkungsbeschleunigung, später kehren die Werte auf den ursprünglichen Stand zurück und bei vorher pathologisch gesteigerter Senkungsreaktion findet sich meist bei günstigem Erfolge der Thermalbäderkur als Endresultat eine Verlangsamung der BSR gegenüber dem Anfangsbefunde (Ernst Müller[4], G. Boehm[5], Schneyer[6]).

Es liegt die Annahme nahe, daß mit der Anregung aller Körperfunktionen auch die **natürlichen Abwehrkräfte des Blutes** gegen bakterielle Schädigungen durch hydrotherapeutische Prozeduren erhöht werden. Als Indikatoren für die natürlichen Schutzstoffe im Blute kommen dabei in Betracht die Opsonine bzw. die von ihnen abhängige Phagozytose, die bakteriziden Eigenschaften des Blutes, die Agglutinine, die Hämolysine und der Komplementgehalt des Blutserums.

Was zunächst den Einfluß von Kälteprozeduren auf diese Faktoren betrifft, so kommen die Resultate von Tierversuchen für die praktische Hydrotherapie meistens nicht in Betracht, weil im Tierexperiment Kaltwasseranwendungen fast stets mit einer Schädigung des Organismus durch die Abkühlung und demgemäß auch mit einer Verminderung der genannten Abwehrkräfte im Blute verbunden sind. Verwertbar sind hier nur die Beobachtungen von Fukahara[7], der nach kurzdauernder Abkühlung an Tieren eine Vermehrung der Bildung spezifischer Antikörper im Blute fand, sowie die wichtigen Experimente von Keysser[8], welche ergaben, daß die Wiederholung einer energischen Abkühlung bei Tieren zur Folge hat, daß die anfänglich darnach auftretende Schädigung der Phagozytose und der

---

[1] Arch. f. exper. Path. **20**, 55 (1912).
[2] Z. physik. Ther. **29**, 57 (1924).
[3] Med. Klin. **1922**, Nr. 46.
[4] Z. Kurortwiss. **2**, H. 8 (1932).
[5] Balneologenkongreß 1934.
[6] Münch. med. Wschr. **1925**, Nr. 24.
[7] Arch. f. Hyg. **65**.
[8] Das Wesen der Resistenzherabsetzung bei der Erkältung. Dissertation. Berlin. 1910.

hämolytischen Kraft des Serums später ausbleibt. Wir haben hier also einen experimentellen Beleg für die Wirkung einer Abhärtungskur.

Am Menschen fand Keysser nach sehr energischer Abkühlung in der Zugluft eine Verminderung der Opsonine. Die Wirkung der in der Hydrotherapie üblichen Kälteprozeduren auf die Schutzkräfte im normalen Blute wurde am Menschen von Laqueur[1] untersucht. Es ergab sich dabei in der Regel zwar keine Vermehrung, aber im Gegensatze zu den Tier- und Menschenversuchen mit forcierter Abkühlung auch keine Verminderung jener Indikatoren der Schutzkraft. Die Versuche bezogen sich fast ausschließlich auf die im normalen Blute enthaltenen Schutzstoffe. Bei einer Untersuchung der Agglutinationskraft im Blute von Typhusrekonvaleszenten konnte eine Erhöhung dieser spezifischen Eigenschaft nach Applikation von kühlen Bädern nachgewiesen werden.

Mehr positive und eindeutige Resultate ergaben Versuche über die Einwirkung von Wärmeprozeduren auf die Schutzkräfte des Blutes, und zwar sowohl bei Tieren wie beim Menschen. Eine Reihe von Autoren konnte hier eine Erhöhung der Schutzstoffe im Blute nach Wärmeanwendungen nachweisen. Die Menschenversuche sind allerdings auch hierbei spärlich. Es liegt eine Mitteilung von Lüdke[2] vor, der bei einem gegen Typhus immunisierten Menschen nach heißen Bädern eine Vermehrung der Agglutinine konstatierte. Dasselbe fand Laqueur bei Rekonvaleszenten nach Typhus und Paratyphus nach heißen Bädern bzw. nach einer Serie von Lichtbädern. Auch die phagozytären Eigenschaften des Blutes fanden sich nach verschiedenen allgemeinen und lokalen Wärmeprozeduren beim Menschen deutlich erhöht (übrigens auch nach Inhalation von Radiumemanation). Der Komplementgehalt des Blutes zeigte sich nur nach russisch-römischen Bädern und Fango-Umschlägen erhöht, im übrigen blieb er durch Wärmeapplikationen unbeeinflußt. Auch die bakteriziden Eigenschaften im normalen Blutserum des Menschen erleiden nach unseren Versuchen durch die therapeutisch üblichen Wärme- und Kälteprozeduren keine Veränderung.

Übrigens zeigten auch diese Versuche, daß die feuchten Wärmeanwendungen den trockenen an Wirksamkeit überlegen sind. Diese Experimente können jedoch die Heilwirkung kalter und auch heißer Prozeduren bei Infektionskrankheiten nicht völlig erklären. Denn hier im praktischen Falle handelt es sich um ein Zusammenwirken all der genannten einzelnen Schutzkräfte, das dazu noch unterstützt wird durch den günstigen Einfluß der betreffenden Prozedur auf örtliche und allgemeine Zirkulationsverhältnisse, Herzkraft, Atmung usw.

Sehr lehrreich sind die Untersuchungen von Jean Schäffer[3] über die Beeinflussung lokaler bakterieller Entzündungsprozesse durch örtliche thermische Maßnahmen. Es ergab sich, daß solche Prozesse dadurch aufgehalten bzw. verhindert werden können; am deutlichsten trat die antibakterielle Wirkung heißer Umschläge dabei zutage. Auch die lokale Heißluftbehandlung wirkte ähnlich, in geringerem Grade übten kalte, trocken bedeckte Umschläge einen antibakteriellen Einfluß aus (am wenigsten die

---

[1] Z. Baln **5.** (1912/13).
[2] Arch. klin. Med. **95.**
[3] Einfluß unserer therapeutischen Maßnahmen auf die Entzündung. Stuttgart: F. Enke. 1907.

Prießnitzschen, nicht impermeabel bedeckten Umschläge), während durch intensive Kälteanwendung (Eisblase) die bakterielle Infektion nur vorübergehend für die Dauer der Kälteeinwirkung gehemmt wurde. Die Leukozytose spielt bei diesen Vorgängen offenbar eine geringere Rolle als die seröse Durchtränkung der Gewebe mit bakterizid wirkender lymphatischer Flüssigkeit.

e) Sonstige Einflüsse auf die Körperflüssigkeiten.

Die Einwirkung hydro- und thermotherapeutischer Maßnahmen auf die physikalische und chemische Beschaffenheit des Blutes, der Lymphe, des Schweißes und des Urins wird einerseits durch die schon im vorigen Kapitel erwähnten Veränderungen des Flüssigkeitsaustausches zwischen Blut und Gewebsflüssigkeit sowie durch den Flüssigkeitsverlust durch Schweißsekretion bedingt; anderseits durch die Einwirkungen des thermischen Reizes auf das vegetative System. Wir verweisen dabei auf die in der Einleitung auseinandergesetzte Auffassung, daß kalte Prozeduren sympathikotonisch wirken, warme Bäder im allgemeinen im Sinne einer Erhöhung des Vagotonus, während bei intensven Schwitzprozeduren wieder die Sympathikus-Wirkung in den Vordergrund tritt.

Demgemäß findet sich nach Kälteprozeduren (kalten Bädern) eine Verschiebung der Reaktionslage nach der sauren Seite hin (Krötz),[1] während indifferente Bäder, warme Thermal-, Sol-, Kohlensäurebäder und auch einfache warme Süßwasserbäder eine Erhöhung des Alkaligehalts des Blutes und des Urins bewirken (Vollmer,[2] Blumberg,[3] Vogt,[4] Fölsch[5] u. a.). In Schwitzbädern fand sich dagegen ein Absinken der Alkalität im Blut während des Bades (Marchionini und Ottenstein[6]), also wieder eine azidotische Veränderung im Säure-Basen-Gleichgewicht, und ebenso zeigten von Blumberg[7] vorgenommene Untersuchungen, daß heiße Vollbäder von 40°, heiße Sandbäder oder Fangoschwitzpackungen im Gegensatz zu milder temperierten warmen Bädern die Gesamtazidität und die Wasserstoffionenkonzentration im Urin erhöhen.

Der Blutzuckergehalt wird durch die thermischen Maßnahmen in einer Weise verändert, welche ihrem Einfluß auf den vegetativen Tonus entspricht: die sympathikotonisch wirkenden kühlen Bäder erhöhen den Blutzuckergehalt (Messerle[8]), während warme Süßwasserbäder und ebenso warme Solbäder entsprechend der Einwirkung warmer Prozeduren auf den Parasympathikus die Blutzuckerwerte auf mehrere Stunden vermindern (Messerle[8], Diener und Witsch[9], Buchstab und Sridner[10], Kestermann und Burgmann[11], Walinski[12]). Abweichend davon tritt während Schwitzbädern wieder ein starker Anstieg der Blutzuckerwerte ein, die

---

[1] [2] [3] [4] S. Einleitung.
[5] Z. Bäderkde **1**, 278 (1927).
[6] [7] S. Einleitung.
[8] Z. physik. Ther. **35**, 57 (1928).
[9] Ebenda **33**, 149 (1927).
[10] Z. klin. Med. **105**, 669 (1927).
[11] Z. physik. Ther. **40**, 226 (1931).
[12] Dtsch. med. Wschr. **1932**, Nr. 32.

erst allmählich nach Beendigung der Prozedur wieder abfallen (Marchionini und Ottenstein[1]). Kohlensäurebäder setzen den Blutzuckergehalt ebenso wie warme Bäder herab (Arnoldi[2], Grödel und Mez[3]).

Der Serum-Eiweißgehalt, der Gesamt-N- und der Reststickstoffgehalt im Blutserum erfahren nach warmen Bädern eine Abnahme (Stahl und Bahn[4], Diener und Witsch, Marchionini und Ottenstein). Damit geht eine Blutverdünnung einher. Während eines Schwitzbades findet sich der Serum-Eiweißgehalt erhöht.

Die Beeinflussung des Mineralstoffwechsels durch thermische Eingriffe ist insbesondere an der Änderung des Verhältnisses von Kalium zu Calcium im Blute ersichtlich. Die Verschiebung des Gleichgewichtes dieser Elektrolyte ist vorwiegend bei Anwendung von Wärmeprozeduren (Schwitzbädern, Moor- und Schlammbädern) studiert worden. Es fand sich während des Schwitzbades eine Zunahme des Blutcalciums und Abnahme des Kaliumgehaltes entsprechend dem Überwiegen der Sympathikuswirkung, während nachher das umgekehrte Verhältnis eintritt (Marchionini und Ottenstein[5]). Im Laufe einer Moorbäderkur steigt der Ca-Gehalt an, während der K-Gehalt des Blutes absinkt (H. Guthmann[6]). Die im Anfange einer Schlammbäderkur stattfindende starke Verschiebung des Elektrolytgleichgewichtes, die im allgemeinen auch der Bäderreaktion entspricht, ist später von einer Annäherung an die Norm gefolgt (Schazillo[7]). Diese spätere Regulierung und Rückkehr zu normalen Stoffwechselvorgängen entspricht der früher erwähnten Annäherung des gestörten Gasstoffwechsels an die Norm im Laufe einer hydrotherapeutischen Behandlung.

Der Kochsalzgehalt des Blutes erfährt in Schwitzbädern nach übereinstimmenden Angaben verschiedener Autoren keine gesetzmäßige Veränderung, vor allem keine sichere Abnahme. Die Vermehrung der Kochsalzausscheidung durch den Schweiß, die in Krankheitsfällen bei verminderter NaCl-Ausscheidung durch den Urin erfolgt, ist demnach vorwiegend auf Entziehung von Kochsalz aus den Geweben zurückzuführen, was in therapeutischer Hinsicht von großer Bedeutung ist, da pathologische Kochsalzretention ja vorwiegend in der Gewebsflüssigkeit erfolgt. Der Stickstoffgehalt des Schweißes, der gewöhnlich nur sehr gering ist, zeigt bei Urämie eine bedeutende Erhöhung. Über die Ausscheidung von Bakterien und Toxinen durch den Schweiß liegen sichere Angaben nicht vor. Die entgiftende Wirkung von Schwitzprozeduren bei bakteriellen Infektionen kommt aber wohl weniger durch direkte Ausscheidung des Infektionsgiftes durch den Schweiß als vielmehr durch die allgemeine Anregung der Abwehrfunktion des Organismus zustande, welche durch die Wärmeprozeduren bedingt ist (Strasser). Im übrigen ist es von Wichtigkeit, daß bei beabsichtigter Anregung erhöhter Ausscheidungen von toxischen Produkten bakterieller oder chemischer Art durch Schwitzprozeduren stets für eine gleichzeitige genügende Flüssigkeitszufuhr zu sorgen ist.

---

[1] l. c.
[2] Berl. klin. Wschr. **1916**, Nr. 23; Münch. med. Wschr. **1922**, Nr. 26.
[3] Z. physik. u. diät. Ther. **21**, 161 (1917).
[4] Z. physik. Ther. **29**, 57 (1925).
[5] S. Einleitung.
[6] Arch. Gynäk. **137**, 1036 (1929).
[7] S. Einleitung.

Die geringen Veränderungen, welche der Kochsalz- und Stickstoffgehalt des Blutes sowie dessen molekulare Konzentration durch Schwitzprozeduren erleiden, sind durch das Bestreben des Blutes bedingt, seine
ursprüngliche Konzentration mit großer Hartnäckigkeit zu be-
wahren. Daher ist die Eindickung des Blutes durch Schweißverlust
immer nur eine vorübergehende. Der ursprüngliche Flüssigkeitsgehalt
stellt sich rasch wieder her und so resultiert eine vermehrte Strömung
aus den Lymphbahnen in das Blut, die auch für die Resorption
pathologischer Ergüsse von großer Bedeutung ist.

f) Einfluß auf die Diurese.

Die Beeinflussung der Diurese durch hydro- und thermotherapeutische Maßnahmen geschieht auf zweierlei Weise. Einmal kann die Blasenentleerung bekanntlich sowohl durch kalte Prozeduren als auch insbesondere durch Wärmemaßnahmen verschiedenster Art gefördert
werden. Die Wirkung kalter Bäder oder Duschen beruht offenbar darauf,
daß der Kältereiz die Erregbarkeit der Zentren für die Blasenentleerung und der zu ihr führenden sensiblen Bahnen erhöht. Die Erleichterung der Blasenentleerung durch Wärmeprozeduren beruht vor
allem auf der krampflösenden, antispasmodischen Wirkung des
Wärmereizes.

Von dieser Wirkung ist zu unterscheiden die Beeinflussung der eigentlichen Diurese, d. h. der Urinabsonderung. Dieselbe wird durch
kalte hydrotherapeutische Prozeduren, überhaupt durch alle blutdrucksteigernden Mittel, vorübergehend erhöht; eine Vermehrung
der 24stündigen Urinmenge erfolgt aber bei gesunden Kreislauf-
organen durch diese vasomotorische Wirkung nicht, wohl aber bei
Patienten, die an Zirkulationsstörungen leiden, als Zeichen der Verbesserung des Blutumlaufes durch die angewandte hydriatische Prozedur.

Von größerer Bedeutung ist der Einfluß von Wärmeprozeduren
auf die Diurese. Sofern dabei eine allgemeine Transpiration erfolgt,
verringert sich die Menge des sezernierten Urins wenigstens so lange,
als nicht durch Flüssigkeitszufuhr eine Kompensation erfolgt. Fehlt
die Schweißsekretion jedoch oder ist sie nur unbedeutend, so tritt unter
dem Einflusse sowohl von allgemeinen Wärmeanwendungen auf die
ganze Körperfläche als auch von lokalen Applikationen auf die Nierengegend (Diathermie) eine Erhöhung der Diurese ein. Diese ist zunächst nur eine vorübergehende. Sie kann sich jedoch, namentlich nach
allgemeinen Wärmeprozeduren, auf die gesamte Tagesmenge des
Urins erstrecken. Am stärksten wirken in dieser Beziehung unter den
hydrotherapeutischen Prozeduren prolongierte lauwarme Vollbäder von 34—36° Temperatur und 1—2 Stunden Dauer. Strasser
und Blumenkranz[1] beobachteten bei Nierenkranken nach solchen
Bädern neben der Steigerung der Tagesmenge sogleich auch Erhöhung

---

[1] Bl. klin. Hydrother. **1906**, Nr. 3; **1907**, Nr. 5. Strasser: Physikalische
Therapie der Krankheiten der Niere u. Harn-Wege. Stuttgart: F. Enke. 1908.

der Kochsalz- und Stickstoffausscheidung. Ähnlich wirkt die Erwärmung des ganzen Körpers im Lichtkasten.

Die Ursache der diuretischen Wirkung von äußerlich applizierten Wärmeprozeduren ist in der gleichsinnigen Reaktion der Haut- und Nierengefäße zu suchen. Alle Eingriffe, welche eine Erweiterung der Hautgefäße bewirken, rufen zugleich auch eine stärkere Durchblutung der Nierengefäße und damit Erhöhung der Nierenfunktion hervor. Die lokale Erwärmung der Nierengegend entfaltet ihre Wirkung teils auf dem Wege eines vegetativ-segmentären Reflexes (s. nächstes Kap.), teils aber auch durch die konsensuelle Erweiterung der Gefäße der gesamten Körperoberfläche, welche nach länger dauernden intensiven örtlichen Wärmeapplikationen erfolgt.

g) Einfluß auf die Verdauungsorgane.

Die motorischen und sekretorischen Funktionen des Magen-Darm-Traktus werden durch thermische Reize auf die äußere Haut auf einem Wege beeinflußt, der teils über die vegetativen Nervenendigungen in der Haut der gesamten Körperoberfläche geht, teils aber auch als besonderer Segmentreflex von der Bauchhaut auf die darunter liegenden inneren Organe aufzufassen ist. Diese Verhältnisse sind neuerdings insbesondere von Ruhmann[1] im Röntgenbilde genauer studiert worden. Es ergab sich dabei für die motorischen Reaktionen der Magenwand, daß Kälte die Peristaltik und Austreibungstätigkeit des Magens zunächst hemmt, worauf dann ein aufgeregter, scharfer, gleichsam unphysiologischer Wellengang folgt, während die auf die Bauchhaut angewandte Wärme den Tonus, die Peristaltik und die Pförtneröffnung fördert. Bei krankhaft gesteigertem Tonus oder bei übererregter Peristaltik sind die Wirkungen der Wärme entgegengesetzt, d. h. es werden diese Funktionen, wie auch die klinische Erfahrung lehrt, durch den Wärmereiz herabgesetzt.

Zugleich ergab die Beobachtung der Gefäße der Darmserosa durch ein besonderes Verfahren (Laparaskopie), daß nach Wärmeapplikationen auf die Bauchhaut sofort eine verstärkte Durchblutung dieser Gefäße eintritt. Dabei sind die älteren Methoden der Wärmebehandlung (Kataplasma, heißes Vollbad, Moorbad) den modernen Verfahren (Diathermie, Kurzwellen) an Wirksamkeit überlegen (Gesenius[2]). Wegen der Schnelligkeit, in der dieser Vorgang erfolgt, muß geschlossen werden, daß er nur auf reflektorischem Wege (Segmentreflex) geschehen kann. Auch die erwähnten motorischen Funktionsänderungen nach örtlichen thermischen Reizen auf die Bauchhaut erfolgen auf diesem Reflexwege, was sich daran zeigen ließ, daß sie nach Ausschaltung der magenversorgenden Nerven durch intervertebrale Injektionen, also nach Unterbrechung des Reflexbogens, ausblieben.

Vorbedingung für alle diese Tiefenwirkungen ist eine gewisse Intensität des Hautreizes, der bei Kälte eine deutliche örtliche

---

[1] Z. exper. Med. **52**, 338 (1926); **57**, 740 (1927); Dtsch. med. Wschr. 1927, Nr. 26.

[2] Dtsch. med. Wschr. **1936**, Nr. 38.

Blässe, bei Wärmeanwendung ein kräftiges Erythem bewirken muß, wenn die Tiefenwirkung zustande kommen soll.

Schon vor Ruhmann hatten Lüdin[1] am Röntgenschirm und v. Friedrich[2] durch Magenausheberung nachweisen können, daß die Magenmotilität durch örtliche Wärme auf das Abdomen beschleunigt wird und daß die Wärme vor allem auf die Pylorus-Muskulatur antispasmodisch einwirkt. Einen der primären Wärme ähnlichen Einfluß hat die reaktive Erwärmung nach einem Prießnitzumschlag. Weiterhin ist auch die Dauer eines thermischen Reizes für seine Einwirkung auf die Motilität der Magen- und Darmwand von Bedeutung. Insbesondere kann die Kälte bei kurzer Dauer die Darmperistaltik beschleunigen, während sie bei längerer Einwirkung in Form von einer Eisblase bekanntlich einen beruhigenden Einfluß ausübt.

Ob die Sekretion der Verdauungssäfte durch äußerlich applizierte thermische Reize beeinflußbar ist, war lange Zeit umstritten. Frühere Untersucher (Lüdin, v. Friedrich) waren zu keinen sicheren Resultaten bezüglich der Magensaftsekretion gekommen. Im Tierversuch hat A. Fischer-Bern[3] zuerst an Hunden, die nach der Pawlowschen Methode operiert worden waren, nach äußerlich applizierter lokaler und allgemeiner Wärme eine deutliche Verminderung der Magensaftsekretion feststellen können, die bis zu 50% betrug. Auch nach Diathermie der Oberbauchgegend wurde von Kaufheil und Simo[4] eine Tendenz zur Abnahme der Azidität des Magensaftes festgestellt. Systematische Untersuchungen von E. F. Müller und Hölscher[5] ergaben gleichfalls eine Abnahme der Sekretion sowohl des Magensaftes als auch des Duodenalsaftes (wie auch der Gallenblasenentleerung) nach äußerlich auf das Abdomen oder den ganzen Körper applizierten Wärmeprozeduren. Diese Abnahme war auch mit qualitativen Veränderungen verbunden, indem die Azidität des Magensaftes und der Fermentgehalt des Duodenalsaftes sich unter dem Wärmeeinfluß verminderten. Auch bei Patienten, die an Hypersekretion infolge von Magen- oder Duodenalgeschwür litten, wurde diese quantitative und qualitative Verminderung der Sekretionstätigkeit konstatiert. Umgekehrt bewirkte Kälte, lokal auf das Abdomen oder allgemein angewandt, eine Vermehrung der Sekretion, wobei sich auch der prozentuale Säuregehalt des Magensaftes und der Fermentgehalt des Duodenalsaftes erhöhten. Alle dieser Veränderungen traten ebenso wie in den Ruhmannschen Versuchen nur dann ein, wenn der Wärme- oder Kältereiz auf die Haut in einem bestimmten Grade zur Anwendung kam. Schwächere thermische Reize genügten dazu nicht, auch wenn sie schon ein subjektives Wärme- oder Kältegefühl hervorriefen. Offenbar ist eine deutliche Änderung der Hautbeschaffenheit auch hier Vorbedingung für die Tiefenwirkung thermischer und sonstiger Reize auf die motorischen und sekretorischen Funktionen der viszeralen Organe.

---

[1] Z. exper. Med. **8**, 68 (1919).
[2] Z. physik. Ther. **28**, 52 (1924).
[3] Schweiz. med. Wschr. **1920**, Nr. 50.
[4] Z. physik. Ther. **31**, 25 (1926).
[5] Dtsch. med. Wschr. **1929**, Nr. 24.

Die erwähnten Ergebnisse über den Einfluß von Wärme und Kälte auf die Magensaftsekretion sind später von L. Bogendörfer und A. R. Sell[1] in ihren wesentlichen Punkten bestätigt worden.

h) Einfluß auf das Nervensystem.

Die meisten der vorher besprochenen Einwirkungen hydriatischer Maßnahmen kommen auf dem Wege über die Nervenbahnen zustande. Wir können uns also bei diesem Kapitel kurz fassen und auf die Beeinflussung von Erregbarkeit und Leitungsvermögen der spinalen Nerven durch hydrotherapeutische Prozeduren beschränken.

Die Sensibilität der Hautnerven wird durch einen kurzen Kältereiz erhöht, ebenso durch einen kurzen Wärmereiz; das bezieht sich sowohl auf die Wahrnehmung taktiler Reize wie der Schmerzempfindung. Langdauernde Kältereize dagegen setzen die Sensibilität der Nerven herab; praktisch wird in der Chirurgie durch Anwendung der Kälteanästhesie von dieser Eigenschaft der Kälte Gebrauch gemacht. Aber auch jede länger dauernde Wärmeeinwirkung vermindert die Erregbarkeit der sensiblen Nerven und wirkt schmerzstillend; hier spielt vermutlich die Hyperämiewirkung eine Rolle, die durch die stärkere seröse Durchtränkung der Gewebe die Schmerzempfindlichkeit der peripheren Nervenendigungen herabsetzt. Nach der Goldscheiderschen Theorie kommt außerdem der schmerzstillende Effekt der Wärme dadurch zustande, daß die Erregung besonderer Wärmenerven auf die Reizung von Schmerznerven hemmend wirkt. Ähnlich wie primär applizierte Wärme wirkt auch die reaktive Erwärmung nach einem kalten Umschlage beruhigend und schmerzstillend.

Daß die Funktion der peripheren Nerven überhaupt durch kurze Kälteapplikationen gekräftigt wird, konnte Sternberg[2] auch daran nachweisen, daß in einzelnen Fällen nach kalten Duschen vorher erloschene Patellarreflexe wieder auszulösen waren und daß dadurch jedenfalls die Erregbarkeit der Reflexbahnen erhöht wird.

Die Chronaxie, d. h. die Zeit, welche zwischen Stromschluß und Reizeffekt bei Anwendung elektrischer Reize von minimalster Wirkungsdosis vergeht, wird nach Bornstein und Budelmann[3] sowohl für die sensiblen Hautnerven wie für motorische Nerven durch heiße Bäder und durch Kohlensäure-Solbäder verlängert, durch kalte Bäder hingegen meist verkürzt. Indifferent warme Süßwasserbäder lassen dagegen die Chronaxie unbeeinflußt. Diese Befunde entsprechen den älteren Beobachtungen von der Erregbarkeitsverminderung nach Wärme und der funktionssteigernden Wirkung der Kälte auf die peripheren Nerven.

In ähnlichem Sinne wie die lokale Sensibilität der Nerven werden auch die Allgemeingefühle durch hydrotherapeutische Maßnahmen beeinflußt. Es ist bekannt, daß die Kälteanwendungen bei benommenem Sensorium, Ohnmachtsanfällen u. dgl. in eminenter Weise er-

---

[1] Dtsch. Arch. klin. Med. **169**, 166 (1930).
[2] Die Reflexe und ihre Bedeutung. Leipzig u. Wien: W. Deuticke. 1893.
[3] Z. physik. Ther. **40**, 1 (1930); Z. Kurortwiss. **2**, 478 (1932).

regend wirken, und daß auch beim normalen Individuum nach kalten hydrotherapeutischen Prozeduren das Gefühl der Erfrischung, Kräftigung und Anregung besteht. Umgekehrt wirken warme Applikationen auf die Allgemeingefühle beruhigend, namentlich wenn sie von längerer Dauer sind, und darauf beruht z. B. die therapeutische Anwendung lauwarmer Vollbäder oder von reaktiver Erwärmung begleiteter Einpackungen bei Erregungszuständen und Schlaflosigkeit. Als Nachwirkung warmer und heißer Applikationen macht sich im allgemeinen das Gefühl der Ermüdung geltend, jedoch kann bei neurasthenischen Individuen manchmal zugleich damit eine Steigerung der allgemeinen Erregbarkeit verbunden sein. Ganz kurzdauernde intensiv warme Bäder (japanische heiße Tauchbäder) rufen dagegen bei Nervengesunden ein deutliches Gefühl der Kräftigung und Erfrischung hervor.

i) Wirkung auf die Muskulatur.

Wir haben bereits früher gesehen, daß die Zirkulation und die Verbrennungsvorgänge in den Muskeln durch hydrotherapeutische Eingriffe in erheblichem Maße beeinflußt werden. Was nun die Wirkung hydriatischer Prozeduren auf die Muskelkraft und die Leistungsfähigkeit der quergestreiften Muskeln betrifft, so erhöhen kurze Kälteprozeduren in mäßigem Grade die Leistungsfähigkeit der Muskeln, vor allem beseitigen sie auch vorher vorhandene Ermüdung (durch Anregung der Zirkulation und dadurch bewirkte beschleunigte Fortschaffung der Ermüdungsstoffe). Energischer ist diese Einwirkung, wenn die Kälteprozedur mit mechanischem Reiz verbunden ist (Duschen, Abreibungen).

Kurze Hitzeanwendungen, vor allen Dingen kurze heiße Bäder, wirken in ausgesprochenem Maße kräftigend und ermüdungsbeseitigend auf die quergestreifte Muskulatur, auch wenn sie nicht mit mechanischem Reiz verbunden sind (Uhlich[1]). Bäder von indifferenter Temperatur haben auf die Muskelkraft keinen Einfluß, Duschen von indifferenter Temperatur erhöhen sie nur wenig. Länger dauernde warme Bäder (38—39^0) setzen die Muskelkraft herab; wichtig ist jedoch, daß eine darauffolgende kalte Dusche diese schwächende Wirkung wieder aufhebt und sogar überkompensieren kann. Auch sehr kalte Bäder ohne mechanischen Reiz können schwächend auf die quergestreifte Muskulatur wirken, insbesondere bei schwächlichen und anämischen Individuen.

Was den Einfluß thermischer Maßnahmen auf die glatte Muskulatur betrifft, so kommt hier neben der Gefäßmuskulatur, deren Verhalten bereits früher besprochen ist, vor allem die Muskulatur des Magen-Darm-Traktus in Frage, worüber im vorletzten Kapitel das Wichtigste gesagt ist. Es ist anzunehmen, daß die Blasenmuskulatur in ähnlicher Weise wie die Muskulatur der Magen-Darm-Wand reagiert.

---

[1] Z. exper. Path. u. Ther. **1906**, H. 3.

k) Wirkung auf die Respiration.

Wir haben uns hier nur mit dem Einflusse auf Atmungstiefe und -frequenz zu beschäftigen; die Veränderungen des respiratorischen Stoffwechsels sind bereits früher erwähnt. Die Respiration wird auf reflektorischem Wege durch hydriatische Maßnahmen derart beeinflußt, daß nach einem kurzen plötzlichen Kältereiz eine tiefe Inspiration erfolgt, in deren Höhe zunächst ein Stillstand der Atmung eintritt (sogenannte „Dyspnöe des Kälteschrecks"), worauf dann eine lange Exspiration folgt. Bei weiterer Kälteeinwirkung werden die Atemzüge tiefer und manchmal, nicht immer, auch frequenter.

Die geschilderte Vertiefung der Atmung ist besonders stark, wenn der Kältereiz die Nackengegend trifft; ob es sich hierbei um einen segmentären Reflex handelt, mag dahingestellt bleiben; jedenfalls ist die eigentümliche Reaktion der Nackengegend auf Kältereize von großer praktischer Bedeutung, und es werden überall da, wo man rasch eine Verbesserung der Atmung erzielen will, die kalten Übergießungen hauptsächlich auf die Nackengegend appliziert.

Auch der plötzliche intensive Wärmereiz ruft zunächst, in ähnlicher Weise wie die Kälte, eine vertiefte Inspiration hervor. Länger dauernde Wärmeprozeduren erhöhen zwar auch die Respirationsfrequenz (da hier der respiratorische Gaswechsel und die Herzarbeit erhöht sind), jedoch wird die Atmung dabei oberflächlicher.

Allgemein beruhigende Prozeduren (wie feuchte Einpackungen, prolongierte indifferente Vollbäder) können auf die Frequenz der Atmung einen verlangsamenden Einfluß ausüben.

2. Technik der Hydrotherapie.

Allgemeingültig hierfür sei bezüglich der Kälteprozeduren auf das im vorigen Kapitel über Reaktion, Wiedererwärmung und Schutz vor Kongestionen Gesagte verwiesen. Da, wie wir dort sahen, die Reaktion dadurch begünstigt wird, daß die betreffende Kälteprozedur einen vorher erwärmten Körper trifft, so wird man bei anämischen oder an Kälteapplikationen noch nicht gewöhnten Individuen, bei denen eine normale prompte Reaktion nicht zu erwarten ist, der Kälteanwendung eine künstliche Anwärmung vorausschicken. Am einfachsten geschieht das in der häuslichen Behandlung dadurch, daß man morgens aus der Bettwärme heraus die Behandlung vornimmt; sonst läßt sich überall auch durch eine trockene Einpackung von etwa $^1/_2$ Stunde Dauer die Vorwärmung erreichen. In Anstalten kann man durch ein elektrisches Licht- oder Heißluftkastenbad von etwa 5 Minuten Dauer noch rascher und bequemer den Patienten auf die kalte Prozedur vorbereiten. In allen Fällen aber, auch wo eine derartige künstliche Vorwärmung nicht notwendig ist, ist darauf zu achten, daß die Behandlung in einem genügend warmen Raume (nicht unter 20⁰ C) vor sich geht.

Auch für die reaktive Wiedererwärmung nach der Prozedur ist die richtige Temperierung des Baderaumes von Wichtigkeit; weiterhin unter-

stützt man die reaktive Wiedererwärmung einmal durch kräftiges Frottieren beim Abtrocknen, dann dadurch, daß man den Patienten, je nach der
Lage des Falles, entweder Körperbewegungen nach der Behandlung
machen läßt (Freiübungen, kleine Spaziergänge in beschleunigtem Tempo)
oder aber ihn gut zugedeckt ruhen läßt, bis ein behagliches allgemeines
Wärmegefühl wiedergekehrt ist. Bei kalter Außentemperatur sind solche
Maßnahmen natürlich besonders zu beachten.

Großer Wert ist auf diesen Schutz vor Erkältung auch nach
Wärmeprozeduren zu legen, weil nämlich die nach einer längeren
Wärmeanwendung erschlafften und dilatierten Hautgefäße leicht die
Fähigkeit verlieren, auf zufällige Kältereize mit prompter Kontraktion
zu reagieren. Nimmt man dagegen nach der Wärmeprozedur eine kurze
Kälteapplikation vor, so wird der normale Tonus der Hautgefäße
wiederhergestellt und die Einwirkungen der Außentemperatur bleiben
ohne schädliche Folgen. Auch das Ermüdungsgefühl nach Wärmeapplikationen und die ihm zugrunde liegende Schwächung des Zirkulationssystems wird durch eine nachfolgende Kälteprozedur bekämpft, was E. Weber objektiv an der plethysmographischen Arbeits-
kurve zeigen konnte. Es empfiehlt sich daher, nach jeder Wärmeapplikation, mag sie nun eine allgemeine oder nur eine lokale sein,
eine Abkühlung folgen zu lassen. Dieselbe geschieht am einfachsten
durch eine kalte Abwaschung oder Abgießung, sonst in einem Halbbade (32—26⁰), einem allmählich abgekühlten Vollbade oder
durch Duschen (wechselwarme oder kalte). Das allmählich abgekühlte Vollbad, beginnend mit einer indifferenten Temperatur (34 bis
35⁰), zum Schlusse auf 30—26⁰ abgekühlt, ist in den Fällen zu empfehlen,
wo schonend vorgegangen und doch eine gründliche Abkühlung
erzielt werden soll; über seine Dauer läßt sich nichts Bestimmtes sagen,
im allgemeinen dürften 5—10 Minuten genügen; das Hauptkriterium für
die hinreichende Wirkung des abkühlenden Bades ist das Sistieren der
Schweißsekretion. Die abkühlenden Abreibungen oder Abwaschungen
werden nur kurz appliziert, damit die Gefäßwirkung darnach um so
prompter eintreten kann; in etwas längerer Dauer die hier besonders
empfehlenswerten allmählich abgekühlten Duschen. Noch länger
(5—10 Minuten) können die mit mechanischem Reiz verbundenen Halbbäder oder die Bassinbäder ausgedehnt werden, welch letztere sich
gleichfalls für Abkühlungszwecke sehr gut eignen.

Ganz ohne Ausnahme ist die Regel, eine abkühlende Prozedur auf jede
Wärmeanwendung folgen zu lassen, allerdings nicht. Es gibt Fälle, in denen
man den Kranken nach dem warmen Wasser- oder sonstigen Bade noch
nachschwitzen lassen will; dabei unterbleibt dann natürlich die Abkühlung bzw. man begnügt sich mit kurzem Abspülen des Schweißes im lauwarmen Vollbade. Bei Krankheitszuständen, in denen jede stärkere Abkühlung wegen einer Idiosynkrasie gegen Kälte vermieden werden muß, z. B.
bei manchen Fällen von Asthma bronchiale oder Bronchialkatarrh, läßt
man ebenfalls der Wärmeprozedur (gewöhnlich handelt es sich um ein Lichtbad) nur ein indifferentes Vollbad zum Abkühlen folgen. Auch nach den
Schweninger-Hauffeschen allmählich erwärmten Voll- oder
Teilbädern unterbleibt grundsätzlich jede nachfolgende Abkühlung.
Eine weitere allgemeingültige Regel für die hydrotherapeutische

Behandlung ist die, daß sowohl bei Kälte- wie bei Wärmeprozeduren, zur Verhütung von Kongestionen und unangenehmen Sensationen (Kopfschmerz, Schwindel, Ohnmachtsanfällen) für Kopfkühlung zu sorgen ist. Man legt zu diesem Zwecke vor Beginn der Applikation entweder eine kalte Kompresse oder eine in kaltes Wasser getauchte Leinenkappe auf den Kopf des Patienten; bei weiblichen Patienten, wo die Durchnässung des Haares gern vermieden wird, empfiehlt es sich, ein nasses Handtuch turbanartig um den Kopf zu legen, während eine Badekappe aus impermeablem Stoff das Haar selbst bedeckt. Im Verlaufe der länger dauernden Wärmeprozeduren (Schwitzbäder) muß der kühlende Kopfumschlag natürlich öfter erneuert werden, sofern nicht besondere Vorrichtungen zur permanenten Kühlung (Kopfkühlschläuche) vorhanden sind.

Vor sehr intensiven Kälteprozeduren empfiehlt es sich, auch eine Waschung des Kopfes, des Halses, der Achselhöhlen und der Brust zur Verhütung von Wallungen und zur Milderung des Kälteschreckes vorzunehmen. Vor kurzen Hitzeprozeduren, insbesondere den heißen Tauchbädern, müssen zur Verhütung von Kongestionen bzw. Gewöhnung der Gefäße des Schädels an den Hitzereiz Waschungen oder besser Übergießungen des Kopfes mit heißem Wasser (42—44^0) angewandt werden.

a) Abreibungen und Abwaschungen.

Die Teilabreibung bzw. Teilwaschung. Die einfache und überall ausführbare Prozedur beeinflußt in energischer und doch schonender Weise die peripherische Zirkulation. Sie wirkt anregend auf eine Reihe von wichtigen Funktionen des Körpers (Respiration, Herzaktion, Nervensystem) und bildet ein sehr wirksames Ableitungsmittel, das sich z. B. bei Menorrhagien sehr gut bewährt hat. Die Teilabreibung ist ferner deshalb von besonderer Bedeutung, weil sie, da die Manipulationen sukzessive an den einzelnen Körperteilen vorgenommen werden und der Kranke dabei das Bett nicht zu verlassen braucht, auch an Schwerkranken, selbst bei nicht intaktem Herzen, unbedenklich angewandt werden kann. Die Teilabreibung ist als mildester hydrotherapeutischer Eingriff zugleich ein gutes Mittel, um den Patienten an eine hydriatische Kur zu gewöhnen bzw. ihn auf spätere Kälteapplikationen vorzubereiten; ferner gibt diese Prozedur einen guten und unschädlichen Prüfstein für die Reaktionsfähigkeit der Haut des Patienten ab.

Die Prozedur wird entweder im Bett aus der Bettwärme heraus oder nach etwa $^1/_4$—$^1/_2$stündiger Anwärmung in einer trockenen Einpackung (leinenes Laken mit einer Wolldecke bedeckt) vorgenommen. Im ersteren Falle hüllt man den Kranken vor Beginn der Teilabreibung noch besonders in ein leinenes Laken; liegt er vorher in einer Trockenpackung, so muß dieselbe vor Beginn der Abreibung etwas gelockert werden. Zwei Eimer mit brunnenkaltem Wasser werden neben das Lager bereitgestellt, in jedem Eimer befindet sich ein Handtuch, während ein drittes Handtuch, am besten ein Frottiertuch, zum Trockenreiben bereitgehalten wird. Nun wird erst der eine Arm des Patienten entblößt, mit dem rasch aus dem einen Eimer entnommenen und flüchtig ausgerungenen Handtuch umhüllt, und

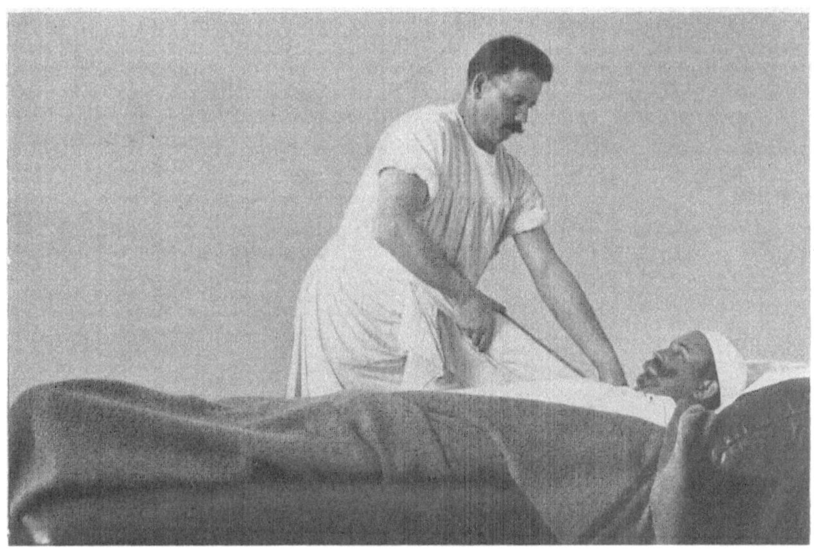

Abb. 1. Teilabreibung (Arm).

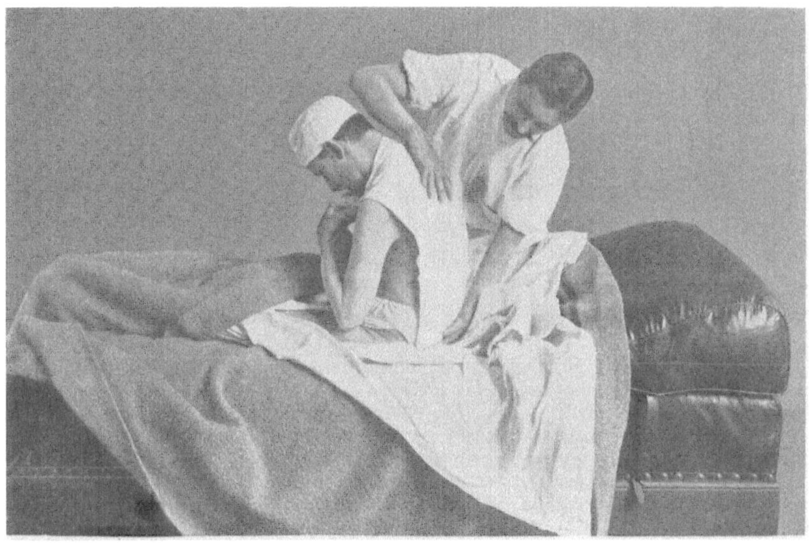

Abb. 2. Teilabreibung (Rücken).

während der Wärter mit der linken Hand das Tuch am oberen, der Patient
mit seiner rechten Hand am unteren Ende festhält, wird in langen Strichen
mit der rechten Hand auf dem Tuche der Arm kräftig gerieben (ähnlich
wie auf Abb. 1 dargestellt), bis sich das Tuch überall warm anfühlt.
Sodann wird das Tuch in den Eimer zurückgeworfen, der durch die Reaktion

gut gerötete Arm rasch mit dem trockenen Handtuch abgerieben und wieder
unter die Decken zurückgebracht. In derselben Weise wird dann der andere
Arm behandelt, wozu man sich des aus dem zweiten Eimer entnommenen
Tuches bedient (damit das erste, durch den Gebrauch erwärmte, sich inzwischen wieder abkühlen kann), dann sukzessive der Rücken (am sitzenden
Patienten; hierbei hält der Patient mit seinen beiden Händen das Tuch
oben an der Schulter fest; Abb. 2), Brust und Leib (hierbei die Reibungen

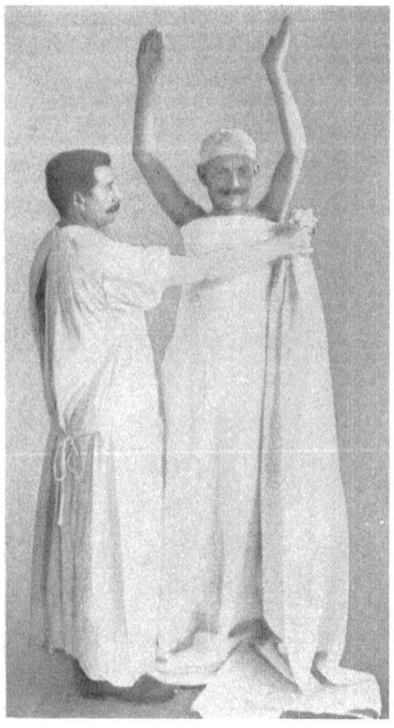

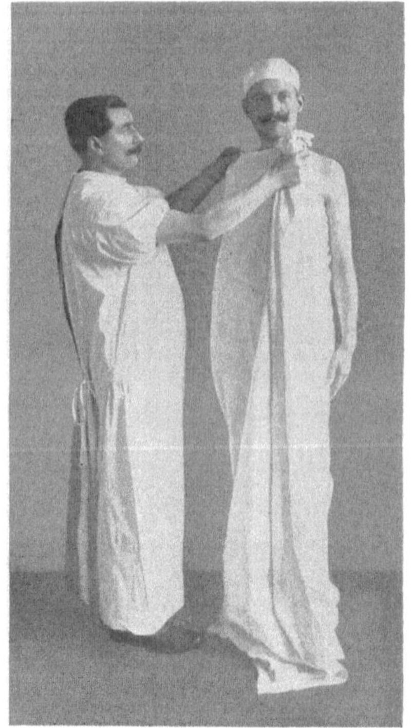

Abb. 3. Ganzabreibung (1. Phase).   Abb. 4. Ganzabreibung (2. Phase).

in transversaler Richtung), und schließlich jedes der beiden Beine. Bei
Behandlung des Beines fixiert der Patient das Tuch mit seiner gleichnamigen
Hand oben an der Hüftgegend, der Wärter mit der linken Hand unten am
Fuße. Nach der Prozedur bleibt der Patient dann noch gut zugedeckt eine
Zeitlang liegen. Die ganze Prozedur muß sehr rasch vor sich gehen.

Bei sehr empfindlichen Patienten, bei anämischen, schlecht reagierenden
sowie besonders bei arteriosklerotischen Individuen kann man, nach
Winternitz' Empfehlung, die Teilabreibung zur Beförderung der Reaktion
durch Kontrastwirkung in der Weise vornehmen, daß jeweils der kalten
Abreibung eine solche mit etwa 40^0 heißem Wasser vorausgeht (sogenannte
schottische Teilabreibung). Jedoch dürfte diese Komplikation des
Verfahrens, wofern sonst für gute Vorwärmung gesorgt wird, nur in Ausnahmefällen notwendig sein.

Noch milder als die Teilabreibung wirkt die Teilwaschung, die
mit einem nassen Tuche oder triefenden Schwamm in derselben äußeren

Anordnung wie die Teilabreibung vorgenommen wird; auch hierbei wird jeder Körperteil nur ganz kurz (wenige Sekunden lang) bis zum Eintreten der reaktiven Hautrötung abgewaschen und sodann trockengerieben und wieder bedeckt.

Die einfachste hydrotherapeutische Prozedur, die der Patient auch ohne jede Hilfe ausführen kann, ist die **Ganzwaschung,** bei der entweder der ganze Körper entblößt und mit einem Schwamm oder nassen Tuche kurz kalt abgewaschen wird, oder es wird erst der Oberkörper vorgenommen und sofort abgetrocknet und umhüllt (Überziehen des Hemdes), bevor der Unterkörper abgewaschen wird. Die Ganzwaschung wird ebenfalls am besten morgens aus der Bettwärme heraus appliziert. Auch hier ist durch nachfolgendes rasches Ankleiden oder durch Ausruhen bei gut bedecktem Körper für reaktive Wiedererwärmung zu sorgen.

Die **Ganzabreibung** ist eine in der häuslichen Praxis sehr beliebte und unschwer ausführbare Prozedur, die aber vermöge des dabei auf den ganzen Körper ausgeübten energischen thermischen und mechanischen Reizes eine viel eingreifendere Maßregel, als die Teilabreibung und die Ganzwaschung darstellt. Demgemäß sind ihre Indikationen vorsichtiger zu wählen; speziell ist die Prozedur bei starker nervöser Übererregbarkeit gar nicht oder erst nach Gewöhnung an mildere Kälteprozeduren anwendbar.

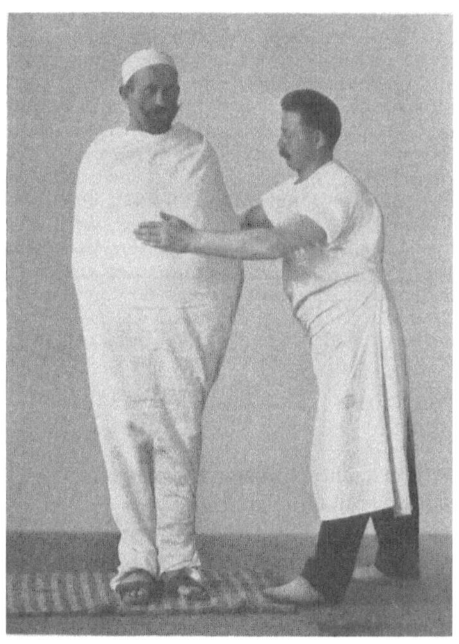

Abb. 5. Ganzabreibung (eigentliche Reibung).

Technik: Ein Laken, das vom Halse bis zu den Füßen des Patienten reichen muß (150—170 cm) und dessen Breite 2—3 m beträgt, da es zweimal um den Patienten geschlungen wird, wird in kaltes Wasser getaucht (man nimmt dasselbe bei empfindlichen Patienten zu Anfang etwa 20°, sonst brunnenkalt), gut ausgerungen und dann an der längeren Breitseite gerafft. Mit dem so gehaltenen Tuche stellt sich der Wärter vor den Patienten, der zunächst beide Arme hochhebt; rasch legt nun der Wärter das mit der linken Hand gehaltene freie Ende des Lakens in die rechte Achselhöhle des Patienten, führt dann das geraffte Laken vorne über die Brust nach der linken Achselhöhle (Abb. 3); darauf klappt Patient seine Arme herunter und legt sie an den Körper an, so das Tuch festhaltend; unterdessen führt der Wärter das Tuch über den Rücken hinüber zur rechten Schulter herauf, dann, diese und den rechten Arm bedeckend, wiederum vorne, aber diesmal weiter oben am Halse, über die Brust und den anliegenden linken Arm zum Rücken zurück (Abb. 4). Hier wird das obere Ende durch Hereinstecken in die vorige Tour am Halse befestigt, und nun wird rasch durch Nachziehen der unteren Teile des Lakens dafür gesorgt, daß dasselbe überall möglichst glatt am Körper anliegt; speziell läßt man den Kranken das Laken zwischen die Beine klemmen, um größere Lufträume zwischen dem Körper und dem Tuche zu vermeiden.

Nachdem so das Laken umgelegt und befestigt worden ist (das Ganze muß sehr schnell geschehen), stellt man sich auf die eine Seite des Patienten und reibt mit kräftigen langen Strichen auf dem Tuche von oben nach unten, wobei eine Hand der Vorderseite, die andere Hand der Rückseite anliegt (Abb. 5); es ist darauf zu achten, daß alle eingehüllten Teile gleichmäßig von den Reibungen betroffen werden. Das Reiben dauert so lange, bis sich alle Teile des Tuches warm anfühlen und der Patient, der zunächst beim Umlegen des Lakens ein Frostgefühl hatte, eine angenehme Wärme auf der Haut verspürt, was bei einigermaßen gut reagierenden Individuen nach höchstens einer Minute der Fall ist. Einige Klatschungen mit der flachen Hand auf Brust und Rücken beschließen die Prozedur. Darauf wird das Laken rasch abgenommen, der Patient in ein Frottiertuch gehüllt und kräftig trockengerieben, worauf er sich entweder rasch ankleidet und durch Körperbewegung den Eintritt der Reaktion unterstützt, oder noch im Bett oder auf der Chaiselongue $^1/_4$—$^1/_2$ Stunde lang gut zugedeckt ausruht.

Man kann die thermische Reizwirkung der Ganzabreibung bei resistenten Individuen noch dadurch erhöhen, daß man nach Warmreiben des nassen Lakens aus einer Gießkanne oder einem Eimer den eingehüllten Patienten noch einmal mit kaltem Wasser übergießt und nun nochmals rasch warmreibt. Die Wirkung dieser „Lakenbad" genannten Prozedur ist vor allem eine energisch wärmeentziehende.

b) Packungen und Umschläge.

1. Einpackungen.

Die **feuchte Ganzeinpackung,** bei der der ganze Körper in ein nasses, von einer Wolldecke bedecktes Laken gehüllt wird, dient hauptsächlich dreierlei Zwecken: der Wärmeentziehung, der Beruhigung des Nervensystems und der Diaphorese. Es hängt im wesentlichen von der Dauer der Einpackung ab, welche der drei Wirkungen erzielt werden soll. Am häufigsten dient die reguläre Ganzeinpackung der Beruhigung, während bei Einpackungen zur Wärmeentziehung deren Technik gewöhnlich etwas vereinfacht wird; die Diaphorese läßt sich, wofern sie durch Packungen erzeugt werden soll, meist schneller und bequemer durch die später noch zu erwähnende Trockenpackung erzielen.

Technik der Ganzpackung: Auf einem von beiden Seiten zugänglichen Ruhebett wird eine 2—2$^1/_2$ m breite, zirka 2 m lange Wolldecke derart ausgebreitet, daß die Enden nach beiden Seiten und am Fußende herabhängen, und zwar das eine seitliche Ende weiter als das andere. Darüber wird ein annähernd ebenso großes, in brunnenkaltes, seltener in stubenwarmes Wasser getauchtes und gut ausgerungenes leinenes Laken in derselben Weise ausgebreitet; nunmehr legt sich der entkleidete Patient auf das Laken derart, daß dessen oberer Rand ihm bis zum Nacken reicht. Zunächst werden die Arme in die Höhe gehoben, während der Wärter vorne über die Brust den kürzeren, ihm zugewandten seitlichen Teil des Lakens führt (Abb. 6) und durch Unterstecken unter den Rücken auf der entgegengesetzten Seite befestigt. Nachdem nun der entsprechende untere Teil des Lakens um die Beine gehüllt und zwischen dieselben gesteckt worden ist, so daß sich das Laken überall der Haut anschmiegt, klappt der Patient seine Arme herunter — ähnlich wie das bei der Ganzabreibung beschrieben ist —, und der Wärter führt jetzt über den dem Rumpfe anliegenden Armen den etwas längeren Teil des Lakens über den Oberkörper, so daß dessen oberer Rand

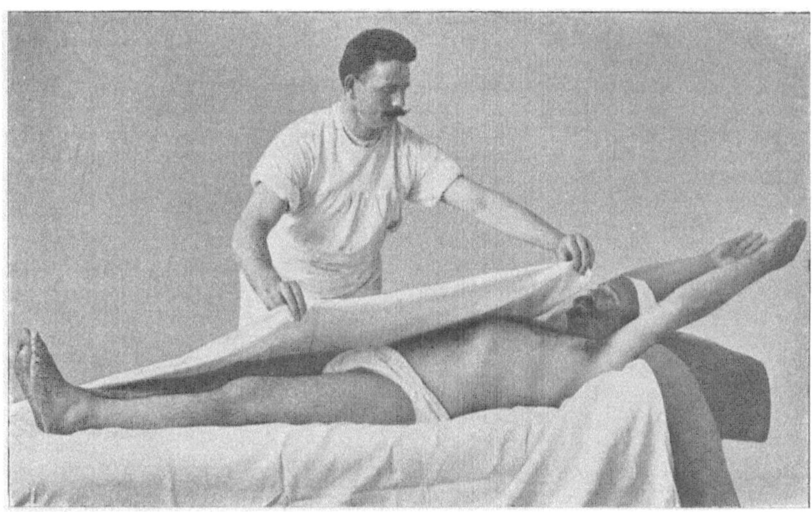

Abb. 6. Ganzeinpackung (1. Phase).

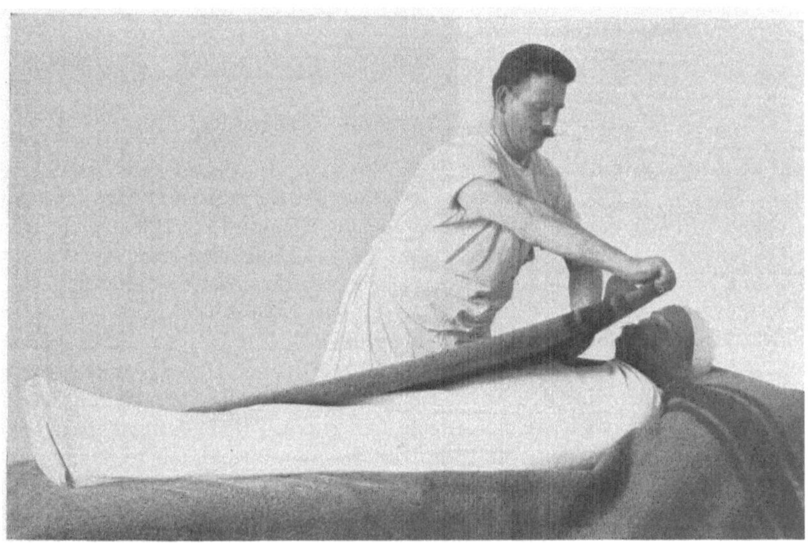

Abb. 7. Ganzeinpackung (2. Phase).

am Halse abschneidet, und befestigt das Laken durch Unterstecken auf der ihm zugewandten Seite des Kranken; das untere Stück des Lakens wird in der schon geschilderten Weise um die Beine geschlungen. Schließlich werden die eingehüllten Beine erhoben und das über sie herausragende untere Ende des Lakens wird unter sie gelegt, womit die Umlegung des feuchten Lakens beendet ist. Nunmehr wird die wollene Decke in der Weise darübergelegt, daß das dem Wärter zugewandte Stück zunächst um den Patienten geschlungen wird, wobei durch Bildung einzelner schräg gestellten Falten dafür gesorgt wird, daß der Abschluß am Halse oben ein guter ist (Abb. 7), worauf der untere Teil nachgezogen und um die Beine gehüllt wird. Das andere Stück wird dann von der entgegengesetzten Seite her in derselben Weise herumgelegt; nachdem noch die nach unten überragenden Teile der Wolldecke, ebenso wie es bei dem nassen Laken der Fall war, unter die Füße geklappt worden sind, ist die Packung beendet. Es erübrigt nur noch, durch Unterstecken eines Handtuches zwischen Kinn und oberem Rand der Packung die Haut des Halses vor der Reizung durch die Wolldecke zu schützen (Abb. 8).

Das Wichtigste bei der Anlegung der Einpackung ist die Sorge dafür, daß das feuchte Laken überall dem Körper glatt anliegt und daß

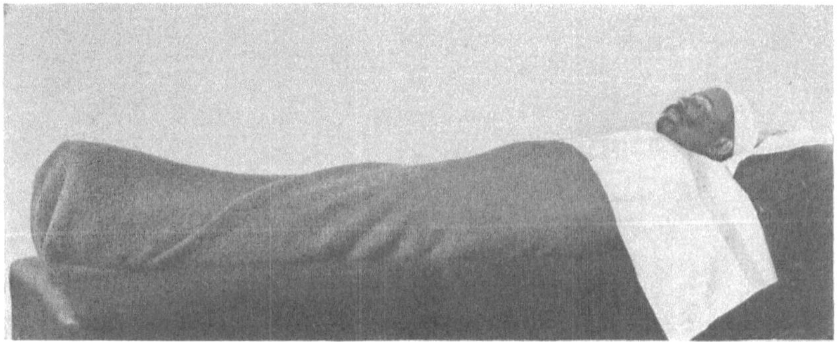

Abb. 8. Ganzeinpackung (vollendet).

sich keine größeren Lufträume zwischen der Haut und dem feuchten Laken bilden, damit es nicht infolge mangelhafter reaktiver Erwärmung zu einem Frösteln und allgemeinen Unbehagen kommt, statt daß sich, wie es bei korrekter Ausführung der Packung und einigermaßen guter Hautreaktion die Regel ist, nach dem ersten Kälteschauer allmählich ein behagliches allgemeines Wärmegefühl einstellt.

Die Wirkung der Einpackung ist kurz folgende: Nach anfänglicher Gefäßkontraktion tritt eine allgemeine reaktive Erweiterung der Hautgefäße ein; dieselbe wird durch die Bedeckung mit der schlecht wärmeleitenden Wolldecke gefördert. Die warme Bedeckung verhindert auch, daß aus der Wärmebindung, die bei der allmählich eintretenden Verdunstung und Trocknung des Umschlages benötigt wird, eine Abkühlung resultiert, immer vorausgesetzt, daß ein gewisses Maß der Reaktionsfähigkeit der Haut vorhanden ist und daß die Packung korrekt ausgeführt ist. Diese gleichmäßige allgemeine Erwärmung der Hautoberfläche ist auch der Grund für die beruhigende Wirkung der Packung auf das gesamte Nervensystem.

Bei langer Dauer der Packung kommt es infolge der behinderten Wärmeabgabe zur Wärmestauung und dann zum Schweißausbruch, um so schneller, je besser die Hautreaktion des Eingepackten ist; beim Nichtfiebernden tritt dieser Effekt nach frühestens einer Stunde ein; durch Zufuhr heißer Getränke und durch Einfügung von Wärmflaschen in die Packung (man nimmt am besten dazu Steingut-Bierflaschen mit Patentverschluß) läßt sich der Eintritt der Diaphorese unterstützen. Bei fiebernden Patienten erfolgt der Schweißausbruch oft schon nach $^1/_4$—$^1/_2$ Stunde.

Das Einlegen von 1 oder 2 Wärmflaschen am Fußende der Packung ist übrigens auch bei den lediglich zur Beruhigung dienenden Einpackungen dann empfehlenswert, wenn es sich um Individuen handelt, die leicht über kalte Füße klagen. Dem gleichen Zwecke können auch wechselwarme Fußbäder von 3—5 Minuten Dauer dienen, die unmittelbar vor dem Beginn der Einpackung gegeben werden.

Die Dauer der Einpackung richtet sich nach dem damit verbundenen Zweck; soll sie energisch wärmeentziehend wirken, so muß sie schon nach 20—30 Minuten erneuert werden, die beruhigende Packung (die häufigste Anwendungsform) dauert in der Regel $^3/_4$—1 Stunde; soll mit der Einpackung zugleich eine Diaphorese verbunden werden, wie das meist bei Applikation der Packungen bei Fiebernden der Fall ist, so beträgt die Dauer bis 2 Stunden und darüber. Nach Beendigung der beruhigenden Packung erfolgt entweder eine kühle Abwaschung oder sonstige Kälteprozedur (Halbbad, Dusche), um die erschlafften Hautgefäße wieder zur Kontraktion zu bringen, oder es wird der Körper zu demselben Zwecke trockenfrottiert.

Eine vielfach gebräuchliche Modifikation der feuchten Ganzeinpackung ist die sogenannte **Dreiviertelpackung,** d. h. eine Packung, bei der die Arme frei gelassen werden und die nach oben hin in der Höhe der Achselhöhle abschließt. Sie empfiehlt sich besonders bei manchen nervös erregbaren und ängstlichen Individuen, die, wenn sie mit dem ganzen Körper einschließlich der Arme eingepackt sind, leicht ein Gefühl der Beängstigung und der Beklemmung empfinden; dadurch, daß man die ersten Male oder auch dauernd eine Dreiviertelpackung anwendet, umgeht man diesen Übelstand. Auch bei Kombination mit Herzkühlschläuchen oder heißen Magenschläuchen ist der einfacheren Technik halber die Dreiviertelpackung der Ganzpackung oft vorzuziehen. Schließlich wird man öfters in der häuslichen Praxis, mangels genügend großer Laken und Decken, zur Dreiviertelpackung seine Zuflucht nehmen müssen; sie steht an beruhigender Wirkung der Ganzpackung kaum nach. Damit der Patient bei der Dreiviertelpackung an den freibleibenden oberen Thoraxpartien und an den Armen nicht friert, müssen diese Teile mit einer Bettdecke, einem Schal, Bademantel od. dgl. locker zugedeckt werden.

Daß man die diaphoretische feuchte Einpackung zweckmäßigerweise durch eine **trockene Packung** ersetzt, ist schon vorher erwähnt worden. Die trockene Einpackung wird in derselben Weise wie die feuchte, nur eben mit einem trockenen Leinenlaken vorgenommen. Man erreicht in ihr eine Diaphorese am schnellsten, wenn man ein Vollbad von 37—40⁰ ansteigend vorausgehen läßt; auch die Zufuhr heißer Getränke, Einfügung von Wärmflaschen usw. ist bei der diaphoretischen Trockenpackung eventuell mit heranzuziehen. Außerdem bildet die trockene Einpackung, namentlich in der häuslichen Praxis, das bequemste Mittel, um den Körper für eine nachfolgende Kälteprozedur vorzuwärmen; ihre Dauer beträgt in diesem Falle $^1/_4$ bis $^1/_2$ Stunde.

2. Umschläge und Kühlapparate.

Bei feuchten Umschlägen müssen wir prinzipiell zwei Arten unterscheiden:

1. Umschläge, die mit in kaltes Wasser getauchten Leintüchern[1] hergestellt und mit einem impermeablen Stoff oder mit einem schlechten Wärmeleiter (Flanell, Wolle u. dgl.) bedeckt werden, so daß an der Applikationsstelle nach der ersten Kältewirkung eine gleichmäßige reaktive Erwärmung erfolgt. Es werden diese Umschläge, speziell wenn sie nicht mit einem impermeablen Stoff bedeckt sind, als **erregende** oder **Prießnitzsche Umschläge** bezeichnet.

2. Umschläge, die während der ganzen Dauer ihrer Anwendung auf ihrer ursprünglichen Temperatur gehalten werden, sei dieselbe nun kalt oder warm; die Konstanterhaltung der Temperatur geschieht entweder durch häufiges Erneuern der Kompresse (Leintuch) oder, bei kalten Umschlägen, durch aufgelegte Kühlapparate, in denen kaltes Wasser zirkuliert, durch eine Eisblase, Berieseln mit kaltem Wasser usw., bei warmen Umschlägen durch Auflegen von Apparaten mit zirkulierendem heißen Wasser, durch Verwendung von Umschlagmaterial, das die Wärme lange hält, bzw. selbst solche erzeugt (Brei, Hafergrütze, heißer Sand, Thermophore). Durch sorgfältiges Bedecken mit einem schlechten Wärmeleiter kann übrigens auch ein einfacher heißer Wasserumschlag längere Zeit hindurch heiß gehalten werden.

ad 1. Zur Frage, ob die erstgenannte Art von Umschlägen, also die kalten Umschläge, die infolge der Bedeckung mit entsprechendem trockenen Material zur reaktiven Erwärmung führen, mit impermeablen Stoffen bedeckt werden sollen oder nur mit Wolle bzw. Flanell, sei bemerkt, daß unter einem Umschlage, der nicht impermeabel bedeckt ist, also speziell dem „erregenden" oder Prießnitzschen Umschlage, allmählich, gleichzeitig mit den Vorgängen der reaktiven Erwärmung, eine langsame Verdunstung eintritt, wie wir sie schon bei den Packungen kennengelernt haben. Infolgedessen trocknet mit der Zeit eine solche Kompresse, in der Regel innerhalb von 2—3 Stunden, je nach der Reaktionsfähigkeit der Haut. Dabei werden zwar infolge der Wärmebindung, die zur Verdunstung und Trocknung des Umschlages notwendig ist, zunächst größere Ansprüche an die Tätigkeit der Haut gestellt; später jedoch, im Maße, als der Umschlag trocknet, ist zu dessen Erwärmung und Warmhaltung weniger Wärmeproduktion von seiten der Haut nötig, als es bei den impermeabel bedeckten Umschlägen der Fall ist, wo die Kompresse lange Zeit hindurch feucht bleibt. Es kann hier infolge dieses Feuchtbleibens der Kompresse, wenn einmal das Stadium der ersten lebhaften Gefäßreaktion vorüber ist, eine für den Pa-

---

[1] Auch Rohseide läßt sich gut zu Umschlägen verwenden.

tienten unangenehme Abkühlung zustande kommen, wobei der Patient fröstelt und sich unbehaglich fühlt. Ferner findet unter den impermeabel bedeckten Kompressen eine Quellung der Haut statt, die bei häufiger Wiederholung der Umschläge zu Mazerationen, unangenehmen Ausschlägen und sonstigen Hautschädigungen führen kann.

Anderseits ist zu berücksichtigen, daß nach Untersuchungen von Schäffer sowie von Plate[1] die Tiefenwirkung der impermeabel bedeckten Umschläge, sowohl was den entzündungswidrigen Effekt als auch was die Resorptionsbeförderung betrifft, eine viel größere ist als bei den erregenden oder Prießnitzschen Umschlägen. Darnach wird man bei lokalisierten akut entzündlichen und infektiösen Prozessen, vorzugsweise also bei chirurgischen oder dermatologischen Erkrankungen, den impermeabel bedeckten Umschlägen den Vorzug geben, besonders auch, wenn gleichzeitig ein zugefügtes Medikament (essigsaure Tonerde, Bleiwasser) längere Zeit zur Einwirkung kommen soll. Will man dagegen vor allem eine ausgiebige Hautreaktion, eine Ableitung auf die Haut erzielen, will man ferner von der beruhigenden, schmerzstillenden Wirkung der reaktiven Erwärmung Gebrauch machen, so sind die erregenden, nicht impermeabel bedeckten Umschläge vorzuziehen; ebenso überhaupt bei allen größeren Umschlägen (Leibumschlägen, Brustumschlägen), die sich bei impermeabler Bedeckung besonders leicht abkühlen. Man muß, wenn auch bisher ein experimenteller Beweis dafür fehlt, aus vielfacher praktischer Erfahrung annehmen, daß auch den einfachen erregenden Brust- oder Leibumschlägen eine Tiefenwirkung keineswegs abgeht; sie tritt beispielsweise bei den Leibumschlägen als Beruhigung der Peristaltik, bei den Brustumschlägen als Linderung pleuritischer Schmerzen und der katarrhalischen Symptome in deutlicher Weise in Erscheinung. Wir können also, um zu resümieren, zu rein hydrotherapeutischen Zwecken, wenn es auf eine indirekte Wirkung des thermischen Reizes ankommt, im allgemeinen auf die Bedeckung der Umschläge mit impermeablen Stoffen verzichten.

Bei der Anlegung der erregenden Umschläge sind einige allgemeingültige Regeln zu beachten: Einmal ist stets für gute Bedeckung der Kompressen zu sorgen; das Flanelltuch muß überall mit seinen Rändern die feuchte Kompresse überragen. Natürlich darf niemals die Kompresse das Flanell durchnässen, eventuell muß man dasselbe in mehreren Schichten auflegen. Weiter ist es wichtig, für gute Hautreaktion unter dem erregenden Umschlage Sorge zu tragen. Das geschieht einmal durch Verwendung kalter Temperaturen zum Umschlage (je intensiver der Kältereiz, um so prompter die Reaktion); nur bei sehr empfindlichen Individuen kann man im Anfange stubenwarmes Wasser zur Herstellung der Kompressen verwenden. Weiter kann für gute Reaktion dadurch noch gesorgt werden, daß vor Anlegung der Kompresse der betreffende Körperteil mit Salzwasser oder Spiritus kurz abgerieben wird; namentlich bei den Brustumschlägen der Tuberkulösen (Kreuzbinden) sind solche vorangehende Spiritus- oder Salzwasserabreibungen sehr gebräuchlich. Auch wenn nach Abnehmen des Umschlages die Haut noch nicht recht warm und die Reaktion mangelhaft ist, empfiehlt es sich, durch trockene oder feuchte (spirituöse) kräftige

---

[1] Z. physik. u. diät. Ther. **12**, 517 (1909).

Frottierung den unter dem Umschlage erschlafften Hautgefäßen ihren Tonus wiederzugeben.

Die Dauer der Umschläge richtet sich nach der speziellen Indikation sowie nach der Reaktionsfähigkeit des Patienten. Im allgemeinen erneuert man einen erregenden Umschlag, sobald er trocken ist, also nach 2—3 Stunden, doch kann man einen gut bedeckten Prießnitzschen

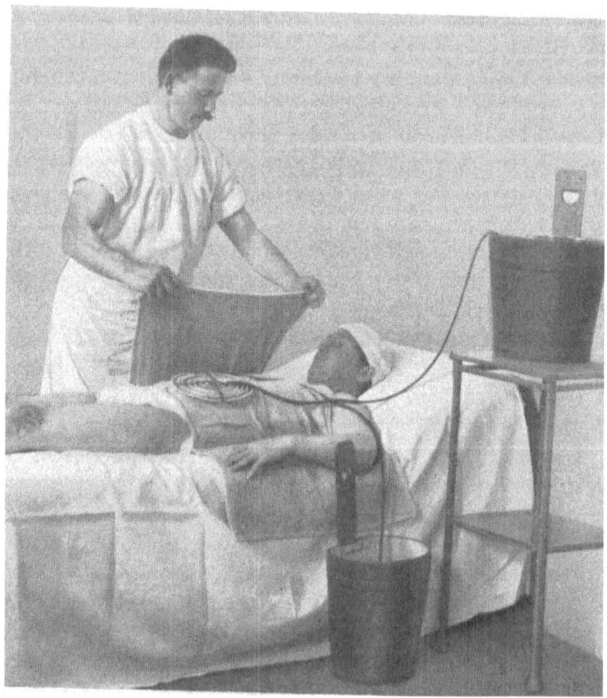

Abb. 9. Stammumschlag (mit Magenschlauch).

Umschlag bei einigermaßen guter Reaktion auch unbedenklich nachtsüber liegenlassen.

Die Erneuerung kalter bzw. warmer Kompressen der zweiten Kategorie erfolgt, sowie die kalte Kompresse warm geworden ist, bzw. die heiße sich abgekühlt hat.

a) Stammumschläge oder Rumpfumschläge. Dieselben reichen von der Achselhöhle bis zur Symphyse und umfassen den ganzen Rumpf (Abb. 9). Sie sind ein sehr einfach ausführbares, wenn auch unvollständiges Ersatzmittel für Einpackungen. Wenn sie als beruhigende Packung dienen sollen, so beträgt ihre Dauer wie die der Packungen etwa $^3/_4$—1 Stunde; häufiger (ca. halbstündlich) gewechselt müssen sie werden bei Verwendung zur Fieberbehandlung, wofür sie sich der leichten Technik wegen sehr gut eignen.

b) Der Leibumschlag wird wie der Stammumschlag angelegt, er reicht nach oben hin nur etwa bis an den Schwertfortsatz des Brustbeines; seine vielseitigen Indikationen sind allgemein bekannt.

c) Der Brustumschlag umfaßt den Thorax und ist ein beliebtes Mittel bei den verschiedensten Affektionen der Brusthöhle. Während man bei den akuten Erkrankungen (Pneumonie, Pleuritis, Bronchitis) den Brustumschlag in der Regel so anlegt, daß man ihn einfach von der Achselhöhle bis an den unteren Rippenrand reichen läßt, ist es bei chronischeren Erkrankungen, wie bei der chronischen Bronchitis und vor allem bei Lungentuberkulose, zweckmäßiger, auch die obersten Thoraxpartien (Lungenspitzen) in den Umschlag hineinzubeziehen. Das geschieht durch die sogenannte Kreuzbinde.

Die Kreuzbinde wird in der Weise angelegt, daß ein $2^1/_2$—3 m langes Leinentuch (eventuell zu improvisieren durch zwei an der Schmalseite zusammengenähte Handtücher), das 25—30 cm breit ist, nach Eintauchen in kaltes bzw. stubenwarmes Wasser ausgewrungen, wie eine Binde aufgerollt und dann folgendermaßen um den Thorax geführt wird: Von der rechten Achselhöhle beginnend vorn schräg über die Brust zur linken Schulter, von da über den Rücken zur rechten Achselhöhle zurück, dann über die Brust zur linken Achselhöhle (Abbildung 10), hinten herum zur rechten Schulter und wieder herunter zur Brust bis an die linke Seite herüber (Abb. 11). Das Ganze wird mit einer etwas breiteren Flanellbinde, die ebenso lang ist wie die befeuchtete Binde, bedeckt.

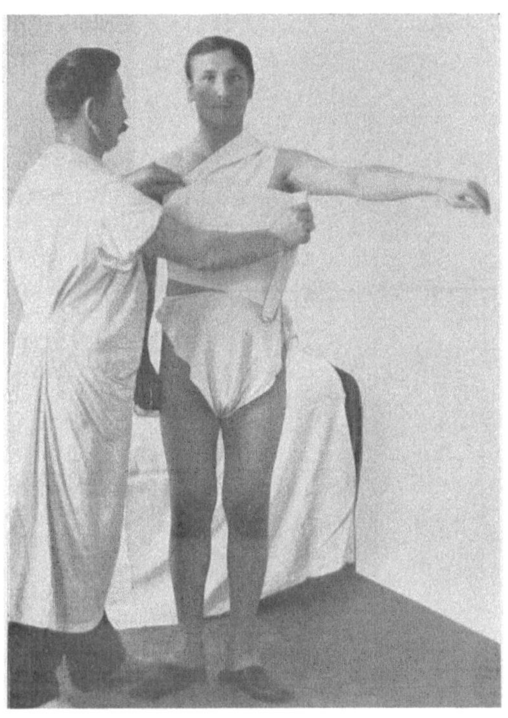

Abb. 10. Kreuzbinde (1. Phase).

Als Ersatz für die Kreuzbinde können außer den schon erwähnten aneinandergenähten Handtüchern auch die in manchen Sanitätsgeschäften fertig vorrätigen sogenannten schottischen Wickel dienen, d. h. Brustumschläge, an denen, den Schultern entsprechend, tornisterriemenförmige breite Ansätze für die Lungenspitzen befestigt sind.

d) Die übrigen Umschläge passen sich in ihrer Form dem Körperteil an, für den sie bestimmt sind. Die bekannten Prießnitzschen Halsumschläge werden kravattenförmig um den Hals gelegt, wobei, wenn sie zur Anginabehandlung bestimmt sind, darauf zu achten ist, daß sie hoch genug sitzen, um auch die Tonsillengegend zu umfassen.

Die Kopfumschläge werden meist nicht als erregende Umschläge, sondern durch Wechseln oder mittels des Kühlschlauches als kühl gehaltene Kompressen verwendet.

Weiter wären dann noch zur Behandlung der Anal- und Genitalgegend die sogenannten T-Binden zu erwähnen, bei denen senkrecht zu einem mehr oder minder breiten Leibumschlag ein entsprechendes schmales Stück angenäht ist, das zwischen den Beinen hindurchgeführt wird (Hämorrhoidalumschläge).

Häufig gebraucht sind ferner die Wadenumschläge oder Wadenwickel, die die Unterschenkel umfassen und als Ableitungs- und mildes Schlafmittel sehr beliebt sind. Sie lassen sich in der Praxis zur Not dadurch improvisieren, daß man ein Handtuch an einem Ende mit Wasser anfeuchtet, dieses zunächst um die Wade legt und darüber den trockenen Teil wickelt.

ad 2. Kompressen und Kühlapparate. Unter den Umschlägen, die konstant auf derselben Temperatur gehalten werden, bilden die **kalten,** oft erneuerten Kompressen ein in der täglichen Praxis für bestimmte Indikationen unentbehrliches Hilfsmittel. Es kommt den kalten Umschlägen eine zirkulationshemmende, schmerzstillende und die Exsudation beschränkende Wirkung zu; deshalb sind ihr Hauptindikationsgebiet akute entzündliche Erkrankungen, bei denen die Schwellung, das Hitzegefühl und der Schmerz bekämpft werden sollen. Zu demselben Zweck sind sie bei frischen Kontusionen und sonstigen frischen Verletzungen beliebt, dann spielen sie auch bei Applikation auf die Herzgegend als Beruhigungsmittel für die Herzaktion eine hervorragende Rolle. Die kalten Kompressen werden entweder durch häufiges Erneuern kalt erhalten oder durch Kühlapparate. Sie sind im allgemeinen der Eisblase vorzuziehen, weil die Eisblase bei längerem Liegen durch Schmelzen des Eises ihre ursprüngliche Temperatur verlieren und dann an Wirksamkeit einbüßen kann. Wird die Eisblase angewandt, so ist darauf zu achten, daß sie nie direkt der bloßen Haut aufliegt; sie muß daher in ein Tuch eingehüllt sein, weil sonst Schädigungen der Haut entstehen können.

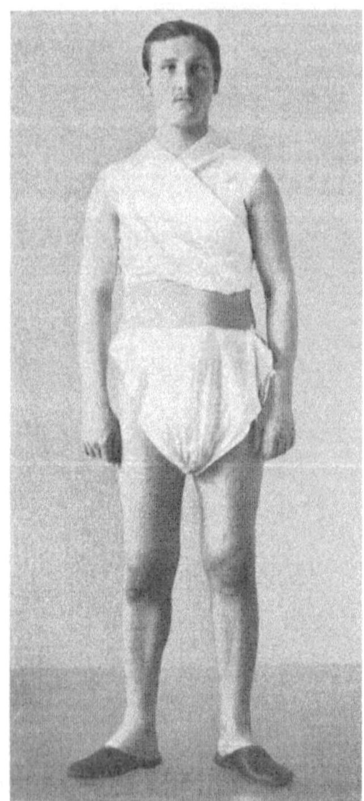

Abb. 11. Kreuzbinde (2. Phase).

Zu den ständig kalt gehaltenen Kompressen sind auch die von Winternitz angegebenen sogenannten Longettenverbände zu zählen, die sich namentlich für Gelenke eignen. Sie bestehen aus einer Reihe von dachziegelförmig über das Gelenk gelegten Leinwandstreifen, die mit kaltem Wasser getränkt sind und ständig durch Beträufeln aus einem triefenden Schwamm oder aus einem Schlauch, der in ein Kaltwassergefäß eintaucht, kalt gehalten werden. Die Unterlage wird durch ein unter das Gelenk geschobenes Gummituch geschützt.

Die Kühlapparate bestehen in der Regel aus Kühlschläuchen, die in ihrer Form der betreffenden Applikationsstelle angepaßt sind und in denen möglichst kaltes, eventuell durch Eis gekühltes Wasser zirkuliert. Die Speisung eines Kühlschlauches geschieht aus der Wasserleitung oder, falls ein solcher passender Anschluß nicht vorhanden ist, aus einem höher stehenden Wassergefäß (Eimer), in das das eine mit einem Bleistück beschwerte Ende des Kühlschlauches taucht, während

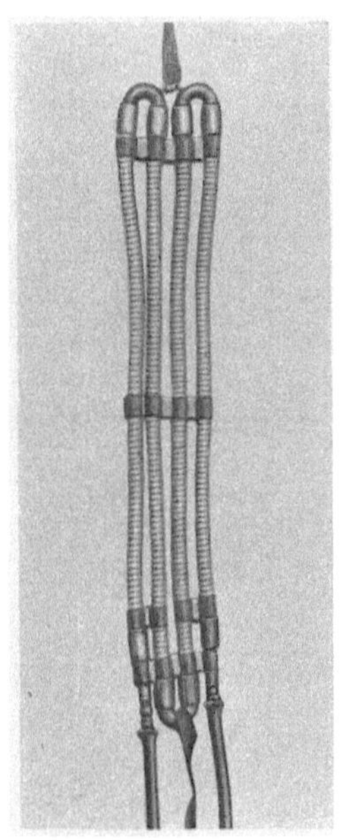

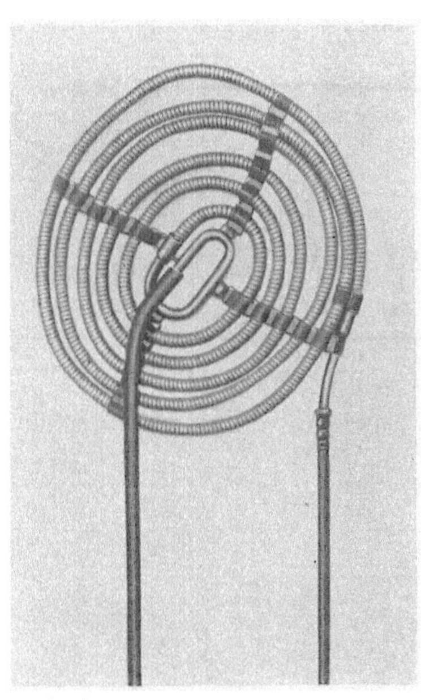

Abb. 12a. Rückenkühlschlauch. Abb. 12b. Herzkühlschlauch (auch Magenschlauch).

das Abflußrohr in einen am Boden stehenden Eimer mündet (s. Abb. 9 u. 13). Am Abflußende des Kühlschlauches wird durch einen kleinen Hahn oder eine Klemme der Abfluß reguliert. Meist genügt ein Eimer von gewöhnlicher Größe zur Speisung eines Kühlschlauches während ca. $^1/_2$ Stunde. Bei Erneuerung des Zuflußwassers (die Applikationsdauer des Kühlschlauches beträgt gewöhnlich $^1/_2$—$^3/_4$ Stunden) darf Wasser, das schon einmal zirkuliert hat und dadurch wärmer geworden ist, nur nach Abkühlung durch Eisstückchen wieder benutzt werden. Die Kühlschläuche selbst bestehen entweder aus Aluminium (Gärtnersche Schläuche) oder es sind Bleiröhren (Leiter) oder in passender Form zusammengenähte Kautschuk- oder Duritröhren.

Die gebräuchlichsten Formen der Kühlschläuche sind:

1. Der Kopfkühlschlauch, der zur Kühlerhaltung von Kopfkompressen entweder für sich allein oder, zur Vermeidung von Kongestionen, bei den verschiedensten, namentlich heißen hydrotherapeutischen Prozeduren sehr häufig gebraucht wird.

2. Der Nacken- und Rückenkühlschlauch (Abb. 12a), der ca. 40 bis 50 cm lang und 5—7 cm breit ist und gewöhnlich in Verbindung mit einer Packung benutzt wird. Er wird in der Nackengegend und längs der oberen Brustwirbel angelegt (als Beruhigungsmittel, namentlich bei der Basedowschen Krankheit gebräuchlich).

3. Der Herzkühlschlauch (Abb. 12b), der auf die Herzgegend aufgelegt wird. Dasselbe Modell dient gewöhnlich auch als Magenschlauch, nur daß der Magenschlauch (Abb. 9) vorwiegend zum Durchfließen von heißem Wasser verwandt wird. Statt des Herzkühlschlauches läßt sich zweckmäßig auch eine Herzflasche (Abb. 13) verwenden, die aus Metallblech hergestellt und mit Zu- und Abflußöffnungen versehen ist. Von unsicherer Wirkung ist dagegen die gewöhnliche, nur mit einer Öffnung zum Füllen

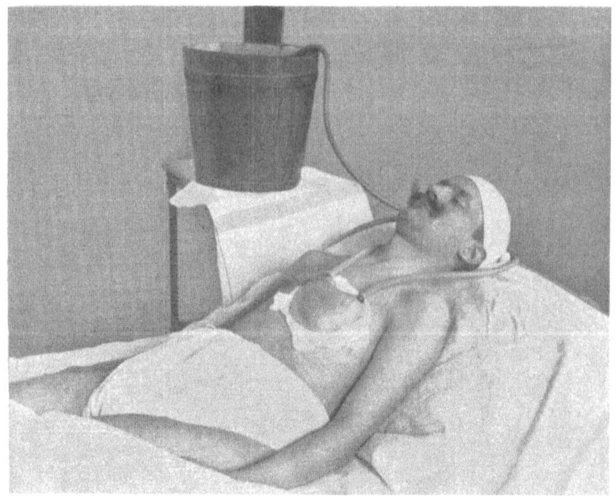

Abb. 13. Herzflasche.

versehene Herzflasche, wie sie die Patienten im Umhergehen manchmal benutzen; da das kalte Wasser darin nicht erneuert wird, so erwärmt die Flasche sich bald durch die Körperwärme und verliert dadurch ihre Wirkung.

Zu beachten ist, daß auch die Kühlschläuche niemals auf die bloße Haut aufgelegt werden dürfen, sondern immer auf eine feuchte Kompresse. Werden sie mit Packungen kombiniert, so muß zwischen dem Kühlschlauch und der Haut eine Lage des feuchten Tuches liegen. Bei Kombination des Kühlschlauches mit einer Packung ist ferner darauf zu achten, daß durch die Tücher der Packung die Zu- und Abflußröhren nicht komprimiert werden, man führt dieselben gewöhnlich (bei Herz-, Magen-, Rückenkühlschläuchen) von oben her in die Packung hinein (Abb. 9).

Zur Kühlung der Körperhöhlen dienen folgende Apparate:

4. Als Kühlsonde für die Urethra das Winternitzsche Psychrophor, ein Metallkatheter mit Zu- und Abflußöffnung (à double courant) und ohne Fenster (Abb. 14 rechts). Das Instrument wird gewöhnlich nur bis zum Blasenhals eingeführt. Seine Applikationsdauer ist eine kürzere als die der Kühlschläuche (10—20 Minuten), auch vermeide man, im Anfange der Behandlung zu kaltes Wasser zu nehmen (nicht unter 10—12^0).

5. Die Atzbergersche Mastdarmkühlsonde, bestehend aus einem

etwa 7 cm langen, hohlen Metallzapfen (à double courant), der in das Rektum
eingeführt wird und in dem Wasser von gewünschter Temperatur zirkuliert
(Abb. 14 links). Die Mastdarmsonde wird sowohl für kalte als auch, noch
häufiger, für heiße Temperaturen benutzt. Bei Verwendung heißen Wassers
betrage die Temperatur im Zuflußgefäß 45—48⁰.

Heiße Umschläge und Kompressen.

Die heißen Umschläge müssen, um auf derselben Temperatur erhalten
zu werden, entweder durch zirkulierendes Wasser erwärmt, oder
sie müssen, ebenso wie die kalten, öfter erneuert werden; doch ist die
Erneuerung der heißen Umschläge, falls sie gut
bedeckt werden, nicht so häufig notwendig als
die der kalten. Die Bedeckung geschieht am
besten auch hier wieder durch Wolle oder Flanell.
Zur Erneuerung der heißen Kompressen empfiehlt sich, um stets in der Nähe des Bettes des
Patienten heißes Wasser zu haben, die Verwendung der sogenannten Kataplasmenwärmer.
Dieselben sind natürlich auch für Erwärmung
bzw. Erneuerung von Brei-, Leinsamen-, Fango-
und ähnlichen Umschlägen verwendbar. Will
man die mazerierende Wirkung einer heißen
Kompresse auf die Haut oder, speziell bei nicht-
bettlägerigen Kranken, die Durchnässung der
Kleidung vermeiden, so empfiehlt es sich nach
Winternitz' Vorschlag, die Kompresse nicht
direkt auf die Haut aufzulegen, sondern sie
in ein Flanelltuch einzuschlagen; die Kompresse wird dabei alle 10—15 Minuten erneuert.

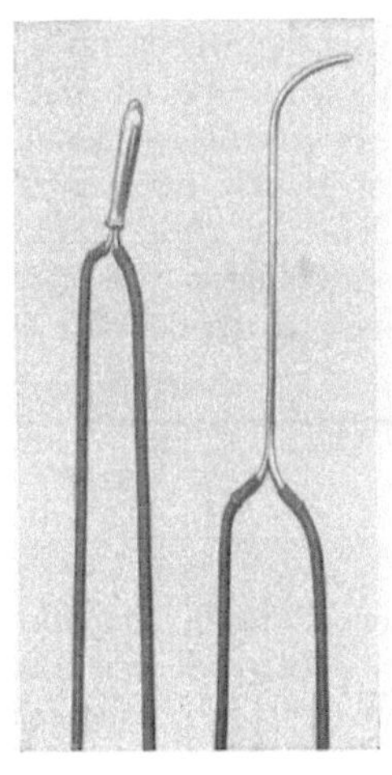

Abb. 14. Mastdarmsonde
und Psychrophor.

Man nennt diese einfache Applikationsform
Dampfkompressen. Die ebenfalls in der häuslichen Praxis sehr gebräuchlichen Thermophore, elektrischen Wärmekissen und
Heißwasserkissen dienen meist zur Anwendung der örtlichen
trockenen Wärme, von der im Kapitel „Thermotherapie" noch
näher die Rede sein soll.

Die Heißerhaltung der Warmwasserumschläge durch zirkulierendes
Wasser geschieht durch die schon früher erwähnten Kühlapparate,
nur daß eben heißes statt kalten Wassers darin zirkuliert; die Temperatur
des zufließenden Wassers betrage in der Regel 42—45⁰, bei rektaler
Anwendung bis 48⁰. Von den beschriebenen Zirkulationsapparaten
kommt vor allem für heißes Wasser der Magenschlauch in Betracht,
der in Verbindung mit einem erregenden Stammumschlag ein sehr beliebtes hydrotherapeutisches Mittel bildet, das sogenannte Winternitzsche Magenmittel (Abb. 9). Daß die Mastdarmsonde für zirkulierendes
heißes Wasser oft benutzt wird, wurde bereits erwähnt.

Die Wirkung der feuchten heißen Umschläge ist in mancher
Beziehung derjenigen der kalt angelegten, impermeabel bedeckten
ähnlich, nur ist sie in bezug auf die Hyperämisierung der tieferen Schichten,

die Resorptionsbeförderung, die entzündungswidrige und antibakterielle
Wirkung eine viel intensivere. Das haben insbesondere die oben er-
wähnten Untersuchungen Schäffers gezeigt. Auch die schmerzstillende
Wirkung heißer Umschläge ist, wenn wir von ganz akuten frischen
Prozessen absehen, in der Regel derjenigen der Priessnitz-Umschläge
überlegen. So ist das Indikationsgebiet der heißen Umschläge ein
ungemein großes; sie werden sowohl bei manchen akuten infektiösen
Prozessen als auch bei vielen chronischen Erkrankungen angewandt.
Es sei nur daran erinnert, daß die heißen Umschläge und Kataplasmen
bei Furunkulose und anderen infektiösen Erkrankungen der Haut und
des Zellgewebes ein wirksames unblutiges Heilmittel bilden. Die feuchte
Wärme, wie sie bei den heißen Umschlägen zur Wirkung kommt, ist
dabei wohl ein noch intensiveres hyperämisierendes Mittel als die in
der Praxis meist nur durch besondere Apparate (lokale Heißluftbäder,
Lichtkästen, Thermophore usw.) zu beschaffende trockene Hitze;
somit bilden die heißen Umschläge und Kataplasmen keineswegs nur
einen Notbehelf für jene komplizierteren Anwendungen.

c) Bäder.

1. Vollbäder.

Man nennt Vollbäder oder Hochbäder solche Bäder, bei denen
der Patient bis zum Halse in das Wasser eintaucht. Sie werden in
Bassins oder in Badewannen appliziert, namentlich für Vollbäder
von kalter Temperatur empfiehlt sich, wenn möglich, die Anwendung
von Bassins. Kalte Vollbäder werden, wenn sie nur in ganz kurzer
Dauer genommen werden (wenige Sekunden bis $1^1/_2$ Minuten bei einer
Temperatur von etwa 15—20^0), auch Tauchbäder genannt. Das Tauchbad, das sich auch in einer Wanne geben läßt, die dann nur zur Hälfte
mit kaltem Wasser gefüllt ist, in welchem der Patient den Körper hin-
und herschwenkt (Schwenkbad), ist ein sehr intensiver und alle Körperfunktionen in starkem Maße alterierender Eingriff. Es eignet sich vor
allem für die Behandlung von Stoffwechselkrankheiten, namentlich
Fettsucht, aber auch sonst bei kräftigen Individuen als Anregungsmittel
oder auch als Abschluß einer Hitzeapplikation. Wird das Tauchbad in
einem Bassin gegeben, so empfiehlt es sich, darin Schwimmbewegungen
machen zu lassen, wodurch die Reaktion begünstigt wird.

Die lauwarmen Vollbäder, von einer Temperatur von 33—36^0,
dienen nicht nur zu Reinigungszwecken, sondern spielen auch in der
Therapie eine große Rolle: so als Beruhigungsmittel, als Schlafmittel,
zur Behandlung von Nierenkrankheiten, Hautkrankheiten usw. Eine
große Bedeutung kommt den lauwarmen Vollbädern auch in der Behandlung von Lähmungen und Spasmen der verschiedensten Ursachen zu. Die Bäder werden hierbei als sogenannte kinetotherapeutische Bäder gegeben, d. h. man benutzt den Auftrieb des Wassers
und die entspannende Wirkung der lauwarmen Temperatur, um aktive
und passive Bewegungsübungen der gelähmten Extremitäten im

Bade vorzunehmen, was sich hier viel leichter ausführen läßt als außerhalb des Bades. Es empfiehlt sich, wenn möglich, für kinetotherapeutische Bäder etwas größere Wannen als die gewöhnlich gebräuchlichen zu benutzen, ferner an der Wanne passende Handhaben für den Kranken anzubringen, an denen er sich während der Beinübungen festhalten kann.

Vorzüglich eignen sich übrigens auch Bassinbäder von lauwarmer Temperatur für Gehübungen bei Gehstörungen nach Erkrankungen des Zentralnervensystems (Kinderlähmungen, spastische Lähmungen). Natürlich ist hierbei besondere Aufsicht nötig, um Unglücksfälle zu verhüten.

Bewegungsbäder von höherer Temperatur, 37—39°, werden nach Briegers Empfehlung für die Behandlung der Ischias verwandt. Es sind dazu besondere Wannen nötig, die etwa 70 cm hoch, 1,00—1,10 m breit und 1,90 m lang sind. In der Mitte der Wanne ist eine Querstange zum Festhalten des Patienten angebracht oder die Wanne ist an den Seiten mit passenden Handhaben, die an Stricken befestigt sind, versehen. Der Patient macht im Bade ausgiebige Streckbewegungen des erkrankten Beines, ebensolche Bewegungen, die die Dehnung des Nerven zum Zweck haben, werden auch passiv ausgeführt. Ferner macht der Patient, indem er sich auf die Arme aufstützt und nur mit den Fußspitzen die Beine aufstellt, mit nach abwärts gerichteter Vorderseite ausgiebige Streck- und Beugebewegungen des Rumpfes im Bade.

Der Druck, den das Wasser im Vollbade auf den darin liegenden Patienten ausübt, ist ein recht erheblicher; er beträgt nach Eisenmengers Berechnung ca. 81 kg. Dieser äußerlicheDruck überträgt sich nach den Untersuchungen von H. E. Bock[1] zu 70% auf den Brustinnenraum, zu 80% auf den Bauchraum. Noch größer ist dieser als „hydromechanischer Effekt" bezeichnete Prozentsatz für die Extremitäten. Strasburger[2] hat zuerst darauf aufmerksam gemacht, daß infolge dieser Belastung der Umfang des Thorax sowohl wie der des Leibes im Bade erheblich abnimmt, und daß sich der Thorax darin der Exspirationsstellung nähert, was namentlich in der Behandlung von Asthma- und Emphysemkranken auch therapeutisch von Wichtigkeit ist.

Diese Angaben konnten bei uns durch Messungen sowohl an Gesunden wie an Emphysemkranken von R. Warschawsky[3] bestätigt werden; es fand sich dabei an Gesunden im Bad eine Abnahme der Exspirationsstellung bis zu 7 cm, und auch bei den Emphysemkranken war dieselbe fast ebenso stark. Von Wichtigkeit ist, daß diese Verringerung des exspiratorischen Thoraxumfanges in der Mehrzahl der Fälle auch nach dem Bade anhielt und daß damit meistens auch in und nach dem Bade eine Vermehrung der Thoraxexkursion verbunden war. Da auch die Verringerung des Leibumfanges, worauf Strasburger besonders aufmerksam macht, eine Begünstigung der Exspiration gerade beim starren Thorax bedeutet, so erhellt daraus die therapeutische Verwertbarkeit des einfachen warmen Vollbades von längerer Dauer (ca. $\frac{1}{2}$ Stunde) bei Asthma- und Emphysemkranken, bei denen ja bekanntlich die Unterstützung der Exspiration von günstiger Einwirkung ist.

Auch auf das Kreislaufsystem wirkt der Wasserdruck im Bade

---

[1] Z. physik. Ther. **41**, 42 (1931).

[2] Einführung in die Hydrotherapie und Thermotherapie. Jena: G. Fischer. 1909.

[3] Z. physik. u. diät. Ther. **15**, 268 (1911).

ein, indem dadurch der Venendruck erhöht wird (E. Schott[1]), und zwar in stärkerem Maße in den Venen der Extremitäten als in denen der Thoraxorgane, wo die Brustwand dem Wasserdrucke einen höheren Widerstand leistet. Immerhin findet sich auch noch im rechten Vorhofe ein erhöhter Druck im Wasserbade. Durch diese Verhältnisse wird der Rückfluß des venösen Blutes nach dem Thorax erleichtert; doch muß sich das Herz an die veränderten Bedingungen erst anpassen, ein Moment, das bei der Bäderbehandlung von Herzkranken, namentlich solchen mit Mitralstenose, von nicht zu unterschätzender Bedeutung ist (Lurz[2], Turan[3]).

Um den hydrostatischen Druck im Bade variieren zu können, hat R. Eisenmenger[4] eine besondere Vorrichtung angegeben, welche eine rhythmische Veränderung des Wasserspiegels erlaubt, wobei der Patient in einer dampfkastenförmigen Badewanne sitzt. Von Bädern im Stehen hat O. Schulhof[5] bei Stauungserscheinungen in den unteren Extremitäten (Varicen, Reste von Thrombophlebitis usw.) im Schlammbade Hevicz gute Wirkungen gesehen.

Als besondere Form der indifferenten Vollbäder sind noch die sogenannten Dauerbäder zu nennen, in denen der Patient viele Stunden, mehrere Tage und selbst Wochen zubringt. Bei diesen Bädern muß natürlich für Regulierung der Temperatur durch Zufluß warmen Wassers gesorgt werden, wofür besondere Vorrichtungen notwendig sind. Außerdem darf im Dauerbade der Patient nicht auf dem Boden der Wanne liegen, sondern auf einem in das Wasser gesenkten aufgespannten Tuche, bzw. auf Schweben von passender Konstruktion; der Kopf ruht dabei auf einem Gummikranz oder einem Gummiluftkissen. Die Dauerbäder, die nur in Krankenhäusern anwendbar sind, haben sich in der Behandlung von schweren Rückenmarkskrankheiten mit Dekubitus, von gewissen Hautkrankheiten, von ausgedehnten Verbrennungen usw. eine große Beliebtheit erworben. Sie sind auch gegen schweren Gelenkrheumatismus empfohlen worden (Lenhartz).

Heiße Vollbäder, in der Temperatur von 38—42°, werden gewöhnlich in einer Dauer von 10—20 Minuten gegeben. Es empfiehlt sich dabei, die Temperatur des Wassers, nachdem der Patient schon in die Wanne eingestiegen ist, allmählich durch Zulaufenlassen von heißem Wasser zu erhöhen. Für gute Kopfkühlung ist hier besonders zu sorgen. Unter den Indikationen der heißen Vollbäder sind rheumatische Erkrankungen der verschiedensten Art sowie manche Infektionskrankheiten (Zerebrospinalmeningits, katarrhalische Pneumonie, namentlich bei Kindern) zu nennen. Ferner bilden heiße Vollbäder von 10 bis 20 Minuten Dauer mit nachfolgender Trockenpackung ein sehr wirksames Transpirationsmittel (z. B. bei Nephritis und Urämie). Auch als Kräftigungs- und Anregungsmittel werden heiße Vollbäder nach

---

[1] Dtsch. Arch. klin. Med. **140**, 358 (1922).
[2] Dtsch. med. Wschr. **1924**, Nr. 5 u. 13.
[3] Arch. f. Baln. Bd. 1.
[4] Ther. Gegenw. **1918**, H. 4.
[5] Z. physik. Ther. **35**, 105 (1928).

japanischem Muster empfohlen, ihre Dauer ist dann aber eine erheblich kürzere.

Die japanische Technik dieser heißen Vollbäder ist etwa die folgende: Man benutzt am besten zwei nebeneinanderstehende Wannen, von denen die eine nur in etwa Handspannenhöhe mit Wasser von ca. 40⁰ gefüllt ist, während in der zweiten das eigentliche Vollbad in einer Temperatur von 42—43⁰ hergerichtet ist. Der Patient stellt sich zunächst in die erste Wanne und wird dort am Kopfe mehrere Male mit dem warmen Wasser übergossen, dann steigt er rasch in die zweite Wanne herüber und bleibt darin etwa 2 Minuten lang liegen. Darauf begibt er sich in die erste Wanne zurück, wird dort abermals einige Male übergossen und legt sich dann wieder für weitere 2—3 Minuten in die zweite Wanne. Dann Ankleiden ohne Ausruhen oder Nachschwitzen. Die Prozedur, an deren Schluß ein leichter Schweißausbruch eintritt und die Körpertemperatur um $1—1^1/_2^0$ gestiegen ist (um dann aber bald wieder abzufallen), wird von Patienten mit gesunden Zirkulationsorganen überraschend gut vertragen und hinterläßt für den ganzen Tag das Gefühl der Kräftigung und gesteigerten Aktivität. Kontraindiziert ist sie nicht nur bei organischen Erkrankungen des Herzgefäßsystems, sondern auch bei vasomotorischen Neurosen.

Als heiße Tauchbäder verabfolgt Determann die Prozedur in der Weise, daß er den Patienten nach ausgiebiger Kopfkühlung für wenige Sekunden in ein Bad von 40—50⁰ Temperatur hineinsteigen oder, auf einem von zwei Badedienern gehaltenen Laken liegend, für einen Augenblick hineintauchen läßt.

Anhang. *Das subaquale Darmbad (Suda-Bad).*

Das Prinzip dieses Verfahrens besteht in der Verabfolgung hoher Darmspülungen mittels großer Mengen von Wasser im warmen Vollbade; die Kombination der Spülungen mit dem Bade hat den doppelten Zweck, durch den hydrostatischen Druck des Badewassers auf das Abdomen dem innerlichen Druck der Spülflüssigkeit entgegenzuwirken und zugleich durch die antispasmodische Wirkung der warmen Wassertemperatur die Entleerung des Darmes zu erleichtern und auch auf spastische Zustände anderer glatter Muskeln der Abdominalorgane, namentlich der Ureteren und der Gallenblase, lösend zu wirken.

Das Suda-Bad (Abb. 15)[1] kann in jeder Badewanne gegeben werden, deren Abflußöffnung mindestens 10 cm von dem Fußende der Wanne entfernt ist. Die Spülflüssigkeit befindet sich in einem neben der Wanne aufgestellten Irrigatorbehälter *I*, der 30 l Wasser faßt. Dem Wasser werden in jedem Falle je 9 g Kochsalz pro 10 l Wasser (physiologische Kochsalzlösung) und 30 g Kamillosan oder eine entsprechend konzentrierte Kamillenabkochung beigefügt. Die Spülflüssigkeit ist auf 38⁰ Temperatur gehalten; zur Spülung werden 20—30 l, bei der ersten Sitzung eventuell auch weniger, verwendet. Die Dauer der Prozedur beträgt $^3/_4$—1 Stunde. Die Temperatur des Badewassers soll 36⁰ betragen. Das Badewasser muß dem in der Badewanne sitzenden Patienten bis zur Mamillarhöhe reichen, damit das Abdomen in einer nicht zu niedrigen Schicht bedeckt wird. Die Spülflüssigkeit wird mittels eines kurzen, an einem Kugelgelenk beweglichen Darmrohres *Se*, das an einer sattelförmigen Vorrichtung *S* angebracht ist, in den Mastdarm eingeleitet; die aufblasbaren Gummiteile des Sattels schließen die Analgegend luftdicht ab. Der Abfluß der Spülflüssigkeit geschieht durch ein breites Abflußrohr, das bei *Kc* mit dem Schauglasrohr *Kd* verbunden ist, von welchem

---

[1] Medizinische Darmbad-Apparate G. m. b. H., Pforzheim (Baden).

dann der Darminhalt weiter in den Kotbehälter *K* fließt. Dort passiert er ein Kotsieb, kann noch weiter durch ein Spritzsieb verkleinert werden und schließlich fließt die Spülflüssigkeit bei *Kg* direkt in die Abwasserleitung der Wanne ab.

Bei der Spülung werden jeweils 1—2 l Flüssigkeit in den Darm geleitet, worauf der Patient entweder spontan oder durch Pressen die Spülflüssigkeit in das Abflußrohr entleert. Durch Spülung der Aftergegend mit warmem Wasser, das durch ein besonderes Rohr *Sd* in die Sattelöffnung (Kloake) geleitet wird, kann eventuell die Entleerung des Darminhaltes noch gefördert werden. Bezüglich weiterer Einzelheiten sei auf die spezielle Gebrauchsanweisung verwiesen.

Die wichtigsten Indikationen der Darmbäder, welche ursprünglich von Brosch und Aufschnaiter in die Therapie eingeführt wurden, bilden die Beförderung der Austreibung von Uretersteinen, die Behandlung von chronischer Kolitis, von Dysenteriefolgen und von chronischer Obstipation. Weitere Heilanzeigen sind Cholezystitis, gynäkologische Affektionen (chronische Parametritis, Adhäsionen usw.), intestinale Intoxikationen, Wurmkrankheiten. Beachtenswert ist auch die diuretische Wirkung

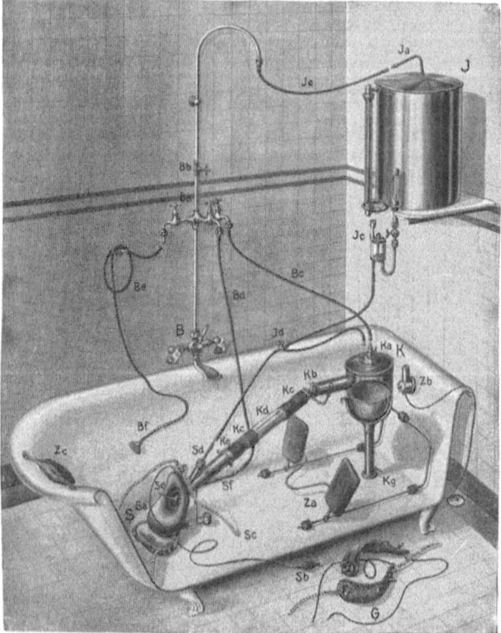

Abb. 15. Subaquales Darmbad.

der Darmbäder, welche teils auf dem Einfluß des prolongierten warmen Vollbades, teils aber auch auf einer erheblichen Resorption der Spülflüssigkeit aus dem Darm beruht.

Kontraindikationen der Suda-Bäder bilden ausgesprochene Kreislaufschwäche, vorgeschrittene Arteriosklerose, stärkere Hypertonie, die meisten Nephrosen und Nephritiden, Basedow, alle abdominalen Zustände mit Perforationsgefahr, Analekzeme.

Die Zahl der Suda-Bäder beträgt bei Uretersteinen höchstens 5—6, ist dann kein Abgang des Steines erfolgt, so haben weitere Bäder keinen Zweck. Im übrigen umfaßt eine Kur 4—10 Bäder, diese werden in Anbetracht ihrer immerhin anstrengenden Wirkung nicht öfter als zweimal wöchentlich verabfolgt.

Als Ersatzmittel des Suda-Bades wird vielfach der von Borosini angegebene Gymnakolon-Apparat benutzt; hierbei wird der Gegendruck, da die Prozedur außerhalb des Bades erfolgt, durch ein breites gürtelförmiges Band ausgeübt, das, mit Gewichten beschwert, dem Abdomen aufliegt. Der Patient liegt dabei auf einem besonderen Liegestuhl, an dessen Sitz eine Öffnung angebracht ist, durch welche die Spülflüssigkeit ein- und abfließt. Irrigator und Darmrohr ähneln den beim Suda-Bade verwendeten Vorrichtungen, nur fehlen eben hier die speziellen Wirkungen des warmen Wasserbades. Einen ähnlichen Trockenspülapparat (Studa-Bad genannt) hat auch die Medizinische Darmbad-Apparate G. m. b. H. in Pforzheim konstruiert.

In Frankreich werden zu entsprechenden Zwecken die im Bade Plombières befindlichen Darmduschen viel angewendet, namentlich sind sie zur Bekämpfung intestinaler Intoxikationen beliebt. Auch diese Prozedur erfolgt außerhalb eines Bades[1].

2. Halbbäder.

Man versteht unter einem Halbbade eine Reihe von Manipulationen, Übergießungen und Reibungen, die an dem Patienten ausgeführt werden, während er in einer nur zur Hälfte mit kühlem Wasser gefüllten Wanne sitzt. Das Halbbad verbindet so den thermischen Reiz mit dem mechanischen Reiz, und beide Einwirkungen lassen sich in beliebiger Weise abstufen, so daß man die Prozedur sowohl bei sehr widerstandsfähigen wie bei schwächlichen und dekrepiden Personen anwenden kann; die Indikationen des Halbbades sind demgemäß sehr ausgedehnt.

Technik: Das Halbbad wird am besten in einer Holzwanne appliziert (weil durch die mannigfachen Manipulationen die Wände einer Fayence- oder Metallwanne leicht beschädigt werden können). Die Wanne soll ca. 1,50 m lang und 80—90 cm breit sein, am besten nach unten zu sich verschmälernd

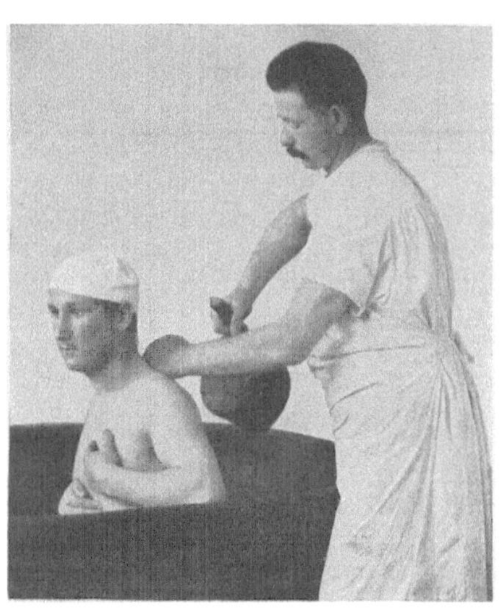

Abb. 16. Halbbad (Rückenübergießung).

(Abb. 17). Der Zulauf des Wassers soll am Fußende der Wanne geschehen, und zwar am besten vom Boden her, was sich eventuell durch Anschließen eines bis zum Boden der Wanne reichenden Schlauches an die Wasserleitung leicht bewerkstelligen läßt. Das Wasser wird so weit eingelassen, daß es eine Handspanne hoch (20—25 cm) in der Wanne steht. Die Anfangstemperatur beträgt zwischen 34⁰ und 26⁰. Der Patient setzt sich nach vorheriger Kopfkühlung in das Bad und wird sofort mittels eines kleinen Holzschöpfers (man kann zur Not auch einen kleinen Metalleimer nehmen, ähnlich wie ihn die Kinder zum Spielen haben) vom Rücken her übergossen, während er sich selber die Brust mit beiden Händen kräftig reibt (Abb. 16). Darauf

---

[1] Nähere Beschreibung dieser und aller sonstigen Methoden der Dickdarmspülung findet sich in der Monographie von W. Kerr-Russell: Colonic-Irrigation. Edinburgh: E. u. S. Livingstone. 1932.

werden, nachdem der Patient sich möglichst flach in die Wanne gelegt hat, sukzessive die Arme und Beine in langen Strichen im Wasser frottiert (Abb. 17). Nunmehr läßt man vom Fußende der Wanne her kaltes Wasser zufließen, bis die gewünschte Endtemperatur des Bades, die gewöhnlich um 4^0 unter der Anfangstemperatur liegt, erreicht ist. Währenddessen wird der wieder höher gesetzte Patient bei gespreizten Beinen von vorne her mittels des Schöpfers übergossen; die linke Hand des Wärters schützt dabei das Gesicht vor dem Bespritztwerden. Ist die gewünschte Endtemperatur erreicht, so werden noch mit beiden Händen kräftige Reibungen an Brust und

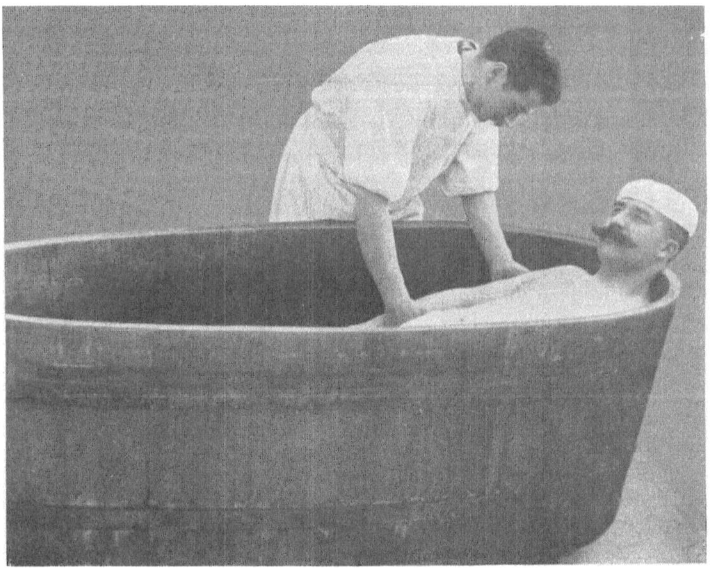

Abb. 17. Halbbad (Reiben des Armes).

Rücken des Patienten im Wasser ausgeführt. Damit schließt die Prozedur, die im ganzen 3—5 Minuten, selten länger, dauern soll.

In der Fieberbehandlung und auch für sonstige Fälle werden von manchen Hydrotherapeuten noch niedrigere Anfangstemperaturen als die angegebenen verwendet. Es muß hier eben individualisiert werden, absolute allgemeine Temperaturvorschriften lassen sich für Halbbäder nicht aufstellen; für die Mehrzahl der Fälle braucht man aber die Anfangstemperatur nicht niedriger als 28^0 zu wählen.

Den Halbbädern von milder Temperatur sind in der Wirkung ähnlich die Bürstenbäder; dabei wird der Patient, der in einer mit Wasser von indifferenter Temperatur gefüllten Wanne liegt, am ganzen Körper sukzessive mit einer nicht zu rauhen Bürste abgebürstet. Die Prozedur übt einen intensiven Hautreiz aus und ruft eine energische Erweiterung der Hautgefäße hervor. Das Bürstenbad ist wegen der indifferenten Temperatur zu den schonenden und auch für wenig widerstandsfähige Patienten geeigneten Maßnahmen zu rechnen.

3. Sitzbäder.

Die Sitzbäder werden in **kalter** Temperatur (20—15⁰) oder in **lauwarmer**, indifferenter Temperatur oder schließlich als **heiße** Sitzbäder verabfolgt. Bei den **kalten** Sitzbädern unterscheidet man solche von **kurzer** Dauer, etwa 3—5 Minuten, die auf die Peristaltik des Darmes anregend wirken sollen, und die **länger** dauernden kalten Sitzbäder von 10—20 Minuten Dauer, die von **Winternitz** vor allen Dingen als Mittel gegen Diarrhöe, auch gegen Dysenterie und Cholera, empfohlen worden sind.

Winternitz nahm an, daß diese länger dauernden kalten Sitzbäder die Abdominalorgane **anämisieren** und bei Darmerkrankungen vor allem durch Beschränkung der Transsudation in den Darm heilsam wirken; hingegen haben spätere Untersuchungen von Otfried **Müller** sowie von **Bruns** ergeben, daß kalte Sitzbäder, ebenso wie sonstige kalte Prozeduren, die Blutfüllung in den großen Gefäßen des Abdomens **erhöhen** und nicht erniedrigen. Eine Erklärung dieses Widerspruches gibt vielleicht die **Hauffe**sche Auffassung, daß sich die **Darmgefäße** als Organgefäße gleichsinnig mit den Gefäßen der **Peripherie** und **entgegengesetzt** wie die frei in der Bauchhöhle verlaufenden großen Gefäße in ihrem Füllungszustande verhalten[1]. Die praktische Erfahrung spricht jedenfalls nicht gegen Anämisierung der Abdominalorgane durch länger dauernde kalte Sitzbäder.

Die **kurzen kalten** Sitzbäder, die auch als Ableitungsmittel vom Kopf gegeben werden, rufen eine **Vermehrung der Blutfülle in den großen Abdominalgefäßen** hervor und beeinflussen somit in erheblichem Maße die Blutverteilung im gesamten Körper; zugleich wirken sie anregend auf die **Peristaltik**. Diese Bäder werden gewöhnlich mit einer Temperatur von 30—25⁰ begonnen und während ihrer 3 bis 5 Minuten langen Dauer durch Zufließenlassen von kaltem Wasser um etwa 10⁰ abgekühlt. Ist die Möglichkeit eines Abflusses aus der Sitzwanne vorhanden, so kann man die Bäder auch zweckmäßigerweise als **fließende Sitzbäder** geben.

Die **lauwarmen** Sitzbäder, in einer Temperatur von 35—36⁰ appliziert, dienen als **Beruhigungsmittel** für die Darm- und Blasenmuskulatur, ferner sind sie aber auch, wenn sie in längerer Dauer, etwa ¹/₂ Stunde lang, gegeben werden, als **Schlafmittel** zum Ersatz der indifferenten Vollbäder verwendbar. Weiterhin spielen sie in der Gynäkologie eine große Rolle, wo sie namentlich zur **Beförderung der Resorption** von Beckenexsudaten, zur Linderung entzündlicher Reizungen der Adnexe usw. beliebt sind. Man wendet hierbei gewöhnlich etwas höhere Temperaturen an (37—38⁰), oft wird Sole oder **Badesalz** zugesetzt. Heiße Sitzbäder (38—40⁰ und darüber, 10—20 Minuten Dauer) dienen zur Bekämpfung von Spasmen der Darmmuskulatur und sonstigen schmerzhaften Spasmen, auch werden sie gegen Diarrhöe, gegen Amenorrhöe, gastrische Krisen u. dgl. empfohlen.

Man gibt die Sitzbäder in den bekannten **Sitzbadewannen**, die mit einer bequemen Stütze für die Arme versehen sind. Das Wasser soll dem Patienten bis zur Nabelhöhe reichen; der Oberkörper muß gut bedeckt sein

---

[1] Med. Klin. **1926**, Nr. 8.

(Einschlagen in ein Wolltuch), ebenso empfiehlt es sich, die Unterschenkel bekleidet zu lassen, da der Patient sonst leicht friert. Auf Kopfkühlung ist bei dieser Prozedur, die eine mächtige Einwirkung auf die Blutverteilung im Körper ausübt, besonders Wert zu legen. Im kalten Sitzbad soll der Patient während der ganzen Dauer mit beiden Händen den Leib reiben, um dadurch die Reaktion zu befördern.

4. Fußbäder.

Die Fußbäder, die sowohl zur Beförderung der lokalen Zirkulation in den Füßen (z. B. bei habituellen kalten Füßen) als zur reflektorischen Beeinflussung der Zirkulation an entfernten Körperstellen, speziell am Kopfe, gegeben werden (ableitende Wirkung), werden entweder in heißer (40—42⁰) oder in kalter Temperatur appliziert (20—10⁰), selten in lauwarmer. Man benutzt für sie besondere Fußwannen, wo solche nicht vorhanden sind, auch Eimer oder größere Waschbecken, in die der auf einem Stuhle sitzende Patient die bis zum Knie entblößten Beine hereinstellt. Es ist darauf zu achten, daß bei den kalten Fußbädern, deren Dauer für gewöhnlich 3—5 Minuten beträgt, für gleichzeitigen mechanischen Reiz durch Aneinanderreiben der Füße im Bade gesorgt wird. Eine beliebte und sehr empfehlenswerte Prozedur sind die wechselwarmen Fußbäder, für die zwei Gefäße notwendig sind, ein mit heißem (40—42⁰) und ein mit brunnenkaltem Wasser gefülltes; es werden die Füße zunächst 1—2 Minuten in das heiße Wasser, dann ganz kurze Zeit, etwa 20—30 Sekunden, in kaltes Wasser gesteckt, und dieser Wechsel wird etwa 5—10 Minuten lang wiederholt; den Schluß bildet, wie bei allen wechselwarmen Prozeduren, das kalte Bad.

Bei den fließenden Fußbädern erfolgt ein permanenter Zu- und Abfluß des über die Füße strömenden Wassers; dadurch wird gleichzeitig ein energischer mechanischer Reiz ausgeübt und so die Reaktion begünstigt. Fließende Fußbäder werden entweder in kalter Temperatur verabfolgt; oder es lassen sich, falls die Zuflußvorrichtung mit Mischventil versehen ist, auch wechselwarme fließende Fußbäder herstellen, bei denen die Reihenfolge von warm und kalt in derselben Weise wie bei den sonstigen wechselwarmen Fußbädern gehandhabt wird.

Eine weitere Modifikation des fließenden Fußbades, in dem ebenfalls ein energischer mechanischer Reiz zu dem thermischen hinzukommt, ist das sogenannte Tretbad: In einer etwa 2 m langen und ¹/₂ m breiten Vertiefung des Fußbodens, die bis zur Knöchelhöhe mit fließendem kalten Wasser gefüllt ist, geht der Patient 3—5 Minuten lang mit bloßen Füßen hin und her. Die Prozedur ähnelt in der ableitenden und zugleich die Zirkulation in den Füßen begünstigenden Wirkung dem von Kneipp empfohlenen Barfußlaufen auf feuchten Wiesen. In der Häuslichkeit des Kranken kann man die Prozedur einigermaßen dadurch ersetzen, daß man den Patienten auf einem nassen, auf dem Boden ausgebreiteten Handtuche barfuß auf und ab gehen läßt. Es ist dies, abends vor dem Zubettgehen ausgeführt, in leichten Fällen von Schlaflosigkeit ein ganz empfehlenswertes Schlafmittel.

5. Handbäder.

Die Handbäder werden am besten in Gefäßen gegeben, die tief genug sind, um zugleich auch das Eintauchen des Unterarmes zu erlauben. Sie werden gewöhnlich als heiße Handbäder gegeben, zu Zwecken der Ableitung und Anregung bei Asthma bronchiale oder cardiale, seltener als wechselwarme Handbäder, ähnlich wie die wechselwarmen Fußbäder. Für Behandlung des Unterarmes und Ellenbogengelenkes dienen Armbadewannen in Form eines Fischkochers, in die der Arm bis zur Mitte des Oberarmes eintaucht.

6. Allmählich erwärmte Teilbäder.

Eine besondere Form des Teilbades bildet das von Hauffe[1] empfohlene, ursprünglich von Schweninger in die Therapie eingeführte allmählich erwärmte Teilbad. Die Technik dieses Verfahrens ist folgende: Der Unterarm, bzw. beide Unterarme, oder auch ein oder beide Unterschenkel werden in eine entsprechende kleine Wanne (Abb. 18) getaucht, die mit Wasser von einer Anfangstemperatur von 37° gefüllt ist; der übrige Körper ist in wollene Tücher eingehüllt. Nun wird allmählich die Temperatur des Teilbades durch Zufließenlassen von heißem Wasser innerhalb von 10 Minuten auf 42—44° gesteigert. Meist tritt schon innerhalb dieser Zeit ein allgemeiner Schweißausbruch ein, sonst jedenfalls kurze Zeit später. Man setzt nach erfolgtem Schweißausbruch das Teilbad noch etwa 5—15 Minuten lang fort, nimmt dann die eingetauchten Glieder aus dem Bade heraus und läßt den Patienten nach flüchtigem Abtrocknen noch $^1/_2$—1 Stunde lang leicht zugedeckt ruhen („abschwitzen"), aber nicht etwa nachschwitzen.

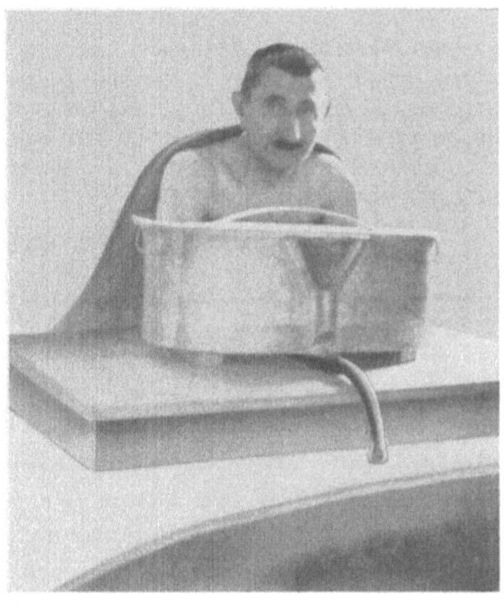

Abb. 18. Allmählich erwärmtes Teilbad der Arme.

Der Zweck dieser Teilbäder ist einmal die Erzeugung eines Schweißausbruches auf schonendem Wege, dann aber auch die Erzielung einer allgemeinen stärkeren Blutfüllung in den gesamten peripheren Blutgefäßgebieten. Da jeder primäre Temperaturreiz hier fehlt, so erfolgt diese Änderung der Blutverteilung, verbunden mit Entlastung der großen Gefäße der Bauch- und Brusthöhle sowie des Herzens selbst, ohne primäre Blutdruckerhöhung und auch ohne sonstige Reizwirkung auf das Nervensystem. Die dadurch bewirkte Erleichterung der Herzarbeit tut sich nach dem Teilbade in einer Vergrößerung des Schlagvolumens des Herzens, eventueller Verkleinerung der Herzfigur im Röntgenbilde, in Änderung des Elektrokardiogrammes im Sinne einer Herzkräftigung, in einer Blutdrucksenkung und zugleich in einem Kräftigerwerden des Pulses kund. Aus diesem Grunde hat Hauffe diese allmählich erwärmten Teilbäder insbesondere bei Herzstörungen, bei mangelhafter Kompensation infolge von Myokarderkrankung oder von Arteriosklerose, auch bei Herzschwäche während

---

[1] Physiologische Grundlagen der Hydrotherapie. Berlin: Fischers med. Buchhandlung H. Kornfeld. 1924. Die physikalische Therapie des praktischen Arztes. Berlin u. Wien: Urban u. Schwarzenberg. 1926.

oder nach akuten Infektionskrankheiten anzuwenden empfohlen. Die Zeit des Transpirierenlassens wird aber bei der Behandlung von Herzkrankheiten meist nicht über 5—10 Minuten, gewählt werden müssen. Im übrigen sind diese allmählich erwärmten Teilbäder überall da angezeigt, wo man auf einfache und schonende Weise eine allgemeine Transpiration erzielen will.

Auch Sitzbäder können als allmählich erwärmte Teilbäder zum Zwecke der allgemeinen Schweißerzeugung appliziert werden. Es handelt sich hier aber um eine angreifendere Prozedur, die bei Herzleiden nicht am Platze ist.

7. Sonstige lokale Bäder.

Das Hinterhauptbad, in einer besonders dafür konstruierten Wanne appliziert, in die der Hinterkopf und die Nackengegend eintauchen, wird in der Praxis selten benutzt und meistens durch Nackenkühlschläuche oder Eiskissen ersetzt. Auch für Augenbäder existieren besondere flache Schalen mit passendem Ausschnitt, in diese werden die Augen mehrere Minuten lang eingetaucht.

d) Duschen und Güsse.

1. Duschen.

Die Duschen sind hydrotherapeutische Applikationen, bei denen das Wasser in bewegter Form und unter mehr oder minder starkem Druck zur Anwendung kommt. Sie stellen somit eine wirksame Kombination von mechanischem und thermischem Reiz dar, und da außerdem sowohl der Druck wie die Temperatur der Duschen beliebig modifiziert werden können, so ist ihre Anwendungsmöglichkeit eine sehr große. Immerhin ist festzustellen, daß fast allen Duschenformen eine gewisse erregende Wirkung zukommt. Namentlich die allgemeinen Regen- oder Fächerduschen wirken, sofern sie unter nicht ganz schwachem Druck gegeben werden, infolge des mechanischen Reizes fest durchweg blutdruckerhöhend; deshalb sind sie z. B. bei Neigung zu Hämoptöe, bei Arteriosklerose stärkeren Grades und bei Herzfehlern kontraindiziert.

Die Regulierung der Temperatur der Duschen geschieht durch Mischhähne oder Mischbatterien. Diese Vorrichtungen erlauben nicht nur eine bestimmte Temperatur der Dusche einzustellen, sondern auch einen raschen Wechsel der Temperatur in einer Grenze von 10—45° vorzunehmen. Es existiert eine ganze Reihe von Mischapparaten, die diesem Zwecke dienen sollen, doch ist die Zahl der wirklich exakt arbeitenden eine geringe. Am besten bewähren sich die Systeme, bei denen sowohl für das kalte Wasser wie für das heiße Wasser je ein Mischgefäß mit entsprechenden Zuläufen vorhanden ist. In beiden Mischgefäßen wird erst einmal durch Regulierung der Zuflüsse eine bestimmte Temperatur eingestellt und von da aus dann das Wasser in die gemeinsame Mündung geleitet. Natürlich müssen die Mischgefäße mit Thermometern versehen sein. Hat man keine exakt und schnell arbeitende Mischvorrichtung zur Verfügung, so empfiehlt es sich, für wechselwarme Duschen, insbesondere für wechselwarme Strahlduschen, zwei getrennte Schläuche zu benutzen, den einen für heißes, den anderen für kaltes Wasser. Die Regulierung des Druckes geschieht am besten unabhängig von der Temperaturregulierung durch einen besonderen Hebel, der eine Drosselung des Strahles erlaubt.

Um den für die Warmwasserduschen nötigen Druck zu erreichen, ist, falls in der Warmwasserleitung ein solcher Druck nicht existiert, die Anbringung eines besonderen Warmwasserkessels (Boiler) im Hause notwendig. Der für Duschen übliche Druck schwankt zwischen $1/_2$ und 4 Atmosphären. Im allgemeinen wird man aber mit 3 Atmosphären als oberste Grenze auskommen können.

Man unterscheidet feststehende (stabile) und bewegliche (labile) Duschen. Unter den feststehenden sind die gebräuchlichsten die Regenduschen, bei denen das Wasser aus einem 1—2 m über dem Kopf des Patienten angebrachten Brausenansatz, der mit zahlreichen Löchern versehen ist, sich nach unten ergießt. Vielen Menschen ist es unangenehm, wenn der Kopf mit vom Wasser betroffen wird; dem läßt sich abhelfen, wenn man die Brausenköpfe etwas abgeschrägt anbringt, so daß der Patient dann am Kopfe vom Duschestrahl nicht betroffen wird. Die Dauer der Regendusche schwankt zwischen wenigen Sekunden und höchstens 3—5 Minuten. In dieser längeren Dauer werden die Regenduschen gewöhnlich als wechselwarme Regenduschen gegeben; auch bei den wechselwarmen Regenduschen bilden, wie bei allen wechselwarmen Prozeduren, kalte Duschen stets den Abschluß.

Unter den sonstigen stabilen Duschen sind die Kapellenduschen zu erwähnen, bei denen der Patient, in einer Art von Käfig stehend, von allen Seiten von Wasser übergossen wird. Eine größere therapeutische Bedeutung kommt der aufsteigenden Sitzdusche (Abb. 19) zu. Aufsteigende Sitzduschen können auch in Sitz-

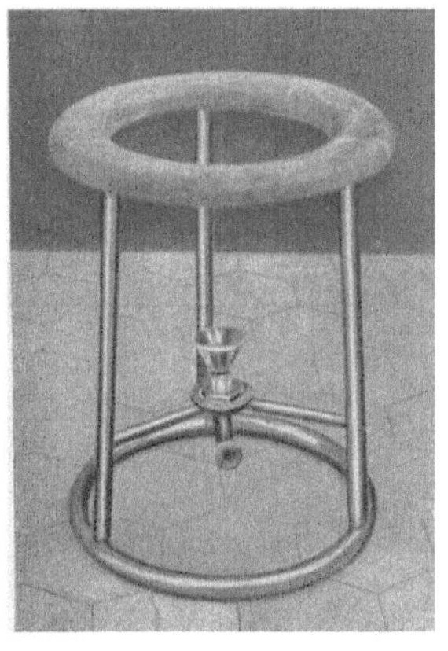

Abb. 19. Sitzdusche.

badewannen angebracht sein, die dann meist auch mit Gürtelduschen versehen sind, d. h. es läuft rings um den oberen Rand der Sitzwanne ein mit zahlreichen kleinen Öffnungen versehenes Rohr, aus dem sich Wasser von allen Seiten auf den Unterkörper des Patienten ergießt. In solche Sitzwannen sind außerdem noch meist Vaginalduschen sowie Rückenduschen angebracht, von denen jedoch nur selten Gebrauch gemacht wird.

Die beweglichen (labilen) Duschen werden meistens in Form der Strahl- und der Fächerduschen verwandt. Bei der Strahldusche strömt das Wasser aus einem ca. 8—10 mm weiten Mundstück eines beweglichen Schlauches heraus, der sich beliebig auf die verschiedenen Körperpartien dirigieren läßt (Abb. 20). Es wird durch den Druck des Strahles ein erheblicher mechanischer Reiz auf die getroffene Körperpartie ausgeübt, die darauf bald mit lebhafter Hautrötung reagiert. Will man die mechanische Wirkung verringern und zugleich größere Körperpartien oder den ganzen Körper mit einer beweglichen Dusche treffen, so verwandelt man durch Vorhalten des Fingers vor die Schlauchöffnung die Strahldusche in eine Fächerdusche. Das Vorhalten des Fingers ist wegen der leichten Modifikation der Ausdehnung des Wasserfächers zweckmäßiger als die Anbringung eines Gartenspritzen-Mundstückes.
Die wechselwarmen Strahlduschen werden speziell als schot-

tische Duschen bezeichnet; sie werden meist unter größerem Druck, $1^1/_2$—3 Atm., gegeben und bilden ein mächtiges thermisches und mechanisches Reizmittel. Man wechselt, wie bei sonstigen wechselwarmen Prozeduren, zwischen heiß (40—42⁰ ca. 2 Minuten) und kalt (10—15⁰ $^1/_4$—$^1/_2$ Minute) mehrmals ab; die ganze Prozedur dauert 2—5 Minuten, selten länger. Bei der wechselwarmen Fächerdusche ist das Vorgehen ein ähnliches, nur kann der angewandte Druck geringer sein.

Der Vollständigkeit halber sei hier noch die Douche filiforme erwähnt, eine fadenförmige Dusche, bei der sich unter sehr starkem Druck ein feiner

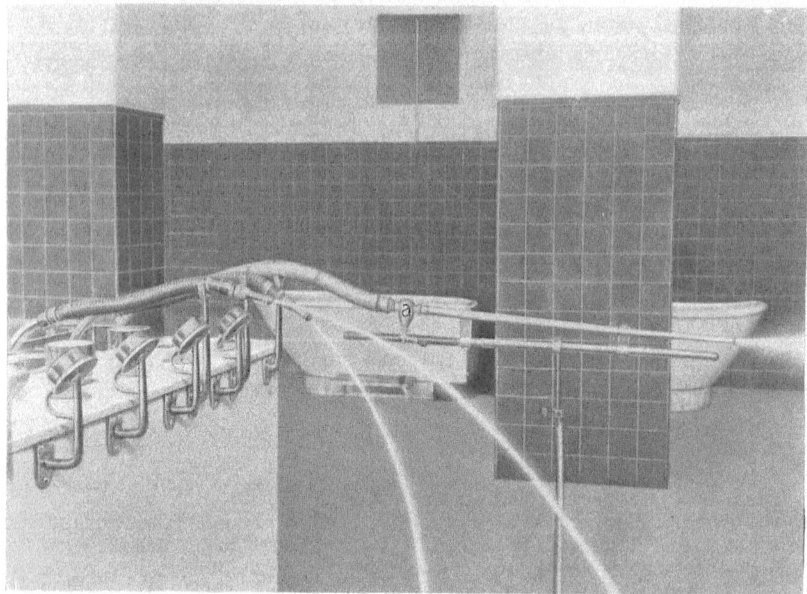

Abb. 20. Strahlenduschen (vorne) und Dampfdusche (hinten) mit Vorrichtung a zum Ablauf des Kondenswassers.

Strahl kalten Wassers auf den Patienten ergießt und einen sehr intensiven lokalen Reiz setzt. Die wenig angenehme Prozedur wird in Frankreich zu kosmetischen Zwecken angewandt.

Zu den beweglichen Duschen ist auch die Dampfdusche zu rechnen, die in der Hydrotherapie eine große Rolle spielt:

Aus einem beweglichen Schlauche oder einem daran angebrachten Metallrohre[1] strömt heißer Wasserdampf unter 1—$1^1/_2$ Atm. Druck hervor (s. Abb. 20 hinten). Der zu behandelnde Körperteil wird so nahe vor die Mündung der Dampfdusche gebracht, als die Temperatur eben noch für die Haut erträglich ist. (Die Temperatur des Dampfes, unmittelbar über der Haut gemessen, beträgt dabei 45—48⁰.) Es ist darauf zu achten, daß aus dem Rohre kein Kondenswasser mit dem Dampfe herausspritzt, denn solche heiße Wasser-

---

[1] Dasselbe kann mittels eines parallel dazu befestigten Bambusstabes dirigiert werden.

tropfen rufen Hautverbrennungen hervor; deshalb ist es empfehlenswert, an dem Rohre eine Vorrichtung anzubringen, in die das Kondenswasser tropfen kann (a. auf Abb. 20), das man dann durch einen kleinen Hahn von Zeit zu Zeit abläßt. Außerdem kann man das Herausspritzen des Kondenswassers auch dadurch vermeiden, daß man vor Einstellung der Dampfdusche auf den gewünschten Stärkegrad, und bevor der Patient vor die Dusche tritt, zunächst einmal den Dampf unter maximaler Öffnung des Hahnes kräftig ausströmen läßt, wodurch das Kondenswasser, das sich inzwischen angesammelt hat, mit herausgerissen wird[1].

Die Dampfdusche, die in einer Dauer von 10—20 Minuten in der Regel angewandt wird, ist ein kräftig hyperämisierendes und auch in die tieferen Schichten wirkendes Mittel; namentlich die auflockernde und erweichende Wirkung auf kontrakturierte Muskeln, Sehnen, Narbengewebe usw. ist ihr neben der Schmerzstillung und Resorptionsbeförderung eigentümlich. Ihr Indikationsgebiet ist, wie wir sehen werden, ein sehr großes. Ein besonderer Vorteil der Dampfdusche ist der, daß während ihrer Applikation aktive und passive Bewegungen sowie auch Massage ausgeübt werden können („Dusche-Massage"), was namentlich bei mit Kontrakturen einhergehenden Erkrankungen von großer Wichtigkeit ist. Ein weiterer Vorteil ist ihre Anwendbarkeit an Körperstellen, wo sich offene Wunden oder Fisteln befinden, denn eine Infektionsgefahr ist dabei nicht zu befürchten.

Will man die Dampfdusche im Gesicht anwenden, so ist die gewöhnliche Form nicht benutzbar, es kommen dann zweierlei Applikationsarten in Betracht:

1. Für zirkumskripte Stellen, speziell für das Kiefergelenk, verwendet man den aus einem Inhalationsapparate entströmenden feinen Dampfstrahl, nachdem von dem Apparat das Mundstück entfernt worden ist. Es lassen sich dafür alle Systeme von Inhalationsapparaten verwenden, die mit Wasserdampf arbeiten, auch die in der Häuslichkeit gebrauchten gewöhnlichen Inhalierapparate.

2. Für das ganze Gesicht wird der Dampf als sogenanntes Gesichtsdampfbad, namentlich bei Akne, mit gutem Erfolg angewandt. Saalfeld hat zu diesem Zwecke einen besonderen Apparat konstruiert, bei dem aus einem kleinen Kessel der Dampf in einen maskenförmigen Ausschnitt strömt, der in seiner Form den Grenzen des Gesichtes entspricht. Man kann aber auch die gewöhnlichen Inhalationsapparate durch Anbringen eines passenden Trichters, der vor das Gesicht gehalten wird, für Gesichtsdampfbäder verwenden.

Zweckmäßig ist es, die Strahlduschen, Dampfduschen sowie die Regulierungsvorrichtungen für die Regenduschen gemeinsam an einem sogenannten Winternitzschen Duschenkatheder anzubringen

---

[1] Der allgemeineren Einführung der Dampfduschen steht leider der Umstand entgegen, daß zur Herstellung des nötigen Druckes von 1—1$^1/_2$ Atm. ein besonderer Dampfkessel benötigt wird. Der in den üblichen Niederdruck-Dampf-Zentralheizungen vorhandene Druck von ca. $^1/_{10}$ Atm. ist zur Herstellung wirksamer Dampfduschen kaum zureichend. Ist keine Zentral-Dampfleitung mit dem nötigen Druck vorhanden, so können Dampfduschen auch durch Ableitung des Dampfes aus einem mit Gas geheizten kleinen Wasserkessel hergestellt werden; ein derartiger, für die Behandlung nicht zu umfangreicher Körperpartien recht brauchbarer Apparat ist von der Firma Moosdorf & Hochhäusler (Berlin) konstruiert worden.

(Abb. 20). Die Duschenkatheder sind namentlich für Anstalten sehr empfehlenswert; sie sind außer mit den Duschenschläuchen mit den Mischbatterien, Griffen für die Mischhähne, Hähnen oder Hebeln für die Regulierung des Druckes, ferner mit Thermometern und Manometern versehen. Als Thermometer werden für die Duschenkatheder statt der einfachen Quecksilberthermometer auch Zeigerthermometer, die den Temperaturänderungen rascher folgen, benutzt. Doch kontrolliere man bei allen diesen Manipulationen die Temperatur außerdem stets mit dem Finger, denn die Änderungen der Temperatur erfolgen rascher, als ein noch so prompt funktionierendes Thermometer anzuzeigen vermag. An manche Duschenkatheder ist auch noch Zulauf und Regulierung für fließende Fuß- und fließende Sitzbäder angeschlossen.

Im Anschluß an die eigentlichen Duschen sei hier noch einer Prozedur gedacht, bei der ebenfalls aus einem Schlauche fließendes Wasser zur Anwendung kommt, das aber nur unter geringem Druck steht. Es ist dies die sogenannte Duschenmassage, die zuerst in Frankreich, na-

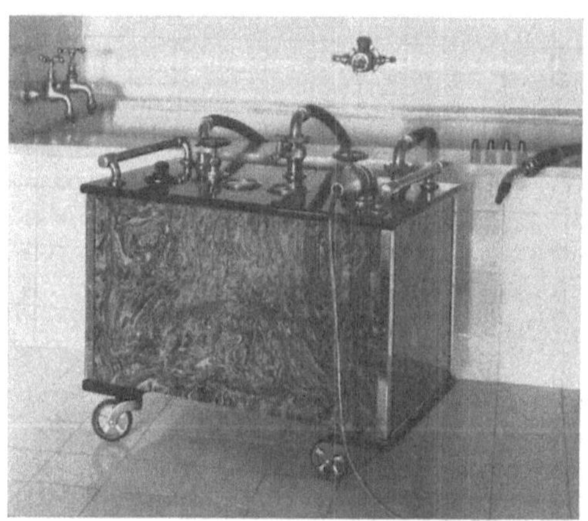
Abb. 21. Apparat zur Unterwassermassage (F. Trautwein, Freiburg i. Br.).

mentlich in Aix-le-Bains, ausgeübt wurde, später auch anderweitig Eingang gefunden hat. Es wird dabei heißes Wasser von 38⁰ bis selbst 50⁰ aus einer breiten Schlauchöffnung ohne erheblichen Druck auf den zu behandelnden Körperteil geleitet, und zugleich wird mit der anderen Hand oder, wenn der Masseur den Schlauch in die Achselhöhle klemmt, mit beiden Händen eine Massage ausgeübt. Die Prozedur wird bei den verschiedensten rheumatischen, neuralgischen und gichtischen Affektionen sowie bei der Behandlung von Lähmungen angewandt.[1]

Eine der Duschemassage in mancher Beziehung ähnliche Prozedur ist die von Hoffner[2] angegebene Unterwassermassage. Es wird hierbei, während der Patient in der mit warmem Wasser gefüllten Wanne sitzt, mittels einer besonderen Apparatur, die Regulierung der Temperatur und des Druckes erlaubt (Abb. 21[3]), ein kräftiger Strahl von heißem Wasser, dessen Temperatur

---

[1] In Aachen, wo die Duschenmassage in ausgedehntem Maße verwandt wird, wird außer in der oben beschriebenen Form in manchen Bädern auch der heiße Duschestrahl unter ziemlich starkem Drucke appliziert; der Patient befindet sich dabei 1/2—1 m vor der Mündung des Schlauches.

[2] Ther. Gegenw. 1928, H. 1 u. 1931, H. 5; Med. Welt 1931, Nr. 12.

[3] Fa. F. Trautwein, Freiburg i. Br.

zwischen 40 und 60⁰ beträgt, unter dem Wasser aus einer Entfernung von 10—20 cm auf den zu behandelnden Körperteil gerichtet. Auch ist durch ein Mischventil die Verabfolgung wechselwarmer Duschen ermöglicht. Die Prozedur, die allerdings ein ziemlich kostspieliges Instrumentarium erfordert, hat sich nach K. Horsch[1] namentlich in der Nachbehandlung von Verletzungsfolgen (Frakturen, Luxationen, Distorsionen, Verwachsungsbeschwerden), bei sonstigen Gelenkkontrakturen sowie bei schlecht heilenden Wunden, auch bei Röntgengeschwüren, sehr gut bewährt. Das Prinzip besteht in einer

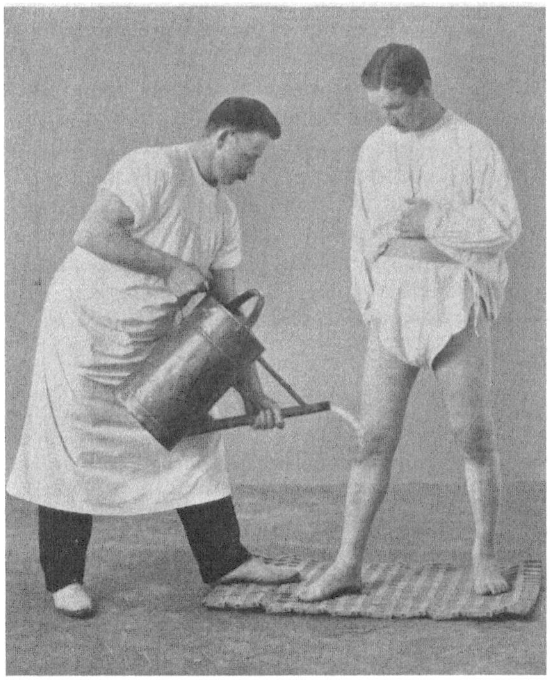

Abb. 22. Knieguß.

intensiven Hyperämisierung verbunden mit gründlicher Durchknetung durch den Duschendruck bei völliger, durch die Wirkung des warmen Vollbades bedingter Muskelentspannung.

In einigen Badeorten, (z. B. in Gastein, Ragaz, Yalova in der Türkei) wird im warmen Bade das Thermalwasser noch lokal in Form einer Unterwasserdusche auf den erkrankten Körperteil zugeführt.

2. Güsse.

Die Güsse werden, im Gegensatz zu den Duschen, mit ganz geringem Druck appliziert. Es kommt bei ihnen lediglich der thermische Reiz in Betracht, und zwar, da sie nur in kalter Temperatur angewandt werden, der Kältereiz. Aus diesem Grunde dürfen die Güsse,

---

[1] Z. physik. Ther. **43**, 230 1932; **44**, 222, (1933.)

um eine gute Reaktion zu erzielen, nur von **kurzer Dauer** sein, da die reaktionsbefördernde mechanische Wirkung hier fast völlig wegfällt. Die **Dauer** der Güsse schwankt im allgemeinen zwischen $1/_2$ und 2 Minuten, die **Temperatur** des Wassers ist brunnenkalt. Die Güsse werden entweder aus einem an die Wasserleitung angeschlossenen Schlauche mit breiter Öffnung, aus dem man das kalte Wasser unter ganz geringem Druck strömen läßt, gegeben, oder, wenn keine Wasserleitung vorhanden ist, aus einer Gießkanne, bei der das Ansatzstück entfernt worden ist. Die Mündung des Schlauches bzw. der Kanne wird dabei nahe an den zu behandelnden Körperteil gebracht (Abb. 22). Es ist bei den Güssen darauf zu achten, daß das Wasser gleichmäßig über den Körper rinnt und gleichsam einen Spiegel darauf bildet; die Reaktion tritt unter der kalten Temperatur des Gusses fast momentan ein. Auf das **Abtrocknen** nach dem Gusse zu verzichten, wie es der Pfarrer Kneipp, der Erfinder dieser Prozeduren, empfohlen hat, ist nicht ratsam; vielmehr befördert rasches Abtrocknen, verbunden mit nachfolgender Körperbewegung, entschieden die Reaktion und damit die Wirkung des Gusses, nach welchem der Patient ein behagliches Wärmegefühl empfinden soll. Unter den von Kneipp empfohlenen Güssen seien hier nur einige der in der Praxis gebräuchlichsten genannt:

1. Der **Knieguß** (Abb. 22) wird bei bis zur Mitte des Oberschenkels entblößten Beinen appliziert; der Patient steht dabei auf einem Lattenrost oder in einer Fußwanne. Man beginnt die Übergießung von hinten her in der äußeren Knöchelgegend, steigt mit dem Schlauchende bzw. der Gießkannenmündung bis zur Kniekehle herauf, macht dort eine Schleife und geht an der inneren hinteren Seite des Unterschenkels wieder herunter. Nach eventueller Wiederholung dieses Vorgehens geht man dann auf die Vorderseite des Beines über, beginnt dort ebenfalls an dem äußeren Knöchel und verfährt ebenso wie an der Rückseite. Die Dauer des Kniegusses darf für ein Bein höchstens 1 Minute betragen.

2. Der **Schenkelguß** wird in ähnlicher Weise gegeben, nur daß man bis zur Mitte des Oberschenkels dabei aufsteigt.

3. Der **Rückenguß** dient vor allen Dingen dazu, die Atmung zu beeinflussen und zu vertiefen. Der Patient steht dabei mit vornübergebeugtem Oberkörper über einer Sitzwanne, auf deren Seitenwände er seine Arme aufstützt. Man tritt von hinten her an den Kranken heran, begießt zunächst, von unten aufsteigend, den linken Arm, dann den rechten Arm und schließlich die obere Rückenpartie, wobei man durch die vorgehaltene linke Hand den Hinterkopf schützt; es entsteht hierbei ein gleichmäßiger Wasserspiegel auf dem ganzen Rücken.

Ein zweckmäßiges, auch bei bettlägerigen Kranken anwendbares Mittel zur Vertiefung der Atmung sowie zur reflektorischen Beeinflussung (Anämisierung) der geschwollenen Nasenschleimhaut im Asthmaanfalle ist der **Nackenguß**; man benutzt dabei am besten einen Irrigator oder sonst ein kleineres Gefäß, aus dem man vom Hinterhaupt her die Nackengegend übergießt, und läßt das Wasser in ein an den Rücken angedrücktes Eiterbecken abfließen. Die Dauer dieser Prozedur beträgt 1—2 Minuten.

Noch andere Güsse, die Kneipp angegeben hat, lassen sich bequemer durch lokale oder allgemeine Duschen bzw. kalte Waschungen ersetzen. Der sogenannte **Blitzguß** besteht in einer unter kräftigem Druck ($1—1^1/_2$ Atm.) sukzessive an allen Körperteilen applizierten kalten Strahldusche, die mit einer allgemeinen kalten Fächerdusche beginnt und abschließt.

3. Wärmeanwendungen durch nichthydrotherapeutische Maßnahmen (Thermotherapie).

Bereits in der physiologischen Einleitung wurden die Wirkungen der Wärmeprozeduren auf die verschiedenen Körperfunktionen erwähnt. Hier sei noch einmal kurz rekapituliert, daß der Körper den Wärmeeinwirkungen gegenüber seine Eigentemperatur vermittels der physikalischen Regulation verteidigt, d. h. durch gesteigerte Wärmeabgabe. Dieselbe geschieht einmal durch Erweiterung der Hautgefäße und schnellere Durchblutung derselben, wodurch eine Abkühlung des nach dem Körperinnern zurückströmenden Blutes erfolgt, dann durch den Schweißausbruch und die Schweißverdunstung. Denn durch die Drüsentätigkeit bei der Schweißsekretion wird Wärme verbraucht und ferner durch die Verdunstung des Schweißes Wärme gebunden.

Diese Regulierung kann nur so lange vollkommen von statten gehen, als das umgebende Medium die Wärmeabgabe und die Schweißverdunstung erlaubt; am besten ist dies in trockener Luft möglich. Werden jedoch durch Feuchtigkeit des umgebenden Mediums oder durch dessen schlechtes Wärmeleitungsvermögen (Sand, Schlamm usw.) die erwähnten Regulierungsvorrichtungen behindert, so kommt es zur Wärmestauung, d. h. zur Erhöhung der Eigentemperatur des Körpers; damit geht parallel eine Erhöhung der Oxydations- und Zersetzungsvorgänge. Ferner wird durch die Wärmestauung die Herzarbeit, die schon durch die gewöhnliche Wärmezufuhr erhöht wird, in noch bedeutenderem Maße gesteigert, und dasselbe gilt für die Respiration. Die wärmestauenden Prozeduren sind somit als die eingreifenderen Wärmeapplikationen anzusehen. Doch tritt auch bei den allgemeinen Lichtoder Heißluftbädern, wo also die physikalische Regulation zunächst unbehindert vor sich gehen kann, bei intensiverer und länger dauernder Wärmezufuhr, und besonders dann, wenn die umgebende Luft durch die Schweißverdunstung feucht geworden ist, gewöhnlich eine gewisse Wärmestauung ein.

All diese Reaktionsvorgänge des Körpers nach Wärmezufuhr und Stauung bedingen zugleich auch die Heilwirkung der Wärmeprozeduren; sowohl die Schweißerzeugung als auch die allgemeine Hyperämisierung der Gewebe und, wenn es zur Wärmestauung kommt, die Erhöhung der Zersetzungsvorgänge tragen zu dieser therapeutischen Wirkung mit bei. Wir haben schon früher gesehen, daß die Schweißsekretion einerseits die Auscheidung krankhafter Produkte begünstigt, anderseits indirekt die Zirkulationsvorgänge sowohl in den Gefäßen wie auch besonders in den Lymphbahnen beschleunigt und günstig beeinflußt. Eng damit verbunden ist die Hyperämiewirkung überhaupt, die man nach Bier mit den Worten gefäßerweiternd, bakterientötend, auflösend, resorptionsbefördernd und schmerzstillend charakterisieren kann; auch die Ernährung der Gewebe wird durch die Hyperämiewirkung begünstigt. Daß speziell die auflösende Wirkung auf krankhafte Produkte bei gleichzeitiger Wärmestauung eine größere sein muß als bei nur wärmezuführenden Maßnahmen, geht aus dem vorher Gesagten hervor.

Vor Beschreibung der einzelnen Wärmeprozeduren seien hier noch einige allgemeingültige praktische Hinweise gegeben. Vor allen Dingen ist bei Wärmeanwendungen, die den ganzen Körper treffen, stets auf sorgfältige Kopfkühlung besonders zu achten; bei nicht ganz intaktem Herzen muß, sofern man überhaupt hier von allgemeinen Wärmeanwendungen Gebrauch machen will, nach Möglichkeit eine gleichzeitige Herzkühlung erfolgen, und schließlich hat in der Regel nach Beendigung der Prozedur eine Abkühlung stattzufinden (im allmählich abgekühlten Vollbade, durch Halbbäder, Duschen oder kühle Bassinbäder). Ferner kann man eine Wärmeprozedur für die Zirkulationsorgane schonender gestalten, wenn die Prozedur nicht gleich in voller Stärke einsetzt, sondern man sich mit dem Wärmereiz allmählich einschleicht; diese allmähliche Temperaturerhöhung ist vor allem bei warmen Wasserbädern technisch leicht ausführbar.

Die Frage, ob bei Individuen mit Erkrankungen des Herzens oder der Gefäße allgemeine Wärmeapplikationen erlaubt sind, läßt sich generell nicht beantworten. Im allgemeinen sind in solchen Fällen, wegen ihrer geringeren Herzwirkung, die wenig wärmestauenden Licht- und Heißluftbäder zu bevorzugen. Es kommt aber praktisch noch als ein zweites wichtiges Moment die Lagerung des Kranken während der Wärmeprozedur in Betracht; denn viele Patienten können ein stark wärmestauendes heißes Wasserbad, Moor- oder Sandbad, in dem sie bequem liegen, besser ertragen als ein Licht- oder Heißluftkastenbad, worin sie in mehr oder minder gezwungener Haltung längere Zeit sitzen müssen. Auch läßt sich die so wichtige Herzkühlung am liegenden Patienten (z. B. im Sand- oder Bett-Lichtbade) viel eher applizieren als in den gewöhnlichen Schwitzkästen. Bei Beobachtung dieser Kautelen können bei Kranken mit leichteren Kreislaufstörungen allgemeine Wärmeanwendungen, falls sie sonst indiziert sind, versuchsweise angewandt werden; genaue Dosierung, Kontrolle des Pulses usw. ist natürlich erforderlich. Bestehen aber Kompensationsstörungen, so sehe man von allgemeinen diaphoretischen Maßnahmen ganz ab.

Vorsicht ist ferner geboten bei Patienten mit vasolabilen Symptomen, namentlich solchen auf innersekretorischer Grundlage (Thyreotoxikose, Klimakterium), welche erfahrungsgemäß Hitzeanwendungen schlecht zu vertragen pflegen.

Die lokalen Wärmeprozeduren haben auf die allgemeinen Körperfunktionen (Herzaktion, Atmung, Stoffwechsel, Körpertemperatur) nur einen geringen Einfluß, wofern sie nur kleinere Körperabschnitte treffen, z. B. ein Gelenk oder den Unterarm bzw. den Unterschenkel. Je größer der Körperabschnitt ist, der einer Wärmeprozedur ausgesetzt wird (beispielsweise der ganze Unterkörper), um so mehr kommt dieselbe in ihrer Wirkung den allgemeinen Wärmeprozeduren gleich. Es werden also begrenzte lokale Wärmeapplikationen durch allgemeine Erkrankungen meist nicht kontraindiziert. Man kann aber anderseits dadurch, daß man z. B. während eines lokalen Heißluftbades einer Extremität den ganzen Körper einpackt bzw.

warm umhüllt, am Ende dieses Bades einen allgemeinen Schweißausbruch bewirken, ohne daß dadurch die Herzaktion wesentlich alteriert
würde. Als besonders schonende Methode, um eine allgemeine Diaphorese
durch lokale Erhitzung zu erzeugen, seien die vorher erwähnten allmählich erwärmten Teilwasserbäder genannt.

Soll hingegen die Nebenwirkung lokaler Wärmeprozeduren auf den
Gesamtkörper vermieden werden, so ist es zweckmäßig, durch Kopfkühlung, Applikation der Prozedur in einem gut gelüfteten Raum und
bei nur leichter Bedeckung der nicht behandelten Teile (Ablegen der
Oberkleider!) dieser Allgemeinwirkung vorzubeugen.

Erwähnt sei noch, daß auch nach einer lokalen Wärmeprozedur, sofern
ihre Wirkung örtlich begrenzt sein soll, möglichst eine Abkühlung durch
Abwaschen u. dgl. zu erfolgen hat, um die erschlafften Gefäße wieder zu
tonisieren und so einer Erkältungsgefahr vorzubeugen.

a) Die Trockenpackung.

Diese schon früher näher beschriebene Prozedur ist zu den rein wärmestauenden zu rechnen, denn sie wirkt ausschließlich durch Verhinderung
der Wärmeabgabe. Daß man ihre Wirkung durch ein vorausgehendes
heißes Bad erheblich unterstützen kann, ist ebenfalls schon gesagt
worden. Das heiße Wasserbad von 38—42⁰ ist an sich schon eine emi-
nent wärmestauende Prozedur; es spielt in der Therapie wegen seiner
energischen Wirkungen auf Zirkulation, Stoffwechsel und Resorption
und ebenso in jener Kombination mit der Trockenpackung als diaphoretisches Mittel eine wichtige Rolle.

b) Das Dampfbad und das russisch-römische Bad.

Das allgemeine Dampfbad ist, da hier wegen der Feuchtigkeit
der den Körper umgebenden Luft die abkühlende Wirkung der Schweißverdunstung nur in geringem Maße vor sich gehen kann, zu den wärmestauenden Prozeduren zu rechnen. Es stellt an die Herzarbeit, den
Stoffwechsel, die Atmung usw. verhältnismäßig große Anforderungen
und wird aus diesem Grunde heutzutage als diaphoretisches Mittel
viel weniger benutzt als die Heißluft- und Lichtbäder. Doch bildet das
Dampfbad in Fällen, wo neben der Zirkulation speziell der Stoffwechsel
beeinflußt werden soll, eine besonders wirksame Prozedur, die auch
jetzt noch durch die anderen allgemeinen Wärmeanwendungen keineswegs
ganz überflüssig gemacht worden ist. Nur sind seine Indikationen enger zu
ziehen, vor allem sollte die Prozedur nur bei absolut intaktem Herz-
Gefäßsystem Anwendung finden.

Das Dampfbad wird gewöhnlich und am zweckmäßigsten in Form eines
Dampfkastenbades gegeben. Der Dampfkasten ist etwa 1,2—1,5 m hoch,
ca. 1 m breit und tief, vorn abgeschrägt und mit Klapptüren versehen; an der
oberen Seite ist die Öffnung zum Durchstecken des Kopfes ausgespart (Abb. 23).
Der Kasten ist entweder aus Holz mit Zinkblechwänden im Innern hergestellt
oder aus Kacheln oder auch aus Marmor gemauert; im Innern befindet sich
ein verstellbarer Holzsitz mit ebensolcher Fußbank. Zweckmäßig ist es, wie
bei allen Schwitzkästen, am Dampfkasten eine Glocke anzubringen, die der

Patient von innen her mittels eines im Bereiche der Hand befindlichen Glockenzuges jederzeit ertönen lassen kann. Der Dampf wird entweder von außen her aus der Dampfleitung in den Kasten hineingeleitet und strömt unter dem Sitze aus, oder er wird im Kasten selbst entwickelt aus einem

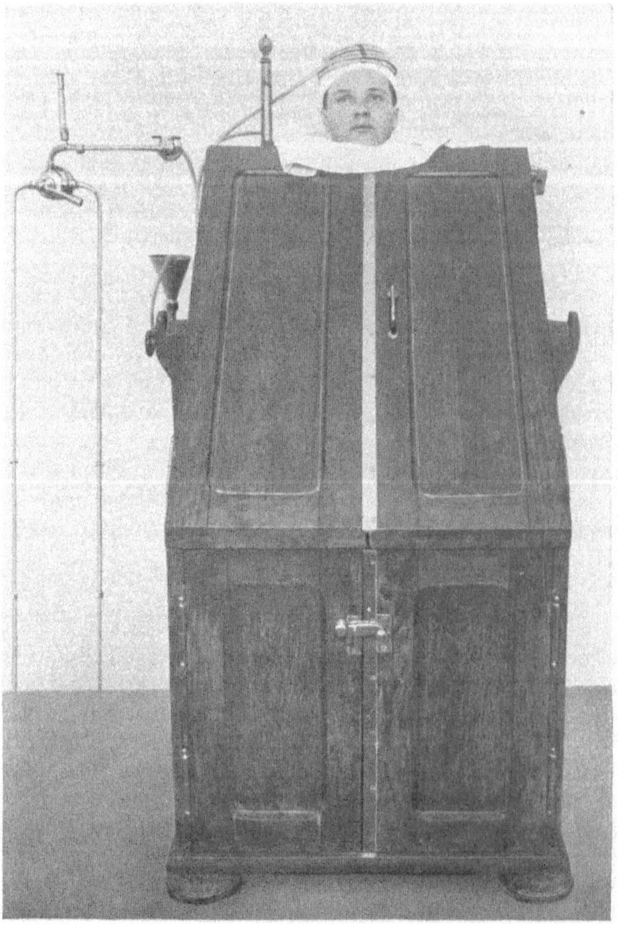

Abb. 23. Heißluft- und Dampfkastenbad.

gleichfalls unter dem Sitze befindlichen Wassergefäß, das durch eine Heizschlange erhitzt wird.

Nicht empfehlenswert ist die Methode, in Dampfkästen dadurch den Dampf zu entwickeln, daß auf metallene Heizröhren, die an beiden Seiten des Kastens verlaufen, von oben her aus einem kleinen Zulaufe Wasser tropft, das beim Auftreffen auf die Metallschlangen verdunstet bzw. verdampft. Es wird nämlich der auf diese Weise erzeugte Dampf leicht überhitzt und die Prozedur für den Kranken in kurzer Zeit unerträglich.

Die Temperatur innerhalb des Dampfkastens soll 40—50⁰ betragen, die Dauer der Prozedur 15—20 Minuten. Wie bei allen Wärmeanwendungen, muß der Patient durch allmähliches Ansteigen von Temperatur und Dauer erst an die Prozedur gewöhnt werden. Auf gute Kopfkühlung ist beim Dampfkastenbade besonders zu achten.

Einen Ersatz für das Dampfkastenbad kann in der häuslichen Praxis der sogenannte Dampf-Schwitzmantel (Moosdorf & Hochhäusler) bilden. Der Patient sitzt auf einem Stuhle, der in einer niedrigen runden Zinkblechwanne steht, und wird unter Ausschluß des Kopfes von einer Hülle aus Gummistoff oder Wachsleinwand mantelförmig umgeben. Unten in der Wanne befindet sich eine Öffnung, in die der heiße Dampf aus einem danebenstehenden Spiritus-Dampfentwickler einströmt (Abb. 24). Auch die sogenannten „Kreuz-Thermalbäder" (Kreuzversand Alfred Klotz, München SW 2) werden als Mittel zur Herstellung von Dampf- und Heißluftbädern in der Häuslichkeit empfohlen.

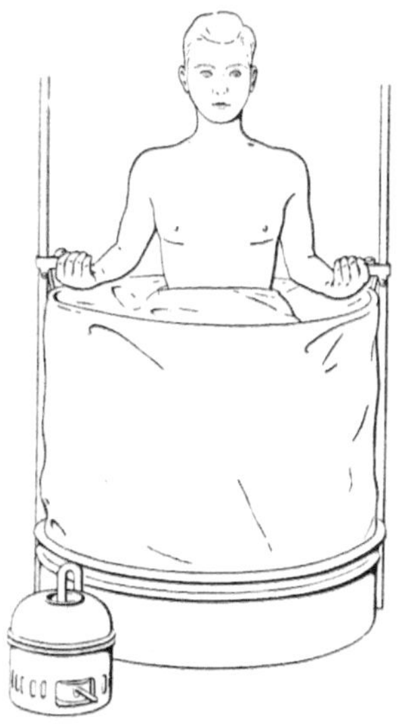

Abb. 24. Dampf-Schwitzmantel (Moosdorf u. Hochhäusler, Berlin O).

Die lokalen Dampfbäder sind heutzutage durch die einfacher herzustellenden lokalen Heißluftbäder fast vollkommen verdrängt worden; nur zur Behandlung von Hautkrankheiten werden sie noch benutzt, vor allem das schon bei Erwähnung der Dampfdusche beschriebene Gesichtsdampfbad.

Die genannten Dampfbäder werden alle unter Ausschluß des Kopfes gegeben. Im russischen Dampfbade dagegen wird der ganze Körper einschließlich des Kopfes behandelt; dieses Dampfbad wird gewöhnlich in Verbindung mit ebensolchen Warm- und Heißluftbädern appliziert und diese Kombination wird, wie bekannt, russisch-römisches oder auch römisch-irisches Bad genannt. Das russisch-römische Bad besteht in der Regel aus drei Räumen: einem Warmluftraum von 40—50⁰ Temperatur, einem Heißluftraum von 60—70⁰ und einem Dampfraum, in dem die Temperatur 45—50⁰ beträgt. Der Patient geht gewöhnlich zunächst in den Warmluftraum, dann in den Heißluftraum, zum Schlusse in den Dampfraum, worauf dann eine energische Abkühlung, am besten in einem kalten Bassin, erfolgt. Im Warmluftraume bleibt man durchschnittlich ½ bis 1 Stunde, im Heißluftraume ¼ bis ½ Stunde, im Dampfraume 10—20 Minuten.[1] Die Heizung der Räume des russisch-römischen Bades erfolgt durch Zuführung heißer Luft nach verschiedenen Methoden. (Bekanntlich waren dieselben schon bei den alten Römern sehr kunstvoll ausgebildet.) Im Dampfraume wird der Dampf entweder durch Wasser, das über

---

[1] In manchen russisch-römischen Bädern ist es auch üblich, daß nach Verlassen des Dampfraumes, entweder sofort oder nach Einschiebung einer Abkühlung, in einem Warmluftraume von ca. 40⁰ Temperatur noch nachgeschwitzt wird.

heiße Steine fließt, erzeugt, oder er strömt von außen her aus der Dampfleitung herein.

Das russisch-römische Bad ist eine recht angreifende Prozedur, vor allen Dingen, weil der Patient gezwungen ist, die warme und heiße Luft einzuatmen, was ja bei den sonstigen allgemeinen Wärmeanwendungen sorgfältig vermieden wird, und weil der Kopf nicht hinreichend vor Kongestionen geschützt werden kann. Daher wird hier das Allgemeinbefinden viel mehr alteriert als bei den sonstigen allgemeinen Wärmeapplikationen, und es ist die Anwendung der russisch-römischen Bäder bei Kranken nur mit großer Vorsicht erlaubt. Anderseits ergibt gerade die Eigenart dieser Bäder eine besondere Indikation; sie sind bei akuten Katarrhen der Luftwege ein sonst nicht vollwertig ersetzbares Heilmittel. Ferner bieten sie bei akutem Muskelrheumatismus gute Dienste, und sie sind dann vor allem als hygienisches Mittel zur zeitweiligen allgemeinen Anregung der Zirkulations- und Stoffwechselvorgänge beliebt.

Bei der Anwendung der russisch-römischen Bäder ist besondere Aufsicht nötig; vor allen Dingen müssen auch hier die Patienten die Möglichkeit haben, sich durch Glockenzeichen jederzeit bemerkbar zu machen. Außerdem sollte in jedem Raume eine Wasserleitung vorhanden sein, damit der Patient seine Kopfkompresse immer aufs neue kühlen kann. Zur bequemen Lagerung seien die Räume mit Ruhebetten aus ungestrichenem Holz versehen.

c) Heißluftbäder.

1. Allgemeine Heißluftbäder.

Dieselben werden (abgesehen vom russisch-römischen Bade) in einem Kasten gegeben, der ebenso wie der Dampfkasten konstruiert ist (Abb. 23). Die Erwärmung der Innenluft geschieht durch Heizschlangen oder auch auf elektrischem Wege (elektrische Heizkörper). Die Temperatur der Innenluft schwankt zwischen 60^0 und 80^0; die Dauer der allgemeinen Heißluftbäder beträgt 10—25 Minuten.

Die allgemeinen Heißluftkastenbäder sind jetzt fast völlig durch die Glühlichtkastenbäder verdrängt. Auch die früher viel gebräuchlichen Bett-Heißluftbäder werden jetzt überall, wo elektrischer Anschluß vorhanden ist, durch entsprechende Bett-Lichtbäder (Rumpflichtbäder) ersetzt. Sie wurden in der Weise hergestellt, daß vermittels eines Blechschornsteines (Quinckescher Schornstein), unter dem eine Gas- oder Spiritusflamme brennt, die heiße Luft unter eine über den Körper des Patienten gestülpte Reifenbahre geleitet wurde. Über die Reifenbahre wurde dann die Bettdecke gelegt. Die Dauer einer solchen Prozedur, die anstrengender, aber bezüglich Resorptionswirkung wirksamer als ein entsprechendes Lichtbad ist, beträgt 30—40 Minuten. Die nicht durch Glühlampen, sondern durch elektrische, dunkle Heizkörper erwärmten Heißluftkästen zur Behandlung des liegenden Patienten sind wesentlich kostspieliger als die Bett-Lichtbäder. Sie werden vor allem zur Unterleibsbehandlung in der Gynäkologie benutzt (Systeme Tyrnauer, Thamm, Helustrob).

2. Lokale Heißluftbehandlung.

Die lokale Heißluftbehandlung spielt in der Therapie eine viel bedeutendere Rolle als die allgemeine; sie ist besonders durch die Forschun-

gen und Arbeiten Biers in die Praxis eingeführt worden. Gerade an der
Hand der lokalen Heißluftbehandlung sind die Wirkungen der aktiven
Hyperämie von Bier und seinen Schülern genauer studiert worden. Es
hat sich hierbei ergeben, daß die Hyperämie sich bei der Heißluftbehandlung auch in die tieferen Schichten erstreckt, daß also nicht,
wie man früher annahm, eine Ableitung nach der Hautoberfläche das
Wesentliche bei dieser Methode ist. Im übrigen kommen bei der lokalen
Heißluftbehandlung alle Heilfaktoren der Hyperämie zum Ausdruck.
Doch sei erwähnt, daß nach Schäffers Untersuchungen die antibakterielle Wirkung hier nicht so intensiv ist wie bei den heißen Umschlägen;
auch die resorbierende Wirkung auf feste Exsudate
scheint bei den feuchten lokalen Hitzeapplikationen
größer zu sein. Dafür ist die resorbierende Wirkung der
Heißluftbehandlung auf flüssige Ergüsse eine sehr intensive.

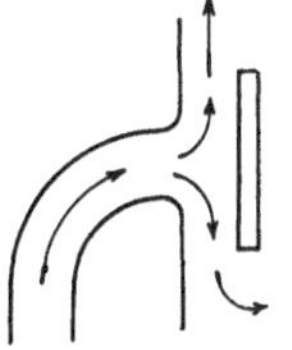

Abb. 25.
Zuführung der
heißen Luft
aus dem
Schornstein in
den Kasten.

Bei der lokalen Heißluftbehandlung wird das zu behandelnde Glied in einem geschlossenen Kasten einer Temperatur
von 70—120⁰ ausgesetzt, und diese Temperatur wird auch
dank der ausgiebigen Schweißverdunstung, die in den Heißluftkästen ermöglicht ist, von der Haut gut vertragen. Doch
sind in dieser Beziehung örtliche Unterschiede vorhanden;
speziell sind manche Körperteile, am meisten die Zehen und
die Gegend des Schienbeines, besonders empfindlich
gegen die hohen Temperaturen, und es empfiehlt sich, wenigstens in den ersten Sitzungen, diese Teile mit einem leichten Stück
Gaze zu überdecken. Sonst darf aber das zu behandelnde Glied nicht bedeckt werden, damit die Schweißverdunstung unbehindert vor sich gehen
kann. Aus demselben Grunde muß in den Heißluftkasten, gleichviel welchen
Systems, für Erneuerung der feucht gewordenen Innenluft gesorgt sein (Öffnungen an Boden und Decke). Bezüglich der Temperaturmessung ist
zu bemerken, daß das gewöhnlich an der Decke des Apparates angebrachte
Thermometer, da die Wärme nach oben steigt, eine höhere Temperatur anzeigt, als sie weiter unten, also auch in der Gegend, wo das zu behandelnde
Glied liegt, in Wirklichkeit herrscht. Der Unterschied beträgt etwa 15—20⁰.
Die Hautoberfläche selbst nimmt natürlich an der Erwärmung nur wenig
teil, sie erwärmt sich nur um wenige Grade.

Bemerkenswert ist, daß die Schweißsekretion im lokalen Heißluftbade nicht parallel mit der Erwärmung zunimmt, sondern
daß sie bei 50—60⁰ Lufttemperatur ihr Optimum erreicht (Rautenberg).
Dagegen geht die Hyperämie mit dem Temperaturgrade parallel, doch
ist offenbar auch hier eine übermäßige Erhitzung, über 120⁰ etwa, überflüssig. Die Dauer eines lokalen Heißluftbades beträgt in der Regel
¹/₂—1 Stunde.

Von besonderen Vorsichtsmaßregeln bei der Heißluftbehandlung ist
vor allem der Schutz der Haut gegen die Verbrennung zu erwähnen, wobei zu
bedenken ist, daß die Hyperämie an sich die Haut etwas unempfindlich macht.
Doch wird man bei zweckmäßig konstruierten Kasten durch Überwachung
und Regulierung der Temperatur (Öffnung des Kastens oder Verminderung
bzw. Beendigung der Erwärmung, sowie der Patient über brennendes Gefühl
klagt!) und durch Schutz der vorher genannten Körperteile im allgemeinen
eine Hautverbrennung mit Sicherheit vermeiden können. Bei Störung der
Sensibilität der Haut ist die lokale Heißluftbehandlung wegen der Verbrennungsgefahr kontraindiziert.

Die lokale Heißluftbehandlung geschieht in der Regel in Kästen, in die die betreffende Extremität gesteckt wird; die Öffnungen werden durch passende Stoffmanschetten abgedichtet, die Erhitzung erfolgt bei den älteren Systemen durch Zuführung heißer Luft mittels eines Schornsteines, unter dem eine regulierbare Spiritusflamme oder eine Gasflamme brennt und der in den Kasten hineinmündet. Vor der Mündung des Schornsteines muß im Innern des Kastens ein Brettchen oder eine Asbestplatte angebracht sein, die verhindert, daß das behandelte Glied direkt von dem heißen Luftstrom getroffen wird (Abb. 25). Eine andere Art der Erwärmung von Heißluftkasten ist die elektrische, sie erfolgt durch elektrische Heizkörper (Widerstandsdrähte), die am Boden des Kastens angebracht sind. Die durch Glühlampen erwärmten Apparate finden bei dem Kapital „lokale Lichtbäder“ Besprechung.

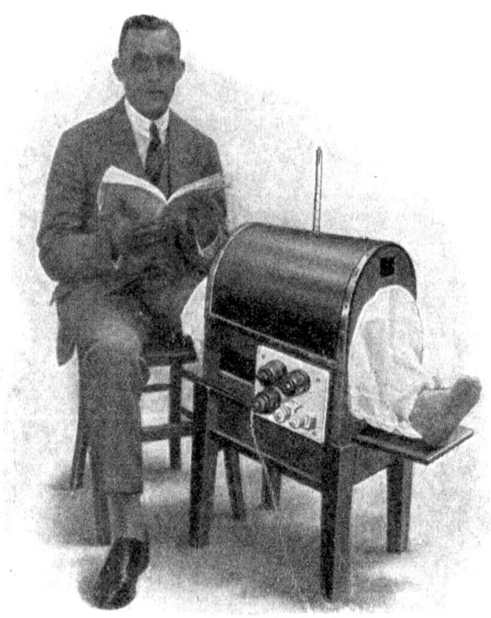

Abb. 26. Heißluftkastenbad für das Kniegelenk, System Tyrnauer (Rossel, Schwarz u. Co., Wiesbaden).

Die bekanntesten Heißluftkasten sind die Bierschen. Sie sind aus mit Wasserglas imprägniertem Holz gebaut, das mit Packleinwand überzogen ist; innen sind passende Vorrichtungen für Lagerung der Extremitäten angebracht. Für die verschiedenen Körperteile dienen entsprechende Formen: der Kasten für Knie- und Ellenbogengelenk hat zwei mit Filz ausgekleidete Öffnungen zum Durchstecken der Extremität, der für das Fuß- und Handgelenk benutzbare nur eine, für das Schultergelenk sowie für die Hüftgelenke sind besondere Kasten konstruiert. Der letztere, der am liegenden Patienten angewandt wird, läßt sich auch zur lokalen Heißluftbehandlung des Unterleibes verwenden.

Unter den sonstigen Systemen zur lokalen Heißluftbehandlung seien noch die Krauseschen Kasten und ihnen nahestehende Konstruktionen genannt; sie bestehen aus einem Drahtgestell, das mit Stoff überzogen und innen mit Asbestpappe ausgekleidet ist. Sie sind leichter und eleganter im Aussehen als die Bierschen Apparate, aber auch weniger haltbar.

Die bei den bisher genannten Apparaten durch Gas- oder Spiritusflammen erfolgende Erwärmung hat neben der Feuersgefahr auch den Nachteil, daß durch die Verbrennungsgase die Luft im Behandlungsraume verschlechtert wird. Diese Nachteile sind vermieden bei den elektrisch geheizten Apparaten, unter denen früher der Lindemannsche Elektrotherm am meisten bekannt war, während neuerdings die nach dem Tyrnauerschen System konstruierten Heißluftkästen (Abb. 26 u. 27) die größte Verbreitung gefunden haben.

Der Heizkörper, der auf dem Boden des Kastens angebracht ist, besteht bei diesen Apparaten aus dünnen Widerstandsdrähten, die sich beim Durchtritt des Stromes erhitzen; von außen her läßt sich die Temperatur durch verschiedene Schaltungen regulieren. Die Apparate können an jede elektrische Leitung angeschlossen werden. Der Lindemannsche Elektrotherm ist an allen Gelenken der Extremitäten verwendbar. Nach dem Tyrnauerschen System sind eigene Apparate für Knie-, Fuß- und Hand-, Ellenbogen-, Schulter- und Hüftgelenke (letzterer auch für den Unterleib benutzbar) sowie für das ganze Bein konstruiert.

Trotz der erwähnten äußeren Nachteile werden die mit Gas- oder Spiritusheizung erwärmten Apparate auch heute noch als energischer wirksam den elektrisch erwärmten von manchen Ärzten vorgezogen.

3. Heißluftduschen.

Durch die Heißluftduschen wird heiße stömende Luft auf eine zirkumskripte Körperstelle geleitet. Es lassen sich dabei recht hohe Temperaturen verwenden; an der Ausströmungsstelle des Heißluftstromes kann dessen Temperatur 150—200⁰ betragen, da, wo derselbe die Haut trifft, beträgt seine Temperatur 80—120⁰. Die Dosierung geschieht durch Nähern oder Entfernen der Duschemündung von der behandelten

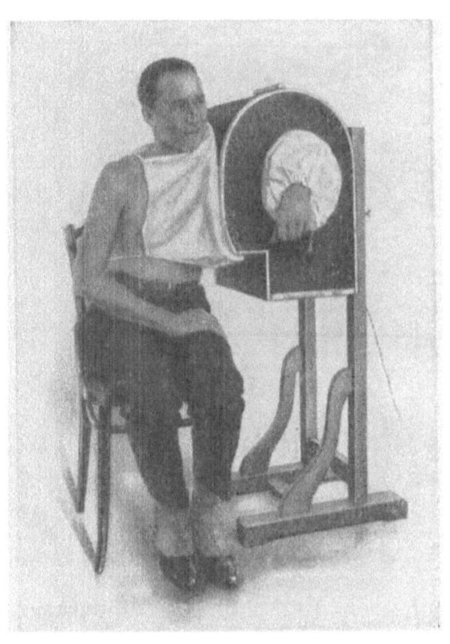

Abb. 27. Heißluftkasten für das Schultergelenk, System Tyrnauer (Rosselt, Schwarz u. Co., Wiesbaden).

Stelle, je nach der individuellen Verträglichkeit; jedenfalls muß aber die Erwärmung so stark sein, daß eine sichtbare lebhafte Hyperämie an der behandelten Hautpartie entsteht. Dio Dauer einer Heißluftduschenanwendung beträgt 10—20 Minuten. Die Heißluftdusche hat vor den Heißluftkasten den Vorteil, daß sie sich bei lokalisierten Erkrankungen auf den erkrankten Herd (und dessen nächste Umgebung) beschränken läßt; dann ist sie auch am Kopfe anwendbar. Anderseits ist die Wirkung der Heißluftdusche keine so tiefgehende wie die des lokalen Heißluftbades. Es kommt also die Heißluftdusche vorzugsweise in Anwendung bei manchen Erkrankungen der Haut (z. B. schlecht heilende Ulzerationen), bei nicht zu tief liegenden neuralgischen Erkrankungen (Trigeminus-Neuralgie, Interkostal-Neuralgie), aber auch bei tiefer liegenden Prozessen, wie Muskelrheumatismus, Lumbago, Arthritiden, Sehnenscheidenerkrankung usw., wenn eine scharfe Lokalisation der Erhitzung erwünscht ist oder wenn wegen des Allgemeinbefindens

(Zirkulationserkrankungen, hohes Alter) die angreifenderen Heißluftbäder oder Dampfduschen kontraindiziert sind.

Die nicht durch Elektrizität betriebenen Formen der Heißluftdusche (hergestellt durch ein Ansatzstück für den zur Heizung der Bierschen Heißluftkasten dienenden Schornstein, durch einen erwärmten Kohlensäurestrom oder durch den Vorstädterschen Spiritusflammen-Gebläse-Apparat) sind heute kaum mehr in Gebrauch. Vielmehr benutzt man jetzt fast ausschließlich die elektrische Heißluftdusche, bei welcher ein durch einen kleinen Motor erzeugter Luftstrom über einen elektrischen Heizkörper geleitet wird und dann durch ein passendes Ansatzrohr dem Apparate entströmt. Nach diesem System ist die bekannte „Fön"-Dusche konstruiert. Die „Fön"-Dusche (Abb. 28) läßt sich an jeden Steckkontakt anschließen; durch eine separate Schaltung wird zunächst der Motor, dann der Heizkörper in Betrieb gesetzt, so daß eine sofortige Abstellung des Warmluftstromes sowie auch ein Wechsel zwischen Heiß- und Kaltluftstrom ermöglicht ist. Der Apparat ist so leicht, daß er beim Gebrauch in einer Hand gehalten werden kann; doch empfiehlt sich für die Verwendung in größeren Betrieben die Anbringung an einem verstellbaren Stativ.

Die zu Zwecken der Kauterisation und Blutstillung verwendeten Heißluftduschen, die mit

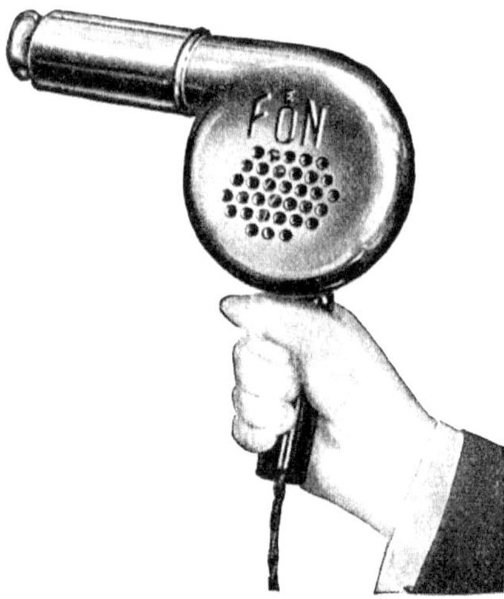

Abb. 28. Fön-Heißluftdusche (Sanitas-Berlin).

mehreren 100° hohen Temperaturen arbeiten, gehören nicht mehr in das Gebiet der physikalischen Therapie im engeren Sinne, und es kann daher hier nicht näher darauf eingegangen werden.

Die elektrischen Heizlampen, bei welchen die von einem nichtleuchtenden Heizkörper ausgehenden dunklen (ultraroten) Wärmestrahlen zur Einwirkung kommen, werden im Kapitel „Licht-Wärmestrahlen" Erwähnung finden.

d) Lichtbäder.

Elektrische Glühlichtbäder und lokale Glühlichtanwendungen.

Die elektrischen Glühlichtbäder werden in einem ca. 1,50 m hohen und 1 qm Grundfläche messenden achteckigen Holzkasten oder weiß gestrichenen Metallkasten gegeben, dessen Innenseiten mit reihenweise angeordneten elektrischen Glühlampen von 16 Kerzen Stärke versehen sind, die Zahl der Lampen beträgt 36—48. Der Patient sitzt in dem Lichtkasten auf einem verstellbaren Sitz (Abb. 29), der Kopf wird durch die obere Öffnung gesteckt; es ist darauf zu achten, daß die Abdichtung am Halse, besonders nach vorne hin, möglichst sorgfältig geschieht, damit die aufsteigende heiße Luft das Gesicht des Kranken nicht belästigt. An der oberen Fläche des Kastens ist auch das Thermometer angebracht. Eine durch eine besondere Glühlampe erwärmte Fußbank sollte stets im Lichtkasten vorhanden sein, da sonst die Patienten leicht über kalte Füße klagen. Zweckmäßig ist es, am Kasten eine kleine Klappe anzubringen, durch die der Patient die Hand zwecks Pulszählung stecken kann (Abb. 29), und den Verschluß der Tür so zu gestalten, daß sie auch von innen vom Patienten selbst zu öffnen ist. Die Innenwände des Glühlichtkastens sind manchmal mit Spiegelglas ausgeschlagen, doch genügt auch zur Reflexion des Lichtes ein weißer Anstrich. Werden die Lichtkästen gleichzeitig für Bogenlicht benutzt, so befindet sich an vier Ecken des Apparates in einem kleinen Ausbau je eine Bogenlampe von 8—12 Ampère

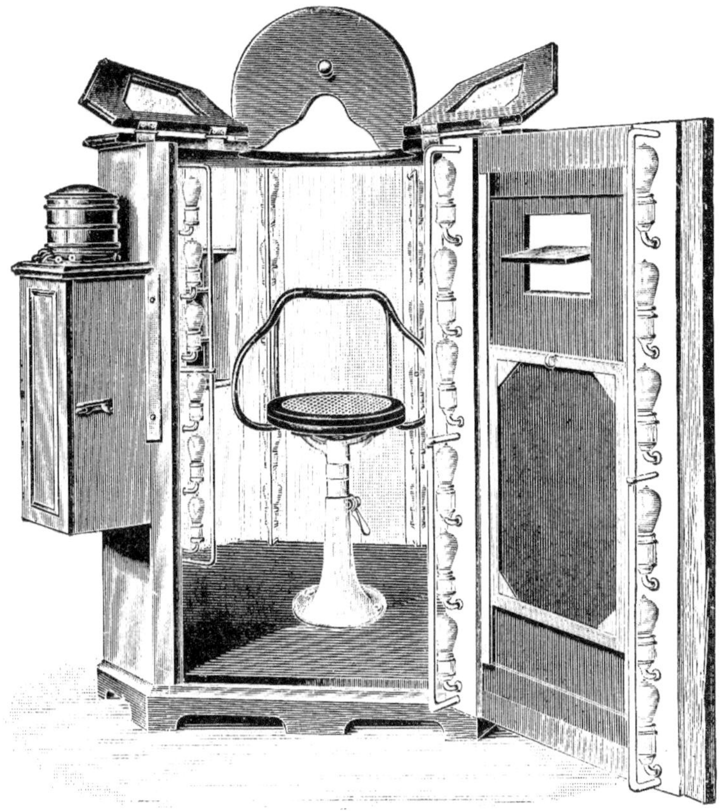

Abb. 29. Elektrisches Lichtbad für Glüh- und Bogenlicht (Sanitas, Berlin).

Stromstärke (Abb. 29 links); meist sind die Bogenlampen nach der Innenseite zu mit einer blauen Glasscheibe versehen. Die Schaltung und Regulierung der Lampen der Lichtbäder geschieht an einem außen befindlichen Schaltbrette. An manchen Apparaten kann die Stärke der Schaltung noch durch einen Rheostaten reguliert werden.

Die Wirkung der elektrischen Glühlichtbäder läßt sich als Wirkung der strahlenden Wärme im wesentlichen charakterisieren. Da das Licht der Glühlampen sehr arm an ultravioletten und überhaupt an kurzwelligen Strahlen ist, so spielen die chemisch wirksamen Strahlen dabei so gut wie gar keine Rolle. Wohl aber hat die strahlende Wärme ihre Besonderheiten, die vor allem dadurch gekennzeichnet sind, daß im Glühlichtbade der Schweißausbruch bei niedrigerer Tem-

peratur und in kürzerer Zeit erfolgt als in dem Heißluftkastenbade, das ihm unter den sonstigen Wärmeprozeduren noch am
nächsten in der Wirkung steht. Die Differenz beträgt bezüglich der Temperatur etwa 10⁰, auch mehr; der Schweißausbruch erfolgt etwa
in der halben Zeit als im Heißluftbade. Absolute Zahlen lassen sich dafür
nicht geben, da in bezug auf die Leichtigkeit des Schwitzens ja die individuellen Verschiedenheiten sehr groß sind; im Durchschnitt erfolgt der
Schweißausbruch im Glühlichtbade bei 38—40⁰ und nach 5—8 Minuten.
Bei Wiederholung der Prozedur tritt in den späteren Lichtbädern
der Schweißausbruch infolge einer gewissen Trainierung der Schweißdrüsen gewöhnlich früher ein als bei der ersten Applikation.

Die eben gemachten Temperaturangaben bedürfen insofern einer
Korrektur, als sie sich auf Messungen beziehen, die im Lichtbade mit einem
gewöhnlichen Thermometer gemacht werden. Solche Messungen zeigen
aber nur die Lufttemperatur im Kasten an, nicht jedoch die strahlende
Wärme, die durch das Quecksilbergefäß eines gewöhnlichen Thermometers
zum großen Teile reflektiert wird. Um diese zu messen, ist es notwendig,
ein berußtes Thermometer zu benutzen; der Ruß absorbiert die Wärmestrahlen, und ein solches Strahlungsthermometer zeigt dann im Lichtbade
erheblich höhere Temperaturen an als das gewöhnliche Thermometer.
Die Differenz beträgt bei den hier in Betracht kommenden Temperaturgraden
ca. 8—10⁰, d. h. also etwa gerade soviel als die vorher angebene Differenz
zwischen dem Minimum für die Schweißerzeugung im Heißluftkastenbade und
im Lichtbade. Praktisch sind aber doch diese Unterschiede von großer Bedeutung. Die Alteration der Herzaktion, der Körpertemperatur und des
Stoffwechsels richtet sich nämlich im wesentlichen nach der Lufttemperatur,
viel weniger nach der Strahlungstemperatur[1]; es werden also, um denselben
Effekt, den Schweißausbruch, zu erreichen, im Lichtbade an das Herz
viel geringere Ansprüche gestellt als im Heißluftkastenbade. Das läßt
sich auch daran konstatieren, daß die Pulsfrequenz in einem bis zur reich-
lichen Transpiration fortgesetzten Glühlichtbade eine wesentlich geringere
Beschleunigung erfährt als im entsprechenden Heißluftkastenbade.

Das Lichtbad ist also für das Herz und für das Allgemeinbefinden die
schonendere Prozedur. Damit soll aber nicht gesagt werden, daß es
einen für die Kreislauforgane indifferenten Eingriff darstellt; denn
wenn auch in geringerem Maße, so wird doch die Herzaktion auch im
Glühlichtbade alteriert, der Blutdruck zunächst gesteigert, später, nach
starkem Schweißausbruch, erniedrigt, und auch die Körpertemperatur
erfährt im Lichtbade von 15 Minuten eine Erhöhung um ca. 1⁰; kurzum,
die allgemeine Wirkung der sonstigen Wärmeprozeduren auf den Organismus fehlt hier keineswegs völlig, nur ist sie eben eine geringere.

Eine zweite Eigenart der strahlenden Wärme ist die, daß sie in tiefere
Gewebsschichten einzudringen vermag. Es ist ja bekannt, daß die
Tiefenwirkung der Lichtstrahlen mit der Wellenlänge zunimmt, daß also
die langwelligen roten und gelben Strahlen viel tiefer eindringen als die
nur wenige Millimeter tief wirkenden kurzwelligen violetten und ultravioletten Strahlen des Spektrums. So konnte Frankenhäuser nachweisen, daß in der Urethra nach äußerlicher Bestrahlung des Penis

---

[1] Nach Rubners Untersuchungen wird der Stoffwechsel durch die
strahlende Sonnenwärme nur halb soviel erhöht als durch entsprechende Lufttemperatur.

mit einer Glühlampe die Temperatur um 5^0 erhöht werden kann.[1] Auch neuere Untersuchungen von Fritz Kraus[2] und von H. Guthmann[3] bestätigen die ungewöhnlich starke Tiefenwirkung leuchtender langwelliger Wärmestrahlen. Möglich ist, daß auf dieser Tiefenwirkung auch die frühzeitige Anregung der Schweißdrüsen zur Sektretion im Lichtbade beruht. Auch der heilsame Einfluß der Glühlichtbäder auf manche Hautkrankheiten, wie z. B. die Furunkulose, dürfte sich wohl vor allem durch die stark hyperämisierende Wirkung der Bestrahlung auf die tieferen Hautschichten erklären lassen.

Technik des Glühlichtbades: Nachdem der Patient in den Lichtkasten gesetzt und der Kopf mit einer kalten Kompresse oder einem Kühlschlauche bedeckt ist, wird zunächst bei Einschaltung aller Lampen solange erwärmt, bis der Schweißausbruch beginnt, was, wie früher erwähnt, nach 5 bis 10 Minuten der Fall ist. Von da an wird die Prozedur, falls sie zu diaphoretischen Zwecken gegeben wird, noch weitere 5—10 Minuten lang fortgesetzt, wobei gegen Ende, wenn der Schweißausbruch schon sehr reichlich ist, einige Lampenreihen ausgeschaltet werden können. Im ganzen wird die Dauer der Prozedur 15—20 Minuten, bei spät einsetzender Transpiration oder sehr resistenten Individuen höchstens 25 Minuten betragen. Durch vorheriges Anwärmen des Kastens kann man die Dauer der Prozedur abkürzen und den Eintritt der Transpiration beschleunigen. Die Kastentemperatur beträgt am Ende des Bades, mit einem gewöhnlichen Thermometer gemessen, durchschnittlich $40—45^0$. Für individuelle Abänderungen des Verfahrens, die sich aus dem Verhalten des Patienten ergeben — ständige Beobachtung während der ganzen Dauer des Bades ist notwendig! —, besteht hier ein weiter Spielraum.

Nach dem Lichtbad erfolgt eine Abkühlung, meist im lauwarmen Vollbade, dessen Temperatur am Schlusse (nach 5—10 Minuten) noch weiter erniedrigt wird, oder unter einer allmählich abgekühlten oder wechselwarmen Regen- oder Fächerdusche. Darnach Ausruhen mindestens $1/_2$ Stunde lang, aber ohne Nachschwitzen.

Statt der gewöhnlichen Glühlampen werden auch besondere Lampenarten benutzt, welche im Gegensatze zu den üblichen Glühlampen nur eine sehr geringe Wärme entwickeln. Die Ausnutzung der Strahlung wird bei diesen Lampentypen außer durch die Art und Form des Glühkörpers noch durch Reflektoren aus Spiegelglas begünstigt, die sich hinter den Lampen befinden. Nach diesem System sind die Wulffschen Lichtbäder, das Spektrosol-Schonungslichtbad (Siemens-Reiniger) und das Ultra-Polysol-Lichtbad (Sanitas, Abb. 30) konstruiert. Trotz der geringen Wärmeentwicklung wird in solchen Bädern infolge der günstigen Ausnutzung der Strahlen ein Schweißausbruch schon bei sehr niedriger Temperatur erzielt, bei manchen Typen bereits bei $30—35^0$. Infolgedessen werden die Kreislauforgane hier nur wenig angestrengt. Jedoch erfolgt dabei der Schweißausbruch viel später als im gewöhnlichen Glühlichtbade, oft erst nach 20 bis 30 Minuten. Der Patient muß also dazu viel länger im Kasten sitzen, was gerade für schonungsbedürftige Patienten eine nicht unerhebliche Anstrengung bedeutet. Wir halten es für das beste, um diesen Nachteil zu vermeiden und doch die sonstigen Vorteile derartiger Systeme auszunutzen, im Lichtkasten die gewöhnlichen Glühlampen mit den Spezial-Lampen zu kombinieren.

Die Wärmestauung und die damit verbundene Anstrengung des Zirkulationssystems ist um so geringer, je mehr und ausgiebiger im Lichtbade

---

[1] Z. physik. u. diät. Ther. **7**, 364 (1904).
[2] Z. physik. Ther. **33**, 113 (1927).
[3] Strahlenther. **28** (1928).

die Innenluft durch gute Ventilation erneuert wird. Diesem Zwecke dient ein Modell, das nach den Angaben von Plate und Schuster[1] von der Firma R. Seifert & Co. in Hamburg konstruiert ist. Die Wandung dieses Lichtbades besteht statt aus Holz einfach aus Leinen. Ein am Halse des Kranken anschließender Bademantel wird über die Seitenwände herübergeschlagen und bildet so den oberen Abschluß des Bades. Vergleichende Messungen der genannten Autoren haben ergeben, daß in diesem Lichtbade die Lufttemperatur nicht annähernd so hoch steigt als in Lichtkasten, während die Wärmestrahlung entsprechend der geringen Luftfeuchtigkeit verhältnismäßig recht hohe Werte erreicht. Die Körpertemperatur wird in diesem Lichtbade nur wenig erhöht, die Steigerung der Pulsfrequenz hält sich in erträglichen Grenzen, der Schweißausbruch tritt ziemlich frühzeitig ein. Die Patienten vertragen daher die Prozedur länger als sonstige Lichtbäder ohne Beschwerden.

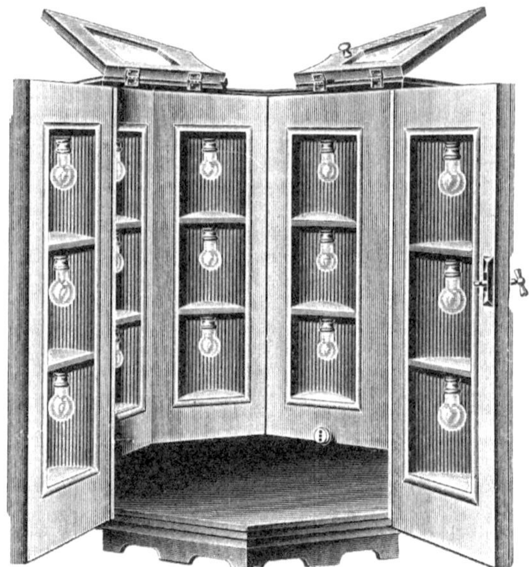

Abb. 30. Ultra-Polysol-Lichtbad (Sanitas, Berlin).

Die Verwendung von Bogenlampen im Lichtkasten ist heute nicht mehr gebräuchlich, da die Ausnutzung des chemisch und biologisch aktiven Anteils der Bogenlichtstrahlung innerhalb eines solchen Kastens nur unvollkommen ist und die Prozedur durch den hohen Stromverbrauch bei dieser Kombination erheblich verteuert wird. (In Abb. 29 ist trotzdem noch ein solches altes Modell wiedergegeben, weil das Bild einige Einzelheiten des Lichtkastens gut veranschaulicht.)

Liege-Lichtbäder. Als Liege-Lichtbäder oder Rumpf-Lichtbäder („Phönix") bezeichnet man Vorrichtungen, die es erlauben, am im Bette liegenden Patienten Glühlichtbäder anzuwenden. Sie bestehen aus einem Gestell, das im Innern mit einer Anzahl von Glühlampen versehen ist und über den entkleideten Patienten gestülpt wird (Abb. 31); das Ganze wird dann mit Decken bedeckt, die dem Patienten bis zum Halse reichen. Die Liege-Lichtbäder, die an jeden stärker gesicherten Steckkontakt angeschlossen werden können und namentlich in Krankenhäusern und auch in der Hauspraxis eine große Verbreitung gefunden haben, erlauben die gleichzeitige Applikation von Herzkühlung und sind deshalb sowie wegen der bequemen Lagerung, in der sich der Kranke dabei befindet, eine verhältnismäßig wenig angreifende Prozedur. Ihre Dauer kann deshalb auch etwas länger als die der Lichtkastenbäder ausgedehnt werden, bis zu einer halben Stunde und darüber. Ein voll-

---

[1] Z. physik. u. diät. Ther. 14, 285 (1910).

ständiger Ersatz für die Lichtkastenbäder sind die Rumpf-Lichtbäder aber deshalb nicht, weil sie nicht eine allseitige gleichmäßige Bestrahlung des Patienten erlauben; dafür ist aber ihr Indikationsgebiet ein ausgedehnteres (speziell bei Kranken mit Herzkomplikationen sind sie viel eher als die Lichtkastenbäder verwendbar). Man vermeide bei ihrer Anwendung, daß die Lampen zu nahe an die Haut des Patienten kommen, weil sonst leicht Verbrennungen erfolgen können.

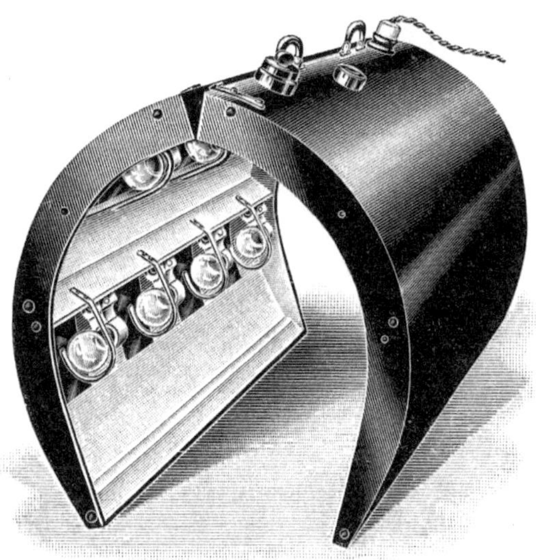

Abb. 31. Elektrosol-Teillichtbad (Sanitas, Berlin).

Die Bett-Lichtbäder lassen sich auch lokal für den Unterkörper und für den Unterleib verwenden, indem man sie speziell über diese Teile stülpt und durch Abdichtung durch Tücher nach oben hin den Oberkörper freiläßt, der aber natürlich zum Schutze gegen Erkältung noch außerdem etwas bedeckt sein muß. Eine allgemeine Transpiration kommt fast immer auch bei dieser Anordnung zustande.

Als lokale Lichtbäder dienen Kasten, die, ähnlich wie die lokalen Heißluftapparate, in entsprechenden Formen für die verschiedenen Gelenke konstruiert und im Innern mit einer oder mehreren Glühlampen versehen sind (Abb. 32). Die lokalen Lichtbäder sollen als Ersatz für die lokalen Heißluftbäder dienen, doch ist dieser Ersatz kein gleichwertiger; denn es ist, wie schon weiter oben erwähnt, die Toleranz der Haut gegenüber hohen Temperaturen der strahlenden Wärme eine weniger große als gegenüber der geleiteten Wärme (Heißluft), und so kommt es, daß in diesen lokalen Lichtkästen nur Temperaturen von höchstens ca. 70—80⁰ ertragen werden und leichte Hautverbrennungen bei ihrer Anwendung nicht eben selten sind. Bei leichten und mittelschweren rheumatischen oder neuralgischen Affektionen, wenn es mehr auf Schweißerzeugung als auf maximale Hyperämie ankommt, ebenso bei lokalen Zirkulationsstörungen und Ödemen an den Extremitäten, erfüllen jedoch auch die lokalen Glühlichtbäder recht gut ihren Zweck. Sie sind auch billiger und speziell in der Häuslichkeit leichter anwendbar als die elektrischen Heißluftapparate. In der laryngologischen Praxis hat das Kopf-Lichtbad, nach den von Killian und von Determann angegebenen Modellen, insbesondere bei Erkrankungen der Nebenhöhlen, aber auch bei sonstigen Affektionen am Kopfe, wo Wärmeapplikation angezeigt ist, eine große Verbreitung gefunden. Man übersehe aber nicht, daß diese Prozedur wegen der Gefahr der Kongestionen nach dem Kopfe bei arteriosklerotischen Patienten, Hypertonie sowie bei Vasoneurosen (z. B. Basedow) kontraindiziert ist und in solchen Fällen durch lokale Solluxlampenbestrahlung der erkrankten Partie ersetzt werden muß.

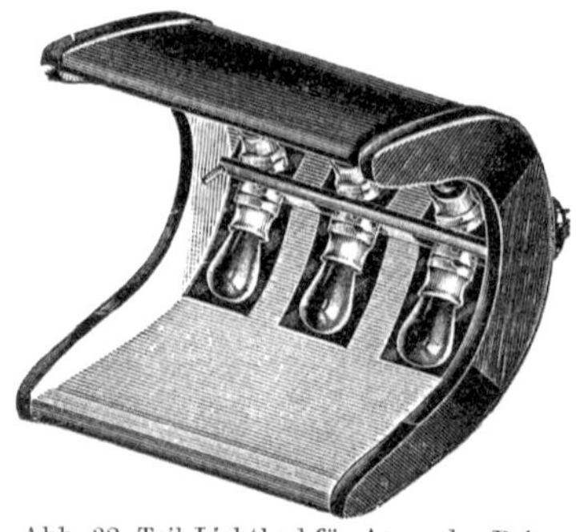

Abb. 32. Teil-Lichtbad für Arm oder Bein (Stock u. Urban, Berlin-Charlottenburg).

Die lokale Glühlichtbestrahlung außerhalb von Kästen wird mit der sonstigen Anwendung der Lichtstrahlen im Abschnitte „Lichtbehandlung“ besprochen werden.

e) Sandbäder.

Die Sandbäder bilden ein sehr energisch wirkendes thermotherapeutisches Mittel. Es wird dabei der Patient in erhitztem trockenen Sande von einer Temperatur von 40—50⁰ entweder mit dem ganzen Körper bis zum Halse oder partiell eingegraben; er verbleibt in dieser Lage $1/_2$—$3/_4$ Stunden. Gewöhnlich werden die Sandbäder in niedrigen Holzwannen gegeben (Abb. 33 und 34); die Wannen sind fahrbar, einmal, damit sie unter den Erwärmungsapparat geschoben werden können,

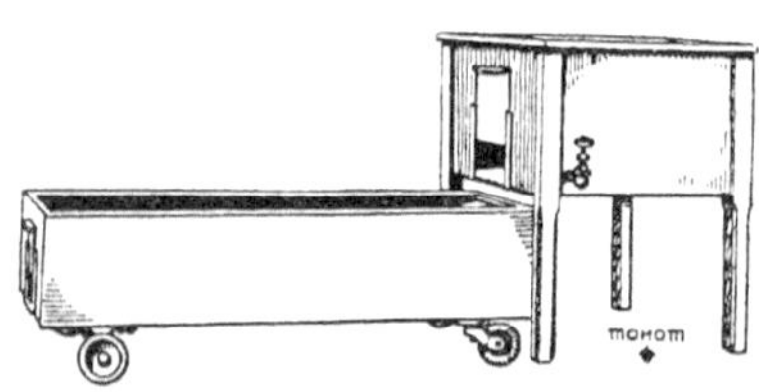

Abb. 33. Sandbad (System Moosdorf u. Hochhäusler, Berlin O).

aus dem der heiße Sand in sie hineinfließt, und dann auch, um, wenn angängig, nach fertiger Bereitung des Sandbades die Wanne ins Freie zu fahren, wie das z. B. im Bade Köstritz üblich ist. (Die Verabfolgung des Sandbades in frischer Luft gestaltet die Prozedur viel weniger angreifend.)

Man benutzt zu Sandbädern am besten Flußsand (Magdeburger Elbkies). Wird der Sand nur einmal oder immer nur für denselben Kranken benutzt, so läßt sich zur Not auch Seesand verwenden, namentlich ist derselbe für lokale Sandbäder in der Häuslichkeit brauchbar.

Die Erwärmung des Sandes geschieht in Anstalten entweder in einem Kasten, durch den Dampf-Heizschlangen verlaufen und aus dem der Sand dann in die untergeschobene Wanne fällt (Abb. 33), oder, nach einem allerdings komplizierteren, aber für größere Betriebe mehr geeigneten System, in einem tubusartigen großen Behälter, der ebenfalls durch Dampfschlangen erwärmt wird und durch den der Sand hindurchfließt (Abb. 34). Zu beachten ist, daß bei der Einfüllung des Sandes in die Wanne aus dem Heizgefäß, falls sich der Kranke dabei schon in der Wanne befindet, der erhitzte Sand nicht direkt den Patienten treffen darf; der Sand muß vielmehr erst in der Wanne, eventuell durch Umschaufeln oder Mischen mit kühlerem Sand, auf die richtige Temperatur gebracht werden (Anfangstemperatur für Vollbäder 40⁰). Es empfiehlt sich in der Regel, die Brust frei zu lassen (sie wird dann mit einem Leinentuche locker bedeckt); trotzdem tritt dabei eine allgemeine starke Transpiration ein, und selbst wenn nur der Unter-

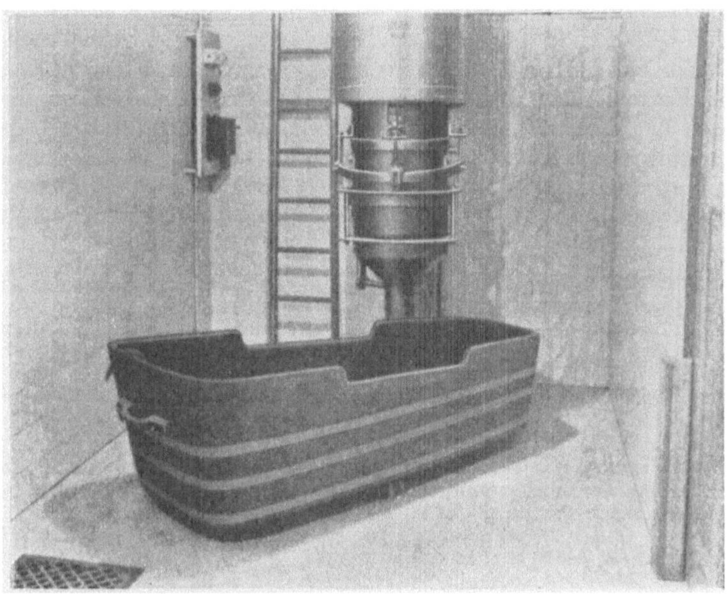

Abb. 34. Sandbadewanne mit Erwärmungsvorrichtung für den Sand (System Bolte u. Loppow, Hamburg).

körper im Sande eingegraben ist und der Oberkörper frei bleibt, ist die Transpiration noch eine sehr starke. Gleichzeitige Herzkühlung ist bei Freilassen der Brust im Sandbade sehr bequem anwendbar.

Bei Verwendung der in Abb. 34 dargestellten Methode wird der Sand nach der Benutzung durch Erhitzen auf über 100⁰ Temperatur sterilisiert und kann dann wieder benutzt werden. Da aber bei längerem Gebrauche das Sterilisieren allein nicht den Ansprüchen der Reinlichkeit genügt, so ist es notwendig, den Sand außerdem des öfteren zu waschen, und zwar geschieht dies, indem der Sand in einem dicht abgeschlossenen Eisenkasten mehrere Stunden lang unter fließendes heißes Wasser gesetzt und hinterher auf einem Roste getrocknet wird; bei Benutzung einfacherer Systeme wird der Sand in einer Badewanne gewaschen.

Die Dauer eines Sandbades beträgt $^1/_2$—$^3/_4$ Stunden; nach dem Sandbade wird der Sand und Schweiß im lauwarmen Vollbade abgewaschen, in dem der Patient zu seiner Abkühlung ca. 10 Minuten verbleibt. Hinterher noch eine Trockenpackung zum Nachschwitzen zu geben, halten wir im allgemeinen nicht für erforderlich.

Die Wirkung der Sandbäder ist zunächst eine stark diaphoretische; der Verlust an Schweiß, der durch den trockenen Sand aufgesaugt wird, ist ein sehr großer. Neben der Wirkung der trockenen Wärme kommt ferner auch die mechanische Wirkung des Sandes in Betracht; der durch den Sand ausgeübte starke Hautreiz gibt sich unter anderem auch in einer energischen Steigerung des Stoffwechsels und Erhöhung der Innentemperatur des Körpers kund (H. Winternitz). Die Belastung durch den Sand ist ebenfalls für seine energische resorptionsbefördernde Wirkung von Bedeutung, und so eignen sich die Sandbäder gerade auch für schwere Fälle von rheumatischen und neuralgischen Erkrankungen sowie für sonstige mit Exsudationen einhergehende Prozesse (Adnexerkrankungen). Da der Patient im Sandbade bequem lagert, auch immer gute Luft dabei einatmen kann, so ist die Prozedur, trotz ihrer energischen Wirkung, für viele Personen nicht so angreifend wie die nicht so intensivwirkenden allgemeinen Lichtkasten- oder Dampfbäder.

Lokale Sandbäder der Füße oder Hände, die in entsprechenden Holzgefäßen oder Eimern gegeben werden, können länger als die allgemeinen, etwa 1—1$^1/_2$ Stunden lang appliziert werden; man kann hier, bei Gewöhnung des Patienten an den heißen Sand, bis zu 55⁰ Temperatur allmählich ansteigen. Doch sei man aber bei den ersten Sandbädern (allgemeinen wie lokalen) vorsichtig mit der Temperatur, um Verbrennungen zu vermeiden und die Haut erst an den heißen Sand zu gewöhnen.

In der häuslichen Praxis lassen sich lokale heiße Sandbäder für kleinere Körperteile behelfsweise dadurch herstellen, daß man den Sand auf einem Kuchenblech erhitzt und in entsprechende Gefäße füllt. Mehr gebräuchlich ist in der häuslichen Praxis die Verwendung von heißen Sandsäcken, die schmerzhaften Stellen direkt aufgelegt werden. Bei der Herstellung der Sandsäcke ist darauf zu achten, daß die Sandschicht nicht zu dünn ist, damit die Abkühlung nicht zu schnell erfolgt.

f) Moorbäder.

Das Moor ist eine Erdschicht, in der unter Luftabschluß Pflanzen und sonstige organische Stoffe sich bei mäßiger Feuchtigkeit zersetzt haben. Infolgedessen enthält das Moor eine Reihe von organischen Substanzen, wie Huminsäure, Ameisensäure, Essigsäure usw.; außerdem sind im Moor, soweit es in der Nähe von Mineralquellen gewonnen wird (die bekanntesten sind Franzensbad, Marienbad, Elster, Kudowa, Kissingen, Teplitz, Steben, Flinsberg, Pyrmont, Polzin, Muskau u. a. m.), auch eine Reihe von Mineralstoffen enthalten, unter denen, je nach Zusammensetzung der betreffenden Quelle, Eisensalze oder Schwefelverbindungen die Hauptrolle spielen. In jenen Badeorten wird das aus der Erde gestochene Moor zunächst zerstoßen und an der Luft getrocknet, dann erst durch Vermischen mit warmem Wasser bis zu dickflüssiger bis mitteldicker Konsistenz zu Badezwecken verwendet. Ein Moorvollbad enthält ca. 1$^1/_2$—2 Zentner Moorerde; viel geringere Mengen sind zur Herstellung lokaler Moorpackungen und Moor-

umschlägen erforderlich. Somit ist die Zubereitung des Moores für
Badezwecke wie für Packungen eine umständliche. Sie erfordert größere
maschinelle Einrichtungen, welche, von einzelnen Ausnahmen abgesehen,
nur in der Nähe der Fundstellen des Moores, also in den allerdings recht
zahlreichen Moorbadeorten vorhanden sind.

Die Wirkung des Moorbades setzt sich zusammen aus der Temperaturwirkung und der mechanischen Wirkung, die die Moor-
massen bei Berührung mit der Hautoberfläche auf dieselbe ausüben.
Die chemische Wirkung der in der Moorerde enthaltenen Substanzen
kommt wohl nur in zweiter Linie in Betracht, immerhin ist sie nicht
ohne Bedeutung.

Für die Temperaturwirkung ist von Wichtigkeit, daß das
Moor eine viel geringere Wärmekapazität und ein geringeres Wärmeleitungsvermögen als das Wasser besitzt. Infolgedessen können im Moorvollbad einerseits höhere Temperaturen als im Wasserbade vertragen
werden, anderseits werden diese Temperaturen wegen des schlechten
Wärmeleitungsvermögens des Moors länger gehalten. Es kommt
somit im Moorbade eine erhebliche Wärmestauung zustande (ein
halbstündiges Moorbad von 36—38⁰ erhöht die Körpertemperatur um
1,5⁰ und darüber) unter verhältnismäßig geringer Alterierung der
Kreislauforgane. Daher kann ein Moorbad auch bei Temperaturen
um 38⁰ schon eine sehr bedeutende therapeutische Wirkung durch die
Folgen der Wärmestauung (Stoffwechsel-, Resorptionswirkung usw.)
entfalten. Trotzdem ist bei organischen Erkrankungen des Herzens
und der Gefäße Vorsicht mit der Verordnung von Moorvollbädern
geboten.

Die mechanische Wirkung des Moorbades, hervorgerufen durch
die eigentümliche Reibung zwischen Körperoberfläche und dem Moor-
brei, ist vor allem, ähnlich wie es bei den Sandbädern der Fall ist, für
die resorptionsfördernde Wirkung von Bedeutung, weshalb die
Moorbäder gerade in der Therapie chronischer Exsudate viel benutzt
werden. Auch spielt der mechanische Effekt des Moorbades eine wesentliche Rolle bei dessen therapeutischer Wirkung bei chronischen Stauungen in den Venen und Lymphbahnen.

Für die chemische Wirkung kommt neben einem gewissen, durch
die im Moore enthaltenen Säuren ausgeübten Hautreiz vor allem auch
die adstringierende Eigenschaft der Moorsubstanzen in Betracht, die
sich besonders auch an Schleimhäuten (Vagina) geltend macht.
Schließlich kommen für den in Moor- und Schlammbädern ausgeübten
Hautreiz auch elektrochemische Vorgänge in Betracht, da an der
Berührungsfläche zwischen Moor- und Hautoberfläche nachweisbare
schwache elektrische Ströme infolge der Spannungsdifferenz
zwischen diesen beiden Medien entstehen (Wengerhoff,[1] Wehefritz[2]).

Von Interesse ist ferner der von Wehefritz und Gierhake[3] geführte

---

[1] Z. physik. Ther. **31**, 360 (Referatenteil) (1926).
[2] Balneologe **1934**, H. 12.
[3] Arch. Gynäk. **154**, H. 3.

Nachweis eines **Pflanzenhormons** im Moor, das mit dem **Follikelhormon** identisch ist. Ob die Einwirkung der Moorbäder auf die **Sexualfunktion** bei Frauen, die nach den genannten Autoren auch an der Zunahme des Hormonspiegels im Urin und Blut erkennbar ist, auf einer direkten **Resorption** dieses Hormons im Moorbade beruht, ist zwar noch nicht erwiesen, aber möglich. Denn die in Frage kommenden Hormone verhalten sich wie Lipoide, die bekanntlich perkutan resorbiert werden können, und außerdem fördert die Hautwirkung des Moorbades an sich die perkutane Resorption (R. Jürgens[1]).

Da die Moorvollbäder und -sitzbäder vorzugsweise nur in Badeorten gegeben werden können und der Export des Moores in größeren Mengen mit Schwierigkeiten verbunden ist, so hat man versucht, durch Herstellung von **flüssigem Moorextrakt**, das in einer Menge von 1—2 l dem Bade zugesetzt wird, Moorbäder in der Häuslichkeit zu ersetzen. Dieser Ersatz ist aber nur ein unvollkommener, denn es fehlt dabei sowohl die eigentümliche thermische wie die mechanische Wirkung des Moores. Immerhin ist den Moorsalzen, die in dem Moorextrakt enthalten sind, eine gewisse therapeutische Wirksamkeit nicht abzusprechen, namentlich ist eine hautreizende und adstringierende **Wirkung** unzweifelhaft vorhanden; so werden in der Gynäkologie Moorextraktsitzbäder vielfach verwendet, und auch bei manchen rheumatischen Krankheiten haben die Sitz- und Vollbäder mit Moorextraktzusatz als schmerzstillend sich entschieden nützlich erwiesen. Eine große Verbreitung als Badezusatz hat neuerdings das **Salhumin** gefunden, das aus einer pulverförmigen Mischung von Moorextrakt und Salizylsäure besteht.

g) Schlamm- und Fango-Anwendungen.

Der Schlamm, der zu **Bäder-** und **Packungszwecken** dient, wird entweder aus dem Niederschlag von Mineralquellen gewonnen oder er stammt aus Fluß-, See- oder Meerschlamm. (Außerhalb von Gewässern wird aus den vulkanischen Erden der Eifel Material für Schlammpackungen gewonnen.) Der Schlamm unterscheidet sich vom **Moor** durch seinen viel **geringeren** Gehalt an **organischen** Substanzen und sein **höheres spezifisches Gewicht,** das die Folge des Vorwiegens anorganischer Bestandteile, d. h. von Mineralien, ist. Mehr noch als die Moorbäder üben die Schlammbäder und -packungen hauptsächlich durch **physikalische** Eigenschaften ihre therapeutische Wirkung aus: einerseits durch das im Vergleiche zum Wasser größere **Wärmehaltungsvermögen** und durch die geringere **Wärmekapazität** und langsamere Abkühlung, anderseits durch den **mechanischen** Druck und die **Reibungswirkung** des Schlammaterials. Beim Meerschlamm kommt als **chemischer Faktor** noch der **Salzgehalt** hinzu; bei dem Mineralschlamm der **Heilquellen** ist vor allem der Gehalt an **Schwefelverbindungen** als chemischer Faktor für die Heilwirkung in Betracht zu ziehen (Schwefelbad-Wirkung). Dagegen wird die **Radioaktivität** einzelner natürlicher Schlammsorten, die durchweg nicht erheblich ist, als Heilfaktor für die Gesamtwirkung überschätzt.

Die Schlamm**vollbäder** werden fast nur in Badeorten gebraucht, in denen geeigneter Schlamm aus den meist **schwefelhaltigen** Quellen gewonnen werden kann. Die bekanntesten derartigen Bäder sind die von **Pistyan** und **Trenčin-Teplitz** in der Tschechoslowakei, **Nenndorf** in

---

[1] Z. physik. Ther. **42,** 90 (1932).

der Provinz Hannover, Eilsen in Schaumburg-Lippe, Ischl, Aix-les-Bains in Frankreich, dann eine Reihe italienischer Bäder, Battaglia, Abano, Acqui, Monsummano, wo der Schlamm Fango genannt wird. Alle die genannten Orte gewinnen den Schlamm aus den Niederschlägen ihrer Thermalquellen. Der Seeschlamm findet am meisten Anwendung in den russischen Limanenbädern unweit von Odessa, dann auch in Balaton-Füred am Plattensee in Ungarn sowie an verschiedenen Orten der deutschen Nordseeküste (Wilhelmshavener Seeschlick), der schwedischen, norwegischen und der bulgarischen Küste. Neben Vollbädern werden dort überall

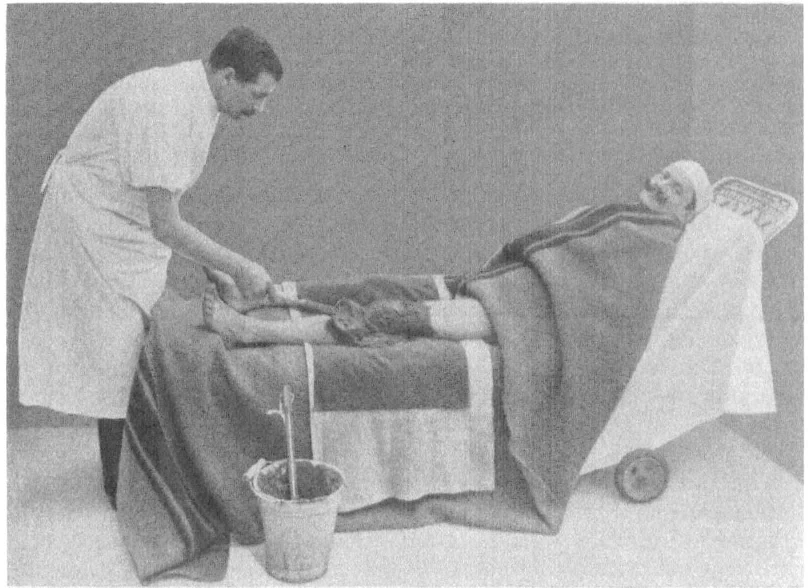

Abb. 35. Fangopackung (Knie).

auch lokale Schlammumschläge sowie Schlammeinreibungen benutzt, die namentlich da, wo der Schlamm reich an Spongiennadeln ist, einen lebhaften Hautreiz ausüben.

Außerhalb jener Kurorte wird der Schlamm fast ausschließlich in Form von Schlammpackungen angewandt. Am meisten dazu eignet sich der schon erwähnte italienische Fango; derselbe wird in getrocknetem Zustand viel nach außerhalb verschickt. Ihm gleichwertig, außer dem Gehalt an Radiumemanation, ist der deutsche Fango, der aus dem vulkanischen Boden der Eifel (Gegend von Neuenahr und Liblar) gewonnen wird. Auch der Pistyan-Schlamm wird in getrocknetem Zustand außerhalb des Badeortes zu Fango-Packungen verwendet. Der Fango bildet getrocknet ein feines Pulver von gleichmäßiger Konsistenz, das neben anderen Mineralbestandteilen vor allen Dingen reich an Kieselpanzern von Diatomeen ist. Mit heißem Wasser angerührt, bildet er eine breiartige Masse, die sich innig an die Haut anschmiegt, keinerlei Reizwirkung auf dieselbe ausübt und die Wärme sehr lange zu halten imstande ist.

Der trockene Fango wird mit Wasser von ca. 80⁰ Temperatur in einem Eimer so lange gemischt, bis er sogenannte „mittlere Salbenkonsistenz" hat, und dann durch Umrühren auf eine Temperatur von 40—50⁰ abgekühlt; dieser Brei wird dann zu Packungen bzw. Umschlägen benutzt. Zu diesem Zwecke wird zunächst auf ein ausgebreitetes Gummituch eine Schicht des Fangobreies aufgetragen, darauf das zu behandelnde Glied gelegt, dann werden die oberen und seitlichen Partien des betreffenden Teiles mit Fango in einer Schicht von etwa 4 cm Dicke bedeckt (Abb. 35), darüber kommt das Gummituch und dann eine Flanellbinde bzw. ein größeres Flanelltuch. Auf möglichst dichten Abschluß und warme Bedeckung der Packung ist besonders zu achten.

Wird der Fango in kleine Metallwannen eingefüllt, so läßt er sich auch zu lokalen Fango-Hand- oder Fußbädern verwenden. Nach Davidsohns Vorschrift können diese auch so hergestellt werden, daß die Hand bzw. der Fuß in einen länglichen mit Fango gefüllten Gummibeutel gesteckt wird, der zur Vermeidung der Abkühlung während der Applikation in eine mit warmem Wasser gefüllte Hand- oder Fußbadewanne eintaucht.

Der Fango hält seine Temperatur bei guter Bedeckung stundenlang; die gewöhnliche Dauer einer Fangopackung beträgt $^1/_2$—1 Stunde. Werden größere Körperteile, z. B. ein ganzes Bein, eingepackt, so verbindet man damit gewöhnlich eine allgemeine trockene Einpackung, in der der Patient dann meistens stark transpiriert. Nach Schluß der Fangopackung wird der Fango im lauwarmen Bade oder mit einer lauwarmen Dusche abgespült, was sehr leicht vonstatten geht. Eine Verstopfung der Wasserleitung ist bei der feinen Verteilung des Fangos hierbei nicht zu befürchten.

Die Fangopackung ist ein sehr energisch wirkendes und dabei in der Form mildes wärmestauendes Mittel, das einen sehr ausgedehnten Indikationskreis hat und bei örtlicher Anwendung nur wenig Gegenindikationen besitzt. Gerade in schweren Fällen, z. B. von rheumatischen, gichtischen und gonorrhöischen Gelenkerkrankungen, auch schon im subakuten Stadium, ferner bei traumatischen Infiltraten und Versteifungen dürfte die lokale Fangopackung von kaum einem anderen Mittel an Wirksamkeit übertroffen werden.

Außer Fango lassen sich natürlich auch die sonstigen Schlammarten zu Umschlägen verwenden. Nur haben manche dieser Schlammarten nicht den Vorteil, von so gleichmäßig weicher Konsistenz und so leicht abspülbar und sauber in der Anwendung zu sein wie der Fango. Sie werden auch nur in dickflüssigem, nicht eingetrocknetem Zustande in den Handel gebracht. Als ein sehr brauchbares Präparat hat sich, speziell auch in der häuslichen Behandlung, die sogenannte Schollener Pelose[1] bewährt, die aus dem Schlick eines märkischen Sees gewonnen wird und die auch in kalter Temperatur, z. B. bei Varizen und thrombophlebitischen Schwellungen, mit Erfolg anwendbar ist.

Die sogenannten Fangokompressen sind in flachen Säcken eingenähte Fangomassen, die beim Gebrauche mit heißem Wasser angefeuchtet werden. In ihrer Wirkung stehen sie den unten erwähnten warmen feuchten Umschlägen näher als den eigentlichen Fangopackungen.

Die sonstigen Methoden zur Bereitung lokaler heißer Umschläge sind zum größten Teile bereits bei der Besprechung der

---

[1] Schering-Kahlbaum, Berlin N 65.

hydrotherapeutischen Methodik erwähnt worden. Hier seien der Vollständigkeit halber nur noch die allbekannten heißen Brei- und Leinsamenumschläge genannt, deren Charakteristikum, ähnlich wie beim Fango, das innige Anschmiegen an den behandelten Körperteil und das lange Halten der Wärme ist. Als trockene Wärmeträger dienen die Thermophore, flache Gummibeutel, die mit einer Salzmischung (essigsaurem Natron) gefüllt sind, die sich beim Eintauchen des Beutels in heißes Wasser verflüssigt und beim nachfolgenden Auflegen auf den Körper wieder auskristallisiert; während der Zeit des Auskristallisierens gibt das Thermophor ständig Wärme ab; die Wärmeentwicklung hält mehrere Stunden lang an. Wo elektrischer Anschluß vorhanden ist, werden statt dessen heute allgemein die elektrischen Thermophore benutzt; dieselben bestehen aus äußeren Lagen von Stoff, zwischen denen sich durch den elektrischen Strom erhitzte Drähte befinden, die ähnlich wie die Heizkörper des elektrischen Heißluftkastens konstruiert sind. Die elektrischen Thermophore sind meistens mit Vorrichtungen zur Regulierung des Erwärmungsgrades versehen. Bei ihrer Anwendung an bettlägerigen Patienten müssen sie zur Vermeidung von Kurzschluß und Verbrennungsgefahr vor Feuchtwerden geschützt werden.

Die heißen Sandsäcke sind bereits weiter oben (S. 78) erwähnt.

f) Paraffinpackungen.[1]

Die Verwendung des erwärmten verflüssigten Paraffins als Material für Einpackungen bietet manche Besonderheiten, die auf den eigentümlichen physikalischen Eigenschaften des Paraffins, seinem schlechten Wärmeleitungsvermögen, seiner geringen spezifischen Wärme und seiner absoluten Wasserfreiheit beruhen. Infolge dieser Eigenschaften kann das Paraffin in viel höheren Temperaturen von der Haut vertragen werden als sonstige Medien, wie Moor oder Fango; es können, je nach der Applikationsart und der Art des Paraffins, Paraffinpackungen in einer Temperatur von 60—80⁰ ohne Schaden angewandt werden. Der Indifferenzpunkt liegt für das Paraffin bei etwa 55—60⁰, also erheblich höher als für das Moor (39⁰) oder für das Wasser.

Der Grund für diese Verträglichkeit so hoher Wärmegrade ist außer in der Wasserfreiheit und dem schlechten Leitungsvermögen des Paraffins auch darin zu suchen, daß alsbald nach Applikation des flüssigen Paraffins auf die Haut das Material, dessen Schmelzpunkt bei etwa 52—54⁰ liegt, erstarrt und sich zwischen der Innenfläche des Paraffins und der Hautoberfläche eine dünne Luftschicht bildet, in welche reichlich Schweiß sezerniert wird. Dadurch wird die Haut vor schädlicher Überhitzung geschützt. Trotzdem erfolgt eine sehr intensive Wärmeeinwirkung auf den behandelten Körperteil, der von der heißen Paraffinmasse umgeben ist und wegen deren wärmeisolierender Eigenschaft keine Wärme durch Leitung oder Verdunstung nach außen abgeben kann; die Paraffinmasse selbst bewahrt ihre Wärme sehr lange, zumal während ihrer Abkühlung noch Schmelzwärme frei wird, ähnlich wie dies bei den vorher erwähnten, mit Salzgemisch gefüllten Thermophoren der Fall ist.

---

[1] Ausführliche Literaturangaben finden sich in einer Arbeit von E. von Balden: Z. physik. Ther. **40**, 15 (1930).

Zur Herstellung einer Packung wird das Präparat zunächst in einem Metallgefäß im Wasserbade, über der offenen Flamme oder in einem besonderen durch Dampfschlangen erhitzten Kessel, jedenfalls unter Vermeidung irgendwelchen Wasserzutrittes, verflüssigt und über die Anwendungstemperatur erhitzt, und dann, nach Abkühlen auf die beabsichtigte Temperatur, durch Aufpinseln, Aufgießen oder Aufspritzen auf den Körper aufgetragen. Die Bedeckung erfolgt mit undurchlässigem Material (Gummi, Billrothbatist u. dgl.) und außerdem mit Wolltüchern oder Flanell.

Zur Einpinselung dient ein Präparat, das in Frankreich Ambrine genannt und in Deutschland unter dem Namen Hygiea 8[1] vertrieben wird.

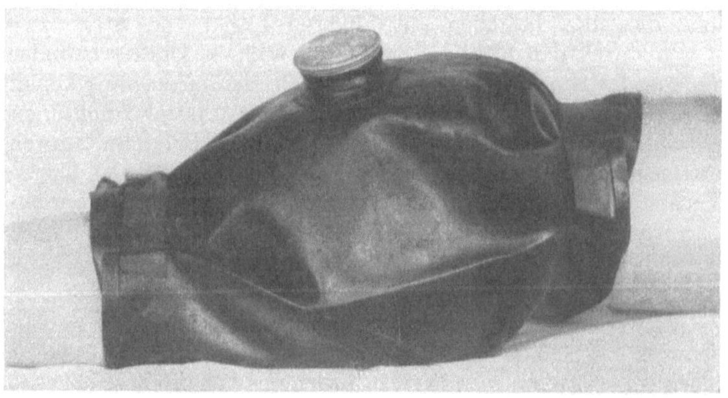

Abb. 36. Paraffinpackung; Eingußverfahren (System Helipharm, Hannover).

Es besteht aus einer Mischung von Paraffinen von verschiedenem Schmelzpunkt mit einer kleinen Menge neutraler Harze. Nach Verflüssigung und Erhitzung wird die Ambrine bei einer Temperatur von 65—80° zunächst in einer dünnen Schicht auf die Haut gepinselt, darüber kommt eine Lage von weißer Watte, die dann mit dem heißen Paraffin vollständig durchtränkt wird. Sie wird mit einer Flanellwicklung, die man noch zum besseren Abschluß mit grauer Watte unterpolstern kann, sorgfältig bedeckt. Die Dauer einer Ambrinepackung beträgt 1—2 Stunden; die Ambrine eignet sich vor allem zur Einpackung kleinerer Gelenke (Hand-, Finger-, Fußgelenke) sowie für Kniepackungen. Ferner wird die Ambrine in niedrigerer Temperatur (55—60°) zur Anregung der Granulationsbildung bei schlecht heilenden Wunden, vor allem beim Ulcus cruris, benutzt. Hierbei träufelt man die flüssige Ambrine auf die Wunde, bedeckt sie mit einem trockenen Verband und erneuert diesen alle 24 Stunden. Benachbartes Narbengewebe muß dabei durch Salbenaufstrich sorgfältig geschützt werden.

Beim Aufspritzverfahren wird das flüssig gemachte Paraffin vermittels Kohlensäure oder komprimierter Luft in Sprayform auf die Hautoberfläche aufgespritzt, bis diese von einer mehrere Millimeter dicken Schicht bedeckt ist. Darauf wird der Körper zunächst in Billrothpapier eingehüllt, worüber eine Packung mit Wolldecken appliziert wird. Bei dieser Applikationsweise können Temperaturen bis zu 80° verwandt werden. Sie eignet sich besonders zur Behandlung größerer Körperteile oder auch des ganzen Körpers,

---

[1] Hygiea-Verlag, Dresden A, Elisenstraße 51.

wobei man aber gewöhnlich die vorderen Brustpartien freiläßt. Schon nach solchen Teilpackungen tritt alsbald eine sehr energische Transpiration ein. Die Dauer einer derartigen größeren Packung beträgt höchstens 1 Stunde. Da das Aufspritzverfahren eine besondere, ziemlich kostspielige Apparatur erfordert, so hat es eine größere Verbreitung nicht gefunden. Doch lassen sich Einpackungen des ganzen Körpers auch mittels Aufpinselns bei Benutzung eines Parapack genannten Präparates ausführen.

Einfacher in der Handhabung und speziell zur Behandlung einzelner Körperteile geeignet ist das Eingußverfahren (Parathermie), wobei verflüssigtes Paraffin in eine Gummihülle, welche der jeweiligen Form des betreffenden Gelenkes angepaßt und gut abschließend daran befestigt ist (Abb. 36), durch eine oben angebrachte Öffnung eingegossen wird. Die

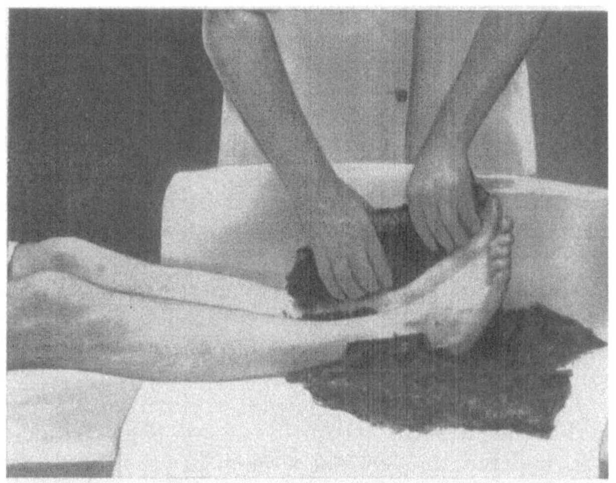

Abb. 37. Moorparaffinpackung des Fußgelenks (Abnahme).

Temperatur des eingegossenen Paraffins beträgt hier 52—54°; höhere Temperaturen sind bei dieser Applikationsweise, da dabei das Paraffin in größeren Mengen die Haut trifft, nicht verwendbar[1]. Die Anwendungsdauer beträgt hier mehrere Stunden.

Ein weiteres, gerade für Zwecke der Einpackung der Gelenke, aber auch für Unterleibspackungen geeignetes Präparat ist das von Ferdinand Blanke angegebene Moorparaffin[2], das aus einer Mischung von Paraffin und getrocknetem Moor besteht. Nach Schmelzen in einem größeren Kessel wird das Moorparaffin in einer Temperatur von 55—56° in ähnlicher Weise wie Fango zu Einpackungen benutzt (Abb. 37). Das Moorparaffin hat eine höhere spezifische Wärme und ein größeres spezifisches Gewicht als das Paraffin und es übt durch die Moorbeimischung zugleich auch einen nicht unerheblichen mechanischen Effekt aus. Bei Bedeckung mit Pergamentpapier, worüber Wolldecken in mehrfacher Lage kommen, hält das Moorparaffin seine Wärme 1—2 Stunden lang.

---

[1] Die Gummisäcke und das Paraffin werden von der Firma Helipharm G. m. b. H., Hannover, geliefert.

[2] Bezugsquelle: Schliemann Teer-Chemie, Berlin-Johannesthal, Sturmvogelstraße 27.

II. Mit besonderen chemischen und physikalischen Reizen kombinierte Bäderanwendungen (Balneotherapie).

Es seien unter dieser Rubrik Bäderanwendungen besprochen, bei denen durch Zusatz flüssiger, fester oder gasförmiger Substanzen zum Badewasser oder durch sonstige im Bade ausgeübte Reize (z. B. durch den durchgeleiteten elektrischen Strom) die rein thermische Wirkung des Bades eine Modifikation erfährt. Streng genommen gehören hierher auch die Moor- und Schlammbäder, die wir aber schon zusammen mit den sonstigen Wärmeträgern im vorigen Abschnitte besprochen haben.

1. Kohlensäurebäder.

Kohlensäurebäder sind Wasserbäder, in denen Kohlensäuregas in Form von kleinen Bläschen enthalten ist, die sich auf dem Körper des Badenden absetzen und dadurch eine eigentümliche, noch näher zu beschreibende Wirkung auf den Organismus hervorrufen. Die Wirkung der Kohlensäurebäder lernte man zunächst an den natürlichen kohlensäurehaltigen Quellen kennen. Vor allen Dingen wurde sie an den Nauheimer kohlensauren Solbädern studiert; doch enthalten auch eine Reihe anderer bekannter natürlicher Mineralquellen reichlich CO_2 und lassen sich zu wirksamen Kohlensäurebädern verwenden. Als die wichtigsten seien außer Nauheim die Quellen von Kissingen, Franzensbad, Marienbad, Kudowa, Altheide, Salzuflen, Oeynhausen, Elster, Steben in Bayern, Rippoldsau im Schwarzwald genannt. Auch in vielen anderen Quellen, am meisten in den Stahlquellen, ist CO_2 in mehr oder weniger großen Mengen enthalten. Die natürlichen Kohlensäurebäder haben vor den künstlichen vor allem den Vorteil, daß ihr Gehalt an CO_2-Gas ein konstanter ist, daß die Bindung der CO_2-Bläschen an das Wasser eine sehr innige ist, und daß daher, im Gegensatz zu den künstlichen Bädern, nur wenig oder gar kein CO_2-Gas während des Bades bei zweckmäßigem Verhalten des Patienten aus dem Wasser entweicht. Die sonstigen Vorzüge der natürlichen Kohlensäurebäder vor den künstlichen sind noch nicht ganz aufgeklärt; von Bedeutung ist dabei sicherlich ihr Gehalt an Mineralbestandteilen, vor allen Dingen an Sole (Nauheim, Oeynhausen, Kissingen) sowie vor allem auch das Vorhandensein erheblicher Mengen von nicht gasförmiger Kohlensäure im Quellwasser. Die Rolle der Radioaktivität der Quellen aber dürfte bei den meisten Bädern dieser Kategorie ohne Bedeutung sein, wenn der Gehalt an Emanation nicht, wie in dem Wasser von Bad Brambach, ein sehr hoher ist.

Bei der Bereitung von künstlichen Kohlensäurebädern kommt es vor allen Dingen darauf an, die Bindung des Gases an das Wasser möglichst innig zu gestalten und ein Entweichen desselben aus dem Wasser zu verhüten. Es gelingt dies im allgemeinen leichter bei den auf chemischem Wege hergestellten künstlichen CO_2-Bädern als durch diejenigen

Methoden, bei denen das Gas bzw. damit künstlich imprägniertes Wasser direkt in die Wanne geleitet wird.

Die auf chemischem Wege, durch Entwicklung der Kohlensäure nach Zusammenbringen eines kohlensauren Salzes mit einer Säure im Badewasser hergestellten künstlichen CO_2-Bäder eignen sich vor allem für die häusliche Praxis. Am einfachsten ist die Methode, $^1/_2$—1 kg Soda oder Natron bicarbonicum zusammen mit Salzsäure dem Badewasser zuzusetzen. Auf diesem Prinzip beruhen die bekannten Quaglioschen Bäder. Bei den Bädern nach dem Sandowschen System werden 4 Päckchen von Natron bicarbonicum à 250 g und 4 Tafeln Kaliumbisulfat im Wasser aufgelöst.

Diese Verfahren, bei denen anorganische Säuren zur Entwicklung des CO_2-Gases aus den kohlensauren Salzen benutzt werden, haben den Nachteil, daß Zink- oder sonstige Metallwannen durch die Säuren angegriffen werden, wenn man sie nicht mit Linoleum- oder Holzeinlagen schützt, während Holzwannen natürlich unbedenklich dazu verwandt werden können. Der genannte Nachteil fällt weg bei Benutzung organischer Säuren (Essigsäure oder Ameisensäure) zur CO_2-Entwicklung, und es haben sich solche Systeme, die allerdings etwas kostspieliger sind, in neuerer Zeit sehr eingebürgert. Unter ihnen seien genannt: die Kohlensäurebäder von Kopp & Joseph in Berlin („Zeo"-Bäder), die Lebramschen kohlensauren Formika-Bäder, die „Amag"-Bäder (Albert Mendel, Berlin), die Novopin-Bäder, die Sedlitzkischen und die Zuckerschen CO_2-Bäder mit dem Kissen (Max Elb, Dresden). Bei letzteren ist das kohlensaure Salz in mehreren Kissen eingeschlossen, die an beliebiger Stelle in die Wanne niedergelegt werden können und eine stärkere Lokalisierung der CO_2-Entwicklung an bestimmten Körperstellen erlauben.

Bei all diesen Verfahren der Kohlensäureentwicklung im Bade wird zunächst das kohlensaure Salz im Badewasser aufgelöst bzw. deponiert und dann die Säure zugesetzt. Sehr bald nach dem Säurezusatz besteigt der Patient das Bad, um möglichst noch von dem Hautreiz, den die bei der Entwicklung aufsteigenden CO_2-Bläschen ausüben, zu profitieren.

Beim Zusatz von fertigem CO_2-Gas zum Badewasser ist das direkte Hineinleiten des Gases in die Wanne nicht zweckmäßig, weil die Bläschen, selbst wenn sie aus einer am Boden liegenden Röhre, die mit kleinen Öffnungen versehen ist, aufsteigen, im Badewasser größtenteils nicht gebunden bleiben, sondern schnell nach oben hin entweichen. Hingegen haben sich zur Bereitung künstlicher Kohlensäurebäder, namentlich in größeren Anstalten, diejenigen Methoden gut bewährt, bei denen die aus einer der üblichen Kohlensäureflaschen entnommene CO_2 zunächst unter Druck mit kaltem Wasser gemischt und dann das so imprägnierte kalte Wasser in die Wanne geleitet wird, worin die vorsichtige Vermischung mit warmem Wasser erfolgt. Die Anschaffungskosten dieser Apparate sind zum Teil beträchtlich, dafür stellen sich die Herstellungskosten des einzelnen CO_2-Bades niedrig.

Der bekannteste Apparat, der nach diesem Prinzip arbeitet, ist der von Ferdinand Fischer in Karlsruhe (Abb. 38): Aus einer CO_2-Bombe mit Reduzierventil wird CO_2 von unten her in einen großen Zylinder eingeleitet, unter einem Druck von $1^1/_2$—2 Atm. Von oben her strömt in diesen Zylinder kaltes Leitungswasser ein, das unter etwa gleichem Druck stehen muß; das Wasser wird mittels feiner Brauseköpfe oder mehrerer Lagen von kleinen Marmorkugeln zerstäubt, und das zerstäubte Wasser mischt sich nun mit dem von unten her aufsteigenden Kohlensäuregas. Das auf diese Weise innig mit CO_2 imprägnierte kalte Wasser sammelt sich in einem unter dem Zylinder befindlichen großen Behälter, aus dem es dann mittels Röhren in die Wanne geleitet wird. Beim Einleiten des kohlensäurehaltigen Wassers in die Wanne ist darauf zu achten, daß das Einfließen nicht zu stürmisch erfolgt (Vorhalten des Fingers vor die Öffnung), auch läßt man zweckmäßigerweise zunächst etwas warmes Wasser in die Wanne hinein, ehe man das kalte CO_2-Wasser zuströmen läßt. Man kann aber auf diese Weise sehr starke CO_2-Bäder erzielen. Der Patient setzt sich in die Wanne entweder unmittelbar nach Bereitung des CO_2-Bades oder schon kurz bevor das Bad fertiggestellt ist; auf diese Weise läßt sich noch besonders für guten Ansatz der Bläschen sorgen. Ferner ist darauf zu achten, daß, sowie der Patient die Wanne bestiegen hat, mittels eines Fächers oder Handtuches die über dem Wasser öfters lagernde Schicht von CO_2-Gas entfernt wird, sonst kann man durch Einatmung desselben unangenehme Zustände (Schwindelanfälle, Kopfschmerzen) erleben.

Nach ähnlichem Prinzip wie der Fischersche Apparat ist der Apparat der Firmen Sanitas (Berlin), Moosdorf und Hochhäusler (Berlin), Keller in Dresden und Dr. Wagner in Wien konstruiert. Auf einfachere, aber zum Teil weniger für große Betriebe geeignete Weise erfolgt die Mischung von CO_2 und kaltem Wasser in kleinen und verhältnismäßig wohlfeilen Apparaten, die ebenfalls zum Anschluß an eine Kohlensäurebombe einge-

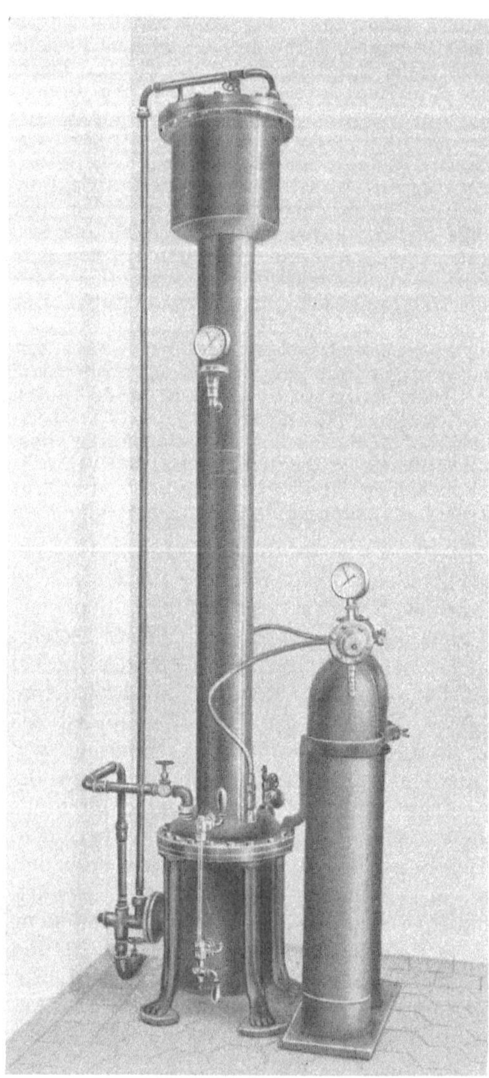

Abb. 38. Apparat zur Bereitung künstlicher Kohlensäurebäder (Fischer u. Co., Karlsruhe).

richtet sind (Systeme „Kohsapp", Paschka, Solacor).

Die Temperatur, in der die CO_2-Bäder gegeben werden, beträgt 34—28°; sie ist also niedriger als die der gewöhnlichen Vollbäder; trotzdem kann der Patient auch kühle Kohlensäurebäder infolge des eigentümlichen Wärmereizes, den die Gasbläschen auf die Haut ausüben, ohne Frösteln ertragen. Die **Wirkung** der CO_2-Bäder ist im allgemeinen **um so stärker, je niedriger die Temperatur ist.** Man beginnt daher bei empfindlichen Patienten mit dem Indifferenzpunkt nahen Temperaturen (34—33⁰) und erniedrigt da, wo man eine stärkere Gefäßwirkung erzielen will, im Laufe der Behandlung allmählich die Bädertemperatur bis ca. 30⁰. Tiefere Temperaturen als 28⁰ anzuwenden, halten wir nicht für notwendig. Die **Dauer** des Kohlensäurebades beträgt 10—15 Minuten, bei schwerer Herzkranken im Anfange noch weniger. Während des Bades hat der Patient **ruhig zu liegen** und alle Bewegungen zu vermeiden, um die angesetzten Kohlensäurebläschen nicht vom Körper abzustreifen. Ganz zweckmäßig ist es, namentlich bei künstlichen CO_2-Bädern, zur Verhinderung der Einatmung des Gases die Wanne bis zum Halse des Patienten mit einem **Tuche zu bedecken.**

Der Patient empfindet im CO_2-Bad ein lebhaftes **Kribbeln an der Haut-** oberfläche, außerdem stellt sich bald ein angenehmes **Wärmegefühl** ein. (Bei nicht zu tiefer Temperatur des Bades fehlt der primäre Kälteschauer entweder vollständig oder er ist nur von kurzer Dauer.) Die **Hautkapilla- ren erweitern sich** und es tritt eine lebhafte **Hautrötung** ein, die namentlich auch nach Verlassen des Bades sehr deutlich erkennbar und ganz charakteristisch für die Kohlensäurebäder ist.

Die **Wirkungen** der Kohlensäurebäder auf den Organismus sind auf den Einfluß von drei hauptsächlichen Faktoren zurückzuführen. Da die CO_2-Bäder meist in einer Temperatur unter dem Indifferenzpunkt verabfolgt werden, so spielen hier einmal die **Temperaturwirkungen** des kühlen Wasserbades an sich schon eine wichtige Rolle. Das Charakteristische für die Kohlensäurebäder ist aber, daß hier **auch schon bei indifferenter Wassertemperatur** ähnliche Einwirkungen, wie sie sich sonst nur bei kühlen Wasserbädern geltend machen, beobachtet werden.

Ein **zweiter** wichtiger Faktor bei der Kohlensäurebäderwirkung ist der durch die Bläschen hervorgerufene **sensible Hautreiz.** Derselbe ruft auf **reflektorischem Wege** wichtige **Änderungen im Verhalten der Gefäße und der Herzarbeit** hervor. Auch die Funktion der sensiblen **Nerven** wird durch den Hautreiz der Kohlensäurebläschen beeinflußt (schmerzstillende Wirkung). Nach den Untersuchungen von Bornstein und Budelmann[1] wird die Chronaxie der sensiblen Hautnerven im CO_2-Bade verlängert.

Als **dritter** Faktor kommt endlich die **chemische** Wirkung des Kohlensäuregases als solchem in Betracht. Als derartige chemische Wirkung muß die **Erweiterung der Hautkapillaren** betrachtet werden, die sich in einer **lebhaften Hautrötung** nach einem CO_2-Bade kundtut. Denn, wie Versuche, die mit reinen Kohlensäuregasbädern ohne Wasserzusatz angestellt wurden (Kisch sr., Fellner, Weiß und Kommerell), zeigten, ruft an sich schon das Kohlensäuregas eine Erweiterung der Hautkapillaren und ein **subjektives Wärmegefühl**

---

[1] Z. physik. Ther. **40,** 1 (1930).

auf der Haut hervor. Neben den Hautkapillaren selbst ist auch der subpapillare Plexus an der verstärkten Durchblutung beteiligt (Fritz Hirsch, Benatt). Als Ursache der kapillarerweiternden Wirkung der Kohlensäurebäder kommt nach den Untersuchungen von Bornstein[1] und Scheiner[2] die Bildung einer histaminähnlichen Substanz in dem Hautgewebe in Betracht, die sich unter dem Einflusse der Kohlensäure vollzieht. Auf jeden Fall ist die verstärkte Durchblutung des Kapillarsystems der ganzen Hautoberfläche nicht nur als Nebenerscheinung, sondern als erheblicher Faktor in dem Gesamtkomplex der Kreislaufwirkung der CO_2-Bäder anzusehen.

Neben der Kapillarerweiterung ruft das CO_2-Gas sowohl im Kohlensäure-Wasserbad als auch im trockenen Gasbad in spezifischer Weise ein subjektives Wärmegefühl hervor. Das CO_2-Gas wird schon bei einer Temperatur von 20^0 als ausgesprochen warm empfunden, was bei gleich temperierter Luft nicht der Fall ist. Nach Goldscheider hat das Kohlensäuregas die Eigenschaft, die spezifischen Wärmenerven der Haut zu reizen. Im CO_2-Wasserbade, wo sich ebenfalls dieser Wärmereiz geltend macht, trägt zu dem Wärmegefühl auch der Umstand mit bei, daß die CO_2-Bläschen durch Abhaltung der kühlen Wasserteilchen von der Haut das Kältegefühl vermindern und daß außerdem nach der Theorie von Senator und Frankenhäuser durch den Unterschied zwischen kühlen Wasserteilchen und den als warm empfundenen Kohlensäurebläschen auf der Haut eine Kontrastwirkung, ähnlich wie es bei wechselwarmen hydrotherapeutischen Prozeduren der Fall ist, hervorgerufen wird.

Im Zusammenhange mit diesen Verhältnissen erklärt sich auch die Beobachtung, daß im kühlen Kohlensäurebade die Wärmeabgabe des Körpers höher ist als im gleichtemperierten Süßwasserbade (Schemel und Eichler, Schmincke, v. Dalmady). Denn im ersteren verhindert bzw. verzögert das eigentümliche, durch die Kohlensäure bedingte subjektive Wärmegefühl das reflektorische Eintreten der chemischen Wärmeregulation, die sonst im kühlen Bade den Körper vor Wärmeverlust schützt (Liljestrand und Magnus[3]).

Von Wichtigkeit ist ferner für die chemische Wirkung der Kohlensäure, daß im Kohlensäurebade eine Resorption des Gases durch die Haut erfolgt.

Diese bereits im Jahre 1898 von H. Winternitz im Gasstoffwechselversuch entdeckte Erscheinung konnte auch mit den modernen verbesserten Methoden, die gleichfalls eine relative Vermehrung der CO_2-Ausscheidung gegenüber der O-Aufnahme ergaben, bestätigt werden (Groedel und Wachter[4], Laqueur und Gottheil[5] u. a.). In einwandfreier Weise zeigte dann Hediger[6] am Modellversuche, daß aus kohlensäurehaltigem Wasser CO_2-Gas durch die Haut in den Körper diffundiert. Auch im Kohlensäuregasbade findet eine Resorption der CO_2 in den Körper statt. Sie ist stärker in feuchten CO_2-Gasbädern (Cobet und v. Haebler[7], Simon[8]); doch er-

---

[1] Z. Kreislaufforschg **1931**, H. 5.
[2] Z. physik. Ther. **42**, 25 (1932).
[3] Pflügers Arch. **193**, H. 5—6 (1922).
[4] Med. Welt **1928**, Nr. 21; Z. Bäderkde **2**, 873 (1928).
[5] Z. physik. Ther. **33**, 207 (1928).
[6] Klin. Wschr. **1928**, Nr. 33.
[7] Z. klin. Med. **112**, 134 (1929).
[8] Z. Kurortewiss. **1**, 336 (1931).

folgt nach Untersuchungen von Kretschmer und Wessel[1] sowie von Benatt[2] auch im trockenen Gasbad eine CO_2-Resorption. Für die Resorption der CO_2 im kohlensauren Wasserbad ist die Form und Zahl der Kohlensäurebläschen nach der Ansicht von Hediger[3] belanglos; die Hauptrolle spielt vielmehr hierbei die an das Wasser gebundene Gasmenge.

Die Folge der Resorption der Kohlensäure in den Organismus zeigt sich vor allem in einer Reizung des Atmungszentrums; die Atmung wird vertieft, was sich auch an einem Tiefertreten des Zwerchfells nach dem Bade konstatieren läßt. Dadurch wird der Gasaustausch in den Lungen und der Rückfluß des Blutes zum Herzen in den großen Gefäßen des Thorax und des Abdomens erleichtert. Daneben dürften auch sonstige den Organismus „entgiftende" und „auswaschende" Wirkungen, die man neuerdings nach Inhalation von etwa 5%igen Kohlensäuregemischen festgestellt hat und die sich auch nach CO_2-Resorption durch die Haut in gleicher Weise finden (Kretschmer und Wessel), gerade bei Kreislaufkranken eine wichtige Rolle spielen.

Die durch die vermehrte Hautdurchblutung, die Kohlensäureresorption und durch den reflektorischen Reiz der CO_2-Bläschen hervorgerufene Beeinflussung der allgemeinen Kreislaufverhältnisse ist eine sehr erhebliche. Sie zeigt sich vor allem in dem Verhalten der peripheren arteriellen Gefäße und der wohl hauptsächlich auf dem Wege eines sensiblen Hautreizes erfolgenden Beeinflussung der Herztätigkeit selbst. Der Einfluß auf das Gefäßsystem tut sich kund in einer primären Blutdruckerhöhung, ähnlich wie sie bei kühlen und kalten Wasserbädern zustande kommt, nur daß hier auch schon bei indifferenter Temperatur vielfach eine leichte Erhöhung des Blutdruckes eintritt. Mit der Blutdruckerhöhung geht einher eine Vergrößerung der Pulsamplitude und eine Vergrößerung des Schlagvolumens des Herzens. In diesem letzteren Punkt unterscheidet sich die Wirkung der CO_2-Bäder von derjenigen der einfachen kühlen Süßwasserbäder, wo die Vergrößerung des Schlagvolumens fehlt. Die Beeinflussung der Herzfunktion macht sich im CO_2-Bade vor allem auch in einer deutlichen Pulsverlangsamung geltend. Weitere Zeichen für die Kräftigung der Herzfunktion bestehen darin, daß das Elektrokardiogramm nach einem Kohlensäurebade eine für Kräftigung der Herzfunktion charakteristische Veränderung erfährt. (Erhöhung der T-Zacke im Verhältnis zur R-Zacke.) Diese Einwirkung ist auch schon bei hydrotherapeutischen Kälteprozeduren vorhanden, sie wird aber verstärkt durch den Zusatz des Kohlensäuregases zum Wasser.

Der Unterschied zwischen natürlichen und künstlichen Kohlensäurebädern (in den letzteren ist der Kohlensäureverlust durch Entweichen des Gases aus dem Badewasser etwa dreimal so groß als bei den natürlichen Bädern) zeigt sich auch darin, daß die Untersuchungsresultate betreffs Beeinflussung der Blutverteilung durch künstliche und natürliche Bäder Verschiedenheiten aufweisen. Während Otfried Müller und

---

[1] Z. physik. Ther. **36**, 117 (1929).
[2] Med. Welt **1933**, Nr. 13.
[3] Klin. Wschr. **1931**, Nr. 10.

seine Schüler im Plethysmogramm bei künstlichen CO_2-Bädern eine Abnahme der Blutfüllung in den peripheren Gefäßgebieten fanden, kam Strasburger und sein Mitarbeiter Meyer bei gleichartigen Versuchen mit natürlichen Kohlensäurebädern (Nauheimer Bäder) zu dem Resultat, daß die Blutfüllung in den peripheren Stromgebieten zunimmt. Diese Abweichungen können teilweise dadurch erklärt werden, daß O. Müller vorzugsweise an kühlen künstlichen Kohlensäurebädern seine Versuche angestellt hat, wo der Einfluß der kühlen Wassertemperatur die spezifische CO_2-Wirkung überwiegt. Dazu kommt, daß nach Th. Schott durch vermehrte Inhalation der Kohlensäure im künstlichen Bade die Atmung derart vertieft wird, daß im Plethysmogramm die verstärkte Blutfüllung in der Peripherie nicht mehr in Erscheinung tritt. Für diese Erklärung sprechen auch die Unterschiede in der Wirkungsweise künstlicher und natürlicher, verdeckt und unverdeckt gegebener Kohlensäurebäder, die Ernst Weber[1] bei seinen plethysmographischen Funktionsprüfungen gefunden hat.

Zusammenfassend läßt sich über die Kreislaufwirkung der Kohlensäurebäder sagen, daß dabei eine Erleichterung des Kreislaufes infolge Abnahme der peripheren Widerstände (Vergrößerung der Pulsamplitude, Gefäßerweiterung in den Kapillargebieten und wohl auch im Arteriensystem) erfolgt, wozu auch die Vertiefung der Atmung durch Erleichterung des Blutrückflusses in den großen Gefäßen des Thorax wesentlich beiträgt. Diese Beeinflussung der Blutverteilung im gesamten Gefäßsystem ist verbunden mit einer allgemeinen Tonisierung der peripheren Gefäße (primäre Blutdruckerhöhung) und des Herzens selbst (Erhöhung des Schlagvolumens, Pulsverlangsamung usw.). Die Kohlensäurebäder sind also infolge der durch sie bewirkten Begünstigung des peripheren Blutumlaufes und infolge ihrer regulatorischen Wirkung auf die Blutverteilung als herzschonende Prozedur aufzufassen, bei der zugleich aber auch eine gewisse Herzübung durch die reflektorische Beeinflussung des Herzmuskels selbst erfolgt. Je kühler die Temperatur der Bäder ist und je mehr der Einfluß des kühlen Wasserbades die spezifische Kohlensäurewirkung auf Herz und Gefäße überwiegt, um so mehr wirken die Kohlensäurebäder als herzübende Prozedur.

Die regulatorische Wirkung der CO_2-Bäder auf das gesamte Zirkulationssystem tut sich auch darin kund, daß bei pathologischer Blutdruckerhöhung trotz der beim Normalen durch das Einzelbad erfolgenden Drucksteigerung die Kohlensäurebäder in ihrem Gesamteffekt meist druckerniedrigend wirken, falls die Hypertonie keine zu starke ist.

Es ist vorher schon mehrfach betont worden, daß die meisten Wirkungen der geschilderten Art auf dem Wege eines nervösen Reflexes von der Peripherie aus erfolgen. Das hat zur Folge, daß bei abnorm gesteigerter nervöser Erregbarkeit diese Wirkungen, speziell auch die Blutdruckerhöhung, die Pulsverlangsamung, Amplitudenvergrößerung, Einfluß auf das Elektrokardiogramm, ausbleiben und sich sogar in das Gegenteil verkehren können (K. Brandenburg und A. Laqueur). Anderseits können diese Wirkungen auch ausbleiben oder

---

[1] Dtsch. med. Wschr. **1918**, Nr. 45; Z. exper. Med. **8**, H. 1—2 (1919).

nur in abgeschwächtem Maße vorhanden sein, wenn das Zirkulationssystem selbst infolge von schwerer Erkrankung (vorgeschrittene Myokarditis, Arteriosklerose, starke Kompensationsstörungen) auf den äußeren Reiz nicht mehr zu reagieren imstande ist und wenn die Reservekraft des Herzens erschöpft ist.

Der Einfluß der CO_2-Bäder auf den Stoffwechsel zeigt sich nicht nur in der Erhöhung der Wärmeabgabe, sondern auch in Veränderungen des Blutzuckergehaltes, die bereits im allgemeinen Teil (Kap. e S. 20) erwähnt sind.

Der Salzgehalt des Kohlensäurebades modifiziert dessen Wirkungen in verschiedener Hinsicht. Er verstärkt einerseits die Reizwirkung der Kohlensäure auf die sensiblen Nervenendigungen, ferner begünstigt er die Resorption der Kohlensäure durch die Haut (H. Winternitz); anderseits wirken, nach Weißbeins Untersuchungen am Elektrokardiogramm, salzhaltige CO_2-Bäder weniger blutdruckerhöhend als die nichtsalzhaltigen bzw. salzarmen kohlensauren Stahlbäder, und die praktischen Erfahrungen bei Anwendung der natürlichen Heilquellen dieser beiden Kategorien entsprechen dieser Auffassung. Auch dem Kalziumgehalt der natürlichen Thermalsolbäder wird von manchen Seiten eine besondere Rolle für deren Kreislaufwirkung zugesprochen (Martin, Wermel[1]); das aus dem Badewasser resorbierte (?) Ca soll dabei seine bekannten pharmakologischen Wirkungen auf das Herz und die innersekretorischen Vorgänge entfalten.

Von der Rolle des hydrostatischen Druckes bei der Kreislaufwirkung der CO_2-Bäder wird noch bei Besprechung der Therapie der Herzkrankheiten im zweiten Teile dieses Buches die Rede sein.

Neben der Beeinflussung des Kreislaufsystems ist auch die Einwirkung der Kohlensäurebäder auf das Nervensystem von praktischer Bedeutung. Der eigentümliche Hautreiz, den die Kohlensäurebläschen ausüben, bewirkt bei dem Badenden ein Gefühl der Kräftigung, das sich auch in Erleichterung der Muskeltätigkeit kundgibt. Zugleich bewirkt die Summation von kleinen Hautreizen, die im Kohlensäurebade stattfindet, eine Übertönung schmerzhafter Reizzustände, und es kommt dadurch im Verein mit der eigentümlichen Wärmewirkung der Kohlensäurebläschen zu einer Herabsetzung der Hautsensibilität (F. Munck) und zu einer schmerzstillenden Wirkung, die, wie schon weiter oben erwähnt, auch an einer Verlängerung der Chronaxie der sensiblen Hautnerven erkennbar ist. Anderseits aber kann die allgemein anregende Wirkung der Kohlensäurebäder bei nervöser Übererregbarkeit diese noch steigern, so daß in solchen Fällen die CO_2-Bäder schädlich wirken können. Bemerkt sei, daß bei Bädern mit anderen gashaltigen Zusätzen (Sauerstoff- oder Luftperlbädern) diese erregende Wirkung auf das Nervensystem fehlt und der durch diese Gase hervorgerufene Hautreiz eher beruhigend zu wirken imstande ist.

2. Sauerstoffbäder; Luftperlbäder.

Die Sauerstoffbäder werden entweder durch direktes Einleiten des Gases in das Wasser hergestellt oder durch chemische Entwicklung von O im Badewasser. Dem ersteren Zwecke dient eine Verteilungsvorrichtung,

---

[1] Z. klin. Med. **104**, 80 (1926).

die aus mehreren auf einer Zinkblechplatte montierten ausgehöhlten Bambusstäben besteht. Die Platte wird auf den Boden der Badewanne gelegt und durch einen Verbindungsschlauch an eine mit Reduzierventil versehene Sauerstoffbombe angeschlossen. Durch die natürlichen Poren der Bambusstäbe entweicht dann das Sauerstoffgas in feinen Bläschen. An Stelle der Bambusstäbe können auch mit möglichst feinen Öffnungen versehene Zinkblech- oder Kautschukröhren verwandt werden.

Zur chemischen Entwicklung wird ein Peroxydsalz (Natriumperborat) im Badewasser aufgelöst, aus dem dann durch Zusatz eines als Katalysator wirkenden Stoffes das O-Gas im Bade entwickelt wird. Dieses Prinzip findet Verwendung bei den Sarasonschen Ozetbädern, den Zuckerschen Sauerstoffbädern, den Zeo-Sauerstoffbädern der Firma Kopp & Joseph in Berlin, den Novopin-, den Leitholfschen, den Li-il-Sauerstoffbädern und ähnlichen Präparaten. Zu beachten ist, daß bei der Bereitung der O-Bäder auf chemischem Wege man zweckmäßigerweise nach Zufügung der Zusätze zum Badewasser einige Minuten vergehen läßt, bis der Patient die Wanne besteigt, denn die Gasentwicklung erfolgt zu Anfang nur allmählich. Die Temperatur, in der die O-Bäder gegeben werden, beträgt 34—35⁰, ist also höher als bei den CO_2-Bädern. Da der eigentümliche Wärmereiz, den die CO_2 ausübt, hier wegfällt, so ist die Verwendung kühlerer Temperaturen nicht angängig. Die Dauer des Bades beträgt durchschnittlich 15 Minuten.

Der Sauerstoff setzt sich in den Bädern in Form von kleinen Bläschen, die kleiner als die CO_2-Bläschen sind, an die Haut an; er ruft ein lebhaftes Gefühl des Prickelns hervor. Dagegen fehlt im O-Bade, wie schon erwähnt, das bei den CO_2-Bädern eigentümliche Wärmegefühl, ebenso die im Kohlensäurebade fast regelmäßig eintretende Hautrötung. Der Puls wird meist etwas verlangsamt, wenn auch nicht in dem Maße wie im CO_2-Bad; der Blutdruck bleibt entweder gleich oder er wird erniedrigt, namentlich ist dies bei pathologischen Blutdruckerhöhungen der Fall. Auf das Nervensystem übt das O-Bad eine beruhigende Wirkung aus. Das Sauerstoffbad unterscheidet sich also in mancher Beziehung von dem CO_2-Bade, und seine Indikationen sind daher auch zum Teil andere; eine regulatorische Wirkung auf den Kreislauf und eine direkte Herzwirkung kommt jedoch auch den Sauerstoffbädern zu, nur ist sie, wie alle anderen Wirkungen der O-Bäder, quantitativ schwächer als die der CO_2-Bäder.

Von praktischer Bedeutung ist ferner auch, daß im Sauerstoffbäde die Schädlichkeit einer eventuellen Einatmung des Gases durch den Patienten naturgemäß wegfällt. Eine Resorption des Sauerstoffes durch die Haut ist nicht nachgewiesen worden.

Das O-Bad ist bei solchen Erkrankungen des Zirkulationssystemes indiziert, wo Blutdruckerhöhungen zu vermeiden sind oder bekämpft werden müssen (Arteriosklerose usw.); ferner kommt es in Betracht, wenn zu Beginn einer Bäderbehandlung von Herzkranken zunächst ein milderer Eingriff, als es die CO_2-Bäder sind, angezeigt ist, oder wo die letzteren wegen nervöser Komplikationen des Herzleidens vermieden werden müssen. Vor allem aber dient es als Beruhigungsmittel bei nervösen Erregungszuständen, insbesondere auch zur Behandlung vasomotorischer Neurosen, klimakterischer Beschwerden u. dgl.

Schließlich wird, nach ursprünglicher Empfehlung von Senator und

Schnütgen,[1] auch die atmosphärische Luft zur Herstellung von Gasbädern benutzt. Zu diesem Zwecke kann entweder die Luft mittels eines kleinen, elektrisch betriebenen Kompressors unter Druck gesetzt und dann mittels des oben geschilderten Verteilers in die Wanne geleitet werden, oder es werden solche Luftperlbäder oder Luftsprudelbäder durch eine von dem Mechaniker Ernst Weber in Zürich konstruierte Vorrichtung erzeugt, die auf dem Prinzipe des Wasserstrahlgebläses beruht, wobei die angesaugte Luft in einem Nebenrohre durch den Druck des Wassers komprimiert und dann mittels Verteilers in die Wanne geleitet wird. Der Apparat[2] läßt sich an jede Wasserleitung anschließen.

Die auf diese Weise hergestellten Luftperlbäder sind, wie die genannten Autoren nachgewiesen haben und wie wir aus langer Erfahrung bestätigen können, in ihrer Wirkung den O-Bädern ganz ähnlich. Ihr Betrieb ist, wenn man von den Anschaffungskosten des Apparates absieht, naturgemäß ein sehr billiger.

Anhang.

Schaumbäder.

Zur Herstellung eines solchen Bades wird in eine Badewanne heißes Wasser von 42^0 Temperatur nur bis zu einer Höhe von ca. 5—10 cm eingeleitet und dem Wasser ein kleines Weinglas voll des flüssigen Sandorschen Schaumentwicklers (einer saponinhaltigen Flüssigkeit[3]) zugesetzt. Hierauf wird durch eine Verteilerplatte mit Bambusstäben, wie sie oben beschrieben ist, komprimierte Luft durch das Wasser hindurchgeblasen, wodurch sich ein feinperliger, dichter Schaum bildet, der die Wanne allmählich bis zu ihrem Rande füllt. Die Temperatur des Schaumes beträgt etwa $32—35^0$. Der Patient sitzt also in einen Mantel von warmem Schaum eingehüllt, nur die Rückseite der Beine und die Gesäßhaut kommen mit dem warmem Wasser in Berührung. Die Dauer eines Schaumbades beträgt durchschnittlich $1/_2$ Stunde. Die Eigenart des Schaumbades besteht darin, daß in einem Medium von verhältnismäßig niedriger Temperatur, dem Schaum, das aber subjektiv als warm empfunden wird, auf schonende Weise ein reichlicher allgemeiner Schweißausbruch erzielt werden kann. In seinen physiologischen Wirkungen steht das Schaumbad in der Mitte zwischen warmem Wasserbad und entsprechend temperiertem Luftbad, bei hoher Schaumtemperatur zwischen heißem Vollbad und Heißluftbad (Groedel und Wachter[4]). Die Erhöhung des Gasstoffwechsels im Schaumbade ist nur vorübergehend (W. Löwenstein[5]). Da im Schaumbade trotz des intensiven Schweißverlustes die Kreislauforgane verhältnismäßig wenig angegriffen werden und eine blutdruckerhöhende Wirkung fehlt (Fürstenberg und Behrend[6]), so ist es besonders zur Behandlung der Fettleibigkeit als mildes hydriatisches Entfettungsmittel empfohlen worden. Wir können aus Erfahrung bestätigen, daß das Schaumbad als Unterstützungsmittel bei diätetischen Entfettungskuren oft recht brauchbar ist. Doch muß betont werden, daß die angreifende Wirkung auf das Allgemeinbefinden und die Kreislauforgane zwar geringer ist als bei vielen anderen Schwitzprozeduren, aber keineswegs völlig fehlt.

---

[1] Dtsch. med. Wschr. **1909**, Nr. 35.
[2] W. Rudolph & Co., Berlin-Schöneberg, Stierstraße 5.
[3] Sandor-Schaumbad, J. Zimmermann, Dresden A 24, Feldschlößchenstr. 1.
[4] Z. physik. Ther. **36**, 189 (1929).
[5] Ebenda **35**, 233 (1928).
[6] Dtsch. med. Wschr. **1927**, Nr. 32.

3. Solbäder.

Solbäder werden entweder in Badeorten mit natürlichen Solquellen gegeben oder auf künstliche Weise durch Auflösung von 3—6 kg Kochsalz, Seesalz oder Staßfurter Salz im Wasser einer Wanne hergestellt. Berechnet man den Inhalt einer Wanne auf etwa 200—300 l, so ist darnach die Menge des zuzusetzenden Salzes zu bestimmen, unter Berücksichtigung, daß 1—2%ige Solbäder zu den schwächeren, 2—4%ige zu den stärkeren Solbädern zu zählen sind; Solbäder über 4% werden außerhalb der Badeorte wohl selten Anwendung finden und sind wegen ihrer stark hautreizenden Wirkung nur mit Vorsicht zu gebrauchen. Anderseits vermeide man es, zu wenig Salz im Wasser aufzulösen, denn erst 3 kg Salz geben z. B. im Badewasser einer großen Wanne ein 1%iges Bad. Der Hauptbestandteil aller Solquellen ist das Kochsalz, daneben sind in mehr oder minder starkem Maße auch andere Chloride, wie Chlorkalium, Chlorkalzium und Chlormagnesium, enthalten. Im Staßfurter Salz und noch mehr in dem jetzt an seiner Stelle verwendeten Stabasa-Salz überwiegen die sonstigen Chloride vor dem Chlornatrium. Einige natürliche Quellen enthalten auch geringe Mengen von Jod oder Brom.

Außer dem Salz wird auch Mutterlauge zur Bereitung von Solbädern verwandt, die aus der durch Einkochen konzentrierten Sole von Kreuznach, Reichenhall und anderen Badeorten gewonnen wird. Sie enthält 30—40% feste Bestandteile. Man setzt zu einem Vollbade 3—5 l Mutterlauge, zu einem Sitzbade 1—2 l Mutterlauge hinzu. Zuweilen wird außerdem noch etwas Badesalz hinzugefügt. In Badeorten wird außerdem auch die sogenannte konzentrierte Sole, die aus den Gradierwerken gewonnen wird und die etwa 15—20% Salz enthält, zur Bereitung von Bädern benutzt. Je nach der Stärke der Sole und der Größe der Badewanne fügt man 20—30 l Sole zum Badewasser hinzu.

Die Temperatur, in der die Solbäder gegeben werden, beträgt in der Regel 33—35⁰. Bei rheumatischen oder neuralgischen Leiden verwendet man aber auch höhere Temperaturen, bis 37 und 38⁰. Die Dauer beträgt 10—20 Minuten.

Die Wirkungen der Solbäder beruhen auf den Veränderungen der Durchblutung und der chemischen Gewebskonstitution, die unter dem Einflusse des salzhaltigen Wassers während und nach dem Solbade im Hautorgane vor sich gehen. Die verstärkte Durchblutung der Haut zeigt sich in einer Erhöhung der Hauttemperatur, die nach den Untersuchungen von Krauel[1] noch über $1^1/_2$ Stunden nach dem einzelnen Bad anhält und nach einer Kur von 12 Solbädern noch bedeutend mehr in Erscheinung tritt. Nach einfachen Wasserbädern von gleicher Temperatur fehlt diese Wirkung. Ebenso zeigt das kapillarmikroskopische Bild eine erhebliche Änderung der Durchblutungsverhältnisse nach Solbädern, und zwar sind nach bei uns angestellten Untersuchungen von Lendel[2] diese Veränderungen am stärksten ausgeprägt nach mit Staßfurter Salz (Stabasa) bereiteten Bädern.

---

[1] Dtsch. med. Wschr. **1931**, Nr. 19.
[2] Z. physik. Ther. **45**, 85 (1933).

Nach einer früheren von Frankenhäuser aufgestellten Theorie beruht die verstärkte Hautdurchblutung nach einem Solbade darauf, daß die nach dem Bade der Haut noch anhaftenden, stark hygroskopischen Salzkristalle Wasser an sich ziehen und daher die Körperoberfläche während einer Solbadekur gleichsam von einer Dunstatmosphäre umgeben ist, in welcher die Hautgefäße sich erweitern. Diese Theorie ist neuerdings von Cobet und Kionka[1] bestritten worden, weil in Versuchen über die Beeinflussung der Wärmeabstrahlung der Haut durch künstlich auf die Haut gebrachte Salzschichten keine wesentlichen Veränderungen gefunden wurden. Auch Harpuder[2] bestreitet die Richtigkeit der Frankenhäuserschen Theorie, der er seine Befunde von Veränderungen im Chemismus der Haut nach salzhaltigen Bädern gegenüberstellt. Immerhin sprechen die oben erwähnten Befunde Lendels von der starken Wirkung gerade der hygroskopischen Salzbestandteile des Staßfurter Salzes auf die Hautdurchblutung dafür, daß die Frankenhäusersche Theorie neben den neueren Auffassungen über den Mechanismus der Solbäderwirkung nicht ganz abzulehnen ist.

Zu der Veränderung der Durchblutung und des Wärmehaushaltes der Haut kommt als zweiter Faktor die Änderung der chemischen Gewebskonstitution der Haut hinzu, wie sie von Harpuder bei Mineralbädern als Folge eines Ionenaustausches zwischen Hautgewebe und Badeflüssigkeit nachgewiesen worden ist. Die Veränderungen sind naturgemäß besonders stark in den im Verhältnis zu sonstigen Mineralbädern erheblich salzhaltigen Solbädern. Die Folge der Beeinflussung von Durchblutung und Gewebskonstitution der Haut sind nun Änderungen der Stoffwechselvorgänge. Die für warme Bäder konstatierte Herabsetzung des Blutzuckergehaltes und Zunahme der alkalischen Reaktion der Körpersäfte, wie sie in der allgemeinen Einleitung geschildert wurde, zeigt sich bei Anwendung der Solbäder besonders eindrucksvoll. Die Solbäder sind somit, wie H. Vogt[3] hervorhebt, besonders geeignet, um einen Einfluß auf das vegetative System zu erzielen. Auch der Eiweiß- und der Gasstoffwechsel erleiden durch Solbäder Veränderungen.

Die hierbei erhobenen Befunde sind allerdings nicht eindeutig und hängen offenbar von der Konstitution der Versuchspersonen (meistens Kinder) ab. Die früheren Befunde von Schkarin und Kufajeff sowie von Langstein und Rietschel, welche für eine erhöhte Eiweißzersetzung nach einer Solbäderkur zu sprechen schienen, werden jetzt von Rietschel selbst[4] nicht mehr als sicher beweisend angesehen. Rietschel konnte bezüglich des Gasstoffwechsels sogar eine Herabsetzung des Grundumsatzes, wenn auch nicht erheblichen Grades, nach dem einzelnen Bade feststellen. Er schließt daraus, daß das Solbad bei manchen Individuen die Stoffwechselvorgänge abdämpfen und herabsetzen könne.

Im ganzen läßt sich die Wirkung der Solbäder als eine Umstimmung der Stoffwechsel- und Wärmehaushaltfunktionen des Körpers charakterisieren, die Ausschläge nach beiden Seiten hin ergeben kann. In praktischer Hinsicht resultiert daraus, daß die Solbäder zwar eine angreifende und momentan ermüdende Wirkung auf den Patienten

---

[1] Ebenda **36**, 160 (1929).
[2] Dtsch. med. Wschr. **1930**, Nr. 17/18.
[3] Z. physik. Ther. **36**, 143 (1929); Dtsch. med. Wschr. **1930**, Nr. 17/18.
[4] Z. physik. Ther. **41**, 183 (1931).

ausüben, kurgemäß angewandt aber häufig eine Gewichtszunahme herbeiführen, als sichtbarstes Zeichen der roborierenden Wirkung.

Auch der Wasserhaushalt wird nach Ley[1] durch eine Solbäderkur beeinflußt, indem die Diurese vermehrt wird und zugleich die extrarenale Wasserausscheidung im Verhältnis zur Nierenausscheidung zunimmt. Nach Heller wird ferner die Phagozytose durch die Solbäder angeregt, was für die praktische Anwendung dieser Bäder bei chronischen Eiterungen neben ihrer allgemeinen resistenzerhöhenden Wirkung von Bedeutung ist.

Die Herztätigkeit und der Blutdruck werden durch Solbäder, die keine Kohlensäure enthalten, erheblich weniger als durch CO_2-Bäder alteriert; doch findet sich auch nach Solbädern (sowohl kühlen wie indifferent warmen) gewöhnlich eine leichte Pulsverlangsamung und primäre Blutdruckerhöhung sowie eine Änderung des Elektrokardiogrammes in ähnlichem Sinne wie nach CO_2-Bädern. In Verbindung mit Kohlensäure befördert und unterstützt der Salzgehalt des Badewassers die CO_2-Wirkung, vor allem die Resorption des Gases durch die Haut und die regulierende Wirkung auf den Blutdruck.

Ähnlich wie die Solbäder wirken die Seebäder, die einen Salzgehalt von 1—4% aufweisen (Nordsee, Atlantischer Ozean, Mittelmeer und Adriatisches Meer 3—4%. Ostsee 0,8—1,7%). Allerdings kommen hier zu der Solbäderwirkung noch die Einflüsse der starken Luftbewegung und der kühlen Wassertemperatur hinzu. Darauf mag zurückzuführen sein, daß Löwy und Franz Müller nach Seebädern eine deutliche Erhöhung des respiratorischen Stoffwechsels konstatieren konnten, die für einfache Solbäder nicht feststeht.

4. Schwefelbäder.

Künstliche Schwefelbäder werden in der Weise hergestellt, daß entweder 100 g Schwefelleber oder 30—50 g Kalium sulfuratum pro balneo dem Badewasser zugefügt werden. Da in solchen Bädern eine beträchtliche Schwefelwasserstoffentwicklung erfolgt, so dürfen sie nur in Holz- oder gut emaillierten Metallwannen gegeben werden. Außerdem empfiehlt es sich, alle im Badezimmer befindlichen Metallteile durch Umwicklung mit Tüchern od. dgl. gegen den Schwefelwasserstoff zu schützen und den Baderaum gut zu durchlüften. Diese Nachteile werden vermieden bei Verwendung verschiedener neuerer Präparate, wie Sulfmutat, Sulfur colloidale und vor allem von Thiopinol (Matzka), einer Verbindung von Schwefel mit aromatischen Stoffen, die, dem Badewasser zugefügt, nur wenig Schwefelwasserstoff entwickeln. In ihrer therapeutischen Wirkung stehen diese Präparate, vor allem das Thiopinol, den erstgenannten künstlichen Schwefelbädern nicht nach.

Die Heilwirkung der Schwefelbäder ist empirisch vor allem bei rheumatischen, gichtischen und neuralgischen Erkrankungen sowie bei Hautkrankheiten seit alter Zeit erprobt. Ferner werden namentlich die natürlichen Schwefelthermalbäder in der Syphilisbehandlung zur Unterstützung der merkuriellen Kur viel benutzt. Die therapeutischen Wirkungen kommen

---

[1] Z. physik. Ther. **35**, 47 (1928).

bei diesen Kuren teils durch Inhalation von Schwefelwasserstoff im Bade sowie durch Einverleibung des Schwefels bei einer eventuellen gleichzeitigen Trinkkur zustande, teils aber findet auch eine Resorption des Schwefels durch die Haut im Bade in Form von Schwefelwasserstoff statt, wie von Maliwa[1] erstmalig nachgewiesen wurde. Dabei spielt nicht nur der ursprünglich im Bade enthaltene SH_2 eine Rolle, sondern aus Niederschlägen des Schwefels in kolloidaler Form auf der Hautoberfläche entwickelt sich durch die Tätigkeit des Hautgewebes weiterer Schwefelwasserstoff.

Als besondere Wirkung der Schwefelbäderkuren ist vor allem eine Erhöhung des Grundumsatzes zu nennen, die nach etwa 3 Wochen eintritt, worauf dann später wieder eine Anpassung des Umsatzes an den Schwefeleinfluß folgt (W. Heubner[2]). Die Einwirkung der Kur bei der Syphilis beruht teilweise darauf, daß durch den aufgenommenen Schwefel die Wirkung des Quecksilbers abgeschwächt wird, indem sich der Schwefel mit dem Metall zu dem unlöslichen Quecksilbersulfid verbindet. Außerdem wird die Ausscheidung des Quecksilbers und anderer Metalle (Arsen, Wismuth) durch die Nieren und auch durch die Haut (Delbanco und E. F. Müller[3]) durch Schwefelkuren gefördert, so daß größere Dosen des Quecksilbers ohne schädliche Nebenwirkung vertragen werden können. Im übrigen übt die Schwefelbäderkur in der Syphilisbehandlung auch eine indirekte Wirkung aus, weil sowohl die Temperaturwirkung des Bades wie die spezifische Schwefelwirkung auf das Allgemeinbefinden, die Kreislauf- und Stoffwechselvorgänge einen anregenden Einfluß ausüben (Bruck[4]). In diesem Zusammenhang ist es von Interesse, daß nach Befunden von G. Jacoby[5] sich in den Geweben nach Schwefelbädern ein erhöhter Adenylsäuregehalt findet, welcher nach H. Freund[6] als erste Phase der Wirkung einer unspezifischen Reizkörpertherapie anzusehen ist.

In Bad Wiessee sowie in verschiedenen russischen, stark schwefelhaltigen Thermalbadeorten sind seit langem gute Erfolge bei Herz- und Gefäßkrankheiten beobachtet worden. Neuerdings haben Königsbeck[7] sowie Waledinski[8] nachweisen können, daß SH_2-haltige Bäder (auch künstliche) auf den Blutdruck, die Durchblutung der Koronargefäße und die allgemeinen Kreislaufverhältnisse überhaupt einen regulierenden und anregenden Einfluß ausüben.

5. Aromatische Bäder.

Unter den aromatischen Bädern sind die bekanntesten und wohl auch wirksamsten die Fichtennadelbäder, die durch Zufügen von 150—200 g käuflichem Fichtennadelextrakt zum Badewasser hergestellt werden. Das Wasser nimmt dabei eine dunkelbraune Farbe an, schäumt stark und entwickelt einen angenehmen, sehr erfrischenden Geruch. Die Bäder, die in einer Temperatur von 34—37⁰ genommen werden, wirken einerseits auf psychischem Wege durch den anregenden und zugleich beruhigenden Einfluß, den der Geruch nach Nadelholzöl auf viele Individuen, namentlich auf Nervöse, ausübt. Doch dürfte auch der Hautreiz bei diesen Bädern nicht außer acht zu lassen sein, und

---

[1] Med. Klin. **1926**, Nr. 22.
[2] Dtsch. med. Wschr. **1926**, Nr. 19.
[3] Z. physik. Ther. **31**, 485 (1926).
[4] Z. exper. Path. u. Ther. **6**, H. 3.
[5] Schwefelbäderwirkung. Dissertation. Münster. 1934.
[6] Münch. med. Wschr. **1933**, Nr. 30.
[7] Med. Welt **1933**, Nr. 28.
[8] Z. physik. Ther. **45**, 33 (1933).

darauf beruht offenbar der günstige Einfluß des Zusatzes von Fichtennadelextrakt zu höher temperierten Bädern bei **rheumatischen und neuralgischen Leiden**.

Auch den **Lohtanninbädern** kommen ähnliche Wirkungen zu. Sie werden hergestellt durch Zufügen von 2—3 kg Gerberlohe zum Badewasser; meistens wird dazu aber ein fertiges Präparat benutzt, das aus gleichen Teilen von Eichenrinden- und Fichtennadelextrakt besteht und in einer Menge von ca. 200 g dem Bade zugesetzt wird. In ähnlicher Weise, wenn auch schwächer und hauptsächlich durch ihren Geruch, wirken die namentlich in der Laienmedizin so beliebten **Kräuterbäder**; sie werden hergestellt durch Abbrühen von $^1/_2$—1 kg verschiedener aromatischer Kräuter (Pfefferminz, Rosmarin, Thymian, Gewürznelken usw.) mit etwa 4 l Wasser. Die Kräuter werden zu diesem Zweck in ein Säckchen getan und die Brühe dann dem Badewasser zugesetzt; statt dessen kann man auch spirituöse Extrakte der Kräuter (50—150 g) oder Spiritus aromaticus benutzen. **Heublumen-** und **Haferstrohbäder** werden auf ähnliche Weise wie die Kräuterbäder hergestellt.

Viel im Gebrauch sind außerdem fertige Präparate in flüssiger oder Tablettenform, die als **Ersatz für das Fichtennadelextrakt** benutzt werden (Pinofluol, Fluidosan, Fluinol, Silvanaextrakte usw.). Der Ersatz ist aber nur bezüglich des **Geruches** der Fichtennadelbäder ein vollwertiger; der **Hautreiz**, den das Extrakt selbst ausübt, fällt bei diesen Präparaten fort.

6. Bäder mit milderndem Zusatz und hautreizende Bäder.

Um den Hautreiz, den reines Wasser ausübt, besonders wenn es stark kalkhältig ist, zu mildern, sowie speziell zu dermatologischen Zwecken (Ekzembehandlung) werden **Kleiebäder** als Vollbäder oder Lokalbäder viel verwandt. Zum **Vollbade** wird eine Abkochung von 1—2 kg Weizenkleie in 4—6 l Wasser dem Bade zugesetzt; für Lokalbäder, Fuß- oder Handbäder, verwendet man eine Abkochung von $^1/_2$—1 kg Kleie. Außer Kleie wird auch **Malz** als reizmilderndes Mittel benutzt (2—3 kg Malz werden in 4—6 l Wasser gekocht, die Abkochung nach Durchseihen zugesetzt).

Als energischeste **hautreizende Bäder** dienen die **Senfmehlbäder**. Man stellt sie her durch Anrühren von 100—200 g Senfmehl mit kaltem oder lauem Wasser, bis ein dicker Brei entsteht; derselbe wird in Leinwandsäckchen gebracht und diese Säckchen werden im Badewasser ausgedrückt. Weniger wirksam ist der Zusatz von 200 g **Senfspiritus** zum Bade. Die Senfmehlbäder üben einen sehr starken Hautreiz aus, der neben der Wirkung auf Herzaktion, Respiration und Nervensystem auch zur Folge hat, daß in heißen Senfmehlbädern der Stoffwechsel erheblich mehr erhöht wird als in entsprechenden Wasserbädern (H. Winternitz).[1]

Zu den hautreizenden Bädern sind auch die von H. Stabel und W. Arndt[2] zuerst empfohlenen **Transkutan-Bäder** zu rechnen. Das Präparat, das verschiedene ätherische pflanzliche Öle, natürlichen Kampfer und einen organischen Katalysator enthält, welche Substanzen in einem Solekonzen-

---

[1] Über Senfwasser-Einwicklungen Näheres bei Besprechung der Masernbehandlung.

[2] Dtsch. med. Wschr. **1924**, Nr. 51.

trat der Kreuznacher Quellen suspendiert sind, wird einem allmählich innerhalb von 10 Minuten von 37⁰ auf 39—40⁰ erwärmtem Vollbade zugesetzt. Nach dem Zusatze verbleibt der Patient noch etwa 10—15 Minuten im Bade; er verspürt zunächst, trotz der warmen Wassertemperatur, ein Kältegefühl auf der Haut (Mentholwirkung?), dann beginnt ein Gefühl des Brennens, das sich nach Verlassen des Bades in der nachfolgenden, etwa einstündigen Schwitzpackung noch verstärkt; die Haut zeigt dabei häufig eine lebhafte Rötung. Die Transkutanbäder haben sich uns bei hartnäckigen rheumatischen und namentlich bei neuralgischen Leiden in vielen Fällen sehr gut bewährt.

7. Balneologische Anwendung radioaktiver Substanzen.

a) Wesen der Radiumemanation.

Die Radiumemanation ist bekanntlich ein Umwandlungsprodukt des Radiums. Sie entsteht infolge des ständigen Zerfalles des Radiums neben den α-, β- und γ-Strahlen ständig überall da, wo das Radium selbst oder Radiumsalze oder auch sonstige radiumhaltige Substanzen, z. B. radiumhaltiges Gestein (Uranpechblende) vorhanden sind. Wir müssen uns die Radiumemanation als ein Gas vorstellen, das sich aber nicht nur der Luft, sondern auch Flüssigkeiten und festen Körpern mitteilen kann und diesen, wenn auch nur in abgeschwächtem Maße, die Eigenschaften des Radiums selbst verleiht, d. h. sie radioaktiv macht. So entsteht z. B. die Radioaktivität von Quellwässern oder von Grubenwasser dadurch, daß diese Flüssigkeiten unter der Erde mit radiumhaltigem Gestein in Berührung kommen. Auch die Quellgase werden in solchen Fällen radioaktiv.

Im Gegensatz zum Radium selbst besitzt nun die Radiumemanation nur eine kurze Lebensdauer, da sie auch ihrerseits in ständigem schnellen Zerfall begriffen ist. Nach $3^{1}/_{2}$ Tagen ist die Radioaktivität emanationshaltiger Substanzen bis auf die Hälfte ihres ursprünglichen Wertes reduziert und nach einer Woche vollständig verschwunden, falls nicht die betreffende Substanz Spuren von Radium selbst enthält, das dann seinerseits immer neue Radioaktivität erzeugen kann. Daraus resultiert die geringe Haltbarkeit radiumemanationshaltiger Wässer.

Der Nachweis und die Messung der Radioaktivität geschieht unter Nutzbarmachung des Umstandes, daß die Radiumemanation vermöge der ständig von ihr ausgehenden elektropositiven α-Strahlen die Eigenschaft hat, die Luft für den elektrischen Strom leitend zu machen, d. h. zu ionisieren. Ein aufgeladenes Elektroskop entlädt sich also in emanationshaltiger Luft, und zwar entspricht die Geschwindigkeit und der Grad des Spannungsabfalles der Menge der in der Luft enthaltenen Emanation. Auf diese Weise läßt sich der Emanationsgehalt sehr genau berechnen. Zur Untersuchung von Flüssigkeiten verfährt man dabei in der Weise, daß durch Ausschütteln der Flüssigkeit in einem geschlossenen Gefäß, das etwa nur zu einem Drittel gefüllt ist, die gashaltige Emanation in die darüber gelegene Luftschicht gebracht und ihr Ionisierungsvermögen dann durch ein am Deckel des Gefäßes angebrachtes Elektroskop gemessen wird (Fontaktoskop, Abb. 39).

Als Maßeinheit für Messung der Radioaktivität dient die Macheeinheit (M. E.). Bei sehr stark radioaktiven Substanzen bedient man sich statt dessen auch der elektrostatischen Einheit als Maß (e. S. E.), wobei 1 e. S. E. = 1000 M. E. ist.[1]

Da die Radiumemanation auf der ganzen Erde ungemein verbreitet ist, so gibt es kaum ein Quellwasser, das ganz frei davon wäre, und auch die natürlichen Heilquellen enthalten fast durchweg Radiumemanation in mehr oder minder großer Menge. Eine praktische Bedeutung erhält die Radioaktivität aber nur bei solchen Heilquellen, deren Emanationsgehalt ein gewisses Minimum überschreitet, das etwa bei 30 M. E. im Liter Wasser liegt. Daneben spielt aber auch die Radioaktivität der Quellsalze und der Quellgase eine Rolle; dieselbe übertrifft z. B. bei den Kreuznacher und den Teplitzer Quellen den Emanationsgehalt des Quellwassers selbst erheblich. Die höchste Radioaktivität findet sich unter den Heilquellen des deutschen Sprachgebietes in Gastein (Grabenbäcker Quelle, 155 M.E.), Baden-Baden (Büttquelle, 126 M.E.) und in Landeck (Georgsquelle, 206 M.E.). Als erheblich radioaktiv sind ferner die Quellen von Teplitz-Schönau, Kreuznach, Karlsbad, Münster a. Stein, Nauheim und Soden i. T. zu nennen. Noch höhere Werte als in den bisher erwähnten Heilquellen weist das Grubenwasser von Joachimsthal in Böhmen, dem Fundort des Uranpecherzes, auf (600 M.E. im Liter), sowie die Quellen der viel besuchten „Radiumbäder" Brambach und Oberschlema, beide im Sächsischen Erzgebirge. Das Brambacher Wasser besitzt eine Radioaktivität von 2100 M.E., das Wasser der Quellen von Oberschlema eine solche von 1000—2000 M.E. im Liter.

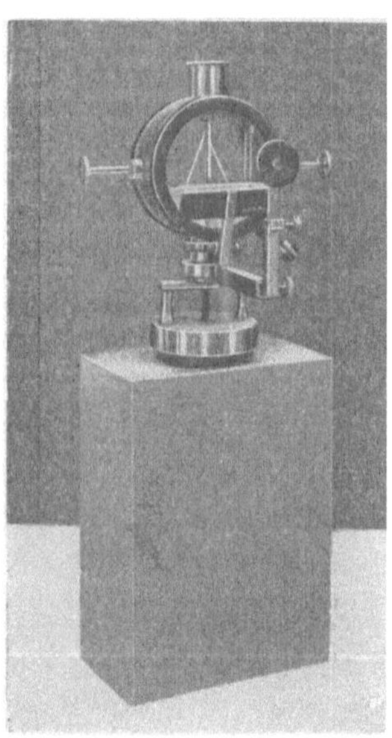

Abb. 39. Fontaktoskop (Engler und Sieveking, Braunschweig).

b) Anwendungsarten der Radiumemanation.

Die therapeutische Anwendung der Radiumemanation erfolgt auf dreierlei Weise: durch Trinken von radiumemanationshaltigem Wasser, durch Baden in emanationshaltigem Wasser und durch Inhalation von emanationshaltiger Luft. Zum Zwecke der **Inhalation** werden in Badeorten entweder die Quellgase direkt in einen geschlossenen Raum (Emanatorium) geleitet, in dem sich der Patient mehrere Stunden lang täglich aufhält, oder es wird, wie es z. B. in Teplitz der Fall ist, durch Zerstäubung des radioaktiven Quellwassers innerhalb eines Emanatoriums dessen Innenluft aktiviert. Außerhalb der Badeorte erfolgt die Inhalation ebenfalls in Emanatorien, kleineren geschlossenen Räumen, in denen ein Apparat zur Verteilung der Emanation in der Innenluft des Raumes aufgestellt ist („Radiogen"-Emanator).

---

[1] Die Verwendung von neueren Maßeinheiten wie Eman (1 Mache-Einheit = 3,6 Eman) und Milli-Curie (1 Mache-Einheit = $3,6 \times 10^{-7}$ Milli-Curie) hat sich zur Bezeichnung der Radioaktivität der Quellwässer nicht eingeführt.

Dieser Apparat besteht aus einer Reihe von einzelnen Behältern, von denen jeder eine kleine Menge Radiumsalz enthält und abwechselnd durch einen Verbindungsschlauch an eine Sauerstoffbombe angeschlossen wird. Der Sauerstoffstrom reißt aus dem Apparat Emanation mit sich und verteilt sie in der Innenluft des Behandlungsraumes. Die Radioaktivität der Innenluft eines Emanatoriums soll mindestens 8 M.E. im Liter betragen. Doch werden auch viel größere Dosen, bis zu 80 M.E. pro Liter Luft und darüber, verwandt. Die Dauer einer jeden Sitzung beträgt 2 Stunden, die Dauer einer Kur 4—6 Wochen bei täglicher Benutzung des Emanatoriums.

Die **Trinkkur** erfolgt entweder mittels der natürlichen Quell- und Grubenwässer, wofür namentlich die hochaktiven Wässer von Joachimsthal, Brambach und Oberschlema in Frage kommen; oder man bedient sich zur künstlichen Herstellung von radioaktivem Trinkwasser besonderer Aktivatoren. Solche Apparate, von der Allg. Radium A. G., der Radium-Heilgesellschaft in Berlin, der Radiumchema in Joachimsthal und anderen Firmen hergestellt, enthalten ein unlösliches Radiumsalz, das in einem Kieselgurfilter eingeschlossen ist, das seinerseits sich in einem mit Wasser gefüllten Gefäß befindet. Das Wasser wird dadurch aktiviert und kann nach jeweils 24 Stunden zum Gebrauch abgezapft werden. Es empfiehlt sich, möglichst reines Wasser zur Füllung des Apparates zu verwenden, um Verunreinigung durch Staub oder chemische Prozesse zu vermeiden. Die Dosis beträgt bei der Trinkkur 10—20000 M.E. pro Tag, doch kann man im Laufe der Kur, falls der Apparat stark genug ist, auch bis zu 50000 M.E. täglich steigen. Von manchen Autoren (Falta, Strasburger) werden noch viel höhere Dosen, bis zu mehreren 100000 M.E., zu Trinkkuren verwandt. Im Anfange der Kur empfiehlt es sich, namentlich bei Gichtkranken, mit niedrigen Dosen, etwa 5000 M.E. pro Tag, zu beginnen. Die Dauer der Kur beträgt 5—8 Wochen, doch ist in manchen chronischen Fällen eine spätere Wiederholung empfehlenswert.

Wenn das emanationshaltige Wasser auf nüchternen Magen getrunken wird, so wird es sehr schnell resorbiert und die Emanation wird sehr rasch durch die Lungen wieder ausgeschieden. Um diesen Prozeß zu verzögern und das Blut möglichst lange Zeit hindurch mit Emanation zu beladen, empfiehlt es sich daher, das emanationshaltige Wasser mit und nach den Mahlzeiten, etwa 3mal täglich, trinken zu lassen. Daneben empfiehlt P. Lazarus in manchen Fällen früh auf nüchternen Magen noch 1—2 Stunden lang alle 10 Minuten kleine Trinkdosen („Schlückchen") des radioaktiven Wassers zu nehmen, wodurch eine längerdauernde Imprägnation des Körpers mit Emanation erreicht wird („Sipping"-Kur).

Ein noch längeres Verweilen der Emanation im Körper und eine erheblich stärkere Retention derselben läßt sich erreichen, wenn man statt emanationshaltigem Wasser emanationshaltiges Öl trinken läßt (Strasburger und Vaternahm). Das Fett, das die Emanation mehr an sich bindet als das Wasser, wird im Darm langsamer resorbiert, und auch seine Spaltungsprodukte geben vermöge ihrer starken Affinität die Emanation nur langsam an die umgebende Darmflüssigkeit ab.

Die radiumemanationshaltigen **Bäder** werden entweder mit den natürlichen radioaktiven Wässern oder durch Zusatz von aktiviertem Wasser oder auch von sonstigen radioaktiven Substanzen (Kreuznacher Quellsediment) zum Badewasser bereitet. Die frühere Ansicht, daß die radioaktiven Bäder nur durch Inhalation der emanationshaltigen Luft des Baderaumes bzw. durch Strahlenwirkung der sich auf der Körperoberfläche niederschlagenden Zerfallsprodukte der Emanation (Radium A, B, C) ihre therapeutische Wirkung ausüben, muß revidiert werden. Denn durch die Arbeiten von Santholzer,[1] Janitzky, Steinke, Raschig und Wichmann,[2] J. Markl[3] und Gerke[4] wurde nachgewiesen, daß die Emanation in erheblicher Menge perkutan aus dem Badewasser in den Körper resorbiert wird (Nachweis in der Ausatmungsluft bzw. im Blute). Nach Markl genügt schon ein Gehalt von 100 M.E. im Liter Badewasser, um den Schwellwert der biologischen Wirkung der Emanation nach ihrer Resorption in das Blut zu erreichen. Dem entspricht fast genau die schon lange empirisch aufgestellte Forderung, daß die Dosis eines als wirksam anzusehenden radioaktiven Bades mindestens 30000 M.E. betragen soll (Bad von 200 l in Baden-Baden 25000 M.E., in Gastein 31000, in Landeck 41000, in Joachimsthal 120000, ein Bad von 250 l um $^1/_4$ mehr).

Häufig wird bei der Emanationsbehandlung eine Kombination der verschiedenen Applikationsarten vorgenommen. Es wird sowohl die Trinkkur mit der Badekur kombiniert als auch die Inhalationsbehandlung mit der Trink- und Badekur. In der häuslichen Behandlung kommen, da meist kein Emanatorium zur Verfügung steht, nur die Trinkkur und die Bäderkur in Frage.

Als seltenere Anwendungsart sind die subkutanen Injektionen von emanationshaltigem Wasser oder vielmehr von Wasser, das Spuren von Radiumsalzen enthält, zu nennen. Die Injektionen werden bei Arthritiden gewöhnlich in die Umgebung der erkrankten Gelenke vorgenommen. Mehr im Gebrauch sind neuerdings Injektionen (intravenös) von Radiophan, einer Verbindung von Atophan mit $^1/_{1000}$ mg Radium.

Zur örtlichen Einwirkung werden ferner vielfach Kompressen angewendet, welche die Form von flachen Säcken haben, die mit radioaktiven festen Substanzen gefüllt sind und die trocken auf die erkrankten Stellen aufgelegt werden (bei Arthritiden, Muskelrheumatismus, Neuralgien); sie bleiben dort mehrere Stunden lang oder nachtsüber liegen. Eine sehr wirksame lokale Applikationsart bilden ferner stark radioaktive Salben; die sogenannte „Radiogen-Salbe", welche in Stärken von 100 bis 1000 e. S. E. (1 e. S. E. = 1000 M. E.) pro ccm hergestellt wird, hat sich nicht nur bei den oben genannten Krankheiten, sondern auch bei Ulzerationen (z. B. Röntgenulkus), Ekzemen und anderen Hautkrankheiten und, in der hohen Dosierung, selbst bei Angiomen, Keloiden, Naevi bewährt. Ihre Indikationen decken sich vielfach mit denen der Grenzstrahlen- bzw. Röntgen-Oberflächentherapie.

Bei der Einverleibung der Radiumemanation durch Trinken oder Inhalation gelangt die Emanation in das Blut und wird auf diese Weise

---

[1] Strahlenther. **48**, 519 (1933).
[2] Klin. Wschr. **1933**, Nr. 43; Balneolog **1935**, H. 3.
[3] Strahlenther. **49**, 92 (1934).
[4] Wien. klin. Wschr. **1934**, Nr. 4.

dem gesamten Organismus und besonders auch den erkrankten Körperteilen zugeführt. Sie verhält sich im Blute wie ein sonstiges dort adsorbiertes Gas. Sie wird vor allen Dingen sehr bald durch die Lungen wieder ausgeschieden. Nach Trinken von emanationshaltigem Wasser auf nüchternen Magen erscheint die Emanation schon nach etwa 10 Minuten in der Ausatmungsluft. Durch die oben erwähnte besondere Art der Verabreichung kann man aber die Aufenthaltsdauer der Emanation im Blut erheblich verlängern. Bei der Inhalationskur richtet sich die Dauer der Beladung des Blutes mit Emanation nach der Dauer der Inhalation (gewöhnlich 2 Stunden). Neben der Ausscheidung durch die Lunge spielen die übrigen Ausscheidungswege für die Emanation nur eine untergeordnete Rolle. Nur etwa der viertausendste Teil der zugeführten Emanation wird durch die Nieren ausgeschieden, etwas erheblicher ist die Ausscheidung durch den Darm. Ähnlich liegen die Verhältnisse nach perkutaner Resorption der Emanation im Bade, während die Verweildauer im Körper nach dem Gebrauch von Bädern, die Radiumsalz enthalten, wie z. B. die Heidelberger Sole, eine viel längere ist (E. Fees).[1]

Unter den **physiologischen Wirkungen** der Radiumemanation steht in erster Linie die Beeinflussung des Stoffwechsels. Es darf jetzt als sicher gelten, daß die Harnsäureausscheidung durch Emanationszufuhr gesteigert wird und daß parallel damit der Harnsäuregehalt des Blutes nach anfänglicher Vermehrung eine Verminderung erfährt. Darauf beruht die Bedeutung der Emanationstherapie in der Behandlung gichtischer Erkrankungen. Es läßt sich dadurch aber auch das nicht seltene Auftreten eines frischen Gichtanfalles im Anfange einer Emanationskur erklären. Auch die gesamte N-Ausscheidung wird durch die Emanation erhöht, ebenso wird der respiratorische Stoffwechsel gesteigert.

Von praktischer Bedeutung ist ferner der Einfluß, den die Radiumemanation auf die Blutzirkulation ausübt und der sowohl in Tierversuchen als auch in Beobachtungen am Menschen festgestellt wurde. Die Emanation bewirkt eine Blutdruckerniedrigung, und zwar kommt diese Eigenschaft auch radioaktiven Bädern zu. Das Schlagvolumen des Herzens wird vermindert, der Puls verlangsamt. Im allgemeinen bewirken also die Applikationen von Radiumemanation eine Schonung des Zirkulationssystems (Engelmann). Die Zusammensetzung des Blutes selbst wird durch Radiumemanation in den üblichen therapeutischen Dosen in der Weise beeinflußt, daß eine vorübergehende Hyperleukozytose eintritt. Die phagozytären Vorgänge erfahren eine Verstärkung, vereinzelt findet sich auch eine Steigerung der Eosinophilie. Die roten Blutkörperchen werden durch die Radiumemanation nicht beeinflußt, während das auf das Blut viel stärker wirkende Thorium X eine Vermehrung derselben hervorruft. Die Gerinnungsfähigkeit des Blutes wird durch Radiumemanation erhöht.

Von praktischer Wichtigkeit ist ferner, daß bei Neigung zu Blutungen durch die Radiumemanation Blutungen provoziert werden können und daß bei Nierenerkrankungen die Albuminurie dadurch erhöht werden kann. Daraus ergeben sich auch die Kontraindikationen bei diesen Krankheitszuständen[2]. Auf das Nervensystem wirken kleine und mittlere

---

[1] Balneologe **1935**, H. 2.

[2] Bei einem aus Amerika gemeldeten aufsehenerregenden Todesfall nach einer Radium-Trinkkur handelte es sich um den Gebrauch eines Wassers,

Dosen der Radiumemanation beruhigend, sehr hohe Dosen können erregend wirken.

Unter den **Indikationen** der Emanationstherapie stehen die subchronischen und chronischen rheumatischen Gelenkentzündungen sowie die gichtischen Erkrankungen der Gelenke und sonstigen Organe obenan. Von den sogenannten rheumatischen Gelenkerkrankungen eignen sich besonders die chronisch-exsudativen Formen von polyartikulärem Charakter für die Emanationsbehandlung. Viel mehr refraktär, wenigstens gegen die allgemeine Einwirkung der Emanation, verhält sich die eigentliche Arthrosis deformans und überhaupt die trockene Form der Gelenkentzündung. Charakteristisch ist für die Wirkung der Emanation bei rheumatischen und gichtischen Gelenkerkrankungen sowie auch bei Neuralgien die im Anfange der Kur häufig eintretende reaktive Verschlimmerung, die dann aber oft, wenn auch nicht regelmäßig, von einer Besserung gefolgt wird. In den meisten Fällen allerdings, die durch die Behandlung nicht gebessert werden, fehlt auch die anfängliche Reaktion. Daß bei der Gicht im Anfang der Kur ein echter Anfall ausgelöst werden kann, wurde bereits erwähnt. Das Versagen der Emanationstherapie in manchen scheinbar geeigneten Fällen, zum Teil wohl bedingt durch ungenügende Dosierung, hat dazu beigetragen, das ganze Verfahren in Mißkredit zu bringen. Man ist aber immerhin berechtigt, bei hartnäckigen Erkrankungen der genannten Art einen Versuch damit zu machen.

Auch die chronischen und subchronischen Myalgien eignen sich für die Emanationsbehandlung. Bei Neuralgien sind vielfach gute Erfolge erzielt worden; neben der Trink- und Badekur kommen hier auch die radioaktiven Kompressen sowie radioaktive Salben zur Anwendung (Strasburger, Happel). Ferner wird über gute Erfolge bei den lanzinierenden Schmerzen bei Tabes berichtet. Unter sonstigen Indikationen ist dann noch die Arteriosklerose zu erwähnen, bei der, namentlich in einigen Badeorten, gute Resultate erzielt worden sind (Blutdruckerniedrigung). Ferner sind beachtenswert die Heilerfolge, welche Mittenzwey in Oberschlema bei der Psoriasis mit kombinierter Bäder- und Trinkkur erreicht hat, sowie die von Loewenthal bei der Migräne durch Inhalationskur erreichten Resultate. Die Anwendung radioaktiver Salben bei Hautkrankheiten wurde bereits weiter oben (S. 104) erwähnt.

III. Licht- und Sonnenbehandlung.

Bei der Verwendung des Lichtes zu therapeutischen Zwecken ist es von maßgebender Bedeutung, welche Qualität von Lichtstrahlen verwandt wird, ob es sich um langwellige, wärmehaltige Strahlen handelt, ob das Licht vorwiegend kurzwellige, chemisch wirksame

---

das Radiothorium in Substanz enthielt, aber nicht um eine Trinkkur mit nur Emanation enthaltendem Wasser, wie sie bei uns ausschließlich üblich ist.

und wenig oder gar nicht erwärmende Strahlen enthält, oder ob schließlich ein Gemisch von den verschiedenen Strahlenqualitäten zur Einwirkung kommt. Dieses Gemisch der verschiedenen Strahlen ist am vollständigsten in dem natürlichen Sonnenlicht enthalten, dessen sichtbares Spektrum (rot bis violett) Strahlen von einer Wellenlänge von 810—390 $\mu\mu$ (Millionstel Millimeter) umfaßt (Abb. 40). Darüber hinaus sind im Sonnenlichte noch die sogenannten ultravioletten, sehr kurzwelligen und chemisch stark reizenden Strahlen vorhanden. Sie reichen im Sonnen-

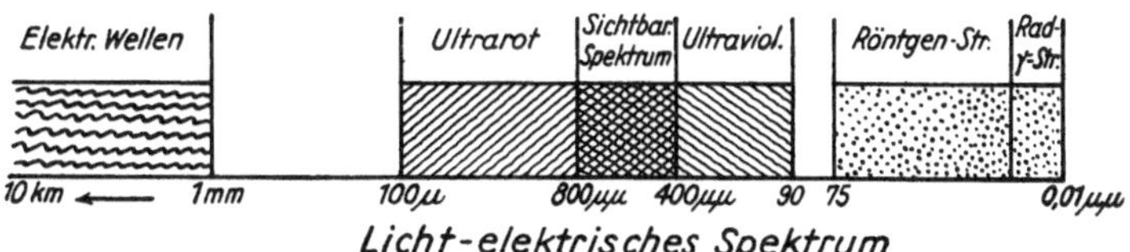

Abb. 40. Lichtelektrisches Spektrum (nach Malten, Lichttherapie).

lichte, besonders in dem der Hochgebirgssonne, bis zu einer Wellenlänge von etwa 240 $\mu\mu$; die Wellenlänge des Sonnenlichtes der Tiefebene geht nur bis etwa 310—300 $\mu\mu$ herunter, reicher an kurzwelligen Strahlen ist das reflektierte Licht am Meeresstrand. Noch kurzwelligere Strahlen sendet die Quecksilberquarzlampe aus, ihre Wellenlänge geht bis ca. 180—150 $\mu\mu$ herunter. Auf der anderen Seite des sichtbaren Spektrums des Sonnenlichtes (und aller künstlichen wärmenden Lichtquellen) finden sich die ultraroten, nicht sichtbaren Strahlen, von einer

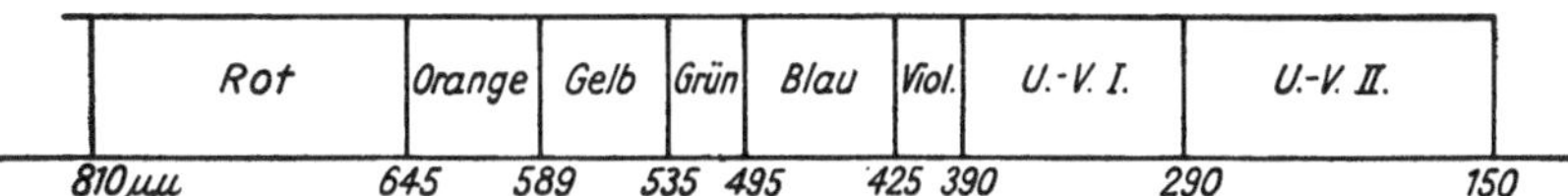

Abb. 41. Spezielles Lichtspektrum (nach Malten, Lichttherapie).

Wellenlänge von 800 $\mu\mu$ bis zu 10000 $\mu\mu$ und darüber. Sie entfalten eine starke erwärmende Wirkung namentlich auf der Oberfläche der bestrahlten Objekte. Inwieweit die Tiefenwirkung der reinen Ultra-Rot-Strahlung derjenigen der sichtbaren langwelligen Lichtstrahlen (roten und gelben) gleichkommt, darübergehen noch die Meinungen auseinander.

Die langwelligen sichtbaren Lichtwärmestrahlen haben die Eigenschaft, tief in die Gewebe einzudringen. Mit Annäherung an die kurzwelligen Strahlen, also an die violetten und ultravioletten, nimmt diese Eigenschaft ab. Dagegen kommt den kurzwelligen Strahlen die größere chemische und biologische Aktivität zu, und die Reizwirkung des Lichtes ist somit um so größer, je reicher es an ultravioletten Strahlen ist.

Nach den Untersuchungen von Hausser und Vahle liegt das Optimum der Erythem erzeugenden Ultraviolettstrahlen bei einer Wellenlänge von 297—310 $\mu\mu$.

Wenn wir uns nun zunächst mit den verschiedenen künstlichen Lichtquellen befassen, so sind als Lichtquellen für vorwiegend rote und gelbe Strahlen die Glühlampen bzw. die Metallfadenlampen anzusehen. Eine Mischung von Lichtwärmestrahlen und chemisch wirksamen Strahlen enthält das Licht der Kohlenbogenlampen. Ihr Licht ist um so reicher an ultravioletten Strahlen, mit je höherer Stromstärke sie brennen. Ganz überwiegend ultraviolettes Licht sendet die Quecksilberquarzlampe aus, deren gebräuchlichste Formen die Kromayer-Lampe und die künstliche Höhensonne repräsentieren. Ein Gemisch der verschiedenen Strahlenqualitäten, allerdings ohne die ganz kurzwelligen Strahlen, enthält wieder das Licht der neuerdings empfohlenen Ersatzapparate für die künstliche Höhensonne, der Kandemlampe, der Kadmiumlampe, der Landekerschen Ultrasonne und der Jupiterlampe.

1. Glühlichtbestrahlung.

Die Glühlichtbestrahlung wird, wenn wir von ihrer Anwendung in allgemeinen oder lokalen Lichtkastenbädern absehen, mittels Glühlampen ausgeführt, die sich im Zentrum eines parabolförmigen oder trichterförmigen Reflektors befinden. Der älteste und einfachste derartige Apparat ist die Mininsche Lampe, eine 32kerzige Glühlampe (Abb. 45).

Die Lampe wird in einer Distanz von ca. 10 cm vor den zu bestrahlenden Körperteil gehalten; ihre Wirkung ist in erster Linie eine Wärmewirkung, jedoch mit den Eigentümlichkeiten der strahlenden Wärme. Vor allen Dingen hat die Mininsche Lampe den Vorteil, daß sie oft auch in Fällen anwendbar ist, wo sonstige Wärmeprozeduren (Heißluftduschen, Dampfduschen, heiße Kompressen usw.) wegen Überempfindlichkeit des Patienten gegen Wärme nicht vertragen werden. Die Mininsche Lampe eignet sich zur Behandlung von Neuralgien oberflächlich gelegener Nerven (Trigeminus-Neuralgie, Interkostal-Neuralgie), von Muskelschmerzen, Pleuraschmerzen, von vasomotorischen Störungen, dann auch zur Behandlung von Hautkrankheiten. Das Glas der Glühbirne dieser Lampe ist in weißer, blauer oder roter Farbe gehalten; der Unterschied der Farben hat hier die Bedeutung, daß dem weißen Lichte die volle Wirkung der strahlenden Wärme zukommt, beim roten Glühlicht die penetrierenden stärker heizenden Strahlen überwiegen, während die kürzerwelligen blauen und violetten Strahlen fehlen. Das blaue Licht soll speziell anästhesierend und analgesierend wirken.

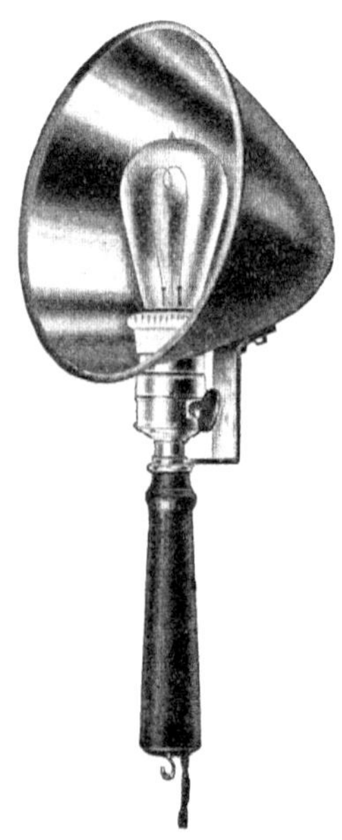

Abb. 42. Mininsche Reflektorlampe (Siemens-Reiniger).

Vor allen Dingen wird aber durch die blaue Scheibe ein Teil der Wärmestrahlen absorbiert, es kommen nur die weniger penetrierenden, oberflächlich wirkenden Strahlen des sichtbaren Spektrums zur Einwirkung, und so eignet sich die blaue Glühlichtbestrahlung namentlich für wärmeempfindliche Patienten (Trigeminus-Neuralgie); auch zur Bekämpfung von sonstigen

Neuralgien oberflächlich gelegener Nerven (Okzipital-, Interkostalneuralgien), von vasomotorischen Störungen (Erfrierungen, arteriosklerotische periphere Zirkulationsstörungen) hat sich die Blaulichtbestrahlung sehr gut bewährt.

Eine größere Intensität der Gesamtstrahlung entfalten die mit größerer Stromstärke brennenden Metallfadenlampen, deren Glashülse mit Gas (Stickstoff) gefüllt ist. Die bekannteste Lampe von diesem Typus ist die Solluxlampe der Quarzlampengesellschaft in Hanau, die in zwei Modellen hergestellt wird; die Lampe des größeren Modells (Abb. 43) sendet ein gelblich-weißes Licht von 2000 Kerzenstärke aus. Durch vorgesetzte blaue oder rote Scheiben läßt sich auch hier die Lichtwirkung bzw. Wärmewirkung in der vorstehend geschilderten Art modifizieren.

Große Verbreitung hat ferner in den letzten Jahren die Osram-Vitalux-Lampe (Abb. 44) gefunden, eine 500-Watt-Glühlampe mit Wolframfaden und einem Spezialglas, das für ultraviolettes Licht durchgängig ist. Das von dieser Lampe ausgehende intensiv weiße Licht (Augenschutz!) enthält zwar neben den Lichtwärmestrahlen auch ein gewisses Quantum von chemisch und biologisch wirksamen Ultraviolettstrahlen; jedoch tritt deren Wirkung gegenüber der Einwirkung der sichtbaren Strahlen erheblich zurück (Erythemerzeugung etwa erst nach 1 Stunde), so daß praktisch für die meisten Fälle die Vitaluxlampe unter die Lichtquellen zur Behandlung mit strahlender Wärme zu rechnen ist.

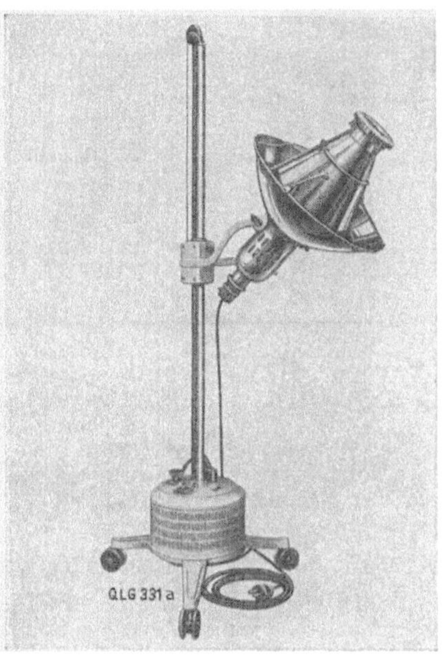

Abb. 43. Solluxlampe.

Einen gewissen, ebenfalls nicht erheblichen Gehalt an Ultraviolettstrahlen enthält auch das Licht der Spektrosol-Lampe (Siemens-Reiniger), das sich im übrigen von dem der Sollux- und Vitaluxlampe durch eine geringere erwärmende Wirkung unterscheidet. Sehr brauchbar zur therapeutischen Verwendung der Licht-Wärmestrahlen unter gleichzeitiger Möglichkeit, ihre Intensität zu modifizieren, sind die Bogenlichtscheinwerfer mit vorgesetzter roter oder blauer Scheibe. (Das weiße Licht ist wegen der zu großen Hitzewirkung hier nicht verwendbar.) Sie sind aber, teils wegen der Höhe der Betriebskosten, teils auch weil sie in wirksamer Weise nur mit Gleichstrom betrieben werden können, in letzter Zeit ganz aus dem Gebrauch gekommen.

Die Indikationen für diese Apparate (vorwiegend Solluxlampe und bei nicht zu kleinen Bestrahlungsfeldern auch Vitaluxlampe und Bogenlichtscheinwerfer) sind da gegeben, wo starke örtliche Lichtwärmestrahlung erwünscht ist; so bei der Behandlung örtlicher rheumatischer und neuralgischer Erkrankungen, dann bei entzündlichen Affektionen der Nebenhöhlen der Nase, des Warzenfortsatzes und des Ohres, bei Furunkeln, insbesondere des Gesichtes, bei subakuten und chronischen Entzündungen der weiblichen Unterleibsorgane, bei Komplikationen der männlichen Gonorrhöe, bei Bronchialkatarrh, Bronchialasthma, Pleuritis sicca und exsudativa. In allen diesen Fällen kommt das Licht der Solluxlampe oder des Bogenlichtscheinwerfers entweder in weißer Farbe oder in roter Farbe, je nach gewünschter Intensität der penetrierenden Tiefenbestrahlung, zur Verwendung. Bei der Vitaluxlampe und der Spektrosollampe, die ja nur weißes Licht aussenden, läßt sich die Intensität durch Änderung der Distanz oder durch Stellung des Reflektors modifizieren. Auch die Blaulichtbestrahlung (Sollux oder Scheinwerfer) ist mit diesen Apparaten in wirksamerer Weise auf dem früher geschilderten Indikationsgebiet ausführbar als mit den kleinen Handlampen.

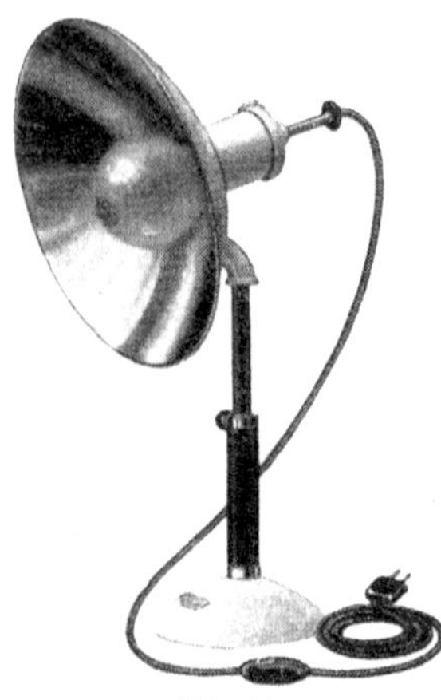
Abb. 44.
Osram-Vitaluxlampe.

Die Dauer der Bestrahlung mit diesen Lampen beträgt in der Regel 15—20 Minuten. Bei der Rot- und Weißlichtbestrahlung wird dabei die Distanz so reguliert, daß die Wärme für die Haut eben noch gut erträglich ist. (Vorsicht bei Sensibilitätsstörungen oder narbigen Veränderungen der Haut!) Bei Blaulichtbestrahlung begnügt man sich in der Regel mit einer eben deutlich wahrnehmbaren Wärme.

Spezielle Rotlichttherapie.

Bei der bisher geschilderten Anwendung der Lichtwärmestrahlen wird das rote Licht stets, wie erwähnt, so appliziert, daß eine intensive Erwärmung des bestrahlten Feldes zustande kommt, woran die von der Strahlungsquelle neben den sichtbaren roten Strahlen ausgehenden unsichtbaren ultraroten Strahlen einen erheblichen Anteil haben. Dieser Anteil beträgt nach Coblentz bei künstlichen Licht-Wärmestrahlen 80—90% der Gesamtstrahlung, beim Sonnenlicht 60%. Man kann nun die Bestrahlungen mit dem Rotlicht einer Minin-, Sollux- oder Bogenlampe durch Vergrößerung der Entfernung oder Verstellung des Reflektors so gestalten, daß eine nennenswerte Erwärmung nicht mehr erfolgt, und ebenso gibt es besondere, mit Neongas gefüllte Rotlichtlampen, deren Strahlen überhaupt keine Erwärmung verursachen. Diese Verwendung des reinen Rotlichtes, auch kalten Rotlichtes genannt, zeigt in ihren Wirkungen und Indikationen manche Besonderheiten.

Die Eigentümlichkeit des kalten Rotlichtes ist zunächst eine negative. Sie beruht auf dem völligen Fehlen irgendwelcher oberflächlicher Reizwirkungen in dem chemisch inaktiven roten Strahlenbereich; die Wirkung dieser negativen Bestrahlung wird noch erhöht, wenn sie unter Ausschluß des diffusen Tageslichtes im Dunkelzimmer vorgenommen wird. Nach diesem Prinzip hat Finsen die Behandlung von Pockenkranken zur Verhütung bzw. Milderung der Vereiterung der Pusteln durchgeführt. Die Patienten wurden in einem Raume gehalten, der sein Licht ausschließlich durch rote Fensterscheiben bzw. durch rote Lampen erhielt. Auch die Umwicklung von Vakzinationspusteln mit roter Gaze ist von anderer Seite empfohlen worden. Wenn auch die Urteile über die Erfolge der Finsenschen Methode bei Pocken verschieden lauten[1], so ist doch das Prinzip dieses Verfahrens auch bei der Behandlung anderer mit Hautreizung verbundener Affektionen befolgt worden. So empfiehlt Thedering[2] die kalte Rotlichtbestrahlung mittels einer Kohlen- oder Metallfadenglühlampe, neuerdings auch mit einer besonderen Novolux genannten Lampe (Abb. 45), zur Behandlung von Lichtentzündungen der Haut, nässenden Ekzemen, pustulösen Hautausschlägen, von Erysipel und Pemphigus. Nagelschmidt[3] bediente sich zu ähnlichen Zwecken einer kleinen Neonlampe.

Darüber hinaus läßt sich die kalte Rotlichtbestrahlung auch zur Erzielung einer entzündungswidrigen Tiefenwirkung verwenden, die ohne Erwärmung oder sonstige Beeinflussung der Hautoberfläche zustande kommt. Es ist auf diese Weise möglich, auch von Körperhöhlen aus (Vagina, Rektum) die Bestrahlung vorzunehmen. Als Lichtquelle dient dazu die Frigisolarlampe, eine mit Neongas gefüllte Glasröhre, die unter hoher Spannung von 3000—4000 Volt brennt (Anschluß an ein Induktorium). Mit dieser Lampe hat zuerst v. Bardeleben[4] bei chronisch-entzündlichen Erkrankungen der Adnexe und des Uterus sowie bei verschiedenen Affektionen der Scheidenschleimhaut und der Portio sehr gute Erfolge erzielt. Systematisch wurde dann die Wirkung der Frigisolarlampe hauptsächlich von H. Cramer studiert[5]. Cramer hält diese Wirkung für eine unspezifische, hervorgerufen durch die in die Tiefe eingedrungenen Rotstrahlen und u. a. erkennbar an der Veränderung des weißen Blutbildes. Auch Jezierski[6] hatte schon früher eine erhebliche Beeinflussung der Bewegungs- und Teilungsfähigkeit der Leukozyten unter dem Einfluß des roten Lichtes beobachtet. Als hauptsächliche In-

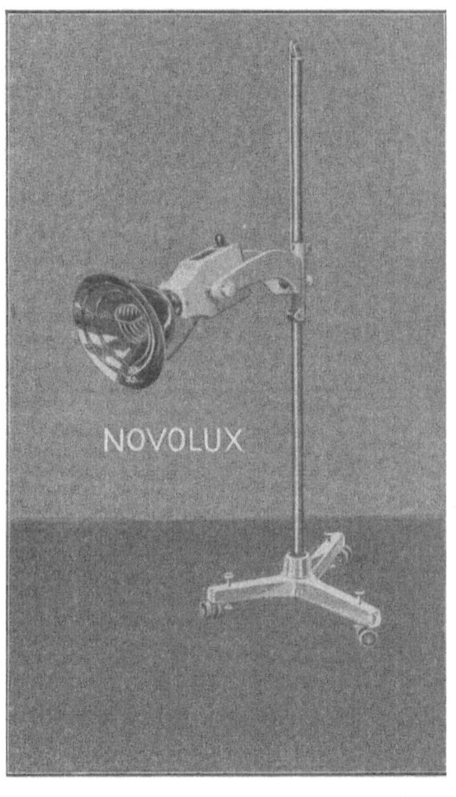

Abb. 45. Novoluxlampe (Sanitas, Berlin).

---

[1] Auch beim Säuglingserysipel hat Bessau durch Aufenthalt im Rotlichtzimmer, verbunden mit zweimal täglicher Rotlichtbestrahlung, neuerdings beachtenswerte Erfolge erzielt (zit. nach Cramer: Strahlenther. **47**, 771 (1933).

[2] Strahlenther. **47**, 780 (1933); Das Quarzlicht und seine Anwendung in der Medizin. Oldenburg: G. Stalling. 1919.

[3] Berl. klin. Wschr. **1920**, Nr. 33.

[4] Med. Welt **1928**, Nr. 46.

[5] Med. Klin. **1930**, Nr. 13; Strahlenther. **39**, 474 (1931) (zusammen mit Fechner); **47**, 771 (1933).

[6] Dtsch. Arch. klin. Med. **94**, 74 (1908).

dikationen dieser Rotlichtbehandlung, die neuerdings auch mit der Novoluxlampe (Sanitas, Berlin) ausführbar ist, nennt Cramer: Adnexitis, Prostatitis, Adhäsionsbeschwerden und Neuralgien. Ebenso hat Fraifeld[1] mit der Frigisolarbestrahlung bei Neuralgien, Prostatitis, entzündlichen Affektionen der weiblichen Genitalorgane sowie bei postoperativen Verwachsungen gute Erfolge erzielt. Bei Menorrhagien und Dysmenorrhoe wurde die äußerliche Rotlichtbestrahlung des Abdomens von H. Küstner erfolgreich angewendet[2].

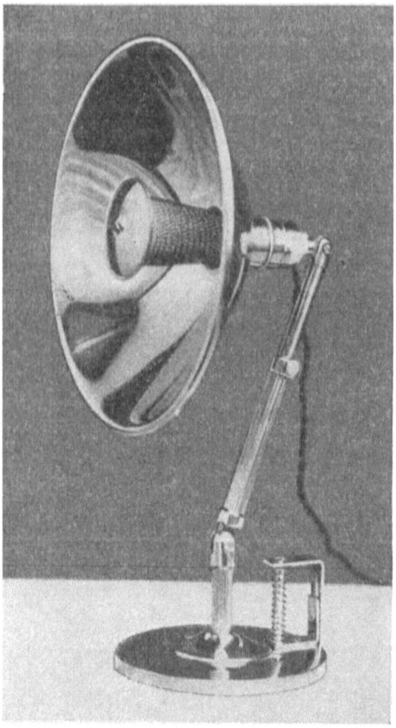

Ultrarotstrahlen.

Wie schon oben erwähnt, ist die Ultrarotstrahlung an jeder Strahlung einer Lichtwärmequelle und an deren erwärmender Wirkung in erheblichem Maße beteiligt. Von einer speziellen Ultrarotstrahlenbehandlung kann man aber nur sprechen, wenn hierbei die leuchtenden, sichtbaren Lichtwärmestrahlen, auch die gelben und roten, völlig ausgeschaltet sind, also wenn die Bestrahlung mit einem nichtleuchtenden dunklen Heizkörper vorgenommen wird. Schon der bekannte Wintersonnenapparat läßt sich zu diesem Zwecke verwenden. Eine Reihe anderer Apparate sind dazu empfohlen worden, von denen als Beispiele der Langwellenstrahler, die Profunduslampe (Abb. 46), der Dekamikron-[3] und Hexamikron-Apparat genannt seien; die beiden letzteren entsenden

Abb. 46. Profunduslampe (aus Wellisch, Die Quarzlampe).

eine Strahlung, welche verhältnismäßig wenig intensiv die Hautoberfläche erhitzt und die hauptsächlich den kurzwelligen Bereich der Ultrarotstrahlen enthalten soll. Der gesamte Bereich der Ultrarotstrahlen liegt in einer Wellenlänge zwischen 800 $\mu\mu$ und 100000 $\mu\mu$.

Es fragt sich nun, ob die ausschließlich Infrarotbestrahlung der Bestrahlung mit leuchtenden Lichtkörpern, welche rote und infrarote Strahlen aussenden, bezüglich der Tiefenwirkung gleichwertig oder gar überlegen ist.

Nach experimentellen Untersuchungen von Sonne[4], Loewy und Dorno[5], Keller[6] und H. Guthmann[7] ist dies nicht der Fall; denn diese Versuche

---

[1] Ther. Gegenw. **1932**, H. 8.
[2] Strahlenther. **47**, 759 (1933); Münch. med. Wschr. **1935**, Nr. 20.
[3] Georg Buttner, Altona, Holländische Reiche 54.
[4] Acta med. scand. (Stockh.) **54**, 353 (1921).
[5] Strahlenther. **20**, 411 (1925).
[6] In Rost und Keller: Jadassohn Handbuch der Haut- und Geschlechtskrankheiten, Bd. V, Teil 2. 1929.
[7] Strahlenther. **28**, 341 (1928).

ergaben, daß bei Behandlung mit leuchtenden Lichtquellen (Natursonne, Bogenlampe, Solluxlampe) die Tiefenerwärmung eine größere ist und sich in tiefere Gewebsschichten erstreckt als bei Bestrahlung mit nichtleuchtenden, reinen Ultrarotstrahlern, und daß die letzteren im Verhältnis zu den sichtbaren Lichtwärmestrahlen die Hautoberfläche stärker erhitzen, während die Wärmewirkung nach der Tiefe zu hier rasch abnimmt. Allerdings weichen die kurzwelligen Ultrarotstrahlen, etwa im Strahlenbereich von 760—1400 $\mu\mu$ Wellenlänge, von diesem Verhalten etwas ab; denn nach genauen Untersuchungen am Auge (Vogt, Kranz, W. Hoffmann) besitzen diese kurzwelligen Ultrarotstrahlen eine deutliche Tiefenwirkung. Sie sind in erheblichem Grade an Schädigungen der Linse und anderer tiefer gelegener Teile des Auges durch Wärmestrahlung beteiligt, während die längerwelligen ultraroten Strahlen nur die äußeren Teile des Auges (Lider, Cornea, Conjunctiva) direkt zu schädigen vermögen; in tieferen Gewebsschichten werden sie absorbiert. Für eine Tiefenwirkung des kurzwelligen Ultrarotlichtes spricht auch die Beobachtung von Head[1], daß Ultrarotstrahlen von 700—900 $\mu\mu$ die Dicke eines menschlichen Vorderarmes passieren können. Temperaturmessungen, die wir gemeinsam mit Riza Remzi anstellten, ergaben ebenfalls, daß die äußerliche Bestrahlung der Wange oder des Handrückens mit der oben erwähnten Dekamikron- oder Hexamikronlampe an der Innenseite der Wange bzw. der Handfläche die gleiche Temperaturerhöhung hervorruft als eine entsprechende Bestrahlung mit der Solluxlampe. Wenn also im allgemeinen auch daran festgehalten werden muß, daß am zweckmäßigsten die Lichtwärmebestrahlung mit der (ja im Lichte einer jeden leuchtenden Lampe vorhandenen) Mischung von leuchtenden und ultraroten Strahlen erfolgt (nach Miescher[2] liegt das Maximum der Penetration an der Grenze zwischen rot und ultrarot), so ist doch der reinen Ultrarotstrahlung, zumal im vorwiegend kurzwelligen Strahlenbereich, ein therapeutischer Wert auch bei tiefer sitzenden Affektionen nicht abzustreiten. Dazu kommt, daß die starke äußerliche Erhitzung der Haut, welche gerade durch die reine Ultrarotbestrahlung zustande kommt, schon auf dem reflektorischen Wege des intensiven Hautreizes therapeutisch günstig wirkt. Man wird insbesondere die Ultrarotstrahlung in der Praxis da zur Anwendung bringen, wo das leuchtende Licht störend empfunden wird, z. B. bei kleinen Kindern (R. Kovacs) oder bei Bestrahlung des Gesichts.

2. Ultraviolettlichtbestrahlung.

Wir fassen in diesem Abschnitte solche Lampen zusammen, deren Licht einen erheblichen Gehalt an biologisch und chemisch deutlich wirksamen Ultraviolettstrahlen aufweist. Aus praktischen Gründen empfiehlt es sich dabei, solche Lichtquellen zu unterscheiden, die ein gemischtes Licht mit gleichzeitigem Gehalt an allen Strahlengattungen des sichtbaren Spektrums aussenden, und solche Lichtquellen, in deren Licht die Ultraviolettstrahlen an Intensität überwiegen und daneben aus dem sichtbaren Spektralbereiche nur die blauen und violetten Strahlen vertreten sind. Zum ersten Typus gehören die Bogenlampen der verschiedenen Systeme, der zweite Typus ist hauptsächlich durch die Quecksilberdampflampe repräsentiert.

Der Hochfrequenzfunke als Lichtquelle für Ultraviolettstrahlen spielt nur eine Rolle bei gewissen Spezialapparaten, wie sie vorzugsweise zur Schleimhautbestrahlung (Vagina, Rektum, Blase) von Saidman,

---

[1] Brit. med. J. **1933**, Nr. 3783.
[2] Strahlenther. **39**, 601 (1931).

Dangschat, Westmann und O. Heller angegeben sind[1]. Auch zur Wassersterilisierung werden Ultraviolettstrahlen benutzt, die durch Hochfrequenzentladungen erzeugt sind.

a) Physiologische Wirkungen des Lichtes, insbesondere der Ultraviolettstrahlen.

Wir können bei den Ultraviolettstrahlen (U.V.-Strahlen) eine direkte örtliche und eine indirekte, allgemeine Wirkung unterscheiden, wobei zu bemerken ist, daß auch die allgemeinen Wirkungen der U.V.-Strahlen auf den gesamten Organismus zum allergrößten Teil eine Folge der direkten örtlichen Veränderungen sind, welche diese Strahlen in der Haut und speziell in der Epidermis hervorrufen. Die kurzwellige U.V.-Strahlung dringt ja nur wenige Millimeter tief in die Haut ein, und höchstens ihre Absorption in das Blut der Kapillaren des Rete Malpighi und damit ihr Transport in den allgemeinen Kreislauf kann zur Gesamtwirkung auf den Organismus beitragen. Im übrigen haben aber alle Wirkungen der U.V.-Strahlen ihren Ursprung in der Haut selbst, wobei die Produkte der hier entstehenden Veränderungen naturgemäß auch auf dem Wege des Kreislaufes ihre örtliche Tiefenwirkung sowie ihren Einfluß auf den Gesamtorganismus entfalten können.

Die auffälligste örtliche Wirkung der U.V.-Strahlen besteht in der Bildung eines Erythems. Die Erzeugung eines Lichterythems ist dabei an das Vorhandensein einer quantitativ genügenden Menge von U.V.-Strahlen von einer Wellenlänge unter $310\,\mu\mu$ gebunden, wobei das Optimum der Erythemerzeugung bei $297\,\mu\mu$ liegt (Hauser und Vahle). Man bezeichnet diesen biologisch wirksamsten Strahlenbereich, dessen untere Grenze von manchen Autoren auch bis $280\,\mu\mu$ gezogen wird, als Dornostrahlen. Nicht nur für die Erythemerzeugung, sondern auch für viele andere biologische und therapeutische U.V.-Lichtwirkungen, vor allem auch für die antirachitische, ist es von entscheidender Bedeutung, daß das Licht Strahlen unter $310\,\mu\mu$ Wellenlänge in quantitativ genügendem Maße enthält.

Das Lichterythem unterscheidet sich von dem durch Wärmestrahlen auftretenden Erythem dadurch, daß es nicht unmittelbar, sondern erst mehrere Stunden nach der Bestrahlung auftritt. Es besteht, je nach der angewendeten Dosis, in einer mehr oder minder intensiven Rötung der Haut, die bei höherer Intensität der Strahlen in eine Entzündung übergeht, die mit Infiltration und in seltenen Fällen, bei sehr starker Dosierung, sogar mit Blasenbildung und Nekrose verbunden sein kann. Charakteristisch für das Lichterythem ist eine auch schon nach relativ schwacher Einwirkung auftretende sekundäre kleieförmige Abschuppung.

Die Entstehung des Lichterythems ist nach den heutigen Anschauungen auf die Bildung einer histaminartigen Substanz im Hautgewebe zurück-

---

[1] Näheres s. A. Laqueur: Physikalische Therapie, in Veit-Stoeckel, Handbuch der Gynäkologie, 3. Aufl., Bd. 4, 1. Hälfte. München: J. F. Bergmann. 1930.

zuführen (Lewis), und zwar hat Ellinger[1] nachgewiesen, daß das Histamin aus dem in den Epidermiszellen vorhandenen Histidin unter dem Einfluß der U. V.-Bestrahlung entsteht. Die schmerzstillende Wirkung der mit Erythemerzeugung begleiteten U. V.-Bestrahlung bei Neuralgien der Hautnerven oder auch tieferliegender Nerven des bestrahlten Bezirkes und auch sonstige indirekte Tiefenwirkungen der örtlichen Bestrahlung können auf das Erythem, die damit verbundener Reizung vegetativer Hautnerven und auf die Einwirkungen des auch in die Tiefe transportierten Histamins auf die Gefäße und Kapillaren bezogen werden.

Jedes einigermaßen ausgesprochene Lichterythem ist von einer Pigmentierung gefolgt. Die Pigmentbildung kann aber auch schon nach einer Bestrahlung mit U.V.-Licht von höherer Wellenlänge über $310\,\mu\mu$ auftreten (Peemöller, Guthmann). Der Strahlenbereich der pigmenterzeugenden Strahlen liegt nach Hausser und Vahle zwischen 300 und $360\,\mu\mu$, daher beobachtet man ja auch schon nach Bestrahlungen mit Sonnen- oder Bogenlicht, das in der Regel ärmer an Strahlen aus dem Dornobereich ist, eine starke Pigmentbildung. Das Aussehen dieses Sonnenpigments ist aber von dem durch Quarzlichtlampen erzeugten durch eine dunklere Tönung verschieden; auch bleibt das Sonnen- und Bogenlichtpigment länger bestehen.

Das Pigment, das in den Stachelzellen der Epidermis entsteht, bildet einen Schutz gegen das Eindringen von schädigenden Lichtstrahlen in größere Tiefen. Die Ansicht, daß das Pigment auch die Rolle eines Sensibilisators spielt, indem es die oberflächlich wirkenden U. V.-Strahlen durch Umänderung ihrer Energie befähigt, in tiefere Schichten einzudringen (Rollier und Meyer und Bering), wird nicht allgemein geteilt. Ebenso neigt man heute nicht mehr der Meinung zu, daß eine therapeutische Allgemeinwirkung des Lichtes nur dann möglich ist, wenn es zur sekundären Pigmentbildung kommt; denn gerade bei der U. V.-Bestrahlung durch die Quarzlampe können deutliche therapeutische und auch experimentelle Allgemeinwirkungen erzielt werden (z. B. die antirachitische oder immunisierende Wirkung), ohne daß es zur Pigmentbildung oder auch nur zur Erythembildung kommt. Immerhin ist für die Sonnenlichtbehandlung und auch wohl für die Bogenlichtbestrahlung die Beobachtung Rolliers beachtenswert, daß eine gute Pigmentbildung als Zeichen für eine genügende Reaktionsfähigkeit des Organismus anzusehen ist.

Schon bevor es zur Pigmentierung kommt und selbst ohne daß ein deutliches Erythem entstanden ist, ruft eine Wiederholung der Bestrahlung eine Gewöhnung der Haut an die erythemerzeugende Wirkung des U.V.-Lichtes hervor. Wenn daher ein nochmaliger wirksamer Einfluß des Lichtes erzielt werden soll, so muß bei der zweiten Sitzung die Dosis gesteigert werden, wie denn überhaupt die lokale oder allgemeine U.V.-Bestrahlung in der Regel in steigenden Dosen erfolgt. Hierbei ist zu beachten, daß die erythemerzeugende Wirkung des Lichtes im graden Verhältnis zu der Zeit der Bestrahlung, dagegen im Quadrate zu der Verkürzung der Lampendistanz ansteigt, so daß also eine jede nennenswerte Verkürzung des Lampenbestandes eine viel stärkere Dossteigerung bedeutet als die Verlängerung der Bestrahlungszeit etwa um einige Minuten.

---

[1] Strahlenther. **38**, 521 (1930); Arch. f. exper. Path. **153**, 120 (1930)

Außer der Erythem- und Pigmentbildung werden durch die lokale Einwirkung der Ultraviolettstrahlen auf die Zellen der Haut (oder sonstiger, direkt vom Licht betroffener Gewebe) eine Reihe von anderen Veränderungen anatomischer und physiologischer Natur hervorgerufen.

Solche Veränderungen bestehen zunächst in einer mehr oder minder starken Schädigung der Zellen, die sekundär zu Reaktionserscheinungen führt, wie Leukozytenansammlung, seröse Durchtränkung der Gewebe und auch erhöhte Fermentbildung in der Haut. Als praktisch wichtiger Endeffekt der Bestrahlung sei unter anderem die Anregung der Gewebe zu erhöhter Granulationsbildung genannt, wie sie sich bei der Bestrahlung von Wunden und sonstigen Substanzverlusten zeigt. Bei dieser Heilwirkung ist auch die erhöhte lokale Leukozytose sowie die seröse Durchtränkung der Gewebe (serotaktische Wirkung des Lichtes nach Jesionek) von Bedeutung, namentlich bei begleitenden bakteriellen Infektionen.
Die direkte bakterizide Wirkung des Lichtes spielt bei der therapeutischen Verwendung von Ultraviolettstrahlen, angesichts ihrer geringen Penetrationsfähigkeit, keine erhebliche Rolle. Nur oberflächlich auf der Haut oder Schleimhaut gelegene Bakterien können durch die Ultraviolettstrahlen abgetötet werden; tiefer gelegene Keime sind für diese kurzwelligen Strahlen nicht mehr erreichbar, da dieselben schon durch das Blut der Hautkapillaren absorbiert werden. Auch die Wirkung der Lupusbehandlung nach Finsen, wobei durch Kompression während der Bestrahlung die oberen Hautschichten anämisch gemacht werden, wird heute nicht mehr ausschließlich als direkter bakterizider Lichteffekt aufgefaßt. Bei der gewöhnlichen Technik ist jedenfalls die bakterizide Wirkung des Lichtes, auch soweit die lokale therapeutische Lichtwirkung in Frage kommt, wesentlich als eine indirekte anzusehen. Sie beruht auf den vorhin genannten Faktoren (Leukozytose, seröse Durchtränkung der Gewebe, erhöhte Fermentbildung).

Außer örtlichen Veränderungen ruft nun die Bestrahlung, namentlich wenn der ganze Körper oder größere Teil der Körperoberfläche dem Lichte ausgesetzt werden, eine Reihe von **allgemeinen Wirkungen** auf den gesamten Organismus hervor. Vor Erörterung der Frage, auf welchem Wege diese indirekten, allgemeinen Lichtwirkungen zustande kommen, seien zunächst einige der wichtigsten Allgemeinwirkungen kurz geschildert.

Am meisten interessiert die Beeinflussung des Stoffwechsels durch die Belichtung. Der Eiweißstoffwechsel wird in dem Sinne beeinflußt, daß nach anfänglicher Steigerung sekundär eine Eiweißretention eintritt (Pincussen, Königsfeld, Yoshine, Liebesny u. a.). Nur bei übermäßig hohen Lichtdosen bleibt die anfängliche Erhöhung der Stickstoffausscheidung auch später bestehen. Auch der Purinstoffwechsel erleidet Veränderungen (Pincussen). Der Blutzuckergehalt wird durch Bestrahlung mit biologisch aktivem Lichte vermindert, und zwar ist dies sowohl bei äußerlicher Bestrahlung der Hautoberfläche der Fall (Frenkel-Tissot, Pincussen, Rothmann, Kallós) als auch bei vaginaler Bestrahlung (A. Laqueur und H. Wiener).

Alle diese Veränderungen erfolgen sowohl bei Bestrahlung mit reinem U.V.-Licht als auch bei Anwendung von Lichtquellen, die gemischte Strahlenarten enthalten, selbst wenn in ihnen die erythemerzeugenden kurzwelligen Strahlen nur schwach vertreten sind (Pincussen). Hingegen ist das hinreichende Vorhandensein solcher kurzwelliger erythemerzeugender Strahlen Vorbedingung für die praktisch sehr wichtige Einwirkung des Lichtes auf den Kalk- und Phosphorstoffwechsel. Nach Bestrahlung mit U.V.-Licht, das erythemerzeugende Strahlen in genügendem Maße enthält, erfolgt nämlich eine Kalk- und Phosphorretention im Blute (Rothmann, Lasch); namentlich ist dies bei rachitis- oder tetaniekranken Kindern der Fall. Ebenso kann bei Schwangeren durch die U.V.-Bestrahlung der sonst eintretende Abfall des Blutkalkspiegels verhindert werden (Guthmann und Schol). Die Kalk- und Phosphorretention ist nun bei Rachitiskranken von einer verstärkten Bildung des Vitamins D im Organismus begleitet, oder genauer ausgedrückt, die Erhöhung der Vitamin D-Bildung ist als Ursache für jene Veränderung des Kalk- und Phosphorstoffwechsels anzusehen. Es handelt sich bei dieser antirachitischen Wirkung um eine spezifische, charakteristische biologische Wirkung der U.V.-Strahlen im Dornobereich.

Die Erkenntnis der antirachitischen Wirkung der Ultraviolettstrahlen begann mit der grundlegenden Beobachtung von Huldschinsky, daß im Röntgenbilde bei rachitiskranken Kindern unter dem Einflusse der Bestrahlung eine Ossifikation der Knochenenden eintritt. Einen weiteren Fortschritt brachten die Versuche von A. F. Heß und Steenbock in Amerika, welche zeigten, daß auch außerhalb des Organismus sich durch Ultraviolettbestrahlung antirachitische Wirkungen erzeugen lassen, indem ölhaltige Substanzen, Milch oder auch tierische Hautstücke, wenn sie den kurzwelligen U.V.-Strahlen ausgesetzt und dann verfüttert werden, eine deutliche antirachitische Wirkung ausüben. Heß bezog diese Wirkung auf das in all diesen Substanzen vorhandene Cholesterin. Später wiesen dann Windaus und Pohl nach, daß nicht das Cholesterin selbst, sondern eine diesen Körper begleitende Verunreinigung, das von ihnen chemisch rein dargestellte Ergosterin, als das eigentliche antirachitische „Provitamin" anzusehen ist. Das rein dargestellte Ergosterin erhält schon in großer Verdünnung durch Bestrahlen mit U.V.-Licht typische antirachitische Wirkungen. Bestrahltes Ergosterin ist seit längerer Zeit als Medikament gegen Rachitis unter dem Namen Vigantol, Radiostol, Präformin, in den Handel gekommen und hat sich auch therapeutisch bewährt. Man muß sich also die antirachitische Wirkung des Lichtes am lebenden Organismus so vorstellen, daß das im Körper und speziell in der Haut enthaltene Provitamin (Ergosterin) durch die U.V.-Strahlen in das Vitamin D verwandelt wird und so die typischen Veränderungen des Stoffwechsels bewirkt.

Was die Beeinflussung der Blutelemente durch das Licht betrifft, so wird beim Normalen die Zahl der roten Blutkörperchen und auch der Hämoglobingehalt durch U.V.-Bestrahlung nicht verändert. Wohl aber findet eine Zunahme dieser Faktoren dann statt, wenn es sich um sekundäre Anämie, auch um experimentell erzeugte (Kestner und seine Mitarbeiter) handelt. Diese Wirkung entspricht auch den therapeutischen Erfahrungen mit der U.V.-Bestrahlung bei sekundärer Anämie. Im Gegensatz zu den roten Blutkörperchen erfahren die weißen Blutkörperchen auch schon beim Normalen durch allgemeine U.V.-Bestrahlung eine Veränderung.

Dieselbe ist quantitativer und qualitativer Natur. Die Zahl der Leukozyten nimmt etwa $^{1}/_{2}$ Stunde nach beendigter Bestrahlung deutlich zu, um nach etwa 2 Stunden wieder auf den Ursprungswert zurückzukehren. Länger andauernd ist dagegen die qualitative Veränderung, die sich vor allem in der relativen Zunahme der Lymphozyten äußert. Die Veränderungen des Leukozytenbildes sind am stärksten bei Bestrahlung mit dem Sonnenlicht sowie mit dem reinen Ultraviolettlicht der Quarzlampe. Schwächer sind sie bei Bestrahlung mit Kohlenbogenlicht und sie fehlen ganz bei der Bestrahlung mit Glühlampen. Übrigens wird nicht nur durch Bestrahlung der äußeren Haut, sondern auch durch Bestrahlung der Schleimhäute des Mundes oder der Vagina das Leukozytenbild im genannten Sinne beeinflußt (A. Laqueur und H. Wiener).

Die Widerstandsfähigkeit des Organismus gegenüber Infektionen wird, wie die tägliche klinische Erfahrung zeigt, durch die Allgemeinbestrahlung mit U.V.-Licht erhöht. Eine Reihe von Faktoren spielt bei dieser Wirkung mit, die Hauptrolle dürfte wohl wieder der Haut dabei zukommen, deren Fähigkeit, Immunstoffe zu bilden (Esophylaxie), durch die Bestrahlung verstärkt wird (Erich Hoffmann).

Zahlreiche Beobachtungen, so die Befunde von Rohde und Königsfeld an infizierten Tieren, die von Th. Hansen konstatierte Vermehrung der Typhusagglutinine im bestrahlten Organismus, die nach Bestrahlung erfolgende Zunahme der Alexine (Huntemüller) und vor allem das Auftreten von spezifischen Herdreaktionen bei Tuberkulösen nach Ultraviolettbestrahlungen (Rost, Grau) haben weitere Belege für die anregende Wirkung der Lichtbestrahlung auf die Abwehrfunktionen des Körpers gegenüber Infektionen erbracht. Praktisch ist von Wichtigkeit, daß nicht nur die reine Ultraviolettbestrahlung, sondern auch die Bestrahlung mit gemischtem Lichte die Immunität des Körpers erhöhen kann. Nach den Untersuchungen von Sonne kommt dabei den penetrierenden Lichtwärmestrahlen (z. B. des Kohlenbogenlichtes) eine besondere Bedeutung zu, weil diese die Bluttemperatur in den Gefäßen der Haut bis zu 47—48⁰ steigern können und solche Temperaturen imstande sind, gewisse Toxine, beispielsweise das Diphtherietoxin, in erheblichem Maße zu schädigen. Die Rolle der Lichtwärmestrahlen bei dieser Einwirkung zeigt sich auch darin, daß nach übereinstimmenden Beobachtungen der Lichttherapeuten bei der chirurgischen Tuberkulose die Heilerfolge der Bestrahlung mit natürlichem Sonnenlicht oder mit Kohlenbogenlicht besser sind als die der reinen U.V.-Bestrahlung mit der Quarzlampe.

Übereinstimmend wird schließlich von den meisten Autoren eine Herabsetzung des Blutdruckes nach Quarzlichtbestrahlung, aber auch nach Bestrahlung mit Bogenlicht und anderen Lichtquellen angegeben. Es sei aber betont, daß sich im allgemeinen diese Blutdruckherabsetzung — besonders bei Hypertension wahrnehmbar — in mäßigen Grenzen hält. Sie ist zum Teil durch die beim Lichterythem erfolgende Erweiterung der Hautgefäße bedingt; nach Kestner und seinen Mitarbeitern spielt bei dieser Wirkung auch die Inhalation der durch die Lichtstrahlen zersetzten Luft, namentlich des dabei entstehenden Stickoxyduls, eine Rolle. Weiterhin dürfte aber daran die Sympathikushypotonie beteiligt sein, welche unter dem Einflusse der Ultraviolettbestrahlung eintritt (St. Rothmann). Durch die Herabsetzung des Sympathikustonus werden auch andere Folgeerscheinungen der U.V.-Bestrahlung, wie z. B. die Blutzuckerverminderung, erklärt.

Eine spezifische Beeinflussung durch die U.V.-Strahlen erleiden auch die sensiblen Hautnerven, deren Reizempfindlichkeit durch die Bestrahlung besonders in der Latenzzeit vor der Erythembildung stark herabgesetzt wird (Achelis und Rothe[1]). Auch das Verhalten der

---

[1] Pflügers Arch. **218**, 417, 427 (1927).

Chronaxie der sensiblen Hautnerven beweist die Erregbarkeitsherabsetzung nach U.V.-Bestrahlung (Walthard und Spörri[1]), die sich in schwächerem Maße auch nach Rot- und Blaulichtbestrahlung zeigt. Ebenso wird die Tiefensensibilität durch U.V.-Bestrahlung, wenn sie zur Erythembildung führte, auf längere Zeit herabgesetzt (Ory und Boden[2]). Diese Beeinflussung der sensiblen Hautnerven muß sicherlich auf eine Veränderung der Konstitution des sie umgebenden Hautgewebes bezogen werden (Achelis und Rothe, Rosselet[3]), während die Änderung der Tiefensensibilität wohl auf indirektem Wege (Segmentreflex durch Hautreiz) zustande kommt.

Bei dem Zustandekommen aller dieser Allgemeinwirkungen des Lichtes wirken eine Reihe von Einzelfaktoren zusammen. Zunächst hat die eigentümliche spezifische antirachitische Wirkung durch die oben geschilderten Forschungen über die Bildung des Vitamins D aus dem im Hautgewebe vorhandenen Ergosterin Aufklärung gefunden. Auch viele sonstige Allgemeinwirkungen erklären sich aus den Veränderungen der Hautkonstitution bzw. der Hautfunktion durch die U.V.-Strahlen, so die Erhöhung der immunisatorischen Abwehrkräfte, die Veränderung des Sympathikus-Tonus mit ihren Folgen auf Blutbild, vegetativen Stoffwechsel und Blutdruck sowie die Beeinflussung der Sensibilität der Hautnerven.

Dazu kommt, daß bei der Bestrahlung, insbesondere wenn es zur Bildung eines Erythems kommt, immer Zellen des Hautgewebes zerstört werden und deren Zerfallsprodukte, wenn sie in den Kreislauf gelangen, im Sinne einer unspezifischen Reiztherapie wirken können, woraus sich nicht nur manche Änderungen des Stoffwechsels und der Blutzusammensetzung, sondern auch die reaktiven Temperatursteigerungen und die spezifischen Herdreaktionen gerade nach Bestrahlungen mit reinem U.V.-Licht erklären lassen. Schließlich ist für dessen Allgemeinwirkung wohl auch die im Anfange des Kapitels erwähnte Resorption der Ultraviolettstrahlung in das Blut der Kapillaren des Rete Malpighii von Bedeutung. v. Schubert[4] konnte zuerst zeigen, daß gerade der ultraviolette Teil des Lichtspektrums in der gut durchbluteten Haut absorbiert wird, während die künstlich blutleer gemachte Haut auch diese Strahlen reflektiert. ¡Es muß also das Blut eine erhebliche Absorptionskraft für das Ultraviolett besitzen. Suhrmann und Collath[5] sowie Guthmann[6], die jene Befunde v. Schuberts bestätigten, stellten als Träger der Strahlenabsorption vor allem die roten Blutkörperchen fest.

Es kommen also die Allgemeinwirkungen des Lichtes, sowohl die spezifischen als auch die unspezifischen, teils durch Anregung und Veränderung der Hautfunktionen, teils durch Resorption der U.V.-Strahlung in das Kapillarblut zustande. Das Wesen der Allgemeinwirkung der U.V.-Bestrahlung kann man als Anregung der verschiedenen Körperfunktionen zu erhöhter Tätigkeit charakterisieren, wobei diese Anregung teils als unspezifischer, auch auf andere Weise erzielbarer Reiz, teils aber auch als spezifischer, dem

---

[1] Z. physik. Ther. **42**, 212 (1932).
[2] Kongreßbericht, ebenda **40**, 97 (1930).
[3] Derselbe Kongreßbericht, S. 96.
[4] Dtsch. med. Wsch. **1926**, Nr. 22.
[5] Med. Klin. **1927**, Nr. 22.
[6] Physikalische Grundlagen der Lichttherapie. Berlin u. Wien: Urban u. Schwarzenberg. 1927.

Lichte eigentümlicher Reiz (z. B. die antirachitische und antianämische
Wirkung) anzusehen ist.

Wie bei allen physiologischen Reizen, kann eine Überdosierung,
eine zu lange oder zu intensive Bestrahlungskur statt der Anregung eine
Schädigung der verschiedenen Funktionen des Organismus hervorrufen,
die sich in Mattigkeit, Erregungszuständen und auch im Auftreten einer
Anämie geltend machen kann. Auch in dieser Beziehung ist bei der
Dosierung der Bestrahlung, insbesondere der Allgemeinbestrahlung,
eine gewisse Vorsicht am Platze.

b) Lampen für gemischtes Licht.

Der Lichtbogen einer jeden Bogenlampe sendet ein Licht aus, das
eine gewisse Menge von U.V.-Strahlen enthält, und zwar gehen diese
Strahlen bei der Gleichstrombogenlampe vorwiegend von dem an der
Anodenkohle sich bildenden Krater und von dessen Nachbarschaft aus.
Der Gehalt des Bogenlichtes an U.V.-Strahlen kann nun entweder dadurch
gesteigert werden, daß der Kohlenbogen mit höherer Stromstärke
gespeist wird, oder dadurch, daß statt der gewöhnlichen Kohlenstifte
entweder mit Metallsalzen imprägnierte Kohlen oder überhaupt
Elektroden aus Metall benutzt werden (Eisen, Wolfram, Kadmium
usw.). Das von solchen Lampen ausgehende Licht enthält naturgemäß
auch Lichtwärmestrahlen in einer Intensität, die je nach der
Konstruktion der Lampen verschieden ist; am stärksten ist die Wärmestrahlung der offen brennenden Kohlenbogenlampen. Das Spektrum
des Bogenlichtes ist im Gegensatz zu dem bandförmigen Spektrum der
Quecksilberdampflampe ein mehr kontinuierliches; es ist also
demjenigen des Sonnenlichtes ähnlicher; im ultravioletten Teil
reicht es gewöhnlich nicht unter eine Wellenlänge von etwa $280\,\mu\mu$. Es
enthält also, genügende Intensität vorausgesetzt, zwar die biologisch
wirksamsten sogenannten Dorno-Strahlen, und es lassen sich mit
vielen dieser Bogenlampen genügend starke Erytheme hervorrufen; doch
ist bei ihrem Gebrauch angesichts des Fehlens ganz kurzwelliger Strahlen
die Schädigungsgefahr geringer, und die Dosierung nach Zeit
und Lampenabstand braucht bei manchen Typen nicht so exakt zu erfolgen als bei Benutzung der Quarzlampenbestrahlung.

Der Vorzug des gemischten Lichtes besteht darin, daß manche
biologischen Lichtwirkungen, z. B. die Beeinflussung des Purin- und
Kohlehydrat-Stoffwechsels, dabei stärker und deutlicher auftreten
als beim Gebrauch von vorwiegend nur U.V.-Strahlen enthaltenden
Lichtes (Pincussen[1]). Auch in klinischer Beziehung, nicht nur bei
Stoffwechselkrankheiten, sondern auch bei manchen anderen Affektionen,
vor allem bei der Tuberkulose, sind, wie schon früher erwähnt, nach
vielfachen Beobachtungen die Resultate der Behandlung mit dem sonnen-
ähnlicheren gemischten Lichte besser als die mit der reinen Quarzlichtbestrahlung. Ferner ist insbesondere bei der Behandlung der Lungen-

---

[1] Dtsch. med. Wschr. **1932**, Nr. 41; Strahlenther. **51**, 537 (1934).

und Kehlkopftuberkulose der Umstand von Bedeutung, daß hier das Bogenlicht infolge seines schwächeren Gehaltes an kurzwelligen U.V.-Strahlen weniger leicht ein reaktives Aufflackern des Prozesses hervorrufen kann als das stark U.V.-haltige Quecksilberdampflicht. Da bei Tuberkulösen auch eine starke Erwärmung der Körperober-

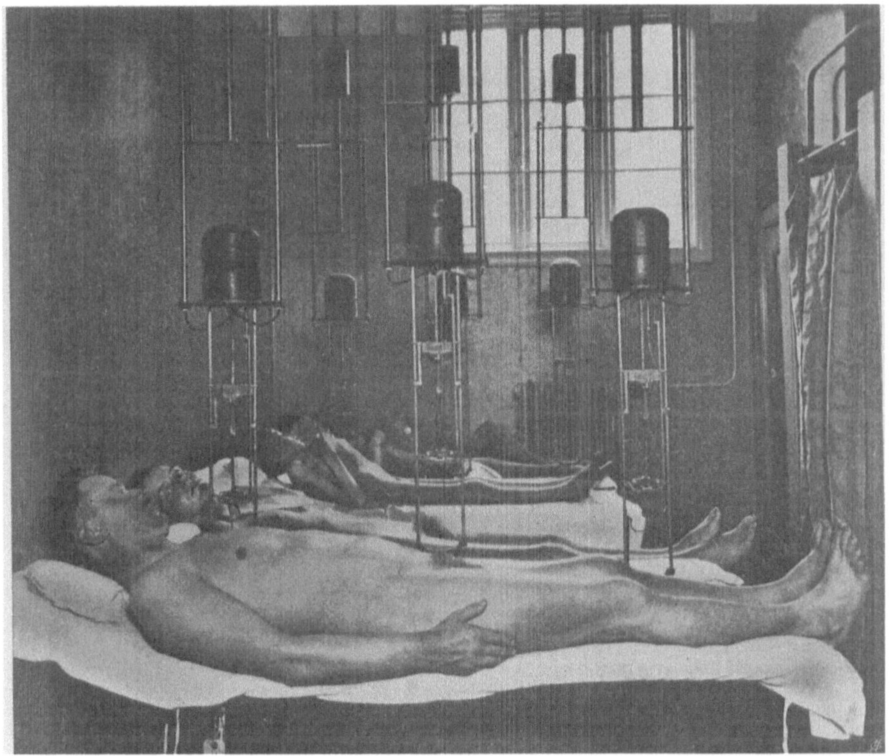

Abb. 47. Bogenlichtbestrahlung (aus Hausmann-Volk, Handbuch der Lichttherapie).

fläche bekanntlich schädlich wirken kann, so sind hier solche Lampen vorzuziehen, deren Licht relativ arm an wärmenden Strahlen ist.

Wenn trotz dieser Vorzüge des gemischten Lichtes die U.V.-Lichttherapie abseits der großen Spezialinstitute, wenigstens bei uns in Deutschland, ganz vorwiegend nur mit der künstlichen Höhensonne (Quarzlampe) ausgeführt wird, so liegt dies nicht nur an der Popularität dieses Apparates, sondern auch an der relativen Einfachheit und der Vielseitigkeit seiner Anwendungsmöglichkeiten, an der Benutzbarkeit eines jeden Stromanschlusses für seine Speisung und an den geringen Betriebs- und Abnutzungskosten. Aber die Besitzer einer Höhensonne und einer Solluxlampe sollten doch mehr, als dies bisher geschieht, bei gewissen

Indikationen der allgemeinen und Lokalbestrahlung zu einer Kombination dieser beiden Lampen zwecks Durchführung einer Bestrahlung mit gemischtem Lichte übergehen.

1. Eine sehr wirksame Lichtquelle für Allgemeinbestrahlungen mit gemischtem Lichte bildet die Finsen-Bogenlampe. Es wird dazu entweder eine große Lampe benutzt, die bei 55 Volt Spannung mit 75 Amp Stromstärke betrieben wird, oder, besonders am liegenden Patienten, drei in Serien geschaltete Lampen (Abb. 47) von je 20 Amp (beides bei Gleichstromanschluß). Mit Allgemeinbestrahlungen mittelst dieser Lampen, die

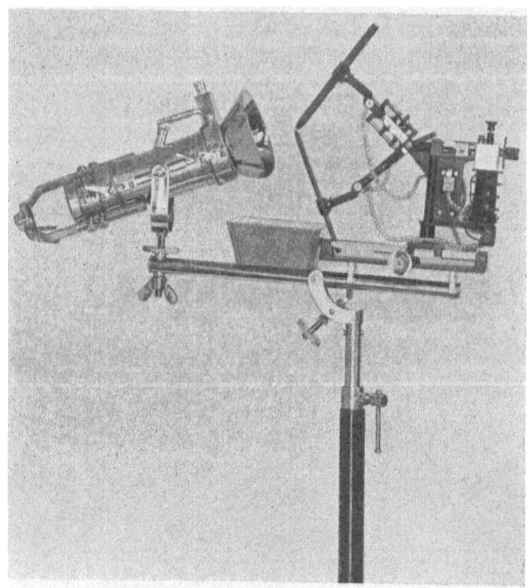

Abb. 48. Finsen-Reyn-Lampe.

allerdings besonderer Installation zur Stromzufuhr bedürfen, hat Strandberg[1] bei Kehlkopftuberkulose sehr gute Erfolge erzielt. Auch bei sonstiger Tuberkulose, ferner bei Kreislauferkrankungen (Angina pectoris) zur Erzeugung einer Ableitung auf die Haut durch das Erythem (Hasselbach und Jacobäus) wird das Bogenlicht im Kopenhagener Finseninstitut viel und mit Erfolg benutzt. Die Allgemeinbestrahlung wird dabei in einer Entfernung von 1 m bis 60 cm von der Lampe in steigender Dauer von anfänglich 10—15 Minuten bis zu 1 Stunde jeden zweiten Tag vorgenommen.

Auch bei der Lupusbehandlung wird heute von vielen Autoren die allgemeine Bogenlichtbestrahlung neben der örtlichen Behandlung einzelner Herde angewendet. Die örtliche Bestrahlung des Lupus geschieht nach der ursprünglichen Finsenmethode mittels des konzentrierten und gekühlten Lichtes einer großen Bogenlampe, das bei Kompression des bestrahlten Herdes durch eine mit Wasser durchflossene Kühllinse jeweils 1 Stunde lang einwirkt. Dieses, allerdings recht kostspielige Verfahren wird auch heute noch als wirksamste Methode zur örtlichen Lupusbehand-

---

[1] Strahlenther. **28**, 406 (1928).

lung angesehen (R. Volk[1]). Als Ersatz dafür dient die Bestrahlung mit der Finsen-Reyn-Lampe (Abb. 48), welche weniger Strom verbraucht, oder die Kompressionsbestrahlung mittels der Kromayerschen Quarzlampe.

2. An Stelle der Finsenapparatur wird neuerdings zur Allgemeinbestrahlung, insbesondere bei der Tuberkulose, die Kandem-Bogenlichtsonne (Körting & Matthiesen, Leipzig-Leutzsch) als zweckmäßig empfohlen. Die Lichtquelle dieses Apparates (Abb. 49), der in einem großen Modell (18 Amp) und einem kleineren (6 Amp) zur Ausführung kommt, besteht in einem sogenannten Hochspannungseffektlichtbogen, der zwischen zwei mit Metallen imprägnierten Kohlenstiften innerhalb eines horizontal angeordneten Metallzylinders brennt. Das Licht dieser Lampe enthält reichlich Ultraviolettstrahlen im Bezirke von 400—280 $\mu\mu$, daneben auch in mäßiger, nicht erhitzender Menge leuchtende Wärmestrahlen. Bei Kehlkopf- und Lungentuberkulose (Osterwald[2]) sowie bei sonstiger extrapulmonaler Tuberkulose (L. Rieckmann[3]) wurde die Allgemeinbestrahlung mit der Kandemlampe bereits erfolgreich angewandt. Sie eignet sich auch gut zur örtlichen und allgemeinen Bestrahlung beim Lupus.

3. Die Jupiterlampe, eine aus der Filmindustrie bekannte Bogenlampe, läßt sich auch zu therapeutischen Zwecken benutzen (Hartmann und Malten). Je nachdem dabei verschieden präparierte Kohlenstifte benutzt werden, kann mit der Jupiterlampe ein Licht erzeugt werden, das entweder sonnenähnlich, stark wärmend und pigmentbildend, aber nicht erythembildend ist („Weißbrand"-Kohle) oder das bei einer geringeren Wärmeerzeugung einen erheblichen Anteil an kurzwelligen U,V.-Strahlen aufweist, die auch ein starkes Erythem hervorrufen („Ultra"-Kohle). Außer

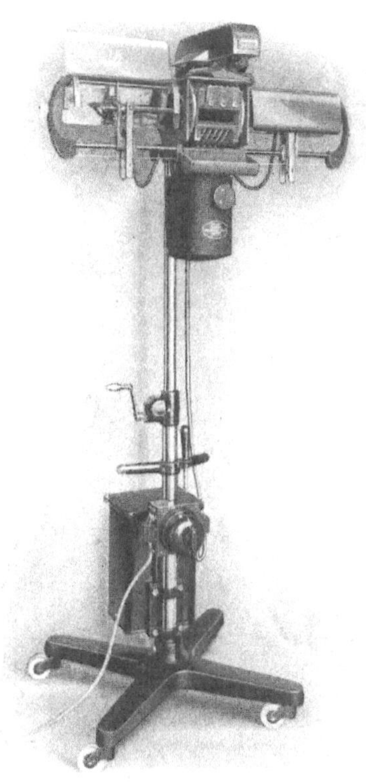

Abb. 49. Kandem-Bogenlichtsonne.

zur äußerlichen Bestrahlung wird die Jupiterlampe auch mit Hilfe einer besonderen, von E. Vallentin[4] angegebenen Zusatzapparatur zur vaginalen Bestrahlung verwandt.

4. Die von Peemöller angegebene Bogenlampe mit Aluminiumseele dient als Lichtquelle zur Allgemeinbestrahlung mit Bogenlicht, dessen U.V.-Wirkung durch den Gehalt der Kohlenstifte am Aluminiummetall erhöht wird.

5. Die Landekersche Ultrasonne (Abb. 50), auch „verbrennungsfreie" Ultrasonne genannt, enthält als Lichtquelle eine geringe Stromstärke erfordernde Bogenlampe, deren Kohlenstifte mit Metall imprägniert sind.

---

[1] In Hausmann-Volk: Handbuch der Lichttherapie. Wien: J. Springer. 1927.
[2] Med. Welt **1930**, Nr. 37.
[3] Ebenda **1932**, Nr. 49.
[4] Ebenda **1928**, Nr. 29.

Das weiße Licht enthält verhältnismäßig wenig Wärmestrahlen, sein ultravioletter Anteil besteht aus Strahlen von 400—300 $\mu\mu$ Wellenlänge; Erythemerzeugung und Pigmentbildung kommt nicht zustande, daher der Name „verbrennungsfrei". Infolge des Fehlens der Reizstrahlen eignet sich das Licht der Ultrasonne insbesondere für Schleimhautbestrahlungen (Vagina, Mundhöhle, Kehlkopf). Namentlich die Vaginalbestrahlung,

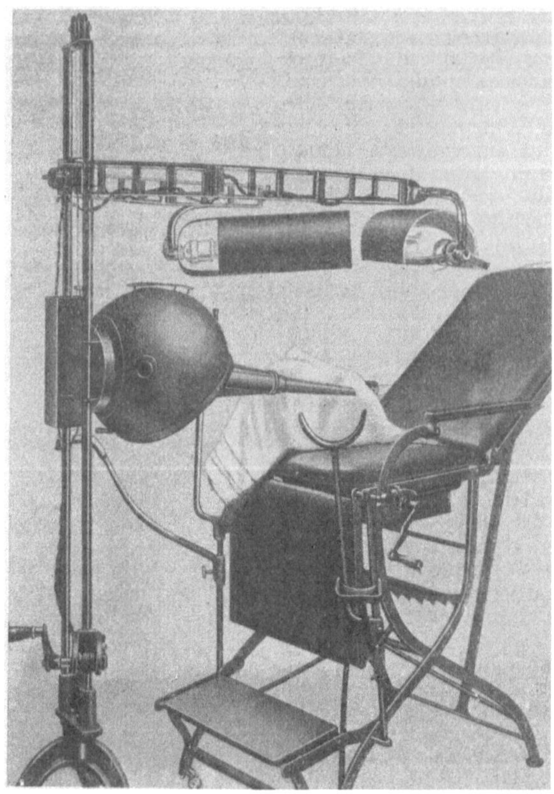

Abb. 50. Landekersche Ultrasonne.

die mit spekulumartigen Ansätzen ausgeführt wird, hat eine erhebliche therapeutische Bedeutung bei Affektionen der Vagina, der Portio sowie bei entzündlichen Erkrankungen des Uterus, der Adnexe und des Beckenbindegewebes erlangt. Bei den früheren Modellen der Ultrasonne (Kombinationsmodell) war auch eine Vorrichtung für gleichzeitige äußerliche Bestrahlung des Abdomens mittels starker Glühlampen vorhanden.

6. Die Solarcalampe (Osramwerke, Berlin). Im Gegensatze zu den vorher geschilderten, mehr oder weniger offen brennenden Lampen brennt hier der Lichtbogen (zwischen 2 Wolframelektroden) in einer Glashülle, die ultraviolettdurchlässig ist. Außerdem enthält der Glaskolben einen großen, freibeweglichen Quecksilbertropfen, dessen bei Zündung der Lampe entstehenden Dämpfe zum Glühen gebracht werden und so den Gehalt des Lichtes an intensiv wirkenden U.V.-Strahlen noch erheblich verstärken. Hinter dem Brenner befindet sich ein verstellbarer Reflektor (Abb. 51)

und die Lampe ist in ihrer Achse drehbar. Da bei jeder Änderung der Reflektorstellung und der Lampenachse sich auch die Erythemwirkung der Bestrahlung und somit auch die Dosierung verändern muß (die an einer mitgegebenen Tabelle ablesbar ist), so wird dadurch die Handhabung der Solarcalampe etwas kompliziert; doch kann man sich dieselbe vereinfachen, wenn man für die durchschnittliche Bestrahlungsart ein für allemal eine bestimmte Einstellung von Reflektor und Achse beibehält. Die namentlich von E. Wellisch in ihren physiologischen und therapeutischen Wirkungen genauer studierte Solarcalampe bietet den Vorteil, ein sowohl sichtbare Strahlen als auch U.V.-Strahlen in sehr wirksamer Dosis enthaltendes Licht auszusenden; sie eignet sich vor allem zur Bestrahlung einzelner Körperbezirke.

7. Spezielle Bogenlampen dienen zur Bestrahlung der Kehlkopfschleimhaut (Wesselylampe) sowie des Auges (Lampen nach Birch-Hirschfeld, Schanz und Koeppe). Das Licht dieser Lampen wird durch Wasser gekühlt; außerdem sind bei den für das Auge bestimmten Lampen die stärker reizenden Ultraviolettstrahlen unter einer Wellenlänge von 350 $\mu\mu$ ausgeschaltet.

8. Die im Auslande, besonders in Frankreich, England und Nordamerika neben den Quarzlampen zur Lichttherapie benutzten Bogenlampen mit Kohlen-, Eisen- oder Wolframelektroden können hier nicht näher beschrieben werden. Sie sind u. a. in den Lehrbüchern von J. Saidman[1], E. H. und W. K. Russell[2] und R. Kovacs[3] genauer besprochen.

c) Technik der Quarzlichtbestrahlung.

Der bekannteste zur Quarzlichtbestrahlung dienende Apparat ist die als **künstliche Höhensonne** bezeichnete Quecksilberquarzlampe nach H. Bach (Abb. 52). Diese Lampe besteht aus einem Gehäuse aus hochglanzpoliertem Aluminium, das aus zwei Kugelhälften zusammengesetzt ist, von denen die eine fix ist, während die andere zum Verschluß der Lampenöffnung mehr oder weniger verschoben werden kann. Die bewegliche Kugelhälfte ist außerdem mit einer kreisförmigen Öffnung versehen, die bei geschlossener Lampe zur

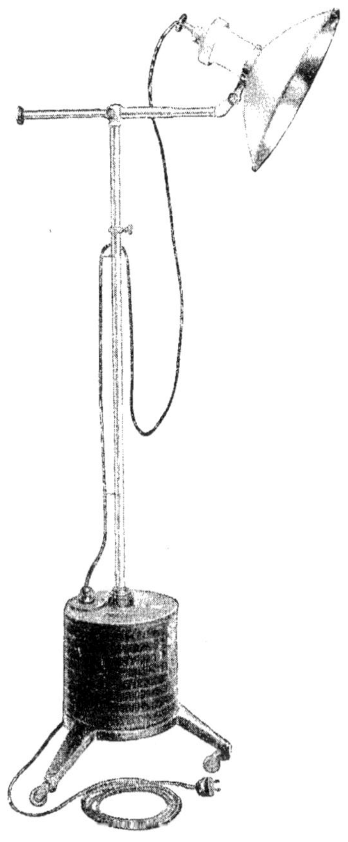

Abb. 51. Osram-Solarca-Lampe.

---

[1] Les rayons ultraviolets en thérapeutique. Paris: Gaston Doin u. Cie. 1928.

[2] Ultra-Violet Radiation and Actinotherapy. Edinburg: E. u. S. Livingstone. 1928.

[3] Electrotherapy and Light-Therapy. Philadelphia: Lea u. Febiger. 1932.

örtlichen Bestrahlung verwandt werden kann; durch eine drehbare Blendenvorrichtung kann das Lumen dieser Öffnung verändert werden.

Die Lampe ist an einem Stativ angebracht, an dem sie zur Regulierung der Entfernung ebenfalls in der Höhe verstellbar ist (Abb. 52).

Der wichtigste Teil der Lampe ist der Quarzbrenner, ein Rohr aus Quarzglas von 6—12 cm Länge, an dessen Enden sich je ein Gefäß mit Quecksilber befindet (Abb. 53). Die Verwendung des Quarzglases für dieses Leuchtrohr ist deshalb notwendig, weil andere Glassorten so kurzwellige Strahlen, wie die hier verwandten, nicht durchlassen. An den beiden erwähnten Quecksilbergefäßen ist die Stromzuleitung in Form von einem mit Perlschnüren umgebenen Draht angebracht. Die Inbetriebsetzung der Lampe geschieht bei älteren Modellen in der Weise, daß nach Einschaltung des Stromes der Brenner mittels eines außen am Gehäuse angebrachten Drehrades umgekippt wird. Dadurch vereinigen sich die beiden in den Polgefäßen vorhandenen Quecksilbermengen zu einem Faden, der zugleich den Strom schließt. Wird nun der Brenner in seine ursprüngliche Lage zurückgedreht, so zerreißt der Faden und es entsteht ein Quecksilberdampf, der sich sofort durch den elektrischen Strom entzündet und das ultraviolette Licht aussendet (bei Apparaten mit Wechselstromanschluß ist oft ein mehrfaches Kippen erforderlich). Die Lichtstärke des von einem derartigen Brenner ausgehenden Lichtes beträgt 2—3000 Kerzen.

Bei dem neuen sogenannten „Jubiläumsmodell" der Quarzlampe, das besonders bei Wechselstromanschluß verwendbar ist, fällt das Umkippen des

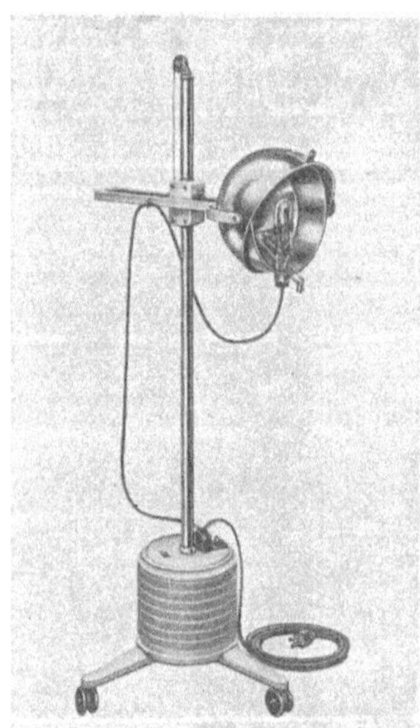

Abb. 52. Künstliche Höhensonne (Quarzlampen-Gesellschaft Hanau).

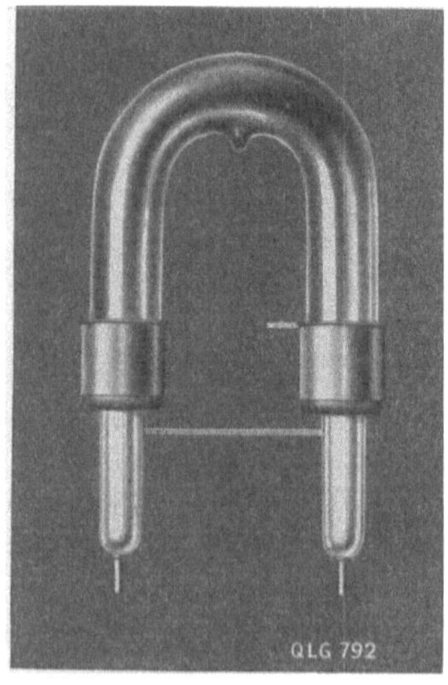

Abb. 54. „Jubiläumsmodell" des Quarzbrenners der künstlichen Höhensonne.

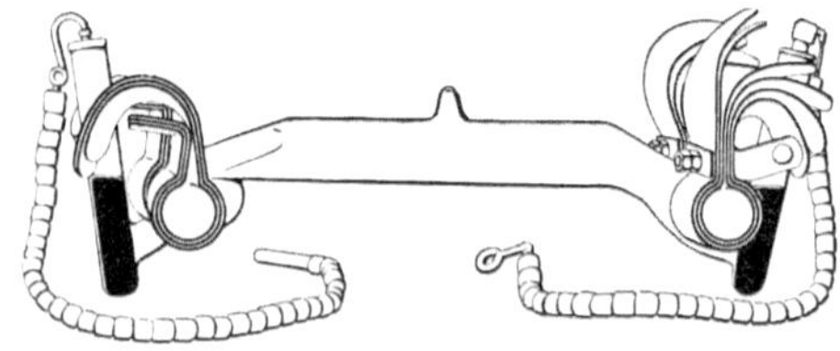

Abb. 53. Quarzbrenner der künstlichen Höhensonne; älteres Modell.

Brenners weg. Der Brenner (Abb. 54) entzündet sich nach einfachem Einschalten des Stromes.

Eine Modifikation der eigentlichen künstlichen Höhensonne bildet die Jesionek-Quarzlampe (Abb. 55). Bei dieser befindet sich ein Quarzbrenner von besonders großer Lichtstärke inmitten eines aus großen Metallschirmen gebildeten Reflektors von rechteckiger Öffnung. Die Jesionek-Quarzlampe eignet sich namentlich zur gleichzeitigen Bestrahlung mehrerer Patienten in sitzender oder stehender Stellung. Sie wird auch verwandt bei dem sogenannten Hallenlichtbade, wobei in einem Raume mehrere derartige Lampen aufgestellt sind.

Eine andere Form der Quarzlampe zur allgemeinen und lokalen Bestrahlung bildet die Jaenickelampe, deren Brenner auch bei Gleichstrom-

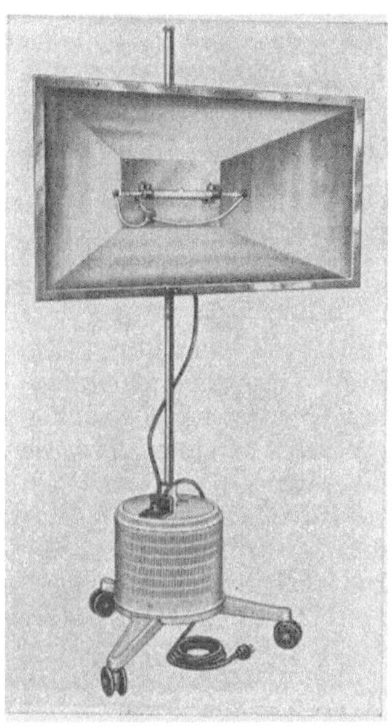

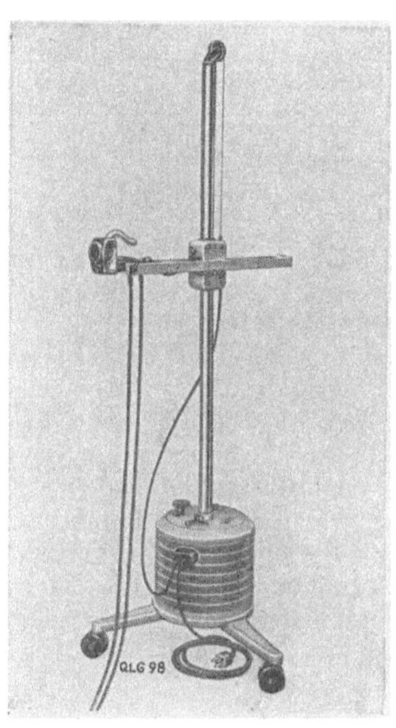

Abb. 55. Jesionek-Quarzlampe (Quarzlampengesellschaft Hanau).

Abb. 56. Kromayer-Quarzlampe (Quarzlampengesellschaft Hanau).

anschluß ohne Kippen zur Zündung gebracht werden kann (durch eine Heizspirale). Statt der Quecksilberdämpfe werden die Dämpfe des Kadmiums bei der Quarz-Kadmiumlampe (Siemens-Reiniger) als Generator für U.-V.-Strahlen verwendet. Ihr Licht ist reich an langwelligen Ultraviolettstrahlen im Gebiete von 330—350 $\mu\mu$, welche nach den Untersuchungen von Reiter und Gaber[1] eine besondere zellteilungsfördernde Wirkung besitzen. Ferner sind die erythemerzeugenden Strahlen von 298 $\mu\mu$ Wellenlänge in erheblichem Maße hier vertreten, weniger die ganz kurzwelligen Strahlen unter 280 $\mu\mu$. Die Kadmiumlampe hat sich nach Lippmann[2] besonders bei der Behandlung von tuberkulösen Fisteln und schlecht heilenden Wunden bewährt.

Zur **ört**lichen Bestrahlung, namentlich bei Hautkrankheiten, wo es

---

[1] Verhandlungen des 2. Internationalen Licht-Kongresses in Kopenhagen 1932. Engelsen u. Schröder.

[2] Klin. Wschr. **1932**, Nr. 18.

auf die Erzielung einer intensiven lokalen Lichtdermatitis ankommt, wird neben der künstlichen Höhensonne die ältere Form der Quarzlichtbestrahlung, die Kromayersche Quarzlampe (Abb. 56), auch heute noch viel verwandt.

Der Leuchtkörper dieser Lampe enthält ein aus Quarz bestehendes Leuchtrohr von U-förmiger Gestalt, das etwa zur Hälfte mit Quecksilber gefüllt ist. Das Leuchtrohr befindet sich in einem Metallgehäuse, in welchem ständig zur Kühlung kaltes Wasser zirkuliert. Vor dem Quarzfenster an der Vorderseite der Lampe ist außerdem zur Abfiltrierung der stark reizenden äußersten Ultraviolettstrahlen eine Blauscheibe von 3 mm Dicke aus Schottschem Uviolglas angebracht, welche, falls eine weitergehende Abfiltrierung gewünscht wird, auch durch eine stärkere Scheibe ersetzt werden kann. Soll die Lampe, was häufig der Fall ist, zur direkten Kompressionsbestrahlung verwandt werden, so bedient man sich in der Regel noch besonderer Ansätze mit Drucklinse. Die Zündung der Lampe erfolgt nach Einschaltung des Stromes und Öffnung des Wasserzulaufhahnes durch vorsichtiges einmaliges Umkippen und Wiederaufrichten.

Zur Bestrahlung von Körperhöhlen (Mund, Nase, Gehörgang, Vagina) dienen verschiedene Ansätze, die an der künstlichen Höhensonne angebracht werden und teils in Form von Quarzstäben, teils von spekulumartigen Röhren hergestellt sind (Näheres s. in den Katalogen der Hanauer Quarzlampengesellschaft).

Zur örtlichen Kontaktbestrahlung von Haut und Schleimhäuten kann statt der Kromayer-Lampe auch die neuerdings von J. Kowarschik[1] angegebene sog. Ultrakontaktlampe benutzt werden.[2] In ihrem Brenner, der aus Quarzglasrohr hergestellt ist, werden durch eine Glimmentladung Quecksilberdämpfe zum Leuchten gebracht, wobei sich der Brenner so wenig erhitzt, daß er mit der Haut oder mit Schleimhäuten in Kontakt gebracht werden kann. Eine schwache Erythembildung erfolgt bei der Hautkontaktbestrahlung schon nach 2 Minuten, ein intensives Erythem nach 5—10 Minuten. Die Indikationen entsprechen denen der Kromayer-Lampe (E. Wellisch).

Licht-Dosimetrie.

Für jeden Besitzer einer Quarzlampe ist es zur exakten Dosierung der Bestrahlung notwendig, den Gehalt des Lichtes seiner Lampe an erythemerzeugenden U.V.-Strahlen zu kennen. Diese Erythemdosis, d. h. die Zeit, bei welcher in einem bestimmten Lampenabstand ein deutliches Lichterythem erzeugt wird, hängt nun nicht nur von der Stromart, Stärke und Spannung des Netzanschlußstromes, sondern auch von dem Alter des Brenners ab. Denn das Quarzrohr beschlägt sich bei längerem Gebrauch allmählich an der Innenseite mit den Rückständen des Quecksilberdampfes und seine Durchlässigkeit nimmt gerade für die biologisch wirksamsten U.V.-Strahlen allmählich ab; die Erythemwirkung erfolgt dann erst bei längerer Bestrahlungszeit bzw. kürzerem Lampenabstand.

Auf die einfachste Art läßt sich die Erythemdosis dadurch bestimmen, daß eine lichtungewohnte Hautstelle (Bauch, Rücken, eventuell Brust)

---

[1] Med. Klin. **1932**, Nr. 6.
[2] Österr. Quarzwerkstätten, Wien XIX, Grinzinger Allee 46.

unter sorgfältiger Abdeckung der Umgebung mit einem Blatt Papier bedeckt wird, in das etwa fünf Löcher ausgeschnitten sind (Abb. 57). Dieses Blatt wird nun in einer bestimmten Entfernung (z. B. 50 cm) mit der Quarzlampe

bestrahlt, wobei ein zweiter Streifen von Papier oder Pappe sukzessive in Zeitabständen von $1/_2$ Minute (bei schwächeren Lichtquellen auch 1 Minute) über die einzelnen Löcher geschoben wird, so daß nach $2^1/_2$ bzw. 5 Minuten alle Löcher bedeckt sind. Nach 24 Stunden wird dann die Zahl der roten Flecken auf der gewählten Hautpartie festgestellt; finden sich beispielsweise 3 Flecken, so beträgt die minimale Erythemdosis für den benutzten Lampenabstand, wenn im ganzen $2^1/_2$ Minuten lang bestrahlt worden ist, $1^1/_2$ Minuten, bei 5 Minuten Gesamtbestrahlungszeit 3 Minuten. Das unten zu erwähnende Kellersche Erythemdosimeter ist gleichfalls mit einer Vorrichtung versehen, welche nach dieser Methode die Erythemdosis zu bestimmen erlaubt; eine kleine einfache Apparatur zu diesem Zwecke liefern auch die Osram-Werke.

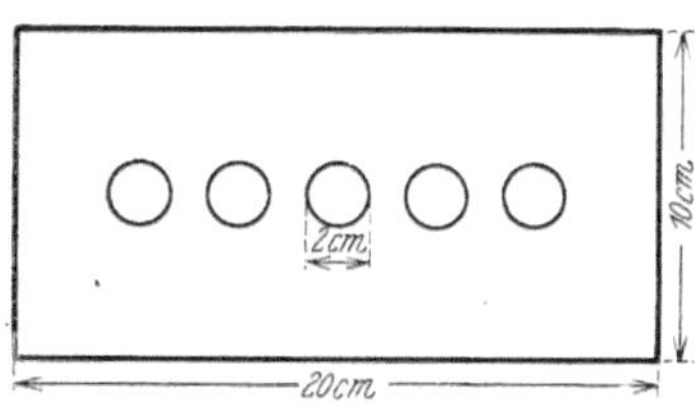

Abb. 57 Vorrichtung zur Bestimmung der individuellen Lichtdosis (aus Wellisch, Die Quarzlampe).

Die obige Methode ist überall auch ohne jede Apparatur improvisierbar; sie erlaubt auch die Bestimmung der individuellen Erythemdosis vor einer Lichtbehandlung. Sie hat aber den Nachteil, daß erst nach einem Tage diese Dosis ermittelt werden kann. Die sofortige Feststellung der Erythemdosis ist, wenn man von teueren und komplizierten Apparaten (Kadmiumzelle) absieht, in der Praxis mit folgenden relativ einfachen Geräten möglich:

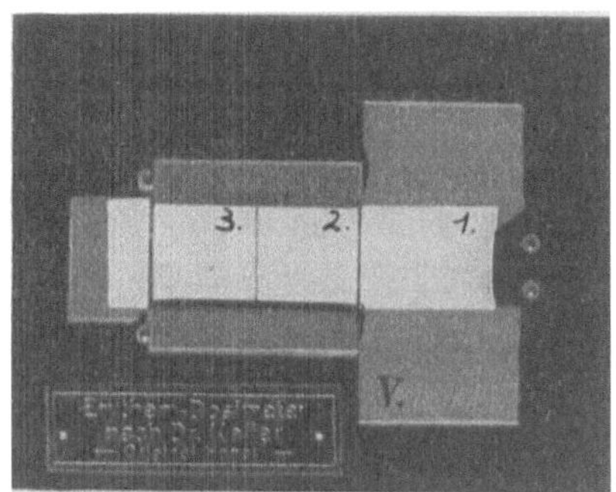

Abb. 58. Erythemdosimeter nach Keller (Quarzlampengesellschaft Hanau).

1. Das Kellersche Erythemdosimeter (Quarzlampengesellschaft Hanau). Die Bestimmung erfolgt hier auf photographischem Wege: Ein Streifen eines besonderen photographischen Papiers (Abb. 58) wird in

einer bestimmten Entfernung so lange bestrahlt, bis der ungefilterte Abschnitt 1 den Farbenton der Unterlage angenommen hat; die Bestrahlung des Abschnittes 2 geschieht durch ein Uviolglasfilter, des Abschnittes 3 durch Fensterglas. Bei Vorhandensein von kurzwelligem Ultraviolett im

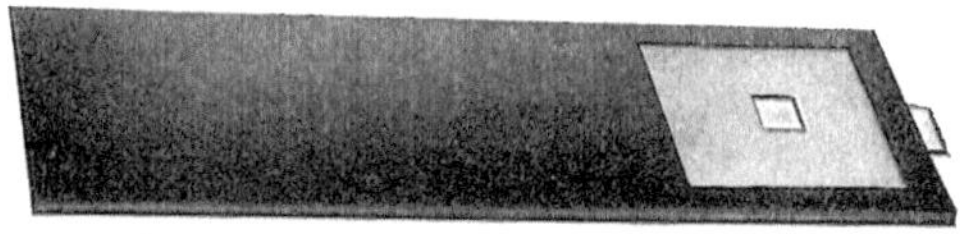

Abb. 59. Ultraviolett-Schnellmesser (Quarzlampengesellschaft Hanau) (aus Wellisch, Die Quarzlampe).

Lichte bleibt die Färbung der mit Filter bestrahlten Abschnitte heller als die des ersten Abschnittes. Aus Vergleich dieser Farbentöne mit einer Farbenskala und aus der Bestrahlungszeit läßt sich mit Hilfe einer beigegebenen Tabelle die Erythemdosis berechnen, wobei aber zu berücksichtigen ist, daß das Resultat für die meisten Menschen die zur Erythemerzeugung notwendige Minimaldosis etwas überschreitet.

2. Der Ultraviolett-Schnellmesser der Hanauer Quarzlampengesellschaft (Abb. 59); hier wird ein Streifen photographischen Papiers ungefiltert bis zur Annahme der Farbentönung der Umgebung eine Reihe von Malen an verschiedenen Stellen bestrahlt; durch Multiplikation der durchschnittlich benötigten Sekundenzahl mit 10 erhält man die annähernde Erythemdosis. Die Resultate sind weniger exakt als die mit dem Kellerschen Dosimeter gefundenen, dafür ist die Apparatur sehr wohlfeil.

3. Der Ultraviolettdosimeter der I. G. Farbenindustrie A. G. benutzt den Grad der Rotfärbung einer in einem Röhrchen bestrahlten, ursprünglich farblosen Flüssigkeit zur Berechnung der Erythemdosis mit Hilfe einer beigegebenen Tabelle, ebenfalls unter Berücksichtigung der Bestrahlungszeit. Die Ergebnisse sind nicht ganz so präzise als die mit der photographischen Methode erreichten, dafür hat der Apparat den Vorzug, auch für andere Lichtquellen als die Quecksilberquarzlampe und selbst für Messung der Sonnen- und Himmelstrahlung benutzbar zu sein.

Beim Anstellen aller Messungen der Erythemdosis ist ebenso wie bei jeder therapeutischen Bestrahlung zu berücksichtigen, daß die Quarzlampe ihre volle Lichtstärke erst 4—5 Minuten (die „Jubiläumsbrenner" 2—3 Minuten) nach der Zündung erreicht.

Ausführung der Quarzlichtbestrahlung.

Die Allgemeinbestrahlung wird am entkleideten Patienten, der mit einer Schutzbrille versehen sein muß, in sitzender oder liegender Stellung vorgenommen. Die sitzende Stellung kann da angewandt werden, wo eine Bestrahlung des Oberkörpers bis zur Hüfte als ausreichend erachtet wird, z. B. bei Lungenkranken, Halsdrüsenerkrankungen usw. In allen anderen Fällen, und bei Kindern überhaupt, ist die liegende Stellung vorzuziehen. Stets muß bei der Allgemeinbestrahlung sowohl die Vorder- wie die Rückseite des Körpers bestrahlt werden. Sind zwei Quarzlampen vorhanden, so wird der Patient zwischen diese gesetzt, andernfalls sind beide Körperseiten hintereinander in der vorgeschriebenen Zeit zu bestrahlen. Nur wenn die Natur des Leidens eine Bestrahlung in der Bauchlage nicht angängig erscheinen läßt, z. B. bei tuberkulöser Peritonitis, kann man sich auf die einseitige Bestrahlung beschränken.

Man beginnt die Allgemeinbestrahlung in einer Distanz von 80 cm bis 1 m, je nach dem Alter und der Intensität des Brenners. Die Dauer der ersten Bestrahlung beträgt für jede Körperseite je 2—5 Minuten. Bei jeder folgenden Sitzung wird nun die Bestrahlungsdauer um 1—3 Minuten verlängert, die Distanz nach etwa 5 Sitzungen etwas verkürzt, bis man, bei doppelseitiger Bestrahlung, auf etwa 80—70 cm Distanz (nur bei schwacher Erythemdosis auf 60 cm) und 15 Minuten Dauer, also auf 30 Minuten Gesamtdauer der Sitzung angelangt ist. Manche Autoren verlängern die Allgemeinbestrahlung auch auf eine Stunde und darüber. Als notwendig kann aber eine solche lange Dauer nicht bezeichnet werden, sie ist auch aus Zeitgründen in größeren Betrieben kaum durchführbar. Eine kürzere Distanz als 50 cm ist bei der Allgemeinbestrahlung deshalb nicht angängig, weil dann der Lichtkegel der Lampe nicht mehr groß genug ist, um den ganzen Körper zu treffen.

In der Regel genügt es, die Allgemeinbestrahlung jeden zweiten Tag anzuwenden. Notwendig ist die Einschaltung bestrahlungsfreier Tage in all den Fällen, wo eine fieberhafte Reaktion nach den ersten Bestrahlungen erwartet werden kann (also bei allen Patienten mit Temperatursteigerung).

Hier ist stets vor Vornahme einer neuen Bestrahlung das Abklingen der Reaktion abzuwarten. Bei nicht fiebernden Patienten kann bei klinischer Behandlung in gewissen Fällen die Bestrahlung eventuell auch täglich vorgenommen werden. Starke Hautreaktion erfordert naturgemäß ein Aussetzen der Behandlung bzw. eine vorübergehende Verringerung der Dosis.

Über die Dauer einer ganzen Kur läßt sich Allgemeingültiges nicht sagen. Während in den meisten Fällen die Zahl von 10—20 Sitzungen ausreicht, ist es manchmal, z. B. bei chirurgischer Tuberkulose, notwendig, viele Monate hindurch zu behandeln. Bei so lang ausgedehnten Kuren ist, insbesondere wenn es sich um sehr intensive Bestrahlungen handelt, stets auf das Allgemeinbefinden zu achten, damit die Kur bei sichtlicher Überanstrengung des Patienten abgebrochen werden kann. Im allgemeinen befolge man aber das Prinzip, die Bestrahlungskur als einen Reiz anzusehen, der in seiner Wirkung zeitlich beschränkt werden muß. Bei chronischen Leiden ist deshalb eine im Bedarfsfalle 2mal im Jahre vorgenommene Kur von je 10—15 Sitzungen von besserer Wirksamkeit als eine einmalige 20—30 Behandlungen umfassende Kur.

Besondere Vorsicht ist bei der Bestrahlung kleiner und schwächlicher Kinder, insbesondere von Rachitiskranken, geboten. Nach übereinstimmendem Urteil, dem auch wir uns anschließen, ist hier zur Erzielung der Heilwirkung die Anwendung erythemerzeugender Lichtdosen nicht notwendig. Vollmer[1] hält es für genügend, wenn rachitiskranke Säuglinge einmal wöchentlich je 4—5 Minuten lang an Vorder- und Rückseite bestrahlt werden. Die ganze Kur brauche etwa nur 10 Bestrahlungsstunden zu umfassen.

Die **örtliche Bestrahlung** mit der künstlichen Höhensonne findet da Verwendung, wo bei isolierten oder auf eine bestimmte Hautpartie beschränkten Hautaffektionen eine mehr oder minder starke örtliche Reizung, oder mindestens doch, wie bei Wunden, Ulzerationen oder infektiösen Prozessen, eine Anregung der vitalen Vorgänge in einem umschriebenen Bezirk beabsichtigt ist. Man beginnt hier mit einer Distanz von 80—60 cm und einer Bestrahlungsdauer von 5 Minuten und steigert dann die Lichtdosis durch Verkürzung der Distanz bis auf 40 bis 30 cm, während die Dauer der Einzelbestrahlung bei örtlicher Applikation in der Regel nicht über 15 Minuten ausgedehnt wird. Die Häufigkeit der anzuwendenden Sitzungen und ihre Gesamtzahl kann allgemeingültig hier noch viel weniger festgelegt werden als bei der Ganzbestrahlung. Bei Reizbestrahlungen läßt man eine zweite Sitzung dann folgen, wenn die mehr oder minder starke Reaktion auf die vorhergehende Bestrahlung abgeklungen ist; die Bestrahlung wird in allen Fällen so oft wiederholt, bis die betreffende Hautaffektion abgeheilt ist und sich kein Rezidiv mehr zeigt (z. B. bei Furunkulose, Akne, Ekzem usw.). Ist die Erzielung eines deutlichen Erythems erwünscht (z. B. bei Akne vulgaris), so empfiehlt es sich, gleich bei der ersten Sitzung eine sichere Erythemdosis anzuwenden, da bei allmählichem Ansteigen der Dosis ohne anfängliches Erythem die Haut eine hier unerwünschte Resistenz gegen die U.V.-Strahlen erwirbt. Bei der Wundbehandlung, wo eine sichtbare

---

[1] Klin. Wschr. **1930**, Nr. 49.

Dermatitis in der Regel nicht beabsichtigt wird, kann täglich bestrahlt werden; doch ist darauf zu achten, daß nach Reinigung der Wunde bzw. des Geschwürs und nach Auftreten von frischen Granulationen die Lichtdosis etwas vermindert wird, um eine Schädigung des jungen Granulationsgewebes durch zu intensive Belichtung zu verhüten.

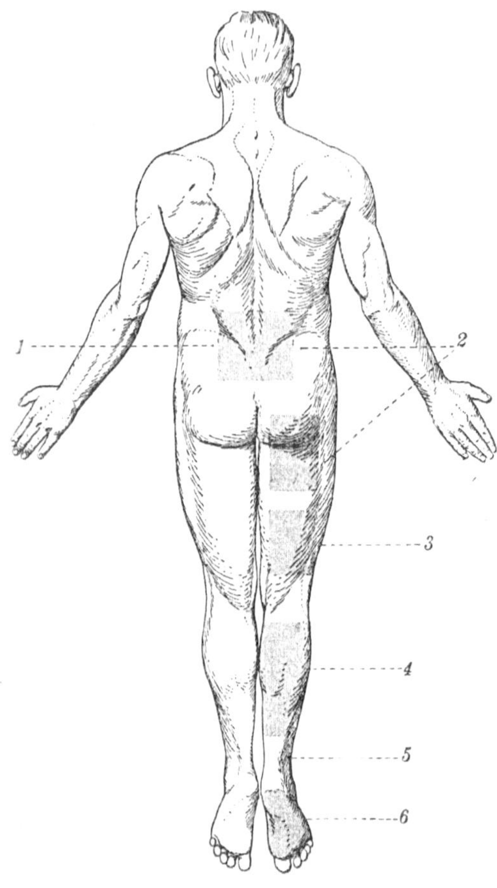
Abb. 60. Schema zur felderweisen Reizbestrahlung nach Lepsky.

Die örtliche Bestrahlung mit der künstlichen Höhensonne wird meist bei geöffneter Lampe ausgeführt, wobei dann die nicht zu bestrahlende Umgebung durch schwarzes Papier, dunkle Kleidungsstücke u. dgl. sorgfältig abzudecken ist. Weniger zweckmäßig ist es, nach Schließung der beweglichen Kugelhälfte des Lampengehäuses durch die darin angebrachte Öffnung hindurch zu bestrahlen, weil sich hierbei bei längerer Benutzung die Lampe sehr stark erhitzt und dadurch Schädigungen des Brenners auftreten.

Eine besondere, praktisch sehr wichtige Form der lokalen Lichtbehandlung bildet die felderweise (örtlich begrenzte) Reizbestrahlung, deren Zweck es ist, durch Erzeugung eines starken Lichterythems eine segmentäre Tiefenwirkung zu erzielen. Vor allem zur Behandlung von Neuralgien und Neuritiden hat sich dies Verfahren bewährt, das zuerst 1905 von Brustein zur Ischiasbehandlung angegeben, später von R. F. Weiß und vor allem von S. Lepsky[1] genauer in seiner Technik ausgearbeitet worden ist. Die Heilwirkung dieser Methode beruht nicht nur auf der segmentären Tiefenwirkung des Hauterythems mit ihren Folgen insbesondere auf die Verbesserung der Kapillardurchblutung in der Umgebung des erkrankten Nerven (Brustein), sondern auch auf dem im physiologischen Teil geschilderten speziellen Einfluß der U.V.-Strahlung auf die sensiblen Hautnerven und die Tiefensensibilität.

Die Reizbestrahlung wird bei der Ischias so ausgeführt (Abb. 60), daß zunächst in der Kreuzbeingegend, dann in der Glutaealgegend, der Rückseite des Oberschenkels, der Wade und eventuell auch an der Vorderseite des Ober-

[1] Z. physik. Ther. **39**, 63 (1930); Die Ultraviolettbehandlung der Ischias. Leipzig: J. A. Barth. 1932.

und Unterschenkels je ein rechteckiges Feld mit einer sicheren Erythemdosis unter sorgfältiger Abdeckung der Umgebung bestrahlt wird. Die Distanz beträgt dabei für die am Rumpfe oder nahe dem Rumpfe gelegenen Partien 70—50 cm, die Dauer 4—10 Minuten; mit der Entfernung vom Stamme nimmt sowohl an der unteren wie oberen Extremität die Lichtempfindlichkeit der Haut ab, so daß dementsprechend (an den Unterschenkeln bzw. den Unterarmen noch mehr als an den Oberschenkelm bzw. Oberarmen) die Lichtdosis, vor allem durch Verkürzung der Lampendistanz, erhöht werden muß. Denn eine kräftige Rötung ist conditio sine qua non für den Erfolg. Man kann die sukzessive Erzeugung der Felder an aufeinanderfolgenden Tagen ausführen; nur bei starker Reaktion (Jucken, Infiltration) muß eine Pause eingeschoben werden, wobei sich übrigens oft noch eine nachträgliche günstige Beeinflussung der neuralgischen Schmerzen beobachten läßt.

Bei Armneuralgien beginnt die Bestrahlung mit Erzeugung je eines Feldes über dem Schulterblatt und unterhalb der Clavicula (hier etwas schwächere Dosis wegen der Lichtempfindlichkeit der Brusthaut!), dann folgen Vorder- und Rückseite des Oberarmes, Volarseite des Unterarmes; am Rücken des Unterarmes und an der Hand ist die Erzeugung eines Lichterythems, wenn überhaupt, nur schwer möglich.

Ist nach Beendigung einer Serie von Bestrahlungen die Erzeugung neuer Felder noch erwünscht, so suche man sich dazu Hautpartien zwischen den Residuen der ersten Felder aus; diese selbst nochmals mit höheren Dosen zu bestrahlen, wie es Lepsky empfiehlt, können wlr des unsicheren Erfolges wegen nicht raten; dagegen kann natürlich, wenn die erste Bestrahlung nicht genügend gewirkt hat, die gleiche Hautstelle nochmals bestrahlt werden.

Auch bei Neuralgien des Trigeminus und anderer Hautnerven sowie bei Interkostalneuralgie ohne Herpes, bei Sakral- und Femoralisneuralgie kann die Reizbestrahlung mit Erfolg versucht werden.

Auch bei Erkrankungen der Thorax- und Abdominalorgane ist die felderweise Reizbestrahlung oft mit Erfolg anwendbar. So nach der Empfehlung von E. Wellisch[1] beim Asthma bronchiale, wobei die Kombination mit Thorax-Diathermie sich nach Kowarschik[2] und auch nach unserer Erfahrung bewährt hat (rechteckige Felder von etwa 12×18 cm Größe je beiderseits an der Vorder- und Rückseite des Thorax sowie an dessen Seitenflächen, Bestrahlung zweimal wöchentlich), nach E. Freund[3] in ähnlicher Technik unter Bevorzugung der linken Thoraxhälfte bei Angina pectoris, nach Lorand[4] bei schmerzhafter Reizung infolge Cholezystitis und Cholelithiasis, nach Plaschkes[5] bei Ulkusschmerzen (Magen- und Duodenalgeschwür). Schon früher hatte Fromme[6] die Erythembestrahlung des Unterleibes bei Adnexentzündungen empfohlen, doch hat sich diese Therapie wenig eingeführt.

Vorsicht ist mit der Reizbestrahlung geboten bei Lichtüberempfindlichkeit der Haut, Neigung zu Ekzemen und auch zu Temperatursteigerungen (z. B. bei Tuberkulose). Denn auch die örtliche intensive Bestrahlung kann Allgemeinwirkungen auslösen.

Die örtliche Bestrahlung kann auch mittels der Kromayerschen Quarzlampe ausgeführt werden. Es geschieht dies namentlich in solchen Fällen, wo die Erzielung einer energischen Dermatitis, eine intensive Schälung oder eine Tiefenwirkung beabsichtigt ist. In letzterem

---

[1] Die Quarzlampe. Wien u. Berlin: Julius Springer. 1932.
[2] E. Wellisch: Med. Klin. **1931**, Nr. 7.
[3] Wien. klin. Wschr. **1928**, Nr. 12 u. 25.
[4] Med. Klin. **1929**, Nr. 41.
[5] Z. physik. Ther. **38**, 117 (1930).
[6] Z. Geburtsh. **77** (1915).

Falle, z. B. beim Lupus, wird das Quarzlicht in Form der Kompressionsbehandlung appliziert, wobei dann zugleich regelmäßig die Blauscheiben Verwendung finden. Bei der sogenannten Distanzbestrahlung beträgt die Entfernung vom Fenster der Lampe bis zur bestrahlten Stelle in der Regel 20—10 cm, die Bestrahlungsdauer 5—10 Minuten. Bei der Kompressionsbehandlung schwankt die jeweilige Dauer der Sitzung zwischen 15 und 45 Minuten.

d) Allgemeine Indikationen der Quarzlichtbehandlung.

Die Allgemeinbestrahlung findet zunächst überall da Verwendung, wo es sich um allgemeine Erschöpfungszustände, Überarbeitung, Rekonvaleszenz nach akuten Krankheiten, sekundäre Anämie nach Blutverlusten (Abort, Operationen) und ähnliche Störungen des Allgemeinbefindens handelt. Auch bei manchen Formen von primärer Anämie, Chlorose usw. kann die Allgemeinbestrahlung erfolgreich angewendet werden; bei der perniziösen Anämie erreicht man allerdings höchstens eine vorübergehende subjektive Besserung. Ein sehr wichtiges Indikationsgebiet bilden dann weiter die konstitutionellen Erkrankungen der Kinder, vor allem die Rachitis, die Tetanie und Spasmophilie, dann die exsudative Diathese und die Skrofulose in ihren verschiedenen Erscheinungsformen. Sowohl die skrofulösen bzw. die tuberkulösen Drüsenschwellungen mit und ohne Fieber, wie die skrofulösen Hauterkrankungen bieten ein sehr dankbares Objekt für die Allgemeinbestrahlung. Denn stets ist hier die allgemeine Bestrahlung, ebenso wie bei der sonstigen Tuberkulose überhaupt, anzuwenden.

Auch die Knochen- und Gelenktuberkulose eignet sich in vielen Fällen für die Quarzlichtbehandlung (eventuell in Kombination mit örtlicher oder allgemeiner Sollux- oder Vitalux-Bestrahlung), ferner ganz besonders die peritoneale Tuberkulose, namentlich die mit Exsudation einhergehenden Fälle. Über die Wirksamkeit der Quarzlichtbestrahlung bei der Lungentuberkulose wird noch bei dem betreffenden Kapitel im speziellen Teile zu sprechen sein. Hier sei nur jetzt schon betont, daß die Quarzlichtbehandlung bei den aktiven progredienten fieberhaften Fällen von Lungentuberkulose kontraindiziert ist.

Bei hartnäckigen Katarrhen der oberen Luftwege und der Bronchien, besonders im Anschlusse an Grippe, wirkt die Höhensonnenbestrahlung oft heilsam ein. Die Erfolge beim Bronchialasthma der Kinder dürften in der Hauptsache auf der Beeinflussung des Grundleidens (exsudative Diathese) beruhen; beim Asthma der Erwachsenen ist die vorher geschilderte Reizbestrahlung der Allgemeinbestrahlung vorzuziehen. Bei der Nachbehandlung von Pneumonie und Pleuritis kommt der Quarzlichtbehandlung eine besondere prophylaktische Bedeutung gegenüber drohenden tuberkulösen Folgeerscheinungen zu. Beachtenswert ist auch die günstige Einwirkung der Bestrahlung beim Heuschnupfen, wobei wohl auch durch das Licht angeregte immunisatorische Vorgänge eine Rolle spielen.

Bei Rheumatismus der Muskeln und bei Arthritiden ist die Wirksamkeit der örtlichen Quarzlichtbestrahlung auf gelegentliche

Schmerzstillung infolge Ableitung durch das Licht-Erythem beschränkt. Sicherer ist hier, besonders bei Myalgien, der Erfolg der Bestrahlung mit Lichtwärmestrahlen.

Zur Allgemeinbehandlung der rheumatischen Krankheiten empfiehlt J. Gunzburg[1] die Kombination der Lichtwärme- und Ultrarotbestrahlung (in einem geschlossenen Kasten) mit nachfolgender allgemeiner Quarzlichtbestrahlung, um durch die letztere die chemische Funktion der Hautzellen, die sicherlich in Beziehung zu Genese und Verlauf des Rheumatismus steht, anzuregen und zugleich die Empfänglichkeit des Organismus für die Tiefenwirkung der langwelligen Lichtstrahlen und des Ultrarots zu steigern. Bei Neuralgien wendet man das Quarzlicht am besten in der oben beschriebenen Form der felderweisen Reizbestrahlung an; auch bei der von Myalgie und Sakral- oft kaum zu unterscheidenden Lumbalneuralgie.

Unter den Stoffwechselkrankheiten der Erwachsenen eignet sich der Diabetes zu weiteren Versuchen mit der U.-V.-Bestrahlung, am besten in Verbindung mit Lichtwärmestrahlen (s. physiologischer Teil). Trotzdem die Blutzuckerherabsetzung durch solche Bestrahlungen im Experiment wie auch beim Zuckerkranken einwandfrei, wenn auch nicht in allen Fällen, festgestellt worden ist, liegen umfangreiche positive Erfolge der Lichtbehandlung beim Diabetes auch heute noch nicht vor. Ebenso ist die beachtenswerte Empfehlung der U.V.-Behandlung bei Schwangerschaftsstörungen (Guthmann und Schol[2]) auch zur Verhütung der Eklampsie, und die systematische Prophylaxe der Eklampsie durch Höhensonnenbestrahlung, die von A. Hochenbichler[3] und später von A. Mayer[4] empfohlen wurde, scheinbar von anderen Frauenärzten noch nicht genügend nachgeprüft worden. Die blutdrucksenkende Wirkung der U.V.-Bestrahlung, die Hochenbichler dabei an seinen Patientinnen konstatierte, läßt sich auch sonst bei Hypertonie mit einem gewissen Nutzen verwenden.

Eine wichtige Domäne für die Quarzlichtbestrahlung bilden die Hautkrankheiten sowie die Ulzerationen und die Wunden mit schlechter Heilungstendenz. Es kommt hier teilweise die örtliche Bestrahlung in Frage, so bei chronischen Ekzemen (namentlich Ekzema intertrigo und trockenem Ekzem), beim Haarausfall (insbesondere bei der Alopecia areata), bei Wunden und Ulzerationen, lokalen infektiösen Infiltraten, umschriebener Furunkulose, Akne u. dgl. In anderen Fällen wieder, wo ausgedehntere Hautpartien betroffen sind, wie bei allgemeiner Furunkulose und sonstigen Pyodermatosen, Psoriasis usw., besteht die Technik in einem Mittelding zwischen Allgemeinbestrahlung und örtlicher Bestrahlung, indem die befallenen Hautpartien, eventuell etappenweise, in etwas stärkerer Dosis, als sonst bei der Allgemeinbestrahlung üblich, bis zur allmählichen Erzielung eines Erythems bestrahlt werden. Steht die Hautaffektion in innigem Zusammenhang mit dem Allgemeinzustand, wie beim Lupus und sonstigen Manifestationen der Hauttuberkulose, so kommt in erster Linie immer eine Allgemeinbestrahlung in Betracht, eventuell kombiniert mit örtlicher Bestrahlung einzelner Krankheitsherde mit intensiveren Lichtdosen; so pflegt man beim Lupus mit der Allgemeinbestrahlung die Kompres-

---

[1] Strahlenther. **39**, 798 (1931).
[2] Strahlenther. **33**, H. 2 (1929).
[3] Mschr. Geburtsh. **62**, 269 (1923); **69**, 206 (1925); Zbl. Gynäk. **1927**, Nr. 26.
[4] Wien. klin. Wschr. **1926**, Nr. 52.

sionsbehandlung mittels der Quarzlampe, eventuell auch die Röntgenbehandlung zu kombinieren. Ebenso ist bei schlecht heilenden Wunden, wenn das Allgemeinbefinden darniederliegt, mindestens eine Einbeziehung der weiteren Umgebung der Wunde in den Bestrahlungsbezirk am Platze; das gleiche gilt für die Behandlung von Eiterungen mit schlechter Heilungstendenz, wie Empyemfisteln, Knochen- und Gelenkeiterungen, Drüsenfisteln und sonstigen fistelnden Operationswunden, auch wenn die Ursache des Leidens nicht auf Tuberkulose zurückzuführen ist.

Als Kontraindikationen der Quarzlichtbestrahlung sind zu nennen: die bereits erwähnten aktiven fieberhaften Formen von Lungentuberkulose, frische Fälle von Hämoptöe, nervöse Erregungszustände, Überempfindlichkeit der Haut gegen das Licht, akute nässende Ekzeme, Sonnenerytheme und andere akute Reizzustände der Haut.

4. Natürliche Sonnenbäder.

Bei der Einwirkung des natürlichen Sonnenlichtes handelt es sich um eine Kombination der Wirkung von chemisch wirksamen kurzwelligen Strahlen mit langwelligen Lichtwärmestrahlen. Das Spektrum des Sonnenlichtes reicht vom Ultrarot bis zum Ultraviolett mit einer Wellenlänge von etwa $290\,\mu\mu$ herunter; die ganz kurzwelligen Strahlen, die im Quarzlicht enthalten sind, fehlen also im natürlichen Sonnenlicht. Der Gehalt des Sonnenlichtes an U.V.-Strahlen ist um so reichlicher, je reiner die Luft und je freier sie von Staub und Wasserdunst ist. Er ist am größten im Hochgebirge, nach der Ebene zu nimmt er ständig ab. Daneben spielt aber auch die Jahreszeit eine große Rolle; der höhere Stand der Sonne im Sommer hat eine Zunahme des U.V.-Gehaltes ihrer Strahlung auch in der Tiefebene zur Folge, da diese dann nur eine kleinere Dunstschicht zu durchdringen hat, und tatsächlich lassen sich auch dort Sonnenkuren mit Erfolg durchführen. Für die Intensität der Sonnenlichtwirkung ist dann weiter auch die indirekte Strahlung durch Reflexion von Bedeutung, so daß die Strahlungswirkung sowohl im Hochgebirge durch die vom Schnee ausgehende indirekte Strahlung wie auch an der Meeresküste durch die Reflexion von der Wasseroberfläche und dem weißen Sande her beträchtlich vermehrt wird. Auch die sogenannte Himmelstrahlung, d. h. das Licht, das von den abseits vom Sonnenstande gelegenen Teilen des blauen Himmels ausgeht, enthält einen beträchtlichen und für die Klimawirkung bedeutsamen Gehalt an U.V.-Strahlen (Friedrich).

Die physiologischen Wirkungen des Sonnenlichtes setzen sich zusammen aus den aktinischen Wirkungen der kurzwelligen Strahlen, die wir im vorigen Kapitel kennengelernt haben, und den Wirkungen einer allgemeinen Erwärmung, die von den Wärmestrahlen des Sonnenlichtes herrührt. Als Wärmeprozedur betrachtet ist das Sonnenbad zu denjenigen Maßnahmen zu rechnen, bei denen der Körper durch ausgiebige Wasserverdunstung und Wärmeabgabe seine Eigentemperatur in weitgehendem Maße regulieren kann. So erhöht sich im Sonnenbade, wenn es nicht übertrieben wird, die Innentemperatur des Körpers bei ein- bis zweistündiger Dauer nur um wenige Zehntel Grad. Auch spielt naturgemäß die Lufttemperatur und der Feuchtigkeitsgehalt der Luft eine gewisse Rolle, und so kommt es, daß der Wärmeeffekt bei Sonnenbädern im Tieflande ein höherer ist als bei solchen im Hochgebirge.

Das Zusammenwirken von Wärmestrahlung und aktinischer Strahlung zeigt sich auch in der Beeinflussung des Blutbildes durch das Sonnenlicht. Die Zahl der roten Blutkörperchen und der Hämoglobingehalt des Blutes erfahren im Sonnenbade eine Vermehrung; da dieser Befund unter dem Einfluß des Quecksilberlichtes nicht oder doch nicht regelmäßig erhoben werden kann, so muß die genannte Wirkung auf vasomotorische Einflüsse infolge der Wärmewirkung bzw. auf die Eindickung des Blutes infolge von Wasserabgabe zurückgeführt werden. Übrigens nimmt im Hochgebirge, auch unabhängig von jeder Lichtwirkung, infolge der Luftverdünnung die Zahl der roten Blutkörperchen und der Wert für Hämoglobin zu; schon aus diesem Beispiele geht hervor, wie schwierig, ja unmöglich es ist, bei Beurteilung der therapeutischen Resultate der Sonnenbehandlung im Hochgebirge die klimatischen Einflüsse von der eigentlichen Sonnenlichtwirkung auseinanderzuhalten. Auch in der Ebene, wo die klimatischen Einwirkungen ja nicht so mächtig sind als im Hochgebirge, trägt immer die mit dem Sonnenbade verbundene Luftliegekur mit ihren günstigen Einflüssen auf den gesamten Organismus zu der Heilwirkung wesentlich bei. Bei den Sonnenkuren an der See bleibt wieder die Seeklimawirkung, namentlich auch der Einfluß der Luftbewegung, mit der Lichtwirkung der Sonne untrennbar verbunden.

Die Zahl der Leukozyten wird im Sonnenbade ebenso wie durch die U.V.-Bestrahlung vermehrt. Die Pulsfrequenz erfährt eine geringe Beschleunigung, der Blutdruck für gewöhnlich eine Erniedrigung. Die Atmung wird unter dem Einflusse der Sonnenbestrahlung vertieft und ausgiebiger. Die Beeinflussung des respiratorischen Stoffwechsels hängt davon ab, ob die Sonnenbestrahlung bei kühler oder bei warmer Lufttemperatur erfolgt. Im ersteren Falle wird, wie nach der Quarzlichtbestrahlung, der O-Verbrauch erhöht, während unter der Einwirkung der heißen Natursonne die durch die Wärme hervorgerufene Einschränkung der Verbrennungsvorgänge (chemische Wärmeregulation) zunächst eine Vermehrung des O-Verbrauches verhindert (Kestner, Peemöller und Plaut[1]). Allerdings kommt es dann wieder zu einer Stoffwechselsteigerung, sobald unter der längeren Einwirkung der warmen Sonne eine Wärmestauung mit Schweißausbruch erfolgt, besonders wenn man diese Wirkungen durch eine dem Sonnenbade folgende Trockenpackung unterstützt.

Gewisse Wirkungen auf den Eiweiß- und Kohlehydratstoffwechsel, die bereits bei Besprechung der Wirkungen der U.V.-Strahlen Erwähnung fanden, sind auch unter dem Einflusse des natürlichen Sonnenlichtes beobachtet worden. Dazu kommt dann bei Wärmestauung die allgemeine Er-

---

[1] Klin. Wschr. **1923**, Nr. 44. Von anderer Seite (A. Loewy: Klimatophysiologie. Leipzig: Georg Thieme. 1931) wird aber eine sichere Steigerung des Gasstoffwechsels durch das Ultraviolettlicht allein überhaupt bestritten.

höhung des Stoffwechsels überhaupt. Auf das Nervensystem üben die Sonnenbäder, wie das Licht überhaupt, eine anregende und selbst erregende Wirkung aus, so daß bei erregbaren Neurasthenikern aus diesem Grunde Vorsicht geboten ist.

Technik der Sonnenbäder.

Wir müssen bezüglich der Technik der Sonnenbestrahlung unterscheiden, ob dieselbe als eigentliches Sonnenbad im engeren Sinne im Tieflande ausgeführt wird oder ob sie im Rahmen einer heliotherapeutischen Kur im Hochgebirge oder Tieflande, speziell zum Zwecke der Tuberkulosebehandlung, erfolgt. Im ersteren Fall, bei dem Sonnenbad im engeren Sinne, liegt der völlig entkleidete Patient auf einer Matratze oder einem Ruhebett im Freien auf einer Veranda, dem abgeschlossenen Teil eines Luftbadeparks, oder auf einem flachen Dache. Jedenfalls soll der Raum windgeschützt sein und natürlich auch vor unberufenen Zuschauern gesichert. Der Kopf wird durch einen mit weißem Stoff gefütterten Strohhut, durch ein bewegliches Schutzdach oder ähnliche Vorrichtungen vor der Einwirkung der Sonnenstrahlen geschützt. Während der Dauer des Sonnenbades soll sich der Patient öfters umdrehen, damit eine ausgiebige Schweißverdunstung gesichert und die Unterlage nicht durchfeuchtet wird. Die Dauer des Sonnenbades beträgt im Anfange 10—15 Minuten, man steigt dann auf 1 bis höchstens $1^1/_2$ Stunden Dauer. Nach Beendigung des Sonnenbades empfiehlt es sich, durch eine kalte Abwaschung oder eine kalte Dusche die erschlafften Hautgefäße wieder zur Kontraktion zu bringen und dadurch die Erfrischung und Erholung des Patienten nach dem Bade zu befördern. Soll z. B. bei Behandlung der Fettleibigkeit die stoffwechselerhöhende Wirkung noch gesteigert werden, so kann man bei kräftigen Individuen nach dem Sonnenbade ohne vorherige Abwaschung noch eine trockene Einpackung anschließen (Dauer ca. $1/_2$ Stunde), eventuell unter gleichzeitiger weiterer Einwirkung der Sonnenbestrahlung.

Etwas komplizierter ist die Technik der Sonnenbehandlung im Hochgebirge, wie sie seit ihrer Begründung durch O. Bernhard und A. Rollier üblich ist; hierbei sind besondere Vorsichtsmaßregeln notwendig, um angesichts der starken aktinischen Wirkung des dortigen Sonnenlichtes eine Schädigung des Patienten zu vermeiden. Zunächst geht der Sonnenkur eine etwa 6—10tägige Vorbereitungsperiode voraus, in welcher der Patient sich akklimatisieren soll und zuerst im Zimmer bei offenem Fenster, dann auf einer gedeckten Veranda und schließlich im Freien bei leichter Bekleidung sich an das Liegen in freier Luft gewöhnt. Nunmehr beginnt man, nach Rolliers Vorschrift, am ersten Tage 3—4mal in Intervallen von einer Stunde nur die Füße je 5 Minuten lang zu bestrahlen. Am zweiten Tage folgen dann die Unterschenkel (ebenfalls 5 Minuten lang, die Füße bereits doppelt so lang), am dritten die Beine bis zur Leistenbeuge, bis dann schließlich nach 6 bis 7 Tagen, je nach der Reaktion des Patienten, der ganze Körper bis zum Halse dem Lichte exponiert wird. Unter Verlängerung der Bestrahlungszeit gelangt man dann schließlich bis zu einer 4—6stündigen täglichen Bestrahlung.

Die Bestrahlungen werden im Hochgebirge täglich ausgeführt, während bei den eigentlichen Sonnenbädern im Tieflande bei weniger resistenten Patienten eine Bestrahlung an jedem zweiten Tag vorzuziehen ist.

Örtliche Bestrahlungen mit natürlichem Sonnenlicht bei Wunden, tuberkulösen Gelenken u. dgl. erfolgen in der Regel in Kombination mit der Allgemeinbestrahlung, unter entsprechender Verkürzung der letzteren. Die Dauer der örtlichen Bestrahlung richtet sich nach der Reaktionsfähigkeit, sie kann bis zu mehreren Stunden gesteigert werden. Eine besondere Technik der örtlichen Sonnenbestrahlung ist für die Behandlung der Kehlkopftuberkulose angegeben worden (Sorgo). Dabei wird das Licht durch einen besonderen Planspiegel in die Mundhöhle und von da aus durch einen Kehlkofspiegel, den der Patient selbst zu halten lernt, auf den Kehlkopf selbst geworfen.

Anhang: Luftbäder.

Unter Luftbädern versteht man eine Prozedur, bei der der Patient sich unbekleidet bzw. nur mit einer Badehose oder, wie bei Frauen üblich, mit einem leichten Hemd aus porösem Stoff bekleidet, mehr oder weniger lange Zeit in frischer Luft aufhält. Die Luftliegekuren, d. h. das stundenlange Liegen des zugedeckten Patienten an der Luft, sind dagegen nicht zu den Luftbädern zu rechnen. Zwischen Luft- und Sonnenbädern ist die Grenze oft schwer zu ziehen für den Fall, daß im Luftbade der Patient gleichzeitig von der Sonne bestrahlt wird. Doch werden unter Luftbädern im allgemeinen solche Bäder verstanden, bei denen die Sonnenbestrahlung entweder ganz fehlt oder bei denen, falls gleichzeitig Sonnenschein vorhanden ist, der Patient es vermeidet, sich längere Zeit in ruhiger Haltung den Sonnenstrahlen auszusetzen. Auch dann spielt aber die vorhin erwähnte Himmelstrahlung bei der Gesamtwirkung des Luftbades eine gewisse Rolle.

Die physiologische Wirkung der Luftbäder hängt in erster Linie von ihrer Temperatur ab, dann auch davon, ob der Patient sich dabei im Ruhezustand befindet oder, wie meistens, gleichzeitig Bewegungen vornimmt. Auch Vorhandensein oder Fehlen des Windes bedingt Unterschiede in der Wirkung des Luftbades. Die hier am meisten interessierenden kühlen und kalten Luftbäder von einer Temperatur von ca. 6—20°[1] üben einen Einfluß aus, der in mancher Beziehung demjenigen kühler Wasserprozeduren ähnlich ist; es tritt nach primärer Gefäßverengung eine sekundäre Erweiterung der Hautgefäße ein, der Blutdruck wird erhöht, hauptsächlich durch reflektorische Anregung der Herzaktion, die letztere wird verlangsamt, ebenso wird die Atemfrequenz verlangsamt; der Stoffwechsel wird erhöht, und zwar vornehmlich wohl durch die vermehrte willkürliche und unwillkürliche Muskeltätigkeit, die im Luftbade stattfindet. Die Zahl der roten Blutkörperchen wird vermehrt, ebenso der Hämoglobingehalt, und zwar hält diese Veränderung nach Lenkei auch längere Zeit nach Beendigung der Luftbäder noch an[2]. In geringem Maße werden auch die Leukozytenzahl und die Werte für Viskosität des Blutes im kalten Luftbade erhöht. Die Körpertemperatur (im Rektum gemessen) wird im unbewegten Luftbade primär erhöht, bei Körperbewegungen bzw. Wind findet eine deutliche Wärmeabgabe statt. Die Sekretionen, speziell die Urinsekretion, werden angeregt, ebenso auch die Peristaltik. Die Ähnlichkeit der Wirkung der Luftbäder mit derjenigen der kalten Wasseranwendungen ist sonach auf den verschiedensten Gebieten vorhanden, nur tritt infolge der längeren Dauer des Luftbades und des Fehlens eines stärkeren primären Reizes hier die Veränderung der physiologischen Funktionen viel langsamer ein als im Wasserbade. Das Luftbad kann also als eine sehr milde und doch unter Umständen sehr wirksame Kälteanwendung angesehen werden; doch ist, um diese Wirkungen therapeutisch zu verwerten, eine genaue Dosierung bezüglich Dauer und Temperatur notwendig, und die letztere haben wir allerdings nicht so in der Hand wie bei den Wasseranwendungen.

[1] Lenkei unterscheidet das laue Luftbad von 20—30° Temperatur, das kühle von 14—20° und das kalte von 6,5—14°; die Wirkung ist um so energischer, je niedriger die Temperatur des Luftbades ist.

[2] Z physik. u. diät. Ther. **13**, 405 (1910).

Technik. Es läßt sich für Luftbäder jeder abgeschlossene, dem Wind nicht zu sehr ausgesetzte Platz verwenden. Der Badende muß Gelegenheit haben, sich sowohl in der Sonne wie im Schatten aufzuhalten; vor allen Dingen ist für Raum und Gelegenheit zu Körperbewegungen zu sorgen (Turnapparate, Freispiele usw.), denn in der Regel soll der Patient sich im Luftbade ständig bewegen. Die Dauer des Luftbades richtet sich, außer nach der Temperatur der Luft, nach der Reaktionsfähigkeit und Gewöhnung des Patienten, keinesfalls darf der Patient im Luftbade frieren; es ist daher erforderlich, ihn erst durch kurze, wenige Minuten dauernde Luftbäder an die Prozedur zu gewöhnen, die dann später bis auf mehrere Stunden ausgedehnt werden kann. In manchen Fällen ist es zur Gewöhnung des Patienten an das Luftbad zweckmäßig, daß man ihn zunächst im temperierten Zimmer bei geschlossenem Fenster das Luftbad nehmen läßt, später dann bei offenem Fenster, und ihn dann erst ins Freie schickt.

Das Luftbad ist vor allen Dingen ein hervorragendes hygienisches Abhärtungsmittel, namentlich wenn es in der beschriebenen Weise richtig dosiert wird. Besonders in der Kinderheilkunde muß das Luftbad als die zweckmäßigste und unschädlichste Methode zur Abhärtung angesehen werden. Unter den Krankheitszuständen Erwachsener, die sich für Behandlung mit Luftbädern eignen, seien hier nur allgemeine Neurasthenie, namentlich nervöse Schlaflosigkeit und nervöse Kopfschmerzen, dann auch vasomotorische Neurosen, ferner Erkrankungen der Kreislauforgane (wegen der Änderung der Blutverteilung, der Steigerung der Herzkraft und Regulierung des Blutdruckes) und Anämie und Chlorose sowie Stoffwechselkrankheiten genannt.

IV. Elektrotherapie.

Einleitung.

Alle in der Elektrotherapie verwendeten Stromarten lassen sich auf zwei Grundformen zurückführen, den Gleichstrom und den Wechselstrom. Bei jenem wandern die Träger der Elektrizität, die Elektronen, stets in der gleichen Richtung durch den Leiter, sie führen also eine stetig fortschreitende Bewegung aus; bei diesem dagegen ist die Richtung ihrer Bewegung eine ständig wechselnde, eine hin- und hergehende. Die Elektronen vollführen um ihre Ruhelage eine ähnlich schwingende Bewegung wie ein Pendel. Man spricht daher auch von Schwingungsströmen oder kurzweg von elektrischen Schwingungen. Jede Schwingung oder Periode besteht aus einem Hin- und Hergang, einem Wellenberg und Wellental (S. 192).

Die Schwingungen können langsam oder rasch erfolgen. Die Zahl der Schwingungen, die ein Wechselstrom in einer Sekunde ausführt, nennt man seine Schwingungszahl oder Frequenz. Je nach der Zahl der auf eine Sekunde entfallenden Schwingungen, d. h. also je nach der Frequenz, unterscheidet man niederfrequente und hochfrequente Wechselströme. Da die Zahlenreihe eine ununterbrochene ist, eine natürliche Grenze zwischen beiden also nicht vorhanden ist, sind wir gezwungen, eine solche nach Übereinkommen festzulegen. Wir Mediziner nehmen diese Grenze mit einer Periodenzahl von 100000 an und nennen Wechselströme mit einer kleineren Frequenz niederfrequente, solche, deren Frequenz darüber hinausgeht, hochfrequente oder einfach Hochfrequenzströme (S. 191).

Die älteste uns bekannte Stromform ist der Gleichstrom. Seine Anwendung in der Medizin wird in Erinnerung an Galvani, dessen bekanntes Experiment zu seiner Entdeckung (1790) führte, Galvanisation genannt. Die Darstellung von Wechselströmen wurde erst mit der Entdeckung der Induktion durch den englischen Physiker Faraday (1831) möglich. Die von ihm erzeugten Wechselströme waren niederfrequente, weshalb ihre therapeutische Verwendung als Faradisation bezeichnet wird. Wesentlich später (1892) wurden von dem französischen Biologen d'Arsonval die Hochfrequenzströme in die Therapie eingeführt. Die Behandlung mit ihnen heißt darum in ihrer ältesten Form Arsonvalisation. Arsonval und seine Schüler verwendeten Ströme mit einer Periodenzahl von etwa $1/_2$—1 Million. Die Stärke dieser Ströme (gemessen in Ampere) war gering, ihre Spannung (gemessen in Volt) dagegen sehr hoch. Später gelang es dem Österreicher Zeynek und seinem Mitarbeiter Bernd durch Umbau der Apparate eine Form des Hochfrequenzstromes zu schaffen, die eine große Stromstärke mit einer niedrigeren Spannung vereinte. Durch sie war eine neue Anwendungsmöglichkeit der Hochfrequenzströme, ihre Benützung zur Tiefendurchwärmung, die Diathermie gegeben. Die Frequenz der hierzu verwendeten Ströme war die gleiche wie die der Arsonvalströme. Es war im übrigen die gleiche Frequenz, die auch die drahtlose Telegraphie und Telephonie benützten. Die Entwicklung des Rundfunkes im zweiten und dritten Jahrzehnt unseres Jahrhunderts brachte uns die Erkenntnis, daß man durch die Erhöhung der Schwingungszahl die Reichweite der Sendungen beträchtlich vergrößern konnte. So kam es zu dem Bau von Sendern, die Ströme mit einer Frequenz von 10—100 Millionen Schwingungen in der Sekunde bei gleichzeitig starker Leistung erzeugten. Diese über- oder ultrahochfrequenten Ströme wurden über Anregung des Jenenser Physikers Esau zuerst von Schliephake auf ihre therapeutische Verwendbarkeit geprüft. Ihre Anwendung in der Medizin hat den Namen Kurzwellentherapie erhalten.

Überblicken wir das Gesagte, so ergibt sich für die Elektrotherapie die nachfolgende Einteilung:

I. Gleichstrom (Galvanisation).
II. Wechselstrom.
  1. Niederfrequenztherapie
    (Faradisation).
  2. Hochfrequenztherapie;
    a Arsonvalisation,
    b Diathermie,
    c Kurzwellentherapie.

1. Galvanisation.

Allgemeines.

Unter Galvanisation verstehen wir die Behandlung mit Gleichstrom. Bei diesem bewegen sich die Elektrizitätsträger, die Elektronen oder Ionen, in dem Leiter stets in der gleichen Richtung. Ist die sie bewegende elektromotorische Kraft eine unveränderliche oder konstante, dann ist die Geschwindigkeit der Elektronen- oder Ionenbewegung eine gleichförmige. Der Strom ist stets von gleicher Stärke (Abb. 61). Wir nennen ihn einen konstanten Gleichstrom.

Da sich nach dem Ohmschen Gesetze die Stromstärke in gleichem Sinne wie die Spannung ändert, wird bei einer Änderung der Spannung auch die

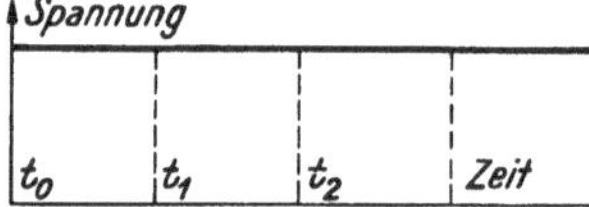

Abb. 61. Konstanter Gleichstrom.

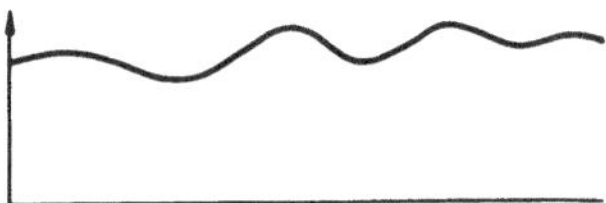
Abb. 62. Inkonstanter Gleichstrom.

Stromstärke schwanken, sie wird einmal größer, einmal kleiner sein. Wir sprechen dann von einem inkonstanten Gleichstrom. Diese Schwankungen der Stromstärke können ganz unregelmäßige sein (Abb. 62), sie können

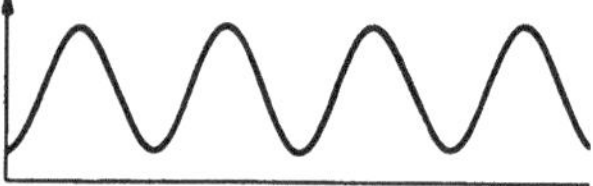
Abb. 63. Pulsierender Gleichstrom.

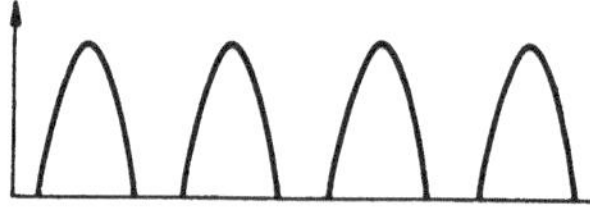
Abb. 64. Unterbrochener Gleichstrom.

aber auch in einem bestimmten Rhythmus erfolgen (Abb. 63). In diesem Falle haben wir es mit einem undulierenden oder pulsierenden Gleichstrom zu tun.

Fällt die Spannung periodisch auf Null herunter, dann setzt natürlich auch der Strom aus. Es kommt zu Stromunterbrechungen. Ein solcher Strom heißt unterbrochener Gleichstrom (Abb. 64).

Das Instrumentarium der Galvanisation.

Die zur Therapie verwendeten Apparate haben entweder eine eigene Stromquelle in Form einer Batterie oder sie werden von dem Netz einer Zentrale gespeist, an das man sie anschließt. Diese Apparate heißen Anschlußapparate.

Die Batterieapparate.

Fast ein Jahrhundert lang kam als Stromquelle für die Galvanisation nur eine Batterie in Betracht. Man verwendete Leclanché- oder Chromsäureelemente, von denen man 20—30 in eine Reihe geschaltet, in einem feststehenden oder auch tragbaren Kasten unterbrachte. Diese Batterien waren schwer und unhandlich, bedurften einer fortwährenden Wartung, da das Wasser der Elemente verdunstete, die Zinkelektroden verbraucht, die Klemmen und Leitungen oxydiert wurden. Dazu kam ein gelegentliches Verspritzen oder Verschütten von Säure und andere Dinge, so daß es als ein großer Fortschritt gewertet wurde, als gegen Ende des 19. Jahrhunderts diese Batterien durch Anschlußapparate ersetzt und von diesen schließlich ganz verdrängt wurden. Es kam eine batterielose Zeit.

Erst in den letzten Jahren, in denen man sehr kleine, billige und dabei doch sehr leistungsfähige Trockenbatterien für Taschenlampen und Rundfunkgeräte herstellte, die der oben angeführten Mängel gänzlich entbehrten, kam man wieder auf den Gedanken, galvanische Apparate mit Batterien als Stromquellen zu bauen (Abb. 65). Meist werden eine Anzahl Taschenlampenbatterien oder eine sogenannte Anodenbatterie, wie sie in allen Radiogeschäften erhältlich ist, in einem Kasten untergebracht.

Solche Apparate liefern einen für jede lokale Anwendung, selbst für Zellenbäder ausreichenden Strom, der sich durch eine ideal konstante Spannung auszeichnet. Sie sind unabhängig von jedem elektrischen Anschluß und können wegen ihres geringen Gewichtes leicht an jedes Krankenbett gebracht werden. Ihr Preis ist ein verhältnismäßig kleiner. Ihr einziger Nachteil ist, daß die Batterie, auch wenn sie nicht oft in Anspruch genommen wird, sich verbraucht und dann durch eine neue

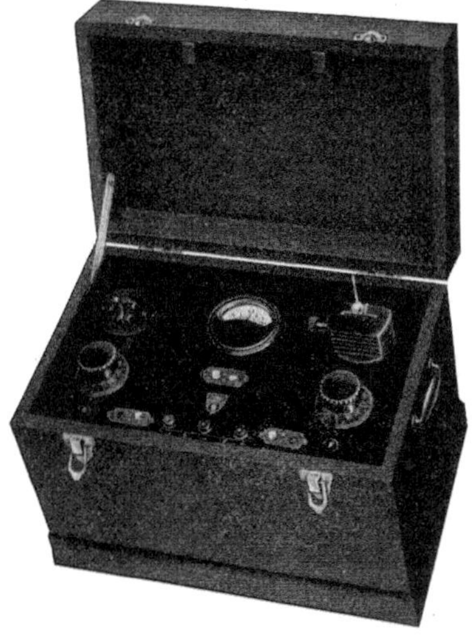

Abb. 65. Batterieapparat (Siemens-Reiniger-Werke).

ersetzt werden muß, was natürlich mit Kosten verbunden ist. Immerhin ist eine Batterie auch bei täglichem Gebrauch durch Monate haltbar.

Die Anschlußapparate.

Allgemeine Forderungen. Die ersten Anschlußapparate waren sehr primitiver Art. Sie bestanden im wesentlichen aus einem Widerstand aus Draht (Abb. 66) oder Glühlampen (Abb. 67), der die Aufgabe hatte,

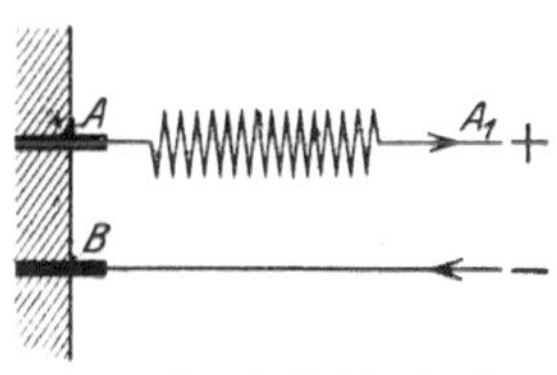

Abb. 66. Vorschaltwiderstand aus Draht.

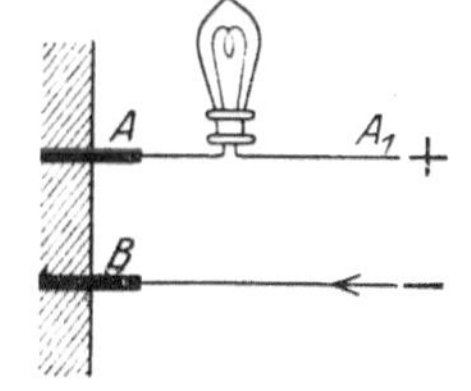

Abb. 67. Vorschaltwiderstand in Form einer Glühlampe.

die meist zu hohe Spannung des zentralen Gleichstromes auf das zulässige Maß (von höchstens 50 Volt) herabzusetzen. Der in seiner Spannung reduzierte Strom wurde unmittelbar durch den Körper des Kranken geschickt.

Es ist klar, daß eine solche Anordnung in hohem Maße gefährlich war. Kam es zufallsweise zu einem Kurzschluß in dem schützenden Vorschaltwiderstand, so wurde dieser unwirksam und der Kranke lag an der vollen, meist lebensgefährlichen Spannung des Netzes. Eine zweite Gefahr war die des Erdschlusses. Befand sich der Kranke nicht auf einem isolierten Boden, sondern auf einem solchen aus Stein oder einem anderen leitenden Stoff, kam er etwa mit

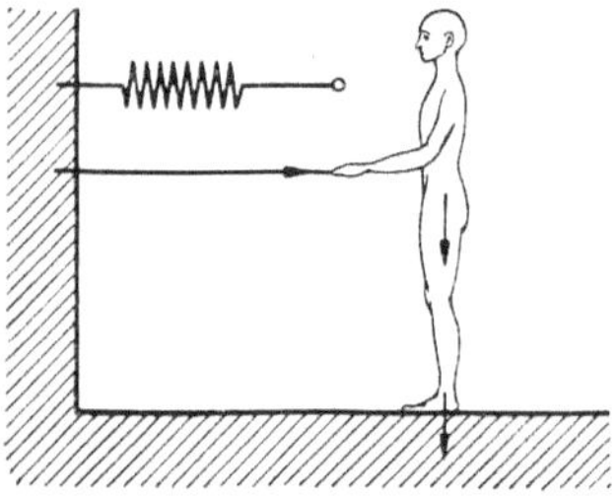

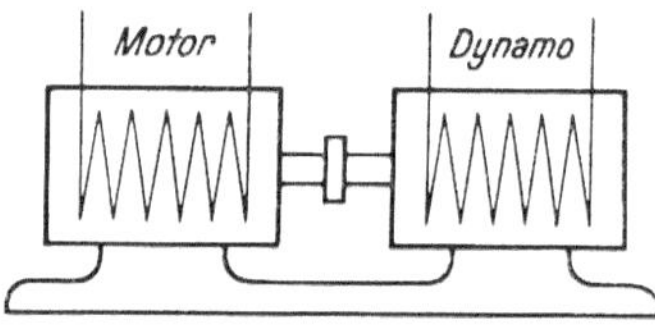

Abb. 68.
Schematische Darstellung des Erdschlusses.

Abb. 69.
Rotierender Umformer.

der Zentralheizung, der Wasser- oder Gasleitung in Berührung, so war sein Körper mit der Erde leitend verbunden, er war geerdet, wie man zu sagen pflegt. Berührte er in dieser Lage auch nur einen Pol der Zentralleitung oder eine Elektrode, die an diesen unmittelbar angeschlossen war, so war ein Erdschluß hergestellt (Abb. 68). Zwischen dem hohen Potential des Netzes und dem Potential der Erde, das bekanntlich stets Null ist, war ein Gefälle vorhanden und der Strom der Leitung floß durch den Körper direkt in die Erde. Das konnte unter Umständen gleichfalls eine Lebensgefahr bedeuten und mancher Arzt wie Patient sind einem solchen Erdschluß zum Opfer gefallen.

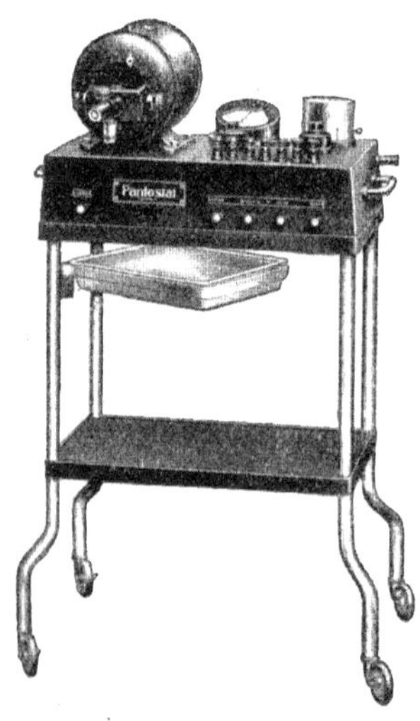

Abb. 70. Anschlußapparat mit rotierendem Umformer (Siemens-Reiniger-Werke).

Es hat lange genug gedauert, bis man sich besann, die Herstellung und den Verkauf solcher Apparate zu verbieten. Alle derzeit in Deutschland und Österreich erzeugten Anschlußapparate sind erdschlußfrei, d. h. die eben beschriebene Gefahr des Erdschlusses besteht bei ihnen nicht. Es sind vor allem zwei Typen, die heute allgemein gebräuchlich sind, die Umformer- und die Röhrenapparate.

Die Umformerapparate. Die Erdschlußfreiheit wird bei allen Anschlußapparaten dadurch gewährleistet, daß sich der Kranke in einem Stromkreis befindet, der mit dem Stromkreis der Zentrale nirgends eine metallische Verbindung hat. Diese Forderung wird bei den Umformerapparaten in folgender Weise erfüllt. Der zur Galvanisation benötigte Gleichstrom wird von einer eigenen kleinen Dynamomaschine hergestellt. Der Strom des Straßennetzes wird ausschließlich dazu benutzt, diese kleine Dynamomaschine mechanisch anzutreiben. Das geschieht durch einen Elektromotor, der von dem Strom der Zentrale gespeist wird (Abb. 69). Der Motor ist mit der Dynamomaschine gekuppelt, d. h. sie sitzen beide auf einer gemeinsamen Achse, so daß bei der Rotation des Motors auch die Dynamomaschine sich mitdreht und so Strom erzeugt. Natürlich sind die Wicklungen des Motors, durch die der Netzstrom fließt, und die Wicklungen der Dynamomaschine, an deren Polen der Kranke angeschlossen ist, gegeneinander streng isoliert.

Eine solche Verbindung von Elektromotor und Dynamomaschine, durch welche der Strom der Zentrale in einen für medizinische Zwecke geeigneten Strom umgeformt wird, nennt man einen Umformer. Aus

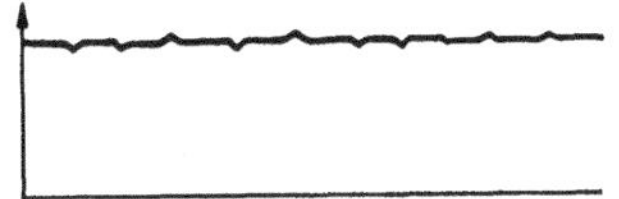

Abb. 71. Spannungskurve des Umformerstromes.

Abb. 72. Spannungskurve des Batteriestromes.

Raumersparnis werden vielfach die beiden Maschinen in ein gemeinsames Gehäuse eingebaut, so daß sie den Eindruck einer einzigen Maschine machen.

Abb. 70 zeigt einen mit einem Umformer ausgerüsteten Anschlußapparat. Diese werden meist von einem auf Rädern laufenden Gestell getragen und liefern in der Regel neben galvanischen auch faradischen Strom. Der Motor kann zum Anschluß einer biegsamen Welle für Vibrationsmassage verwendet werden. Bisweilen haben solche Apparate noch eine Einrichtung zum Betrieb von Endoskopielampen und elektrischen Glühbrennern (Galvanokaustik). In dieser Form heißen sie dann Universalanschlußapparate oder Pantostaten. Die letztere Bezeichnung wird aber vielfach gleichbedeutend mit Anschlußapparat überhaupt gebraucht.

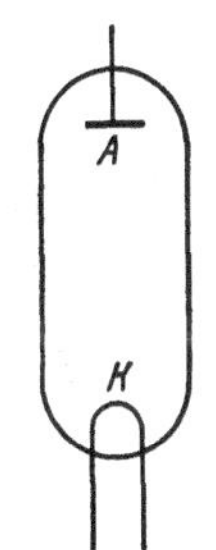

Abb. 73. Elektronen- oder Glühkathodenröhre.

Die Umformerapparate haben gegenüber den Batterieapparaten den Vorteil, daß sie keine verschleißbaren Teile (Trockenelemente) besitzen, so daß ihre durchschnittlichen Betriebskosten kleinere sind. Dagegen ist der von ihnen gelieferte Gleichstrom keineswegs so konstant wie der Batteriestrom. Seine Kurve weist kleine Zacken und Unebenheiten auf (Abb. 71), während die des Batteriestromes ganz geradlinig verläuft (Abb. 72). Da die sensiblen Nerven des Menschen ein außerordentlich empfindlicher Indikator selbst für kleinste Stromschwankungen sind, so wird der Kranke den Strom eines Umformerapparates weniger angenehm empfinden und darum nur in einer kleineren Dosis vertragen als den eines Batterieapparates. Die Unterschiede erreichen nach eigenen Messungen bei manchen Apparaten bis zu 25%.

Die Röhrenapparate. Die Radiotechnik hat uns eine neue Einrichtung gegeben, Wechselstrom in Gleichstrom umzuformen. Es ist dies die Elektronenröhre, auch Radioröhre genannt. Die Elektronenröhre spielt heute vor allem in der Kurzwellentherapie eine große Rolle, wo wir sie in bestimmter Form zur Erzeugung ungedämpfter Hochfrequenzströme verwenden. Ihr Wirkungsmechanismus wird daher in dem Abschnitt über Kurzwellentherapie genauer erörtert werden. Um Wiederholungen zu vermeiden, sei auf diesen Abschnitt (S. 251) verwiesen und an dieser Stelle nur das Nachstehende vorweggenommen.

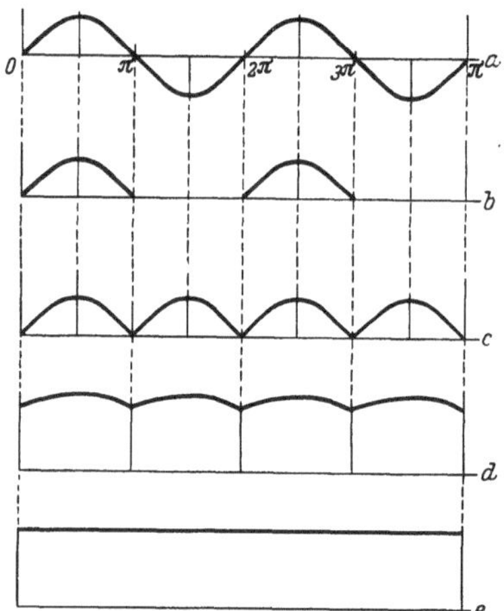

Abb. 74. Die Umwandlung von Wechselstrom in Gleichstrom in seinen verschiedenen Phasen.

Die Elektronenröhre ist ein hochevakuiertes Glasrohr, in das zwei Elektroden eingeschmolzen sind. Eine von diesen wird von einem Metalldraht gebildet, der durch eine eigene Stromquelle zum Glühen gebracht wird (Abb. 73). Eine solche Röhre hat nun die besondere Eigenschaft, daß sie einen elektrischen Strom nur dann hindurch läßt, wenn die glühende Elektrode mit der Kathode, die nichtglühende mit der Anode der Stromquelle verbunden ist. Sie heißt darum auch Glühkathodenröhre. Legen wir nun an die Pole einer solchen Röhre eine Wechselspannung an, so werden von ihr nur jene Halbwellen des Wechselstromes hindurchgelassen, die in der Richtung verlaufen, bei der die Glühelektrode Kathode ist. Die entgegenlaufenden Halbwellen werden unterdrückt. Die Röhre wirkt wie ein elektrisches Ventil, das den Strom nur in einer bestimmten Richtung passieren läßt. Sie wird darum auch Ventilröhre genannt.

Schicken wir also einen Wechselstrom durch eine solche Röhre, so wird er von ihr in einen pulsierenden Gleichstrom umgewandelt (Abb. 74). Durch die Verwendung einer besonderen Röhre, die nicht eine, sondern zwei Anoden besitzt (Doppelanodenröhre, Abb. 75), wird es jedoch möglich, auch die zweite Halbwelle des Wechselstromes praktisch zu verwerten, indem man sie gleichrichtet und so die früher bestandenen Pausen ausfüllt.

Nun brauchen wir zur Galvanisation keinen pulsierenden, sondern einen konstanten Gleichstrom. Diesen erhalten wir im wesentlichen dadurch, daß wir den pulsierenden Strom einem Kondensator größerer Kapazität zuführen und ihn damit aufladen. Ein solcher Kondensator stellt ein elektrisches Reservoir vor. Seine Wirkung ist analog der eines Wasserreservoirs, in das man auf der einen Seite Wasser durch Pumpenstöße hineinbefördert, um es auf der anderen Seite in einem kontinuierlichen Strahl abzuleiten.

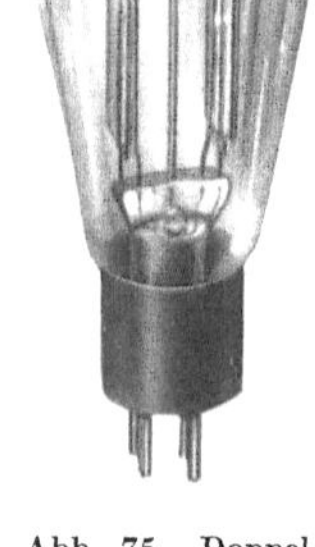

Abb. 75. Doppelanodenröhre (Siemens-Reiniger-Werke).

Anschlußapparate, welche diese Art der Umformung von Wechselstrom in Gleichstrom benützen, heißen Röhren- oder Ventilapparate (Abb. 76). Ihre Erdschlußfreiheit ist dadurch gegeben, daß der Strom der Zentrale nicht unmittelbar der Röhre, sondern vorerst einem Transformator zugeführt wird. Dieser besteht aus zwei auf einem Eisenrahmen

aufgewickelten Spulen, die gegeneinander völlig isoliert sind. In die eine
dieser Spulen fließt der Wechselstrom der Zentrale und induziert in der
zweiten einen höher gespannten Wechselstrom, der zur Speisung der
Röhre dient. Da der Kranke an den Röhrenkreis angeschlossen wird,
ist er demnach an keiner Stelle mit dem zentralen Netz leitend verbunden.

Mit Rücksicht auf den Transformator sind derartige Apparate nur zum Anschluß an
Wechselstrom geeignet.

Die Röhrenapparate haben
gegenüber den Apparaten mit
rotierendem Umformer verschiedene Vorzüge. Einer der wichtigsten ist der, daß der von ihnen
gelieferte galvanische Strom
gleichmäßiger oder konstanter
ist, wenn er auch nicht die ideale
Konstanz des Batteriestromes
erreicht. Die Röhrenapparate
haben ein geringeres Gewicht

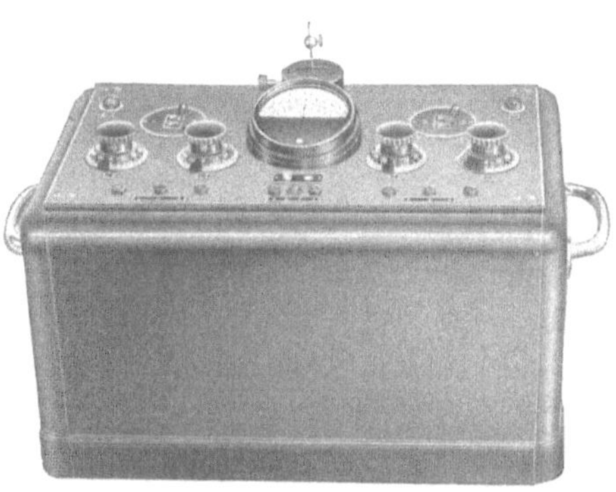

Abb. 76. Röhrenpantostat (Siemens-Reiniger-Werke).

und sind daher leichter zu transportieren. Sie bedürfen keiner Wartung,
wie sie beim Motorumformer durch Ölen, Reinigung des Kollektors, Aus-
tausch der Bürsten usw. notwendig ist. Sie funktionieren vollkommen
lautlos. Schließlich sind die Röhrenapparate, und das ist von größter
Bedeutung, wesentlich billiger als die Umformerapparate. Das alles sind
Vorteile, die es verständlich erscheinen lassen, daß die Anschlußapparate
mit Elektronenröhren die mit Elektromotoren immer mehr verdrängen.

Die sonstigen Behelfe.

Die Reguliereinrichtung. Außer der Stromquelle bedürfen wir einer
Einrichtung, die es ermöglicht, die Stärke des Stromes jeweils nach Bedarf

zu ändern. Das kann in zweierlei Weise
geschehen, entweder dadurch, daß man den
im Therapiekreis vorhandenen Widerstand
verändert, oder dadurch, daß man die an
seinen Enden liegende Spannung vergrößert
oder verkleinert.

Die erste Art der Regulierung war früher
allgemein gebräuchlich. Man schaltete in
den Behandlungskreis im Haupt- oder
Nebenschluß einen Drahtwiderstand, auf
dem ein Schleifkontakt lief, durch dessen
Verschiebung die Größe des Widerstandes

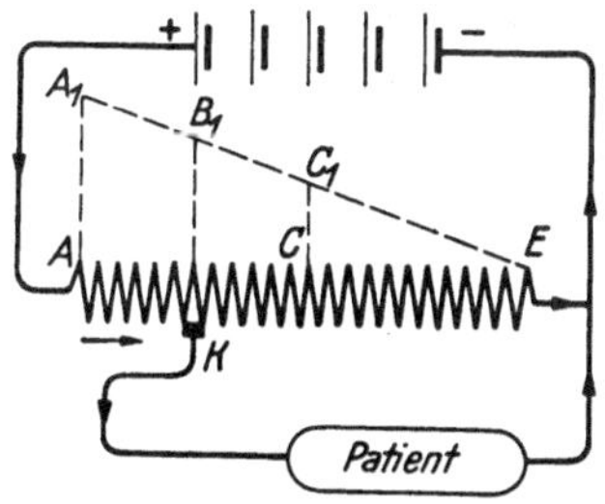

Abb. 77. Spannungsregler.

und damit die Größe der Stromstärke verändert werden konnte.

Heute benützt man so gut wie ausschließlich die zweite Art der
Stromregulierung, d. h. die Spannungsänderung. Die hierzu dienende
Einrichtung heißt Spannungsregler oder Spannungsteiler. Dieser

ist im wesentlichen auch nichts anderes als ein Widerstand, doch ist die
Art seiner Schaltung und damit die Art seiner Wirkung eine grundsätzlich
andere.

Die Pole der Stromquelle werden unmittelbar an die beiden Enden dieses
Drahtwiderstandes angeschlossen, so daß zunächst der ganze Strom durch
diesen fließt (Abb. 77). Nehmen wir an, es geschehe in der Richtung von A
nach E, dann muß in dem Punkt A ein höheres Potential herrschen als in
dem Punkt E, sonst könnte ja kein Strom fließen. Das Potential muß in
der Richtung von A nach E allmählich abnehmen. Wir können uns das durch
die Höhe der Linien AA_1, BB_1 veranschaulichen.

Der Kranke liegt nun nicht direkt in diesem Kreis, sondern in einem parallel dazu geschalteten Kreis, von dem ein Ende fest an den Punkt E
angeschlossen, das andere Ende K aber ist auf den Windungen des Wider-
standsdrahtes verschiebbar. Verschiebe ich diesen Kontakt ganz nach rechts,
so daß er mit dem Punkt E zusammenfällt, so kann durch den Körper natürlich kein Strom fließen, da die beiden Enden des Therapiekreises das gleiche
Potential aufweisen, zwischen ihnen also keine Potentialdifferenz, keine
Spannung besteht. Je mehr ich aber den Kontakt dem Punkt A nähere,
um so größer wird die Potentialdifferenz zwischen K und E, um so stärker
der durch den Therapiekreis fließende Strom.

Die Meßeinrichtung. Die Instrumente zur Messung der Stromstärke
nennen wir Strommesser oder Amperemeter und, wenn sie Tausend-
stel eines Ampere messen, auch Milliamperemeter. Die
zur Galvanisation verwendeten Instrumente basieren auf
der Erkenntnis, daß jeder stromführende Leiter von einem
Magnetfeld umgeben ist, dessen Stärke sich im gleichen
Sinne wie die des Stromes ändert. Sie heißen daher
magnetische Strommesser.

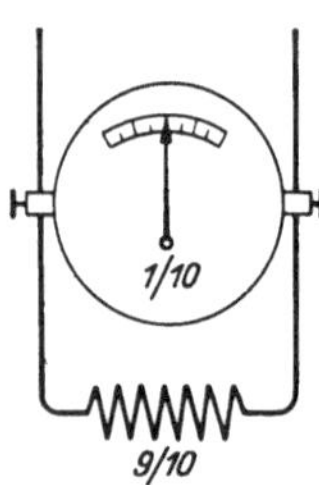

Abb. 78. Milli-
amperemeter mit
Nebenschluß.

Die in der Galvanotherapie verwendeten Stromstärken
schwanken zwischen einigen wenigen und mehreren Hundert
Milliampere. Um ein und dasselbe Instrument geeignet zu
machen, einmal 1—2 mA und ein anderes Mal 100—200 mA
genau anzuzeigen, muß man seine Empfindlichkeit verändern
können. Das geschieht durch einen sogenannten Nebenschluß
(Shunt). Will man Ströme von nur wenigen Milliampere
messen, so läßt man den gesamten therapeutisch verwendeten
Strom durch das Instrument fließen. Sein Meßumfang reicht in diesem Falle
z. B. bis 5 mA. Kommen stärkere Ströme in Betracht, so geht nicht der
ganze Strom, sondern nur ein Teil desselben durch das Instrument, der Rest
aber wird durch einen parallel geschalteten Widerstand an diesem vorbei-
geführt (Abb. 78). Beträgt dieser Teil z. B. $^9/_{10}$, der gemessene Teil dagegen
$^1/_{10}$ des gesamten Stromes, so wird nunmehr der gleiche Ausschlag des Am-
peremeterzeigers jetzt einen zehnfach so großen Strom anzeigen. Das Meßbereich des Instrumentes wurde von 5 auf 50 mA erweitert. Durch einen
zweiten Nebenschluß von entsprechendem Widerstand, der jetzt nur $^1/_{100}$
des gebrauchten Stromes zur Messung bringt, kann man das Meßbereich
auf 500 mA vergrößern. Ein Knopf oder ein Hebel an dem Milliamperemeter
gestattet es, die Nebenschlüsse nach Bedarf einzuschalten.

Die Polklemmen und der Polwender. Jeder galvanische Apparat hat
zwei verschiedene Pole, von denen der eine als positiver Pol oder
Anode mit einem +, der andere als negativer Pol oder Kathode
mit einem — bezeichnet wird. Die Bezeichnungen Anode und Kathode

werden dann auch auf die an die betreffenden Pole angeschlossenen Elektroden übertragen.

Schickt man einen Gleichstrom durch Wasser, so wird dieses durch den Strom zersetzt (Elektrolyse), wobei sich an der Anode Sauerstoff, an der Kathode Wasserstoff entwickelt. Da hierbei entsprechend der chemischen Zusammensetzung des Wassers (H_2O) an der Kathode dem Volumen nach doppelt so viel Gas abgeschieden wird als an der Anode, so sind die beiden Pole leicht voneinander zu unterscheiden. Will man die Richtigkeit der Polbezeichnungen eines Apparates kontrollieren, so braucht man bloß an die beiden Polklemmen Kabeln befestigen, deren Enden Stifte tragen. Taucht man diese in ein Glas Wasser und schaltet den Strom ein, so wird sich der negative Pol oder die Kathode an der stärkeren Gasentwicklung zu erkennen geben (Abb. 79).

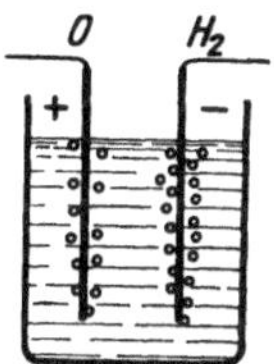

Abb. 79. Erkennung der Kathode an der stärkeren Gasentwicklung.

Weniger für therapeutische wie für diagnostische Zwecke erscheint es oft wünschenswert, die Polarität der Elektroden rasch wechseln zu können. Das kann durch einen Polwender geschehen. Abb. 80 zeigt eine der vielen Konstruktionen in schematischer Darstellung. Eine Scheibe aus isolierendem Stoff trägt zwei Metallsegmente (schwarz). Diese verbinden in der Stellung *NN* (normal) die beiden Pole der Stromquelle mit den Elektroden. In

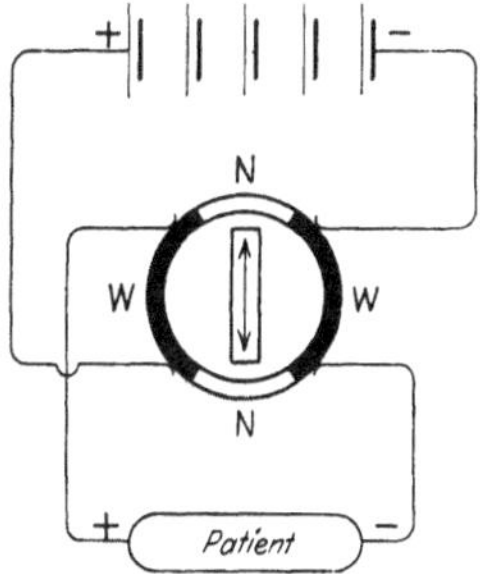
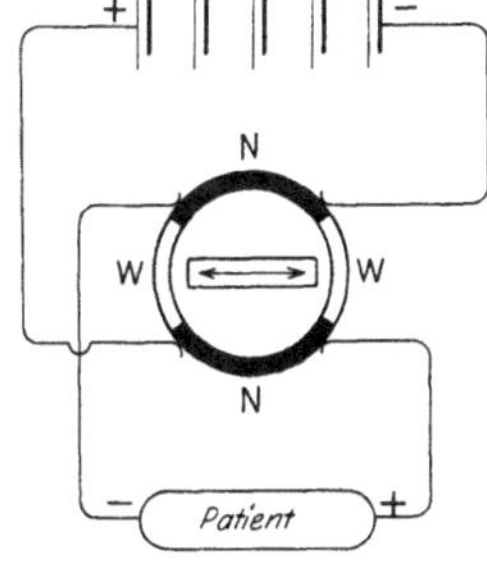

Abb. 80. Stromwender in Normalstellung.   Abb. 81. Stromwender in Wendestellung.

der Stellung *WW* (Wendung) ist, wie aus der Abb. 81 ersichtlich, die Polarität der Elektroden vertauscht und damit die Richtung des Stromes durch den Körper geändert.

Die Elektroden.

Die Plattenelektroden. Die im Handel befindlichen Elektroden bestehen aus quadratischen, rechteckigen oder runden Metallscheiben, die meist einen recht dünnen Überzug aus Leinen oder Leder tragen. Sie sind auf Handgriffe (Elektrodenhälter) aufschraubbar (Abb. 82). Alle diese Elektroden haben den Nachteil, daß sie infolge ihrer meist sehr kleinen Oberfläche nur geringe Strommengen anzuwenden gestatten, daß sie wegen ihrer dünnen Stoffüberzüge leicht zu Verätzungen führen und daß sie unhygienisch sind, da sich die Überzüge nicht abnehmen und daher auch nicht gründlich reinigen lassen.

Wir verwenden daher seit vielen Jahren Elektroden eigener Art, die
diese Nachteile nicht besitzen. Sie bestehen aus zwei Teilen, einer Metallplatte und einer Unterlage aus Frottierstoff, die erst im Bedarfsfalle
zusammengesetzt werden (Abb. 83). Da-
durch ist ihre Reinigung sehr leicht. Die
Metallplatten sind aus Zinnblech in einer

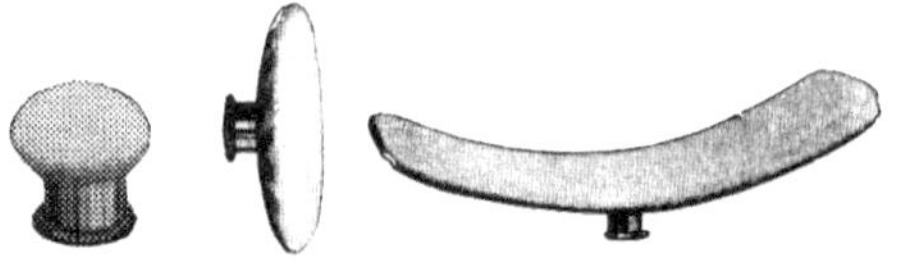

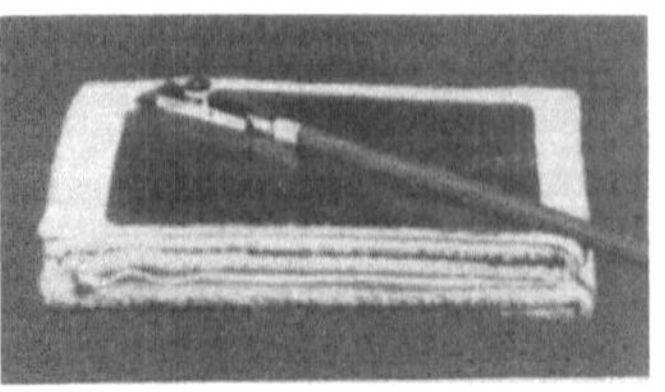

Abb. 82.
Elektroden zur Galvanisation (Siemens-Reiniger-Werke).

Abb. 83. Elektrode zur Galvanisation
nach Kowarschik.

Dicke von 0,5 mm und infolgedessen gut biegsam. Die von uns am
häufigsten verwendeten Größenmaße sind die folgenden:

Metallplatte			Stoffunterlage		
Breite	Länge	Flächeninhalt in qcm	Breite		Länge in cm
6	× 8 =	50 (genau 48)	26	×	42
8	× 12 =	100 (genau 96)	34	×	50
12	× 17 =	200 (genau 204)	44	×	66
14	× 22 =	300 (genau 308)	54	×	74

Diese Elektroden sind wesentlich größer als diejenigen, die meist
gebraucht werden. Als Unterlage dient ein weicher, dicker Frottierstoff,
wie er überall käuflich ist. Er muß so groß
sein, daß er achtfach zusammengelegt
die Metallplatte allseits um wenigstens
1—2 cm überragt, so daß es zwischen
dieser und der Haut nicht zu einer
Berührung und dadurch zu einer Verätzung kommt. Die Größen der Stoffunterlagen, die für die einzelnen Platten-
formate notwendig sind, sind oben angegeben. Man kann an jeder Metallplatte
eine Klemme zum Anschluß eines Kabels
anbringen lassen. Man kann aber hierzu
auch sogenannte Hilfselektroden verwenden. Das sind kleine, runde Metallscheiben, die einen Gewindeansatz zum
Anschluß eines Kabels tragen, welcher
durch ein Loch der eigentlichen Elektrode hindurchgesteckt wird (Abb. 84).
Dadurch, daß die Hilfselektrode

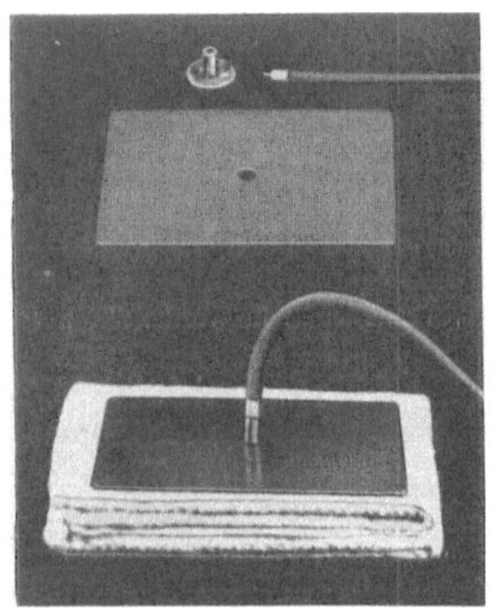

Abb. 84. Hilfselektrode zum Anschluß
eines Kabels.

durch die Stoffunterlage an die Metallplatte angedrückt wird, ist ein
hinreichender Kontakt gesichert.

Am einfachsten ist es, wenn man sich zur Verbindung der Elektroden
mit dem Apparat eines Kabels bedient, wie sie zur Diathermie allgemein
gebräuchlich sind. Diese tragen an dem einen ihrer Enden eine Klemme,

mit der man die Metallplatte direkt fassen kann. Damit aber die seitlich
abstehende und über die Stoffunterlage hinausragende Metallklemme
nicht die Haut berührt und zu einer Verätzung Veranlassung gibt, möchten
wir raten, die eine Ecke der Metallplatte umzubiegen und an ihr die
Klemme in der durch die Abb. 83 gezeigten Art zu befestigen.

Die Zellenbäder. Eine sehr zweckmäßige Elektrodenform zur Behandlung von Extremitäten sind die sogenannten Zellenbäder. Es sind dies
mit warmem Wasser gefüllte Wannen für den Unterarm oder den Unterschenkel, die aus Porzellan, Fayence, Glas oder einem anderen isolierenden
Stoff bestehen (Abb. 85). Das Wasser, dem der Strom durch eine am
Wannenrand eintauchende Kohlenplatte zugeführt wird, vertritt hier die
Stelle der feuchten Zwischenschicht und leitet den Strom auf den Körper

über. Diese Wasserelektroden haben
den Vorteil, daß sie das bei großen
Elektroden nicht ganz einfache Anlegen und Festbinden derselben überflüssig machen. Das Eintauchen der
Extremität in das Wasser genügt,
um eine ideale Anpassung der Elektrode an die Körperoberfläche zu erzeugen. Die große Berührungsfläche
des Wassers ermöglicht weiters die
Zufuhr großer Strommengen, ohne
daß diese unangenehm empfunden

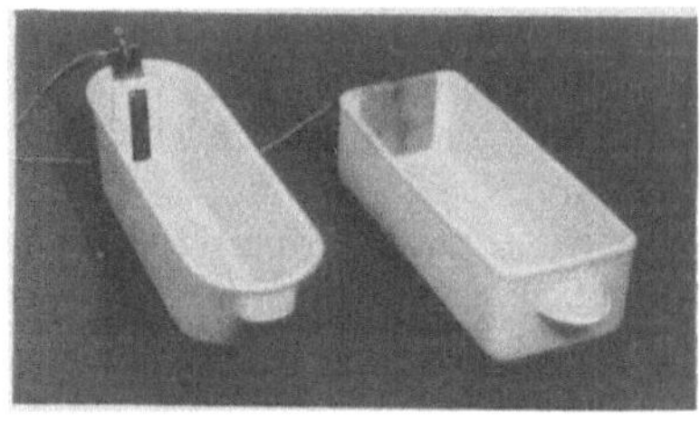

Abb. 85. Zellenbäder, links Originalmodell, rechts
behelfsmäßig.

werden. Gleichzeitig ist die Gefahr einer Verätzung nicht vorhanden.
Leider ist diese Elektrodenform nur für Unterarme und Unterschenkel
zu gebrauchen. Eine Vereinigung von 2 Arm- und 2 Fußwannen wird als
Vierzellenbad bezeichnet und dient zur Allgemeinbehandlung des Körpers
mit galvanischem oder faradischem Strom (S. 157).

Es ist nicht immer notwendig, Originalzellenbäder zu verwenden,
man kann sich solche auch leicht behelfsmäßig mit irgend einer Arm-
oder Fußbadewanne herstellen. Doch muß diese aus einem isolierenden
Material oder wenigstens aus Holz sein. Man hängt über den Wannenrand
eine umgebogene Metallplatte, an der ein Kabel befestigt ist (Abb. 85),
wobei man gut tut, um eine zufällige Berührung des Körpers mit der
Metallplatte zu verhüten, sie mit einem Tuch zu bedecken.

Die Anwendung der Galvanisation.

Man kann den galvanischen Strom entweder örtlich (lokal) oder allgemein anwenden, je nachdem man nur einzelne Körperteile oder Organe
oder den ganzen Körper unter die Einwirkung des Stromes setzen will.

Die örtliche Anwendung.

Die allgemeine Behandlungstechnik.

Allgemeine Grundsätze. Soll die galvanische Behandlung von Erfolg
begleitet sein, dann muß man sie überlegt mit planmäßiger Technik

ausführen, wobei man insbesondere darauf zu achten hat, daß auch die ganze Masse des erkrankten Körperteiles vom Strom durchflossen wird und dieser nicht bloß auf ein paar kleine Hautstellen einwirkt. Ein Beispiel soll das klarmachen. So werden wir bei einer Ischias fordern müssen, daß das ganze Bein im vollen Querschnitt von der Hüfte bis zum Fuß durchströmt wird. Die vielfach noch geübte Behandlungsart, bei der man kleine scheiben- oder knopfförmige Elektroden auf bestimmte „Nervenpunkte" aufsetzt und einen Strom von wenigen Milliampere verwendet, ist praktisch wertlos. Wir dürfen bei der Galvanisation nicht anders verfahren als bei der Diathermie. Es wird wohl niemendem einfallen, eine Ischias in der Weise zu diathermieren, daß er eine Knopfelektrode an die Incisura ischiadica und eine zweite an den Nervus peroneus am Fibulaköpfchen ansetzt. Wir wollen doch das kranke Bein behandeln und nicht ein paar kleine willkürlich ausgesuchte Hautstellen. Die unzulängliche Technik, mit der die Galvanisation in der Regel geübt wird, ist Schuld daran, daß ihr in sehr vielen Fällen der Erfolg versagt bleibt, und dieser Umstand wieder bedingt es, daß diese so ausgezeichnete Methode heute fast jede Geltung verloren hat. In zweckentsprechender Weise ausgeführt, ist die Galvanisation eines der wertvollsten Verfahren der Elektrotherapie, das der so geschätzten Diathermie und der Kurzwellentherapie in keiner Weise nachsteht.

Das Anlegen der Elektroden. Will man den erkrankten Körperteil in ganzer Ausdehnung durchströmen, so braucht man entsprechend große Elektroden. Es sind die gleichen Größen, wie wir sie zur Diathermie verwenden. Solche Elektroden geben die Möglichkeit, beträchtlich größere Stromstärken anzuwenden, als man das bisher gewöhnt war. Trotzdem ist die Stromdichte und damit die Stromempfindung eine verhältnismäßig geringe. Verwendet man dicke feuchte Zwischenlagen, so kann das Stromgefühl noch weiter gedämpft werden. Solche Zwischenlagen haben überdies den Vorteil, daß sie einen sicheren Schutz vor einer Verätzung gewähren.

Zur Ausführung der Behandlung werden zunächst die Stoffunterlagen achtfach zusammengelegt und in möglichst warmes Wasser getaucht. Ein Zusatz von etwas Kochsalz zu diesem ist zweckdienlich, aber nicht unbedingt nötig. Dann werden die Kompressen mäßig stark ausgewrungen, auf den erkrankten Körperteil aufgelegt und mit einer dazu passenden Metallelektrode bedeckt, an die bereits ein Kabel angeschlossen ist. Dabei ist sorgfältig darauf zu achten, daß die Metallplatte nirgends die Ränder der Kompresse überragt und mit der Haut in Berührung kommt, was zu einer Verätzung Anlaß geben würde. Die Elektrode samt Unterlage wird nun mit einem Gummistoff bedeckt, damit die Wäsche und die Kleider des Kranken nicht durchnäßt werden. Dann wird das Ganze mittels einer elastischen Binde am Körper befestigt.

Wenn es sich wie in den meisten Fällen bei der Behandlung einer Neuritis, Neuralgie, Myalgie, Arthritis u. dgl. um die Schmerzstillung handelt, so ist es unserer Überzeugung nach vollkommen gleichgültig, welche von den beiden Elektroden an die Anode, welche an die Kathode

angeschlossen wird. Abgesehen von der Tatsache, daß die Theorie von der schmerzstillenden Wirkung des Anelektrotonus auf sehr wackeligen Voraussetzungen beruht, ist es uns bei der Behandlung tausender Kranker mit Nerven-, Muskel- oder Gelenkschmerzen nie gelungen, festzustellen, welcher von den beiden Elektroden die größere analgetische Wirkung zukommt. Das therapeutisch Wirksame scheint uns nicht die polare Tonusänderung zu sein, sondern die interpolare Ionenverschiebung und die damit zusammenhängenden Änderungen der Konzentration und der chemischen Beschaffenheit, die einen eigenartigen tiefgehenden lokalen Gewebsreiz darstellen.

Die Stromstärke. Das Einschalten des Stromes genau so wie das Ausschalten desselben nach Abschluß der Behandlung darf nur ganz langsam und allmählich geschehen, da jede plötzliche Spannungsänderung von dem Kranken sehr unangenehm empfunden wird. Die alten Elektrotherapeuten sprachen von einem „Ein- und Ausschleichen" mit dem Strom.

Die therapeutisch anwendbaren Stromstärken sind sehr verschieden, da die individuelle Empfindlichkeit der einzelnen Menschen gegen den galvanischen Strom in weiten Grenzen schwankt, so daß eine Stromstärke, die von dem einen kaum empfunden wird, von einem anderen bereits als unerträglich bezeichnet wird. Aus diesem Grunde ist es bei der Galvanisation nicht möglich, dem Kranken so wie bei der Diathermie eine bestimmte Stromdosis zu verordnen. Man wird mit der Stromstärke nicht bis an die Grenze des eben Erträglichen gehen, sondern nur so weit, daß der Strom noch durchaus gut vertragen wird. Im übrigen wird man die Erfahrung machen, daß ein Strom von bestimmter Stärke schon nach wenigen Minuten seiner Einwirkung nicht mehr so stark empfunden wird als im Augenblick der Einschaltung. Die Stromempfindung sinkt mit der Dauer der Behandlung.

Die Behandlungsdauer u. a. Die Dauer der Behandlung beträgt durchschnittlich 20 Minuten, kann aber auch auf 25—30 Minuten verlängert werden. Die Sitzungen werden entweder täglich oder jeden zweiten Tag wiederholt. Nach der Behandlung ist die Haut an den Stellen, wo die Elektroden auflagen, meist intensiv hellrot und fühlt sich warm an. Diese bei der Behandlung entstehende Hyperämie ist wohl auch die Ursache, daß manche Kranke die Angabe machen, während des Stromdurchganges ein Wärmegefühl zu verspüren. Der hyperämisierende Hautreiz scheint für die therapeutische Wirkung von Bedeutung zu sein und ist darum nicht unerwünscht, er soll jedoch nicht jene Grenzen überschreiten, die zu einer Dermatitis führen, was bei empfindlicher Haut bisweilen vorkommt. Eine solche Dermatitis ist zwar ganz ungefährlich, aber deshalb unangenehm, weil sie zu einem vorübergehenden Aussetzen der Behandlung zwingt. Um sie zu vermeiden, ist es gut, die Haut nach jeder Behandlung etwas einzupudern.

Die Elektroden, vor allem deren feuchte Zwischenlage, müssen nach jeder Verwendung mit warmem Wasser und Seife gut gereinigt werden, um sie von den elektrolytischen Zersetzungsprodukten zu befreien. Da

sich aber auch durch das Waschen nicht alle Metallsalze restlos entfernen lassen, ist es notwendig, die Tücher zeitweilig in einer 10%igen Essigsäurelösung auszukochen.

Die Behandlung der einzelnen Körperteile.

Kopf und Hals. Die Galvanisation des Gehirnes wird meist in sagittaler Richtung gemacht, da die Querdurchströmung des Schädels nicht

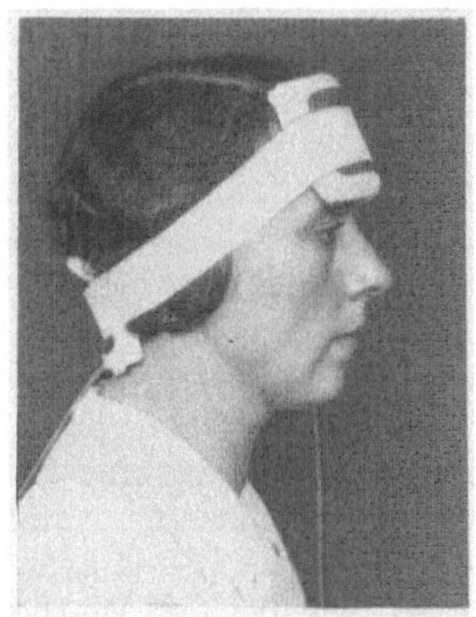

Abb. 86. Galvanisation des Gehirns.

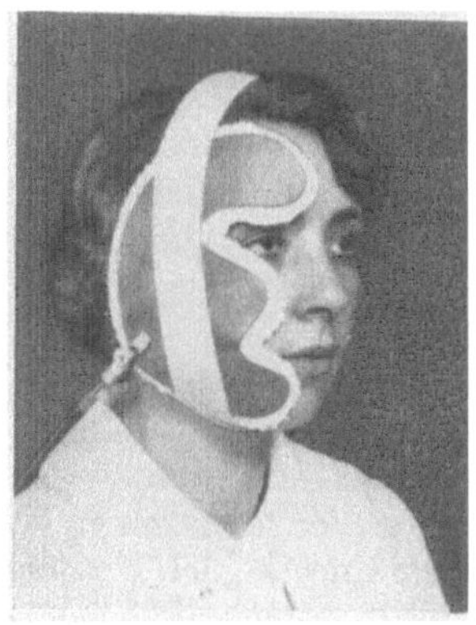

Abb. 87. Galvanisation einer Gesichtshälfte.

selten durch Reizung des Nervus vestibularis Schwindelerscheinungen hervorruft. Eine längliche Elektrode kommt über die Stirne, eine gleich

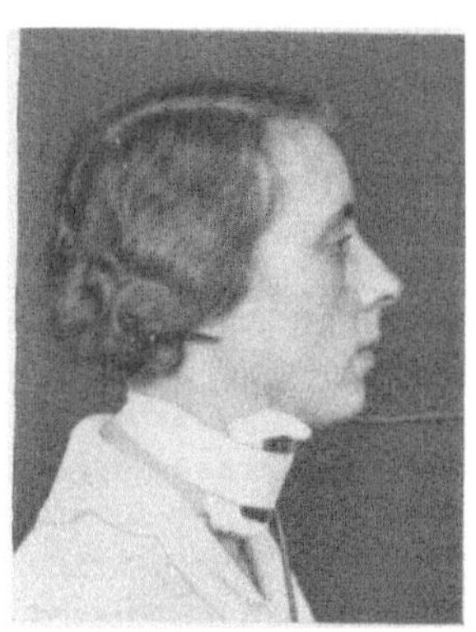

Abb. 88.
Galvanisation der Schilddrüse.

große auf das Hinterhaupt, entsprechend der Nacken-Haargrenze, zu liegen. Eine rings um den Schädel laufende Binde hält die Elektroden fest (Abb. 86). Die Stromstärke beträgt 5—8 mA. Das Ein und Ausschalten muß ganz besonders vorsichtig geschehen, um eine Reizung der Gehirnnerven (Auge — Lichtblitze!) zu vermeiden. Behandlungsdauer 10—15 Minuten.

Die Behandlung des Gesichtsschädels kommt am häufigsten bei Trigeminusneuralgie oder Facialislähmung in Frage. Die Technik der Behandlung ist in beiden Fällen die gleiche. Eine halbmaskenartige Elektrode mit Ausschnitten für das Auge und den Mund wird mit einer entsprechend dicken Unterlage an der kranken Gesichtshälfte festgebunden (Abb. 87). Die zweite inaktive Elektrode im Ausmaß von 200 qcm wird am Rücken oder einem Vorderarm befestigt. Stromstärke 5—10 mA.

Zur Galvanisation der Schilddrüse wird eine Elektrode in der

Größe von 50 qcm über der Drüse, eine zweite 200 qcm große Platte am oberen Teil des Rückens befestigt (Abb. 88). Stromstärke 6—10 mA.

Rumpf und innere Organe. Erkrankungen der Wirbelsäule wie Spondylarthrosis deformans und Erkrankungen des Rückenmarks wie Tabes dorsalis, Poliomyelitis u. dgl., werden technisch in gleicher Weise behandelt. Über den zu behandelnden Abschnitt der Wirbelsäule legt man eine 6 cm breite und entsprechend lange Platte, die genügend stark unterpolstert ist. Sie wird durch das Körpergewicht des auf dem Rücken liegenden Kranken in ihrer Lage erhalten. Gegenüber auf die Brust oder den Bauch bringt man eine größere inaktive Platte (300—400 qcm), die durch Auflegen von ein oder zwei Sandsäcken beschwert wird.

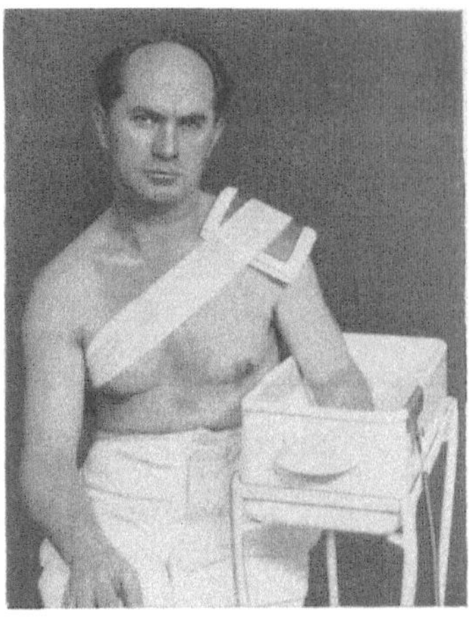

Abb. 89. Galvanisation eines Armes.

In analoger Weise wird eine Lumbago behandelt, wobei man als rückwärtige Elektrode eine Platte in der Größe von 200—300 qcm, als vordere eine entsprechend größere Platte wählt.

Die Galvanisation der Bauchorgane, wie z. B. des Magens oder der Gallenblase, wird in der Weise vorgenommen, daß man entsprechend der Lage des Organes auf die vordere Bauchwand eine durchschnittlich 200 qcm große Elektrode legt und diese durch einen Sandsack andrückt, während gleichzeitig gegenüber auf den Rücken eine etwas größere Platte zu liegen kommt. Die Stromstärke wird in allen diesen Fällen der persönlichen Empfindlichkeit des Kranken angepaßt, wobei die Grenzen zwischen 10—30 mA schwanken.

Obere Extremität. Am häufigsten ist es wohl die Armneuralgie, die galvanisch behandelt wird. Eine Elektrode in der Größe von 200 bis 300 qcm wird über dem Rücken bzw. der Halswirbelsäule

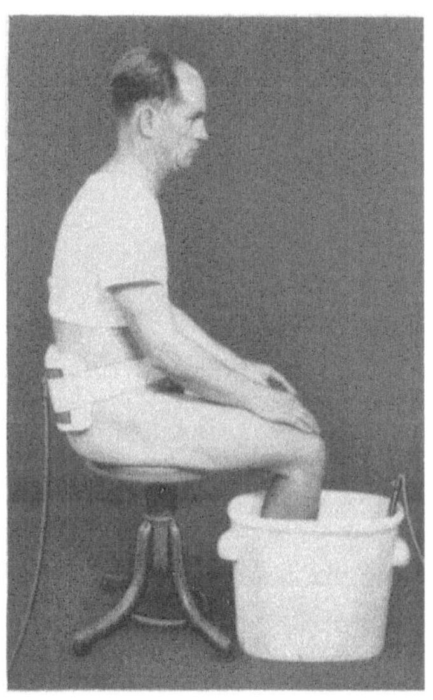

Abb. 90.
Längsgalvanisation eines Beines.

oder quer über der Schulter (Plexus brachialis) mittels Binden befestigt. Den zweiten Pol bildet ein Zellenbad, in welches der Unterarm taucht (Abb. 89). An dessen Stelle kann auch eine große Plattenelektrode (200—300 qcm) über der Streckseite des Unterarmes befestigt werden.

Stromstärke 15—30 mA. Will man beide Arme gleichzeitig behandeln, so kombiniert man eine Nackenelektrode mit zwei Zellenbädern, die gemeinsam an denselben Pol des Apparates angeschlossen werden.

Untere Extremität. Zur Längsdurchwärmung der Extremität wird eine Plattenelektrode in der Größe von 200—300 qcm über der einen Gesäßhälfte befestigt, während der Unterschenkel in ein Zellenbad gebracht wird (Abb. 90). An Stelle dieses kann man auch eine zweite Plattenelektrode verwenden, die an der Außenseite des Unterschenkels angelegt wird. Stromstärke 15—30 mA.

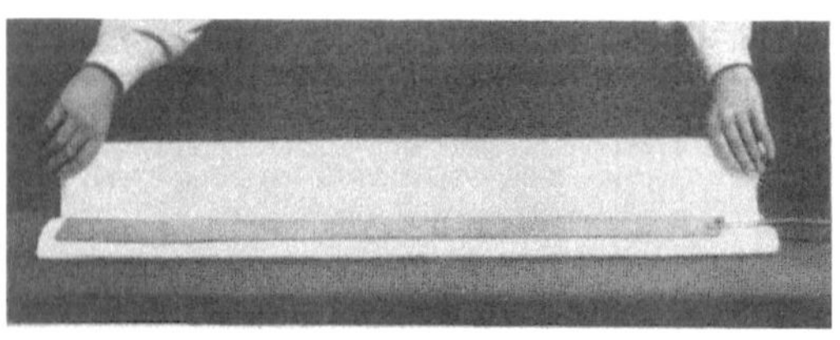

Abb. 91. Elektrode zur Quergalvanisation.

Sollen beide Beine gleichzeitig behandelt werden, so wird man eine große Platte (300 qcm), die auf die Lumbal- oder Gesäßgegend zu liegen kommt, an den einen Pol anschließen, während man die beiden Fußwannen gemeinsam mit dem zweiten Pol verbindet.

Zur Quergalvanisation eines Beines benutzt Kowarschik zwei lange, schienenförmige Elektroden aus Zinn in einem Ausmaß von

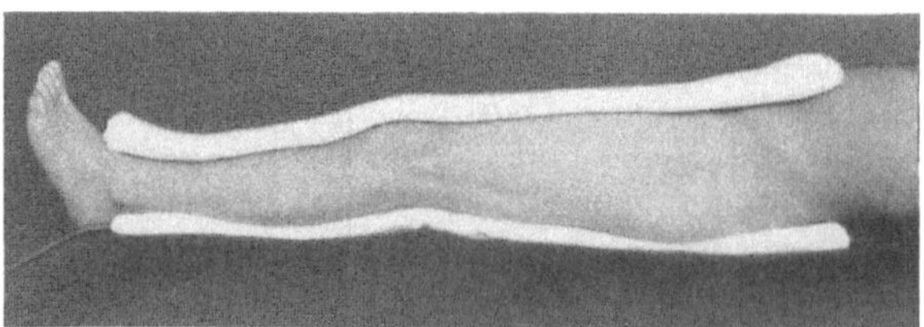

Abb. 92. Quergalvanisation eines Beines nach Kowarschik.

90×8 cm und als Unterlage für diese einen Frottierstoff in der Größe von 100×84 cm. Dieser wird der Länge nach 7mal umgeschlagen, wobei die Breite eines Umschlages 12 cm beträgt ($7 \times 12 = 84$). Die so gefaltete Unterlage wird in möglichst warmes Wasser getaucht, dann legt man zwischen ihre letzte und vorletzte Lage die Metallschiene, die an ein Kabel angeschlossen ist, so ein, daß sie allseits von dem Stoff bedeckt ist (Abb. 91). Dann wird die eine dieser Elektroden mit der 12fachen Stofflage gegen die Haut so unter das Bein gelegt, daß sie von der Ferse bis zum Darmbeinkamm reicht (Abb. 92). Durch Unterschieben eines kleinen Sandsackes oder eines Polsters sorgt man dafür, daß sie sich der Kniekehle gut anpaßt. Nun wird die zweite Elektrode auf die Streckseite des Beines gebracht. Durch Druck mit der flachen Hand wird die biegsame Metalleinlage der Wölbung des Beines anmodelliert, um einen möglichst gleichmäßigen Stromübergang zu sichern. Mit Rücksicht auf die große Oberfläche der Elektroden (1200 qcm) lassen sich dem Kranken leicht

Stromstärken von 80—120 mA einverleiben, ohne daß dieser sie unangenehm empfindet. Die Quergalvanisation ist eine außerordentlich wirksame und insbesonders bei der Ischias erfolgreiche Art der Galvanisation.

Die allgemeine Anwendung.

Zur Behandlung des ganzen Körpers mit galvanischem Strom dienen elektrische Bäder entweder in Form des Vierzellenbades oder in Form des elektrischen Vollbades.

Das Vierzellenbad.

Dieses besteht aus vier Wannen, zwei Arm- und zwei Fußbadewannen, sowie einem Behandlungsstuhl (Abb. 93). Die zwei Fußwannen ruhen zum

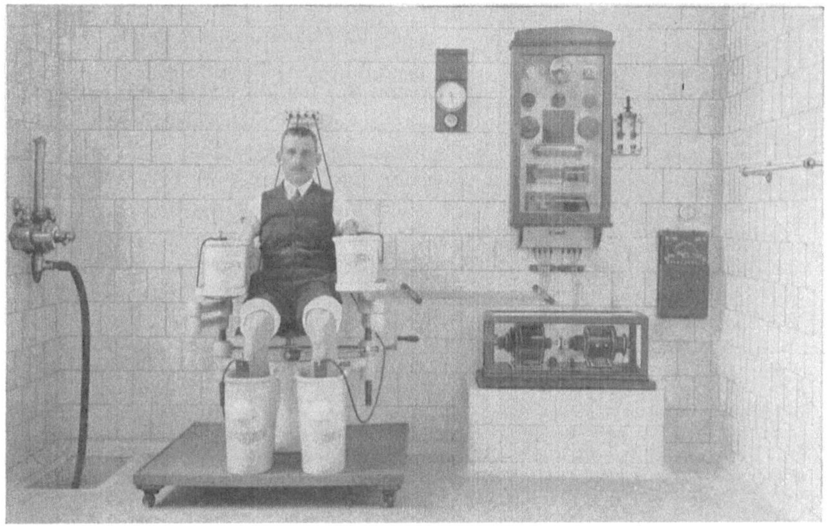

Abb. 93. Vierzellenbad (Krankenhaus der Stadt Wien).

Schutz gegen Erdschluß auf einer isolierenden Bodenplatte, die Armwannen werden von Trägern gehalten, die der Höhe und der Quere nach verstellbar sind. Meist ist auch der Badestuhl der Höhe nach zu verstellen. Diese Einrichtung wurde von dem Karlsbader Arzt Dr. Schnee angegeben und ist darum auch unter dem Namen Schneesches Vierzellenbad bekannt.

Die vier Wannen stellen, wie wir auf S. 151 ausgeführt haben, nichts anderes dar als eine besondere Elektrodenform für Unterarme und Unterschenkel. Infolge der großen Berührungsfläche zwischen Körper und Wasser bieten sie die Möglichkeit, große Strommengen bei kleiner Stromdichte in den Körper einzuführen.

Zur Ausführung eines Bades werden die vier Wannen mit warmem Wasser gefüllt und dann mit den beiden Polen der Stromquelle verbunden. Will man eine gleichmäßige Verteilung des Stromes über den ganzen Körper, so ist es zweckmäßig, die beiden oberen Extremitäten an den einen, die beiden unteren an den zweiten Pol des Apparates anzuschließen. Man kann aber auch Arm und Bein der einen Körperseite an denselben Pol legen und so die beiden Körperseiten gegeneinander schalten. Will man eine Extremität, einen Arm oder ein Bein, in besonderer Weise beeinflussen, so schließt man diese für sich allein an einen Pol und die drei anderen Extremitäten gemeinsam an den anderen. Es wird sich so der Strom in dem betreffenden Arm oder Bein konzentrieren.

Man kann auch eine von den vier Wannen unbenutzt lassen und nur drei verwenden. Häufiger noch werden deren zwei in Verwendung gezogen, wenn es sich darum handelt, zwei Arme oder zwei Beine gleichzeitig zu behandeln. Das ist der Fall bei doppelseitiger Armneuralgie, Ischialgie, Paraplegie u. dgl. Man schaltet dann die beiden Extremitäten gegenpolig zueinander oder legt sie zusammen an denselben Pol, während man den anderen Pol mit einer Plattenelektrode verbindet. Damit ist aber bereits der Übergang von der allgemeinen zur örtlichen Behandlung gegeben, über die wir bereits früher gesprochen haben.

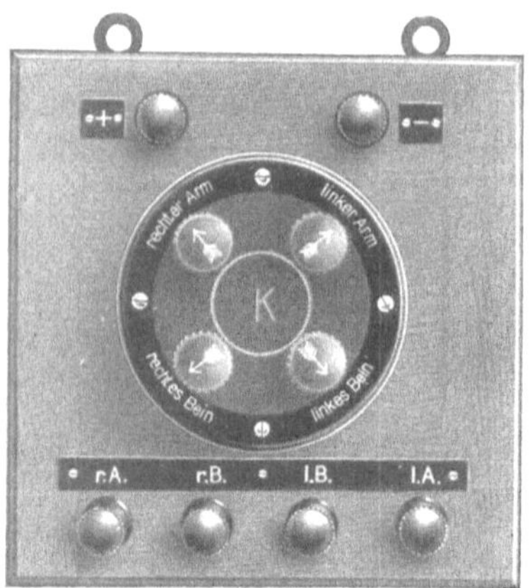

Abb. 94.
Vierzellenbadschalter nach Kowarschik.

Um die Wannen rasch mit dem einen oder dem anderen Pol der Stromquelle verbinden zu können, dienen sogenannte Vierzellenbadschalter (Abb. 94). Diese haben vier den Wannen entsprechende Kontakte, die durch Verstellung eines Hebels mit dem positiven oder dem negativen Pol des Apparates in Verbindung gesetzt werden können.

Da zur Bereitung eines Vierzellenbades immer größere Mengen warmen Wassers benötigt werden, achte man bei der Anlage einer solchen Einrichtung darauf, daß sich in der Nähe ein Wasserzufluß und auch ein Wasserablauf befinde, am besten ein Ausgußbecken in Bodenhöhe. Als Stromquelle für das Vierzellenbad ist jeder gute Batterie- oder Anschlußapparat geeignet.

Das elektrische Vollbad.

Die Wanne. Bei dem elektrischen Vollbad, auch hydroelektrisches Bad genannt, befindet sich der Kranke in einer mit warmem Wasser gefüllten Wanne, die aus einem isolierenden Material besteht (Abb. 95). Am besten eignet sich hierzu Fayence. Wegen der großen Kostspieligkeit dieses Stoffes begnügt man sich aber vielfach mit Holz, obwohl dieses in feuchtem Zustand kaum mehr als Isolator bezeichnet werden kann. Man bevorzugt harzreiches Holz, wie das Holz der Lärche oder der amerikanischen Pechkiefer. Holzwannen sollen wegen der Gefahr eines Erdschlusses unbedingt auf Porzellanisolatoren ruhen. Aus dem gleichen

Grund soll der Ablauf der Wannen nicht durch ein metallisches Rohr mit dem Kanal in Verbindung stehen, sondern er soll sich frei über einer am Boden befindlichen Grube öffnen, auf deren Grund erst das Ablaufrohr ansetzt. Um dem Kranken die Möglichkeit zu nehmen, während er sich im Bade befindet, die Hähne der wasserzuleitenden Batterie zu berühren und so einen Erdschluß herzustellen, müssen diese so weit von der Wanne entfernt sein, daß ihre Berührung unmöglich ist. Die Füllung der Wannen geschieht durch einen an die Wasserleitung angeschlossenen Schlauch.

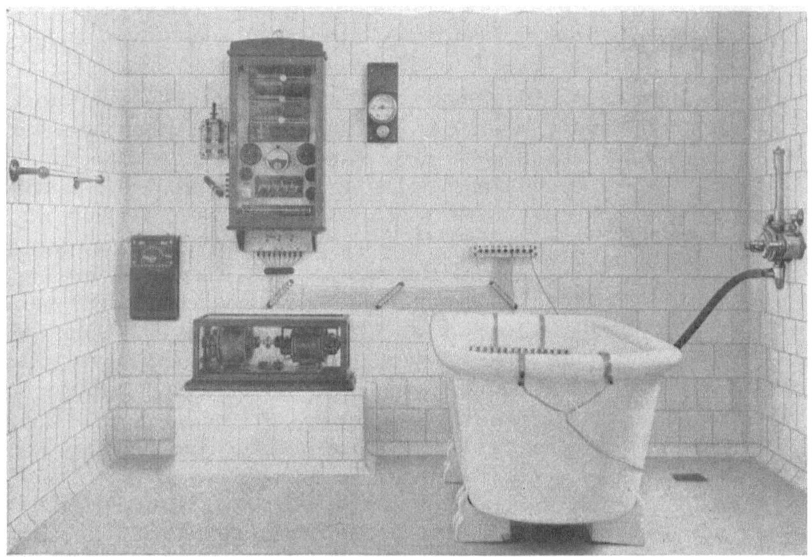

Abb. 95. Elektrisches Vollbad (Krankenhaus der Stadt Wien).

Die Elektroden. Die den Strom zuführenden Elektroden bestehen aus großen Metall- oder Kohlenplatten, die entweder dauernd an der Innenseite der Wanne befestigt sind oder im Bedarfsfall über den Wannenrand eingehängt werden. Abb. 96 zeigt eine solche Elektrode, gebildet aus einer Aluminiumplatte, der eine Reihe von Holzrippen aufgeschraubt sind, welche eine direkte Berührung des Körpers mit dem Metall verhindern.

Früher hat man eine größere Anzahl von Elektroden, in manchen Fällen bis zu 8, über die Innenseite der Wanne verteilt und sie zum Teil mit dem positiven, zum Teil mit dem negativen Pol verbunden. Heute begnügt man sich meist mit zwei großen Elektroden, die man entweder am Kopf- und Fußende der Wanne oder an den beiden Seitenwänden befestigt. Im ersten Fall fließt der Strom der Länge nach, im zweiten der Quere nach durch den Körper und das Wasser.

Die Stromstärke. Dem von Elektrode zu Elektrode fließenden Strom stehen zwei Wege offen, einerseits der Weg durch den Körper, anderseits der Weg an diesem vorbei durch das Wasser. Beide Leitungswege, die, wie der Techniker sagt, parallel zueinander liegen, werden vom Strom benutzt. Wieviel von diesem durch den Körper, wieviel direkt durch das Wasser geht, hängt von den Widerstandverhältnissen dieser beiden Leitungswege ab und ist im einzelnen Fall je nach der Größe und Form der Wannen, der Menge und Leitfähigkeit des Badewassers, der Elektrodenanordnung usw. sehr verschieden. Dementsprechend schwankt auch die in verschiedenen Bädern verwendbare Stromstärke in weiten Grenzen, zwischen 100—500 mA und darüber. Bei der Dosierung des Stromes richten wir uns ausschließlich nach dem Gefühl des Kranken und gehen bis zu einer Stärke, die ein deutliches, aber noch keineswegs unangenehmes Stromgefühl hervorruft.

Die Temperatur und Dauer des Bades. Durch die Wahl der Wassertemperatur haben wir die Möglichkeit, den elektrischen Reiz des Bades mit einem thermischen zu kombinieren. Haben wir es im wesentlichen auf den diffusen Hautreiz abgesehen, wie das bei der Behandlung von Erkrankungen des Herzens und des Nervensystems der Fall ist, so werden wir eine möglichst indifferente Badetemperatur (34—36⁰ C) wählen. Wollen wir uns aber auch die thermische Komponente des Bades zunutze machen, wie das bei der Behandlung einer Polyarthritis, Polyneuritis und ähnlichen Leiden erwünscht ist, dann werden wir warme Bäder von 37—39⁰ C geben.

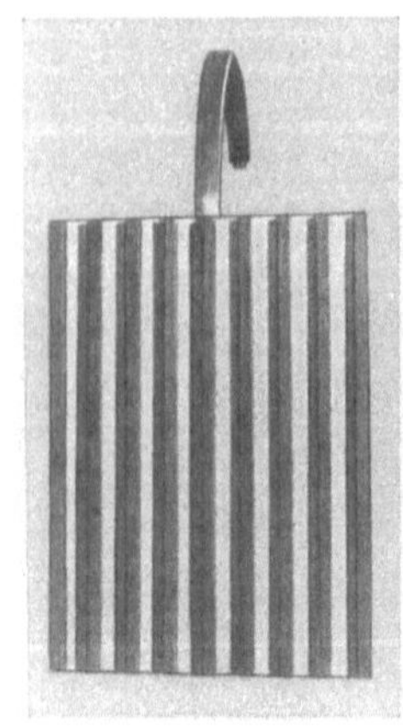

Abb. 96. Elektrode zum elektrischen Vollbad.

Auch die Dauer des Bades gibt uns die Möglichkeit, die elektrische und thermische Reizgröße abzustufen. Bei Herz- und Nervenkranken wird man sich vielfach, wenigstens zu Beginn der Kur, mit einer Badedauer von 10 Minuten begnügen, um diese dann allmählich auf 15—20 Minuten zu verlängern. Bei rheumatischen Erkrankungen können wir von vornherein mit 20 Minuten beginnen und die Badezeit fortschreitend auf 30—40 Minuten ausdehnen. Nicht unzweckmäßig ist es, einem Vorschlag von Strubell entsprechend, den Kranken zunächst 5 Minuten lang ohne Einschaltung des Stromes im Wasser zu belassen, damit sich seine Gefäße der jeweils eingestellten Wassertemperatur anpassen können. Nach dem Bad soll der Kranke ¹/₂—1 Stunde lang ruhen.

Das Stangerbad.[1] So benannt nach dem Gerbermeister Stanger in Ulm, der diese Form des elektrischen Bades zu Beginn dieses Jahrhunderts zur Bekämpfung rheumatischer Leiden eingeführt hat. Sie geriet dann später in Vergessenheit und ist erst in den letzten Jahren wieder in verbesserter Form aufgetaucht. Das Stangerbad ist im wesentlichen ein galvanisches Bad, dem ein Extrakt aus Pflanzen- und Gerbstoffen zugesetzt

---

[1] Erzeugt von der Gesellschaft für Elektrotherapie Stuttgart, Untertürkheim.

wird. Ganz ähnlich sind die sogenannten Hellerbäder, die von J. Heller aus Brunnen in der Schweiz empfohlen wurden.

Die neue Form des Stangerbades weist eine Reihe von technischen Verbesserungen auf, die bemerkenswert sind (Abb. 97). Die Wanne besteht aus Holz und trägt an den Seitenwänden großflächige, festeingebaute Kohlenelektroden. Dadurch, daß sie eine gegen das Fußende sich verschmälernde Form hat, paßt sie sich der Körperform des Badenden, die ja auch an den Schultern die größte Breite aufweist, recht gut an und bedingt so eine gleichmäßige Stromverteilung. Ein weiterer Vorteil der Einrichtung besteht darin, daß neben den Seitenwandelektroden noch eine Rücken-, Bauch- und eine Reihe weiterer Elektroden in das Wasser eingesenkt werden können, wodurch der Strom auf einzelne Körperteile in besonderer Weise konzentriert werden kann. Nicht zu unterschätzen ist der Zusatz

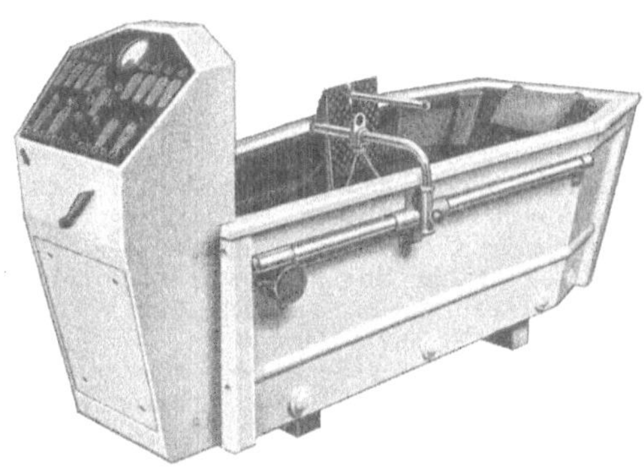

Abb. 97. Stangerbad.

eines Badeextraktes, der den schon durch den elektrischen Strom gegebenen Hautreiz vermehrt und zweifellos an der therapeutischen Wirkung teil hat. Wie weit die iontophoretische Wirkung des galvanischen Stromes Bestandteile dieses Extraktes durch die Haut in den Körper einbringt, ist noch fraglich.

Im übrigen gilt für die Ausführung, Dosierung und Dauer des Stangerbades das gleiche, was oben über die gewöhnlichen elektrischen Vollbäder gesagt wurde. Die Stangerbäder finden ihr Hauptanwendungsgebiet bei der Behandlung rheumatischer Erkrankungen, wie der Polyarthritis chronica progressiva, Spondylarthrosis deformans, Spondylarthritis ankylopoëtica (M. Bechterew), Ischias u. dgl.[1]

Die Wirkungen der Galvanisation.

Die physikalisch-chemischen Wirkungen.

Die Ionenwanderung. Der menschliche Körper verdankt seine elektrische Leitfähigkeit dem Gehalt an wäßrigen Lösungen von Salzen, Säuren und Basen, die in allen Gewebsflüssigkeiten vorhanden sind. Die Moleküle dieser Substanzen gehen bekanntlich nicht als Ganzes in Lösung, sondern spalten sich bei der Lösung, wobei sich die Spaltprodukte gleichzeitig elektrisch aufladen. So zerfällt z. B. ein Chlornatriummolekül in ein positiv geladenes Natrium- und ein negativ geladenes Chlorteilchen. Diese Ladung kommt nach unserer Vorstellung dadurch zustande, daß sich aus dem Elektronenverband des Natriumatoms ein negativ geladenes Elektron loslöst und sich

---

[1] W. H. Wedekind: Z. physik. Ther. **43**, H. 4. E. Wellisch: Wien. med. Wschr. **1933**, Nr. 30.

dem Chloratom anlagert. Dadurch erhält dieses einen Überschuß an negativer Ladung, während das Natriumatom ein Defizit an negativer Ladung aufweist, wodurch seine positive Ladung überwiegt. Man nennt diesen bei der Lösung eines Moleküles eintretenden Vorgang elektrische Dissoziation.

Wirkt nun eine elektromotorische Kraft auf eine solche Lösung ein, so werden nach elektrostatischen Gesetzen die positiv geladenen Natriumteilchen vom positiven Pol abgestoßen, vom negativen dagegen angezogen. Sie wandern zur Kathode und heißen daher Kationen. Umgekehrt werden die negativ geladenen Chlorteilchen vom negativen Pol abgestoßen und vom positiven angezogen; sie wandern zur Anode und heißen darum Anionen. In dieser Verschiebung von Anionen und Kationen in entgegengesetzter Richtung zwischen den ruhenden Wassermolekülen sehen wir das Wesen des elektrischen Stromes in einem flüssigen oder elektrolytischen Leiter. Diese Ionenbewegung ist nicht etwa eine Folge des elektrischen Stromes, sie ist vielmehr der elektrische Strom selbst.

Kommen die Ionen auf ihrer Wanderung bis zu den in die Flüssigkeit eingesenkten Elektroden, so verlieren sie ihre elektrische Ladung und werden als gewöhnliche, elektrisch neutrale Atome in Freiheit gesetzt. Dieser Vorgang heißt Elektrolyse und wird noch später besprochen werden.

Die elektrische Dissoziation. Es ist nicht nur von theoretischer, sondern im Hinblick auf die Iontophorese auch von praktischer Bedeutung, zu wissen, wie sich die Moleküle der verschiedenen Stoffe bei der Lösung aufspalten. Wir können in dieser Beziehung drei verschiedene chemische Gruppen unterscheiden, die Salze, Säuren und Basen. Wir wollen sie der Reihe nach betrachten.

Bei den Salzen ist es das Metall oder das metallartige Radikal (z. B. NH_4), das sich positiv aufladet und daher zur Kathode wandert, während der Rest negativ wird und so ein Anion darstellt, wie das aus folgendem Beispiel ersichtlich wird:

$$
\begin{array}{llll}
& \text{Molekül} & \text{Kation} & \text{Anion} \\
& & + & - \\
NaCl & = & Na & + & Cl \\
KJ & = & K & + & J \\
CaCl_2 & = & Ca & + & 2\,Cl \\
NaC_7H_5O_3 & = & Na & + & C_7H_5O_3 \\
\text{(Na-Salizylat)}
\end{array}
$$

Die Säuren zerfallen in analoger Weise wie ihre Salze, wobei das H-Ion, das allen Säuren eigen ist, stets positiv ist, z. B.:

$$
\begin{array}{llll}
& \text{Molekül} & \text{Kation} & \text{Anion} \\
& & + & - \\
HCl & = & H & + & Cl \\
HNO_2 & = & H & + & NO_2 \\
HC_7H_5O_3 & = & H & + & C_7H_5O_3 \\
\text{(Salizylsäure)}
\end{array}
$$

Die Basen kann man als die Verbindung eines Metalles mit der Hydroxylgruppe OH auffassen, die ihrerseits für alle Basen charakteristisch ist. Auch hier ist das Metall stets positiv, die Hydroxylgruppe negativ.

$$
\begin{array}{llll}
& \text{Molekül} & \text{Kation} & \text{Anion} \\
& & + & - \\
NaOH & = & Na & + & OH \\
NH_4(OH) & = & NH_4 & + & OH \\
Ca(OH)_2 & = & Ca & + & 2\,(OH)
\end{array}
$$

Wie man sieht, kommt es bei der Dissoziation nicht immer bis zur Aufspaltung in einzelne Atome, vielfach stellen die Ionen auch größere Atomkomplexe dar.

Die Konzentrationsänderungen an Grenzschichten. Infolge der verschiedenen Größe der Ionen ist auch ihre Beweglichkeit und damit ihre Wande-

rungsgeschwindigkeit nicht die gleiche. Es gibt schwerfällige und leicht-
bewegliche Ionen. Das beweglichste und schnellste von allen ist das H-Ion.
Dieses wandert z. B. viermal so rasch wie das Cl-Ion, siebenmal so rasch
als das Na-Ion. Für die Wanderungsgeschwindigkeit der Ionen ist aber
noch ein zweiter Faktor maßgebend, und das ist das Lösungsmittel. Infolge
des verschiedenen Reibungswiderstandes, den die Ionen zu überwinden haben,
werden sie sich in dem einen Lösungsmittel rascher, in dem anderen langsamer
fortbewegen.

Diese Tatsachen haben nun eine sehr wichtige Erscheinung zur Folge.
Nehmen wir an, wir hätten eine Reihe verschiedener Lösungsmittel A, B
und C, die von bestimmten Ionen in der Richtung des Pfeiles durchquert
werden müssen (Abb. 98). In dem Lösungsmittel A und C kämen die Ionen
nur sehr langsam weiter, während in der Lösung B ihre Wanderungsgeschwindigkeit eine viel größere sei. Dann werden sich zur Grenzschicht AB die
Ionen nur langsam hinbewegen, dagegen rasch von ihr entfernen. Es muß
daher in dieser Grenze nach einiger Zeit zu einer Verminderung der ursprünglichen Ionenzahl kommen. Das Umgekehrte ist der Fall an der Grenzschicht
BC; dieser wandern mehr Ionen zu, als
sich in derselben Zeit von ihr wegbewegen.
Es muß sich somit hier die Ionenkonzen-
tration erhöhen.

In dieser Veränderung der Ionenkonzen-
tration an der Grenzschicht zweier verschiedener Lösungsmittel sieht W. Nernst das
reizauslösende Moment des elektrischen
Stromes, wobei er als die zwei wichtigsten
Lösungsmittel des menschlichen Körpers

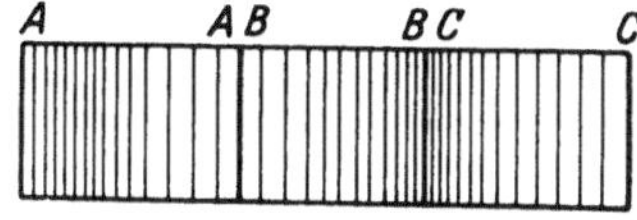

Abb. 98. Veränderung der Ionenkonzen-
tration durch den elektrischen Strom.

einerseits die wäßrige Gewebsflüssigkeit, anderseits das Protoplasma an-
sieht. Diese Konzentrationsänderungen sind es, die sich z. B. an den
Nerven als motorischer oder sensibler Reiz auswirken.

Es ist klar, daß diese Konzentrationsänderungen bei gleichbleibender
Stromrichtung bis zu einem bestimmten Grade zunehmen und daß sie
bei Umkehrung der Stromrichtung wieder rückgängig gemacht werden.
Wirkt ein Wechselstrom auf ein organisches Gewebe ein, so wird die Größe
der durch ihn bedingten Konzentrationsverschiebung (neben der Stromstärke)
von der Dauer einer Halbwelle abhängen, da ja die nächste entgegenlaufende
Halbwelle die Veränderung wieder auszugleichen versucht. Da mit zunehmender Frequenz eines solchen Stromes die auf eine Halbwelle entfallende
Zeit immer kleiner wird, so ist es klar, daß auch die Konzentrationsänderungen
und damit ihre Reizwirkung immer kleiner werden müssen. Gleichzeitig
wird es verständlich, daß bei einer bestimmten Frequenz die von einer Halbwelle gesetzten Konzentrationsänderungen nicht mehr ausreichen werden,
um einen motorischen oder sensiblen Reiz zu setzen. Das ist bei einer Frequenz
in der Größenordnung von 100 000 der Fall. Solche Ströme sind daher für
den Organismus völlig reizlos, wir können sie in beliebiger Stromstärke
anwenden.

Die chemischen Veränderungen auf dem Stromweg. In einer einfachen
Elektrolytlösung erzeugt die Verschiebung der Ionen innerhalb der Flüssigkeit keinerlei chemische Veränderungen. Solche können jedoch zustandekommen, wenn verschiedene Elektrolytlösungen aneinandergrenzen und von
einem Strom der Reihe nach durchsetzt werden. Das wird am besten durch
die Betrachtung des nachfolgenden Schemas verständlich werden.

Vor Stromdurchgang:

+	Na Na Na	Li Li Li Li	K K K K	Na Na Na	—
+	Cl Cl Cl	Br Br Br Br	J J J J	Cl Cl Cl	—

Nach Stromdurchgang:

+	Na Na	Na Li Li Li	Li K K K	K Na Na Na	—
+	Cl Cl Cl Br	Br Br Br J	J J J Cl	Cl Cl	—

Wenn die Kationen in der ersten Reihe nach rechts, die Anionen in der zweiten Reihe nach links verschoben werden und die Grenzstriche überschreiten, so kommt es zu einer Umgruppierung und nach Stromdurchgang finden sich zu beiden Seiten der Grenzflächen Atomgruppen, die früher nicht vorhanden waren. Da im menschlichen Körper die verschiedenen Zellen und Gewebe der Reihe nach vom Strom durchsetzt werden und ihre Grenzschichten vielfach durchlässig sind, so dürfen wir erwarten, daß es auch hier zur Einwanderung zellfremder Ionen und damit zu chemischen Veränderungen kommt. Soweit wir heute sehen, beruht die Wirkung des galvanischen Stromes teils auf Konzentrationsänderungen der Ionen, teils auf den eben beschriebenen chemischen Umgruppierungen.

Die chemischen Veränderungen an den Elektroden (Elektrolyse). Grundsätzlich verschieden von diesen Vorgängen, die sich bei der Wanderung der Ionen auf dem Stromweg, also interpolar abspielen, sind jene Vorgänge, die an den Elektroden selbst auftreten und die wir darum als polare bezeichnen. Wie schon früher erwähnt, verlieren die Ionen, sobald sie an den Elektroden ankommen, ihre elektrische Ladung und werden als chemisch neutrale Atome in Freiheit gesetzt. Diese Ausscheidung freier Atome aus der Lösung, die gleichbedeutend ist mit einer chemischen Zersetzung dieser, bezeichnen wir als Elektrolyse. Es sei nochmals betont, daß sich diese elektrolytische Zersetzung ausschließlich an der Grenzfläche zwischen Flüssigkeit und metallischem Leiter, das sind eben die Elektroden, abspielt. Am positiven Pol oder der Anode kommt es dabei zu einer Ausscheidung von Sauerstoff und Säuren, am negativen Pol oder der Kathode werden Wasserstoff und Alkalien abgespalten. Diese Vorgänge sind für die praktische Ausübung der Galvanisation nur insofern von Bedeutung, als sie zu einer Verätzung der Haut führen können, wenn dieser eine metallische Elektrode unmittelbar anliegt. Um dies zu vermeiden, muß daher die kritische Grenzschicht Flüssigkeit — Metall durch Zwischenlage eines feuchten Stoffes von der Haut abgerückt werden.

Die Wanderung kolloider und anderer fester Teilchen (Elektrophorese). Mehr als die Hälfte aller Lösungen im menschlichen Körper sind kolloider Natur. Auch die kolloiden Teilchen sind meist elektrisch geladen, allerdings nicht durch elektrische Dissoziation, sondern dadurch, daß sich ihnen positive oder negative Ionen anlagern. Die Adsorption von Ionen bedingt es, daß auch kolloide Teilchen in einem elektrischen Stromgefälle wandern, indem sie von den Ionen mitgeschleppt werden. Je nach deren Vorzeichen werden sie zum positiven oder negativen Pol geführt. Bei der Bedeutung, welche die Kolloide für alle Lebensvorgänge haben, dürfte ihre Verschiebung durch den elektrischen Strom für die therapeutische Wirkung nicht zu unterschätzen sein. Wenn man ihr bisher nicht die ihr zukommende Beachtung geschenkt hat, so liegt das wohl daran, daß die bei der Kolloidverschiebung sich abspielenden Vorgänge sehr kompliziert und weder experimentell noch rechnerisch so leicht zu erfassen sind wie die Ionenverschiebung.

Schließlich sei noch erwähnt, daß auch größere Teilchen, als es die Kolloide sind, wie z. B. Stärkekörnchen, Fettröpfchen, Gasbläschen, Blutkörperchen, Bakterien und andere Einzeller, durch Adsorption positiver oder negativer Ionen elektrisch aufgeladen werden können und infolgedessen unter der Einwirkung einer elektromotorischen Kraft eine Verschiebung gegen die Anode oder Kathode hin erfahren. Man hat diese Bewegung im elektrischen Strom als Anaphorese bzw. Kataphorese bezeichnet. Da aber durch Zusatz einer Säure oder eines Alkalis zum Suspensionsmittel leicht eine elektrische Umladung der betreffenden Teilchen und damit eine Änderung ihrer Wanderungsrichtung erzielt werden kann, so ist es wohl besser, ganz allgemein von einer Elektrophorese zu sprechen.

Die Wanderung von Flüssigkeitsteilchen (Elektroosmose). Auch Flüssigkeitsteilchen können durch den Strom verschoben werden, wenn sich ihnen Ionen anlagern. Das läßt sich z. B. durch folgenden Versuch nachweisen. Ein Gefäß sei durch ein poröses Tondiaphragma in zwei gleiche Teile geteilt und beiderseits gleich hoch mit gewöhnlichem Leitungswasser oder einer ganz schwachen Kochsalzlösung gefüllt (Abb. 99). Taucht man nun in die beiden Gefäßhälften je eine Elektrode ein und schickt einen Gleichstrom genügend hoher Spannung hindurch, so wird man nach einiger Zeit bemerken, daß das Flüssigkeitsniveau im Kathodenraum gestiegen ist. Es sind also Wasserteilchen durch die Tonwand von der Anode zur Kathode gewandert. Man hat diese Erscheinung darum als Kataphorese bezeichnet. Da aber durch Zusatz von Säure zum Wasser auch hier die Bewegungsrichtung geändert werden kann, ist es vorzuziehen, in Analogie mit der Osmose von Flüssigkeiten diese Erscheinung als Elektroosmose zu bezeichnen. Sie tritt um so deutlicher in Erscheinung, je geringer das spezifische Leitungsvermögen der Flüssigkeit ist. Sie wird also bei weniger konzentrierten Lösungen viel ausgeprägter sein. Auch die menschliche Haut ist ein poröses

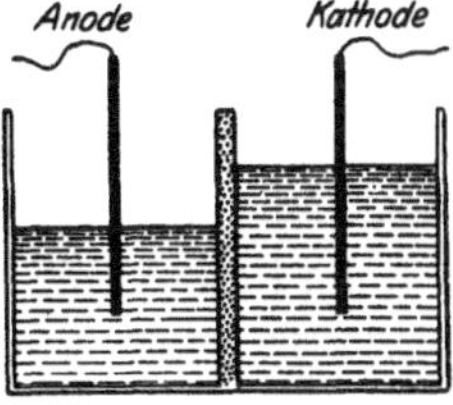

Abb. 99. Elektroosmose (Kataphorese).

Diaphragma, in dem die Ausführungsgänge der Schweißdrüsen und die Haarkanäle die Poren darstellen. Nach den Untersuchungen von H. Rein[1] kann kein Zweifel darüber bestehen, daß man durch Elektroosmose auch Teilchen von Wasser und anderen Flüssigkeiten in die Haut und durch diese hindurch in den Körper einbringen kann (S. 171).

Die biologisch-therapeutischen Wirkungen der Galvanisation.

Die Wirkung auf die motorischen Nerven (Lähmungsbehandlung).

Die Grundlagen der Lähmungsbehandlung. Die erregende Wirkung, die der galvanische Strom auf motorische Nerven ausübt, wurde die Veranlassung zu seiner zufälligen Entdeckung durch Galvani. Diese Wirkung wurde dann in eingehendster Weise durch die Physiologen studiert. Für uns genügt hier die Feststellung, daß der galvanische Strom bei seiner Schließung und Öffnung durch Erregung des motorischen Nerven eine Kontraktion des Muskels auszulösen vermag. Weiterhin wollen wir feststellen, daß der galvanische Strom während seines Fließens den Tonus des motorischen Nerven, d. h. seine Erregbarkeit, steigert. Dabei interessieren uns weniger die Beobachtungen am Nerv-Muskelpräparat (Pflüger) als die Beobachtungen am lebenden Menschen. Wenn man durch einen Arm der Länge nach einen galvanischen Strom fließen läßt, in dem man eine Elektrode an der Schulter, eine zweite an der Hand anlegt, so kann man zeigen, daß die einzelnen Muskeln sowohl gegen den galvanischen wie den faradischen Strom erregbarer geworden sind, das will sagen, daß kleinere Stromstärken hinreichen, sie zur Zusammenziehung zu bringen (Babinski, Delherm und Jarkowski).

Diese und andere Beobachtungen lassen es berechtigt erscheinen, den

---

[1] Dermat. Z. **49**, 137 (1926).

galvanischen Strom bei Lähmungen und Paresen anzuwenden. Diese Berechtigung wurde auch durch das Tierexperiment erhärtet. Wenn man einem Tier die beiden Nervi ischiadici durchschneidet und so eine Lähmung der hinteren Extremitäten herbeiführt und nun die eine Extremität mit einem galvanischen oder faradischen Strom behandelt, während man die andere unbehandelt läßt, so zeigt sich, daß die Beweglichkeit auf der behandelten Seite stets früher zurückkehrt. Diese zuerst von Reid (1848) gemachte Beobachtung wurde dann später von Déjerine (1875), Friedländer (1896), Goetze (1900) u. a. bestätigt. Wenn wir noch hinzufügen, daß der galvanische Strom eine starke Erweiterung der arteriellen Gefäße und damit eine Verbesserung der Ernährung erzeugt, so erscheint seine Verwendung zur Lähmungsbehandlung in hinreichender Weise begründet.

Vom Standpunkt der Behandlungstechnik können wir die Lähmungen am besten in schlaffe und spastische einteilen.

Die schlaffen Lähmungen. Eine solche kommt immer dann zustande, wenn die Erkrankung ihren Sitz im Bereiche des peripheren motorischen Neurons hat, also bei Erkrankungen der Vorderhornzellen im Rückenmark, der vorderen Wurzeln und deren Fortsetzungen, der peripheren Nerven. Typische Beispiele hierfür sind die Lähmungen im Anschluß an eine Poliomyelitis, eine infektiöse oder toxische Neuritis, die rheumatische oder otogene Fazialislähmung, die Bleilähmung oder traumatischen Lähmungen. Diese Lähmungen sind durch eine Verminderung des Muskeltonus, durch eine Herabsetzung oder ein Fehlen der Sehnenreflexe und, im Falle die Schädigung des Neurons eine sehr schwere ist, durch das Auftreten einer weitgehenden sogenannten degenerativen Atrophie gekennzeichnet. Die elektrische Erregbarkeit kann in verschiedenem Maße verändert sein. Das Vorhandensein einer Entartungsreaktion ist stets ein Zeichen dafür, daß der Lähmung eine Erkrankung des peripheren motorischen Neurons zugrunde liegt.

In allen diesen Fällen ist die diffuse Durchströmung der gelähmten Muskelgebiete mit Hilfe großflächiger Elektroden angezeigt, einerseits um den Tonus der Muskeln zu heben, anderseits um ihre Ernährung durch die arterielle Hyperämisierung zu fördern. Diese Behandlung ist auch in den schwersten Fällen zu empfehlen. Sie soll so früh als möglich beginnen und lange Zeit hindurch, eventuell mit Einschaltung von Pausen, fortgesetzt werden.

Über die Behandlungstechnik wurde bereits früher (S. 154) das Nötige gesagt. Es wäre nur noch hinzuzufügen, daß es sich bei Lähmungen an den Extremitäten empfiehlt, die eine Elektrode über die gelähmten Muskeln, die zweite proximal von dieser entweder über den dazugehörenden Nervenplexus oder den entsprechenden Rückenmarksabschnitt zu legen.

Die spastischen Lähmungen. Bei diesen ist der Sitz der Erkrankung im zentral motorischen Neuron, also in der Hirnrinde, den subkortikalen und den Pyramiden-Seitenstrangbahnen im Rückenmark zu

suchen. Sie gehen mit einer Hypertonie der Muskulatur und einer Steigerung der Sehnenreflexe einher, zeigen jedoch keine Entartungsreaktion
(die faradische Erregbarkeit ist meist erhalten) und führen auch zu keinen
so schweren degenerativen Atrophien, wie man sie bei einer Schädigung
des peripheren Neurons beobachtet.

Das typische Beispiel einer solchen Lähmung ist die zerebrale
Hemiplegie. Hier sind nicht alle Muskeln in gleicher Weise gelähmt.
So ist z. B. an der oberen Extremität die motorische Schwäche am meisten
am M. deltoides, M. triceps und den Fingerstreckern ausgeprägt, während
die Antagonisten dieser Muskeln, also vornehmlich die Adduktoren des
Armes und die Beuger, hypertonisch erregt sind und zu Spasmen neigen.
Es ist begreiflich, daß diese Muskeln auf den elektrischen Strom viel
leichter ansprechen als ihre gelähmten Gegenspieler. Würde man durch
eine solche Extremität einen Strom schicken, indem man z. B. am
Unterarm eine große Elektrode befestigt oder diesen in ein Zellenbad
tauchen läßt, so werden vor allem die hypertonischen Muskelgruppen
auf ihn reagieren und die bei solchen Lähmungen stets drohende Adduk-
toren- und Beugekontraktur dadurch gefördert werden. Das gleiche ist
der Fall bei dem gedankenlosen Faradisieren mit der Rolle, wie es so
häufig geübt wird.

Jede wahllose Galvanisation oder Faradisation ist hier schädlich.
Will man solche Lähmungen mit dem elektrischen Strom behandeln,
so muß man die Behandlung ausschließlich auf die vorwiegend geschwächten Muskeln beschränken, um ihnen gegen das Übergewicht ihrer hypertonischen Antagonisten aufzuhelfen. Das geschieht am besten durch eine
selektive Elektrogymnastik mit Hilfe des faradischen Stromes
(S. 185).

Die Wirkung auf die sensiblen Nerven.

Die schmerzstillende Wirkung. Daß der galvanische Strom die sensiblen Nerven in gleicher Weise erregt wie die motorischen, ist für die
praktische Therapie nicht von Bedeutung. Von um so größerer Bedeutung
ist es hingegen, daß der galvanische Strom bei Erregungszuständen der
sensiblen Nerven, besonders der Schmerznerven, eine ausgesprochen beruhigende, schmerzstillende Wirkung entfaltet. Worauf diese
Wirkung beruht, wissen wir letzten Endes nicht. Es steht nur die tausendfach empirisch erprobte Tatsache fest, daß der galvanische Strom bei
Neuralgien, Myalgien und ähnlichen Leiden oft in hervorragender Weise
schmerzstillend wirkt. Voraussetzung dieser Wirkung ist allerdings, daß
der Strom auch mit genügend großen Elektroden, mit entsprechender
Stromstärke und Stromdauer zur Anwendung kommt.

Therapeutische Anzeigen. In der bereits früher beschriebenen Weise
angewendet, bildet die Galvanotherapie eines der wirksamsten Heilmittel von Neuritiden und Neuralgien, im besonderen der Ischias und
der Armneuralgie. In vielen Fällen zeigt sie sich hier jeder anderen
Methode der Elektrotherapie einschließlich der Diathermie und Kurzwellentherapie überlegen. Sie hat diesen Verfahren gegenüber den Vorteil,

daß sie bereits im akuten Frühstadium zur Anwendung kommen kann, ohne daß eine unerwünschte Schmerzreaktion befürchtet werden müßte.

Das eben Gesagte gilt natürlich auch für andere Formen der Neuralgie, wie solche des Nervus trigeminus, occipitalis, intercostalis (Herpes zoster) u. a. In gleicher Weise können wir uns die schmerzstillende Wirkung der Galvanisation bei Myalgien (Lumbago), Arthralgien u. dgl. zunutze machen.

Auch bei zentral bedingten Schmerzen haben wir in dem galvanischen Strom ein ausgezeichnetes Hilfsmittel, so z. B. bei den lanzinierenden Schmerzen der Tabiker, bei Kranken mit multipler Sklerose, Myelitis usw. Mit Rücksicht auf die Ausbreitung dieser Schmerzen über größere Körpergebiete kommen hier vorwiegend galvanische Zellenbäder oder Vollbäder in Betracht.

Schließlich wäre noch zu erwähnen, daß uns der galvanische Strom auch bei manchen funktionell bedingten Schmerzen des Herzens, des Magens, des Darmes, der Blase und anderer innerer Organe gute Dienste leistet.

Die Wirkung auf die vasomotorischen und trophischen Nerven.

Die hyperämisierende Wirkung. Der galvanische Strom bedingt nach einer rasch vorübergehenden Kontraktion eine Erweiterung der Gefäße im Sinne einer aktiven Hyperämie. Die Haut ist nach der Behandlung entsprechend der Auflagestelle der Elektroden hellrot verfärbt, ihre Temperatur um einen oder mehrere Grade Celsius erhöht. Diese Hyperämie, die häufig an der Kathode etwas stärker ist, bleibt in der Regel einige Stunden bestehen, um dann langsam zu verschwinden. Doch zeigen die Gefäße auch weiterhin eine erhöhte vasomotorische Erregbarkeit, die darin zum Ausdruck kommt, daß selbst noch nach Tagen mechanische Reize wie das Reiben der Haut oder thermische Einflüsse (Heißluft, Dampf), ja auch psychische Erregungen die während der Behandlung aufgetretene umschriebene Hautröte wieder in Erscheinung bringen können.

Die durch den galvanischen Strom verursachte Gefäßerweiterung ist nicht nur eine oberflächliche, sondern eine tiefgehende und auf dem ganzen Stromweg nachweisbar. Sie verdankt ihre Entstehung der direkten Reizwirkung des Stromes auf die Gefäße. Sie ist also eine primäre Stromwirkung und nicht eine sekundär durch Wärme bedingte wie bei der Diathermie und Kurzwellentherapie. Sie ist auch wesentlich stärker als die durch Hochfrequenz erzeugte Durchblutung. Es ist darum zu wundern, daß man der durch Galvanisation bedingten Hyperämie in der Literatur so wenig Beachtung schenkt, während man z. B. zur Erklärung fast jeder therapeutischen Wirkung, die wir bei der Diathermie beobachten, die Hyperämie heranzieht.

Die Besserung der Zirkulation, wie sie der galvanische Strom erzeugt, können wir uns bei Erkrankungen der Gefäße zunutze machen, in erster Linie bei der Endarteriitis obliterans. Schon Erb hat vor mehr als 50 Jahren hier galvanische Zellenbäder empfohlen, die sich in der Tat oft ganz ausgezeichnet bewähren. Das gleiche gilt für Gefäßerkrankungen, wie sie teils durch periphere Schädigungen (Erfrierung), teils durch zentrale Ursachen (Poliomyelitis, Morbus Raynaud, Akrozyanose) zustande kommen. Auch bei phlebitischen Ödemen und Schmerzen hat sich der galvanische Strom in vielen Fällen nützlich erwiesen.

Ein Einfluß der Galvanisation auf den allgemeinen Blutkreislauf und das Herz läßt sich in merklicher Weise nur bei Anwendung elektrischer Bäder nachweisen. Da aber für solche Bäder, wollen wir mit ihnen auf das Herz und den Kreislauf einwirken, viel häufiger der faradische als der galvanische Strom gebraucht wird, so sei diesbezüglich auf den Abschnitt über Faradisation verwiesen (S. 189).

Die bakterizide, entzündungswidrige und resorbierende Wirkung. Die durch die Galvanisation bedingte intensivere Durchblutung der Gewebe hat eine Reihe anderer Wirkungen zur Folge. Es sind dies: 1. die bakterizide und daher entzündungshemmende Wirkung. 2. Die gesteigerte Lymphbewegung, die gleichbedeutend ist mit einer Erhöhung des örtlichen Stoffwechsels und der Resorption. 3. Die bereits früher besprochene Schmerzstillung.

Diese Wirkungen machen die Galvanisation in hohem Grade zur Bekämpfung verschiedener subakuter und chronischer Entzündungsprozesse geeignet. Hier stehen in erster Reihe die Erkrankungen der Gelenke, Sehnenscheiden und Schleimbeutel. Wir haben im Verlaufe der vielen Jahre, seitdem wir den galvanischen Strom bei diesen Erkrankungen anwenden, die Erfahrung gemacht, daß manche Fälle von Arthrosis oder Arthritis deformans der Kniegelenke, der Hüftgelenke, der Wirbelsäule, die sich durch ganz besondere Hartnäckigkeit auszeichneten und sich gegen Diathermie wie verschiedene andere Verfahren refraktär verhielten, unter dem Einfluß des galvanischen Stromes eine rasche Besserung der Schmerzen und der übrigen Krankheitssymptome zeigten. Das gleiche gilt für die Periarthritis humeroscapularis, Bursitis subacromialis und ähnliche Erkrankungen. Während hier die Galvanisation örtlich angewendet wird, kommt für die Polyarthritis natürlich nur die allgemeine Galvanisation in Form elektrischer Bäder in Betracht. Ganz besonders sind hier die Stangerbäder mit höherer Wassertemperatur und längerer Dauer empfehlenswert. Sie vereinigen den elektrischen mit dem thermischen und chemischen Hautreiz in ausgezeichneter Weise und haben sich bei Polyarthritis chronica progressiva und gonorrhoica wie bei der Spondylarthrosis deformans und dem Morbus Bechterew in ganz hervorragender Weise bewährt. Gibt man die Bäder in einer Temperatur von 35—36° C, so werden sie auch von solchen Gelenkkranken vertragen, denen man die üblichen thermischen Prozeduren mit Rücksicht auf ihr Herz oder ihre Gefäße nicht zumuten kann. An Stelle der Stangerbäder kann man auch galvanische Vollbäder mit einem Zusatz von 2—3 kg Steinsalz, einer Abkochung von Eichenrinde oder Radiumemanation verabfolgen.

Anhang.

Die Iontophorese.

Die Grundlagen der Iontophorese.

Die Ionenwanderung. Man kann den galvanischen Strom auch dazu benützen, körperfremde Ionen in Form von Medikamenten durch die Haut hindurch in den Körper einzuführen. Man bezeichnet dieses Verfahren als Iontophorese, Ionentherapie (Delherm und Laquerrière) oder Dielektrolyse (Brondel).

Schon bei jeder gewöhnlichen Galvanisation findet eine solche Einwanderung körperfremder Ionen durch die Haut hindurch statt. Nehmen

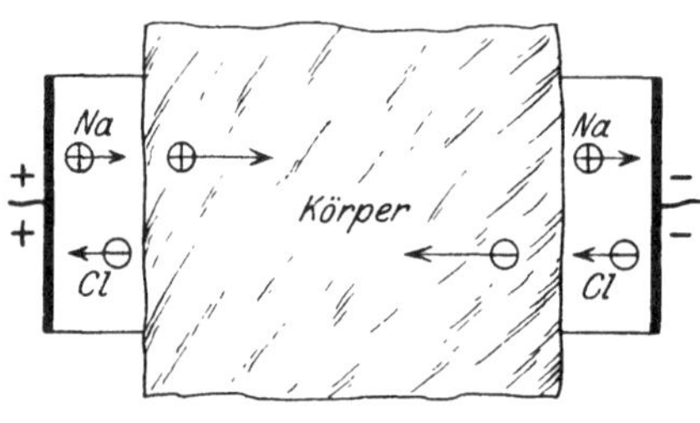

Abb. 100. Iontophorese.

wir an, wir hätten zwei mit Chlornatriumlösung getränkte feuchte Zwischenlagen, so stellen diese Elektrolytlösungen vor, die teils positive Na-Ionen, teils negative Cl-Ionen enthalten (Abb. 100). Schalten wir nun den Strom ein, so werden die an der Anode befindlichen Na-Ionen sich gegen den Körper hin in Bewegung setzen und in die Haut eindringen. Die daselbst befindlichen Cl-Ionen dagegen wenden sich vom Körper ab. An der Kathode werden umgekehrt die Cl-Ionen in den Körper eintreten, die Na-Ionen von ihm wegwandern.

Die Anionen dringen also von der Kathode, die Kationen von der Anode in den Organismus ein. Das gleiche mit anderen Worten ausgedrückt: Die positiven Ionen gelangen vom positiven Pol, die negativen Ionen vom negativen Pol in den Körper.

Wir haben bereits auf S. 162 auseinandergesetzt, in welcher Weise Salze, Säuren und Basen in Ionen zerfallen, und können hier zusammenfassend wiederholen:

Positive Ionen (Kationen) sind: der Wasserstoff, die Metalle, metallartige Radikale wie z. B. NH_4, und die Alkaloide.

Negative Ionen (Anionen) sind: die Hydroxylgruppe OH, die Halogene Chlor, Brom, Jod und die Säurereste (NO_3, SO_4 usw.).

Die Elektroosmose. Man hat ursprünglich die Möglichkeit der perkutanen Einführung medizinischer Stoffe mit Hilfe des galvanischen Stromes auf die Kataphorese, besser gesagt, auf die Elektroosmose (S. 165) zurückgeführt. Nach den Untersuchungen von Munk (1873), Meißner (1899) u. a. sollten Teilchen der Flüssigkeit mit den darin gelösten Substanzen durch die Haut in den Körper eindringen. Nach den klassischen Untersuchungen von Frankenhäuser in Deutschland und Leduc in Frankreich trat jedoch ein völliger Umschwung der Ansichten ein, so daß man die Einführung therapeutisch wirksamer Stoffe in den Körper ausschließlich durch Ionenwanderung erklärte. Trotzdem gab es immer einzelne Forscher, wie J. Baum und Bettmann, die dieser

Ansicht entgegentraten, gestützt auf Experimente, durch die sie zeigen konnten, daß verschiedene Medikamente von beiden Polen aus in den Körper eingebracht werden können. Ihnen schloß sich dann H. Rein an, der überzeugend bewies, daß neben der Ionenwanderung auch noch andere Vorgänge, vor allem die Elektroosmose in entscheidender Weise an der galvanischen Einbringung körperfremder Substanzen beteiligt sind. So machte H. Rein u. a. folgenden Versuch. Wenn man zur Iontophorese verschieden konzentrierte Kokainlösungen verwendet, jedoch die gleiche Stromstärke und die gleiche Zeitdauer zur Anwendung bringt, so müßte die anästhesierende Wirkung die gleiche sein, da ja nach den Faradayschen Gesetzen die gleiche Ionenanzahl in die Haut eingebracht wird. Das ist jedoch nicht der Fall. Die anästhesierende Wirkung der schwächeren Lösung ist ausgesprochen stärker. Das ist nur dadurch zu erklären, daß in diesen Fällen das Kokain mitsamt der Flüssigkeit, d. h. also durch Elektroosmose in die Haut eindringt. Wir müssen also heute unsere Anschauungen dahin korrigieren, daß bei der perkutanen galvanischen Einbringung von Medikamenten neben der sicherlich vorhandenen Iontophorese auch andere Einflüsse, vor allem die Elektroosmose, eine wichtige Rolle spielen.

Die Ausführung der Iontophorese.

Die Elektroden, Stromstärke und Stromdauer. Man stellt sich zunächst eine wäßrige Lösung der einzuführenden Substanz in bestimmter Konzentration, meist in einer 1—3%igen Lösung her. Zur Lösung verwende man ausschließlich reines destilliertes Wasser. Das gewöhnliche Leitungswasser enthält bereits eine mehr oder minder große Zahl natürlicher Ionen, denen es ja seine Leitfähigkeit verdankt. Bei der Verwendung eines solchen Wassers nehmen auch diese Ionen an der Stromleitung teil und dringen mit ihm in den Körper ein. Da sie aber vielfach kleiner und beweglicher sind als die therapeutisch einzuführenden Ionen, so verdrängen sie diese gleichsam, indem sie an ihrer Stelle die Stromführung übernehmen. Man hat sie daher als parasitäre Ionen bezeichnet. Verdankt das Wasser seine Leitfähigkeit jedoch ausschließlich den medikamentösen Ionen, so werden diese bei gleicher Stromstärke in größerer Anzahl in den Körper eindringen.

Die rationellste Form der Iontophorese besteht darin, daß man reines vierfach oder noch sicherer achtfach zusammengelegtes Filtrierpapier von entsprechendem Ausmaß in die therapeutische Lösung taucht und auf die zu behandelnde Körperstelle auflegt, nach dem diese früher durch Benzin von dem anhaftenden Fett befreit worden ist. Darüber bringt man eine Zinn- oder Aluminiumfolie, an die ein Kabel angeschlossen ist und die etwas kleiner sein soll als das feuchte Papier, so daß sie nirgends die Haut direkt berührt. Als zweite Elektrode wird eine gleichgroße oder etwas größere Platte benützt, wie sie auch sonst zur Galvanisation üblich ist. Sie wird mit gewöhnlichem Wasser oder einer schwachen Kochsalzlösung beschickt.

Man kann als Träger der Ionenlösung statt Filtrierpapier auch eine mehrfache Schicht von hydrophiler Gaze oder Watte verwenden. Eigene Elektroden in Form von kleinen Gefäßen, welche die Elektrolytlösung aufnehmen sollen, sind auf jeden Fall überflüssig. Zellenbäder als Elektroden zu verwenden, bedeutet eine sinnlose Verschwendung medikamentöser Substanzen. Die Benutzung von Salben an Stelle einer wäßrigen Lösung hat keinen irgendwie gearteten Vorteil.

Die eingeführte Menge der Elektronen hängt einerseits von der angewendeten Stromstärke, anderseits von der Stromdauer ab. Die erträgliche Stromstärke wird wieder durch die Größe der verwendeten Elektroden und die individuelle Stromempfindlichkeit des Kranken beeinflußt. Die Stromdauer soll mit Rücksicht darauf, daß die Durchlässigkeit der Haut für Ionen eine außerordentlich geringe ist, durchschnittlich nicht unter 20 Minuten angesetzt werden. In vielen Fällen wird man gut tun, die Dauer der Einwirkung auf 30—40 Minuten auszudehnen, natürlich unter der Voraussetzung, daß die Haut selbst durch die Ionen nicht zu stark gereizt wird. Die Behandlung wird jeden oder jeden zweiten Tag wiederholt. Eine Kur umfaßt durchschnittlich 20—30 Sitzungen.

Die transzerebrale Iontophorese. Um bei Erkrankungen des zentralen Nervensystemes therapeutische Ionen unmittelbar auf das Gehirn einwirken zu lassen, hat Bourguignon die transzerebrale Iontophorese vorgeschlagen. Dabei werden als Eingangspforten für den Strom einerseits die Augenhöhlen, anderseits das Foramen occipitale magnum benutzt. Dementsprechend wird der positive Pol geteilt auf die geschlossenen Augenlider, der negative Pol auf das Hinterhaupt gelegt. Bei spastischen Hemiplegien, für welche diese Behandlung von Bourguignon in besonderer Weise empfohlen wird, kommt eine 1%ige Calciumchloridlösung zur Benutzung, die unter den positiven Pol gebracht wird, wobei eine Stromstärke von 2—5 mA in einer Dauer von 20—30 Minuten zur Anwendung kommt[1].

Die Wirkungen der Iontophorese.

Die Wirkung der Ionen im allgemeinen. Die perkutan eingeführten Ionen können sowohl örtliche Wirkungen an der Einführungsstelle, wie allgemeine Wirkungen auf dem Wege des Blutkreislaufes erzeugen. Welche von diesen Wirkungen eintritt, hängt von dem Charakter der Ionen ab. Manche Ionen werden bereits bei ihrem Durchtritt durch die obersten Hautschichten chemisch gebunden und erzeugen so Hautveränderungen, meist Verschorfungen, wie die Ionen der Metalle Blei, Zink, Zinn, Magnesium oder die Erdalkalien Calcium, Strontium, Barium. Eine Ausnahme machen die Alkalimetalle Natrium und Kalium, welche die Haut, ohne sie anzugreifen, durchdringen. Das gleiche gilt für die Halogene Jod, Chlor, Brom.

Diese Ionen gelangen daher ohne Hindernis bis zu den Kapillarschlingen, deren Endothel sie durchsetzen, um in die allgemeine Blutbahn zu gelangen. Auf diese Weise kommen Allgemeinerscheinungen zustande. Wir können so die Wirkungen des Jods oder der Salizylsäure in gleicher Weise erzeugen, wie das bei der inneren Einverleibung dieser Medikamente der Fall ist. Natürlich kann man auch toxische Er-

---

[1] Rev. d'Actinol. **1932** (März-April) u. a. O.

scheinungen hervorrufen, wenn man wirksame Stoffe in entsprechender Dosis einführt.

Leduc hat das in einem klassischen Versuch gezeigt. Man schaltet zwei Kaninchen hintereinander in den Stromkreis eines galvanischen Apparates, indem man auf die rasierten Flanken je eine mit Strychnin- und eine mit Kochsalzlösung getränkte Elektrode in der Anordnung auflegt, wie das in Abb. 101 dargestellt ist. Schließt man nun den Stromkreis, so wandern die positiven Strychninionen von der Anode zur Kathode.

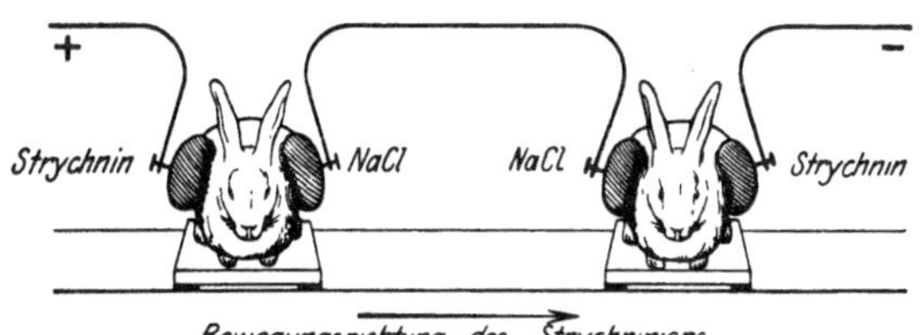

Abb. 101. Der Versuch nach Leduc. Das Kaninchen links geht zugrunde, das rechts bleibt am Leben.

Sie dringen also in den Körper des linken Tieres ein, während sie sich von dem Körper des rechten Tieres wegwenden. Jenes geht zugrunde, dieses bleibt am Leben.

Die Wirkung der wichtigsten therapeutischen Ionen. Im folgenden seien einige der am häufigsten therapeutisch gebrauchten Ionen bezüglich der Art ihrer Anwendung und Wirkung aufgezählt. Auch nur annähernd das zu erwähnen, was hier der ärztliche Erfindergeist alles empfohlen hat, ist ganz unmöglich. Es sei diesbezüglich auf die am Schluß dieses Absatzes angeführte Literatur verwiesen.

Jod wird in einer 1—3%igen Lösung von Jodnatrium oder Jodkalium unter die Kathode gebracht. Stromdauer 20—40 Minuten. Nach Leduc hat das J-Ion eine „sklerolytische" Wirkung bei Kontrakturen der Gelenke und Muskeln. Auch bei entstellenden Narben erweist es sich sehr wirksam, indem es diese weicher und blässer macht und etwa vorhandene Schmerzen beseitigt. Duhem empfiehlt die Iontophorese von Jod auch bei Sklerodermie. Bourguignon schreibt der transzerebralen Anwendung eine günstige Wirkung bei Fazialislähmung zu. F. K. Beck[1] hat die Einführung von Jodionen bei Erysipel vorgeschlagen. Die mit 1%iger Jodkaliumlösung getränkte Kathode wird an der Grenze des Erysipels so aufgesetzt, daß diese zur Hälfte die erkrankte, zur anderen Hälfte die gesunde Haut bedeckt. In 5 Minuten langen Ansätzen wird so das Erysipel umkreist. Die Behandlung soll zweimal täglich wiederholt werden.

M. Wassmund[2] lobt die Jodeinführung durch den galvanischen Strom bei Aktinomykose. Das Fortschreiten der Erkrankung wird dadurch aufgehalten. Die Heilung erfolgt rascher als unter Röntgentherapie.

Chlor in Form einer 3%igen Lösung von Chlornatrium unter der Kathode. Dem Chlorion kommt nach der Anschauung französischer Autoren bei entstellenden und schmerzhaften Narben eine ähnliche Wirkung zu wie dem Jodion. Zur Behandlung pleuritischer Adhäsionen wird es von Leduc empfohlen. Die Behandlung wird mit großen Elektroden in der Dauer von 1 Stunde zweimal wöchentlich ausgeführt.

---

[1] Münch. med. Wschr. **1919**, Nr. 51.
[2] Zbl. Chir. **1935**, Nr. 46.

Salizylsäure wird meist als salizylsaures Natron in 3%iger Lösung unter der Kathode verwendet. Das Salizylsäureion wird in die allgemeine Blutbahn aufgenommen und entfaltet hier die charakteristische Wirkung der Salizylsäure. Es kommt bei den sogenannten rheumatischen Erkrankungen zur Anwendung, also vor allem bei verschiedenen Formen der Arthritis, Neuritis und Neuralgie.

Calcium wird als Calcium chloratum in einer 1—3%igen Lösung mit der Kathode eingeführt. Es vermindert die neuromuskuläre Erregbarkeit und wird in diesem Sinne bei spastischen Lähmungen, besonders der spastischen Hemiplegie von Bourguignon zur transzerebralen Iontophorese empfohlen, kommt aber auch bei anderen spastischen Erkrankungen der Medulla oblongata und der Pyramidenbahnen zur Anwendung.

Magnesium übt eine Schorfwirkung auf die Haut aus und wird in einer 3—5%igen Lösung von Magnesium sulfuricum unter der Anode zur Zerstörung von Warzen und ähnlichen kleinen Neubildungen der Haut verwendet. Durch einen Gummistoff (Billroth- oder Mollbatist), der einen der Neubildung entsprechenden Ausschnitt trägt und überdies eingefettet wurde, wird die gesunde Haut geschützt. Ein Strom in der Stärke von 3—5 mA und einer Dauer von 10—15 Minuten genügt meist zur Zerstörung einer Warze.

Zink. Auch das Zinkion wirkt auf die Haut ätzend. Es wird in einer 1%igen Lösung von Zinkchlorid unter der Anode dazu gebraucht, um die Heilung atonischer Wunden, torpider Geschwüre und Fisteln anzuregen. Stromstärke 4 mA für 1 qcm, Stromdauer 30—40 Minuten. Die gesunde Haut muß durch einen Gummistoff, der entsprechend der zu behandelnden Stelle ausgeschnitten ist, geschützt werden. Eine 2%ige Zinksulfatlösung unter der Anode wird von Marqués, Madon und Pech[1] zur Behandlung von Furunkeln empfohlen (Anwendungen von 30 Minuten dreimal wöchentlich). Eine gleiche Lösung verwenden Jaulin und Limouzi bei Sykosis (2 mA 1 Stunde lang), Delherm und Laquerrière bei Impetigo und Ekthyma. Für die Verwendung der Iontophorese in der Augenheilkunde hat sich besonders G. Erlanger[2] eingesetzt. Eine $^1/_4$—$^1/_2$%ige Lösung von Zinksulfat kommt nach Lewis Jones, Traquard u. a. bei Erkrankungen der Hornhaut und Konjunktiva (Keratitis, Ulcus serpens, Herpes corneae usw.) mit Vorteil zur Anwendung.

Silber in einer $^1/_2$—1%igen Lösung von Argentum nitricum, 3—5 mA, 10—20 Minuten lang wird von Berger und Soukoly[3] bei übelriechendem vaginalen Fluor empfohlen. In 0,2%iger Lösung wird es von G. Erlanger bei verschiedenen Erkrankungen des Auges angewendet.

Histamin wurde zur Behandlung von Myalgien zuerst von D. Deutsch[4] in Vorschlag gebracht. Schering und Kahlbaum haben zur bequemen Anwendung mit Histamin getränkte Folien (Katexonfolien) in den Handel gebracht, die nach bestimmter Vorschrift verwendet werden. Billiger ist es, sich eine Lösung von Histamin in einer Konzentration von 3 : 100000 herzustellen, die man unter der Anode mit einer Stromstärke von 10 mA 10 Minuten lang einwirken läßt. Zur Herstellung einer solchen Lösung dienen die Histamintabletten von F. Hoffmann-La Roche & Co., Basel. Das Histamin erzeugt einen lokalen Hautreiz in Form einer Gefäßerweiterung und Quaddelbildung, der aber nach kurzer Zeit wieder verschwindet. Er wird insbesondere bei Myalgien, aber auch Neuralgien, Arthralgien und ähnlichen Schmerzen mit Vorteil zur Anwendung gebracht.

Radiumemanation wird in einer Menge von 50000—100000 M. E. unter dem positiven Pol zur Behandlung von Arthritiden, Neuritiden, Neur-

---

[1] Arch. Électr. méd. **1913**, Nr. 350.
[2] Jkurse ärztl. Fortbildg, Nov. 1932.
[3] Zbl. ges. Gynäk. **1932**, 2957.
[4] Z. physik. Ther. **44**, H. 3 (1933).

algien und anderen rheumatischen Erkrankungen verwendet. Radiumemanation findet auch als Zusatz zu galvanischen Bädern Verwendung.

Kokain und Karbain. Eine 1%ige Kokainlösung mit einer Stromstärke von 0,5 mA für den Quadratzentimeter erzeugt anodisch verwendet in etwa 10 Minuten eine vollkommene Anästhesie der Haut. Nach Zimmern, Nicolleau, Arvanitaxis und Pecker ist Karbain in 5%iger Lösung mit einer Stromstärke von 5 mA und einer Stromdauer von 10—20 Minuten wesentlich wirksamer. Die Anästhesie dauert 8—10 Minuten.

Akonitin wurde, in einer Lösung von 1 : 5000—10000 unter der Anode mit etwa 15 mA durch 30 Minuten angewendet, von Barré, Lavigne, Delherm und anderen französischen Autoren zur Behandlung von Trigeminusneuralgien empfohlen. Da aber bei leichten Hautverletzungen, wie sie schon durch die Iontophorese selbst gesetzt werden können, bisweilen schwere Vergiftungen vorkommen, erscheint die Anwendung dieses Mittels zu gefährlich (Rousseau und Nyer). Das gleiche gilt von Morphium und anderen Alkaloiden.

Die Nachteile und Vorteile der Iontophorese.

Obwohl die Versuche, Medikamente mit Hilfe des galvanischen Stromes in den Körper einzuführen, fast genau so alt sind wie die Galvanisation selbst, so hat sich diese Methode bisher nicht durchsetzen können. Wiederholte Empfehlungen haben immer wieder ein vorübergehendes Interesse erregt, eine allgemeine Anerkennung konnte sich jedoch die Iontophorese nicht erringen. Das hat natürlich bestimmte Gründe. Der wichtigste ist wohl der Mangel jeder Dosierungsmöglichkeit des therapeutisch verabfolgten Medikamentes. Wir wissen nur, daß eine sehr kleine Menge der verwendeten Lösung vom Körper aufgenommen wird, wie groß diese Menge jedoch ist, davon haben wir keine Ahnung. Wir verabreichen also dem Kranken ein Medikament, ohne zu wissen, wieviel wir ihm davon geben. Ist das schon ein Nachteil bei wenig giftigen Substanzen wie Chlornatrium, Salizylsäure, Radiumemanation u. dgl., so wird es zu einer Gefahr bei stark toxischen Stoffen wie Akonitin, Morphium, Quecksilber usw. Die Iontophorese solcher Mittel ist also grundsätzlich abzulehnen.

Die Einführung von Stoffen, die vom Blutkreislauf aufgenommen und von diesem aus wirksam werden, ist mindestens überflüssig. Es ist doch wissenschaftlich exakter und gleichzeitig technisch einfacher, ein bestimmtes Arzneimittel dem Körper in genau bekannter Dosis per os oder in anderer Weise einzuverleiben und als zweiten Heilfaktor eine galvanische Behandlung anzuwenden. Man kann sich dabei vorstellen, daß der galvanische Strom durch Hyperämisierung oder in anderer Weise das durchströmte Gewebe für die im Blut kreisenden Ionen sensibilisiert.

Ein zweiter Nachteil der galvanischen Ioneneinführung ist der, daß nur verschwindend kleine Mengen der verwendeten Lösung vom Körper aufgenommen werden, alles andere aber ungenützt verlorengeht. Das bedeutet eine arge Verschwendung von Medikamenten.

Die Iontophorese hat somit nur dort eine Berechtigung, wo es gilt, lokale Wirkungen auszuüben, also bei Erkrankungen der Haut (Furunkel, Sykosis, Ulzerationen, Warzen, kleinen Neubildungen usw.), Erkrankungen der Schleimhaut (Gonorrhöe) oder oberflächlich gelegenen Teilen (Kornea, Konjunktivitis) , oder wo durch die Iontophorese ein Hautreiz gesetzt werden soll. Der galvanische Strom gibt uns hier die Möglichkeit, therapeutisch wirksame Stoffe in tiefere Schichten der Haut oder Schleimhaut einzubringen, als dies durch das einfache Auftragen einer Lösung oder Salbe möglich ist.

Literatur über Iontophorese.

Frankenhäuser: Physikalische Therapie in Einzeldarstellungen, H. 7. Stuttgart: Enke. 1906. — Leduc: Die Ionen- oder elektrolytische Therapie. Leipzig: Joh. Ambr. Barth. 1905. — Bredig: In Boruttau-Mann, Handbuch der ges. Anwendungen der Elektrizität I. Verlag von W. Klinkhardt. 1909. — Delherm und Laquerrière: L'ionothérapie électrique. Paris: J. B. Baillière et Fils. 1925. — Rousseau und Nyer: La practique de l'ionisation. Paris: C. Doin et Co. — Laqueur: Perkutane Therapie. Neue Deutsche Klinik, Ergänzungsband II. 1934. (Daselbst weitere Literatur.)

2. Die Faradisation.

Allgemeines.

Faradische Ströme nennen wir in der Heilkunde Wechselströme niederer Frequenz. Sie beträgt in den meisten Fällen 50—100 in der Sekunde. Diese Ströme heißen auch Induktionsströme, weil sie auf dem Wege der Induktion erzeugt werden.

Induktion durch einen Magneten. Haben wir eine Drahtspule, deren Enden über ein Amperemeter miteinander verbunden sind, und nähern wir

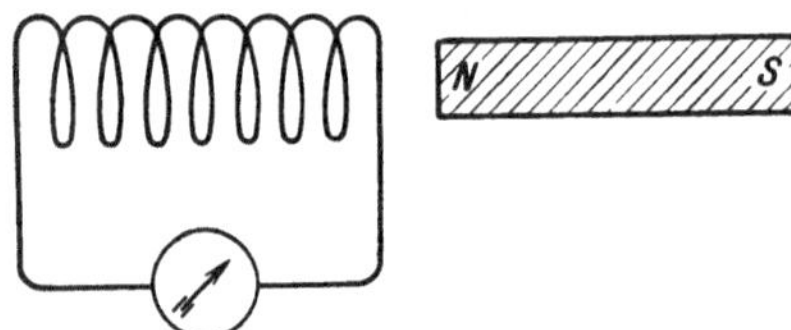

Abb. 102.
Induktion durch einen Stabmagneten.

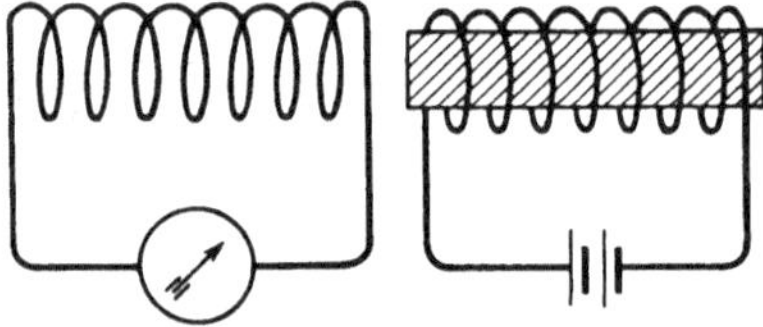

Abb. 103.
Induktion durch einen Elektromagneten.

dieser Spule einen Stahlmagneten, so werden wir im Augenblick der Annäherung einen Ausschlag des Amperemeters wahrnehmen (Abb. 102). Einen solchen Ausschlag, jedoch diesmal in entgegengesetzter Richtung, beobachten wir auch, wenn wir den Magneten wieder entfernen. Durch die Annäherung und Entfernung des Magneten entstehen also in der Drahtspule Stromstöße wechselnder Richtung, mit anderen Worten, ein Wechselstrom. Diese Erscheinung bezeichnet man als Induktion und die so erzeugten Ströme als Induktionsströme.

Sie entstehen offenbar dadurch, daß das Kraftfeld des Magneten die Spule trifft oder, wie man auch sagt, daß die Kraftlinien des Magneten die Windungen der Spule schneiden. Ein solches „Schneiden" findet allerdings nur dann statt, wenn die Stärke des Magnetfeldes zu- oder abnimmt, die Kraftlinienzahl sich also ändert, nicht aber, wenn das Magnetfeld unverändert bleibt. Darum gibt das Amperemeter auch nur dann einen Ausschlag, wenn wir den Magneten der Spule nähern oder ihn von ihr entfernen, nicht aber, wenn wir ihn ruhig halten.

Induktion durch einen unterbrochenen Gleichstrom. Ganz die gleichen Erscheinungen der Induktion kann man auch mit Hilfe eines Elektromagneten hervorrufen (Abb. 103). Ein Stück weichen Eisens wird von einer Drahtspule umschlossen, durch die ein Strom fließt. Wir nehmen an, es sei dies ein Gleichstrom, der von einem galvanischen Element geliefert wird. Schließe ich diesen Strom, so wird der Eisenkern zu einem Magneten. Trifft das entstehende Kraftfeld des Magneten auf eine in der Nähe befindliche, in sich geschlossene Drahtspule, so wird in dieser ein Stromstoß induziert, genau so, als ob der Spule ein Magnet genähert worden wäre.

Durch das Schließen und Öffnen eines Gleichstromes wird also in der zweiten Spule ein Wechselstrom erzeugt. Der in der ersten Spule fließende Strom wird primärer, der in der zweiten Spule induzierte Strom sekundärer Strom genannt. Eine Induktion findet nur in der Zeit statt, in der der primäre Strom geschlossen oder geöffnet wird, nicht aber, wenn er in konstanter Stärke fließt, wenn also sein Magnetfeld unverändert bleibt.

Induktion durch einen Wechselstrom. Da beim Wechselstrom die Stärke des Stromes und damit die Stärke seines Magnetfeldes fortwährend zu- und abnimmt, so ist er imstande, induzierend zu wirken, ohne daß er wie der Gleichstrom unterbrochen werden muß. Wollen wir also Induktionsströme erzeugen, so können wir die primäre Spule unseres Induktionsapparates auch mit Wechselstrom speisen. Dementsprechend kann man die Apparate für Faradisation einteilen in: 1. Apparate für unterbrochenen Gleichstrom und 2. Apparate für Wechselstrom.

Das Instrumentarium der Faradisation.

Die Apparate für unterbrochenen Gleichstrom.

Bau der Apparate. Ein solcher Apparat, dessen äußere Ansicht in Abb. 104 wiedergegeben ist, besteht aus zwei Drahtspulen, der primären

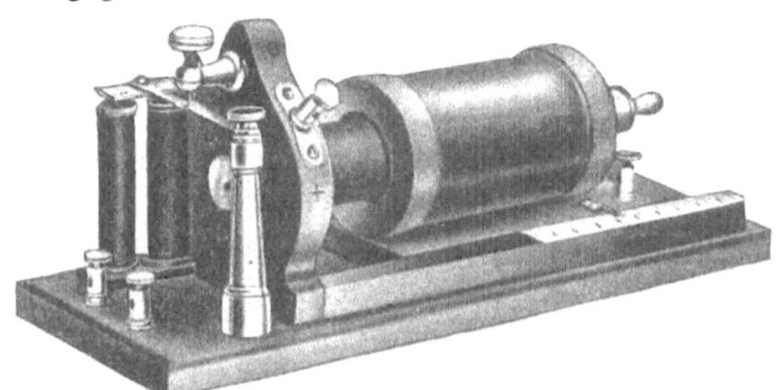

Abb. 104. Schlitteninduktionsapparat.

und sekundären Spule. Die erste hat im Vergleich zur zweiten wenig Windungen eines verhältnismäßig dicken Drahtes und umschließt einen Eisenkern, der aus einem Bündel oxydierter oder lackierter Eisenstäbe besteht (Abb. 105). Diese Spule wird von einem Gleichstrom gespeist, der ein oder zwei galvanischen Elementen entnommen wird. Auch eine Trockenbatterie, wie sie für Taschenlampen Verwendung findet, kann als Stromquelle dienen. Bei Apparaten, die an die zentrale Leitung angeschlossen werden und galvanischen wie faradischen Strom erzeugen, wird der erstere auch zur Speisung der Primärspule benutzt.

Die Unterbrechung des Stromes erfolgt durch einen selbsttätigen Unterbrecher in Form eines Wagnerschen oder Neefschen Hammers, der in der Sekunde 30—50 Unterbrechungen ausführt. Die Unterbrechungszahl muß so hoch sein, daß bei entsprechender Stromstärke eine Dauerkontraktion (Tetanus) und kein Schütteln (Klonus) der Muskulatur zustande kommt.

Die Sekundärspule, in welcher der Wechselstrom induziert wird, besitzt eine wesentlich größere Anzahl von Windungen als die Primärspule aus einem verhältnismäßig dünnen Draht. Die Enden dieser Spule führen zu zwei Klemmen, an welche die Kabel mit den Elektroden angeschlossen werden. Die sekundäre Spule ist meist auf Schienen derart beweglich, daß sie über die primäre Spule geschoben werden kann. Solche Apparate heißen daher auch Schlitteninduktorien.

Die Regulierung der Stromstärke erfolgt bei ihnen in der Weise, daß man die beiden Spulen mehr oder weniger zur Deckung bringt. Sie erreicht einen Höchstwert, wenn die Primärspule ganz von der Sekundärspule umschlossen wird. Bei manchen Apparaten sind aber auch beide Spulen in dauernder Deckung unverschieblich miteinander verbunden. Die Stromstärke wird dann mit Hilfe eines besonderen Spannungsreglers eingestellt (S. 147).

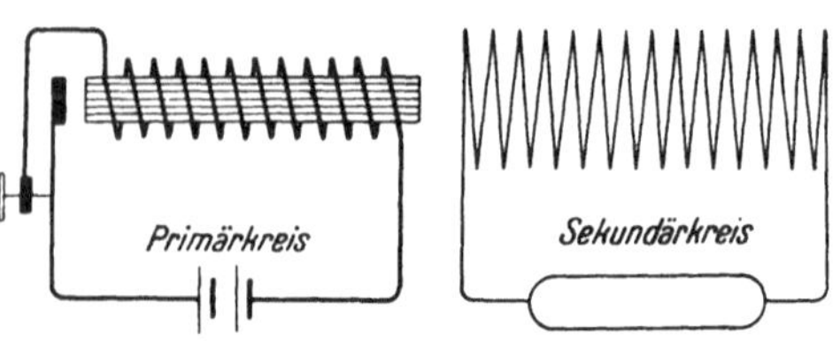

Abb. 105. Schaltbild eines faradischen Apparates.

Die im Handel vorkommenden Induktionsapparate sind bezüglich ihrer Bauart sehr verschieden. Es gibt nicht nur große, kleine und kleinste Apparate, auch die Zahl der Windungen der Primär- und Sekundärspule, die Dicke des dazu verwendeten Drahtes, Spulenlänge und Durchmesser sind ganz verschieden. Weiters verschieden sind Größe und Art des Eisenkernes und schließlich die Konstruktion des Unterbrechers. Alle diese Dinge sind der Willkür des Erzeugers überlassen. Man kann sich vorstellen, wie wechselnd die Stromform und damit die Wirkung der einzelnen faradischen Apparate ist. Die einen erzeugen kräftige Muskelkontraktionen bei einem kaum wahrnehmbaren faradischen Gefühl. Die anderen verursachen überhaupt nur ein schmerzhaftes Gefühl auf der Haut, das unerträglich wird, wenn man den Strom bis zur Auslösung einer Muskelbewegung steigern will. Es wäre dringend notwendig, für den Bau faradischer Apparate bestimmte Normen festzulegen.[1]

Der primäre Strom. In der Primärspule fließt ein Gleichstrom niederer Spannung (2—6 Volt), der von einem Unterbrecher rhythmisch zerlegt wird. Ein solcher Strom würde durch die in der Abb. 106a dargestellte Kurve wiedergegeben werden. Nun überlagert sich diesem Strom noch ein zweiter, der durch die Selbstinduktion der Spule bedingt wird.

Genau so wie ein galvanischer Strom, wenn er geschlossen und geöffnet wird, in einer benachbarten Spule Induktionsströme hervorruft, erzeugt er solche auch auf seiner eigenen Bahn, besonders wenn diese die Form einer Spule hat. Sie heißen Selbstinduktionsströme. Der bei einer Schließung entstehende Selbstinduktionsstrom ist dem ihn erzeugenden Strom entgegengerichtet. Er bewirkt dadurch, daß dieser in seinem Anstieg aufgehalten und verzögert wird. Der ansteigende

---

[1] K. Bangert: Elektrotechn. Z. 1919, H. 41 u. 42.

Schenkel der Kurve wird dadurch abgeflacht (Abb. 106 b). Der bei der Öffnung des Primärstromes ausgelöste Induktionsstoß hat jedoch die gleiche Richtung wie dieser. Er verhindert dadurch nicht nur das plötzliche Verschwinden des Primärstromes, sondern lagert sich diesem infolge seiner hohen Spannung noch als steile Zacke an (Abb. 106 b). Diesen steilen Zacken verdankt er seine physiologische Wirksamkeit, denn der übrige Teil der Stromkurve übt infolge seiner geringen Spannung kaum irgendeinen physiologischen Reiz aus. Der primär-faradische Strom wirkt also wie ein unterbrochener Gleichstrom, der aus einzelnen sehr steilen Zacken besteht.

Der sekundäre Strom. Wie wir schon früher auseinandergesetzt haben, wirkt der primäre Strom nur in der Zeit seiner Schließung und Öffnung, in der sein Magnetfeld entsteht und wieder verschwindet, auf die sekundäre Spule induzierend. Der bei der Schließung entstehende Induktionsstrom hat die entgegengesetzte, der bei der Öffnung entstehende die gleiche Richtung wie der Primärstrom (Abb. 106 c).

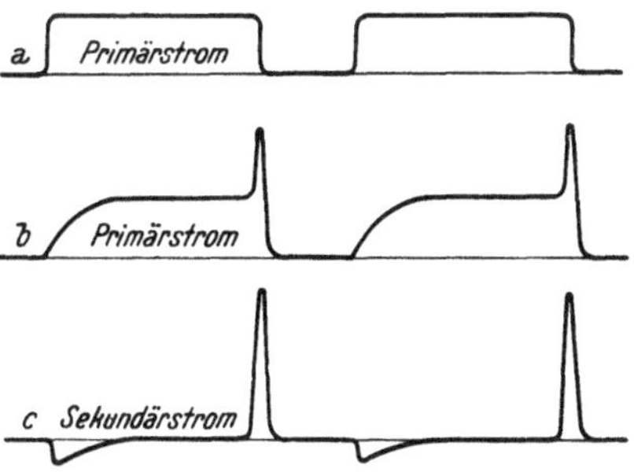

Abb. 106. Primär- und Sekundärstrom eines faradischen Apparates.

Da die Höhe der induzierten Spannung von der Geschwindigkeit abhängt, mit der sich das Magnetfeld ändert, so ist die Kurve der Öffnungsspannung wesentlich steiler als die der Schließungsspannung.

Nun ist aus der Physiologie her bekannt, daß die sensible und motorische Reizwirkung eines Stromes von der Geschwindigkeit der Spannungsänderung bzw. der Steilheit seiner Kurve abhängt (Gesetz von Dubois-Reymond). Infolgedessen besitzen die steilen Öffnungsinduktionsströme eine viel stärkere Reizwirkung als die flachverlaufenden Schließungsströme. Diese können praktisch neben jenen so gut wie vollkommen vernachlässigt werden, so daß der physiologische Effekt im wesentlichen nur der Reihe der Öffnungsstromstöße zukommt. **Der faradische Strom ist im physikalischen Sinn ein Wechselstrom, wirkt physiologisch dagegen wie ein unterbrochener Gleichstrom,** also ganz ähnlich wie der primäre oder wie man auch sagt, der primär-faradische Strom.

Die Apparate für Wechselstrom.

Bau der Apparate. In gleicher Weise wie ein rhythmisch unterbrochener Gleichstrom wirkt auch ein Wechselstrom induzierend, da ja seine Stromstärke und damit die Stärke seines Magnetfeldes sich andauernd ändern. Man kann also die Primärspule eines Induktionsapparates auch mit Wechselstrom speisen und dazu etwa den Wechselstrom verwenden, wie er uns in der zentralen Lichtleitung zur Verfügung steht. Es ist dies ein Sinusstrom, so genannt nach dem Verlauf seiner Spannungskurve, die eine Sinuslinie darstellt (Abb. 107).

Ein solcher Strom induziert in der sekundären Spule gleichfalls einen Sinusstrom. Die Spannung dieses hängt von dem Verhältnis der Windungszahl der primären zur Windungszahl der sekundären Spule ab. Hat diese z. B. doppelt so viel Windungen wie jene, so ist auch die Spannung des sekundären Stromes doppelt so groß als die des primären. Hat sie dagegen nur die Hälfte der Windungen, so ist die Spannung im Sekundärkreis auf die Hälfte der Primärspannung vermindert. Bei dem Anschluß faradischer Apparate an die zentrale Leitung, die meist eine Spannung von 110 oder 220 Volt führt, ist natürlich eine Verminderung der Spannung auf etwa 30 Volt nötig.

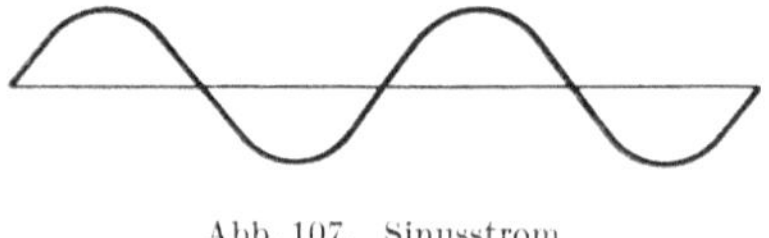

Abb. 107. Sinusstrom.

Solche Induktionsapparate, die es ermöglichen, die Spannung eines Wechselstromes zu erhöhen oder zu vermindern, nennt man Spannungstransformatoren.

Bei den meist gebräuchlichen Transformatoren sind die beiden Spulen über die Seiten eines Eisenrahmens gewickelt, der aus einzelnen Eisenblechen besteht (eisengeschlossener Transformator). Sie sitzen dabei

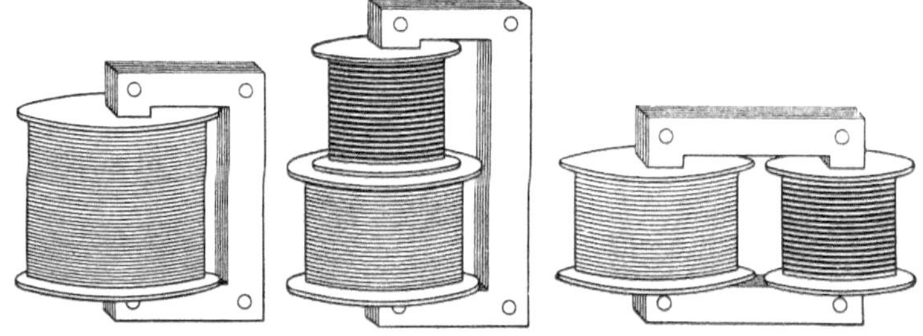

Abb. 108. Die drei Typen eisengeschlossener Transformatoren.

unverschieblich entweder übereinander, nebeneinander oder auch einander gegenüber auf verschiedenen Seiten des Rahmens (Abb. 108). Die Regulierung der Stromstärke erfolgt so wie bei einem galvanischen Apparat durch einen angeschlossenen Spannungsregler.

Faradischer Strom oder Sinusstrom? Als der Sinusstrom gegen Ende des vorigen Jahrhunderts in die Therapie eingeführt wurde, fand er wie alles Neue eine Reihe begeisterter Lobredner. Man fand, daß er tiefer gehe als der faradische Strom, daß er wegen seines Spannungsverlaufes weniger reizend wäre und daher in größerer Stromstärke vertragen werde als dieser, daß er besonders auf die Herztätigkeit günstig wirke usw. Nach dieser anfänglichen Überschätzung gibt man heute wieder dem faradischen Strom den Vorzug. Auch Kowarschik ist der Anschauung, daß sich der Sinusstrom so gut wie in allen Fällen durch den faradischen Strom ersetzen läßt.

Will man auf motorische Nerven und Muskeln einwirken, um Kontraktionen auszulösen, so ist der faradische Strom dem Sinusstrom unbedingt vorzuziehen, weil er bei gleicher motorischer Leistung viel weniger unangenehm empfunden wird. Will man aber einen sensiblen oder vasomotorischen Reiz setzen, so braucht man nur die Spannung des faradischen Stromes entsprechend zu erhöhen, um die gewünschte Wirkung zu erzielen. Allerdings ist für diese beiden Zwecke nicht derselbe faradische Apparat geeignet. Zur Erzeugung von Muskelkontraktionen braucht man eine verhältnismäßig niedrige Spannung, dagegen eine größere Stromstärke, zur Erzielung eines sensiblen Reizes das Umgekehrte, eine hohe Spannung mit geringer Stromstärke. Um diesen beiden Forderungen gerecht zu werden, ist es zweckmäßig, zwei Sekundärspulen zu besitzen, die nach Bedarf ausgetauscht werden, wie das bei verschiedenen französischen Apparaten der Fall ist: eine Spule mit weniger Windungen (courant de quantité) zur Muskeltherapie und eine Spule mit mehr Windungen (courant de tension), um auf sensible und vasomotorische Nerven zu wirken.

Die Apparate für rhythmische Faradisation.

Unterbrecherapparate. Da der faradische Strom in genügender Stärke eine Zusammenziehung der Muskeln bewirkt, kann man ihn dazu verwenden, unabhängig vom Willen des Kranken Muskelbewegungen im Sinne einer

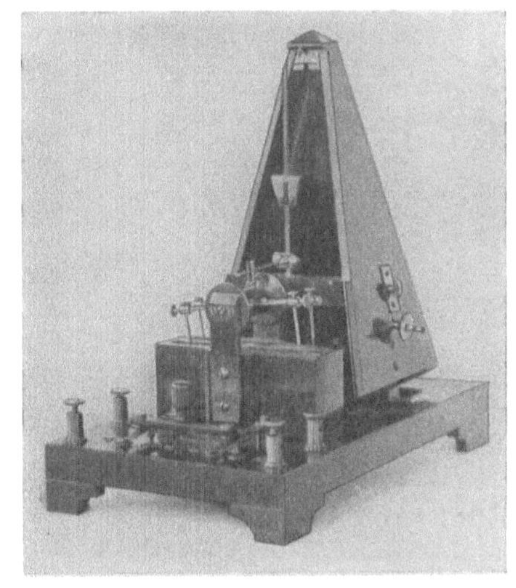

Abb. 109.
Metronomunterbrecher nach Bergonié und Huet.

Übungstherapie auszulösen. Zu diesem Zweck muß der Strom rhythmisch geschlossen und unterbrochen werden. Man bezeichnet dieses Verfahren als elektrische Gymnastik oder Elektrogymnastik.

Die rhythmische Unterbrechung des Stromes geschieht entweder mit einem Handunterbrecher oder zweckmäßiger durch einen selbsttätigen Unterbrecher. Die bekannteste, auch in der Physiologie verwendete Form eines solchen Unterbrechers ist der Metronomunterbrecher (Abb. 109). Durch ein Uhrwerk wird ein Pendel in Bewegung gesetzt, das in rhythmischer Folge zwei Kontaktstifte in mit Quecksilber gefüllte Näpfchen taucht und wieder heraushebt. Dadurch wird der Strom abwechselnd geschlossen und geöffnet, die Dauer der Öffnungs- und Schließungszeit kann durch Verschieben eines kleinen Gewichtes an der Pendelstange nach Wunsch geregelt werden. Sie soll nicht kürzer als je eine Sekunde sein. Dieser Metronomunterbrecher wird an irgendeiner Stelle in den Stromkreis eingebaut.

Schwellstromapparate. Die Muskelbewegungen, wie sie durch einen zerhackten faradischen Strom ausgelöst werden, unterscheiden sich einigermaßen von den willkürlich ausgeführten Bewegungen. Da der Strom plötzlich geschlossen und ebenso plötzlich wieder geöffnet wird,

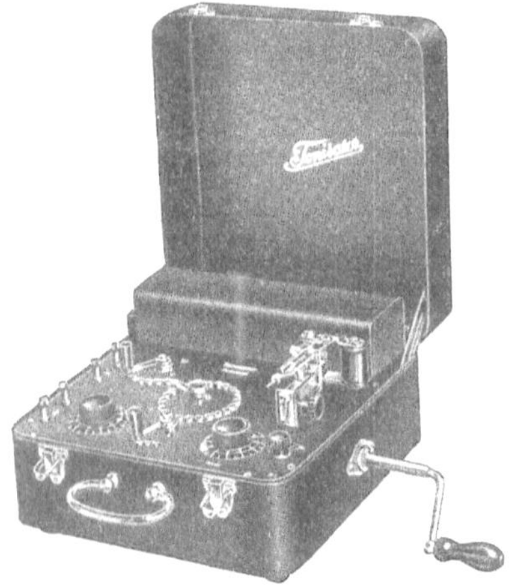

Abb. 110. Tonisator nach Ebel (Siemens-Reiniger-Werke).

ist die Bewegung keine harmonisch abgerundete, sondern vielmehr ein zuckungsartig einsetzender kurzdauernder Tetanus. Wollte man den willkürlichen ähnliche Bewegungen erzeugen, dann müßte man den Strom ganz langsam bis zur Kontraktionsstärke erhöhen und ebenso langsam wieder ausschalten, mit anderen Worten, man müßte einen periodisch an- und abschwellenden Strom verwenden. Ein solcher Strom heißt **Schwellstrom** und die ihn erzeugenden Apparate **Schwellstromapparate**. Die wichtigste Bedingung, die wir an einen solchen Apparat stellen müssen, ist die, daß er einen Strom liefert, der zur Muskelgymnastik geeignet ist, d. h. einen Strom, der **eine maximale motorische Erregung bei geringster sensibler Reizung erzeugt.**

Der bei uns bekannteste Schwellstromapparat ist der **Tonisator** von **Ebel** (Abb. 110), ein faradischer, von Trockenelementen gespeister In-

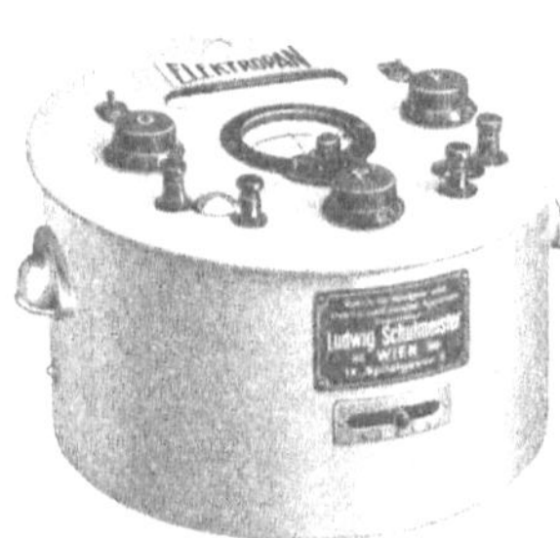

Abb. 111. Elektropan (L. Schulmeister, Wien).

duktionsapparat, bei dem die Schwellungen automatisch durch ein Uhrwerk bewirkt werden, das einen im Primärkreis liegenden Widerstand periodisch aus- und einschaltet. Leider entspricht dieser Apparat auch nicht annähernd, weder was die Qualität noch auch was die Quantität der Leistung betrifft, den Bedingungen, die ein guter Schwellstromapparat erfüllen muß und die z. B. auch die meisten französischen Apparate dieser Art erfüllen.

Wesentlich besser ist der Schwellstromapparat der Firma L. Schulmeister.[1] Dieser stellt eigentlich einen elektromedizinischen Universalapparat dar, denn er liefert nicht nur Schwellströme, sondern ist auch für jede andere Behandlungsart mit galvanischem, faradischem und galvanofaradischem Strom geeignet (Abb. 111). Die Unterbrechungszahl des faradischen Stromes ist durch einen eigenartigen Unterbrecher in Form einer Ionenröhre in den weitesten Grenzen veränderlich.

---

[1] Wien IX, Spitalgasse 5.

Die Apparate für Galvano-Faradisation.

Man kann auch den galvanischen und faradischen Strom gleichzeitig anwenden. Das geschieht in der Weise, daß ein galvanischer und faradischer Apparat hintereinander geschaltet werden, indem man zwei ihrer Pole miteinander verbindet, während an die beiden freien Pole die Elektroden angeschlossen werden. Es kommt dadurch zu einer Überlagerung der beiden Stromformen, deren Reizwirkungen sich auf diese Weise summieren. Wie auf S. 165 ausgeführt wurde, steigert die gleichzeitige Anwendung eines galvanischen Stromes die Erregbarkeit der Muskeln für den faradischen Strom. Die Verwendung des galvano-faradischen Stromes ist also überall dort begründet, wo der faradische Strom für sich allein keine oder nur eine ungenügende Muskelbewegung auszulösen vermag.

Die sonstigen Behelfe.

Die Reguliereinrichtung. Sind beide Spulen verschieblich, so kann man durch Verschiebung der sekundären Spule über die primäre die Spannung und damit die Stromstärke verändern. Benutzt man nur die Primärspule, wie das der Fall ist, wenn man den primär-faradischen Strom anwendet, so erfolgt die Regulierung durch den Eisenkern

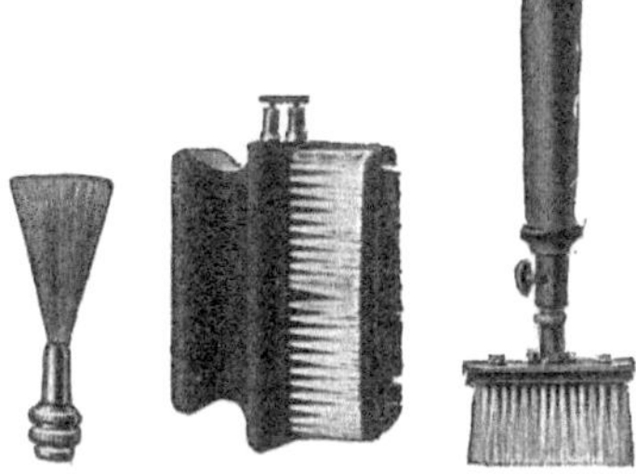

Abb. 112. Elektroden zur Faradisation (Siemens-Reiniger-Werke).

dieser Spule. Je mehr man ihn in das Innere der Spule einschiebt, um so mehr verstärkt man den Strom. Sind Primär- und Sekundärspule unverschieblich miteinander verbunden, so geschieht die Stromregulierung durch einen besonderen Spannungsregler, wie wir ihn auch zur Galvanisation verwenden (S. 147).

Die Meßeinrichtung. Der faradische Strom läßt sich mit einem Milliamperemeter, wie es die galvanischen Apparate besitzen, nicht messen. Da bei diesen Instrumenten der Ausschlag des Zeigers von der Richtung des Stromes abhängt und mit dieser wechselt, so würde bei sehr langsamem Richtungswechsel der Zeiger fortwährend hin- und herpendeln. Bei 50 Schwingungen in der Sekunde, wie sie durchschnittlich ein faradischer Strom aufweist, wird der Zeiger infolge seiner mechanischen Trägheit überhaupt nicht mehr folgen. Er bleibt in Ruhe. Man kann solche Instrumente jedoch zur Messung eines faradischen Stromes brauchen, wenn man diesen vorerst in einen pulsierenden Gleichstrom umwandelt. Das geschieht mit Hilfe von Ventilröhren (S. 146).

Die Elektroden sind im wesentlichen denen gleich, die wir zur Galvanisation benützen (S. 149), also feucht unterlegte Plattenelektroden. Zu bemerken wäre nur, daß die feuchte Unterlage nicht so dick sein braucht, da ja die Gefahr einer Verätzung infolge Elektrolyse bei dem andauernden Richtungswechsel des faradischen Stromes eine ungleich geringere ist. Es genügen daher meist ein oder zwei Lagen eines feuchten Stoffes.

Soll mit dem faradischen Strom ausschließlich ein Hautreiz gesetzt werden, so benützt man Spezialelektroden, bestehend aus einem Pinsel oder einer Bürste, die an Stelle der Haare feinste Metallfäden besitzen, mit denen die Haut bestrichen wird (Abb. 112). Es gibt auch Doppelpinsel und Doppelbürsten, die beide Pole gegeneinander isoliert an einem Handgriff tragen. Dadurch entfällt natürlich die zweite inaktive Elektrode.

Die Anwendung der Faradisation.

Die örtliche Anwendung.

Die gewöhnliche Faradisation, d. h. die Anwendung eines faradischen Stromes dauernd gleicher Stärke geschieht in ganz der gleichen Weise wie die Anwendung des galvanischen Stromes. Um Wiederholungen zu vermeiden, sei deshalb auf den betreffenden Abschnitt (S. 151) verwiesen. Da die meisten faradischen Apparate keine Einrichtung zur Messung des Stromes besitzen, sind wir bei der Dosierung ausschließlich auf das Stromgefühl des Kranken angewiesen. Wollen wir nicht gerade einen Hautreiz mit Hilfe einer Pinsel- oder Bürstenelektrode setzen, so werden wir den Strom nur so stark bemessen, daß er nicht unangenehm empfunden wird.

Die rhythmische Faradisation. Darunter verstehen wir die Behandlung mit unterbrochenem oder schwellendem faradischen Strom. Sie hat den Zweck, Muskelbewegungen im Sinne einer Übungstherapie auszulösen und so paretische oder gelähmte Muskeln zu kräftigen.

Muskelkontraktionen kann man entweder durch Reizung des motorischen Nerven oder durch Reizung des Muskels selbst hervorrufen. Im ersten Fall spricht man von einer indirekten, im zweiten Fall von einer direkten Reizung. Für jeden Nerv und jeden Muskel gibt es ganz bestimmte Punkte, von denen aus die Reizung am leichtesten und erfolgreichsten gelingt. Die Kenntnis dieser sogenannten motorischen Punkte ist zur Ausübung der Elektrogymnastik sehr wichtig. Voraussetzung einer solchen Behandlung ist natürlich, daß der betreffende Nerv oder Muskel auf den faradischen Strom anspricht. Ist seine Anspruchsfähigkeit eine geringe, so wird man sich zweckmäßig des galvano-faradischen Stromes bedienen.

Handelt es sich um die Lähmung eines ganz bestimmten Nerven, z. B. des Nervus facialis, radialis oder peroneus, so wird man am besten den Stamm dieses Nerven mit dem Strom angehen. Man setzt auf den motorischen Punkt des Nerven eine kleine scheibenförmige Elektrode auf, die man entweder selbst hält oder von dem Kranken halten läßt. Eine größere Plattenelektrode kommt als inaktiver Pol auf den Rücken oder bei einer Lähmung an den Extremitäten auf eine mehr proximal gelegene Stelle. Diese Elektrode wird angebunden oder der Kranke legt sich auf dieselbe, so daß er sie durch sein Körpergewicht andrückt.

Überläßt man die Behandlung dem Hilfspersonal, dann ist es zur leichteren Wiederauffindung des motorischen Punktes in vielen Fällen gut, diesen auf der Haut dauernd zu kennzeichnen. Das geschieht in der Weise, daß man eine feine sterile Nadel in Tusche taucht und deren

Spitze 2—3mal in die Oberhaut einsticht, so daß eine kleinste, gerade sichtbare Hautmarke entsteht.

Sind die Elektroden angelegt, so schaltet man den rhythmisch unterbrochenen oder schwellenden Strom ganz langsam bis zu einer Stärke ein, die ausreicht, deutlich sichtbare, aber keineswegs schmerzhafte Muskelbewegungen im Ausbreitungsgebiet des erkrankten Nerven auszulösen. Verfügt man nicht über einen Unterbrecher- oder Schwellstromapparat, so kann man sich eines gewöhnlichen faradischen Apparates in Verbindung mit einer Unterbrecherelektrode bedienen, die man mit der Hand betätigt.

Sprechen die Muskeln auf die Reizung von Nerven aus nicht gut an, dann ist es zweckmäßig, sie direkt zu reizen. Die Behandlungstechnik ist dabei ganz die gleiche. Was die Dauer der Behandlung betrifft, so hängt sie von der Leistungsfähigkeit der zu behandelnden Muskeln ab. Sie muß um so kürzer bemessen werden, je schwerer die Schädigung der Muskeln ist, denn die Übung soll die Muskeln kräftigen, aber nicht erschöpfen. Man wird sich daher bei frischen schweren Lähmungen anfangs nur mit wenigen Minuten begnügen und die Behandlung dann später auf 10, vielleicht auch 15 Minuten ausdehnen.

Die Elektrogymnastik ist die Methode der Wahl bei allen spastischen Lähmungen, wo es darauf ankommt, einzelne ganz bestimmte Muskeln oder Muskelgruppen zu kräftigen, um ihnen ein Übergewicht über ihre hypertonisch erregten Antagonisten zu geben. Das typische Beispiel einer solchen Lähmung ist die zerebrale Hemiplegie. Hier ist, wie wir schon früher (S. 167) ausgeführt haben, jede diffuse Durchströmung der gelähmten Extremitäten verboten, da sie die Ausbildung der drohenden Kontrakturen nur fördert. Will man hier elektrisieren, dann ist ausschließlich die selektive Gymnastik der vorzugsweise paretischen Muskeln gestattet, das sind am Arm der M. deltoides, der M. triceps, die Fingerstrecker, am Bein vor allem die Mm. peronei, M. tibialis anterior und der M. biceps als Beuger des Kniegelenkes.

Liegt nicht eine Lähmung oder Parese einzelner Nerven, Muskeln oder Muskelgruppen vor, sondern handelt es sich um eine Schwäche ausgedehnter Muskelbereiche, wie z. B. um eine Monoplegie oder Paraplegie nach Poliomyelitis, die allgemeine Muskelatrophie eines Armes oder Beines infolge einer Verletzung oder einer Gelenkentzündung, um eine Parese der Bauchdecken, dann ist die Behandlungstechnik eine andere. In diesem Falle wird man nicht mit kleinen knopfförmigen Elektroden vom motorischen Punkt aus eine Muskelkontraktion zu erreichen suchen, sondern mit großflächigen Elektroden eine Massenwirkung anstreben. Man legt z. B. eine Elektrode in der Größe von 300 qcm auf die Streckseite des Oberschenkels, eine solche von 200 qcm auf die Wade und wird so gleichzeitig eine Kontraktion fast aller Beinmuskeln erhalten (Abb. 113). Bei einer Parese der Bauchdecken läßt man den Kranken auf eine etwa 400 qcm große Platte legen und bringt ihr gegenüber auf den Bauch eine etwas kleinere Platte (300 qcm), die mit einem oder mehreren Sandsäcken beschwert wird. Die dabei entstehende Muskelbewegung muß so kräftig sein, daß die Sandsäcke gehoben und gesenkt werden. In solchen Fällen, wo es sich nicht um eine anatomische Degeneration, sondern nur um eine einfache Atrophie und Funktionsschwäche

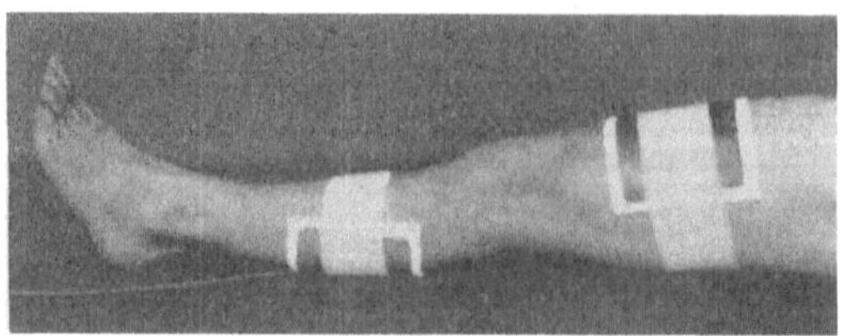

Abb. 113. Elektrogymnastik der Beinmuskeln.

der Muskeln handelt, kann die Übung natürlich auch viel länger ausgedehnt werden. Man beginnt mit 20 Minuten und steigt allmählich auf 30—40 Minuten.

Die allgemeine Anwendung.

Die elektrischen Bäder. Um Allgemeinwirkungen zu erzielen, kann man den faradischen Strom auch im Vierzellenbad oder im Vollbad an-

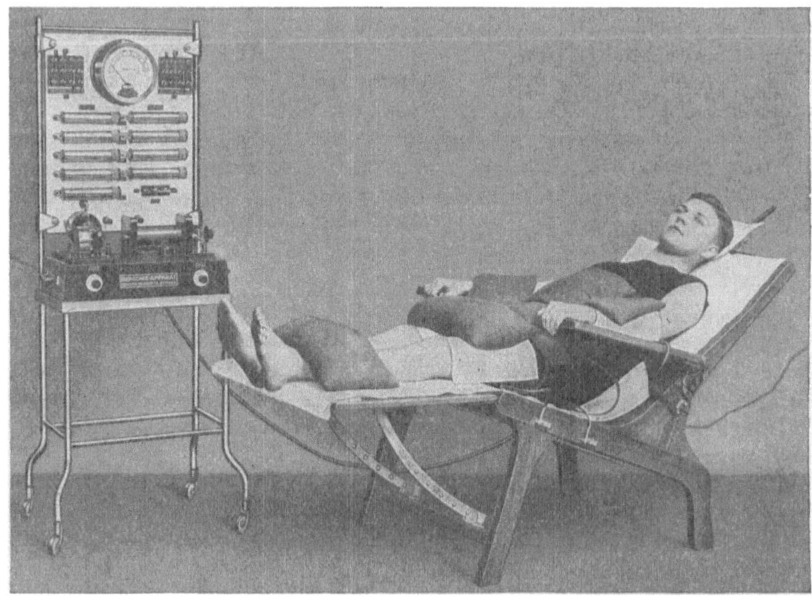

Abb. 114. Allgemeine Elektrogymnastik nach Bergonié.

wenden in genau der gleichen Weise, wie man das mit dem galvanischen Strom tut. Die Ausführung solcher Bäder wurde auf S. 157 näher beschrieben.

Die allgemeine Elektrogymnastik (Bergonisation). Bergonié hat das Prinzip der faradischen Gymnastik einzelner Muskelgruppen verallgemeinert und einen Apparat gebaut, der die gesamte Muskulatur des Körpers gleichzeitig in Bewegung zu setzen vermag. Es ist dies ein großes faradisches Induktorium, dessen Strom durch einen Metronomunterbrecher zerhackt wird (Abb. 114). An diesen Apparat werden eine größere Zahl von Elektroden angeschlossen, die über den ganzen Körper verteilt werden. Ein Teil dieser Elektroden ist an einem Elektrodenstuhl befestigt, auf welchem der Kranke während der Behandlung liegt. Es sind dies zwei Rücken- und zwei Gesäßelektroden. Die übrigen Elektroden sind beweglich und werden paarweise auf die beiden Unterarme, die Oberschenkel und die Waden verteilt. Eine große Plattenelektrode kommt auf den Bauch. Diese Elektroden werden durch aufgelegte Sandsäcke im Gesamtgewicht von 30—50 kg belastet.

Entsprechend der großen Zahl von Elektroden besitzt der therapeutische Kreis eine Reihe paralleler Abzweigungen, die zu je einem Plus- und einem Minuspol führen. Dadurch wird es möglich, die Elektroden in geeigneter Weise auf die beiden Pole zu verteilen, dem einen Teil ein positives, dem anderen ein negatives Vorzeichen zu geben. Durch einen Widerstand kann der jeder Elektrode zugeführte Strom nach Wunsch abgestuft werden.

Die Behandlung wird in der Weise ausgeführt, daß man über den Elektrodenstuhl ein nasses Leintuch breitet und ihn durch Einschalten der an seiner Rückseite befindlichen Glühlampen etwas anheizt. Dann legt sich der Kranke entweder völlig nackt oder mit einem dünnen Trikot bekleidet auf den Stuhl, seine Arme und Beine sowie sein Bauch werden mit den beweglichen Elektroden bedeckt und diese mit Sandsäcken beschwert. Der Strom wird langsam eingeschaltet, bis die ersten Muskelbewegungen sichtbar werden. Dann wird der Strom durch Ausschalten der Widerstände an denjenigen Elektroden verstärkt, unter denen sich die Muskeln noch nicht bewegen, bis schließlich alle Körpermuskeln möglichst gleichmäßig arbeiten. Man beginnt mit Übungen in der Dauer von 15—20 Minuten, um diese dann ansteigend bis zu einer Stunde auszudehnen. Die Sitzungen werden in der Regel dreimal wöchentlich wiederholt. Der Kranke soll sich nach jeder Behandlung frisch und gekräftigt, auf keinen Fall aber ermüdet fühlen.

Die biologisch-therapeutischen Wirkungen der Faradisation.

Die Wirkung auf die motorischen Nerven.

Physiologische Wirkung. Der galvanische Strom erregt den Muskel bekanntlich nur, wenn er geschlossen oder geöffnet wird, d. h. in der Zeit, in der seine Stromstärke sich ändert. Während des konstanten Stromflusses bleibt der Muskel in Ruhe. Da der faradische Strom andauernd seine Stärke ändert, wirkt er auch andauernd erregend auf den Muskel. Jeder Induktionsstoß stellt gleichsam eine rasch aufeinanderfolgende Stromschließung und -öffnung dar. Ist die Zahl der Stromstöße eine genügend große, was schon bei einer Frequenz von 20—30 in der Sekunde der Fall ist, so trifft jeder neue Reiz den Muskel noch im Kontraktionszustand. Dieser findet nicht die Zeit zur Erschlaffung und verbleibt in Dauer- kontraktion. Es entsteht ein Tetanus. Die Fähigkeit des faradischen Stromes, die Muskeln in Dauerkontraktion zu versetzen, unterscheidet ihn wesentlich von dem galvanischen Strom und macht ihn in besonderer Weise zur Behandlung von Lähmungen, Paresen, Muskelatrophien und -dystrophien geeignet.

Dabei kann er in doppeltem Sinne verwendet werden. Zunächst um den Tonus gelähmter und paretischer Muskeln zu steigern und so ihre Anspruchsfähigkeit auf Willensimpulse zu erhöhen. Er wird also hier in der gleichen Absicht wie der galvanische Strom verwendet, über dessen tonussteigernde Wirkung wir auf S. 165 gesprochen haben.

Viel wichtiger aber ist die Anwendung des faradischen Stromes zum Zweck einer Übungstherapie oder Elektrogymnastik, wo er durch keine andere Stromform ersetzt werden kann. Diese Art der Stromanwendung hat sehr zahlreiche

therapeutische Anzeigen. Hier seien zunächst die traumatischen und entzündlichen Schädigungen des peripheren motorischen Neurons er- wähnt, die verschieden gestaltigen Lähmungen, die nach einer Poliomye- litis zurückbleiben, die neuritischen Lähmungen wie die sogenannte rheumatische Facialislähmung und solche, die sich an Ver- letzungen peripherer Nerven anschließen (Narkose- und Krücken- lähmungen, Verletzungen des Nervus axillaris nach Fraktur des Collum humeri usw.).

Daß die selektiven elektrischen Muskelübungen bei spastischen Lähmungen wie z. B. der zerebralen Hemiplegie, die Methode der Wahl vorstellen, wurde bereits früher begründet.

Eine wichtige Anzeigengruppe bilden die verschiedenen Formen der Muskeldystrophie. Da die Muskeln bei diesen Erkrankungen sehr leicht erschöpfbar sind, so dürfen die Übungen nur von ganz kurzer Dauer sein.

Ein sehr weites und wichtiges Feld findet die elektrische Gymnastik bei den einfachen Formen der Muskelatrophie. Hierher gehört die Inaktivitätsatrophie, wie wir sie nach Knochen- und Gelenk- verletzungen sehen, die eine längere Ruhigstellung in festen Verbänden erforderten. Solche Muskelatrophien sind auch die typischen Begleit- erscheinungen bei jeder Art von Arthritis. Bekanntlich sind es stets bestimmte Muskelgruppen, die bei der Erkrankung eines Gelenkes in besonders starkem Maße von der Atrophie befallen werden, so beim Knie der Quadriceps, beim Hüftgelenk die Glutaei und am Schulter- gelenk der Deltoides. Die nach Ablauf einer Arthritis zurückgebliebene Bewegungsschwäche und Bewegungseinschränkung ist sehr häufig die Folge der begleitenden Muskelatrophie und Muskelparese und kann erfolgreich durch Elektrogymnastik bekämpft werden. Die bei chronischer Polyarthritis bestehende allgemeine Muskelatrophie ergibt eine Anzeige für die Bergonisation.

Auch die Atonie der Bauchdecken nach Geburten und Operationen kann in erfolgreicher Weise mit rhythmischer Faradisation behandelt werden. Eine durch Muskelschwäche bedingte Erkrankung ist auch der Plattfuß. Die elektrische Gymnastik stellt hier eine kausale Therapie dar, indem sie die Muskulatur, besonders die Sohlenmuskulatur, die Erhalterin des Fußgewölbes, stärkt im Gegensatz zur Einlage, welche sie nur entlastet. Die Behandlung geschieht mit Hilfe von zwei Elektroden, von denen die eine (100 qcm) unter die Fußsohle, die andere (200 qcm) an die Wade gelegt wird. Behandlungsdauer bis zu 1 Stunde. Im gleichen Sinne werden auch habituelle Skoliosen mit Schwellströmen erfolgreich behandelt.

Schließlich kommt noch die Atonie der Baucheingeweide für die faradische Gymnastik in Betracht. Hierher gehören die myasthenische Form der Magenatonie sowie die auf Hypotonie der Darm- und Bauchwandmuskeln beruhende Obstipation. Beutel und Mahler[1] haben gezeigt, daß die Schwellströme die Zahl und Stärke der peristaltischen Wellen der Magenmuskulatur vermehren und deren Tonus steigern. Am Dickdarm ist zwar die peristaltische Wirkung geringer, doch konnte auch hier eine Tonussteigerung beobachtet werden.

Schließlich hat sich die faradische Gymnastik auch bei der Behandlung von Varizen bewährt. Die rhythmischen Muskelbewegungen wirken hier gleich einer Pumpe fördernd auf die Zirkulation und sind so imstande, venöse Stauungen zu vermindern oder zu beseitigen.

Die Wirkung auf die sensiblen und vasomotorischen Nerven.

Die Faradisation als örtlicher Hautreiz. Der faradische Strom übt, wenn seine Spannung genügend hoch ist (courant de tension), einen starken Reiz auf die sensiblen Nerven aus. Er ist daher geeignet, als Hautreizmittel im Sinne eines Derivans oder Revulsivums zu dienen. In dieser Absicht wird er mit einer Pinsel- oder Bürstenelektrode in einer Stärke angewendet, die eben noch erträglich ist. Die Haut soll nach der Behandlung, die nur wenige Minuten dauert, intensiv rot sein. Solche Hautreize wirken bei Myalgien (Lumbago) und manchen Formen von Neuralgien oft augenblicklich schmerzlindernd.

Die faradischen Bäder. Auch die Verwendung, die der faradische und der Sinusstrom zur Behandlung von Herz- und Gefäßkrankheiten gefunden haben, beruht wohl im wesentlichen auf dem Hautreiz. Er kommt hier meist in Form des elektrischen Zellenbades oder Vollbades zur Anwendung. Wenn diese Bäder auch vielfach als Ersatz der Kohlensäurebäder dienen, so ist ihr Wirkungsmechanismus doch ein anderer. Den elektrischen Bädern fehlt vor allem die für die Kohlensäurebäder so charakteristische Erweiterung der Hautkapillaren. F. M. Groedel nimmt an, daß eine stärkere direkte Beeinflussung des Zirkulationsapparates durch sie überhaupt nicht stattfindet, sondern daß sich

---

[1] Med. Klin. **1931**, Nr. 27.

ihre Wirkung im wesentlichen auf eine Beeinflussung des zentralen Nervensystemes beschränkt.

Die Wirkung, die der faradische und ebenso der galvanische Strom auf den Kreislauf und den Blutdruck ausüben, ist keineswegs konstant. Das beruht, abgesehen von der individuellen Reaktionsfähigkeit der Kranken, auf der mannigfachen Anwendungstechnik der Bäder. Der Blutdruck wird in sehr verschiedener Weise beeinflußt. In einer großen Zahl von Fällen wird er im elektrischen Bad erniedrigt (Vries, Reiling, Wedekind, Strubell), in einer kleinen Zahl gesteigert (Franze), in anderen Fällen bleibt er unverändert. Ein Sinken des Blutdruckes soll vornehmlich bei Hypertension, ein Ansteigen bei Hypotension beobachtet werden (Hornung, Wedekind). Nach Untersuchungen Ottfried Müllers und seiner Schüler wird die Füllung der peripheren Blutgefäße sowohl im galvanischen wie im faradischen Bad vermindert.

Leimdörfer[1] zeigte im Tierversuch und auch am Menschen, daß der galvanische Strom, im Vierzellenbad angewendet, je nach der Richtung, in welcher er durch den Körper fließt, das Elektrokardiogramm in verschiedener Weise beeinflußt. Bei der Durchleitung eines Stromes von den Armen zu den Beinen kommt es zu einer Hebung des Zwischenstückes und einer Vergrößerung der Nachschwankung. Bei der Durchleitung des Stromes in umgekehrter Richtung wird die Nachschwankung häufig negativ. Bei der Behandlung von Herzkranken im Vierzellenbad sollen daher die Armwannen stets an den positiven Pol angeschlossen werden. In einer Reihe von kompensierten Muskelerkrankungen mit pathologischen Ekg-Formen gelang es Leimdörfer, durch den galvanischen Strom normale Kurven zu erreichen.

Die Pulszahl wird durch faradische und galvanische Bäder in den meisten Fällen herabgesetzt (Steffens, Wedekind). Veränderungen des Blutbildes wurden von Wedekind[2] und Lilge[3] beobachtet, doch waren diese nicht konstant. Bald zeigte sich eine Vermehrung, bald eine Verminderung der Leukozyten. Bei pathologischer Vermehrung der Leukozyten (Leukämie) konnten Veraguth und Seyderhelm[4] im galvanischen Bad, aber auch bei lokaler Galvanisation einen starken Leukozytensturz nachweisen. Eine deutliche Einwirkung der elektrischen Bäder auf den Stoffwechsel konnte bisher nicht festgestellt werden, zweifellos werden aber durch sie das Allgemeinbefinden und der Appetit günstig beeinflußt.

Das Hauptanwendungsgebiet der elektrischen Bäder bilden die Erkrankungen des Herzens und der Gefäße. Dabei wird in der Regel der faradische oder der Sinusstrom verwendet. Von den beiden Formen des elektrischen Bades stellt das Vierzellenbad die mildere Anwendungsart dar, da in diesem nur die distalen Teile der Extremitäten vom Strom getroffen werden, im Vollbad dagegen die ganze Körperdecke unter der Einwirkung des Stromes steht. Die Vierzellenbäder werden daher zur Einleitung einer Kur oder dort zur Anwendung kommen, wo besondere Vorsicht geboten ist.

Die Wassertemperatur wird, um einen stärkeren thermischen Reiz zu vermeiden, meist indifferent (35—36⁰ C) gewählt. Die Bäder werden in einer Dauer von 10—15 Minuten verabfolgt und in der Regel dreimal wöchentlich wiederholt. Sie können an Stelle von Kohlensäurebädern gebraucht oder auch mit diesen kombiniert werden.

---

[1] Wien. klin. Wschr. **1936**, Nr. 26, S. 827.
[2] Z. physik. Ther. **43**, H. 4.
[3] Balneologe **1935**, H. 4.
[4] Münch. med. Wschr. **1913**, Nr. 40; **1914**, Nr. 6.

Am häufigsten kommen die elektrischen Bäder bei **Erkrankungen
des Herzmuskels** und bei **Fettherz** zur Anwendung, in zweiter Linie
bei **Herzklappenfehlern**. Auch bei **Herzneurosen** erweisen sie sich
oft vorteilhaft, doch muß bemerkt werden, daß es Kranke gibt, die sie
trotz vorsichtiger Anwendung nicht vertragen. Voraussetzung bei der Verordnung elektrischer Bäder ist, daß die Erkrankung nicht zu weit fort-
geschritten ist und keine stärkeren Kompensationsstörungen bestehen.

Die Bergonisation. Die allgemeine Elektrogymnastik, wie sie Bergonié angegeben hat, wird heute nur mehr wenig geübt. Das liegt wohl
daran, daß die ursprüngliche Indikationsstellung für diese Art der Behandlung ganz falsch war, so daß sie die Erwartungen, die man in sie
setzte, enttäuschen mußte. Bergonié schrieb seiner Methode einen
bedeutenden Einfluß auf den Stoffwechsel zu und empfahl sie daher bei
Adipositas, Gicht und rheumatischen Erkrankungen, die nach der Anschauung französischer Autoren mit einer Verlangsamung des Stoffwechsels
(ralentissement de la nutrition) einhergehen. Messungen von Durig
und Liebesny zeigten jedoch, daß die Steigerung des Grundumsatzes
durch die Bergonisation eine ganz geringfügige ist. Eine rapide Entfettung
ohne Einhaltung einer Diät, wie man das versprochen und erwartet
hatte, war daher nicht zu erreichen. Das genügte, um das Verfahren als
wertlos anzusehen und zu verwerfen. Nicht ganz mit Berechtigung. Wenn
das Verfahren Bergoniés auch keine spezifische Entfettungsmethode ist,
so erweist es sich doch als **Unterstützungsmittel einer Entfet-
tungskur** besonders bei gleichzeitig bestehender motorischer Schwäche
recht wertvoll, indem es die Muskulatur kräftigt und so den Kranken zu
spontaner Betätigung derselben anregt. Auch bei **allgemeiner Muskelatrophie,** wie sie fast alle Formen **chronischer Polyarthritis** begleitet, ist die **elektrische Gymnastik** ein wertvoller Heilbehelf. Bei
Menschen mit schlaffer Muskulatur und leichter Ermüdbarkeit wirkt sie
anregend und tonisierend und kann auch bei Kranken mit **muskulärer
Herzschwäche** als ein Mittel, das die periphere Zirkulation unterstützt
und bessert, Anwendung finden.

3. Die Arsonvalisation.

Die Physik der Hochfrequenzströme.

Die Hochfrequenztherapie umfaßt drei Methoden, die **Arsonvalisation,**
die **Diathermie** und die **Kurzwellentherapie.** Wenn man von Hochfrequenztherapie kurzweg spricht, so meint man damit in der Regel die erste
dieser drei Methoden, die Arsonvalisation. Diese verwendet hochfrequente
Ströme mit einer Frequenz von $^1/_2$—1 Millionen Hz bei einer hohen Spannung
und kleinen Stromstärke. Da die physikalischen Grundlagen der Hochfrequenzströme, wie verschieden auch ihre therapeutische Anwendung ist,
die gleichen sind, so wollen wir sie im folgenden gemeinsam besprechen.

Elektrische Schwingungen. Wir haben bereits in der Einleitung den Begriff der elektrischen Schwingung erklärt. Dieser Begriff wurde aus der
Mechanik übernommen. Das geläufigste Beispiel sind die Schwingungen, wie
sie ein Pendel vollzieht. Wir können sie auch graphisch darstellen. Denken
wir uns ein Uhrpendel, das an seinem freien Ende einen Schreibstift trägt
(Abb. 115), und lassen wir nun senkrecht zu der Schwingungsebene des Pendels

einen Papierstreifen ablaufen, der von der Spitze des Schreibstiftes berührt wird, so wird dieser auf dem Papier eine Linie zeichnen, welche die Richtung und die Größe des Pendelausschlages in jedem Zeitmoment wiedergibt. Wir erhalten eine Kurve, wie sie in Abb. 116 dargestellt ist.

Wir sehen, wie das Pendel zuerst nach der einen Seite einen Ausschlag macht, zur Ruhelage zurückkehrt, sich dann nach der anderen Seite bewegt, um wieder zum Ausgangspunkt zurückzukehren. Diesen Vorgang, bestehend aus zwei Halbwellen, einem Wellenberg und einem Wellental, nennen wir eine Schwingung oder eine Periode. Die Zeit, die zum Ablauf einer solchen Schwingung erforderlich ist, heißt Schwingungszeit oder Periodenzeit. Die Zahl der Schwingungen, die ein Pendel oder ein Wechselstrom in einer Sekunde ausführt, bezeichnen wir als seine Schwingungszahl oder Frequenz. Dieser Zahl fügen wir in Erinnerung an den großen Bonner Physiker Heinrich Hertz meist das Wort Hertz (Hz) bei. Es ist klar, daß die Schwingungszeit um so kleiner sein muß, je mehr Schwingungen in einer Sekunde stattfinden, je größer also die Schwingungszahl oder Frequenz ist. Die Schwingungszeit (T) erhält man, wenn man 1, das ist 1 Sekunde, durch die Anzahl der in dieser Zeit vollzogenen Schwingungen dividiert. $T = \dfrac{1}{\nu}$.

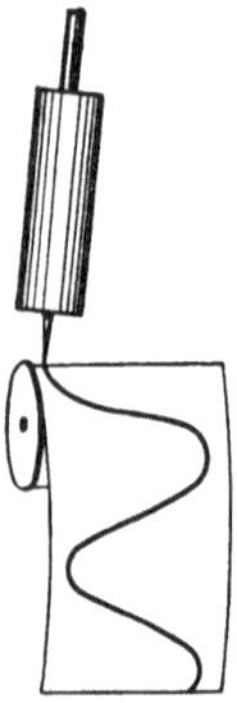

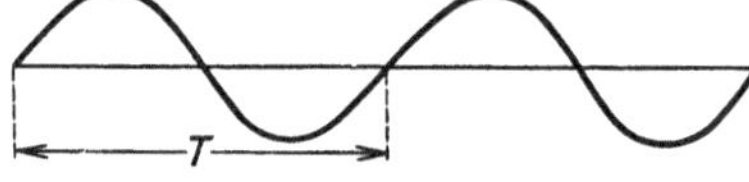

Abb. 116. Schwingungskurve eines Pendels.

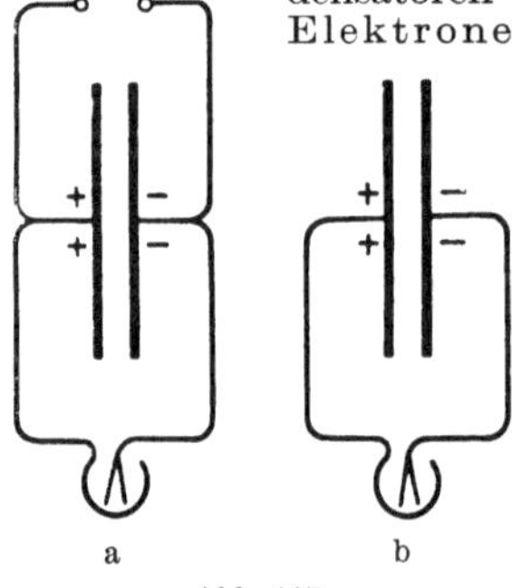

Abb. 115. Schwingendes Pendel mit Schreibvorrichtung.

Die Erzeugung von elektrischen Schwingungen. Zur Erzeugung von elektrischen Schwingungen oder Wechselströmen niederer Frequenz, wie wir sie in der Industrie und Technik verwenden, benutzen wir bekanntlich Dynamomaschinen. Zur Erzeugung hochfrequenter Schwingungen müssen wir jedoch ganz andere Mittel wählen. Es gibt deren im wesentlichen zwei, die Entladung von Kondensatoren über Funkenstrecken und die Erzeugung durch Elektronenröhren. Die erste Art wird bei der Arsonvalisation und Diathermie allgemein verwendet, die letztere kommt fast ausschließlich für die Kurzwellentherapie in Betracht, weshalb wir ihre Beschreibung dem Abschnitt über Kurzwellentherapie vorbehalten und uns hier auf die Darstellung von Hochfrequenzströmen durch Funkenentladungen beschränken wollen.

Dazu benötigen wir in erster Linie einen Kondensator, wie er in Form einer Leidener Flasche oder Franklinschen Tafel allgemein bekannt ist.

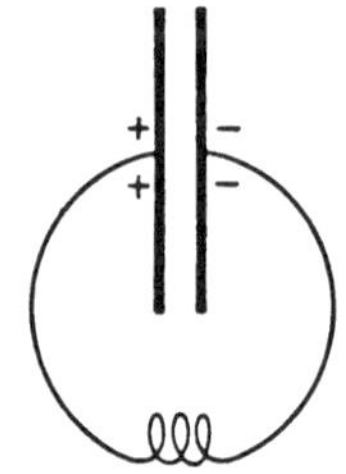

Abb. 118. Schwingungskreis.

a   b

Abb. 117. Aufladung eines Kondensators.

Letztere besteht aus einer Glas- oder Glimmerscheibe, die auf beiden Seiten mit einer dünnen Zinn- oder Kupferfolie belegt ist. Schließen wir diese Belegungen an eine Stromquelle an, so laden sie sich entgegengesetzt elektrisch auf (Abb. 117a). Diese Ladungen bleiben auch dann noch bestehen, wenn wir die Verbindung des Kondensators mit der Stromquelle lösen (Abb. 117b). Sie können aber nicht zum Ausgleich kommen, da sie durch die nichtleitende Glas- oder Glimmerschicht, das Dielektrikum, voneinander getrennt sind.

Ein solcher Ausgleich kommt erst dann zustande, wenn man die beiden

Kondensatorbelegungen durch einen Leitungsdraht, der ein paar spiralige Windungen aufweist, miteinander verbindet (Abb. 118). Allerdings erfolgt er anders, als man zunächst erwarten würde. Die Elektrizität fließt durch den Draht, nach unserer alten Vorstellung von der positiven zur negativen Seite. Die Strömung hört aber nicht in dem Augenblick auf, in dem das elektrische Gleichgewicht erreicht ist, sondern fließt infolge ihrer Trägheit weiter und schießt so gleichsam über das Ziel. Die Folge davon ist, daß die früher negative Belegung jetzt positiv aufgeladen wird und umgekehrt. Die Polarität der Kondensatorbelegungen wurde vertauscht. Dieser Zustand ist, nachdem eine Verbindung zwischen den beiden Belegungen besteht, natürlich nicht dauernd. Die Elektrizität fließt nunmehr wieder zurück, geht aber auch diesmal über das Ziel. Es kommt zu einem mehrmaligen Hin- und Herpendeln der Ladungen, wobei die Bewegung allmählich schwächer wird und schließlich erlischt. Der Kondensator ist endgültig entladen.

Die Entladung erfolgt also nicht in Form eines Gleichstromes, der von einer Belegung zur anderen gerichtet ist, sondern in Form einer hin- und hergehenden Bewegung, eines Wechselstromes von abnehmender Stärke. Wollten

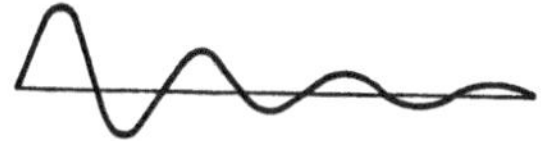

Abb. 119. Gedämpfte Schwingungen.

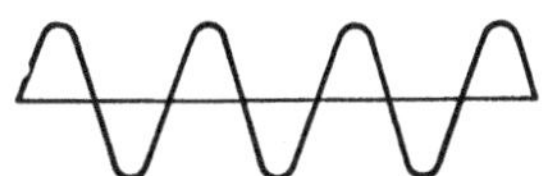

Abb. 120. Ungedämpfte Schwingungen.

wir diese Bewegung zeichnerisch darstellen, so ergibt sich eine Schwingungskurve, deren Amplituden stetig abnehmen (Abb. 119). Man nennt dies gedämpfte Schwingungen.

Der Vorgang gleicht grundsätzlich der Bewegung eines Pendels, das wir aus seiner Ruhelage heben und frei ausschwingen lassen. Im Gegensatz dazu steht die Bewegung eines Pendels, das durch ein Gewicht oder eine Feder andauernd in Schwingungen erhalten wird. Seine Ausschläge sind immer von gleicher Größe. Wir sprechen hier von ungedämpften Schwingungen (Abb. 120).

Der elektrische Schwingungskreis und seine Konstanten. Daß die Entladung eines Kondensators keine kontinuierliche, sondern eine oszillierende oder schwingende ist, ist der Trägheit des elektrischen Stromes zuzuschreiben. Sie bedingt es, daß dieser genau so wie ein Flüssigkeitsstrom oder ein mechanisch bewegter Körper nicht augenblicklich seine volle Geschwindigkeit erreicht und daß er auch nicht augenblicklich in seiner Bewegung haltmachen kann. Wie wir auf S. 178 ausgeführt haben, liegt die Ursache dieser Trägheit in der Selbstinduktion, d. h. Induktion auf der eigenen Leitungsbahn. Diese erzeugt beim Einsetzen des Stromes entgegengerichtete, beim Aussetzen aber gleichgerichtete Spannungen, die im ersten Fall die Bewegung hemmen, im zweiten sie aber fördern und weiterzuführen suchen.

Die Größe der Selbstinduktion ist wesentlich von der Form des Leiters abhängig. Wenn sie schon in einem geradlinigen Leiter vorhanden ist, macht sie sich doch ungleich stärker bei spiralen- oder spulenförmigen Leitern bemerkbar, weil bei diesen der in einer Windung fließende Strom auf die unmittelbar benachbarte Windung besonders stark induzierend wirkt. Solche Spulen heißen daher auch Induktions- oder Selbstinduktionsspulen.

Soll ein Kondensator sich oszillierend entladen, so muß sein Entladungsweg eine gewisse Selbstinduktion besitzen. Man gibt ihm daher meist die Form einer Spirale oder Spule. Ein solcher aus einem Kondensator und einer Spule bestehender Kreis ist somit zu elektrischen Schwingungen befähigt. Er heißt darum elektrischer Schwingungskreis.

W. Thomson (1850) hat gezeigt, daß die Schwingungszeit, also die Dauer einer Periode, einerseits von der Kapazität des Kondensators, anderseits von der Selbstinduktion der Spule abhängt. Je mehr Elektrizität der

Kondensator zu fassen vermag, um auf eine bestimmte Spannung zu kommen, um so größer ist seine Kapazität. Je größer aber die in Bewegung gesetzte Elektrizitätsmenge ist, um so langsamer verlaufen die Schwingungen, um so länger ist die Schwingungszeit. Der zweite Faktor, das ist die Selbstinduktion, wirkt, wie wir gesehen haben, nach Art der Trägheit verlangsamend auf die Bewegung. Die Schwingungszeit wird also um so mehr verlängert, je größer die Selbstinduktion ist.

Nach W. Thomson und Kirchhoff ist die Schwingungszeit $T = = 2\,\pi\,\sqrt{C\,L}$, wobei C die Kapazität des Kondensators, L die Größe der Selbstinduktion zum Ausdruck bringt. Da die Schwingungszeit durch das Produkt aus diesen beiden Größen bestimmt wird, ist es gleichgültig, ob man in einem Schwingungskreis eine größere Kapazität mit einer kleineren Selbstinduktion oder eine kleinere Kapazität mit einer größeren Selbstinduktion vereinigt. Durch die geeignete Wahl dieser beiden Konstanten kann man jede gewünschte Schwingungszeit erhalten. Da die Frequenz der reziproke Wert der Schwingungszeit ist, so ist damit auch die Frequenz des Schwingungskreises gegeben.

Die Funkenstrecke und ihre Funktion. Wir haben gesehen, wie durch die Entladung eines Kondensators über einer Induktionsspule elektrische Schwingungen zustande kommen. Diese sind allerdings von sehr kurzer Dauer, denn der Entladungsvorgang vollzieht sich in Bruchteilen einer Sekunde. In dieser Zeit, sagen wir z. B. $^{1}/_{50\,000}$ Sekunde, finden etwa 10 Schwingungen statt. Die Dauer einer Schwingung beträgt demnach $^{1}/_{500\,000}$ Sekunde. Nach unseren Auseinandersetzungen auf S. 192 würde das einer Frequenz von 500 000 Hz entsprechen. Das wäre also ein hochfrequenter Wechselstrom. Leider dauert er nur so kurze Zeit, daß wir damit praktisch nichts anfangen können. Nun wäre es schon ein Fortschritt, wenn wir den Kondensator gleich wieder auf-

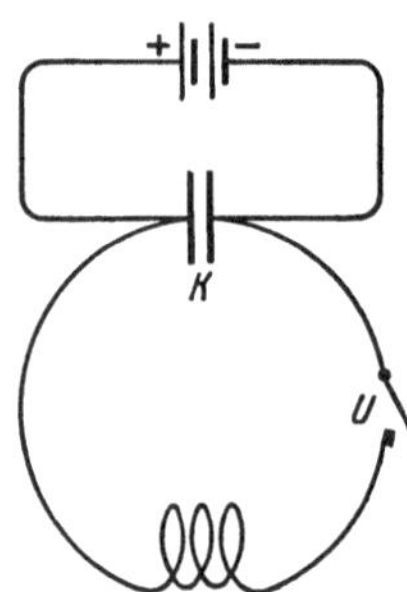

Abb. 121. Schwingungskreis mit Unterbrecher.

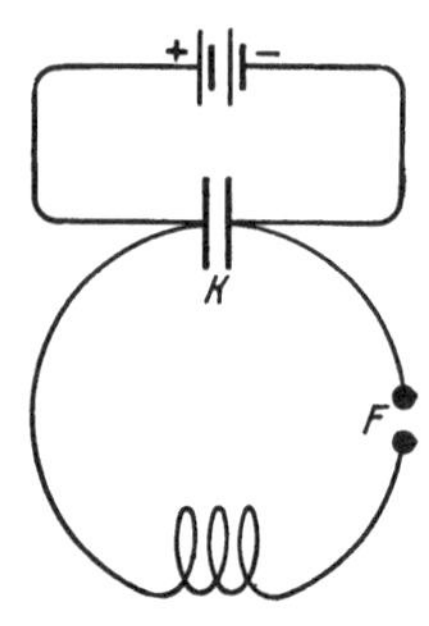

Abb. 122. Schwingungskreis mit Funkenstrecke.

laden und ebenso rasch wieder entladen könnten. Man dürfte so hoffen, wenn auch keine kontinuierlichen, so doch Hochfrequenzströme zu erhalten, die aus einzelnen eng aneinander gereihten Schwingungsgruppen bestehen. Aber auch das ist nicht so ohne weiteres zu erreichen. Eine Neuladung des Kondensators ist so lange nicht möglich, als seine Belegungen durch eine metallische Leitung miteinander verbunden sind. Über diese würde sich jede Spannung, die man an die Belegungen anlegt, sofort ausgleichen. Die Leitung muß also für die Zeit der Ladung unterbrochen werden. Das kann z. B. durch einen Unterbrecher geschehen, der an irgendeiner Stelle in den Schließungskreis eingebaut ist und mit der Hand betätigt wird (Abb. 121). Ist dieser geöffnet, so kann der Kondensator geladen werden, wird er dann geschlossen, so findet ein Ladungsausgleich durch Schwingungen statt.

Wie aber ist das automatisch und zwar so rasch als möglich zu machen? Hier bietet uns die Funkenstrecke einen ausgezeichneten Behelf. Sie ist nichts anderes als eine kurze Luftunterbrechung in dem Verbindungskreis der Kondensatorbelegungen (Abb. 122). Diese Luftunterbrechung genügt, um die Ladung des Kondensators zu ermöglichen. Hat diese eine gewisse Spannung erreicht, so wird die Luftstrecke in Form eines Funkens durchschlagen und der Kreis geschlossen. Der Funke erzeugt nämlich infolge seiner Hitzewirkung eine Verdampfung des Metalls und eine Ionisierung der Luft, wodurch sie ihr Isolationsvermögen verliert und leitend wird. Über die glühende Brücke des Funkens verlaufen nun die elektrischen Schwingungen, die den Kondensator entladen. Ist das geschehen, so kühlt sich die Funkenstrecke ab und schafft so wieder eine Isolierung. Das Spiel kann von neuem beginnen. Die Funkenstrecke ist also nichts anderes als ein selbsttätiger Unterbrecher, der die Ladung und Entladung des Konden- sators in rascher Folge ermöglicht.

Allerdings kann die Neuladung des Kondensators nicht sofort einsetzen, wenn die letzten Schwingungen erlo- schen sind, denn es braucht einige Zeit, bis die Funkenstrecke abgekühlt ist und ihre Leitfähigkeit verloren hat.

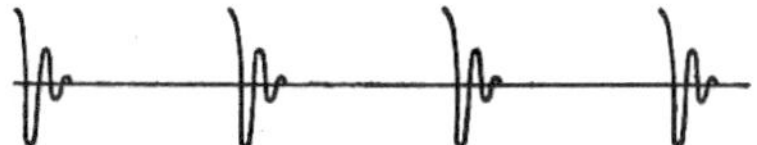

Abb. 123. Gedämpfte Schwingungen, erzeugt von einer Funkenstrecke.

Diese Zeit ist sehr lang im Vergleich zu jener, die der Entladungsvorgang selbst beansprucht. Dadurch werden unverhältnismäßig lange Pausen geschaffen, in denen keine Schwingungen stattfinden. Die 'so erzeugten Hochfrequenz-

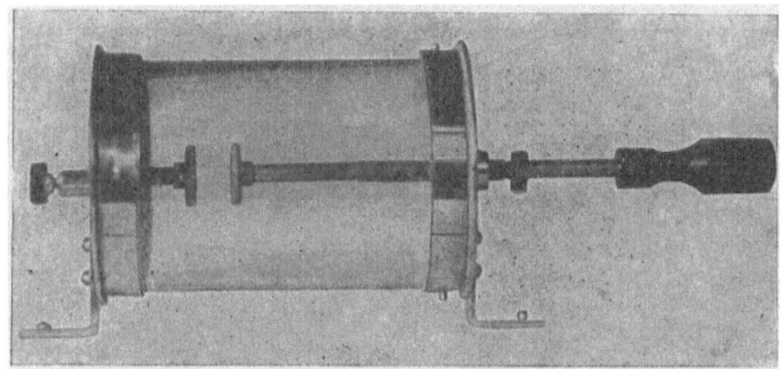

Abb. 124. Funkenstrecke eines Arsonvalapparates.

ströme bestehen somit aus einzelnen stark gedämpften Schwingungsgruppen, die durch lange schwingungsfreie Intervalle voneinander getrennt sind (Abb. 123).

Um die Zahl derFunken zu erhöhen, bzw. die zwischen ihnen liegenden Pausen zu verkürzen, gibt es folgende Maßnahmen: 1. Erhöhung der Zahl der Funkenstrecken. Da jede Funkenstrecke eine bestimmte An- zahl von Funken in der Zeiteinheit ergibt, so können wir diese dadurch vermehren, daß wir statt einer zwei, drei und mehr Funkenstrecken in Reihenschaltung miteinander ver-

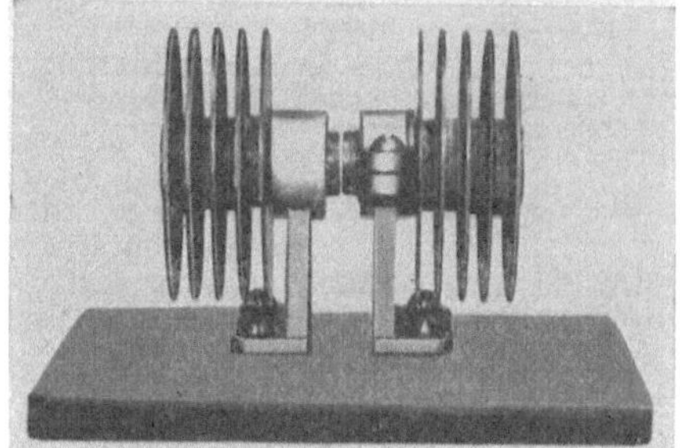

Abb. 125. Arsonvalstrom.

Abb. 126. Löschfunkenstrecke.

binden. 2. Kühlung der Funkenstrecken durch Metallrippen, Ventilatoren u. dgl. 3. Eine besondere Konstruktion der Funkenstrecke. Darüber wollen wir etwas ausführlicher sprechen.

Der Bau der Funkenstrecke. Ursprünglich benutzte man in der Hoch- frequenztherapie Funkenstrecken, die aus zwei Spitzen, Kugeln oder Plätt- chen bestanden, die einander in einem Abstand von mehreren Millimetern, ja selbst Zentimetern gegenüberstanden (Abb. 124). Um solche Luftstrecken zu durchschlagen, waren beträchtliche Spannungen nötig. Wurden die Kondensatoren mit Wechselstrom gespeist, so wurde die nötige Spannung erst erreicht, wenn dieser auf der Höhe einer Halbwelle war (Abb. 125). Da der gewöhnlich gebrauchte Wechselstrom der elektrischen Zentrale meist nicht mehr als 50 Perioden, also 100 Halbwellen aufweist, so war auch die sekundliche Funkenzahl in der Regel nicht größer als 100.

Einen wesentlichen Fortschritt auf dem Wege zu dem angestrebten Ziel stellte die von M. Wien erfundene Löschfunkenstrecke dar (Abb. 126).

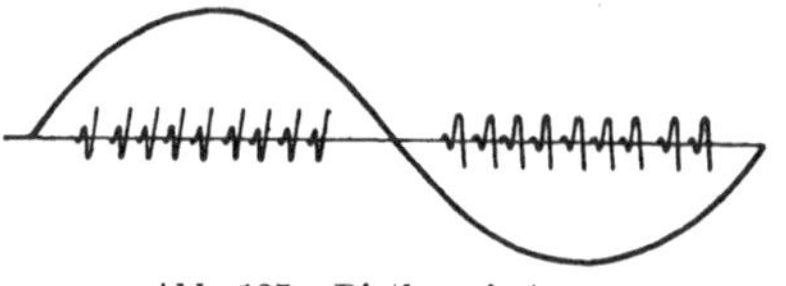

Abb. 127. Diathermiestrom.

Sie verkürzte vor allem den Abstand zwischen den Funkenpolen, indem sie ihn bis auf Bruchteile eines Millimeters herabsetzte. Dadurch wurde die zur Auslösung eines Funkens notwendige Spannung beträchtlich geringer. Es bedurfte nicht erst der Spitzenspannung des Ladestromes, schon die im Ansteigen befindliche Spannung einer Halbwelle löste einen Funken nach dem anderen aus (Abb. 127). Die Funken wurden zwar kleiner (Mikrofunken), dafür aber viel zahlreicher. Eine gute Kühlung sorgte weiters dafür, daß die Funken rasch erloschen (Löschfunken). „An Stelle des Donners einer Kanone trat das ununterbrochene Knarren der Maschinengewehre." (Slaby.) Da jeder Funke der Erreger einer gedämpften Schwingungsgruppe war, wurde die Zahl dieser außerordentlich vermehrt. Damit stieg auch die Ausbeute an Hochfrequenzenergie, mit anderen Worten, die Leistung der Apparate. Die Löschfunkenstrecke war es, die den Fortschritt von der Arsonvalisation zur Diathermie ermöglichte.

Die Verbindung zweier Schwingungskreise. Die in einem Kreis entstandenen Schwingungen kann man auf einen zweiten Kreis übertragen. Der erste Kreis heißt dann primärer, Generator- oder Erregerkreis, der zweite Kreis sekundärer oder Resonanzkreis.

Damit eine solche Übertragung erfolgen kann, müssen beide Kreise in bestimmter Weise miteinander verbunden werden. Diese Verbindung,

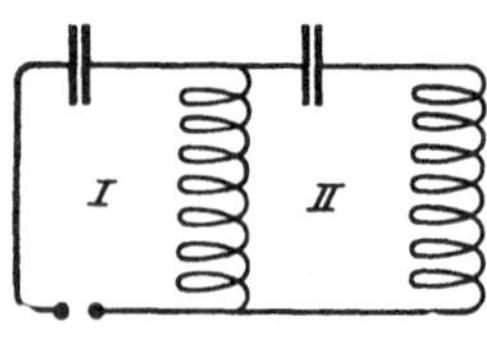

Abb. 128.
Galvanische Koppelung.

Koppelung genannt, kann in dreierlei Art geschehen. Man unterscheidet eine galvanische, induktive und kapazitive Koppelung. Sind beide Schwingungskreise durch eine metallische Leitung miteinander verbunden (Abb. 128), so haben wir es mit einer direkten oder galvanischen Koppelung zu tun. Die Schwingungen werden durch direkte Fortleitung von dem einen Kreis auf den anderen übertragen. Sind beide Kreise so angeordnet, daß das Magnetfeld des einen den anderen schneidet und so auf diesen induzierend wirkt, so spricht man von einer induktiven oder magnetischen Koppelung (Abb. 129). Erfolgt die Übertragung durch das elektrische Feld des

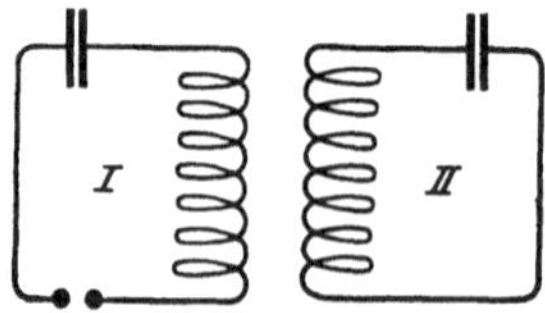

Abb. 129. Induktive Koppelung.

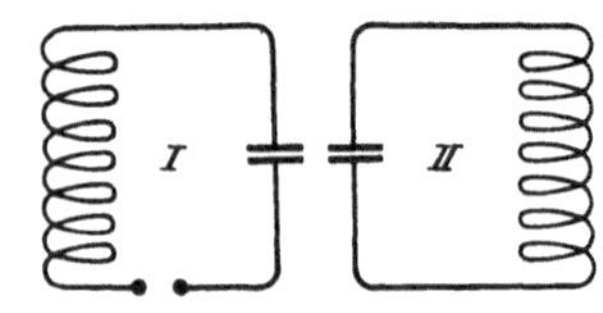

Abb. 130. Kapazitive Koppelung.

Kondensators, so nennen wir das eine kapazitive Koppelung (Abb. 130.)
In der Praxis werden vielfach die verschiedenen Koppelungsarten miteinander

kombiniert, so daß eine galvanisch-induktive, galvanisch-kapazitive Koppelung u. dgl. entsteht.

Abstimmung und Resonanz. Die Einwirkung zweier Schwingungskreise aufeinander ist dann am vollkommensten, wenn sie beide die gleiche Frequenz besitzen. In diesem Falle besteht zwischen beiden Resonanz. Der Begriff Resonanz ist der Akustik entlehnt. Zwei Stimmgabeln stehen miteinander in Resonanz, wenn sie beide auf den gleichen Ton abgestimmt sind, anders ausgedrückt, wenn sie beide die gleiche Schwingungszahl haben. Trifft das zu, dann wird die eine Stimmgabel, wenn man sie anschlägt, die zweite zu lautem Mitschwingen bringen. Hält man eine schwingende Stimmgabel über ein offenes Klavier, so wird in diesem jene Saite zum Mitschwingen kommen, die auf den gleichen Ton abgestimmt ist.

Ein Beispiel aus der Mechanik soll das Wesen der Resonanz noch weiter erläutern. Eine Schaukel schwingt wie jedes Pendel mit einer gewissen Eigengeschwindigkeit. Sie hat also ihre eigene Schwingungszahl, die man als ihre Eigenfrequenz bezeichnet. Will man diese Schaukel zu möglichst starken Schwingungen bringen, so wird man ihr zunächst einen kleinen Stoß versetzen und sie weiterhin in jenem Rhythmus anstoßen, der ihren eigenen Schwingungen entspricht. Eine Reihe solcher Impulse, gleichsinnig ihrer Bewegungsrichtung, werden die Schaukel zu immer größeren Schwingungen bringen.

Gleiches gilt auch für die elektrischen Schwingungen. Ein Schwingungssystem wird dann zu maximalen Spannungsamplituden kommen, wenn es von einem zweiten angestoßen wird, das den gleichen Schwingungsrhythmus aufweist, mit anderen Worten, das mit ihm in Resonanz steht.

Eine Resonanz zwischen zwei Schwingungskreisen ist nach der Formel von Thomson und Kirchhoff $T = 2\,\pi\,\sqrt{C\,L}$ vorhanden, wenn in beiden Kreisen das Produkt C (Kapazität) $\times$ L (Selbstinduktion) gleich groß ist. Man kann also die Resonanz entweder durch eine Veränderung der Kapazität oder durch eine Veränderung der Selbstinduktion erhalten. Man nennt das Abstimmung.

Das Instrumentarium der Arsonvalisation.

Man kann zwei Typen von Arsonvalapparaten unterscheiden, erstens die großen feststehenden und zweitens die kleinen tragbaren Apparate.

Die großen Arsonvalapparate.

Die Arsonvalapparate erzeugen Hochfrequenzströme von sehr hoher Spannung. Dementsprechend besteht jeder Apparat aus zwei wesentlichen Teilen, dem Hochfrequenzgenerator, der den Strom erzeugt, und dem Hochspannungstransformator, der ihn auf die notwendige hohe Spannung bringt. Der Generator seinerseits setzt sich wieder zusammen aus einem Niederfrequenz-Transformator, der den zur Aufladung der Kondensatoren gebrauchten Strom liefert, den Kondensatoren selbst und der Funkenstrecke, über die sich die Kondensatoren entladen.

Der Niederfrequenztransformator hat die Aufgabe, den Strom des zentralen Netzes auf jene Spannung zu bringen, die zur Funkenentladung der Kondensatoren erforderlich ist.

Das geschah bei den alten Arsonvalapparaten durch einen sogenannten Funken- oder Rhumkorff-Induktor. Das ist ein ins Riesenhafte übersetzter faradischer Induktionsapparat, der einen „offenen" Eisenkern besitzt und Spannungen von 20 000 Volt und darüber erzeugt. Solche Induktorien wurden früher in der Röntgenologie allgemein verwendet und man konnte sie, falls man im Besitze eines solchen Apparates war, auch zur Hochfrequenztherapie

benutzen. Sie waren zur Erzeugung von Arsonvalströmen in idealer Weise
geeignet. Leider sind sie viel zu teuer, als daß man sie heute ausschließlich
für diesen Zweck herstellte.

Man benützt derzeit „eisengeschlossene" Transformatoren, bestehend
aus .einem Eisenrahmen, auf den die beiden Induktionsspulen entweder
über- oder nebeneinander gewickelt sind (S. 180). In die Primärspule
fließt der Wechselstrom der Zentrale, der in der Sekundärspule einen
Strom mit einer Spannung von 5000—10000 Volt induziert.

Der Kondensator. Auch dieser hat im Laufe der Zeit seine Form geändert. Ursprünglich benutzte man Leidener Flaschen. Diese wurden
dann später durch Plattenkondensatoren ersetzt. Die einfachste Form
eines solchen Kondensators ist die Franklinsche Tafel. Legt man
mehrere derartige Platten übereinander, so erhält man einen geschichteten

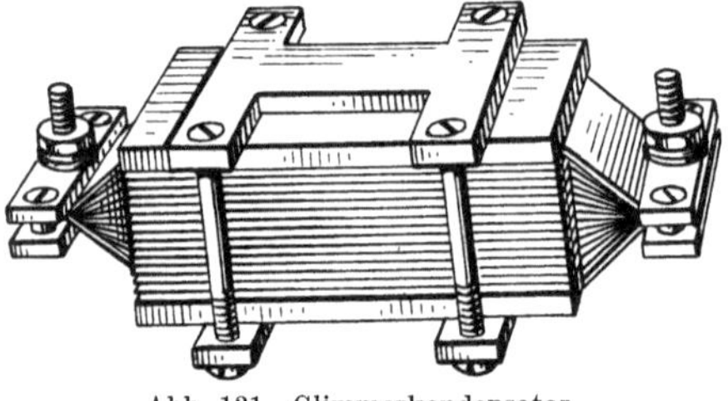

Plattenkondensator. Das Dielektrikum ist meist Glimmer, die
Belegungen bestehen aus dünnen
Zinn- oder Kupferfolien, die,
zwischen den Platten gelegen,
abwechselnd zu dem einen und
zu dem anderen Pol herausgeführt
werden (Abb. 131).

Abb. 131. Glimmerkondensator.

Die Funkenstrecke. Während
die alten Arsonvalapparate alle
eine Knallfunkenstrecke besaßen, ähnlich der, wie sie in Abb. 124 dargestellt ist, arbeiten die modernen Hochfrequenzapparate genau so wie die Diathermieapparate mit einer Löschfunkenstrecke (Abb. 126). Die Elektroden sind scheibenförmig und tragen, um der zerstörenden Kraft des
Funkens einen möglichst großen Widerstand zu bieten, eine Wolfram-
auflage. Sie stehen einander planparallel in einem Abstand gegenüber,
der nur Bruchteile eines Millimeters beträgt. Metallrippen, die an die
Elektroden beiderseits anschließen, sorgen für eine gute Kühlung. Um
die Funkenzahl zu erhöhen, sind zwei oder mehr Funkenstrecken hintereinander geschaltet.

Die Unterschiede zwischen alten und neuen Arsonvalapparaten. Die
klassischen Arsonvalapparate unterscheiden sich nicht unwesentlich
von den derzeit gebauten Apparaten. Vor allem sind zwei Änderungen
von Bedeutung, einerseits der Ersatz des Funkeninduktors durch einen
eisengeschlossenen Transformator und anderseits der Ersatz der alten
Knallfunkenstrecke durch die Löschfunkenstrecke. Diese Änderungen
wurden weniger in der Absicht gemacht, die Leistung der Apparate zu verbessern, als vielmehr ihre Herstellung zu verbilligen. Wenn man sich auch
bemüht, durch die Wahl von Kondensatoren größerer Kapazität einen
größeren Abstand der Funkenelektroden u. a. den ursprünglichen Verhältnissen nahe zu kommen, so wurde doch der Charakter der Arsonvalströme dadurch völlig verändert. Vor allem wurde das Verhältnis zwischen
Spannung und Stromstärke zugunsten dieser verschoben, etwas, was
ganz und gar unerwünscht ist, weil dadurch auch die Art des Hautreizes

der Hochfrequenzentladungen sich ändert. Die Funken werden wegen ihrer großen Stromstärke überflüssig schmerzhaft empfunden, während gleichzeitig ihre spezifische Wirkung auf die vasomotorischen und sympathischen Hautnerven zum großen Teil verlorengeht. Hochfrequenztherapeuten, die wie die Verfasser dieses Buches noch mit dem klassischen Instrumentarium von Arsonval arbeiteten, sind der Ansicht, daß auch die therapeutische Wirkung dieser alten Apparate eine ausgesprochen bessere war.

Der Hochfrequenztransformator ist dazu bestimmt, die im Erregerkreis erzeugten Hochfrequenzschwingungen auf eine Spannung von einigen zehntausend bis zu einigen hunderttausend Volt zu bringen. Er besteht im wesentlichen aus zwei Schwingungskreisen bzw. Spulen, die entweder induktiv oder galvanisch miteinander verbunden sind. Die erste Form wurde von Tesla, die zweite von Oudin angegeben. Abb. 132 stellt einen Transformator nach Tesla dar. In einer Spule mit wenigen Windungen eines dicken Drahtes steht eine zweite Spule mit sehr zahlreichen dünnen Windungen. An das obere freie Ende der Spule wird die Behandlungselektrode angeschlossen. Das zweite Ende wird entweder geerdet oder es wird mit dem Körper des Kranken ver-

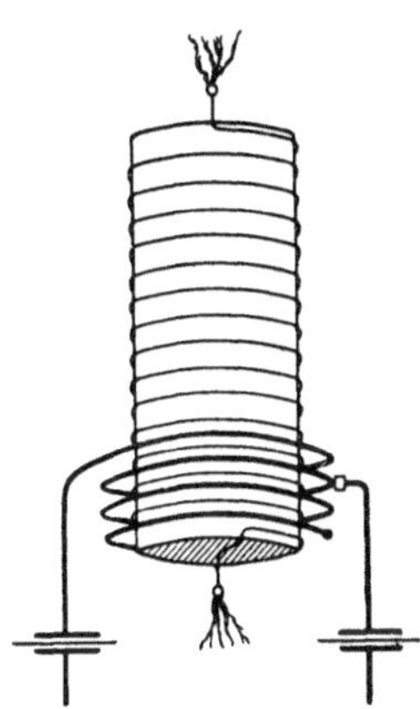

Abb. 132. Hochfrequenztransformator nach Tesla (schematisch).

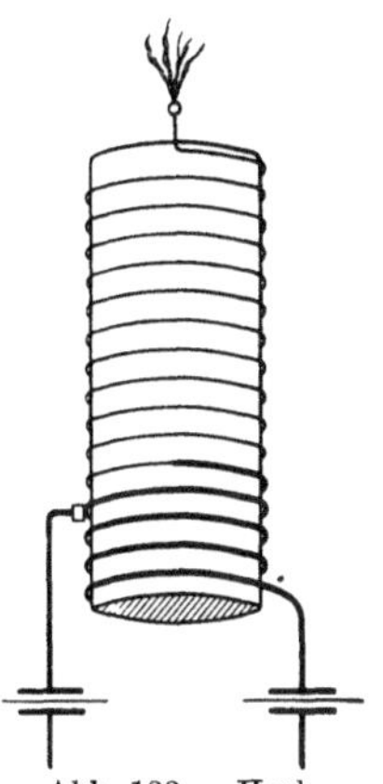

Abb. 133. Hochfrequenztransformator nach Oudin (schematisch).

bunden. Das geschieht durch eine stabförmige Elektrode, welche der Kranke mit den beiden Händen hält, oder durch eine plattenförmige, meist isolierte Elektrode, auf die er sich setzt oder auf die er seine Füße stellt. Abb. 133 zeigt einen Hochspannungstransformator nach Oudin. Hier sind beide Spulen leitend miteinander verbunden in der Weise, daß die sekundäre Spule die unmittelbare Fortsetzung der primären bildet. Der Oudinsche Transformator ist infolgedessen einpolig.

Die Spannung des Transformators erreicht dann ihren Höchstwert, wenn die beiden Spulen aufeinander abgestimmt sind, d. h. wenn sie beide die gleiche Schwingungszahl haben. Diese Abstimmung geschieht dadurch, daß auf den Windungen der Primärspule ein Gleitkontakt verschoben wird. Dieser ändert die Zahl der eingeschalteten Windungen und damit die Selbstinduktion der Spule.

Die Regulierung des Therapiestromes kann in verschiedener Weise erfolgen. Zunächst dadurch, daß man den Hochfrequenztransformator mehr oder weniger auf Resonanz einstellt, besser gesagt, ihn mehr oder weniger verstimmt. Sind die beiden Spulen induktiv gekoppelt wie bei dem Tesla-Transformator, so kann man auch durch Änderung der Koppelung, d. h. durch Annäherung oder Entfernung, die Spannung im

Therapiekreis beeinflussen. Schließlich läßt sich durch einen Widerstand die Funkenfolge regulieren oder bei Vorhandensein mehrerer Funkenstrecken eine oder mehrere von ihnen kurzschließen, wodurch natürlich die Leistung verändert wird.

Der Aufbau eines Arsonvalapparates. Abbildung 134 gibt das Schaltbild eines Arsonvalapparates wieder. Der von der Zentrale gelieferte niederfrequente Wechselstrom fließt in die Primärwicklung des Transformators (Tr), der in der Sekundärwicklung induzierte wohl hochgespannte, aber gleichfalls noch niederfrequente Wechselstrom wird den Kondensatoren (K) zugeführt. Haben diese eine gewisse Spannung, so entladen sie sich über die parallel geschaltete Funkenstrecke (F), wodurch hochfrequente Schwingungen entstehen. Diese fließen auch durch die

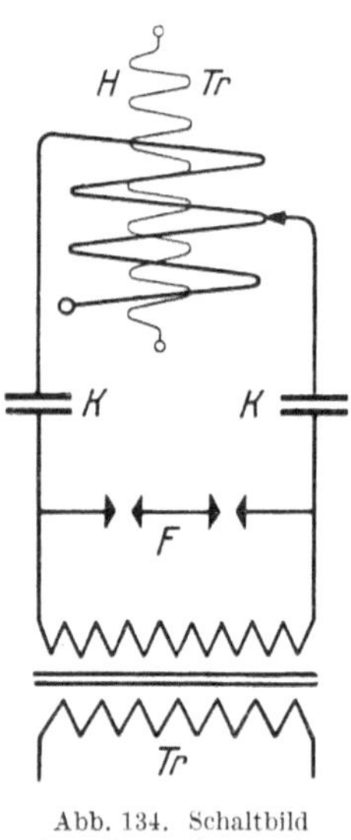

Abb. 134. Schaltbild eines Arsonvalapparates.

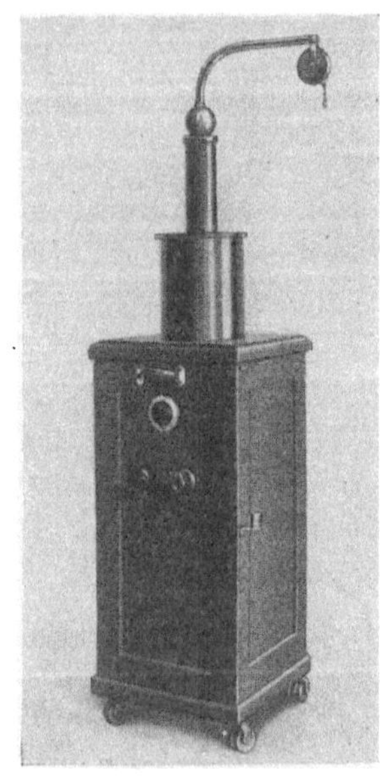

Abb. 135. Arsonvalapparat (L. Schulmeister, Wien).

primäre Spule des Hochspannungstransformators ($H\,Tr$), um auf der Sekundärseite dieses eine weitere Spannungserhöhung zu erfahren.

Die Abb. 135 zeigt einen Arsonvalapparat, bestehend aus einem Kasten, in dessen Innerem sich der Niederfrequenztransformator, die Kondensatoren und die Funkenstrecke befinden und auf dessen Deckplatte der Hochfrequenztransformator sitzt.

Die kleinen Arsonvalapparate.

Neben den großen Hochfrequenzapparaten gibt es noch zahlreiche kleine und kleinste Apparate, die, in tragbaren Kästchen untergebracht, an jede Lichtleitung angeschlossen werden können. Sie sind konstruktiv sehr einfach gebaut. Der Strom des Netzes fließt in eine Drahtspule, die um einen Eisenkern gewickelt ist (Abb. 136). Durch einen gewöhnlichen Hammerunterbrecher, der die Stelle der Funkenstrecke vertritt, werden in dem Kreis, der als Selbstinduktion die Drahtspule L und als Kapazität zwei kleine Kondensatoren K besitzt, Schwingungen erregt, die in einer galvanisch angeschlossenen Resonanzspule R aufgeschaukelt werden.

Diese kleinen Hochfrequenzapparate, die unter den verschiedensten Phantasienamen in den Handel kamen und ganz unbegründeterweise auch als Massageapparate bezeichnet werden, sind vornehmlich zur Selbstbehandlung und zum erwerbsmäßigen Gebrauch für Friseure, Masseure, Hühneraugenoperateure bestimmt.

Sie sind als Konjunkturware vielfach in primitivster Weise zusammengebastelt und haben dazu beigetragen, die Hochfrequenztherapie, die in ärztlichen Kreisen seit jeher kein besonderes Ansehen genoß, völlig in Verruf zu bringen. Es ist bedauerlich, daß auch einzelne Ärzte durch die Herausgabe von Broschüren und die Mitteilung von phantastischen Heilerfolgen mit solchen Friseurapparaten der Kurpfuscherei auf diesem Gebiet Vorschub leisteten.

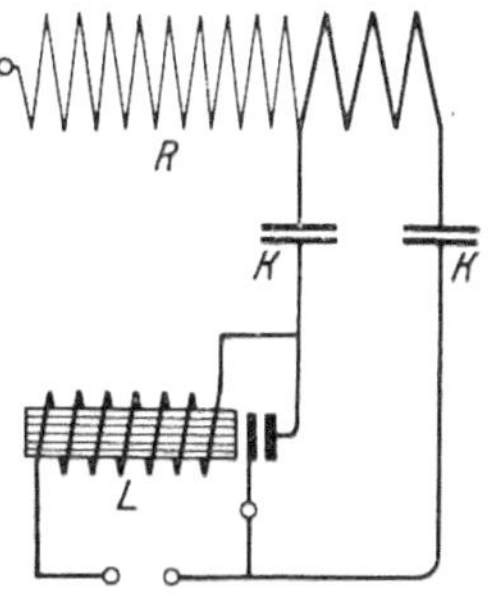
Abb. 136. Schaltbild eines kleinen Arsonvalapparates.

Der Apparat zur Herzbehandlung nach Rumpf.

An dieser Stelle sei auch das von Rumpf zur Behandlung von Herzkrankheiten empfohlene Instrumentarium beschrieben, da dessen Wirkung zum großen Teil den damit erzeugten Hochfrequenzströmen zukommt. Es besteht aus einem Funkeninduktor von etwa 6 cm Schlagweite (Abb. 137). Die Primärspule wird mit Gleichstrom gespeist, der von einem Hammerunterbrecher zerhackt wird. Der Gleichstrom wird von einer aus 6 Zellen bestehenden Akkumulatorenbatterie oder einem Umformer geliefert, der an das zentrale Netz angeschlossen wird. Die Enden der Sekundärspule werden mit den Elektroden verbunden. Eine von diesen hat die Form einer Glasflasche mit flachem Boden (Rumpfsche Flasche), deren Innenseite mit Stanniol ausgekleidet ist. Sie wird auf die Haut in der Herzgegend aufgesetzt. Die zweite Elektrode besteht aus einer isolierten Metallplatte, auf welche der Kranke beide Füße stellt. Da die leitende Körpermasse gleichsam die andere Belegung der beiden Elektroden bildet, so stellen diese zusammen mit dem Körper zwei in Reihe geschaltete Kondensatoren dar (Abb. 138).

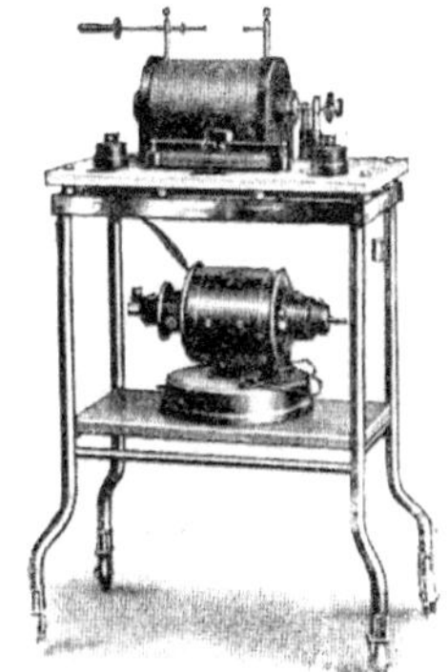
Abb. 137. Apparat zur Herzbehandlung nach Rumpf (Siemens-Reiniger-Werke).

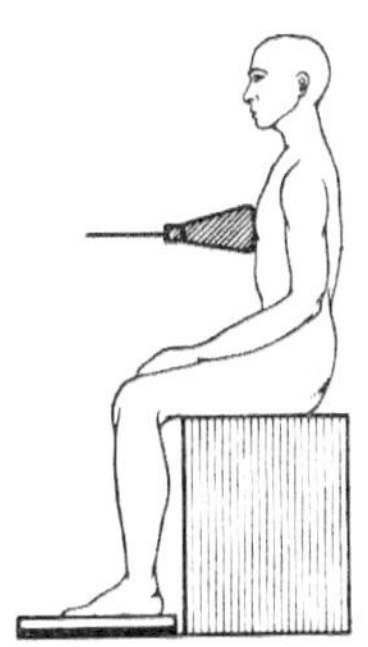
Abb. 138. Herzbehandlung nach Rumpf.

Diese Anordnung verleiht dem Behandlungskreis eine gewisse Kapazität. Da durch die Windungen der Sekundärspule gleichzeitig eine Selbstinduktion gegeben ist, so hat der Patientenkreis die Befähigung zu hochfrequenten Schwingungen. Zu diesen wird er durch die Induktionsstöße angeregt, die bei jeder Unterbrechung des Primärstromes entstehen, in ähnlicher Weise, wie eine Glocke durch den Anschlag eines Hammers zum Tönen gebracht wird. Die hochfrequenten Schwingungen überlagern sich dem in der sekundären Spule induzierten faradischen Strom, so daß es zu einer Kombination von nieder- und hochfrequenten Schwingungen kommt, eine Stromform, die von Rumpf als oszillierender Strom bezeichnet wurde[1].

---

[1] Rumpf: Die Anwendung der oszillierenden Ströme. Jena: Gustav Fischer. 1927.

Die Elektroden.

Wir . wenden die Hochfrequenzströme entweder in Form von Spitzenentladungen (Effluvien) oder in Form von Funken an. Ausnahmsweise benutzen wir den Leitungsstrom, den wir mit fest anliegenden Plattenelektroden dem Körper zuführen. Dementsprechend können wir drei Elektrodenarten unterscheiden:

1. Die Bestrahlungs- oder Effluvienelektroden. Sie tragen, an einem Metallkörper befestigt, eine Reihe von Spitzen, die entweder vollkommen

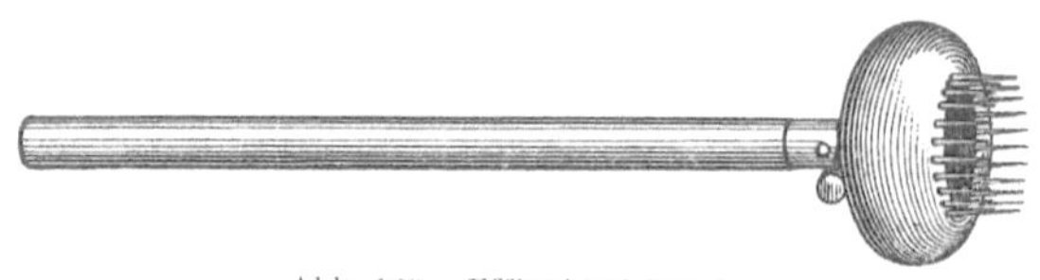

Abb. 139. Effluvienelektrode.

frei oder zum Schutz gegen Verletzung von Isolierhülsen umgeben sind (Abb. 139).

2. Die Funkenelektroden sind sehr verschiedener Art. Die stärksten schmerzhaftesten Funkenentladungen bekommt man mit Pinselelektroden,

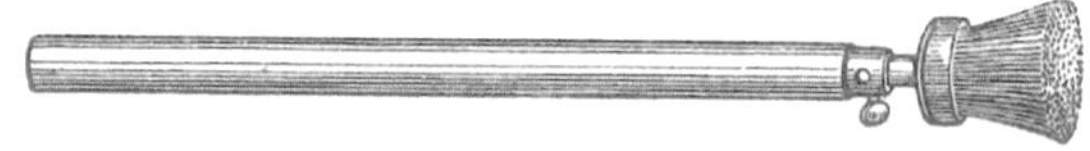

Abb. 140. Pinselelektrode.

die aus einem Bündel weicher Metallfäden bestehen, mit denen man über die Haut streicht (Abb. 140).

Gedämpfter sind schon die Funken, welche die sogenannten Kondensatorelektroden liefern. Ihre Oberfläche besteht aus einem Isolierstoff, Glas, Hartgummi u. dgl., der die eigentliche Metallelektrode umschließt, so daß diese mit dem Körper nicht in unmittelbare Berührung kommen kann. Bei dem Anlegen der Elektroden an die Haut ergibt sich eine Kondensatoranordnung, wobei der Isolierstoff das Dielektrikum, Körper und Elektrode die beiden Belegungen darstellen. Daher der Name Kondensatorelektroden. Abb. 141 zeigt eine Gruppe solcher Elektroden, die aus verschieden geformten Glashülsen bestehen, die mit einer leitenden Masse, Kohle-, Graphit- oder Aluminiumpulver, gefüllt sind.

Eine weitere Gruppe von Kondensatorelektroden besteht aus Geißlerröhren verschiedener Größe und Form, in welche das Ende des Leitungsdrahtes eingeschmolzen ist (Abb. 142). Bekanntlich ist verdünnte Luft ein Leiter für hochgespannte Elektrizität. Sie ersetzt also hier die eigentliche Elektrode. Solche Elektroden heißen Vakuumelektroden. Da die verdünnte Luft bei Stromdurchgang in bläulich-violettem Licht aufleuchtet, so gestaltet sich die Behandlung mit ihnen sehr effektvoll. Füllt man die Glasröhren statt mit verdünnter Luft mit Neongas, so leuchten sie orangerot.

Bei dem Durchtritt des Stromes durch das Gas entsteht ein nicht unbeträchtlicher Spannungsabfall, so daß die Funkenentladungen aus Vakuumelektroden, besser gesagt, Gaselektroden, wesentlich milder sind als die aus anderen Kondensatorelektroden.

Die Elektroden zur Effluvien- und Funkenbehandlung werden an langen Handgriffen aus Isolierstoff befestigt, um den Arzt gegen etwaige Funkenübergänge (Gleitfunken) zu schützen.

3. Die Kontaktelektroden haben die Form von größeren oder kleineren Metallplatten, die einseitig oder auch allseitig isoliert sind. Sie sind also ihrem Wesen nach gleichfalls Kondensatorelektroden (Abb. 143). Sie werden dem Körper aufgesetzt, wobei sie an einem Handgriff gehalten werden. Rumpf hat zur Behandlung des Herzens eine besondere Form von Kontaktelektroden

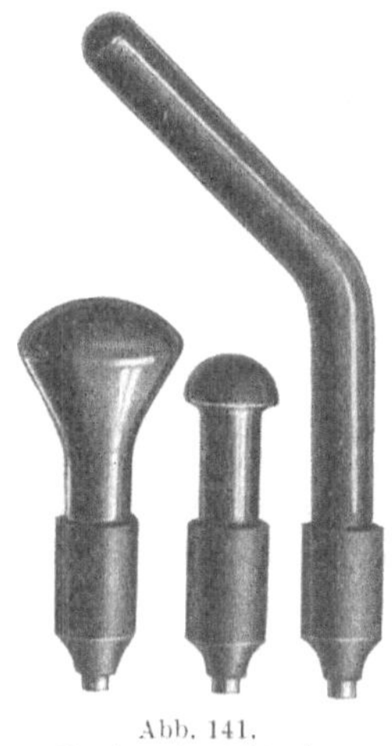
Abb. 141.
Kondensatorelektroden.

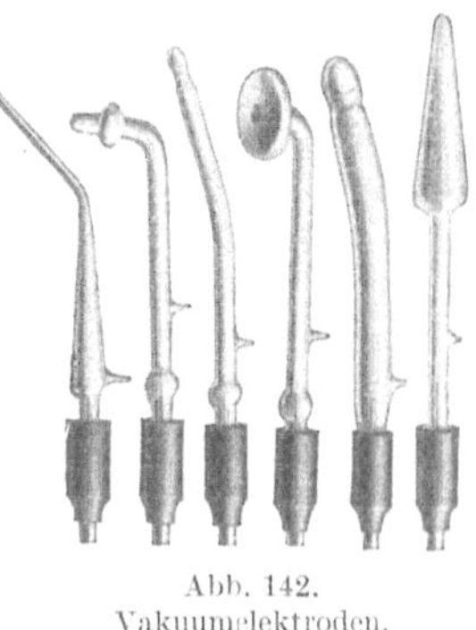
Abb. 142.
Vakuumelektroden.

angegeben, eine Art Erlenmeyerschen Kolbens, der an der Innenseite versilbert oder mit Stanniol ausgelegt ist. Kontaktelektroden in Form

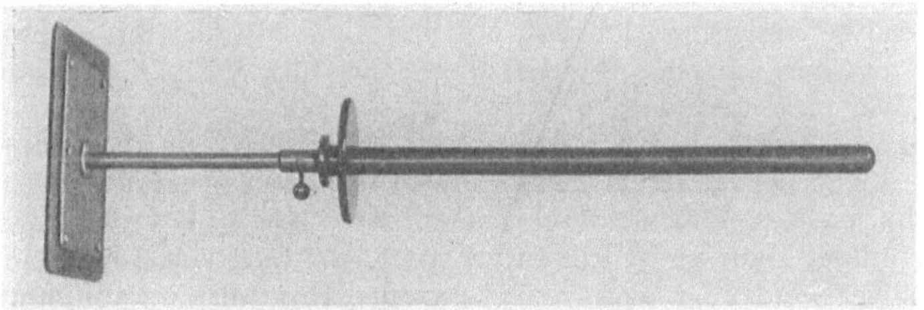
Abb. 143. Kondensatorelektrode zur Herzbehandlung.

von isolierten Platten, auf die sich der Kranke setzt, bzw. auf die er seine Füße stellt, dienen auch dazu, den Körper mit dem zweiten Pol eines Tesla-Transformators zu verbinden.

Die Anwendung der Arsonvalisation.

Die örtliche Anwendung.

Diese kann in dreierlei Weise geschehen: in Form von Spitzenentladungen (Effluvien) oder Funkenentladungen oder als Leitungsstrom mit Hilfe von Kontaktelektroden.

1. Die Bestrahlung oder Effluvienbehandlung. Schließt man eine Spitzenelektrode an einen Hochfrequenztransformator von Tesla oder

Oudin an und bringt diesen auf Resonanz, so kommt es unter leichtem Knistern an den Spitzen der Elektrode zu Glimmlichtentladungen, die besonders im Dunkeln als violette Ausstrahlungen erkennbar sind. Nähert man seine Hand langsam der Elektrode, so konzentrieren sich die Ausstrahlungen auf diese und man fühlt zunächst einen leichten Hauch, der bei weiterer Annäherung in ein Prickeln übergeht, wobei bisweilen schwache fibrilläre Muskelzuckungen sichtbar werden. Geht man noch näher an die Elektrode heran, so kommt es zu einem schmerzhaften Funkenüberschlag.

Die Effluvienbehandlung wird in der Weise durchgeführt, daß man den Apparat auf die Höchstleistung (Resonanz) einstellt und dann die Elektrode der zu behandelnden Körperstelle, die entkleidet ist, in einer Entfernung gegenüberstellt, bei der die Ausstrahlung wohl deutlich gefühlt wird, bei der es aber noch zu keinem Funkenübergang kommt. Um die Entfernung während der Dauer der Behandlung genau einhalten zu können, empfiehlt es sich, die Elektrode an einem Stativ zu befestigen, während der Kranke auf dem Behandlungsbett liegt oder auf einem Stuhl sitzt. Die Bestrahlung dauert in der Regel 10—15 Minuten.

2. Die Funkenbehandlung. Die Stärke der Funken und damit die Stärke des durch sie gesetzten Hautreizes wird in erster Linie durch die Wahl der Elektroden bestimmt. Es sei nochmals daran erinnert, daß Metallpinsel die stärksten, Kondensatorelektroden weniger starke und Gaselektroden die schwächsten Funken liefern. Man tut gut, bei der Einstellung des Apparates die Funkenstärke zunächst an der eigenen Hand zu prüfen. Ist das geschehen, so setzt man die Elektrode auf die Hautstelle, die behandelt werden soll, auf und gleitet in leichten Zügen über sie hin und her. Um das Gleiten zu erleichtern, kann man die Haut mit Talkpulver einpudern.

Liegt die Elektrode der Haut fest an, so wird der Strom überhaupt nicht gefühlt. Nur bei längerem Verweilen an der gleichen Hautstelle macht sich ein leichtes Wärmegefühl bemerkbar. Hebt man die Elektrode etwas von der Haut ab, so kommt es zur Ausbildung von Funken, die um so kräftiger werden, je mehr der Elektroden-Hautabstand zunimmt. Um einen gleichmäßigen Funkenübergang zu erzielen, ist es zweckmäßig, die Haut mit einem enganliegenden Kleidungsstück (Trikot) oder einem straff gespannten Tuchstück zu bedecken. Die Dicke des Stoffes, durch welchen die Funken unbehindert hindurchgehen, bestimmt ihre Größe und die Stärke des gesetzten Reizes.

Von diesem wieder ist die Behandlungszeit abhängig. Es ist klar, daß sie um so kürzer bemessen werden muß, je stärker und schmerzhafter die Funken sind. Daher wird man mit einem Metallpinsel nur 2—3 Minuten, mit einer Vakuumelektrode durchschnittlich 10 Minuten behandeln. Die Behandlung soll so intensiv sein, daß sie eine deutliche Hautrötung hinterläßt.

3. Die Behandlung mit Kontaktelektroden wird ungleich seltener als die Effluvien- oder Funkenbehandlung geübt. Sie kommt vorwiegend für die Behandlung des Herzens in Betracht. Für diesen Zweck wird eine isolierte Plattenelektrode auf die Herzgegend stabil aufgesetzt und dann erst der Strom eingeschaltet. Die Dauer seiner Einwirkung beträgt etwa 10 Minuten. Diese Behandlung, bei der der Kranke ein leichtes Wärmegefühl hat, kommt einer schwachen Diathermie gleich. Rumpf hat zur Herzbehandlung ein eigenes Instrumentarium mit besonderen Elektroden angegeben, das auf S. 201 beschrieben wurde.

Die allgemeine Anwendung.

Diese wurde früher im großen Solenoid unter dem Namen Autokonduktion (nach Arsonval) oder auf dem Kondensatorbett (nach Apostoli) ausgeführt. Beide Methoden werden heute kaum mehr angewendet und mit Recht, denn sie erscheinen einerseits durch die allgemeine Diathermie, anderseits durch die Kurzwellenbehandlung auf dem Solen- oder Kondensatorbett überholt. Wir können daher von ihrer Beschreibung hier absehen.

Die biologisch-therapeutischen Wirkungen der Arsonvalisation.

Die Wertung der Arsonvalisation. Die Hochfrequenztherapie nach Arsonval wurde ebenso oft überwertet wie unterwertet. Eine richtige Einschätzung wurde ihr selten zuteil. Die von Arsonval und seinen Schülern angegebenen weitgehenden Wirkungen auf den Stoffwechsel, den Kreislauf, bakterielle Infektionen u. dgl. haben sich nur zum allerkleinsten Teil bestätigt. Ebensowenig konnten die Wunderheilungen, die noch vor wenigen Jahren in der Zeit der Wiederentdeckung der Hochfrequenztherapie von manchen Ärzten berichtet wurden, eine Bestätigung finden. Alle diese Anpreisungen haben nur den Erfolg gehabt, die Arsonvalisation in den Augen kritisch denkender Ärzte herabzusetzen, sie letzten Endes als eine reine Suggestivtherapie erscheinen zu lassen. Auch diese Einstellung ist falsch. Die Wahrheit liegt wie so oft in der Mitte.

Die biologischen Wirkungen. Diejenige Wirkung, die bei der örtlichen Anwendung der Arsonvalströme in erster Linie in die Augen springt, ist der durch sie gesetzte Hautreiz. Schon nach ganz kurzer Zeit der Stromeinwirkung tritt eine Rötung auf, die anfangs aus einzelnen Punkten, später aus Flecken besteht, die schließlich miteinander zusammenfließen. Auffallend ist, daß die Haut durch die Zusammenziehung der Mm. arrectores pilorum das Aussehen einer Gänsehaut bekommt, die aber nicht blaß, sondern rot ist. Die Hyperämie hat meist mit Abschluß der Behandlung ihren Höhepunkt erreicht, kann aber ausnahmsweise in den der Behandlung folgenden Stunden noch zunehmen. Ihre Dauer ist verschieden, bisweilen ist sie 24, ja selbst 48 Stunden nach der therapeutischen Anwendung noch erkennbar.

Hautreize werden in der Medizin unter dem Namen Revulsiva oder Derivantia seit uralten Zeiten gebraucht. Ihre therapeutische Wirksamkeit ist über allen Zweifel erhaben, wenn auch der Mechanismus ihrer Wirkung heute noch nicht völlig geklärt ist. Wir wissen unter anderem, daß durch Hautreize der verschiedensten Art das Blutbild im Sinne eines Leukozytensturzes verändert werden kann (E. F. Müller). Bucky und Manheimer zeigten, daß dies auch durch eine lokale Arsonvalisation möglich ist, nicht aber durch Diathermie, offenbar deshalb, weil dieser der charakteristische Hautreiz fehlt.

E. F. Müller konnte ferner durch intrakutane, nicht aber durch subkutane Injektion von isotonischer Kochsalzlösung und anderen Substanzen entfernt gelegene Infektionsherde aktivieren. So vermochte er z. B. bei einer alten Gonorrhöe eine plötzliche Vermehrung des Ausflusses zu erzeugen. Vollmar gelang es durch intrakutane Kochsalzinjektionen eine Alkalose, also eine Säureverminderung des Harnes zu erzeugen, was gleichbedeutend ist mit einer Steigerung des intermediären Stoffwechsels. M. Steel konnte durch Untersuchungen, die er an sich selbst anstellte, eine Beeinflussung des Stoffwechsels auch durch die lokale Arsonvalisation feststellen. So fand er eine Vermehrung des Gesamtstickstoffes, besonders aber des Kreatinins und der anorganischen Sulfate im Harn, die mit dem Aussetzen der elektrischen Behandlung wieder verschwand, Beobachtungen, die dann später von B. Snow und F. de Kraft bestätigt wurden.

Wir wollen uns an dieser Stelle mit der Feststellung begnügen, daß Hautreize den Kreislauf, den Stoffwechsel und andere Funktionen beeinflussen können, ohne auf die hypothetische Erklärung dieser Erscheinungen näher einzugehen.

Neben dem örtlichen Hautreiz beobachten wir noch eine allgemeine Wirkung der Hochfrequenzströme, die allerdings mehr physikalischer Natur ist. Es ist die elektrische Aufladung des ganzen Körpers auch bei lokaler Anwendung. Man erkennt sie daran, daß man bei der Berührung des Kranken mit dem Finger oder einem metallischen Gegenstande auch an Körperstellen, die dem Behandlungsort fernliegen, Funken ziehen kann, oder daß ein an den Körper angelegtes Neonröhrchen aufleuchtet. Es ist durchaus möglich, daß neben dem lokalen Hautreize auch diese allgemeine Aufladung des Körpers eine therapeutische Rolle spielt. Ein experimenteller Beweis hierfür ist jedoch bisher nicht erbracht worden.

Die therapeutischen Wirkungen. Zunächst sind es die Neuralgien der Hautnerven, wie die des N. supraorbitalis, occipitalis, der Nervi intercostales usw., bei denen sich die Hochfrequenzströme oft in auffallender Weise schmerzstillend erweisen. Die Anschauung L. Manns, daß nur solche Neuralgien zur Hochfrequenztherapie geeignet wären, bei denen keine Hyperästhesie der Haut besteht, wird von Kowarschik nicht geteilt. Im Gegenteil, er sah bestehende Hauthyperästhesien unter der Arsonvalisation oft in kürzester Zeit schwinden. Ganz besonders sei der Neuralgie des Nervus femoris cutaneus lateralis, der sogenannten Meralgia paraesthetica gedacht, die seiner Erfahrung nach auf keine andere physikalische Behandlung so gut anspricht wie auf die Arsonvalisation.

Ganz ausgezeichnet bewährt sich die Arsonvalisation bei Narbenneuralgien, die im Anschluß an Operationen wie Laparotomien oder Amputationen auftreten und den Kranken oft in heftigster Weise quälen.

Eine wichtige Form der Hautschmerzen hat ihren Sitz im Unterhautzellgewebe, was man daran erkennt, daß eine abgehobene Hautfalte, die man zwischen den Fingern drückt, sich außerordentlich schmerzhaft erweist. Diese Schmerzhaftigkeit, die sich nicht an das Ausbreitungsgebiet eines bestimmten Nerven hält, ist meist lokalisiert. Am häufigsten tritt sie bei Frauen an der unteren Hälfte der Bauchdecke oder an den Extremitäten auf. Sie scheint in der Literatur unter den verschiedensten Namen auf wie Pseudoneuralgie, Zellulitis, Fibrositis, Adiposalgie, Zellulalgie, Panniculitis usw. Auch das, was man als Gelose der Hautdecken bezeichnet, gehört hierher. Alle diese Schmerzzustände reagieren meist in geradezu spezifischer Weise auf die Arsonvalisation.

Aber nicht nur bei oberflächlichen, auch bei tiefsitzenden Schmerzen, wie bei einer Ischias, Brachialneuralgie, Lumbago und anderen Myalgien erweisen sich die mit den Hochfrequenzströmen gesetzten Hautreize recht wirksam. Das Nachlassen der Schmerzen tritt oft augenblicklich ein. Von großer Wirksamkeit haben sich ferner die Arsonvalströme bei den lanzinierenden und krisenhaften Schmerzen der Tabiker erwiesen, wobei es zweckmäßig ist, nicht nur den Sitz des Schmerzes, sondern auch die Wirbelsäule mit Kondensatorelektroden zu bestreichen. Desgleichen ist bei Tarsalgie, Achillodynie, Styloidalgie, Epikondylitis und ähnlichen lokalen Schmerzen die Wirkung der Arsonvalisation nicht selten eine sehr gute.

Einen recht günstigen Einfluß üben die Hochfrequenzströme auch auf die Heilung von torpiden Geschwüren und Fissuren aus. Vielleicht wirken die zahlreichen von den kleinen Funken gesetzten mikroskopischen Koagulationen anregend auf die Wundheilung, vielleicht spielt auch das sich bei der Behandlung bildende Ozon und die dadurch entstehenden nitrosen Gase, deren Geruch der Wunde noch lange anhaftet, dabei eine Rolle. Zweifellos kann man öfters Analfissuren, variköse und andere schlechtheilende Geschwüre durch die Berieselung mit kleinen Funken zur raschen Heilung bringen. Auch bei verschiedenen Hauterkrankungen, wie Ekzemen und Hautjucken, wurden die Hochfrequenzentladungen empfohlen. Man kann sich vorstellen, daß dabei die kleinen oberflächlichen Hautdefekte, in denen die Endigungen feiner sensibler Nerven bloßliegen, durch die Funkenentladungen verschorft und so geschützt werden (Laqueur).

Daß die Effluvienbehandlung des Schädels bei Migräne und Kopfschmerzen anderer Art, die Behandlung des Herzens bei funktionellen Herzbeschwerden in vielen Fällen schmerzstillend und beruhigend wirkt, ist nicht zu bezweifeln.

In eindringlicher Weise werden die „oszillatorischen Ströme" von Rumpf bei organischen Herzerkrankungen jeder Art, wie Myocarditis, Endocarditis, Angina pectoris, Aortitis, und Erkrankungen der peripheren Gefäße empfohlen. Die damit erzielten Erfolge sollen oft ganz ausgezeichnete sein.

4. Die Diathermie.

Allgemeines.

Die Umwandlung von Elektrizität in Wärme. Zu den charakteristischen Wirkungen jedes elektrischen Stromes gehört auch die Erzeugung von Wärme auf dem Leitungswege. Wir stellen uns vor, daß der Strom bei seinem Durchtritt durch den Leiter einem gewissen Widerstande begegnet, bei dessen Überwindung ein Teil seiner Energie, unter Umständen auch die ganze, verlorengeht, besser gesagt, in Wärme umgewandelt wird. Entsprechend dieser Vorstellung bezeichnen wir diese Wärme als **Widerstands-** oder **Stromwärme**, auch als **Joulesche Wärme** nach dem Engländer **Joule**, der die Gesetze der Umwandlung von Elektrizität in Wärme als erster festlegte.

Die Größe der Erwärmung, die ein Leiter durch den Strom erfährt, hängt von zwei Faktoren ab, einerseits von dem elektrischen Widerstand des Leiters, anderseits von der Stärke des Stromes. **Joule** konnte zeigen, daß die gebildete Wärme im gleichen Maße wächst wie der Widerstand des Leiters, mit anderen Worten, daß sie dem Widerstand direkt proportional ist. Weiters zeigte er, daß die Erwärmung auch mit der Stromstärke zunimmt, aber nicht in einem einfachen, sondern in einem quadratischen Verhältnisse, das will sagen, daß die doppelte Stromstärke die 4fache, die 3fache Stromstärke die 9fache Wärmemenge erzeugt. Bezeichnet w den **Ohm**schen Widerstand des Leiters und ist i die Stärke des Stromes, so ist die gebildete Wärmemenge

$$W = k \cdot w \cdot i^2 \text{ (Joulesches Gesetz)}.$$

k ist in diesem Ausdruck eine Konstante. Setzen wir diese gleich 0,24, drücken wir den Widerstand in Ohm, die Stromstärke in Ampere aus, so ergibt obiges Produkt die in 1 Sekunde gebildete Wärmemenge in Grammkalorien.

Das Wesen der Diathermie. Der menschliche Körper ist ein elektrolytischer Leiter. Auch in ihm wird ein elektrischer Strom, welcher Art immer, Wärme erzeugen. Wenn wir diese bei Anwendung eines galvanischen oder faradischen Stromes nicht feststellen können, so liegt das nur daran, daß die therapeutisch verwendeten Stromstärken so gering sind, daß eine fühlbare oder meßbare Erwärmung nicht zustande kommt. Die Reizwirkung des galvanischen und faradischen Stromes gestattet es nur, wenige Milliampere anzuwenden. Um eine deutlich nachweisbare Erwärmung entstehen zu lassen, müßte das Zehn- und Hundertfache dieser Stromstärke zur Anwendung kommen. Das wäre nur möglich mit einer Stromform, die völlig reizlos ist. Eine solche besitzen wir in den Hochfrequenzströmen. Diese rufen weder ein Stromgefühl, noch eine Muskelkontraktion hervor, wie wir bereits auf S. 163 ausgeführt haben. Wir können sie daher in jeder beliebigen Stromstärke zur Anwendung bringen. Diese wird nur begrenzt durch die auftretende Erwärmung, die aber eine rein physikalische und keine biologische Erscheinung darstellt. Die Reizlosigkeit der Hochfrequenzströme gibt uns die Möglichkeit, irgendeinen Körperteil dadurch zu erwärmen, daß wir quer durch ihn einen Hochfrequenzstrom entsprechender Stärke hindurchschicken. Dieses Verfahren bezeichnen wir als Diathermie.

Die Diathermie und andere Wärmeanwendungen. Es ist klar, daß die Diathermie sich von jeder anderen Art der Wärmeanwendung grundsätzlich unterscheidet. Ob wir nun heißes Wasser, heiße Luft, Dampf, Schlamm oder was immer anwenden, stets geschieht die Erwärmung in der Weise, daß wir den Körper in Berührung mit einem höher temperierten Medium bringen. Die Wärme pflanzt sich dann von der Oberfläche in die Tiefe, von Molekül zu Molekül durch Leitung langsam fort. Nicht so bei der Diathermie. Hier entsteht die Wärme auf der ganzen Linie von Elektrode zu Elektrode in allen Molekülen gleichzeitig.

Das Durchdringungsvermögen der Wärme dem menschlichen Körper gegenüber ist ein sehr geringes. Einerseits ist der Körper an sich ein schlechter Wärmeleiter, anderseits verfügt er über biologische Einrichtungen, die einer Erhöhung seiner Temperatur entgegenwirken. Gegen den elektrischen Strom jedoch besitzt der Körper keine Abwehrvorrichtungen. Dieser durchdringt ihn mühelos und setzt sich in der Tiefe in Wärme um. Der Tiefgang der Diathermiewärme ist also ungleich größer als der jeder anderen Wärmeanwendung.

Die Arsonval- und Diathermieströme. Schon **Arsonval** und seinen Mitarbeitern war es aufgefallen, daß die von ihnen verwendeten Hochfrequenzströme, wenn man sie in bestimmter Form anwendete, keine anderen Erscheinungen als die der Wärme erzeugen, ohne daß sie dieser Beobachtung irgendeine Bedeutung beimaßen. Im Gegenteile, sie betrachteten sie als eine für die Therapie unerwünschte Nebenerscheinung. Erst Zeynek (1898) erkannte die therapeutische Tragweite dieser von ihm gleichfalls gemachten Feststellung. Er war der erste, der die bewußte Absicht aussprach, die Hochfrequenzströme zur Tiefendurchwärmung des Körpers zu benutzen. Er muß daher als der Begründer der Diathermie angesehen werden.

Allerdings waren die Hochfrequenzströme, wie man sie damals verwendete, für die Zwecke der Körperdurchwärmung nicht sehr geeignet. Ihre Spannung war überflüssig hoch, ihre Stromstärke dafür viel zu klein. Da aber nach dem Jouleschen Gesetz die Stromstärke für die Erwärmung des Leiters entscheidend ist, mußten die Arsonvalströme dementsprechend umgeformt werden. Dieser Absicht kam die Erfindung der Löschfunkenstrecke durch M. Wien gerade gelegen. Durch sie konnte die sekundliche Funkenzahl, die Zahl der Schwingungsgruppen und damit die Stromausbeute wesentlich erhöht werden. So entstanden aus den Arsonvalapparaten die Diathermieapparate.

Vergleichen wir die Arsonval- und Diathermieströme physikalisch miteinander, so ergeben sich die folgenden Unterschiede:

<table>
<tr><td>Arsonvalisation:</td><td>Diathermie:</td></tr>
<tr><td>1. 20—100 Funken in der Sekunde, ebenso viele stark gedämpfte Schwingungsgruppen mit sehr langen Pausen.</td><td>1. 10000—50000 Funken in der Sekunde, ebenso viele stark gedämpfte Schwingungsgruppen mit entsprechend kürzeren Pausen.</td></tr>
<tr><td>2. Kleine Stromstärke (etliche 100 Milliampere).</td><td>2. Große Stromstärke (bis zu 3000 Milliampere).</td></tr>
<tr><td>3. Hohe Spannung (einige 1000 oder auch einige 100000 Volt.</td><td>3. Niedrige Spannung (einige 100 Volt).</td></tr>
</table>

Das Instrumentarium der Diathermie.

Die Diathermieapparate.

Der Bau der Diathermieapparate. Die Diathermieapparate zeigen grundsätzlich den gleichen Aufbau wie die Arsonvalapparate, da ja das Verfahren zur Herstellung hochfrequenter Schwingungen in beiden Fällen das gleiche ist. Um Wiederholungen zu vermeiden, sei deshalb auf die Ausführungen auf S. 197 verwiesen. Ein Unterschied ergibt sich nur insofern, daß der Hochfrequenztransformator nach Tesla oder Oudin wegfällt und durch einen zweiten Kreis ersetzt wird, in dem der Patient eingeschlossen ist (Therapie- oder Patientenkreis).

Abb. 144 gibt das Schaltbild eines Diathermieapparates wieder. Wir erkennen die beiden Kreise, die induktiv miteinander gekoppelt sind: den Generator- oder Erregerkreis, in welchem die Hochfrequenzschwingungen entstehen, und den Patienten- oder Therapiekreis, in dem sie therapeutisch verwertet werden. Der erste Kreis umfaßt die Sekundärwicklung des Transformators (Tr), in der die Netzspannung auf etwa 1500—2000 Volt gebracht wird. Dieser hochfrequente Strom ladet die Kondensatoren (K), die sich über die Funkenstrecke (F) ent-

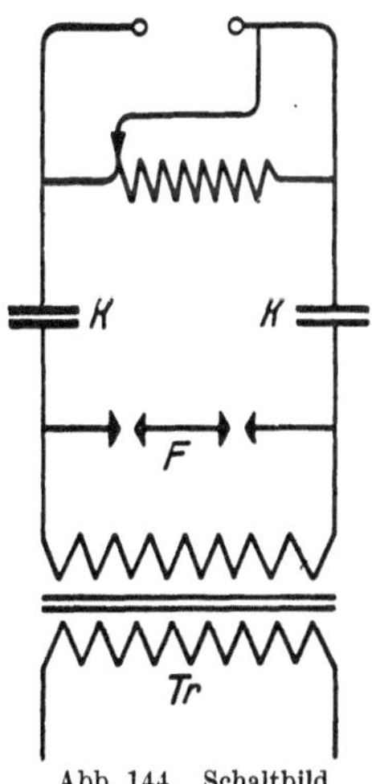

Abb. 144. Schaltbild eines Diathermieapparates.

laden. Die Kondensatoren sind wie bei den Arsonvalapparaten geschichtete
Glimmerkondensatoren, die Funkenstrecke ist eine Löschfunkenstrecke
mit Wolframelektroden. Je nach der Leistung des Apparates ist die
Zahl der Funkenstrecken verschieden groß.

Der Therapiekreis muß, um die beste Leistung zu ergeben, auf den
Generatorkreis abgestimmt sein. Er wird durch den Körper des Kranken,
der mittels Elektroden und Ka-
bel an die Klemmen angelegt
wird, geschlossen. Er enthält
gleichfalls Kondensatoren, überdies einen Strommesser und eine
Stromreguliervorrichtung (Spannungsregler).

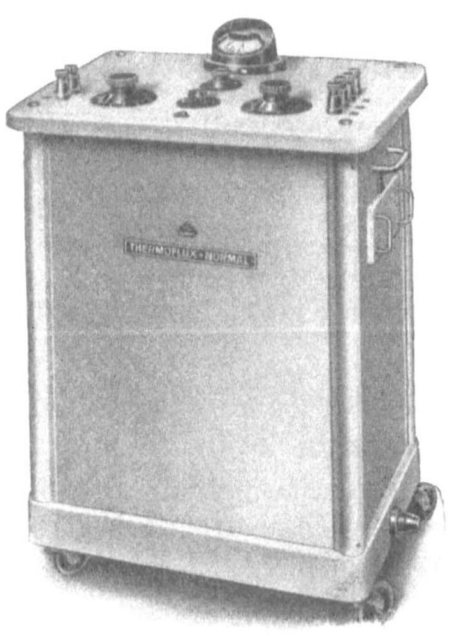

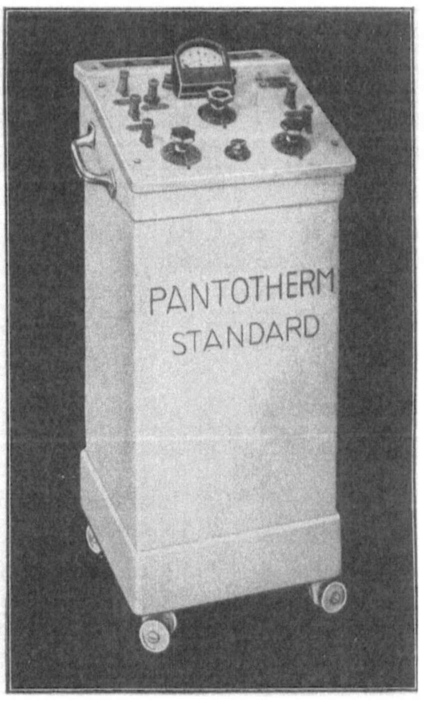

Abb. 145. Diathermieapparat (Siemens-
Reiniger-Werke).

Abb. 146. Diathermieapparat (Sanitas, Berlin).

Der Strommesser beruht auf thermischer Grundlage. Der therapeutisch zur Anwendung kommende Strom durchfließt einen ganz dünnen
Draht. Dieser wird durch den Strom erwärmt und dadurch verlängert.
Da die Ausdehnung des Drahtes um so größer wird, je stärker der durch-
fließende Strom ist, so kann sie als ein Maß für dessen Stärke dienen. Sie
wird durch eine geeignete Übersetzung auf einen Zeiger übertragen, der
über einer im Ampere geeichten Skala spielt. Um sowohl Bruchteile
eines Amperes, als auch Stromstärken bis zu mehreren Ampere ablesen zu
können, haben die meisten Strommesser zwei verschieden empfindliche
Skalen, die nach Bedarf eingeschaltet werden können.

Als Stromregulator dient ein Spannungsregler oder Spannungsteiler gleicher Art, wie er auch zur Galvanisation oder Faradisation
Verwendung findet (Abb. 77).

Um gleichzeitig mehrere Körperstellen oder auch mehrere Kranke behandeln zu können, ist der Therapiekreis bei manchen Apparaten unterteilt, d. h. er enthält mehrere parallele Abzweigungen mit je einem Paar von Anschlußklemmen. In diesem Fall ist für jeden Behandlungskreis auch eine besondere Reguliermöglichkeit vorgesehen.

Diathermieapparate können wegen des im Erregerkreis liegenden Spannungstransformators nur an Wechselstrom angeschlossen werden. Ist in der Zentralleitung Gleichstrom vorhanden, so muß dieser zuerst durch einen Gleichstrom-Wechselstromumformer in Wechselstrom verwandelt werden.

Apparattypen. Die im Handel vorkommenden Apparate kann man ihrer Leistung nach in drei Typen einteilen. Große Apparate, deren Hochfrequenzleistung 500—600 Watt beträgt. Sie sind zur gleichzeitigen Behandlung von 3—4 Kranken bestimmt und haben eine dementsprechende Anzahl von Behandlungskreisen. Sie sind für Krankenhäuser, Institute, Ambulatorien und ähnliche Betriebe vorgesehen. Apparate mittlerer Größe mit 1—2 Behandlungskreisen und einer Leistung von 200 bis

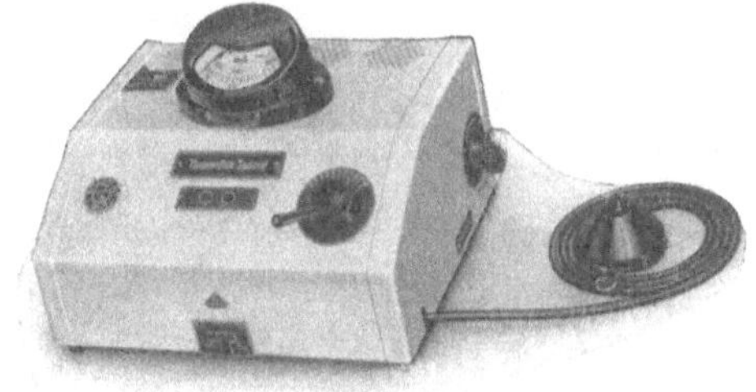

Abb. 147. Kleiner Diathermieapparat (Siemens-Reiniger-Werke).

300 Watt entsprechen den Anforderungen der gewöhnlichen ärztlichen Praxis (Abb. 145 u. 146.) Mit ihnen sind alle Behandlungsarten einschließlich der allgemeinen Diathermie durchzuführen. Schließlich gibt es noch eine Gruppe kleiner, meist tragbarer Apparate, für deren Betrieb die gewöhnlichen Lichtleitungen ausreichen. Sie sind daher für die Behandlung am Krankenbett geeignet (Abb. 147). Ihre Leistung ist natürlich eine geringere, reicht aber doch für die meisten Anwendungsformen mit Ausnahme der allgemeinen Diathermie aus.

Die Elektroden.

Die Blei- und Zinnelektroden. Da die Hochfrequenzströme infolge ihres außerordentlichen raschen Richtungswechsels keine elektrolytische Wirkung mehr ausüben, ist es möglich, zur Diathermiebehandlung blanke Metallelektroden zu verwenden. Weitaus am häufigsten werden die von Kowarschik zuerst vorgeschlagenen Bleielektroden gebraucht. Sie sind schmiegsamer als andere Metallelektroden und lassen sich daher der Körperoberfläche leicht anpassen. Es empfiehlt sich, Elektroden bestimmter Größe zu verwenden, da man bei Kenntnis des Flächeninhaltes der Elektrode auch darüber Bescheid weiß, welche Stromstärke mit dieser Platte maximal zur Anwendung gebracht werden darf. Die am häufigsten verwendeten Formate sind die folgenden:

14*

Breite	Länge	Flächeninhalt in qcm
6	8	50 (genau 48)
8	12	100 (genau 96)
10	15	150
12	17	200 (genau 204)
14	22	300 (genau 308)
16	25	400
18	28	500 (genau 504)
20	30	600

Man kann sich die Elektroden auch selbst aus Bleiblech, das eine Dicke von 0,5 mm hat, zurechtschneiden (Abb. 148). Legt man Wert auf gutes Aussehen der Elektroden, so benutzt man verzinntes Bleiblech. Die Ecken der Platten sollen gut abgerundet werden. Die Elektroden bewahrt man am besten in einem Ständer der Größe nach geordnet auf.

Um die Bleiplatten anpassungsfähiger zu machen, kann man sie an ihren Rändern und Ecken vielfach einschneiden. Man hat diese Elektroden, ausgehend von einer theoretisch ganz falschen Anschauung, als Stromlinienelektroden bezeichnet (Abb. 149).

An Stelle von Bleielektroden

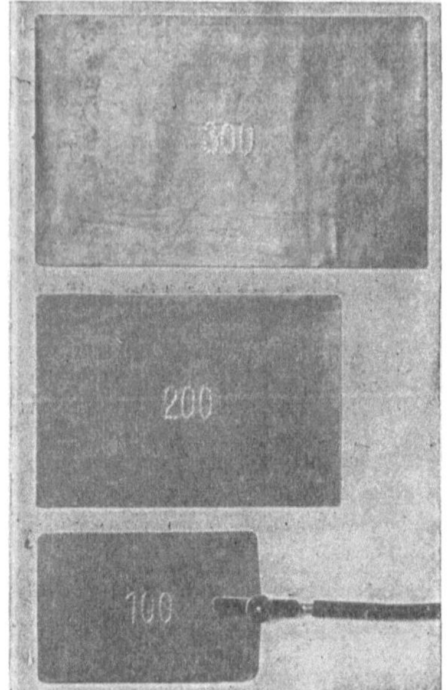

Abb. 148. Bleielektroden zur Diathermie nach Kowarschik.

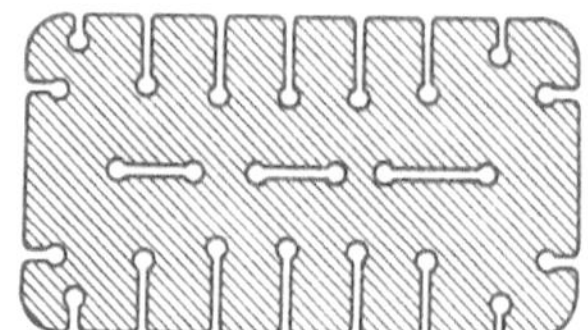

Abb. 149. Stromlinienelektrode.

benutzt man bisweilen auch solche aus Zinn, deren Dicke man jedoch auf 0,1—0,2 mm beschränkt. Solche Stanniolfolien lassen sich leicht falten und infolgedessen auch einer gekrümmten Körperoberfläche, z. B. der Schulterwölbung, besser anpassen. Für Elektroden größeren Formates sind sie jedoch wegen ihrer Zerreißlichkeit nicht zu gebrauchen. Um das gute Anliegen der Zinnblätter zu sichern, bedeckt man sie zweckmäßig mit einer Schicht von Schwammgummi, weichem Filz oder einem ähnlichen Stoff, den man mittels einer Binde der Elektrode andrückt.

Zum Anschluß der Blei- oder Zinnplatten an den Apparat bedient man sich gut isolierter Kabel, die an dem einen Ende eine Klemme tragen, welche die Metallplatte faßt. Abb. 150 zeigt eine von Kowarschik seit Jahren benützte Klemme mit Schraubverschluß. Eine unerläßliche Bedingung ist es, daß diese Elektrodenklemmen, welcher Art immer sie seien, die Elektrodenplatten so sicher fassen, daß ein zufälliges Abgleiten nicht möglich ist, denn die Loslösung der Klemme von der Elektrode führt in der Regel zu einer Verbrennung. Geht der Kontakt zwischen Elektrode und Klemme verloren und bleibt diese mit dem Körper in Berührung, so wirkt ihre Metallfläche gleichsam als Elektrode. Infolge ihrer Kleinheit wird aber die Stromdichte dann so groß, daß es in Bruchteilen einer Sekunde zur Verbrennung kommt. Um einen solchen Zufall auszuschalten, ist es oft zweckmäßig, wie bei der Galvanisation die eine Ecke der Bleiplatte umzubiegen und die Klemme an dieser zu befestigen (Abb. 83).

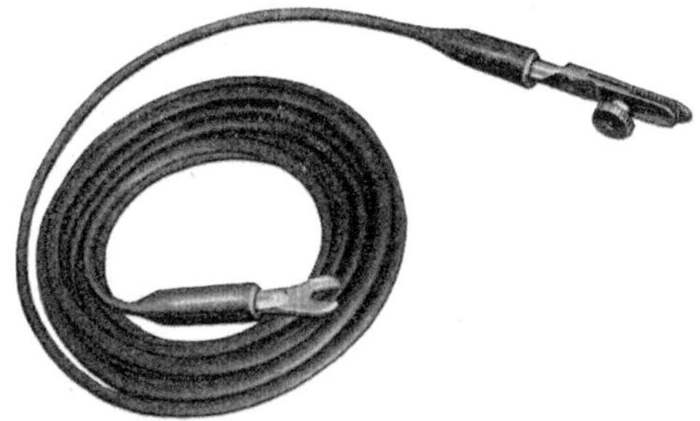

Abb. 150. Kabel mit Elektrodenklemme nach Kowarschik (Siemens-Reiniger-Werke).

Löst sich die Verbindung, so wird doch eine Berührung der Haut mit der Klemme vermieden. Im übrigen ist diese Befestigungsart auch darum vorteilhaft, weil das Anlegen der Elektrode nicht durch die seitwärts abstehende Klemme behindert wird.

Andere Elektrodenformen. Für diejenigen, die es nie erlernen, eine einfache Metallelektrode klaglos anzulegen, hat die Industrie noch eine große Zahl andersartiger Elektroden geschaffen. Meist sind es Metallnetze oder -geflechte, die auf einer Stoff- oder Schwammgummischicht aufgearbeitet sind (Abb. 151). Sie übertreffen wohl die einfachen Blei- oder Zinnplatten an Anpassungsfähigkeit, sind aber nicht nur viel teurer und unhygienischer, da sie nie ordentlich gereinigt werden können, sondern haben auch alle einen grundsätzlichen Nachteil. Die benützten Metallgewebe besitzen stets Luftlücken, die, wenn die Elektrode der Haut anliegt, für die Stromleitung nicht in Betracht kommen.

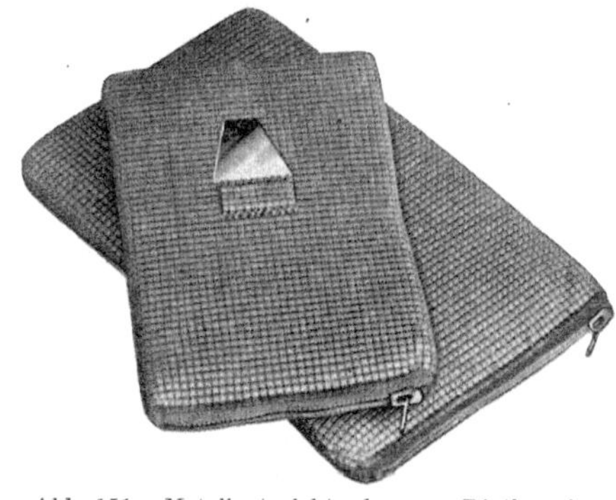

Abb. 151. Metallnetzelektroden zur Diathermie (Siemens-Reiniger-Werke).

Dadurch ist die wirksame Berührungsfläche nicht unwesentlich kleiner als die einer gleich großen Metallplatte. Sie beträgt nicht selten weniger als die Hälfte dieser. Das hat zur Folge, daß auch die anwendbare Stromstärke bedeutend vermindert wird. Bei verhältnismäßig ganz geringem Strom kommt es bereits zu einem unangenehmen Hitzegefühl, Brennen und Stechen, wodurch in vielen Fällen eine hinreichende Durchwärmung unmöglich gemacht wird.

Die Anwendung der Diathermie.

Die örtliche Anwendung.

Das Anlegen, das Befestigen der Elektroden u. a.

Das Anlegen der Elektroden. Die Kunst der Diathermie beruht im wesentlichen in dem richtigen Anlegen der Elektroden. Diese müssen so angelegt werden, daß sie überall mit der Haut einen möglichst guten Kontakt haben. Diesen kann man verbessern, wenn man die Haut mit warmem Seifenwasser mittels eines Gummischwamms anfeuchtet. Auch Seifenspiritus kann hierzu verwendet werden. Ist die Haut mit Haaren bedeckt, welche den Strom bekanntlich nicht leiten, so seift man sie richtig ein. Das Wesentliche ist dabei, daß die Luft zwischen Elektrode und Haut möglichst beseitigt wird.

Die Elektroden lassen sich nur dann gut anpassen, wenn sie vor ihrer Verwendung ganz glatt sind. Zerknitterte und zerknüllte Elektroden sind unbrauchbar. Nach jeder Behandlung werden die Metallplatten mit warmem Wasser und Seife gereinigt, getrocknet und dann mit einem Lineal oder einer faradischen Rolle, die man ihres Stoffüberzuges entkleidet hat, glattgestrichen.

Je kleiner die Elektroden sind, um so sorgfältiger muß man für ihr gutes Anliegen Sorge tragen. Bei Elektroden von 300 qcm und darüber wird es nicht viel ausmachen, wenn sie an einer oder der anderen Stelle der Haut nicht gut anliegen, da dem Strom auch dann noch eine genügend große Überleitungsfläche zur Verfügung steht.

Man vermeide es, die Elektrode über einem unmittelbar unter der Haut liegenden Knochen, wie dem Schlüsselbein, dem Schienbein, dem Darmbeinkamm, anzulegen. Da der Knochen dem Strom einen sehr hohen Widerstand bietet, kommt es an solchen Stellen leicht zu einer Überhitzung.

Es ist unbedingt nötig, den Kranken vor der Behandlung darüber aufzuklären, daß er während dieser nichts anderes als ein angenehmes, mäßig starkes Wärmegefühl haben dürfe und daß er das Auftreten eines Gefühls von Hitze, Brennen oder Stechen sofort melden müsse, widrigenfalls er sonst eine Verbrennung erleiden könnte. Klagt der Behandelte über irgendeine unangenehme Sensation, so ist der Strom sofort abzuschalten und nach der Ursache der Störung zu forschen. Meist besteht sie darin, daß die Elektrode an irgendeiner Stelle, in der Regel an einer Kante oder einer Ecke, nicht gut anlag, oder umgekehrt, daß die Elektrode gerade hier besonders stark gegen die Haut drückte.

Das Befestigen der Elektroden. Um während der Behandlung ein dauernd gutes Anliegen der Elektrode zu sichern, ist es in den meisten Fällen notwendig, diese anzubinden. Man verwendet hierzu Binden aus Trikot- oder Gummigewebe. Bei dem Anbinden der Platten ist stets darauf zu achten, daß auch die Klemme mit in den Verband eingeschlossen wird, da gerade das schlechte Anliegen dieser häufig ein Brennen verursacht.

Sollen Platten auf den Rücken, die Lenden- oder Gesäßgegend zu liegen kommen, so genügt es meist, wenn sich der Kranke auf die Elektrode legt und sie durch sein Körpergewicht andrückt. Platten auf der Vorderseite des Rumpfes werden durch das Auflegen von ein oder zwei Sandsäcken in ihrer Lage erhalten. In solchen Fällen ist es jedoch notwendig, den Kranken darauf aufmerksam zu machen, daß das Abheben der Elektroden bzw. das Aufsetzen während der Behandlung mit einer Verbrennungsgefahr verbunden ist.

Das Ein- und Ausschalten des Stromes. Bevor man den Strom einschaltet, überzeuge man sich zunächst, daß die Reguliervorrichtung auf Null steht, daß das Amperemeter in dem gerade verwendeten Behandlungskreis liegt und auf die empfindliche Skala eingestellt ist. Das Übersehen eines dieser drei Punkte kann leicht zu einer Gefahr für den Kranken werden.

Das Einstellen des Stromes auf die volle Stärke darf nur ganz langsam erfolgen, damit man Zeit hat, ein schlechtes Anliegen der Elektroden, einen vielleicht vorhandenen Kabeldefekt oder einen sonstigen Fehler rechtzeitig zu bemerken, ehe er Schaden stiftet. Folgt der Zeiger des Amperemeters nicht augenblicklich der Bewegung des Regulierhebels, so schalte man sofort wieder aus und sehe nach der Ursache. Diese kann darin liegen, daß vergessen wurde, eines oder auch beide Kabel anzuklemmen, daß ein Kabel beschädigt ist und nicht leitet, daß eine Elektrodenklemme sich von der Platte gelöst hat oder daß der Strommesser nicht in den Behandlungskreis eingeschaltet wurde. Das Ausschalten des Stromes kann, besonders im Augenblick der Gefahr, auch plötzlich geschehen, ohne daß der Kranke das wie bei der Galvanisation unangenehm empfindet.

Die Lokalisierung der Wärme.

Das Grundgesetz der Lokalisation. Will man die Wärme im Körper richtig lokalisieren, so halte man sich stets vor Augen, daß der Strom immer den kürzesten und bequemsten Weg, physikalisch gesprochen, den Weg des geringsten Widerstandes von einer Elektrode zur anderen nimmt. Dieser Weg ist, falls nicht unüberwindliche Hindernisse vorliegen, die geradlinige Verbindung zwischen den beiden Elektroden. In dieser Verbindungslinie muß also das Objekt liegen.

Die Erwärmung mit gleich großen flächenparallelen Elektroden. Haben wir zwei gleichgroße Elektroden, die einander in geringer Entfernung gegenüberstehen, so verlaufen die Stromlinien annähernd parallel zwischen ihnen (Abb. 152). Je mehr wir die beiden Elektroden voneinander entfernen, um so mehr weichen die Stromlinien in der Mitte des Weges auseinander, um so größer ist ihre Streuung (Abb. 153). Da die Dichte der Stromlinien ein Maß für die Erwärmung darstellt, so ist infolgedessen auch die Erwärmung in der Mitte des Stromweges eine geringere als unmittelbar unter den Elektroden. Dabei ist zu beachten, daß die Erwärmung im quadratischen Verhältnis zur Stromdichte steht, das will sagen, daß die halbe Stromdichte nur mehr ein Viertel der Erwärmung ergibt.

Ein besonderer Fall ist dann gegeben, wenn der Strom auf seinem

Weg einen Querschnitt passieren muß, der kleiner ist als die Elektrodenfläche. Nehmen wir ein praktisches Beispiel. Wir legen an die Handfläche
und an den Unterarm je eine Elektrode in der Größe von 100 qcm an.
In diesem Falle muß der Strom das Handgelenk durchsetzen. Dieses
stellt gleichsam eine Stromenge, einen Isthmus dar, dessen Querschnitt
kleiner ist als 100 qcm (Abb. 154). Die Stromlinien müssen sich daher

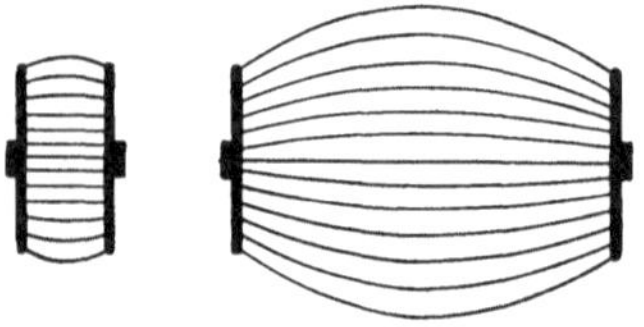

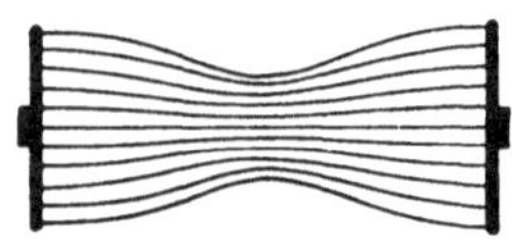

Abb. 152 u. 153. Stromlinienverlauf bei kleinerem   Abb. 154.   Stromlinienverlauf bei Verengung
    und größerem Elektrodenabstand.   der Strombahn.

im Handgelenk verdichten. Die Erwärmung wird infolgedessen hier am
größten sein. Das gleiche ist der Fall, wenn man eine Elektrode an der
Fußsohle, eine zweite am Unterschenkel anlegt. In diesem Fall stellt das
Sprunggelenk und der darüber befindliche Teil des Unterschenkels den
kleinsten Querschnitt dar, in dem die Erwärmung am stärksten wird.

Die Erwärmung mit ungleich großen flächenparallelen Elektroden. Sind
beide Elektroden nicht gleich groß, so wird begreiflicherweise die Erwärmung unter der kleineren Elektrode größer sein (Abb. 155). Ist das
Größenverhältnis der Elektroden etwa 1 : 2, so ist die Erwärmung unter
der kleinen Elektrode bereits viermal so groß als unter der anderen.
Praktisch wird die Erwärmung nur mehr unter der kleineren Elektrode
fühlbar werden. Diese nennen wir daher die aktive, die größere die inaktive Elektrode. Wenn die letztere auch unmittelbar für die Erwärmung
keine Rolle spielt, so ist es doch nicht gleichgültig, wohin man sie legt,
denn ihre Lage hat einen entscheidenden Einfluß auf die Richtung, in
der die Stromlinien verlaufen (Abb. 156). Auf jeden Fall muß das zu

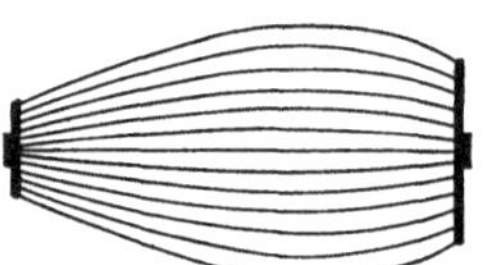

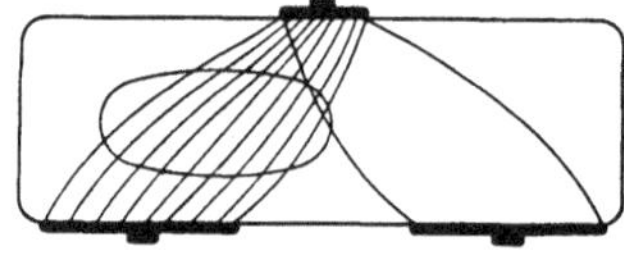

Abb. 155. Stromlinienverlauf bei ungleich großen   Abb. 156.   Richtende Wirkung der inaktiven
              Elektroden.   Elektrode.

durchwärmende Organ in den Strahlenkegel beider Elektroden fallen.
Will man z. B. die Lumbalmuskulatur wegen einer Lumbago durchwärmen,
so wird man die aktive Elektrode (200 qcm) auf die Lendengegend, die
größere Elektrode (400 qcm) auf die Bauchdecken legen.

Die Behandlung mit zwei verschieden großen Elektroden wird man
dort wählen, wo ein Körperteil oder Organ durchwärmt werden soll, das
nicht allseits zugänglich ist und daher nicht für sich allein zwischen zwei

Elektroden gefaßt werden kann. Das ist der Fall bei dem Auge, dem Ohr, der Wirbelsäule, der Harnblase usw. Man muß sich hier begnügen, von einer Seite an das Behandlungsobjekt heranzukommen.

Die Erwärmung mit nicht flächenparallelen Elektroden. Nicht immer ist es in der Praxis möglich, die Elektroden einander flächenparallel gegenüberzustellen. Nehmen die Elektroden eine Winkelstellung zueinander ein, so werden die Stromlinien in dem Bestreben, den kürzesten Weg zu nehmen, sich gegen die einander näher liegenden Ränder verschieben (Abb. 157). Die Erwärmung wird zwischen diesen eine größere sein als zwischen den voneinander weiter entfernten Rändern. Diese einseitige Verschiebung der Wärme, die wir als Randwirkung bezeich-

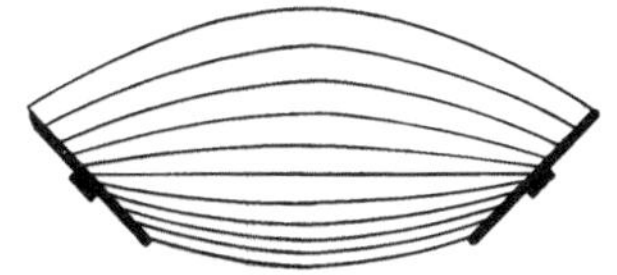

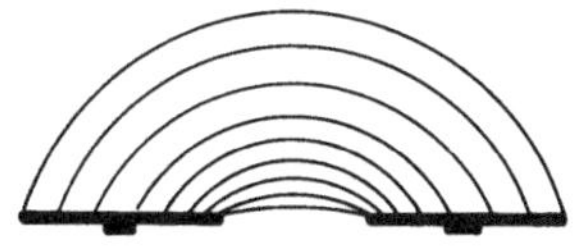

Abb. 157. Stromlinienverlauf bei Winkelstellung der Elektroden.

Abb. 158. Stromlinienverlauf bei einer Winkelstellung der Elektroden von 180⁰.

nen, wird um so mehr in Erscheinung treten, je größer der Neigungswinkel der Elektroden ist. Sie wird bei einem Winkel von 180⁰ ihr Maximum erreichen (Abb. 158). Sie wird aber auch bei gleicher Neigung um so deutlicher in Erscheinung treten, je näher die Elektroden einander liegen.

Die Erwärmung in zusammengesetzten Leitern. Durchsetzt ein Strom bestimmter Stärke zwei Leiter von verschieden großem Widerstand w_1 und w_2 (Abb. 159) und machen wir die Annahme, daß w_2 doppelt so groß wäre wie w_1, so ist nach dem Jouleschen Gesetz auch die Erwärmung dieses Leiters doppelt so groß.

Anders sind die Verhältnisse, wenn zwei Leiter verschiedenen Widerstandes nicht hintereinander, sondern nebeneinander oder parallel in

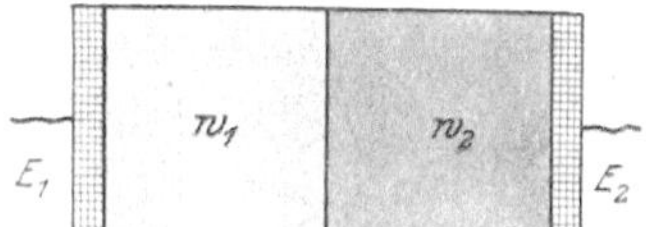

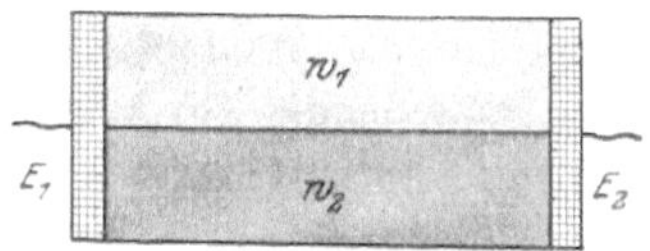

Abb. 159. Reihenschaltung zweier Widerstände. Abb. 160. Parallelschaltung zweier Widerstände.

der Strombahn liegen (Abb. 160). Dann stehen dem Strom zwei Wege offen, er wird sich teilen, und zwar wird in dem Widerstand w_2, der nach unserer früheren Annahme doppelt so groß ist als w_1, nur die Hälfte des Stromes fließen. Es werden demnach von dem Gesamtstrom zwei Drittel durch den Widerstand w_1, ein Drittel durch den Widerstand w_2 gehen. Da aber nach dem Jouleschen Gesetz die Erwärmung mit der Stromstärke im quadratischen, mit dem Widerstand aber nur im einfachen Verhältnis steigt, so läßt sich leicht errechnen. daß nunmehr in dem kleineren Widerstand w_1 die größere Erwärmung auftritt.

Fassen wir zusammen, so können wir sagen: Bei Hintereinander-
oder Reihenschaltung erwärmt sich der größere Widerstand
mehr, bei Nebeneinander- oder Parallelschaltung dagegen
der kleinere Widerstand.

Daraus ergeben sich die folgenden für die Praxis wichtigen Verhältnisse. Durchwärmt man eine Extremität oder den Rumpf in querer
Richtung, so wird der Strom der Reihe nach die Haut, die Unterhaut und
dann die tieferen Körperschichten durchsetzen. Die Haut, die den
größten Widerstand besitzt, wird sich dabei am meisten erwärmen. Dazu
kommt außerdem der bereits oben erwähnte Umstand, daß die Dichte des
Stromes unmittelbar unter der Elektrode, also an der Haut größer ist als
an irgendeiner anderen Stelle.

Anders bei der Längsdurchwärmung einer Extremität. Hier haben
wir es, wenn wir von der Haut und dem Unterhautzellgewebe absehen,
im weiteren Verlauf mit einer Parallelschaltung der verschiedenen Gewebe, Muskel, Knochen, Blutgefäße, Nerven usw. zu tun. Der beste
Leiter des menschlichen Körpers ist das Blut. Der Strom wird sich daher
vorwiegend in die Bahn der Blutgefäße legen. Das wird bei der Behandlung dadurch erkennbar, daß überall dort, wo die großen Blutgefäße
oberflächlich verlaufen wie an der Beugeseite des Handgelenkes, in der
Ellenbogen- und Kniebeuge die Erwärmung am stärksten fühlbar wird.

Da die großen Blutgefäße beugeseits verlaufen, so wird es verständlich,
daß die Beugeseite einer Extremität sich immer stärker erwärmt als die
Streckseite. Dieser Unterschied tritt besonders in Erscheinung, wenn die
Gelenke gebeugt werden. Es gilt daher für die Diathermie der Arme und
Beine der Grundsatz, die Durchwärmung, wenn möglich, in Streck-
stellung vorzunehmen. Darum sollen die Elektroden auch an der Streck-
seite und nicht an der Beugeseite der Extremität angelegt werden, um dem
Strom den Weg entlang der Blutgefäße möglichst zu erschweren.

Die Dosierung der Wärme.

Wir haben zwei Möglichkeiten, die therapeutisch erzeugte Wärme zu
bemessen, erstens die Stromstärke und zweitens die Behandlungszeit.

Die Stromstärke. Zunächst müssen wir bei der Behandlung im Auge
behalten, daß die Erwärmung mit der Stromstärke nicht in einem einfachen, sondern in einem quadratischen Verhältnis steigt. Das ist auch
der Grund, weshalb die Grenze für die eben noch erträgliche Stromstärke
eine ziemlich scharfe ist. Die Stromstärke, die wir therapeutisch verabfolgen können, wird einerseits von einem physikalischen Faktor, der
Elektrodengröße, anderseits von einer Reihe biologischer Faktoren beeinflußt.

Die Elektrodengröße. Je größer die Elektroden, um so mehr
Strom müssen wir anwenden, um eine bestimmte Erwärmung, oder subjektiv ausgedrückt, ein bestimmtes Wärmegefühl zu erzeugen. Das ist
durchaus verständlich, weil mit der Größe der Elektroden auch die zwischen ihnen liegende Körpermasse zunimmt. Hat man sich einmal daran

gewöhnt, nicht irgendwelche beliebige Bleibleche, sondern Elektroden ganz bestimmter Größe zu verwenden, so wird man sehr bald erkennen, daß jeder dieser Elektrodengrößen auch eine ganz bestimmte Stromstärke zukommt. Es beträgt die maximal anwendbare Stromstärke, die ohne Gefahr nicht überschritten werden darf, für

50 qcm	0,5	Ampere,
100 „	1,0	„
200 „	1,5	„
300 „	2,0	„

Diese Zahlen gelten unter der Voraussetzung, daß zwei gleichgroße Elektroden sich annähernd parallel gegenüberstehen. Tun sie das nicht, sondern nehmen sie zueinander eine Winkelstellung ein, so muß man mit einer Randwirkung, d. h. der Verschiebung der Stromlinien nach einer Seite hin, rechnen. Das hat die gleiche Wirkung, als ob die leitende Elektrodenoberfläche verkleinert worden wäre. Die Stromstärke muß dementsprechend niedriger bemessen werden. Haben wir es mit zwei ungleich großen Elektroden, einer aktiven und einer inaktiven zu tun, so ist begreiflicherweise die kleinere Elektrode für die Dosierung maßgebend.

Eine Ausnahme von dem allgemeinen Dosierungsgesetz ist dann gegeben, wenn der Strom auf seinem Weg einen Körperquerschnitt passieren muß, der kleiner ist als die Elektrodenoberfläche. Ist das der Fall, dann wird die Stromstärke nicht durch die Elektrodenoberfläche, sondern durch den kleinsten Querschnitt des Leitungsweges bestimmt. Für die zwei wichtigsten Fälle, die Längsdurchströmung eines Handgelenkes, beträgt die maximale Stromstärke 0,3 Ampere, für die Längsdurchströmung des Sprunggelenkes 0,5 Ampere.

Biologische Faktoren. Für die Bemessung der Stromstärke sind weiterhin biologische Faktoren, vornehmlich die Art des Organes und die Art seiner Erkrankung maßgebend. Es ist, um Extreme zu nennen, ohne weiteres einzusehen, daß man ein Kniegelenk anders heizen darf als ein Gehirn, ein Auge oder ein Ohr. Besondere Vorsicht ist bei gewissen Erkrankungen geboten. So lehrt die Erfahrung, daß akute, sehr schmerzhafte Neuralgien und Neuritiden nur ganz schwache Ströme vertragen. In gleicher Weise sind Erkrankungen der Gefäße und des Herzens sehr stromempfindlich. Sie vertragen häufig nur allerkleinste Stromdosen. Im allgemeinen kommen maximale, bis zur Grenze der Erträglichkeit gehende Erwärmungen nur selten zur Anwendung. Meist wird eine mäßige, angenehm empfundene Wärme am wirksamsten sein. Will man die Wärmewirkung verstärken, so ist es zweckmäßiger, statt die Stromstärke zu erhöhen, die Behandlungsdauer zu verlängern.

Die Dauer und Wiederholung der Behandlung. In der Regel wird eine Diathermiebehandlung mit 20—30 Minuten bemessen. Will man ganz besonders vorsichtig sein (Gehirn, Herz!), so wird man die Behandlung auf 10 Minuten beschränken. Selten wird man sie über eine halbe Stunde ausdehnen. Die Durchwärmung wird täglich oder wenigstens jeden zweiten Tag wiederholt. Da wir es meist mit länger bestehenden Leiden zu tun haben, wird in der Regel eine Folge von 10—20, vielleicht auch 30 Behandlungen notwendig sein.

Die allgemeine Anwendung.

Diese hat den Zweck, die Temperatur des ganzen Körpers zu erhöhen, also eine allgemeine Hyperthermie zu erzeugen. Das kann nach einer der folgenden Methoden geschehen.

Die Fünfplattenmethode. An der Streckseite beider Unterarme und an der Außenseite beider Unterschenkel wird je eine Bleiplatte in der Größe von 200 qcm mit Binden befestigt (Abb. 161). Die vier Elektroden

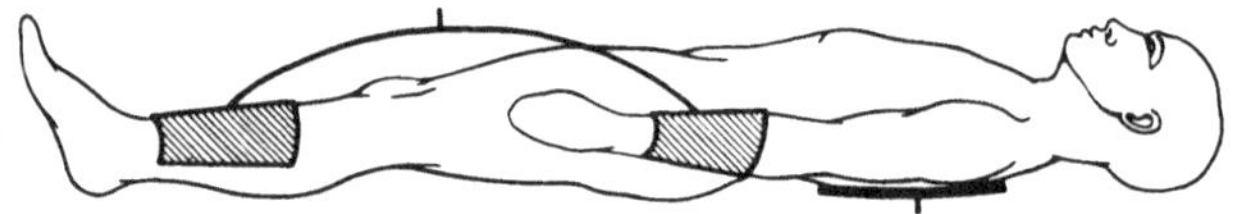

Abb. 161. Allgemeindiathermie (Fünfplattenmethode).

werden zusammen an den einen Pol des Apparates angeschlossen. Als Gegenpol dient eine große Platte (400—600 qcm), die unter das Gesäß oder den Rücken gelegt wird, falls die Behandlung im Liegen vorgenommen wird. Sitzt der Kranke, so kann man die Platte am Rücken festbinden oder unter das Gesäß legen. Die Stromstärke schwankt je nach der Temperaturerhöhung, die man erzielen will, zwischen 1,5—3,0 Ampere die Behandlungsdauer zwischen 20—30 Minuten.

Bei dieser Methode wird meist die Erwärmung in den Armen wegen ihres kleineren Querschnittes eine größere sein als in den Beinen. Um

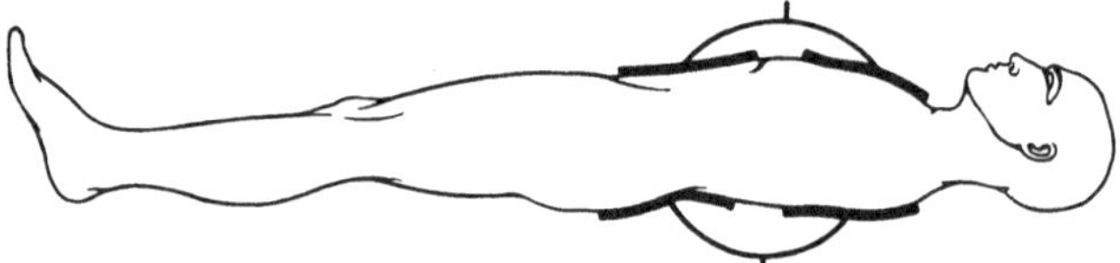

Abb. 162. Allgemeindiathermie (Vierplattenmethode nach Neymann).

sie gleichmäßig zu gestalten, kann man bei Apparaten, die zwei Behandlungskreise besitzen, Arme und Beine an je einen Kreis legen, wodurch man die Möglichkeit erhält, die Erwärmung in beiden Kreisen nach Wunsch zu regulieren.

Die Vierplattenmethode nach Neymann. Zwei große, mit seitlichen Einschnitten versehene Bleiplatten werden auf Brust und Bauch aufgelegt, ihnen gegenüber auf den Rücken und die Lendengegend kommen zwei ähnliche Elektroden. Sie werden mittels Binden oder besonderer Bandagen der Körperoberfläche möglichst gut angepaßt (Abb. 162). Dann werden die beiden vorderen Elektroden an den einen, die beiden rückwärtigen an den zweiten Pol des Apparates angeschlossen. Zweckmäßig ist es, sie an zwei verschiedene Behandlungskreise zu legen, um die Wärme über den ganzen Rumpf gleichmäßig zu verteilen. Das ist der Fall, wenn etwa zwei Drittel des Gesamtstromes durch den Thorax, ein Drittel durch das Abdomen geht. Der Gesamtstrom beträgt 2—5 Ampere. An Stelle der beiden Rückenelektroden kann man auch eine einzige verwenden, die vom Nacken bis zum Gesäß reicht.

Die Dreiplattenmethode nach Kowarschik. Man bringt auf das Behandlungsbett in gleichen Abständen voneinander drei Blei- oder Zinnplatten in der Größe von 30×40 cm. Auf diese legt sich der Kranke in der in der Abb. 163 dargestellten Weise. Die mittlere Platte wird an den einen, die beiden anderen zusammen an den zweiten Pol des Apparates angeschlossen. Schwache Durchwärmungen erfordern eine Stromstärke

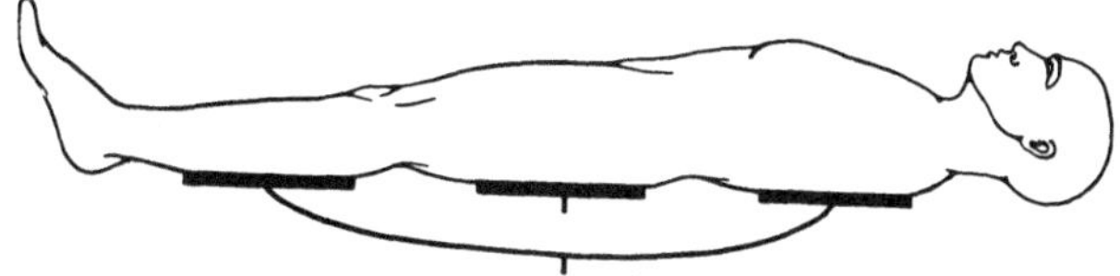

Abb. 163. Allgemeindiathermie (Dreiplattenmethode nach Kowarschik).

von 2,0—2,5 Ampere, starke von 3,0 Ampere und darüber. Diese Methode ersetzt die früher übliche Behandlung auf dem Kondensatorbett mit einfachen Mitteln.

Leichte und starke Durchwärmungen. Je nach dem Grad der Hyperthermie, den man erzielen will, kann man leichte und starke Durchwärmungen unterscheiden.

Für leichte Durchwärmungen genügen geringe Stromstärken in der Dauer von 20—30 Minuten. Die erzielte Temperatursteigerung soll einige Zehntelgrade bis höchstens einen Grad Celsius nicht überschreiten. Solche Durchwärmungen wirken gefäßerweiternd, blutdruckherabsetzend, beruhigend und schlaffördernd. Sie werden in diesem Sinn bei Erkrankungen der peripheren Gefäße, bei Hypertension, multipler Sklerose, Tabes und Neurosen verschiedener Art angewendet.

Starke Durchwärmungen mit einer Temperatursteigerung auf 38^0—39^0—40^0 C erzielt man durch Anwendung hoher Stromstärken und entsprechend langer Behandlungsdauer. Der Kranke gerät hierbei in starken Schweiß. Er wird zur Behandlung entkleidet, in ein Leintuch und in eine oder mehrere Wolldecken eingeschlagen, einerseits um den Temperaturanstieg zu fördern, anderseits um die Wärme möglichst lange zu halten. Wir pflegen den Kranken nach Ausschaltung des Stromes noch eine Stunde lang in der Packung zu belassen. Dann geben wir ihm ein warmes Bad, das langsam abgekühlt wird.

Solche Hyperthermien bewähren sich in ausgezeichneter Weise bei chronisch progressiver Polyarthritis und anderen Infektarthritiden. In Amerika wurden sie von Neymann und Osborne, Worthing, Parkins u. a. als Ersatz einer Malariakur zur Behandlung der progressiven Paralyse empfohlen, wobei Temperaturen von 40—41° C angestrebt und einige Stunden lang erhalten werden.

Die Behandlung einzelner Körperteile.
Kopf und Hals.

Gehirnschädel. Dieser kann in sagittaler oder frontaler Richtung durchwärmt werden. Im ersten Fall legt man einen Bleistreifen im Ausmaß von 4×12 cm an die Stirne und einen gleich großen an das Hinterhaupt, wobei man durch gründliches Einseifen der Haare für einen guten Kontakt Sorge tragen muß (Abb. 164). Die Elektroden werden mittels zirkulär laufender Binden am Schädel befestigt. Wegen der Möglichkeit eines auftretenden Schwindelgefühls ist es zweckmäßig, die Behandlung

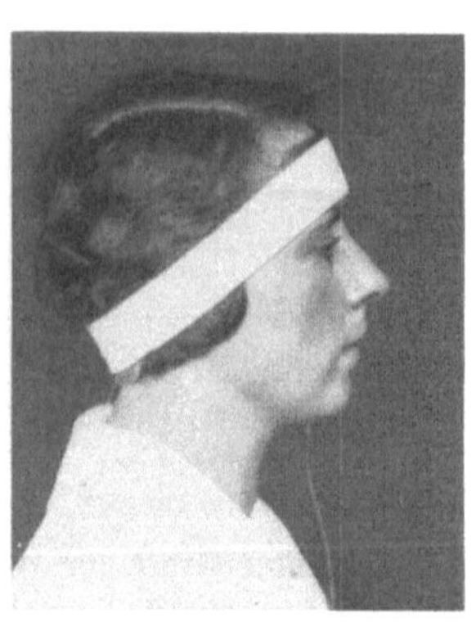

Abb. 164.
Schädeldiathermie in sagittaler Richtung.

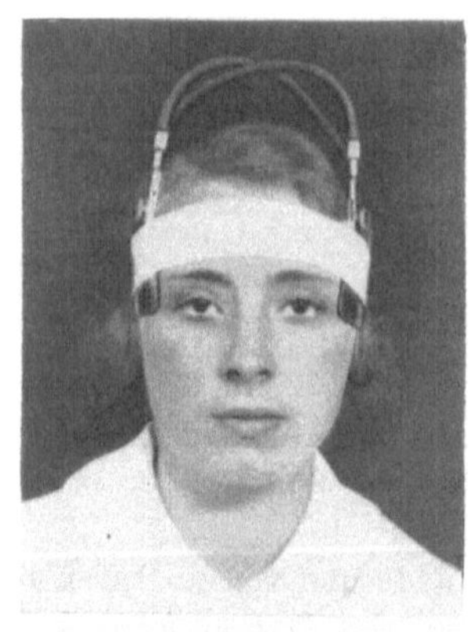

Abb. 165.
Schädeldiathermie in querer Richtung.

im Liegen vorzunehmen. Eine unter den Nacken geschobene Kopfrolle sichert dabei das gute Anliegen der rückwärtigen Elektrode. Stromstärke 0,2—0,3, maximal 0,5 Ampere.

In analoger Weise wird die frontale Durchwärmung des Schädels ausgeführt, wobei an die beiden Schläfen zwei ovale Bleiplatten angelegt werden. Um den Zug der Kabel an den Elektroden zu vermeiden, werden diese am oberen Elektrodenrand befestigt, über dem Schädel gekreuzt und mit in den Verband eingeschlossen (Abb. 165). Stromstärke 0,2 bis 0,3 Ampere.

Da die Stromlinien, wenn sie in die feuchte, gut leitende Gehirnmasse eintreten, in weitem Umfang streuen, gleichgültig, in welcher Richtung man den Schädel durchwärmt, so kann von einer lokalisierten Durchwärmung einzelner Gehirnteile, wie z. B. von einer Diathermie der Hypophyse, keine Rede sein. Wir werden uns begnügen müssen, wenn wir unter anderem auch die Hypophyse mit in den Stromkreis bekommen.

Gesichtsschädel. Um die eine Gesichtshälfte zu durchwärmen, benützt man eine halbmaskenartige Elektrode aus Blei, die einen Ausschnitt für das Auge und den Mund hat (Abb. 166). Diese wird mit Binden am Schädel befestigt, während eine zweite Platte in der Größe von 200 qcm auf den Rücken zu liegen kommt. Stromstärke 0,5—0,6 Ampere.

Will man nur bestimmte Teile des Gesichtes, z. B. die Wangengegend (Kieferhöhle) durchwärmen, so benützt man entsprechend kleinere, dem erkrankten Teil in Form und Größe angepaßte Elektroden.

Kehlkopf. Eine 50 qcm große Platte wird entsprechend gebogen über dem Kehlkopf angelegt (Abb. 167). Ihr gegenüber auf den Rücken kommt als inaktiver Pol eine Platte von 200 qcm. Stromstärke bis 0,5 Ampere.

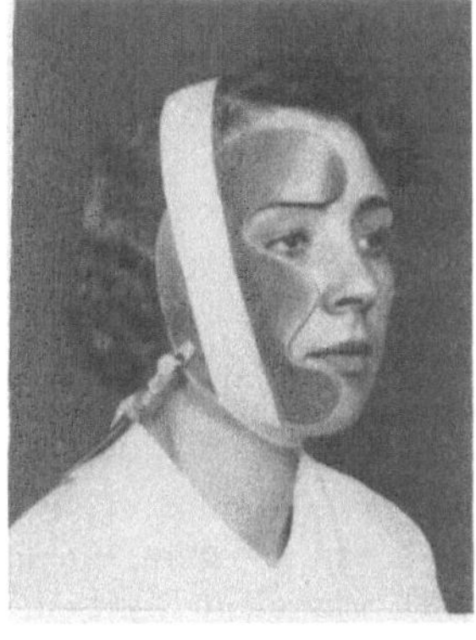

Abb. 166. Diathermie einer Gesichtshälfte.

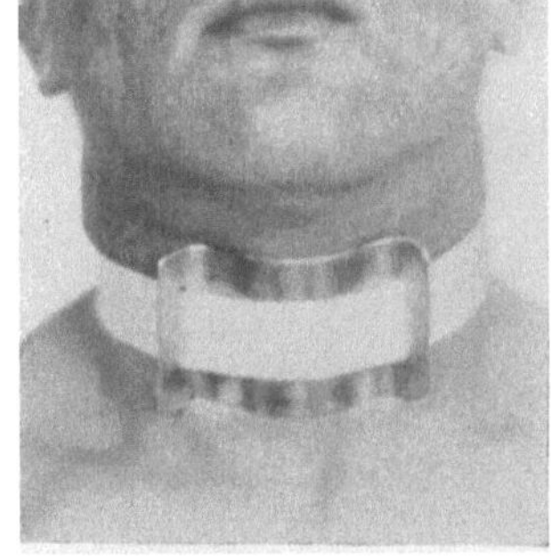

Abb. 167. Diathermie des Kehlkopfes.

Rumpf und innere Organe.

Lunge und Rippenfell. Die Behandlung wird am besten im Liegen vorgenommen. Soll die ganze Lunge durchwärmt werden, so nimmt man je nach der Größe des Brustkorbes zwei gleich große Platten von 300 oder 400 qcm. Auf eine dieser Platten legt sich der Kranke, während die zweite auf die Vorderseite des Brustkorbes aufgesetzt und durch einen Sandsack beschwert wird. Stromstärke 1,5—2,0 Ampere. Bei der Behandlung aller inneren Organe empfiehlt es sich, eine mäßige Stromstärke, dafür aber eine etwas längere Behandlungszeit zu wählen.

Sollen nur einzelne Teile der Lunge oder des Rippenfelles behandelt werden, so benutzt man zwei ungleich große Platten, von denen die kleinere, etwa 200 qcm große, über den Krankheitsherd, die zweite entsprechend größere möglichst diametral gegenüber zu liegen kommt. Die Platten können in der eben beschriebenen Weise fixiert oder auch mit Binden befestigt werden. Die Stromstärke wird nach den allgemeinen Dosierungsregeln durch den Flächeninhalt der kleineren Elektrode bestimmt.

Herz. Das Herz wird zwischen zwei gleich große Platten im Ausmaß von 200 qcm gefaßt, wobei die eine auf den Rücken, die andere auf die vordere Brustwand, der Projektion des Herzens entsprechend, gelegt wird. Die Befestigung geschieht in liegender Stellung einerseits durch das Körpergewicht, anderseits durch einen aufgelegten, nicht zu schweren Sandsack, in sitzender Stellung durch einige um den Brustkorb laufende Bindentouren. Die Stromstärke soll anfangs nicht mehr als 0,8 Ampere betragen. Wird diese Durchwärmung gut vertragen, so kann man später auf 1,0 Ampere ansteigen.

Darm. Soll der ganze Darmkanal durchwärmt werden, so verwendet man zwei gleich große Elektroden im Ausmaß von 300 oder 400 qcm. Auf eine dieser Elektroden legt sich der Kranke, wobei man durch eine entsprechende Unterlage dafür sorgt, daß sie der Lumbalgegend gut anliegt. Gegenüber auf den Bauch bringt man die zweite Elektrode und beschwert sie mit einem oder zwei Sandsäcken. Stromstärke 1,5—2,0 Ampere.

Magen, Gallenblase, Appendix u. a. Sollen nur einzelne Teile des Magen-Darm-Kanals behandelt werden, dann wählt man zwei ungleich große Elektroden, von denen die kleinere als aktive Elektrode über das zu behandelnde Organ, die größere als inaktive gegenüber auf den Rücken zu liegen kommt. Bei der meist verwendeten Größe von 200 qcm für den aktiven Pol beträgt die Stromstärke 1,0—1,2 Ampere.

Niere. Zur Behandlung einer Niere dient eine Platte von 100 qcm, die auf die Nierengegend so aufgelegt wird, daß sie von der zwölften Rippe quer geschnitten wird. Gegenüber auf den Bauch kommt eine Platte von 200 qcm. Stromstärke 0,8 Ampere. Sind beide Nieren zu behandeln, so kann man zwei Elektroden von je 100 qcm an den gleichen Pol legen (Abb. 168). Es wird aber auch genügen, wenn man an Stelle dieser eine einzige doppelt so große Platte (200 qcm) verwendet, weil der Strom, dem hohen Widerstand der Wirbelsäule ausweichend, sich selbst in zwei Parallelströme teilt. Natürlich muß bei Durchwärmung beider Nieren auch die inaktive Platte entsprechend größer gewählt werden.

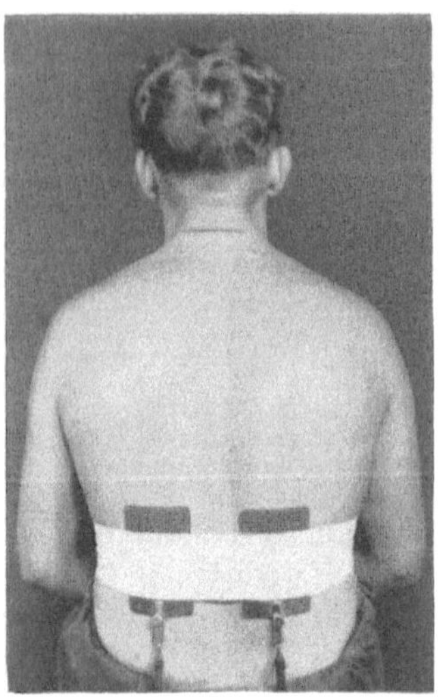

Abb. 168. Diathermie der Nieren.

Harnblase. Der Kranke legt sich auf eine Elektrode von 300 qcm, so daß diese vom Kreuzbein gedeckt wird. Ihr unterer Rand soll mit der Steißbeinspitze zusammenfallen. Knapp über die Symphyse kommt eine etwas kleinere, 200 qcm große Elektrode, deren unterer Rand dem Schambeinbogen entsprechend abgerundet ist. Diese wird mit einem Sandsack beschwert. Stromstärke 1,0—1,2 Ampere.

An die Stelle der Kreuzbeinelektrode kann man beim Mann auch eine Rektalelektrode (Abb. 175), bei der Frau eine Vaginalelektrode (Abb. 171) setzen, über deren Anwendung noch später Näheres gesagt werden wird. Die Verwendung von intravesikalen Elektroden lehnen wir mit Rücksicht auf die Verbrennungsgefahr ab.

Uterus und seine Adnexe. Das weibliche Genitale kann in dreifacher Weise durchwärmt werden, mit zwei äußeren, an der Vorder- und Rückseite des Beckens angelegten Elektroden, auf vaginalem oder auf rektalem Weg.

1. **Die äußere oder perkutane Diathermie** wird in genau der gleichen Weise vorgenommen, wie das eben für die Behandlung der Harnblase beschrieben wurde. Der Fehler, der meist gemacht wird, be-

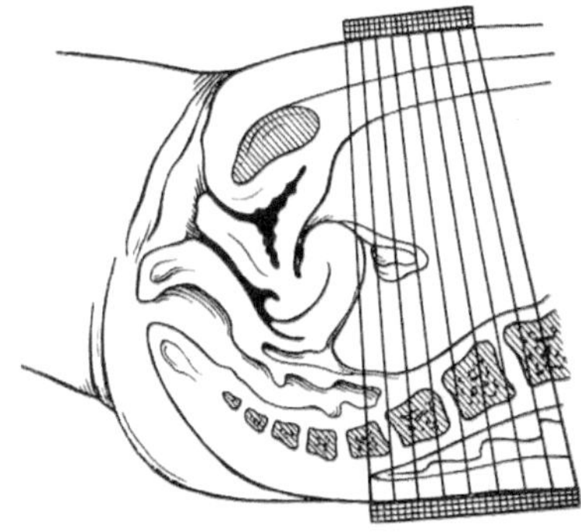

Abb. 169. Stromlinienverlauf bei falscher Lage der Elektroden.

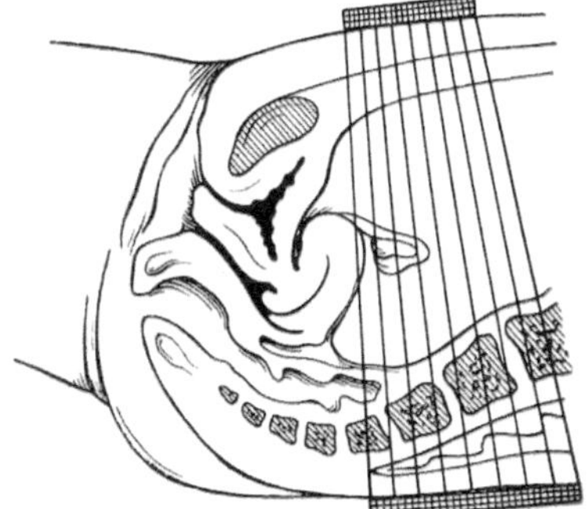

Abb. 169. Stromlinienverlauf bei falscher Lage der Elektroden.

steht darin, daß die rückwärtige Platte zu hoch angelegt wird, so daß die Stromlinien nicht in das kleine Becken eintreten, sondern über dieses hinwegziehen (Abb. 169 u. 170).

Mit Rücksicht auf die starke Streuung im Körperinnern wird man mit dieser Methode nur eine verhältnismäßig geringe Erwärmung in der Tiefe

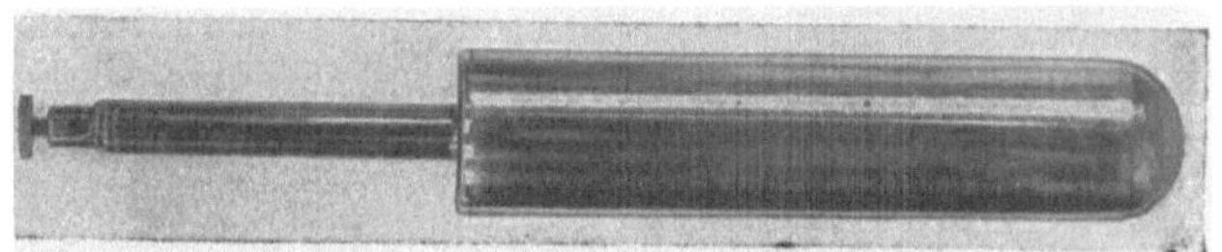

Abb. 171. Vaginalelektrode nach Kowarschik (Siemens-Reiniger-Werke).

des Beckens erzeugen können. Man wird sie daher dort anwenden, wo besondere Vorsicht geboten scheint oder wo eine vaginale Diathermie wegen Virginität, Prolapsus uteri oder aus anderen Gründen nicht ausführbar ist.

2. **Die vaginale Diathermie.** Man benützt hierzu eine in die Vagina einzuführende Spezialelektrode. Es gibt deren eine sehr große Zahl. Als Bedingung für eine brauchbare Vaginalelektrode muß gefordert werden, daß sie möglichst einfach und durch Auskochen sterilisierbar sei. Elektroden, die irgendwelche Hartgummiteile enthalten, sind daher unbrauchbar. Der Einbau eines Thermometers in die Elektrode zum Schutze gegen Verbrennung scheint uns sehr illusorisch zu sein. Da die Kuppe eines solchen Thermometers doch nur einen winzigen Schleimhautanteil berührt, bieten seine Angaben nicht die geringste Gewähr dafür, daß nicht an einer anderen Stelle bereits eine gefahrdrohende Überhitzung eingetreten ist.

Wir verwenden seit Jahren eine einfach-zylindrische, vorne abgerundete

Elektrode, an deren Stiel ein Kabel anschraubbar ist (Abb. 171). Diese Elektrode wird in warmes Wasser getaucht und ohne weiteres Gleitmittel soweit in die Scheide eingeführt, als dies ohne Schmerzen möglich ist. Um das Herausgleiten der Elektrode während der Behandlung zu verhindern, wird zwischen die ausgestreckten Schenkel der Patientin ein Sandsack gelagert, gegen den sich der Stiel der Elektrode stützt. Die gleiche Sicherung bietet die Befestigung der Elektrode am Schenkel mit Hilfe eines Bandes (Abb. 172).

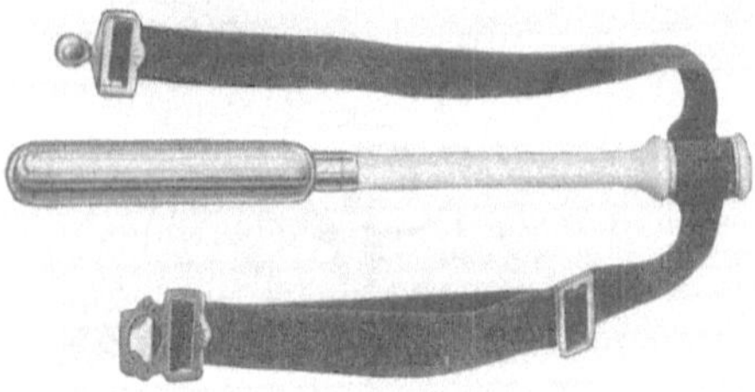
Abb. 172. Vaginalelektrode nach Sellheim (Siemens-Reiniger-Werke).

Will man eine gleichmäßige Verteilung der Wärme im Beckeninnern, was ja in den meisten Fällen erwünscht ist, so verwendet man als inaktive Elektrode einen Gürtel, der das ganze Becken umschließt. Die einfachste Form eines solchen Gürtels ist ein Blei- oder Zinnstreifen in einer Breite von 6—8 cm und einer Länge von 100—120 cm. Dieser wird, ehe die Patientin sich niederlegt, quer über das Behandlungsbett gebreitet. Dann erst lagert sich die Kranke auf den Gürtel derart, daß dessen unterer Rand mit der Steißbeinspitze abschneidet. Nunmehr wird die Vaginalelektrode eingeführt und, wenn das geschehen ist, der Gürtel vorne über der Symphyse geschlossen, indem man seine beiden sich deckenden Enden gemeinsam mit einer Elektrodenklemme faßt (Abb. 173). Wenn der Metallstreifen

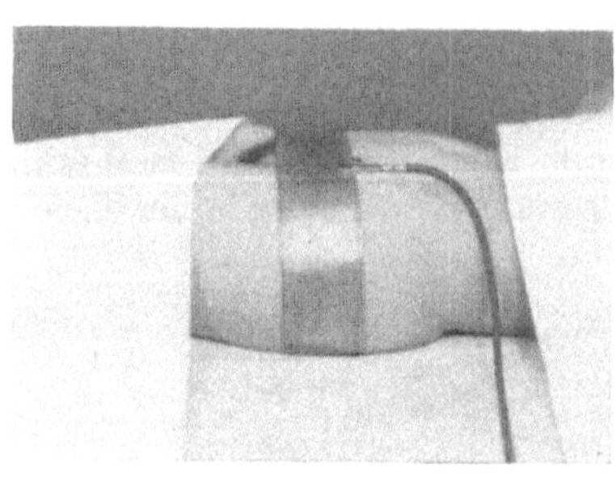
Abb. 173.
Gürtelelektrode aus Blei nach Kowarschik.

nicht genau der Haut anliegt, so ist das völlig bedeutungslos, da seine Oberfläche im Verhältnis zu derjenigen der Vaginalelektrode so groß ist,

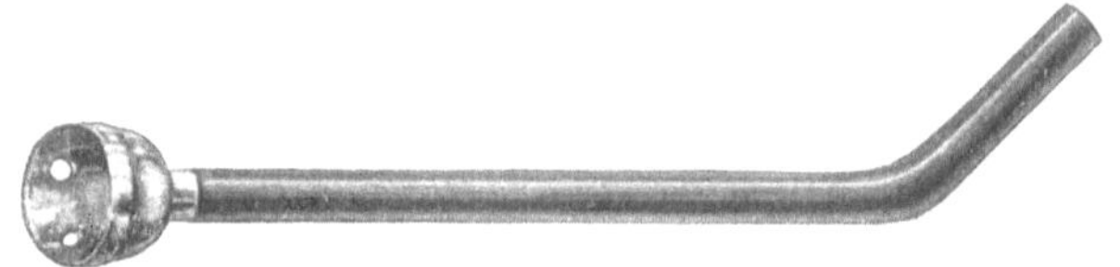
Abb. 174. Portioelektrode (Siemens-Reiniger-Werke).

daß eine Erwärmung der Haut überhaupt nicht zustande kommt. Die anwendbare Stromstärke beträgt 1,0—1,5 Ampere.

3. Die rektale Diathermie. In Ausnahmsfällen ist der vaginalen die rektale Durchwärmung vorzuziehen. Das trifft dann zu, wenn man in besonderer Weise auf den Uterus oder auf den hinter ihm liegenden

Douglasschen Raum einwirken will. Dazu dient eine Elektrode gleicher Art, wie sie für die Prostatabehandlung bestimmt ist (Abb. 175). Diese wird in derselben Weise zur Anwendung gebracht, wie das bei der Behandlung der Prostata beschrieben wird. Als inaktive Elektrode wird eine 200 qcm große, am unteren Rand stark abgerundete Platte über die Symphyse gelegt, wodurch vor allem der Uteruskörper in den Strahlenkegel der Stromlinien kommt. Stromstärke 0,5—0,6 Ampere.

Die Cervix-Diathermie. Will man besonders auf die Cervix einwirken, so benutzt man Elektroden, welche die Portio schalenförmig umfassen (Abb. 174). Von amerikanischen Autoren werden auch dünne, stäbchenförmige Elektroden in die Cervix selbst eingebracht. Der Gegenpol wird in diesem Fall durch eine auf der Symphyse liegenden Bleiplatte (200 qcm) dargestellt. Stromstärke je nach der Oberfläche der verwendeten Elektrode 0,3—0,6 Ampere.

Prostata und hintere Harnröhre. Die Technik der Behandlung ist die gleiche wie die der rektalen Durchwärmung des Uterus bei der Frau.

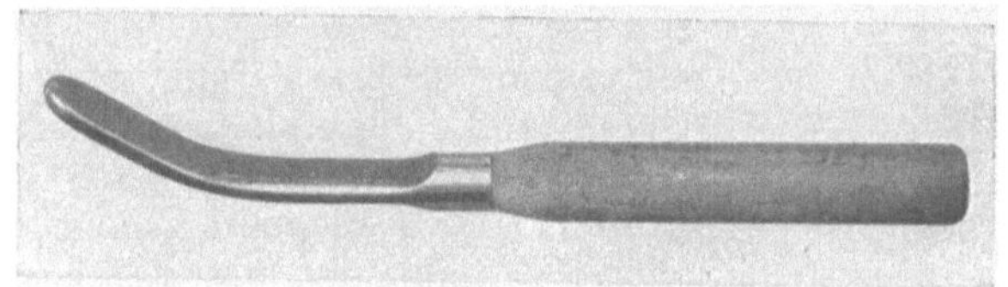

Abb. 175. Prostataelektrode (Siemens-Reiniger-Werke).

Die in Abb. 175 dargestellte Elektrode wird, nachdem man sie in warmes Wasser eingetaucht und etwas eingefettet hat, in Rückenlage des Kranken bei gebeugten und abduzierten Oberschenkeln in das Rektum eingeführt. Dann werden die Beine gestreckt und zwischen sie ein Sandsack gelegt, gegen den sich der Stiel der Elektrode stützt. Das geschieht zu dem Zweck, um das Herausgleiten der Elektrode aus dem Rektum zu verhindern. Eine 200 qcm große Bleiplatte mit stark abgerundeten Ecken wird auf die vordere Bauchwand knapp oberhalb der Symphyse gebracht und durch einen Sandsack beschwert. Stromstärke 0,5—0,6 Ampere. Mit der Prostata wird gleichzeitig auch der hintere Anteil der Harnröhre durchwärmt.

Penis und vordere Harnröhre. Die Harnröhre in ihrem ganzen Verlauf von Orificium externum bis zur Einmündung in die Blase gleichmäßig zu durchwärmen, ist ein technisch sehr schwieriges Problem, das nur mit Hilfe komplizierter Instrumentarien, wie sie von Boerner und Santos, Roucayrol und Makintosh gebaut wurden, lösbar ist. Solche Instrumentarien kommen für den Praktiker kaum in Betracht. Einfacher ist es, die vordere und hintere Harnröhre für sich getrennt zu behandeln. Die Durchwärmung der hinteren Urethra, die mit der Durchwärmung der Prostata zusammenfällt, wurde im vorigen Absatz beschrieben. Die Diathermie des vorderen Harnröhrenabschnittes kann man in der Weise vornehmen, daß man eine möglichst dicke Urethralsonde einführt und an den einen Pol des Apparates anschließt. Als Gegenpol dient ein Blei- oder Zinnblech, das zylindrisch außen um den Penis gelegt wird. Stromstärke 0,3—0,5 Ampere.

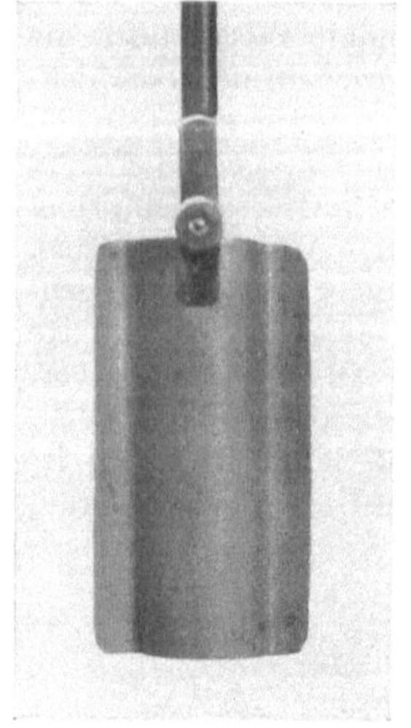

Abb. 176. Peniselektrode.

Will man die Einführung einer Sonde in die Harnröhre vermeiden, so kann man auch das Glied nach oben auf die Bauchhaut umlegen und mit einer in Abb. 176 dargestellten Elektrode bedecken. Eine unter dem Kreuzbein liegende Platte (200 qcm) bildet den inaktiven Pol. Stromstärke 0,5—0,8 Ampere.

Hoden und Nebenhoden. Die Diathermie des Hodens und Nebenhodens wird nach Kowarschik in folgender Weise ausgeführt. Der Kranke legt sich mit dem Kreuzbein auf eine 200 qcm große Bleiplatte. Dann wird das Skrotum durch eine gefaltete und straff gespannte Leinenkompresse hoch gelagert und mit einem schürzenförmig ausgeschnittenen Gummistoff (Billrothbatist) unterlegt, um es gegen die Umgebung elektrisch zu isolieren (Abb. 177). Als Elektrode[1] dient ein ziemlich schweres Metallnetz, das an einer Ecke ein Metallplättchen zum Anschluß der Kabelklemme trägt. Die Elektrode wird mit warmem Wasser und Seife gut eingeseift und über den Hodensack gebreitet. Die eigene Schwere des

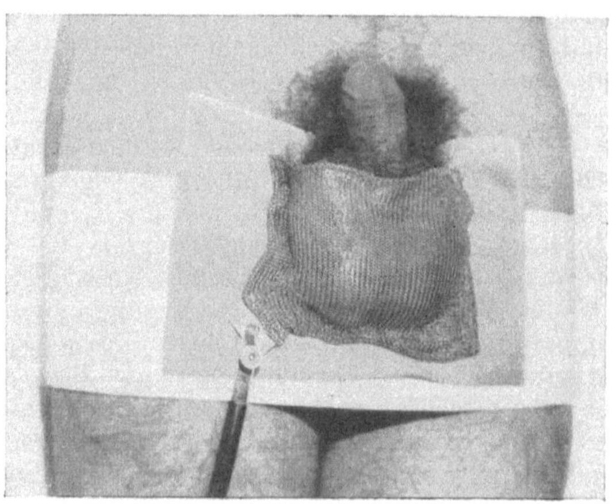

Abb. 177. Diathermie der Hoden und Nebenhoden.

Netzes reicht aus, um ihm ein gutes Anliegen zu sichern. Es ist nur dafür Sorge zu tragen, daß die Elektrode nicht durch einen zufälligen

[1] Erzeugt von L. Schulmeister, Wien IX.

Zug am Kabel während der Behandlung abgehoben wird. Das läßt sich am besten dadurch verhindern, daß man das Kabel dort, wo es über den Oberschenkel verläuft, mit einem Sandsack beschwert. Stromstärke bis 0,6 Ampere.

Obere Extremität.

Finger und Handgelenk. Die Fingerspitzen ruhen auf einer 200 qcm großen Bleiplatte, die in einer Glas- oder Porzellantasse liegt und etwa

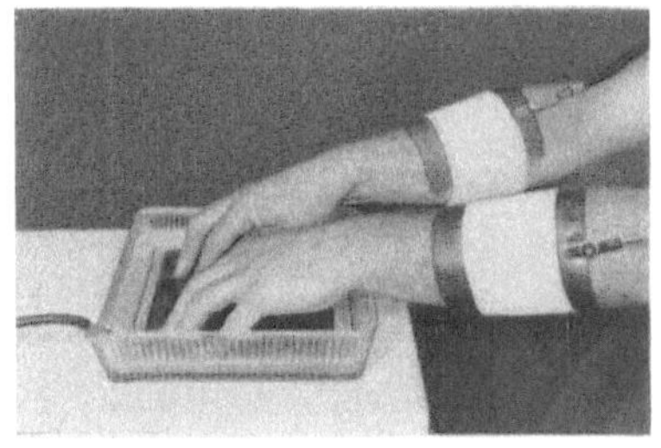

Abb. 178. Diathermie der Finger.

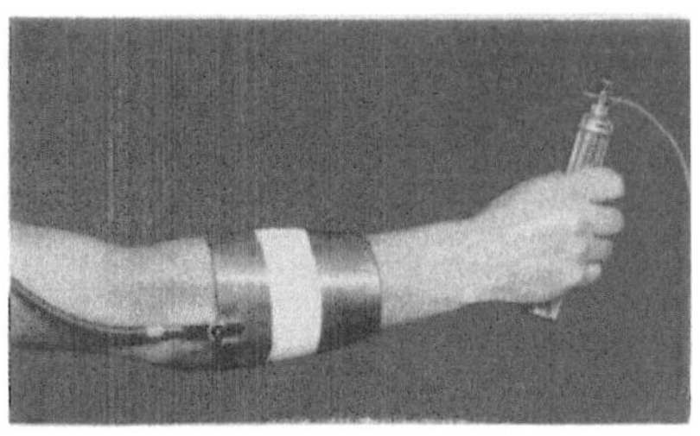

Abb. 179. Diathermie des Handgelenkes.

1 cm hoch mit warmem Wasser überschichtet ist (Abb. 178). Das Wasser, das die Fingerspitzen kuppenförmig umgibt, vergrößert die Überleitungs-fläche für den Strom und sichert so einen guten Kontakt. Die zweite Platte (200 qcm) liegt auf der Streckseite des Vorderar-mes. Stromstärke bis zu 0,3 Am-pere.

Sollen beide Hände gleich-zeitig durchwärmt werden, dann läßt man auch die andere Hand in die Tasse tauchen, während man am Vorderarm gleichfalls eine Bleiplatte befestigt. Die beiden Armplatten werden ge-meinsam an denselben Pol an-geschlossen. Da der Strom sich jetzt auf beide Hände verteilt, so muß auch seine Stärke doppelt so groß sein. Sie erreicht maxi-mal 0,6 Ampere.

Will man die Handgelenke allein durchwärmen, dann er-setzt man die Fingertasse durch eine zylindrische Metallelektro-

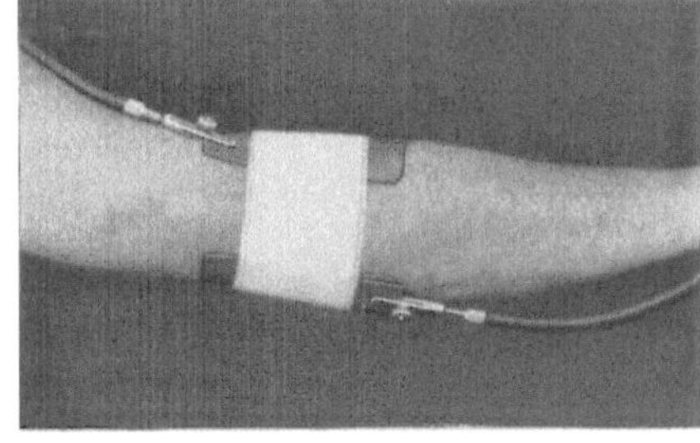

Abb. 180. Diathermie des Ellenbogengelenkes (quer).

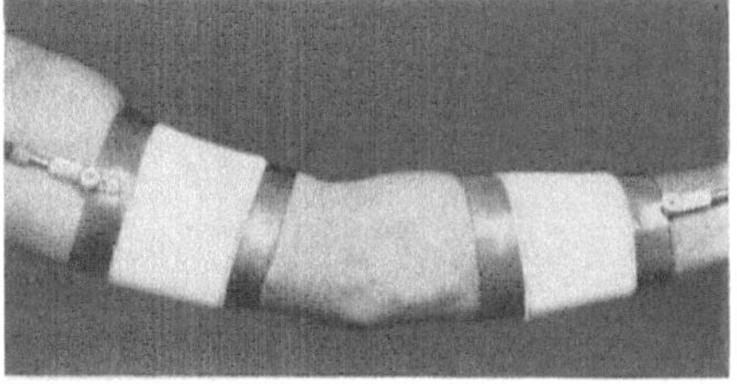

Abb. 181. Diathermie des Ellenbogengelenkes (längs).

de, die der Kranke in die Hand nimmt (Abb. 179). Stromstärke bis 0,3 Ampere.

Ellenbogengelenk. Dieses kann in der Längs- oder Querrichtung des Armes durchwärmt werden. Bei der Längsdurchwärmung befestigt man an der Streckseite des Unter- und Oberarmes je eine 200 qcm große

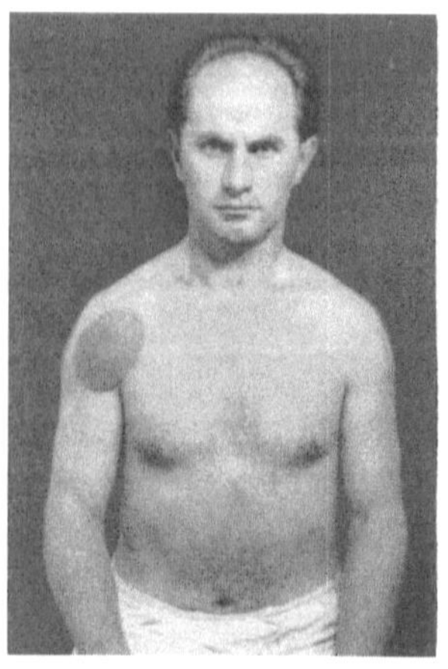

Abb. 182. Diathermie des Schultergelenkes in sagittaler Richtung.

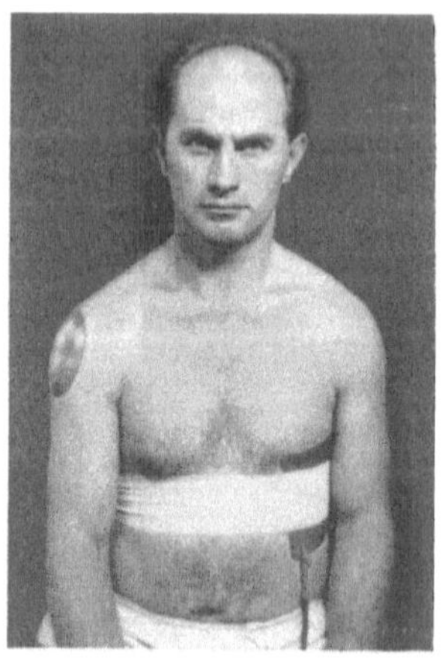

Abb. 183. Diathermie des Schultergelenkes in frontaler Richtung.

Elektrode (Abb. 180). Um die bei dieser Elektrodenstellung unvermeidliche Randwirkung zu vermindern, müssen die Platten genügend weit

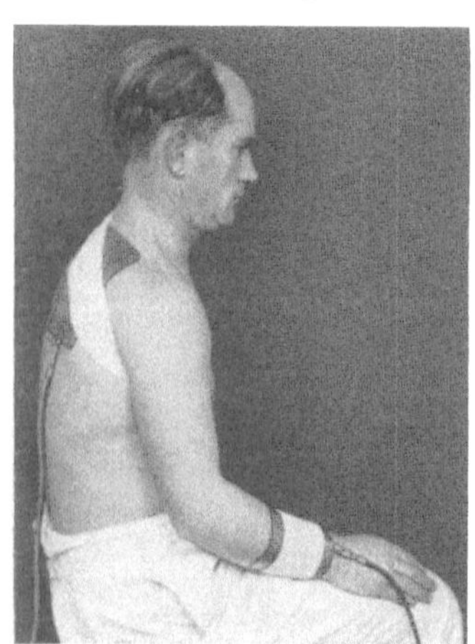

Abb. 184. Diathermie des Armes.

voneinander entfernt werden. Stromstärke entsprechend dem Querschnitt des Gelenkes 0,5—0,7 Ampere.

Die Querdurchströmung ist nur bei vollkommener Streckfähigkeit des Gelenkes ausführbar. An die Beuge- und Streckseite kommt je eine 100 qcm große Bleiplatte, die mit einer Binde befestigt wird (Abb. 181). Stromstärke maximal 1,0 Ampere.

Schultergelenk. Dieses ist nicht ganz leicht zu durchwärmen. Am besten geht es mit zwei oval geschnittenen, etwa 100 qcm großen Bleiplatten oder ebensolchen Stanniollamellen, die man an der Vorder- und Rückseite des Gelenkes anlegt (Abb. 182). Des guten Anliegens wegen bedeckt man sie mit einer 1—2 cm dicken Schicht aus Filz oder Schwammgummi und befestigt das Ganze mittels einer sogenannten Spica humeri an der Schulter. Stromstärke 1,0 Ampere.

Man kann aber auch unmittelbar über die Schulterwölbung ein ovales Stanniolblatt legen, dem man durch entsprechende Faltenbildung

Kappenform gibt (Abb. 183). Auch eine Bleiplatte, die man kleeblattförmig einschneidet, kann hierzu verwendet werden. Um die Stromlinien durch das Gelenk zu führen, ist es notwendig, die inaktive Elektrode

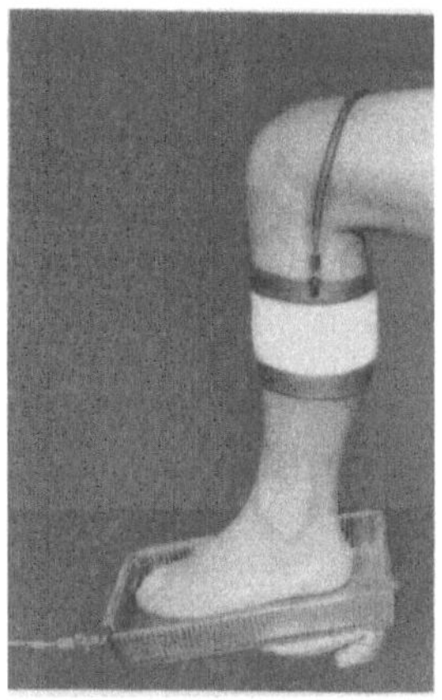

Abb. 185. Diathermie der Zehen.

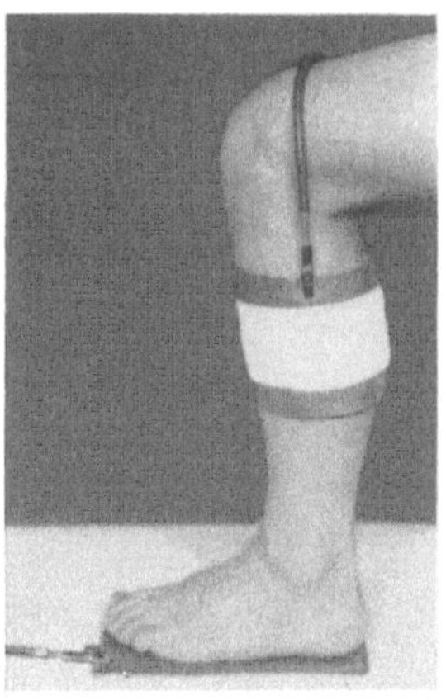

Abb. 186. Diathermie des Sprunggelenkes.

in Form einer 300 qcm großen Bleiplatte an der Thoraxwand der gegenüber liegenden Seite zu befestigen. Stromstärke entsprechend der kleineren Elektrode bis 1,0 Ampere.

Ganzer Arm. Die einfachste Art der Durchwärmung besteht darin, daß man eine Elektrodenplatte von 200 qcm an der Streckseite des Unterarmes und eine zweite gleich große über dem Schulterblatt befestigt, wobei die Längsseiten beider Platten zueinander parallel stehen sollen (Abb. 184). Stromstärke 0,6—0,8 Ampere.

Eine etwas gleichmäßigere Durchwärmung mit einem Wärmezentrum am Oberarm erhält man, wenn man zu diesen beiden Platten eine dritte hinzufügt, die auf die Streckseite des Oberarmes zu liegen kommt. Diese bildet dann den einen Pol, während Schulter und Unterarmelektrode zusammen den zweiten Pol darstellen. Infolge der sich ergebenden Teilung des Stromes erhöht sich seine Stärke auf 1,0 Ampere.

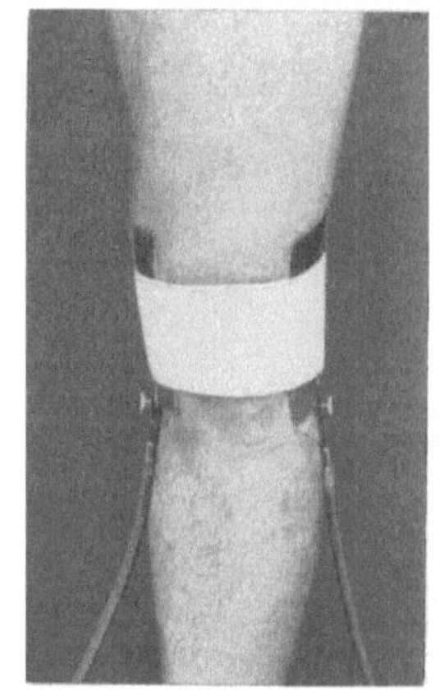

Abb. 187. Diathermie des Kniegelenkes.

Will man nur die Schulter bis zur Mitte des Oberarmes erwärmen, so bleibt die Unterarmelektrode weg. Die Stromstärke verringert sich auf 0,7—0,8 Ampere.

Untere Extremität.

Zehen und Sprunggelenk. In analoger Weise wie bei den Fingergelenken verwenden wir auch hier eine Wasserelektrode. Eine Glas- oder

Porzellantasse wird durch Unterlage eines Sandsackes schief gestellt (Abb. 185). Um den einen Rand wird eine Bleiplatte so eingebogen, daß sie eben noch drei Querfinger breit den Boden der Tasse bedeckt. Darauf kommen die Zehen zu stehen. Nunmehr wird etwas Wasser in die Tasse gegossen, jedoch nur so viel, daß die Zehen bis zu den Metatarsophalangealgelenken in das Wasser tauchen. Die zweite Elektrode wird in

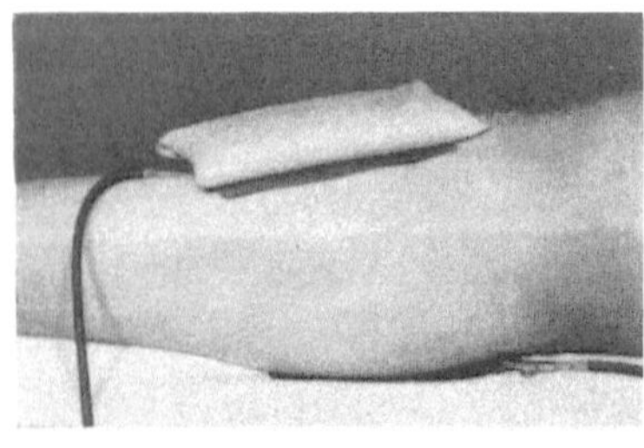

Abb. 188. Diathermie des Hüftgelenkes.

Gestalt einer Bleiplatte (200 qcm) an der Außenseite des Unterschenkels befestigt. Bei einer Stromstärke von maximal 0,5 Ampere werden nicht nur die Zehen, sondern auch das Sprunggelenk hinreichend durchwärmt.

Die beiden Füße können gleichzeitig behandelt werden, wenn man sie nebeneinander in die Tasse stellt und beide Unterschenkel mit Elektroden versieht, die man gemeinsam an die gleiche Klemme anschließt. Infolge der Teilung des Stromes verdoppelt sich seine Stärke auf 1,0 Ampere.

Zur Diathermie des Sprunggelenkes allein genügt es, den Fuß mit der Sohle auf eine Bleiplatte von 300 qcm zu stellen und mit einem Sandsack zu beschweren (Abb. 186).

Kniegelenk. Dieses wird am einfachsten mit je einer medial und lateral angelegten Bleiplatte von 100 qcm diathermiert (Abb. 187). Man

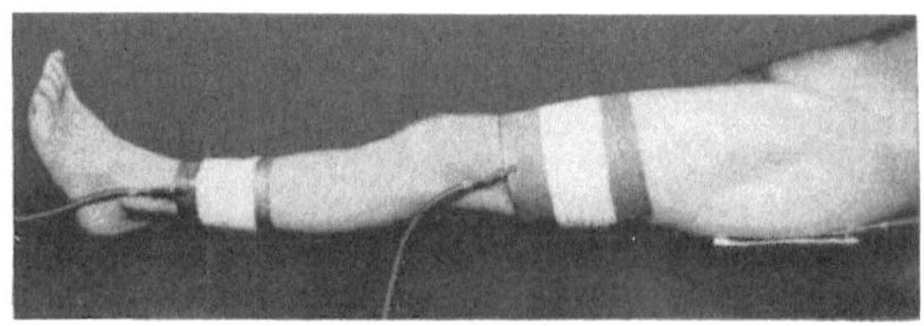

Abb. 189. Diathermie des Beines.

achte darauf, daß der Abstand der Plattenränder an der vorderen und hinteren Seite des Gelenkes möglichst gleich groß sei. Stromstärke bis 1,0 Ampere.

Häufig ist die gleichzeitige Durchwärmung beider Kniegelenke erwünscht. Es werden dann beide Gelenke in der beschriebenen Weise mit Elektroden ausgerüstet und die beiden medialen Platten zusammen an den einen, die beiden lateralen an den anderen Pol des Apparates angeschlossen.

Hüftgelenk. Der Kranke legt sich mit dem Gesäß auf eine Platte von 200 oder 300 qcm. Ihr gegenüber wird eine gleich große Platte derart aufgesetzt, daß sie zur Hälfte über, zur Hälfte unter dem Leistenband zu liegen kommt, und mit einem Sandsack beschwert (Abb. 188). Stromstärke je nach der Größe der Platten 1,0—1,5 Ampere. Stattet man die andere Häfte in der gleichen Weise mit Elektroden aus, so können leicht beide Gelenke gleichzeitig behandelt werden.

Ganzes Bein. Um eine gleichmäßige Erwärmung des ganzen Beines, wie das z. B. bei Ischias notwendig ist, zu erhalten, sind drei Elektroden erforderlich, eine von diesen (200 qcm) wird an der Außenseite des Unterschenkels festgebunden, die zweite (300 qcm) unter das Gesäß gelegt. Beide werden zusammen an denselben Pol geschaltet. An den Gegenpol kommt eine Platte von 400 qcm, die über der Streckseite des Oberschenkels festgebunden wird (Abb. 189). Diese Anordnung bedingt eine Stromteilung, wobei der Strom von der mittleren Platte zum Teil zum Gesäß, zum Teil zum Unterschenkel fließt. Die Stärke des Gesamtstromes beträgt 1,3—1,5 Ampere.

Die biologisch-therapeutischen Wirkungen der Diathermie.

Die biologischen Wirkungen.

Die Wirkung der Diathermie beruht auf der Wärme, welche der Strom bei der Durchquerung des Körpers in jeder einzelnen Zelle durch Umwandlung der elektrischen in kalorische Energie erzeugt. Wärme ist nach unserer heutigen Vorstellung nichts anderes als kinetische Energie der Moleküle. Die Zufuhr von Wärme bedeutet somit eine Steigerung der Bewegungsenergie der Moleküle.

Die Wärme ist die einfachste und primitivste Form der Energie. Sie ist die Voraussetzung jedes organischen Lebens, das sich innerhalb bestimmter Temperaturgrenzen abspielt. Erhöhung der Temperatur innerhalb dieser Zone ist also gleichbedeutend mit einer Aktivierung der Lebensvorgänge. Diese unspezifische Wirkung der Diathermie macht es verständlich, daß ihr therapeutischer Anzeigenkreis ein so großer ist und weit über den Rahmen der bisher besprochenen Methoden hinausgeht. Machen wir ja bei der elektrischen Durchwärmung nichts anderes, als daß wir durch die Steigerung der Zelltätigkeit den Organismus im Kampfe gegen die Krankheit unterstützen.

Im besondern wirkt sich die Wärmezufuhr in den einzelnen Organen und Systemen in folgender Weise aus:

Wir sehen eine Erweiterung der Kapillaren und Arteriolen mit einer Beschleunigung des Blutstromes im Sinne einer aktiven Hyperämie. Diese Hyperämie ist nicht nur eine oberflächliche, sondern eine tiefgehende, die auf dem ganzen Stromweg auftritt. Nichtsdestoweniger muß betont werden, daß die sichtbare Hyperämie der Haut nach einer Diathermiebehandlung wesentlich geringer ist als die nach einer Galvanisation oder Hochfrequenzbehandlung. Hand in Hand mit der Hyperämie geht eine Hyperlymphie, eine Vermehrung und Beschleunigung des Lymphstromes, wodurch die Resorption pathologischer Produkte gesteigert wird.

Die allgemeine Diathermie ist meist mit einem Absinken des Blutdruckes verbunden, der sich aber nach einiger Zeit wieder auf die frühere Höhe einstellt (Braunwarth und Fischer, Lahmeyer, Schott und Schlumm, Kowarschik u. a.). Die Puls- und Atemfrequenz sind entsprechend der Temperaturerhöhung vermehrt, das Blutbild wird in verschiedener, doch keineswegs konstanter Weise beeinflußt.

Die Erregbarkeit der sensiblen, im besondern der schmerzempfindenden Nerven wird herabgesetzt, wobei es unentschieden bleibt, ob die Schmerzstillung durch eine unmittelbare Einwirkung der Wärme auf die Nervenfaser oder mittelbar durch die Hyperämie bedingt ist (Bier). Der Einfluß der Diathermie auf die motorischen Nerven ist verschieden. Hypertonische Erregungszustände werden zweifellos vermindert. Die Wärme wirkt krampflösend, antispasmodisch. Das zeigt nicht nur die therapeutische Erfahrung, sondern wurde auch experimentell von Lüdin nachgewiesen. Umgekehrt konnte dieser Autor dartun, daß eine normale oder atonische Magen-Darmmuskulatur durch die Diathermie zu gesteigerter Peristaltik angeregt werden kann.[1]

Verschiedenartig ist die Wirkung der Diathermie auf die Funktion der einzelnen Organe. Lüdin konnte einen Einfluß der Diathermie auf die Magen- und Darmsekretion bei Kranken nicht nachweisen, während Bordier, Setzu,[2] Kauftheil und Simo[3] wie andere über einen günstigen Einfluß der Durchwärmung auf die gestörte Magensekretion berichten.

Karapetjan,[4] Goldgruber[5] konnten durch die Diathermie der Leber die Gallensekretion erhöhen. Die günstige Wirkung der Pankreasdurchwärmung bei Diabetes mellitus macht es wahrscheinlich, daß auch die Pankreasfunktion durch die Diathermie angeregt werden kann. Gleiches gilt von der Tätigkeit der Niere (S. 240). Durchwärmung, Steigerung der Durchblutung und Erhöhung der Organfunktion scheinen also eine Ursachenkette zu bilden.

Was für die einzelnen Organe zutrifft, gilt auch für den Gesamtorganismus. Eine Erhöhung der Körpertemperatur durch eine Allgemeindiathermie steigert auch den gesamten Stoffwechsel, wie Durig und Grau[6] nachwiesen. Entsprechend dem Pflügerschen Gesetz ergab sich hier für eine Temperatursteigerung von 1^0 C eine Erhöhung des Umsatzes um 8—10%.

Schließlich sei noch der bakteriziden Wirkung der Diathermie gedacht. Diese ist wohl keine direkte in dem Sinn, daß die Bakterien durch die Wärme unmittelbar geschädigt werden. Wir nehmen vielmehr an, daß die durch die Wärme ausgelösten biologischen Reaktionen, vor allem die Hyperämie und Hyperlymphie, und die dadurch bedingte Bildung von Abwehrstoffen eine entscheidende Rolle spielen.

---

[1] Z. exper. Med. **1919**, H. 1 u. 2.
[2] Riforma med. **36**, 125 (1920).
[3] Z. physik. Ther. **1926**, H. 2.
[4] Balneologe **1934**, H. 10.
[5] Klin. Wschr. **1932**, 286.
[6] Biochem. Z. **48**, 980 (1913).

Die Erkrankungen der Bewegungsorgane.

Die Erkrankungen der Gelenke sind eines der wichtigsten Anwendungsgebiete der Diathermie. Frische akute Entzündungen dürfen allerdings nur mit größter Vorsicht behandelt werden, da stärkere Wärmeanwendungen bekanntermaßen die Entzündungserscheinungen ungünstig beeinflussen. Hauptsächlich sind es die subakuten und chronischen Formen der Arthritis, welche für die Diathermie in Betracht kommen. Hier stehen in erster Reihe die metastatischen Infektarthritiden, wie solche gonorrhoischer, septischer, scarlatinöser und anderer Natur.

Weitaus häufiger als diese ist die Polyarthritis chronica progressiva, der sogenannte primär chronische Gelenkrheumatismus, Gegenstand einer Diathermiebehandlung. Wenn wir bei dieser Erkrankung auch keine Heilung erhoffen, so sind doch weitgehende Besserungen nicht selten. Mit Rücksicht auf die Vielheit der erkrankten Gelenke kommt natürlich nur eine allgemeine Diathermie in Frage.

Auch bei anderen Formen der chronischen Polyarthritis, wie der tuberkulösen, dem sogenannten Poncetschen Rheumatismus ist die diathermische Hyperämie sehr empfehlenswert.

Weiterhin kommt die Diathermie zur Behandlung der Arthritis oder Arthrosis deformans in Betracht, die am häufigsten in den Kniegelenken, den Hüftgelenken und in der Wirbelsäule lokalisiert ist. Hier hat sich die Diathermie einen allerersten Rang unter den verschiedenen Behandlungsmethoden gesichert. Auch bei der uratischen Arthritis, die ganz akuten Fälle ausgenommen, ist die Diathermie oft mit ausgezeichnetem Erfolg anwendbar.

Sehr wirksam erweist sie sich ferner bei der Arthritis traumatica, also bei Gelenkverletzungen, wie Kontusionen, Distorsionen, Meniskusverletzungen u. dgl. Die rasche Beseitigung der Schmerzen ermöglicht die frühzeitige Anwendung von Massage und Gymnastik. Auch zur Nachbehandlung von Knochenverletzungen, besonders Frakturen, wird sie mit Vorteil angewendet. Desgleichen hat sich die schmerzstillende Wirkung der Diathermie bei Achillodynien, Tarsalgien, Metatarsalgien, Plattfußschmerzen und ähnlichen Beschwerden bewährt. Von amerikanischen Autoren werden ihre Erfolge bei chronischer Osteomyelitis gerühmt. (Hirsh, Carey, Brooke).

Erkrankungen der Muskeln, Sehnen und Sehnenscheiden. Allgemein bekannt ist die gute elektrische Wirkung der Durchwärmung bei Myalgien, als deren häufigster Vertreter die Myalgia lumbalis (Lumbago) anzusehen ist. Der schmerzstillende Einfluß ist häufig unmittelbar zu erkennen. Auch bei Muskelverletzungen, Quetschungen, Zerrungen oder Zerreißungen ist der günstige Einfluß der Diathermie überzeugend. Ferner sind Sehnenscheidenentzündungen traumatischer oder infektiöser Natur, wenn wir von den ganz akuten Fällen absehen, ein sehr dankbares Behandlungsobjekt. Selbst bei tuberkulöser Tendovaginitis beobachtete Kowarschik öfters eine gute Wirkung.

Die Erkrankungen des Nervensystems.

Neuralgie und Neuritis. Die häufigste und darum praktisch wichtigste Form ist die Neuritis ischiadica. Ihr folgt an Häufigkeit und Bedeutung die Neuritis brachialis. Alle anderen wie die Neuritis occipitalis, intercostalis, femoralis u. dgl. sind schon wesentlich seltener. Eine Sonderstellung nimmt die Neuralgie des Nervus trigeminus ein. Symptomatisch bedingte Schmerzen im Bereich dieses Nerven, wie sie bei Erkrankungen des Auges, Ohres, der Zähne, der Nase oder ihrer Nebenhöhlen vorkommen, sind in der Regel heilbar und darum therapeutisch gut zu beeinflussen. Anders steht es mit den schweren genuinen Formen der Trigeminusneuralgie, wie sie nicht so selten bei älteren Leuten ohne nachweisbare Ursache auftreten. Sie sind durch die Diathermie bestenfalls vorübergehend zu bessern, eine wirkliche Heilung haben wir jedoch nie gesehen.

Für die Behandlung aller neuralgischen und neuritischen Erkrankungen gelten folgende Grundsätze. Sie vertragen in ihrem akuten Anfangsstadium, wo die Schmerzen auf dem Höhepunkt sind, starke Wärmeeinwirkungen auch in Form der Diathermie schlecht. Sehr häufig werden die Schmerzen dadurch noch gesteigert. Nicht selten tritt eine solche Schmerzsteigerung schon während der Behandlung auf. In diesem Fall ist von einer Fortsetzung der Diathermiebehandlung abzusehen.

Der Erfolg der Diathermie ist im Einzelfall schwer vorauszusagen. Es gibt Kranke, die überraschend günstig auf die elektrische Durchwärmung ansprechen, und solche, die sich vollkommen refraktär verhalten. Das liegt einerseits in der Vielseitigkeit der Krankheitsursachen, die uns häufig unbekannt bleiben, anderseits in der Schwere der Erkrankung, die alle Übergänge von flüchtigen rheumatischen Beschwerden bis zur völligen Unheilbarkeit zeigt. Im allgemeinen dürfen wir aber sagen, daß wir in der Diathermie ein wertvolles, ja vielfach ausgezeichnetes Mittel zur Behandlung von Neuralgien und Neuritiden besitzen.

Lähmungen. Auch bei Lähmungen, insbesondere der Facialislähmung, wurde die Diathermie empfohlen. Wenn sie auch nicht unmittelbar die Erregbarkeit des Nerven steigert, wie das die Galvanisation und Faradisation tun, so vermag sie doch durch Besserung der Zirkulation und der lokalen Ernährungsverhältnisse die Wiederherstellung der Nervenfunktion zu unterstützen.

Bei der Poliomyelitis hat man die Durchwärmung der gelähmten Körperteile vor allem zur Bekämpfung der Gefäßlähmungen vorgeschlagen (Bordier). In der Tat ist es interessant, zu sehen, wie eine kalte zyanotische Extremität unmittelbar nach einer Diathermiebehandlung wieder warm und gut durchblutet wird. In gleicher Weise wirkt die Durchwärmung bei den Lähmungen der Hemiplegiker, wobei sie überdies die Muskelspasmen recht günstig beeinflußt.

Erkrankungen des Gehirnes und Rückenmarkes. Unter diesen ist es zunächst die Tabes dorsalis, bei der die Diathermie zur Bekämpfung der lanzinierenden Schmerzen häufig mit gutem Erfolg Anwendung findet. Man kann dabei den Ort der Schmerzen, z. B. die Beine, direkt durchwärmen, oder, was wir für wesentlich wirksamer halten, den betreffenden Abschnitt des Rückenmarkes einschließlich der hinteren Wurzeln zum Gegenstand der Behandlung machen.

Bei der multiplen Sklerose wirken leichte Allgemeindurchwärmungen durch Herabsetzung der motorischen Hypertonie und Hyperreflexie oft außerordentlich günstig. Weniger aussichtsreich ist die Diathermie bei der Paralysis agitans, obwohl auch hier einzelne Autoren wie Cumberbatch, Bordier u. a. über beträchtliche Besserungen berichten.

Bei der Encephalitis chronica bzw. dem Parkinsonismus wird die Diathermie von Fr. Kraus gerühmt. Kraus macht starke, bis an die Grenze des Erträglichen gehende Durchwärmungen des Schädels mit einer an der Stirn und am Hinterhaupt angelegten Elektrode.

Bemerkenswert sind die Berichte amerikanischer Autoren über die Behandlung der progressiven Paralyse mit allgemeiner Diathermie (Hyperpyrexie), wie sie von Neymann, Neymann und Osborne, Schamberg, Butterworth, Graham, Epstein und Barre und vielen anderen übereinstimmend gegeben wurden. Da die Kurzwellentherapie zur Erzeugung einer allgemeinen Hyperthermie in gleicher Absicht verwendet wird, sei bezüglich näherer Angaben auf diesen Abschnitt (S. 267) verwiesen.

Feiler und dann Bordier haben zuerst auf die günstige Wirkung einer Durchwärmung der Schilddrüse beim Morbus Basedowi aufmerksam gemacht. Diesen Autoren schlossen sich Nuvoli und La Banca,[1] Savini und Akermann,[2] Curti[3] u. a. an. Der Erfolg ist allerdings kein regelmäßiger, bei basedowoiden Formen soll er nach Curti ausbleiben, Kowarschik und Grünsfeld sahen sogar Verschlimmerung des Leidens im Anschluß an die Behandlung.

Neurosen. Den unleugbar beruhigenden Einfluß leichter Durchwärmungen benutzen wir auch zur Bekämpfung neurotischer Beschwerden, teils allgemeiner, teils lokaler Natur. Schwache Allgemeindiathermien setzen die somatische und psychische Erregbarkeit herab und werden in diesem Sinne bei allgemeinen Neurosen verwendet. Örtliche Durchwärmungen leisten bei funktionellen Beschwerden des Herzens, des Magens, des Darmes und anderer Organe oft gute Dienste. Auch die Beschäftigungsneurosen wie der Schreibkrampf, Klavier- oder Violinspielerkrampf werden bisweilen durch die Diathermie günstig beeinflußt.

Die Erkrankungen der Kreislauforgane.

Erkrankungen des Herzens. Unter diesen kommt in erster Linie der Symptomenkomplex der Angina pectoris für die Diathermie in Frage.

---

[1] Policlinico **1924**, Nr. 12.
[2] Paris méd. **1926**, Nr. 38.
[3] Endocrinologia **5**, 86—98 (1930).

Leichte Durchwärmungen wirken hier oft ganz ausgezeichnet auf die Beschwerden und bringen sie bisweilen auch ganz zum Verschwinden. Leider ist der Erfolg kein regelmäßiger. Ist nach längstens 10 Sitzungen eine Besserung nicht festzustellen, so ist eine solche auch nicht mehr zu erwarten. Sehr günstig ist der Einfluß der Diathermie auf funktionelle Herzbeschwerden, welcher Art immer sie sein mögen.

Erkrankungen der Gefäße. Der gefäßerweiternde Einfluß der Diathermie leistet uns gute Dienste bei der Endarteriitis obliterans und der Arteriosklerose der Gefäße. Die Erscheinungen der Claudicatio intermittens und Gefäßschmerzen anderer Art lassen sich durch die Diathermie teils vorübergehend, teils auch dauernd beseitigen. Kowarschik ist es in einigen Fällen gelungen, die bereits drohende Gangrän oder die schon in Aussicht genommene Amputation zu verhindern.

Der Erfolg der Behandlung wird wesentlich dadurch beeinflußt, wie weit die Störungen der Blutversorgung anatomisch (Veränderungen der Intima) fixiert sind und wie weit sie bloß funktionell (Hypertonie der Muskulatur) bedingt sind. Eine Besserung des Leidens durch die Diathermie wird man nur einerseits durch Herabsetzung des Sympatikustonus im erkrankter Gebiet, anderseits durch Förderung des kollateralen Kreislaufes erwarten dürfen.

Bei der Ausführung der Diathermiebehandlung ist vor allem auf zwei Punkte zu achten. Man behandle nur mit kleinen Stromdosen, weil jede stärkere Wärmeeinwirkung meist mit einer Erhöhung der Schmerzen beantwortet wird. Tritt eine solche schon während der Behandlung auf, so ist das ein sicheres Zeichen dafür, daß die angewendete Stromstärke zu groß ist. Man wird Kranke finden, welche den Diathermiestrom auch in kleinster Dosis nicht mehr vertragen, was als ein prognostisch sehr ungünstiges Zeichen zu werten ist. Zweitens aber sorge man dafür, daß nicht nur gerade die schmerzhaften Teile, z. B. die Zehen, behandelt werden, sondern daß möglichst große Teile der erkrankten Extremität, wenn möglich die ganze Extremität in die Durchwärmung einbezogen wird.

Von den Erkrankungen der Venen ist es die Phlebitis, die in ihren späteren Stadien eine Anzeige für die Diathermiebehandlung abgeben kann. Die Schwellungen und Schmerzen werden durch die Besserung der Zirkulation durchaus günstig beeinflußt. Das gleiche gilt für den varikösen Symptomenkomplex bzw. das Ulcus cruris. Auch hier soll möglichst die ganze Extremität von der Behandlung erfaßt werden.

Auch zentral bedingte Gefäßstörungen wie die Raynaudsche Gangrän fallen in das Behandlungsgebiet der Diathermie. Desgleichen die Gefäßneurosen, die teils als Gefäßspasmen, teils als Gefäßparesen auftreten. Auf die gute Beeinflussung der Gefäßparesen, wie sie die Poliomyelitis und andere Lähmungen begleiten, haben wir bereits auf S. 236 aufmerksam gemacht.

Schließlich wäre noch der essentiellen Hypertension zu gedenken, gegen die sich leichte Allgemeindurchwärmungen oft recht wirksam erweisen. Wenn es auch nicht immer gelingt, den Blutdruck dauernd herabzusetzen, so werden doch die subjektiven Beschwerden der Kranken wie Kopfschmerzen, Schwindel u. dgl. vielfach gebessert. Raab[1] empfiehlt in solchen Fällen die Diathermie des Gehirnes in sagittaler Richtung (Gehirnstamm!).

Die Erkrankungen der Atmungsorgane.

Erkrankungen der oberen Luftwege. Von Tsinoukas, Hamm, Cepero und Comas wurde die Diathermie sowohl bei akuter wie chronischer Rhinitis empfohlen. Blakesley[2] hat sie bei Erkrankungen der Nebenhöhlen der Nasen mit Erfolg angewendet. Recht gut scheint die Durchwärmung bei der akuten und chronischen Laryngitis zu wirken.

Erkrankungen der Lungen und des Rippenfells. Von den Erkrankungen der Lunge spricht die chronische Bronchitis, die häufig mit Emphysem vergesellschaftet ist, auf die Diathermie sehr gut an. Schon nach wenigen Sitzungen geben die Kranken eine Verminderung des Hustenreizes und eine Erleichterung des Auswurfes an. Auch beim Keuchhusten der Kinder werden von Ebstein,[3] Kleinschmidt und Herzer[4] u. a. gute Erfolge berichtet.

Eine dankbare Anzeige für die Diathermiebehandlung ist das Asthma bronchiale. Bei dieser Erkrankung hat sich Kowarschik seit vielen Jahren eine Kombination der Diathermie mit Quarzlicht-Erythembestrahlung in ausgezeichneter Weise bewährt, die von Wellisch[5] näher beschrieben wurde.

Eine große Rolle spielt die Diathermie in Amerika bei der Behandlung der akuten kruppösen Pneumonie, wie sie zuerst von Stewart empfohlen und dann von zahlreichen anderen Autoren mit gutem Erfolg nachgeprüft wurde.

Außerordentlich wertvoll ist die elektrische Durchwärmung bei verschleppten Pneumonien, die keine Neigung zur Lösung zeigen. Sie führt meist zu rascher Entfieberung und Aufsaugung des Exsudates. Lucherini[6] berichtet in einer Reihe von Krankengeschichten, belegt durch Röntgenaufnahmen, über sehr schöne Erfolge der Diathermie bei Lungenabszessen und Lungengangrän. Das gleiche bestätigt H. Adam.

Auch die Pleuritis reagiert, wenn wir von den ganz akuten Fällen absehen, in ihrer fibrinösen, serösen und selbst purulenten Form auf die Diathermie sehr gut. Wertvolle Dienste leistet die elektrische Durchwärmung bei der Bekämpfung der pleuralen Adhäsionsschmerzen.[7]

---

[1] Z. klin. Med. **1931**, 181.
[2] Physic. Ther. **1926**, Nr. 1.
[3] Münch. med. Wschr. **1916**, Nr. 2.
[4] Med. Klin. **1920**, Nr. 47.
[5] Med. Klin. **1931**, 244.
[6] Policlinico **1933**, 1715.
[7] Chiozzi: Rev. d'Actinol. **1931**, Nr. 1 u. 2; zusammenfassende Darstellung der Diathermiebehandlung bei Erkrankungen der Pleura mit ausführlichen Literaturangaben.

Die Erkrankung der Verdauungsorgane.

Erkrankungen des Magens. Sowohl auf die spastischen (Cardiospasmus, Pylorospasmus) als auf die atonischen Zustände der Magenmuskulatur wirkt die Durchwärmung günstig ein. Die Behebung des Pyloroskrampfes ist wohl auch der Grund, daß die Diathermie bei Ulcus ventriculi nicht nur die Schmerzen erleichtert, sondern durch die Beseitigung der Stauung des Mageninhaltes die Gefahr einer Blutung herabsetzt.

Einen regulierenden Ausgleich scheint die Diathermie auch bei Sekretionsstörungen der Magenschleimhaut zu besitzen, indem sie einerseits eine herabgesetzte Sekretion bessert, anderseits eine erhöhte Salzsäureausscheidung vermindert (Bordier, Setzu). Auch Kauftheil und Simo[1] konnten beim Ulkus ein bedeutendes Absinken des Salzsäuregehaltes nachweisen.

Erkrankungen des Darmes. Ähnlich wie auf die Muskeltätigkeit des Magens wirkt die Diathermie auch auf die Peristaltik des Darmes ausgleichend. Wir besitzen in ihr ein ausgezeichnetes Mittel gegen die Obstipation, sowohl in ihrer spastischen wie atonischen Form.

Ein sehr wertvoller Behelf ist uns die elektrische Durchwärmung ferner bei allen chronischen adhäsiven Entzündungen des Peritoneums, ob sie nun vom Magen, dem Darm, der Gallenblase oder einem anderen Organ ausgehen.

Erkrankungen der Gallenblase und der Leber werden vielfach mit bestem Erfolg diathermisch behandelt. Vor allem die Cholecystitis und Cholangitis. Wie experimentell festgestellt wurde, wird die Bildung und Sekretion der Galle durch die Diathermie gefördert (S. 234). Auch bei Schädigungen des Leberparenchyms wie bei Icterus catarrhalis, Salvarsanschäden, selbst bei hypertrophischer und atrophischer Lebercirrhosis hat man die Diathermie mit Erfolg angewendet (Marchand, Goldgruber,[2] Olmer und Mingardon,[3] Beau u. a.).

Gestützt auf experimentelle Untersuchungen von Ghilarducci, Bordier, Nuvoli und La Banca wurde die Diathermie des Pankreas in leichten Fällen von Diabetes mellitus von Z. Rausch,[4] Weißmann und Weinmann[5] mit Erfolg versucht.

Die Erkrankungen der Harn- und Geschlechtsorgane.

Erkrankungen der Niere. Eppinger[6] vertritt die Ansicht, daß die Diathermie in jedem Fall von akuter Nephritis zu versuchen sei. Sie fördert die kapillare Durchblutung und bessert dadurch die gestörte Funktion, was in einer Vermehrung der Harnmenge und einer Verminderung der Eiweißausscheidung zum Ausdruck kommt. Die Behand-

---

[1] Z. physik. Ther. **1926**, H. 2.
[2] Klin. Wschr. **1932**, 286.
[3] Paris méd. **1934**, 433.
[4] Dtsch. med. Wschr. **1932**, Nr. 32.
[5] Z. physik. Ther. **1933**, 233.
[6] Klin. Wschr. **1930**, 44.

lung soll nach Eppinger täglich 2—4 Stunden lang durchgeführt werden. Die Erfolge sind am günstigsten bei der akuten Glomerulonephritis. Weniger aussichtsreich ist die Behandlung bei chronischer Nephritis und Nephrosklerose, obwohl auch hier Besserungen zu verzeichnen sind. Z. Rausch[1] betont, daß die Diathermie der Niere bei Nephrosklerose auch den Blutdruck herabsetzt. Bei reflektorischer Anurie ist die Diathermie der Niere unbedingt angezeigt (Grünbaum).

Weiterhin ist die elektrische Durchwärmung bei Pyelitis und Cystitis am Platz (Theilhaber, Büben). Auch bei funktionellen Reizzuständen der Blase (Pollakisurie, Enuresis) wurde die Diathermie wiederholt erfolgreich angewendet. In einigen Fällen wurde sie auch dazu benutzt, eingeklemmte Uretersteine flottzumachen.

Erkrankungen der männlichen Geschlechtsorgane. Mit Rücksicht darauf, daß die Gonokokken sehr wärmeempfindlich sind, hat man sich seit Einführung der Diathermie wiederholt und eindringlich bemüht, frische gonorrhöische Infektionen durch Hochfrequenzwärme zu kupieren. Auch durch die Verwendung sehr komplizierter Apparate (Boerner und Santos, Roucayrol, Makintosh) ist dieses Ziel leider nicht erreicht worden. Doch spielt die Diathermie bei der Behandlung der gonorrhoischen Komplikationen, im besonderen der Epididymitis und Prostatitis auch heute eine sehr wichtige Rolle. Bei der Epididymitis, die schon im akuten Stadium angegangen werden kann, wirkt die Diathermie rasch bessernd auf die Schmerzen und die Schwellung. Auch bei der Prostatitis, die meist erst in ihrem späteren Verlauf diathermisch behandelt wird, sind die Erfolge recht gute. Eine Durchwärmung der Prostata ist auch in allen jenen Fällen geboten, wo diese als fokaler Ausgangspunkt für bestehende Gelenk- und Muskelschmerzen angesehen werden muß.

Die Durchwärmung der Hoden kommt mit Rücksicht auf ihre die Hormonbildung anregende Wirkung bei sexueller Insuffizienz mit Vorteil zur Anwendung, doch ist hier eine länger dauernde Behandlung für den Erfolg notwendig.

Schließlich sei noch auf die von Grünspan, Picard u. a. empfohlene Anwendung der Diathermie bei Harnröhrenstrikturen hingewiesen, wobei die durch die Erwärmung bedingte Hyperämie und Hypaesthesie das Narbengewebe für die nachfolgende mechanische Dehnung vorbereiten soll.

Erkrankungen der weiblichen Geschlechtsorgane. Eines der wichtigsten Anwendungsgebiete der Diathermie sind die Erkrankungen der weiblichen Geschlechtsorgane, bei deren Behandlung sich die Methode einen allerersten Platz gesichert hat. Es sind weniger die akuten als die subakuten und chronischen Entzündungsvorgänge am Uterus (Endometritis, Cervicitis), vor allem aber an den Adnexen und dem Parametrium, die in das Anzeigenbereich der Diathermie fallen. Gegenanzeigen bilden nur Blutungen, die durch die Behandlung erfahrungs-

---

[1] Dtsch. med. Wschr. **1932**, Nr. 37.

gemäß verstärkt werden. Wegen der durch die Erwärmung verursachten Hyperämie ist die Diathermie auch in der Zeit der Menses und Gravidität gegenangezeigt. Diese Wirkung legt überdies den Gedanken nahe, die Diathermie auch bei Amenorrhoe und Sterilität zu versuchen, soweit diese auf einer Unterfunktion des Genitale beruhen, was wiederholt mit Erfolg gemacht wurde. Auch bei Dysmenorrhöe, bei der nach Hirsch in 60% eine Hypoplasie des Genitale zu finden ist, kann die hyperämisierende und schmerzstillende Wirkung der Durchwärmung mit Vorteil ausgenützt werden.

Die Erkrankungen der Haut.

Das Ulcus cruris eignet sich nach Ansicht Grünspans, Bordiers, Vignals, Szandicz'[1] u. a. in ausgezeichneter Weise zur Diathermiebehandlung. Bordier, Nobel und Glaßberg[2] loben die schmerzstillende Wirkung der Durchwärmung auf Röntgenkeratome und exulzerierte Röntgenkarzinome. Die gefäßerweiternde Wirkung der Diathermie war die Veranlassung, sie bei Akrodermatitis atrophicans und Sklerodermie zu empfehlen (Nobel und Glaßberg, Babonneix). Theilhaber und Lindemann heben den günstigen Einfluß der Durchwärmung auf stark infiltrierte Narben hervor, die durch die Behandlung weicher, zarter und beweglicher werden. A. E. Stein behandelt Hautinfiltrate nach Injektionen erfolgreich mit Diathermie.

5. Die Kurzwellentherapie.

Allgemeines.

Die Kurzwellen im Rundfunk und in der Medizin. Während wir bei der Arsonvalisation und Diathermie Wechselströme mit einer Frequenz bis zu 1 Million Hz verwenden, haben die in der Kurzwellentherapie benutzten Ströme eine Frequenz von 10—100 Millionen Hz, d. h. Schwingungen in der Sekunde. Wir könnten daher mit Recht von einer Therapie mit sehr hochfrequenten, über- oder ultrafrequenten Strömen sprechen. Wenn wir an Stelle dessen Kurzwellenströme oder abgekürzt Kurzwellen sagen, so bedienen wir uns dabei einer im Rundfunk üblichen Ausdrucksweise.

Der Rundfunk benutzt gleichfalls Hochfrequenzströme, die er in frei ausgespannte Drähte, Antennen genannt, schickt. Die in diesen Antennen schwingenden Elektronen verursachen gleichsam ein Mitschwingen des umgebenden Äthers, d. h. sie erzeugen in ihm Spannungsschwankungen elektromagnetischer Natur, die sich, von der Antenne ausgehend, nach allen Richtungen des Raumes wellenförmig fortpflanzen. Die Fortpflanzungsgeschwindigkeit dieser elektromagnetischen Wellen ist gleich der des Lichtes, 300 Millionen Meter in der Sekunde. Sie sind es, die die Verbindung zwischen Sende- und Empfangsstation herstellen.

Die Zahl der Wellen, welche in einer Sekunde von der Antenne ihren Ausgangspunkt nehmen, entspricht genau der Schwingungszahl der Elektronen im Leiter, das ist der Frequenz des Stromes. Da aber die Fortpflanzungsgeschwindigkeit für langsame und rasche Schwingungen die gleiche ist, so werden bei einer Frequenz von 1 Million auf eine Wegstrecke von 300 Millionen

---

[1] Wien. klin. Wschr. **1932**, Nr. 10.
[2] Wien. klin. Wschr. **1927**, Nr. 7.

Meter 1 Million Wellen entfallen, bei einer Frequenz von 10 Millionen dagegen zehnmal so viel (Abb. 190). Die Länge einer Welle, bestehend aus Wellenberg und Wellental, ist also verschieden groß. Wir erhalten sie, gemessen in Metern, wenn wir die Wegstrecke, das ist die Lichtgeschwindigkeit durch die Zahl der sekundlichen Schwingungen oder die Frequenz (v) teilen.

$$\text{Wellenlänge } (\lambda) = \frac{300\,000\,000}{v} \text{ oder } \lambda v = 300\,000\,000.$$

Wellenlänge und Frequenz sind daher entgegengesetzt proportional, je größer die Frequenz, um so kleiner die Wellenlänge und umgekehrt. Es ist leicht zu errechnen, daß den nachfolgend angeführten Frequenzen die beigefügten Wellenlängen entsprechen:

Frequenz	1 000 000 Hz	Wellenlänge	300 m
„	10 000 000 „	„	30 „
„	100 000 000 „	„	3 „

Wellen unter 100 m bezeichnet man im Rundfunk als **Kurzwellen**. Da jeder Frequenz eine bestimmte Wellenlänge zugeordnet ist, so ist es im Grund

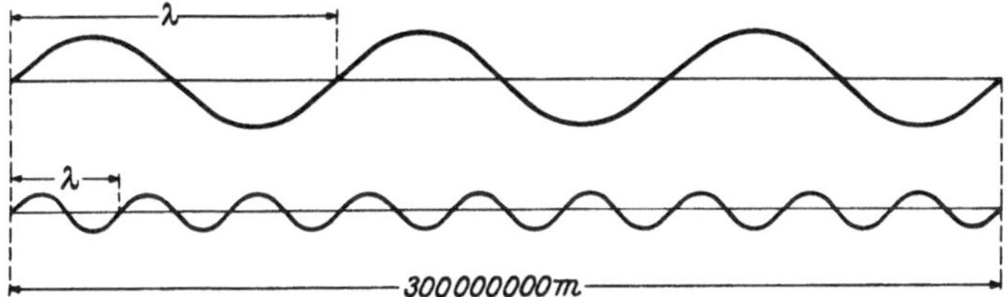

Abb. 190. Begriff der Wellenlänge.

genommen gleichgültig, ob man einen Hochfrequenzstrom durch seine Frequenz oder durch seine Wellenlänge charakterisiert. Beträgt die Frequenz mehrere Millionen, so ist es jedenfalls einfacher zu sagen: ein Strom mit einer Wellenlänge von 3 m als ein Strom mit einer Frequenz von 100 000 000 Hz. Beides ist das gleiche.

Diese Ausdrucksweise, die wir vom Rundfunk übernommen haben, hat jedoch vielfach zu der irrtümlichen Auffassung geführt, als ob wir in der Heilkunde die gleichen elektromagnetischen Wellen benutzten, deren sich der Rundfunk zur Übertragung von Sprache, Musik, Bildern u. dgl. bedient, als ob wir es also bei der Kurzwellentherapie mit einer Art Bestrahlung zu tun hätten. Das ist natürlich ein Irrtum. Während der Rundfunk die von einem Hochfrequenzstrom erzeugten elektromagnetischen Ätherwellen verwendet, benutzen wir diesen Strom selbst. Wir schicken ihn mit Hilfe von anliegenden oder auch nicht anliegenden Elektroden durch den Körper oder durch Teile desselben. Wenn wir also in der Medizin von Kurzwellen sprechen, so ist das nur eine Abkürzung für Kurzwellenströme und Kurzwellenströme ist wieder nichts anderes als ein schlechter Ausdruck für sehr hochfrequente Ströme.

Kurzwellen und Ultrakurzwellen. Die therapeutisch gebrauchten Wellenlängen liegen derzeit zwischen 3—30 m. Während man ursprünglich mit Wellenlängen von 15—30 m arbeitete, hat man mit der Verbesserung der Apparateleistung die Wellenlänge immer mehr verkürzt, so daß wir heute meist ein Wellenbereich von 3—12 m verwenden. Man hat auch früher Kurzwellen und Ultrakurzwellen unterschieden. Da aber keine allgemein gültige Vereinbarung besteht, wo die Kurzwellen aufhören und die Ultrakurzwellen anfangen, und jeder Autor hier die Grenze nach eigener Willkür zieht, so ist es wohl am besten, diese praktisch bedeutungslose Unterscheidung ganz fallen zu lassen, zumal wir die Bezeichnung Ultrakurzwellen zweckmäßigerweise für die Zentimeterwellen vorbehalten können, die früher oder später doch auch in die Therapie Eingang finden werden.

Wollen wir das Wesen der ultrafrequenten Ströme und ihr eigenartiges Verhalten dem menschlichen Organismus gegenüber verstehen, so müssen wir uns noch mit einigen grundlegenden physikalischen Begriffen auseinandersetzen.

Der Kondensator und sein elektrisches Feld. Schließen wir zwei Metallplatten, die durch eine Luftschicht voneinander getrennt sind, an die Pole einer Stromquelle, sagen wir die Kontakte einer Straßenleitung von 220 Volt, an und verbinden wir sie gleichzeitig mit einem elektrostatischen Voltmeter, so zeigt uns dieses eine Spannung von 220 Volt (Abb. 117). Die beiden Platten haben sich „aufgeladen", die eine in positivem, die andere in negativem Sinn. Sie weisen gegeneinander eine Potentialdifferenz oder Spannung auf.

Vergrößern wir die Spannung von einigen hundert auf einige tausend Volt, indem wir die Platten statt mit der Straßenleitung mit den Polen einer Influenzmaschine verbinden, so lassen sich eine Reihe recht anschaulicher Experimente ausführen. Kleine Wattestückchen werden von den Platten angezogen, vielleicht auch von einer zur anderen Platte hinübergestoßen. Positiv geladene Papierschnitzel werden von der positiven Platte abgestoßen, von der negativen dagegen angezogen. In dem Raume zwischen den beiden Platten ist demnach eine Kraft wirksam, die vor der Ladung nicht vorhanden war. Diese Kraft bezeichnen wir als elektrische Kraft. Den Raum, in dem sie in Erscheinung tritt, nennen wir elektrisches Feld.

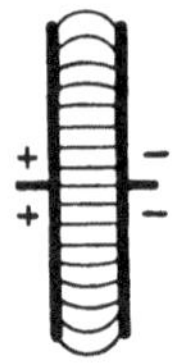

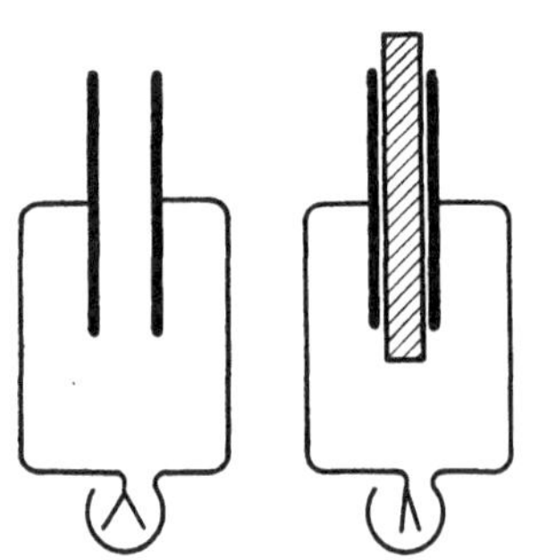

Abb. 191. Kraftfeld eines Kondensators.

Wir können uns dieses Feld durch Feld- oder Kraftlinien versinnbilden. Es sind das jene Linien, auf denen sich ein elektrisch geladenes Teilchen zwischen den beiden Platten bewegen würde. Ist der Abstand der Platten klein, so verlaufen die Kraftlinien annähernd parallel und zeigen nur am Rande eine Ausbiegung (Abb. 191). Da die Platten verschiedene Polarität besitzen, so können wir dem Felde auch eine bestimmte Richtung zuweisen. Wir bezeichnen als Richtung des Feldes diejenige, in der sich ein positiv geladenes Teilchen bewegt, das ist die Richtung der positiven zur negativen Seite. Zwei Platten oder ganz allgemein zwei Körper, zwischen denen ein elektrisches Feld besteht oder erzeugt werden kann, nennen wir einen Kondensator.

Die Kapazität eines Kondensators. Nun wollen wir das Verhalten des Kondensators und seines elektrischen Feldes unter verschiedenen Bedingungen prüfen. Nähern wir die beiden Platten einander, so fallen die Plättchen unseres Elektrometers etwas zusammen, d. h. die Spannung sinkt. Wir müssen neue Elektrizität nachfüllen, um die frühere Spannung wieder zu erreichen. Das Aufnahmevermögen des Kondensators ist also gestiegen. Dieses Aufnahmevermögen bezeichnen wir als die Kapazität. Je größer die Kapazität eines Kondensators, um so mehr Elektrizität muß er aufnehmen, um eine bestimmte Spannung zu erreichen.

Die Kapazität eines Kondensators kann dadurch vergrößert werden, wie wir gesehen haben, daß wir die Platten einander nähern. Sie wächst aber auch dadurch, daß wir bei gleichem Plattenabstand die Plattenfläche vergrößern. Große Kondensatorplatten vermögen mehr Elektrizität zu fassen, genau so wie ein großes Gefäß mehr Flüssigkeit aufzunehmen vermag als ein kleines.

Abb. 192. Einfluß des Dielektrikums auf die Kapazität eines Kondensators.

Bringen wir zwischen die beiden Platten einen festen Körper, z. B. eine Paraffin-, Glas- oder Hartgummiplatte, durch welche die Luft zum größten Teile verdrängt wird, so geht die vom Voltmeter angezeigte Spannung gleichfalls zurück (Abb. 192). Sie sinkt z. B. bei Benützung einer Paraffinplatte auf $^1/_2$, bei Benützung einer Glasplatte auf $^1/_5$.

Die Kapazität des Kondensators ist also im ersten Fall auf das Doppelte, im zweiten auf das Fünffache gestiegen. Sie wird somit sehr wesentlich von der stofflichen Eigenart des Mediums beeinflußt, das sich zwischen den beiden Platten befindet. Für jeden Stoff gibt es eine bestimmte Zahl, welche angibt, um wieviel größer die Kapazität eines Kondensators wird, wenn man an Stelle von Luft diesen Stoff als Dielektrikum wählt. Diese Zahl heißt **Dielektrizitätskonstante**. Da wir sie auf Luft beziehen, so nehmen wir die Dielektrizitätskonstante der Luft mit 1 an.

Fassen wir das Gesagte zusammen, so können wir sagen: **Die Kapazität eines Kondensators ist der Plattengröße und der Dielektrizitätskonstante direkt, dem Plattenabstand dagegen umgekehrt proportional.**

Das elektrische Wechselfeld. Ist die Ladung eines Kondensators unverändert die gleiche, so haben wir es mit einem konstanten oder einem **elektrostatischen Feld** zu tun. Anders, wenn die Ladung sich ändert. Verbinden wir die Platten mit einer Wechselstromquelle, dann nimmt die Spannung nicht nur fortwährend zu und ab, sondern sie wechselt auch ihre Richtung, indem die Platten abwechselnd positiv und negativ aufgeladen werden. Ein solches Feld nennen wir ein **elektrisches Wechselfeld**. Die Geschwindigkeit des Wechsels hängt von der Frequenz des Stromes ab. Schließen wir die Kondensatorplatten an die Pole eines Kurzwellengenerators an, so erhalten wir ein ultrafrequentes oder ein Kurzwellenfeld.

Die dielektrische Leitfähigkeit. Die Kurzwellenströme verhalten sich in vieler Beziehung ganz anders wie die gewöhnlichen Gleich- oder Wechselströme. Die augenfälligste und dem Laien zunächst ganz unverständliche Erscheinung ist die, daß die ultrafrequenten Ströme auch durch Nichtleiter wie Glas, Gummi, Filz, ja selbst durch Luft hindurchgehen. Der Unterschied zwischen Leiter und Nichtleiter, eine unserer grundlegenden Vorstellungen aus der Elektrizitätslehre, scheint für sie nicht zu bestehen. Dieses sonderbare Verhalten bedarf einer Erklärung, denn in seinem Verständnis wurzelt das physikalische Verständnis für die Kurzwellenströme überhaupt.

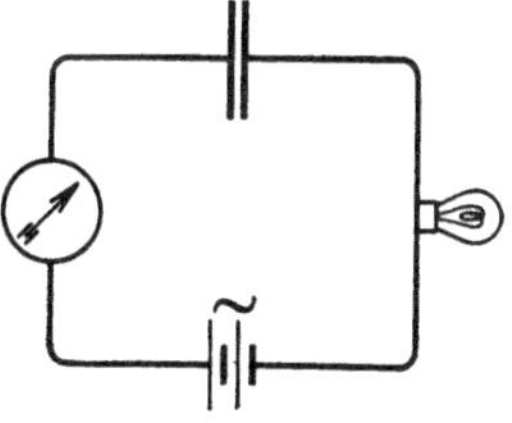

Abb. 193. Ein Kondensator in einem Wechselstromkreis bedeutet keine Leitungsunterbrechung, sondern nur einen Widerstand (kapazitiver Widerstand).

Wir gehen von einem Grundversuch aus. Ich schalte in den Stromkreis einer galvanischen Batterie einen Kondensator ein. Es wird kein Strom fließen, da das Dielektrikum des Kondensators für den Gleichstrom ein unüberwindliches Hindernis darstellt. Ausschließlich in der Zeit, die zur Aufladung des Kondensators erforderlich ist, das sind Bruchteile einer Sekunde, wird in dem Kreis eine Strombewegung nachweisbar sein. In diesem Augenblicke wird auch ein in den Stromkreis eingeschalteter Stromanzeiger einen kurzen Ausschlag geben. Dann aber hört jeder Stromfluß auf.

Anders bei einem Wechselstrom (Abb. 193). Da dessen Richtung fortwährend wechselt, findet ein ununterbrochenes Laden und Entladen des Kondensators statt. Es kommt in dem Kreis zu einer dauernden Strombewegung. Der Strommesser wird andauernd einen Strom anzeigen, ein in den Kreis eingeschaltetes Glühlämpchen andauernd leuchten. Das Dielektrikum des Kondensators scheint also für den Wechselstrom kein absolutes Hindernis zu sein, denn es fließt in dem Kreis ein Strom. Wohl ist die Stärke des Stromes geringer, als wenn der Kondensator nicht vorhanden wäre. Der Kondensator stellt gleichsam einen Widerstand dar. Wir bezeichnen ihn im Gegensatze zu dem gewöhnlichen Leitungs- oder **Ohm**schen Widerstand als **kapazitiven** oder **dielektrischen Widerstand**.

Dieser Widerstand macht sich um so weniger bemerkbar, wird also um so kleiner, je größer die Kapazität des Kondensators ist. Er ist aber auch um so kleiner, je höher die Frequenz des Wechselstromes ist. Wir können auch so sagen: **Je größer die Frequenz eines Wechselstromes, um so größer ist sein kapazitives oder dielektrisches Durchdringungsvermögen.**

Niederfrequente Wechselströme und solche mit einer Frequenz von 1 Million, wie wir sie zur Diathermie benützen, haben nur ein geringes dielektrisches Durchdringungsvermögen. Sie können nur kleine kapazitive Widerstände, also Kondensatoren von großer Kapazität durchsetzen. Erst bei einer Frequenz von 100 Millionen, wie sie den Kurzwellenströmen zukommt, tritt das kapazitive Leitvermögen deutlich in Erscheinung. Es

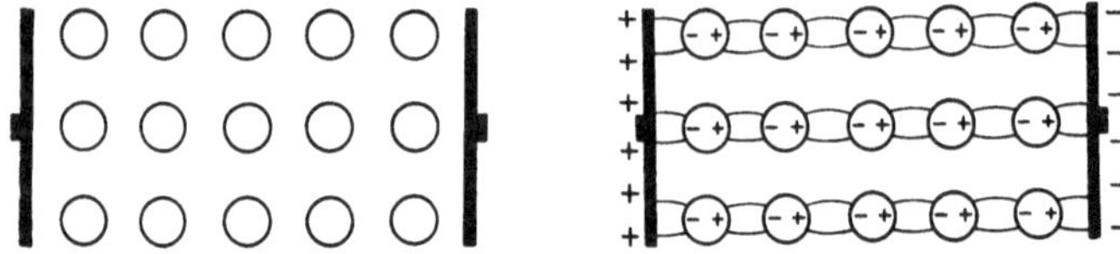

Abb. 194. Die dielektrische Polarisation.

nähert sich mit steigender Frequenz immer mehr dem Ohmschen Leitvermögen, ja kann dieses sogar übertreffen. Mit anderen Worten ausgedrückt, Kurzwellenströme gehen oft leichter durch dielektrische, also nichtleitende Schichten hindurch als über einen gewöhnlichen metallischen Leitungsweg.

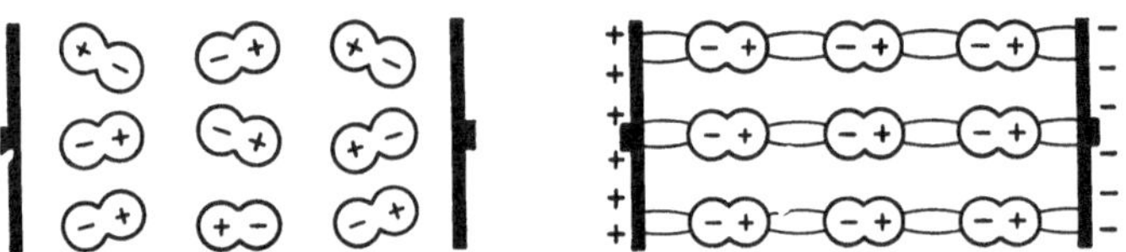

Abb. 195. Die richtende Wirkung des elektrischen Feldes auf Dipole.

Die Fähigkeit, nichtleitende dielektrische Schichten zu durchdringen, ist für die Kurzwellenströme in hohem Maße charakteristisch und unterscheidet sie von jeder anderen uns bisher bekannten Stromform.

Wir werden jetzt verstehen, daß Schichten von Glas, Gummi, Filz oder Luft für den Kurzwellenstrom kein Hindernis mehr darstellen, besonders wenn sie als Dielektrika in Kondensatoranordnung auftreten. Es ist darum auch nicht mehr notwendig, bei der Kurzwellenbehandlung die Elektroden dem Körper unmittelbar aufzulegen, sie können durch eine nichtleitende Schicht von ihm getrennt sein, ohne daß dies den Stromübergang hindert.

Verschiebungs- und Leitungsstrom. Verbinde ich die beiden Platten eines Luftkondensators mit den Polen eines Kurzwellengenerators, so besteht zwischen ihnen ein elektrisches Wechselfeld, d. h. es bestehen elektrische Spannungen, die dauernd ihre Stärke und Richtung wechseln. Diese Wechselspannungen hat Cl. Maxwell als Verschiebungsstrom bezeichnet. Es ist dies eine Bezeichnung, die im ersten Augenblick sicherlich befremdend wirkt, da wir unter Strom doch bisher nur die Bewegung elektrischer Ladungen innerhalb eines Leiters verstanden haben. Und doch hat die Bezeichnung Verschiebungsstrom ihre volle Berechtigung. Wir werden das besser verstehen, wenn wir die Vorgänge betrachten, die sich in einem stofflichen

Dielektrikum wie etwa Glas, Quarz oder Glimmer unter der Einwirkung solcher elektrischer Spannungen abspielen.

In allen diesen Körpern sind die Träger der Elektrizität nicht frei beweglich wie in den Metallen, sondern sie sind bleibend an die Moleküle gebunden. Das hindert jedoch nicht, daß die elektrische Spannung auf sie einwirkt und innerhalb des Moleküls, soweit das möglich ist, verschiebt. Nach elektrostatischen Gesetzen wird die positive Ladung gegen die negative Platte, die negative Ladung gegen die positive Platte verschoben (Abb. 194). Diesen Vorgang bezeichnet man als dielektrische Polarisation.

In manchen Molekülen fallen die Schwerpunkte der positiven und negativen Ladungen nicht zusammen. Es besteht von vornherein eine gewisse symmetrische Anordnung der entgegengesetzten Ladungen. Solche Moleküle nennt man Dipole. Sie werden unter der Einwirkung des elektrischen Feldes eine Drehung erfahren in dem Sinne, daß der positive Pol gegen die negative, der negative Pol gegen die positive Platte hin gedreht wird (Abb. 195). Es kommt also, wie wir sehen, auch in Nichtleitern unter dem Einfluß eines elektrischen Wechselfeldes zu gewissen materiellen Vorgängen, die wir gleichfalls unter den Begriff des Verschiebungsstromes fassen.

Wie verhält sich nun ein Leiter, sagen wir ein metallischer Körper, im elektrischen Feld? Bringen wir einen solchen in das Feld, so wird er von diesem „influenziert", d. h. seine elektrischen Ladungen verschieben sich gegen seine freien Enden, so daß sich gegenüber der positiven Platte die negative, gegenüber der negativen Platte die positive Ladung ansammelt. Haben wir es nun mit einem Wechselfeld zu tun, so wiederholt sich dieser Vorgang periodisch mit der Frequenz des Stromes. Die Ladungen werden abwechselnd hin- und herbewegt. Die Bewegung freier Ladungen in einem Leiter bezeichnen wir aber als Strom. Es entsteht somit unter der Einwirkung des Feldes in dem Leiter ein Strom. Ist dieses Feld ein Kurzwellenfeld, so entsteht ein Kurzwellenstrom.

Jeder elektrische Strom erzeugt nun auf seinem Leitungsweg entsprechend seiner Stärke und dem Widerstand des Leiters Wärme, die bekannte Widerstands- oder Joulesche Wärme. Das tut auch ein Kurzwellenstrom. Er setzt sich in dem Leiter in Wärme um. Es ist das die gleiche Wärme, die wir als Diathermiewärme kennen.

Auch der menschliche Körper ist ein Leiter, und zwar ein elektrolytischer oder Halbleiter. Er setzt sich teilweise aus leitenden Bestandteilen, den Ionen, teils aus nichtleitenden Teilen zusammen. Wirkt nun ein Kurzwellenfeld auf einen Elektrolyten ein, so hat es zwei Möglichkeiten, ihn zu durchsetzen. Es kann ihn einerseits als Leitungsstrom, anderseits als Verschiebungsstrom passieren. Derjenige Teil des Feldes, der sich in Leitungsstrom umsetzt, erzeugt Joulesche Wärme, der Teil, der als Verschiebungsstrom hindurchgeht, tut dies verlustlos, d. h. er verliert nichts an elektrischer Kraft, er erzeugt somit keine Wärme. Wieviel von einem Kurzwellenfeld einen elektrolytischen Leiter als Leitungs-, wieviel als Verschiebungsstrom durchsetzt, hängt teils von seiner elektrophysikalischen Beschaffenheit, teils von der Frequenz bzw. Wellenlänge des Stromes ab. Wir haben ja oben bereits auseinandergesetzt, daß mit der Frequenz das dielektrische Leitvermögen für den Kurzwellenstrom zunimmt.

Die spezifische Wärmewirkung der Kurzwellen. Haben wir es nicht mit einem einzelnen Leiter oder Nichtleiter, sondern mit einem System zu tun, das sich aus Leitern verschiedener Art, vielleicht auch aus Nichtleitern zusammensetzt, so wird die Erwärmung dieser im Kurzwellenfeld eine verschieden starke sein. Darum werden sich die Gewebe des menschlichen Körpers im elektrischen Felde verschieden stark erwärmen. Das gleiche ist ja auch bei der Diathermie der Fall. Während aber bei dieser einzig und allein Systeme von Leitern in Betracht kommen, für deren Erwärmung der Ohmsche Widerstand maßgebend ist, können bei der Kurzwellenbehandlung in die Reihe der Leiter auch Nichtleiter eingeschaltet werden. Neben dem Ohmschen

Widerstand ist auch die Dielektrizitätskonstante für die Erwärmung mitbestimmend.

Nehmen wir ein bestimmtes Beispiel. Wir bringen kleine Fische, die sich in einem Glasgefäß mit destilliertem Wasser befinden, zwischen die beiden Kondensatorplatten. Die Temperatur des Wassers und der Fische sei zu Beginn des Versuches 10⁰ C. Schon kurze Zeit nach dem Einschalten des Stromes legen sich die Fische auf die Seite und sterben. Mißt man ihre Temperatur mit einer Thermonadel, so stellt man fest, daß sie während der ganz kurzen Versuchsdauer von 10⁰ auf 36⁰ C, also um 26⁰ C gestiegen ist. Die Temperatur des Wassers dagegen hat sich kaum meßbar erhöht. Das elektrische Feld ist durch das destillierte Wasser, das praktisch ein Nichtleiter ist, verlustlos hindurchgegangen, im Körper der Fische aber hat es sich in Leitungsstrom umgesetzt und durch diesen Wärme erzeugt. Wir bezeichnen dieses eigenartige Verhalten einzelner Körper, das Feld unverändert hindurchzulassen, und anderer, es zu absorbieren und in Wärme umzusetzen, als selektive Erwärmung.

Es ist klar, daß eine solche isolierte Erwärmung der Fische im kalten Wasser weder durch Erwärmung über einer Flamme noch auch durch Diathermie erreicht werden kann. Diese Art der Wärmewirkung ist also für die Kurzwellen spezifisch. Diese spezifisch-thermischen Wirkungen der Kurzwellen sind für die therapeutische Praxis von größter Bedeutung. Wir wollen uns das an einigen Beispielen klarmachen.

Die Bedeutung der spezifisch-thermischen Wirkung für die Therapie. Während bei der Diathermie stets die Haut infolge ihres hohen Widerstandes am meisten erwärmt wird, ist das bei der Kurzwellentherapie in ungleich geringerem Maße der Fall. Die Kurzwellen durchsetzen die Haut nur zum Teil als Leitungsstrom, zum großen Teil aber als Verschiebungsstrom, der keine Wärme bildet. Dieser Anteil schleicht sich gleichsam in den Körper ein, um erst in den tieferen Gewebsschichten wirksam zu werden. Dadurch wird die Tiefenwirkung im Vergleich zur Oberflächen- oder Hauterwärmung wesentlich verbessert. Da aber nur die Haut ein Wärmegefühl besitzt, so wird trotz starker Tiefenwirkung die Wärmeempfindung bei der Kurzwellentherapie eine geringere sein als bei der Diathermie. Das müssen wir uns immer vor Augen halten, zumal wir in der Kurzwellentherapie keine objektive Dosierungsmöglichkeit besitzen und ausschließlich auf das subjektive Wärmeempfinden des Kranken angewiesen sind.

In ähnlicher Weise wie die Haut verhält sich auch der Knochen. Auch dieser ist ein sehr schlechter Leiter für den Strom und wird vom Kurzwellenfeld größtenteils dielektrisch oder kapazitiv, also mehr oder weniger verlustlos durchdrungen. Das Feld hat daher die Möglichkeit, durch den Schädelknochen hindurch ohne Schwierigkeit in das Gehirn, durch die Wirbelsäule in das Rückenmark und durch die kortikale Substanz in das Knochenmark einzudringen. Auch das ist von großer praktischer Bedeutung, nicht nur weil wir die Möglichkeit haben, diese Teile unmittelbar zu beeinflussen, sondern weil dadurch auch die Möglichkeit gegeben ist, diese Teile unbeabsichtigt zu schädigen. Diese Gefahr ist um so größer, als die Substanz des Zentralnervensystems durch Kurzwellen besonders stark erhitzt wird.

Die eigenartig selektiv-thermische Wirkung der Kurzwellen gilt aber nicht nur für makroskopische, sondern ebenso auch für mikroskopische

Verhältnisse. Von zahlreichen Beispielen nur einige wenige, die von praktischer Bedeutung sind.

Bakterien erwärmen sich im Kurzwellenfeld vielfach stärker als ihr Nährboden oder die Flüssigkeit, in der sie aufgeschwemmt sind. Darauf ist es zurückzuführen, daß sie im elektrischen Feld anscheinend bei einer niedrigeren Temperatur zugrunde gehen als im Wasser. Das, was bei allen diesen Versuchen gemessen wird und nur gemessen werden kann, ist wegen ihrer weitüberwiegenden Masse die Temperatur der Aufschwemmungs- oder Nährflüssigkeit, nicht aber die Temperatur der Bakterien. Daß diese vielfach eine höhere sein kann, bestätigt ein Versuch von H. Weiß. Paraffinöl erwärmt sich als Nichtleiter im Kurzwellenfeld fast gar nicht. Setzt man dem Öl aber eine allerkleinste Menge von Bacterium coli zu, so steigt sofort seine Temperatur beträchtlich an. Das ist nur so zu erklären, daß die Bakterien das Feld aufnehmen, in Wärme umsetzen und diese an das Paraffinöl abgeben.

Eine Lösung von Hühnereiweiß im Wasser, die bei 62⁰ C zu gerinnen beginnt, trübt sich im Kurzwellenfeld bereits bei 57⁰ C, was dadurch erklärt werden kann, daß die Eiweißmoleküle sich um 5⁰ C stärker erwärmen als ihr Dispersionsmittel.

Auch rote Blutkörperchen erwärmen sich stärker als das Serum (Schliephake, Schereschewsky). In allen diesen Fällen verhalten sich die in der Flüssigkeit suspendierten Teilchen, Bakterien, Eiweißmoleküle, Blutkörperchen genau so wie die Fische im Wasser. Sie erwärmen sich relativ anders als ihre Umgebung. Auch diese Versuche sind weder im Wasserbad noch auch durch Diathermie zu reproduzieren. Sie sind also kurzwellen-spezifisch. Daraus den Schluß zu ziehen, sie könnten darum nicht thermischer Natur sein, ist natürlich falsch.

Ob die Kurzwellen neben ihrer thermischen noch andere Wirkungen hervorbringen, die nicht unmittelbar oder mittelbar auf die Wärme zurückzuführen sind, steht nicht mit Sicherheit fest. Es ist das ebenso oft behauptet, wie bestritten worden. Wenn solche Wirkungen auch nicht ausgeschlossen sind, so erscheint ein einwandfreier Beweis für ihr Vorhandensein bisher nicht erbracht.

Das Instrumentarium der Kurzwellentherapie.

Ultrafrequenzströme können in doppelter Art erzeugt werden, entweder durch Entladung von Kondensatoren über Funkenstrecken, also in gleicher Weise wie die Arsonval- und Diathermieströme oder mit Hilfe von Elektronenröhren.

Die Funkenstreckenapparate.

Sie sind grundsätzlich in gleicher Art gebaut wie die Diathermieapparate (Abb. 196 u. 197). Ein Transformator (T) erhöht die Netzspannung auf 3000—4000 Volt. Dieser hochgespannte Strom dient zur Aufladung der Kondensatoren (K). Haben deren Belegungen eine gewisse Spannung erreicht, so entladen sie sich über eine Reihe in Serie geschalteter Funkenstrecken (F), wodurch der Generatorkreis in hochfrequente Schwingungen gerät. Um die nötige Hochfrequenzenergie zu erhalten, sind meist 10 bis 20 Funkenstrecken notwendig.

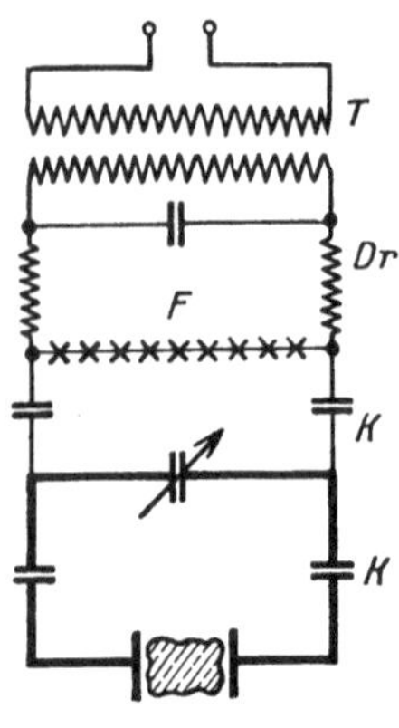

Abb. 196. Schaltbild eines Funkenstreckenapparates mit galvanischer Koppelung (Koch und Sterzel).

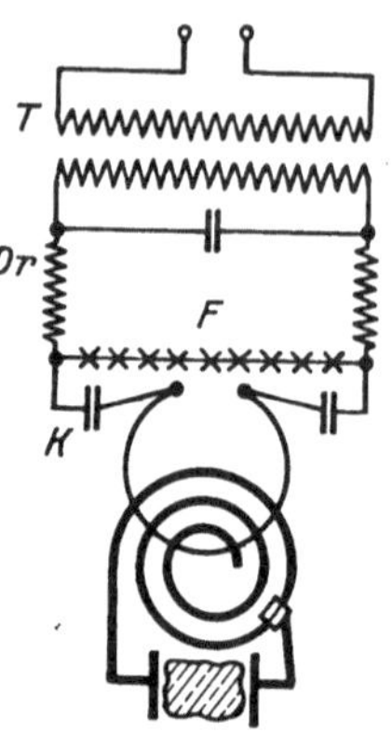

Abb. 197. Schaltbild eines Funkenstreckenapparates mit induktiver Koppelung (Koch u. Sterzel).

Die erzeugten Schwingungen werden auf einen zweiten Kreis (in der Abbildung dick gezeichnet) übertragen, der mit dem ersten entweder galvanisch (Abbildung 196) oder induktiv (Abbildung 197) gekoppelt ist. Dieser zweite Kreis heißt Resonanz- oder Therapiekreis. Er wird auf den ersten durch Veränderung seiner Kapazität (Abb. 196) oder Selbstinduktion (Abb. 197) abgestimmt. Um ein Rückströmen der im Generatorkreis erzeugten Hochfrequenzenergie in den Transformator und damit Verluste zu vermeiden, ist dieser gegen den Generatorkreis durch Drosselspulen (Dr) abgeriegelt. Die Abb. 198 u. 199 geben die Ansicht zweier Funkenstreckenapparate wieder.

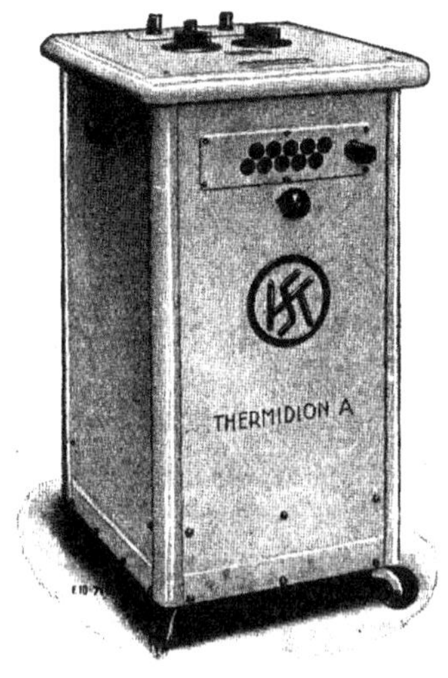

Abb. 198.
Funkenstreckenapparat (Koch u. Sterzel).

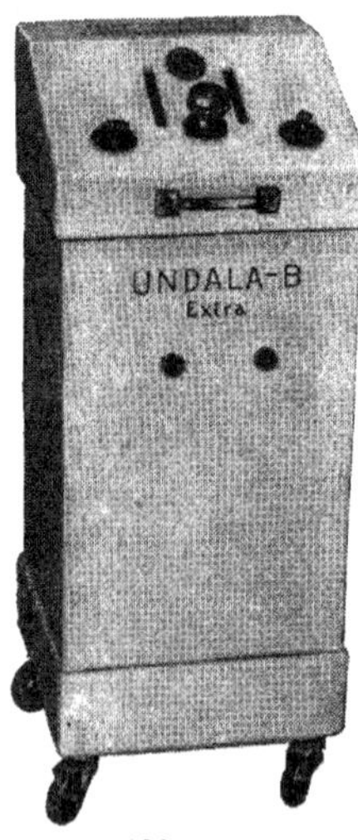

Abb. 199.
Funkenstreckenapparat (Sanitas, Berlin).

Die Röhrenapparate.

Die Elektronen- oder Glühkathodenröhre. Diese ist ein hochevakuiertes Glasrohr, in das zwei Elektroden eingeschmolzen sind (Abb. 73). Eine von diesen hat die Gestalt eines Metallfadens, der durch eine besondere Stromquelle zum Glühen gebracht wird. Dadurch treten aus dem Metall Elektronen aus, die den Glühfaden wie eine Wolke umhüllen. Legt man nun eine Spannung von einigen tausend Volt an die Röhre derart an, daß der negative Pol an den Glühfaden zu liegen kommt, dieser also Kathode wird, so werden die Elektronen, die ja alle eine negative Ladung besitzen, von der positiv geladenen Anode angezogen. Es fließt ein Strom von Elektronen durch die Röhre, den man als Anodenstrom bezeichnet.

Ein solcher Strom kommt nicht zustande, wenn die glühende Elektrode mit dem positiven Pol der Stromquelle verbunden wird, denn in diesem Falle würden die aus dem Metall austretenden negativen Elektronen von der gegenüberliegenden gleichfalls negativen Kathode abgestoßen werden. Verbindet man die Röhre mit einer Wechselstromquelle, so werden nur jene Halbwellen des Wechselstromes hindurchgelassen, für welche der Glühfaden Kathode ist. Die in entgegengesetzter Richtung verlaufenden Halbwellen werden unterdrückt.

Die Stärke des Anodenstromes hängt von zwei Bedingungen ab: 1. Von der Stärke der Heizung. Je höher die Temperatur der Kathode ist, um so

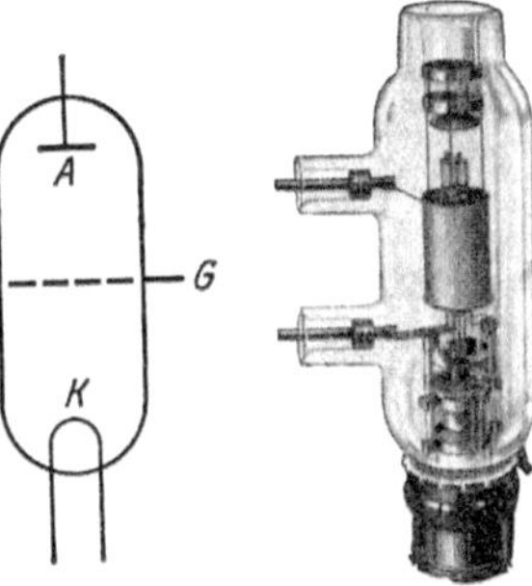

Abb. 200.
Dreielektrodenröhre
oder Triode.

Abb. 201. Ansicht
einer Elektronenröhre (Siemens-
Reiniger-Werke).

mehr Elektronen werden frei, um so stärker wird der Strom. 2. Von der an den Elektroden liegenden Spannung. Die Stärke des Anodenstromes wächst mit zunehmender Spannung, jedoch nur bis zu einer bestimmten Höhe, dann bleibt sie gleich, auch wenn die Spannung weiter erhöht wird. Dieser Punkt wird dann erreicht, wenn alle von der Kathode abgegebenen Elektronen von der Spannung erfaßt und zur Anode geführt werden. Dieser nicht mehr zu verstärkende Strom heißt Sättigungsstrom.

Die Dreielektrodenröhre oder Triode. Schaltet man zwischen Anode und Kathode eine dritte Elektrode in Form eines Metallgitters (Abb. 200) ein, so hindert dieses die Elektronenbewegung von der Kathode zur Anode in keiner Weise, solange das Gitter nicht elektrisch geladen ist. Die Elektronen fliegen ungehindert durch die Maschen des Gitters hindurch. Durch eine elektrische Ladung des Gitters wird jedoch die Elektronenbewegung merklich beeinflußt. Ist das Gitter positiv geladen, so wird dadurch die Anziehung der Anode auf die Elektronen erhöht. Der Anodenstrom wird verstärkt. Umgekehrt bei einer negativen Ladung des Gitters. Diese wirkt der positiven Ladung der Anode entgegen und schwächt den Strom. Ist die Ladung des Gitters genügend stark, so kann sie den Strom auch völlig unterdrücken. Ermöglichen wir es, daß die Ladung des Gitters zwischen einem positiven und einem hinrei-

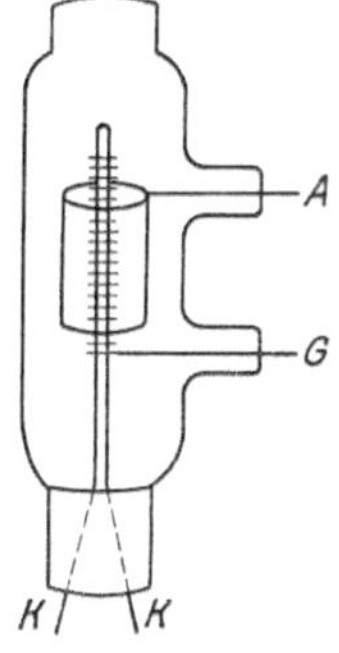

Abb. 202.
Schematische
Darstellung einer
Elektronenröhre.

chend hohen negativen Wert in rascher Folge schwankt, so ist die Röhre für den Stromdurchgang offen und dann wieder gesperrt. Sie wirkt also wie ein Schalter.

Die Abb. 201 zeigt die Ansicht einer Elektronenröhre, wie sie für Kurzwellenapparate Verwendung findet. Abb. 202 gibt in schematischer Darstellung den Aufbau einer solchen Röhre wieder. Die Glühkathode wird durch einen Wolframfaden gebildet, der in der Längsachse der Röhre schlingenförmig gespannt ist. Er wird von einem Metallzylinder, der Anode umgeben. Zwischen beiden befindet sich das Gitter in Form einer Spirale, die den Glühfaden konzentrisch einschließt.

Die Elektronenröhre als Mittel zur Erzeugung ungedämpfter Schwingungen.
Für diesen Zweck wird sie in der in Abb. 203 wiedergegebenen Schaltung
verwendet. In dem dick gezeichneten Kreis entstehen die Schwingungen
dadurch, daß sich der Kondensator C_1 über die Induktionsspule L_1 entladet
(S. 193). Diese Schwingungen würden aber sehr bald abklingen und erlöschen.
Um sie in gleicher Stärke aufrechtzuerhalten, muß die durch Wärmebildung
und Strahlung verlorengegangene Energie immer wieder ersetzt werden.

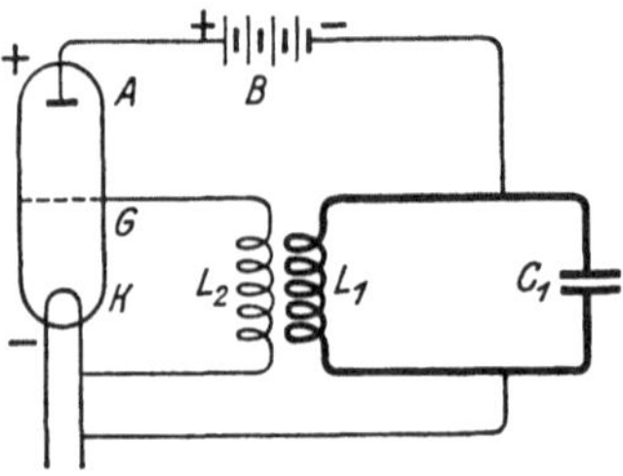

Abb. 203. Die Dreielektrodenröhre
als Schwingungserreger.

Das geschieht in ähnlicher Weise wie bei
einer Schaukel, die wir dauernd in Schwingungen erhalten wollen. Wir versetzen der
Schaukel im Rhythmus ihrer Eigenschwingungen in dem Moment, wo sie sich von uns
fortbewegen will, immer wieder einen kleinen
Stoß. Dieser Energieersatz für den Kondensator wird nun durch eine Hochspannungsbatterie (B) geliefert, wobei die Elektronenröhre dafür sorgt, daß der Energiezufluß auch
im richtigen Moment synchron mit den Schwingungen erfolgt.

Der eine Pol der Batterie ist an die eine
Belegung des Kondensators C_1 unmittelbar
angeschlossen, die Verbindung mit der zweiten Belegung geht über die
Elektronenröhre. Eine Nachladung des Kondensators kann daher nur dann
erfolgen, wenn die Röhre für den Anodenstrom durchgängig ist. Andernfalls ist die Verbindung unterbrochen.

Das Öffnen und das Schließen der Röhre geschieht nun durch den
Schwingungskreis selbst. Die in diesem durch die Kondensatorentladung
erregten Schwingungen wirken auf einen zweiten Kreis, der mit dem ersten
induktiv oder in anderer Weise gekoppelt ist. Er verläuft innerhalb der
Röhre von der Kathode zum Gitter und heißt darum
Gitterkreis. Am Gitter kommt es dadurch zu
wechselnden Spannungen, die dem Anodenstrom einmal den Durchtritt gewähren und ihn im nächsten
Augenblick wieder sperren. Da die Elektronen infolge
ihrer verschwindend kleinen Masse dem Wechsel der
Spannung augenblicklich folgen, so arbeitet die Einrichtung sozusagen trägheitslos. Die Elektronenröhre
ist also nichts anderes als eine automatische
Schaltvorrichtung, die den Energiezufluß aus
der Hochspannungsbatterie zum Schwingungskreis
im Rhythmus der Schwingungen regelt.

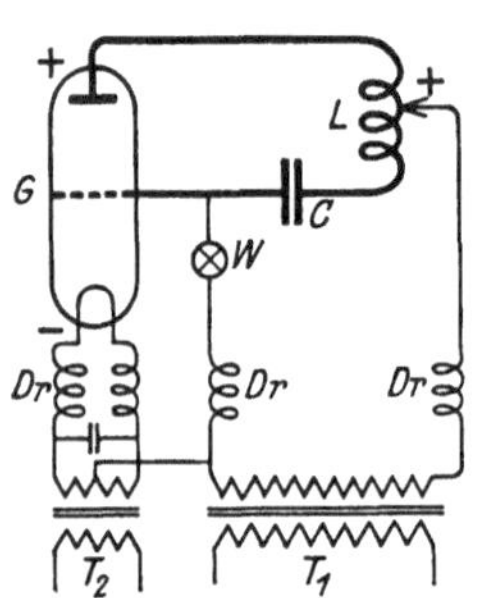

Abb. 204. Schaltbild eines
Röhrenapparates.

Der Bau eines Röhrenapparates. Will man sehr
rasche Schwingungen, mit anderen Worten, Schwingungen von sehr kurzer Wellenlänge erzeugen,
dann müssen die Kapazität und die Selbstinduktion
des Schwingungskreises entsprechend klein sein. Für die therapeutisch
verwendeten Wellenlängen von wenigen Metern genügt bereits die Kapazität,
wie sie die Gitterröhre selbst besitzt, die sogenannte Eigenkapazität der
Röhre. Diese Kapazität kommt dadurch zustande, daß zwischen Anode
und Gitter, die durch das Vakuum der Röhre voneinander getrennt sind,
eine Potentialdifferenz besteht. Die Belegungen dieses Röhrenkondensators werden nun durch eine Leitung, die als Selbstinduktion ein
paar Drahtwindungen (L_1) aufweist, zu einem Schwingungskreis
geschlossen (Abb. 204). Die elektrische Energie wird diesem Kreis durch

einen Transformator (T_1) geliefert, der den Netzstrom auf eine Spannung von 4000—5000 Volt bringt. Diese Spannung wird einerseits an die Anode, anderseits an die Kathode gelegt. Damit sie über den Schwingungskreis nicht auch in das Gitter einbricht, ist vor dieses ein **Blockkondensator** (C) geschaltet.

Die Heizung der Röhre wird durch einen kleinen Transformator (T_2) besorgt. Die Stärke des Heizstromes kann durch ein Amperemeter oder durch ein Voltmeter kontrolliert werden. Eine Reihe von **Drosselspulen** (Dr) verhindern das Abfließen der Hochfrequenzenergie in die niederfrequenten Kreise und schützen dadurch vor Verlusten. W ist ein sehr hoher Widerstand, der die Aufgabe hat, die am Gitter hängengebliebenen Elektronen zur Kathode zurückzuführen, um dadurch eine bleibende zu hohe negative Ladung des Gitters hintanzuhalten. Er heißt darum **Gitter-Ableitungswiderstand.** Als Stromquelle für die Kurzwellenapparate dient in der Regel Wechselstrom. Dabei ist zu beachten, daß bei Verwendung eines solchen die Röhre nur bei jeder zweiten Halbwelle funktioniert (S. 251), wodurch Pausen in den Schwingungen entstehen. Will man die ganze Energie des Wechselstromes ausnutzen und

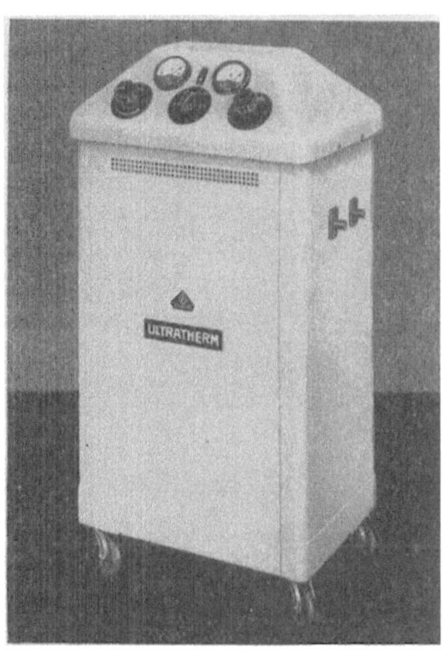

Abb. 205. Kleiner Röhrenapparat (Ultratherm der Siemens-Reiniger-Werke).

dadurch pausenlose Kurzwellenströme erhalten, so benötigt man zwei Röhren, die in besonderer Weise (Gegentaktschaltung) miteinander verbunden werden. Die Abb. 205 und 206 zeigen die äußere Ansicht zweier Röhrenapparate.

Die Leistung und Wellenlänge der Kurzwellenapparate.

Die Leistung. Hier müssen wir die Eingangsleistung von der Ausgangsleistung unterscheiden. Unter **Eingangsleistung** verstehen wir die von dem Apparat aus dem Netz aufgenommene Energie, gemessen in Watt. Unter **Ausgangsleistung** die daraus durch Umwandlung entstandene Hochfrequenzenergie, die therapeutisch zur Verfügung steht. Da bei der Umwandlung von nieder- in hochfrequente Energie durch Wärmebildung in der Funkenstrecke oder Röhre, durch Strahlung usw. Verluste entstehen, so ist die Ausgangsleistung naturgemäß kleiner. Das Verhältnis zwischen Eingangs- und Ausgangsleistung bezeichnen wir als den **Wirkungsgrad** des Apparates. Er ist um so besser, je mehr von der aufgenommenen Energie in therapeutisch nutzbare Energie umgesetzt wird.

Der Wirkungsgrad hängt von verschiedenen Bedingungen ab:

1. Von der Art der Stromerzeugung. Röhrenapparate arbeiten rationeller als Funkenstreckenapparate. Ihre Nutzleistung und damit ihr Wirkungsgrad ist ein besserer.

2. Von der Wellenlänge. Der Wirkungsgrad nimmt mit der Wellenlänge ab. Während er bei einer Wellenlänge von 6 m noch 20—35% be-

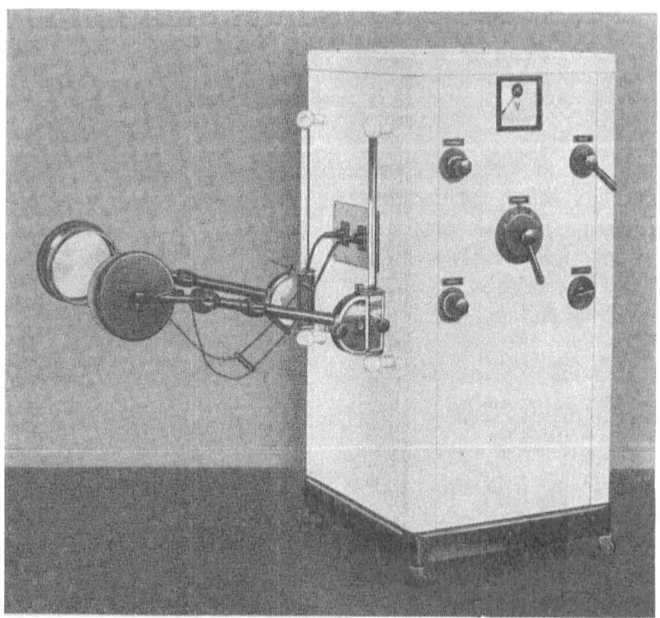

Abb. 206. Großer Röhrenapparat (Pandoros der Siemens-Reiniger-Werke).

trägt, sinkt er bei 3 m bereits auf 5—15% herab, so daß es derzeit unökonomisch ist, Apparate für Wellenlängen unter 3 m zu bauen.

3. Von der Anwendungstechnik. Der Wirkungsgrad ist verschieden, je nachdem man mit anliegenden oder abstehenden Elektroden arbeitet. Im allgemeinen nimmt der Wirkungsgrad um so mehr ab, je größer der Elektrodenabstand ist.

4. Von dem Widerstand des Behandlungsobjektes. Die Abb. 207 zeigt die Leistungskurven zweier Apparate, die bei der Durchwärmung von Kochsalzlösungen verschiedener Konzentration, somit verschiedener Widerstände kalorimetrisch aufgenommen wurden. Bei sehr hohen Widerständen ist die Leistung beider Apparate ganz die gleiche, mit abnehmendem Widerstand sinkt die Leistung des Apparates I langsam ab, die Leistung des Apparates II bricht dagegen plötzlich zusammen.

Alle diese Dinge sind zu beachten, wenn man die Leistung eines Kurzwellenapparates richtig einschätzen will. Es ist begreiflich, daß die Angaben, welche die Firmen über die Leistung ihrer Apparate machen, nur für die günstigsten Bedingungen zutreffen. Ein Kurzwellenapparat, der für örtliche Behandlung bestimmt ist, soll über eine Leistung von 300 bis 350 Watt verfügen. Für Allgemeinbehandlungen auf dem Kondensator- oder Solenbett ist eine Leistung von 500—600 Watt erforderlich. Für Fieberkuren als Ersatz einer Malariatherapie werden Apparate bis zu 1000 Watt gebaut.

Die Wellenlänge. Die Wellenlängen, die derzeit therapeutisch zur Anwendung kommen, liegen meist zwischen 3—15 m. Die meisten Apparate sind auf eine bestimmte Wellenlänge fest eingestellt. Manche Apparate verfügen auch über zwei verschiedene Wellenlängen, die abwechselnd gebraucht werden können. Größere Apparate haben eine Einrichtung, die es ermöglicht, jede Wellenlänge innerhalb eines bestimmten Wellenbandes nach Wunsch zu wählen.

Es ist bekannt, daß die Röhrenapparate eine Welle von genau definierter Länge liefern, die sich unter verschiedenen Behandlungsbedingungen nur wenig ändert. Nicht so die Funkenapparate. Sie erzeugen im Primärkreis ein Gemenge von Wellen verschiedener Länge. Im Therapiekreis herrscht zwar eine bestimmte Welle vor, diese ändert sich jedoch mit der Größe und dem Abstand der verwendeten Elektroden, den Dimensionen des Behandlungsobjektes und der Stärke des Feldes. Aus

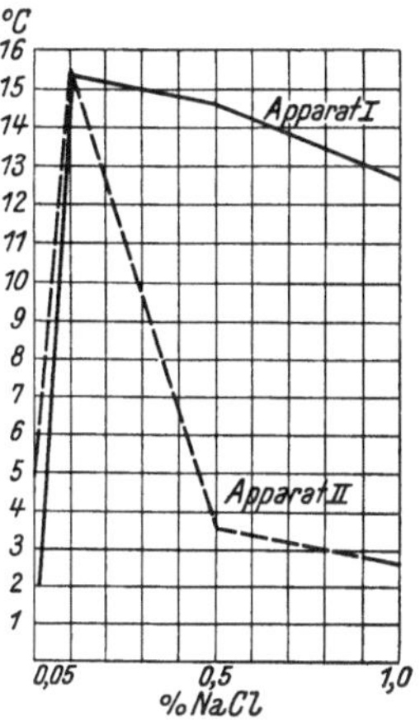

Abb. 207. Leistungskurven zweier Kurzwellenapparate.

diesem Grunde sind Funkenapparate für wissenschaftliche Untersuchungen nicht zu gebrauchen, für die therapeutische Praxis scheint die Veränderlichkeit der Wellenlänge von keiner Bedeutung zu sein. Für die Beurteilung der Frage, ob Röhren- oder Funkenstreckenapparate für die Therapie geeigneter sind, ist weniger die Qualität als die Quantität der Leistung entscheidend.

Die Elektroden.

Wir können zwei Arten unterscheiden, die starren und biegsamen.

1. Die starren Elektroden, wie sie von Schliephake angegeben wurden, bestehen aus runden Metallscheiben verschiedener Größe, die in ein Glasgefäß mit Hartgummideckel eingebaut sind (Abb. 208). Sie lassen sich parallel zum Boden des Gefäßes verschieben und in jeder Stellung fixieren, wodurch der Abstand der Elektroden vom Körper bestimmt wird.

2. Die biegsamen Elektroden. Sie bestehen aus einer dünnen Metallfolie oder einem Metallnetz, das zwischen zwei Weichgummilagen einvulkanisiert ist. Meist ist mit ihnen ein Kabel fest verbunden (Abb. 209). Der nötige Elektroden-Hautabstand wird nicht durch Luft, sondern durch ein gleichfalls schmiegsames Dielektrikum gebildet. Als solches dient Filz in ein- oder mehrfacher Lage, der siebartig durchlöchert ist, damit er sich möglichst wenig erhitzt. Ebenso kann Moos- oder Schwammgummi verwendet werden, die infolge ihres hohen Luftgehaltes in ihrem

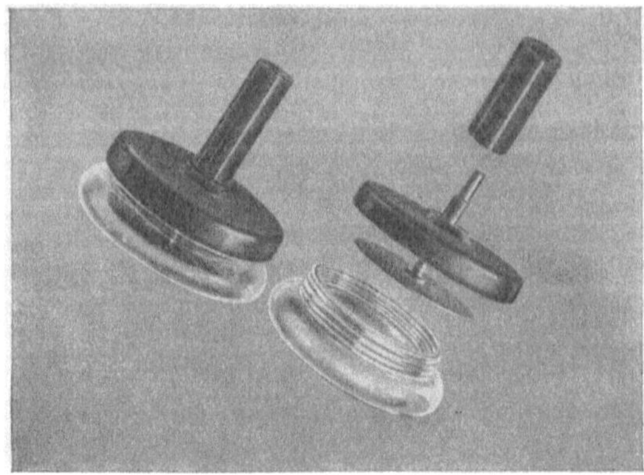

Abb. 208. Elektroden nach Schliephake (Siemens-Reiniger-Werke).

dielektrischen Verhalten der Luft sehr nahekommen. Eine besondere Art schmiegsamer Elektroden sind die von Kowarschik für die Spulenfeldbehandlung angegebenen Kondensatorbinden.

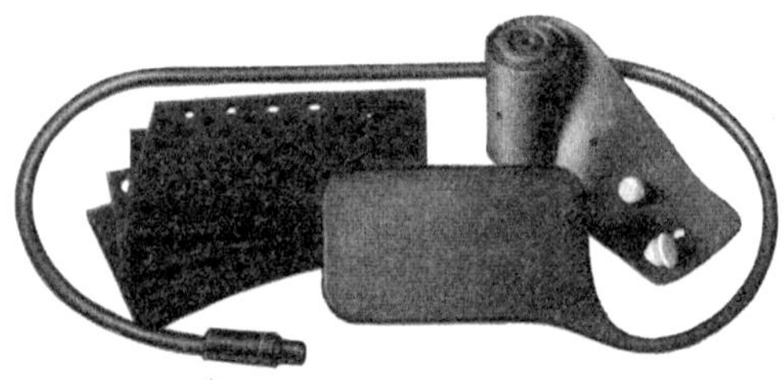

Abb. 209. Weichgummielektroden mit Filzunterlagen und Befestigungsbinde (Siemens-Reiniger-Werke).

In der Praxis wird man neben den starren Elektroden mit Luftabstand der schmiegsamen Elektroden nicht ganz entraten können. Die ersteren kommen vorzugsweise zur Querdurchströmung von Körperteilen in Anwendung, wenn man eine möglichst homogene Durchwärmung erzielen will. Die Weichgummielektroden werden vornehmlich zur Längsdurchwärmung von Extremitäten gebraucht, wobei der Elektrodenabstand und die Art der dielektrischen Zwischenschicht eine wesentlich geringere Rolle spielen.

Die Anwendung der Kurzwellentherapie.

Allgemeines.

Die Kurzwellen können in dreifach verschiedener Weise angewendet werden:

1. Die Behandlung im geschlossenen Leitungskreis. Dabei werden die ultrafrequenten Ströme mit Hilfe von blanken Metallelektroden, welche dem Körper unmittelbar aufgelegt werden, auf diesen übergeleitet in der gleichen Weise, wie das bei der Diathermie der Fall ist (Abb. 210). Wenn dieses Verfahren heute kaum geübt wird, so geschieht es wohl darum,

weil die damit verbundene Verbrennungsgefahr eine ziemlich große ist.
Bei der im Therapiekreis bestehenden hohen Spannung kann es leichter
als bei der Diathermie zu einem Funkenübergang kommen.

2. Die Behandlung im elektrischen oder Kondensatorfeld, wie sie von
Schliephake auf Vorschlag Esaus in die Therapie eingeführt wurde.
Hier liegen die Elektroden dem Körper nicht unmittelbar auf, sondern
sind von ihm durch eine dielektrische Schicht getrennt (Abb. 211). Diese
besteht aus Luft, Filz, Schwammgummi oder einem anderen Isolator.
Die Methode hat den Vorteil, daß eine Verbrennungsgefahr durch ein
zufälliges Abgleiten oder Abheben der Elektroden während des Stromdurchganges nicht besteht und daß bei gewissen Anordnungen (Querdurchwärmung) die Tiefenwirkung eine größere ist.

3. Die Behandlung im Spulenfeld. Der zu behandelnde Körperteil
befindet sich im Innern einer isolierten Metallspirale, so daß auch hier

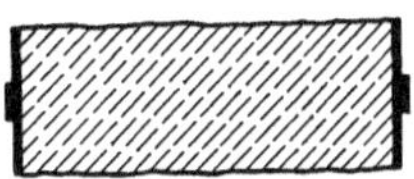

Abb. 210. Behandlung im
Leitungskreis.

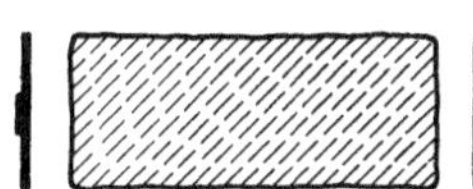

Abb. 211. Behandlung im
Kondensatorfeld.

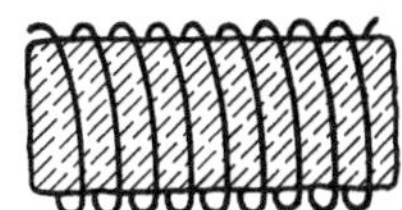

Abb. 212. Behandlung im
Spulenfeld.

zwischen Körper und der die Elektroden vertretenden Spirale ein
Nichtleiter eingeschaltet ist (Abb. 212). Diese Methode, die vor vielen
Jahren durch Arsonval unter dem Namen Autokonduktion in die Hoch-
frequenztherapie eingeführt worden ist, wurde von Kowarschik der
Kurzwellenbehandlung nutzbar gemacht.

Die Behandlung im Kondensatorfeld.

Für die Erwärmung im Kondensatorfeld sind die folgenden Faktoren
von ausschlaggebender Bedeutung: 1. Die Größe der Elektroden im
Verhältnis zur Größe des Behandlungsobjektes. 2. Der Abstand der Elektroden vom Körper. 3. Die Feldstärke bzw. die Stromstärke. 4. Die Wellenlänge. 5. Die Behandlungsdauer.

Die Größe der Elektroden.

Elektrodengröße und Tiefenwirkung. Von der Elektrodengröße hängt
sehr wesentlich die relative Tiefenwirkung ab. Wir verstehen darunter das Verhältnis der Erwärmung in der Tiefe im Vergleich zur Erwärmung an der Oberfläche des Körpers. Ist die Temperatur im Körperinnern nur halb so groß als an der Oberfläche, so sagen wir, die Tiefenwirkung beträgt $1/2$ oder 50%.

Was die Elektrodengröße betrifft, so können wir zwei grundsätzlich
verschiedene Fälle unterscheiden: 1. Die Elektroden sind kleiner als der
parallel zur Elektrodenfläche durch den Körper gelegte Querschnitt
(Abb. 213). 2. Die Elektroden sind in jeder oder auch nur in einer bestimmten Richtung größer als der Querschnitt des Körpers (Abb. 214). Im

ersten Fall werden die von der Elektrode ausgehenden Feldlinien aus-
einanderlaufen, divergieren oder streuen. Die Felddichte wird also an
der Oberfläche des Behandlungsobjektes größer sein als in dessen Mitte.
Dementsprechend ist auch die Erwärmung an der Oberfläche stärker als
in der Tiefe. Dabei hat man zu merken, daß die Erwärmung sich mit
dem Quadrat der Felddichte ändert. Das heißt beispielsweise, wenn die
Felddichte im Innern des Körpers die Hälfte der Dichte an der Oberfläche
beträgt, so ist die Tiefenerwärmung nur $^1/_4$ der Oberflächenerwärmung.
Kleine Veränderungen der Felddichte erzeugen also verhältnismäßig
große Temperaturunterschiede.

Der zweite Fall ist dann gegeben, wenn die Elektroden größer
sind als der Querschnitt des Objektes (Abb. 214). In diesem Fall werden
die Feldlinien nicht mehr divergieren,
sondern gegen das Objekt konver-

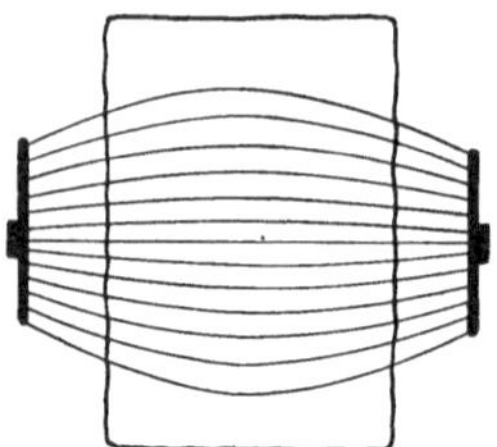

Abb. 213. Das Behandlungsobjekt ist größer
als das Feld.

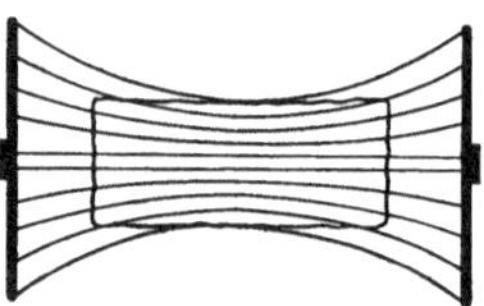

Abb. 214. Das Behandlungsobjekt ist kleiner
als das Feld.

gieren, also zusammenlaufen, und zwar deshalb, weil die organischen
Gewebe des menschlichen Körpers dem Durchtritt des Feldes einen viel
geringeren Widerstand bieten als Luft, entsprechend der Verschiedenheit
ihrer Dielektrizitätskonstanten 81 : 1. Der Körper wird also gleichsam
als gut leitende Brücke von Elektrode zu Elektrode benutzt. Dieses
Konvergieren der Feldlinien bedingt es nun, daß unter Umständen die
Erwärmung in der Tiefe größer sein kann als an der Oberfläche. Die
relative Tiefenwirkung kann also größer als 1, bzw. größer als 100% sein.
Zwischen den beiden beschriebenen Fällen muß natürlich ein Grenzfall
liegen, in dem die Tiefenwirkung gerade 100% erreicht, die Erwärmung
also vollkommen homogen ist.

Die hier dargelegten Verhältnisse konnte Kowarschik in sehr anschaulicher Weise an einem Tonmodell zeigen. Dieses hatte eine prismatische
Form mit einer Basis von 10 × 10 cm und einer Höhe von 20 cm. Es wurde
der Reihe nach mit runden Elektroden von wachsendem Durchmesser quer
durchwärmt, wobei in allen Fällen der Elektrodenabstand von 2 cm der gleiche
blieb. Die Tiefenwirkung stieg mit zunehmendem Elektrodendurchmesser
in folgender Weise an:

Durchmesser	6 cm	58,7%
„	8 „	71,2%
„	10 „	100,0%
„	15 „	114,0%

Die Elektroden sind kleiner als das Behandlungsobjekt. Das trifft in
der Regel bei Durchwärmungen am Schädel (Kieferhöhlen, Zähne, Ohr
usw.), der Brust- und Bauchorgane zu. Nimmt man zwei gleich große

Elektroden, die einander parallel gegenüberstehen, so ist nach unseren obigen Ausführungen das Feld inhomogen. Die Inhomogenität wird vermehrt, wenn die Elektroden nicht parallel, sondern in einem Winkel zueinander stehen (Abb. 157). Das Feld ist zwischen den einander näherliegenden Rändern dichter als zwischen den von einander entfernten. Der Unterschied wird um so größer, je größer der Neigungswinkel der Elektroden wird. Entsprechend der Felddichte wird auch die Erwärmung sich verschieben. Es kommt dadurch zu ähnlichen Rand- oder Kantenwirkungen wie bei der Diathermie. Diese werden um so mehr in Erscheinung treten, je näher die Elektroden einander liegen.

Sind die Elektroden nicht gleich groß, so wird die Felddichte und damit die Erwärmung unter der kleinen Elektrode (in der Regel) größer sein (Abb. 155). Wie bezeichnen daher die kleinere als aktive, die größere als inaktive Elektrode.

Bei der Kurzwellentherapie ist es wie bei der Arsonvalisation auch möglich, mit einer einzigen Elektrode, also unipolar, zu behandeln (Abb. 215). Die Streuung des Feldes ist dann eine ganz besonders große, so daß die Tiefenwirkung der einpoligen Behandlung eine sehr geringe ist. Es kommt dabei wie bei der Arsonvalisation zu einer allgemeinen Aufladung des Körpers, die man leicht durch Anlegen eines Neonröhrchens an verschiedene Körperstellen nachweisen kann.

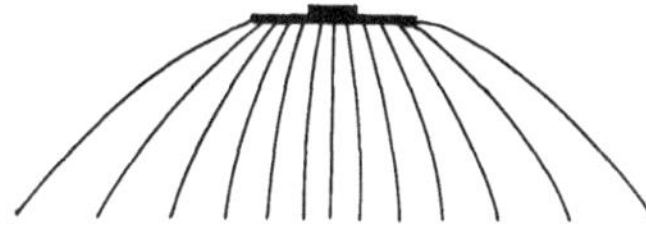

Abb. 215. Feldlinienverlauf bei unpolarer Behandlung.

Die Elektroden sind größer als das Objekt. Ein solcher Fall liegt vor, wenn man eine Hand, einen Fuß, einen Unterschenkel, Unterarm oder sonst einen Teil einer Extremität zwischen zwei Elektroden bringt, deren Durchmesser den des behandelnden Teiles überschreitet. Auch bei einer allgemeinen Behandlung auf dem Kondensatorbett ist die Möglichkeit gegeben, daß die Platten den Körper seitlich überragen. In allen diesen Fällen kommt es nicht zu einer Streuung, sondern im Gegenteil zu einer Verdichtung der Feldlinien gegen den Körper hin, wodurch unter Umständen die Erwärmung im Körperinnern größer werden kann als an seiner Oberfläche.

Glücklicherweise schützt sich der Körper gegen eine dadurch mögliche Tiefenschädigung durch das Auftreten eines Schmerzgefühls. Ein solcher während der Behandlung auftretender Schmerz ist unter allen Umständen ein Warnungssignal, das dazu auffordert, den Strom auszuschalten oder wenigstens stark zu vermindern. Man kann diesen eigenartigen Schmerz leicht kennenlernen, wenn man seine Hand oder sein Handgelenk in ein größeres genügend starkes Kondensatorfeld bringt. Man hat nach einiger Zeit, ohne eine besondere Wärme zu verspüren, das Gefühl, als ob die Hand oder das Handgelenk in einen Schraubstock eingepreßt wäre. Dieses Gefühl hält auch nach Entfernung der Hand aus dem Feld noch einige Zeit an.

Die Längsdurchströmung. Will man eine Längsdurchströmung einer Extremität oder eines Extremitätenabschnittes, sagen wir eines Knie-

oder Ellenbogengelenkes, vornehmen, so ist das mit Hilfe von zwei starren Elektroden nur schwierig ausführbar. Da das Feld ausschließlich von einer Seite in die Extremität eindringt, ist die Erwärmung nicht allseits gleichmäßig. Die Feldverteilung wird besser, wenn man zwei Weichgummielektroden an einer distalen und einer proximalen Stelle der Extremität halbkreisförmig anbringt. Die gleichmäßigste Feldverteilung erhalten wir jedoch durch die Ringfeldmethode, wie sie von Leistner und Schäfer angegeben wurde, bei der zwei Elektroden ringförmig um die Extremität gelegt werden.

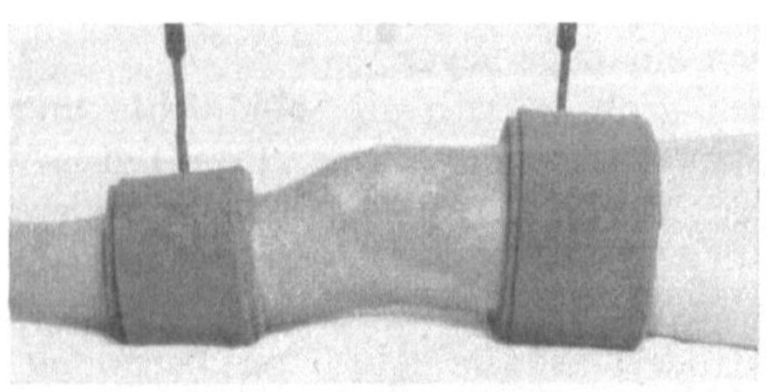

Abb. 216. Behandlung eines Kniegelenkes im Ringfeld.

Abb. 216 zeigt eine solche Behandlung am Kniegelenk. Handbreit oberhalb und unterhalb des Gelenkes wird ein 8 cm breites, in zwei Weichgummilagen einvulkanisiertes Metallband, das mit einer 2 cm dicken Schwammgummischicht unterpolstert wurde, um das Bein gelegt. Diese Ringelektroden entsprechen zwei Kondensatorelektroden, die in ihrer Mitte durchlöchert sind. Da sie den Querschnitt der Extremität nach allen Seiten überragen, kommt es zu einem Konvergieren der Feldlinien mit maximaler Tiefenwirkung.

Da bei der Längsdurchwärmung eines Armes oder Beines die Feldlinien von dem gutleitenden Körper gleichsam aufgesaugt werden, die Streuung also keine oder nur eine untergeordnete Rolle spielt, so können für diesen Zweck auch Weichgummielektroden verwendet werden.

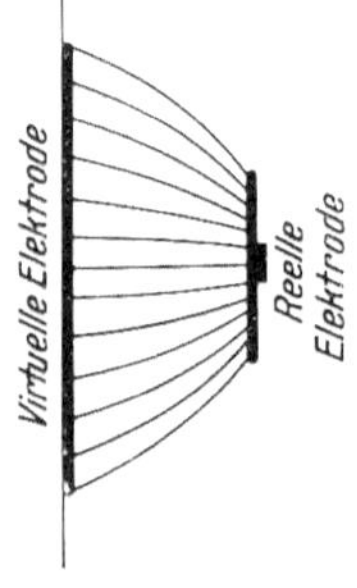

Abb. 217. Reelle und virtuelle Elektrode.

Elektrodenabstand und Tiefenwirkung. Wie zuerst Schliephake zeigte, wird die relative Tiefenwirkung größer, wenn der Abstand der Elektroden vom Körper zunimmt. Das findet nach Kowarschik seine Erklärung darin, daß mit zunehmendem Abstand infolge der Divergenz der Feldlinien auch die Streuzone, welche den Körper trifft, größer wird. Für die Tiefenwirkung ist nun nicht die Felddichte an der Elektrode, sondern die Dichte des Feldes maßgebend, das den Körper trifft. Der Querschnitt der Streuzone entspricht der eigentlich wirksamen Elektrode (Abb. 217). Wir können einem alten Sprachgebrauch folgend diese Elektrode als virtuelle im Gegensatz zur eigentlichen Elektrode, der reellen Elektrode bezeichnen. Wie wir schon auf S. 258 gezeigt haben, bessert sich die Tiefenwirkung mit zunehmender Elektrodengröße. Das Abrücken der eigentlichen oder reellen Elektrode vom Körper bedeutet nun nichts anderes als eine Vergrößerung der wirksamen oder virtuellen Elektrode. Dadurch wird die bessere Tiefenwirkung ohne weiteres verständlich. Wir können das gleiche Ziel erreichen, ob wir nun eine kleinere Elektrode mit größerem Abstand oder eine größere Elektrode mit kleinerem Abstand verwenden. Das letztere ist insofern rationeller, als der kleinere Abstand einen besseren Wirkungsgrad im Therapiekreis, somit eine stärkere Erwärmung ergibt. Verfügen wir über einen sehr leistungsfähigen Apparat, so wird es vielleicht nicht sehr viel ausmachen, wenn wir durch einen größeren Elektrodenabstand mehr oder weniger Energie vergeuden. Anders bei einem kleinen Apparat. Hier können wir mit weniger Energie die gleiche Tiefenwirkung erreichen, wenn wir an Stelle eines größeren Abstandes eine größere Elektrode mit kleinerem Abstand wählen.

Der Einfluß des Elektrodenabstandes auf die Feldstärke und Feldverteilung. Wie wir schon auf S. 254 ausgeführt haben, ist der Wirkungsgrad eines Apparates um so geringer, je größer der Abstand der Elektroden vom Körper ist. Je mehr man die Elektroden an den Körper heranrückt, um so kleiner wird der dielektrische Widerstand, um so mehr steigt die Feldstärke und damit die Erwärmung des Körpers an. Dadurch wird es verständlich, daß die Feldlinien sich nur dann gleichmäßig über die Fläche der

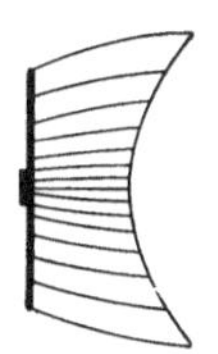

Abb. 218. Geradflächige Elektrode gegenüber gewölbtem Körperteil.

Elektrode verteilen, wenn der Elektrodenabstand vom Körper an allen Stellen der gleiche ist, mit anderen Worten, wenn Elektrodenoberfläche und Körperoberfläche parallel verlaufen. Ist das nicht der Fall, steht z. B. eine starre Elektrode einer gewölbten Körperoberfläche gegenüber, so wird entsprechend dem kleineren Elektrodenabstand die Felddichte in der Mitte größer sein als an den Rändern der Elektrode (Abb. 218). Eine solch ungleiche Feldverteilung macht sich auch bemerkbar, wenn man eine flache Elektrodenplatte der Nase oder Ohrmuschel gegenüberstellt (Abb. 219). Das Feld wird sich dann an dem am meisten hervorragenden Teil besonders stark verdichten, was man als Spitzenwirkung bezeichnet. Diese Spitzenwirkung wird geringer, wenn man die Elektrode weiter entfernt.

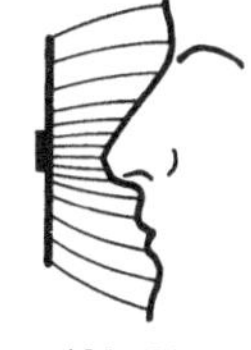

Abb. 219. Spitzenwirkung.

Um die Elektroden- und Körperoberfläche in parallele Ebenen zu bringen, gibt es zwei Möglichkeiten. Entweder muß die Körperoberfläche der Elektrode oder die Elektrode der Körperoberfläche angepaßt werden. Das erstere ist mit starren Elektroden allerdings nur in sehr beschränktem Maß möglich, indem man die Glasschale der Elektrode der Körperoberfläche aufdrückt. Viel leichter ist es, die Elektrode der Körperoberfläche anzupassen, was mit schmiegsamen Elektroden und entsprechend weichen Zwischenlagen ausführbar ist.

Der Einfluß des Dielektrikums. Messungen von Kowarschik an einem Tonmodell haben ergeben, daß auch die Art des Dielektrikums, das die Elektrode vom Körper trennt, von entscheidendem Einfluß auf die Tiefenwirkung ist. Aus der beigefügten Tabelle ist ersichtlich, daß Luft weitaus die beste relative Tiefenwirkung ergibt, die unter den gegebenen Versuchsbedingungen zu erzielen war, und daß die Tiefenwirkung um so geringer wird, je größer die Dielektrizitätskonstante des Zwischenmediums ist. Sie ist bei feuchtem Ton mit einer Dielektrizitätskonstante von etwa 80, also dem gleichen Material, aus dem auch das Versuchsmodell bestand, am geringsten. Die Erklärung hierfür ist unschwer zu finden. In Luft streuen die Feldlinien weitaus am stärksten, infolgedessen ist die virtuelle Elektrode am größten. Feuchter Ton dagegen hält die Feldlinien infolge seiner hohen Felddurchlässigkeit gebündelt beisammen. Die Streuung ist sehr gering. Die virtuelle Elektrode ist nicht größer als die eigentliche Elektrode. Aus diesem Grund geben die Schliephake-Elektroden bei gleichem Körperabstand eine homogenere Durchwärmung als Elektroden mit einem festen Dielektrikum wie Filz, Gummi u. dgl.

Einfluß des Dielektrikums auf die relative Tiefenwirkung.

Dielektrikum	Relative Tiefenwirkung
Luft	58,7%
Schwammgummi	43,0%
Moosgummi	41,7%
Filz	38,3%
Vollgummi	23,5%
Ton	16,4%

Die Stromstärke, Wellenlänge und Behandlungszeit.

Die Stromstärke. Wir besitzen derzeit für die Praxis keine brauchbare Methode, die therapeutische Feldstärke oder die daraus resultierende Stromstärke zu messen. Die gewöhnlichen Hitzdrahtinstrumente, wie wir sie sonst in der Hochfrequenztherapie verwenden, sind für ultrafrequente Ströme nicht brauchbar, da nur ein Teil des Stromes durch den Hitzdraht geht und gemessen wird, während ein anderer unbekannter Teil das Instrument kapazitiv durchsetzt. Dazu kommt die Tatsache, daß die Stromstärke nicht an allen Punkten des Behandlungskreises gleich groß ist. Es bilden sich nämlich in dem Kreis stehende Wellen mit Strombäuchen und Stromknoten, so daß auch dasselbe Instrument an verschiedenen Stellen verschiedene Werte zeigt.

Wenn trotzdem manche Apparate solche Strommesser im Therapiekreis aufweisen, so hat dies nur den Zweck: 1. Das Vorhandensein des Stromes überhaupt anzuzeigen. 2. Den Resonanzpunkt anzugeben, d. h. jenen Punkt, in dem die Maximalleistung erreicht ist. 3. Die dauernde Gleichheit der Leistung zu überwachen. Billige Apparate haben an Stelle eines Amperemeters ein Glühlämpchen oder Neonröhrchen, aus dessen Leuchten gleichfalls das Vorhandensein von Schwingungen und deren Resonanzeinstellung, wenn auch nicht in gleich scharfer Weise wie durch ein Amperemeter, erkannt werden kann.

Die Tatsache, daß wir in der Kurzwellentherapie keine Möglichkeit besitzen, die in Anwendung gebrachte Feldstärke bzw. Stromstärke objektiv zu messen, ist ein schwerer Mangel des Verfahrens. Wir sind daher bei der Dosierung auf die subjektiven Angaben des Kranken, auf das von ihm empfundene Wärmegefühl angewiesen. Dabei dürfen wir nicht übersehen, daß die Haut, die den Sitz des Wärmegefühles bildet, bei der Kurzwellentherapie weniger erwärmt wird als bei der Diathermie (S. 248). Der Kranke hat daher trotz starker Erwärmung in der Tiefe nur ein ganz schwaches Wärmegefühl. Das vermehrt weiterhin die Unsicherheit und mahnt bei der Dosierung zu größter Vorsicht. Man wird daher den Kranken darüber aufklären, daß er nur ein ganz leichtes Wärmegefühl empfinden dürfe und daß er jede stärkere Erhitzung sowie jedes wie immer geartete unangenehme Gefühl sofort mitzuteilen habe.

Die Regulierung der Stromstärke geschieht bei den Röhrenapparaten fast ausschließlich durch die Änderung der Heizspannung. Je stärker die Heizung der Kathode, um so größer ihre Elektronenemission, um so stärker der Anodenstrom und damit die Feldstärke. Ist der Erregerkreis durch Einschaltung der nötigen Heizung und der Anodenspannung zum Schwingen gebracht worden, so wird der Therapiekreis auf ihn abgestimmt. Bei Resonanz beider Kreise erfolgt die Übertragung der Schwingungen von dem einen auf den anderen am günstigsten. Der Erregerkreis wird dann am vollkommensten entlastet und die Röhre am meisten geschont. Man arbeite daher stets bei voller Resonanz und heize die Röhre nur so viel, daß die im Therapiekreis erforderliche Feldstärke erreicht wird.

Die Wellenlänge. Es ist klar, daß das die Kurzwellen auszeichnende Durchdringungsvermögen für schlechtleitende Gewebschichten, wie Haut, Knochen, Faszien u. dgl., um so ausgeprägter ist, je kürzer die Wellenlänge ist. Wir werden daher im allgemeinen kürzere Wellen vorziehen. Mit Berücksichtigung des Umstandes, daß die Apparateleistung mit abnehmender Wellenlänge sinkt, dürfte man heute in der Praxis mit einer Wellenlänge von 6 m sein Auslangen finden.

Die meisten kleineren und mittleren Apparate sind auf eine bestimmte Wellenlänge fix eingestellt. Nur die größeren Apparate verfügen über mehrere Wellen oder über ein Wellenband, dem bestimmte Wellenlängen nach Wahl entnommen werden können. Da wir aber heute noch nicht so weit sind, die den einzelnen Krankheiten zukommenden Wellenlängen zu kennen, so haben derartige Apparate wohl mehr Bedeutung für wissenschaftliche Untersuchungen als für die therapeutische Praxis. Voraussichtlich wird eine Differenzierung bis auf Unterschiede von 1 m überhaupt nicht möglich sein. Wir werden uns damit begnügen müssen, wie das auch in der Licht-, Röntgen- und Radiumtherapie der Fall ist, ein bestimmtes Wellenband als das wirksamste festzulegen.

Die Behandlungszeit. Im allgemeinen beträgt die Behandlungszeit 15—20 Minuten. Will man besonders vorsichtig sein, so kann man sich, zumal für die ersten Behandlungen, auf 10 Minuten beschränken. Anderseits kann man die Dauer der Behandlung, wenn man intensiver einwirken will, sagen wir z. B. bei einer chronischen Polyarthritis, auch auf 25 bis 30 Minuten ausdehnen. Behandlung von 1 Stunde und darüber kommt ausschließlich dort in Betracht, wo man eine Hyperthermie im Sinne einer Fiebertherapie ausführen will.

Die Ausführung der Behandlung.

Die örtliche Behandlung. Die Technik der Kurzwellenbehandlung ist wesentlich einfacher als die der Diathermie, erstens weil die Elektroden nicht so genau der Körperoberfläche angepaßt werden müssen, ja selbst eine Behandlung durch die Kleidungsstücke hindurch möglich ist, und zweitens, weil das Abheben einer Elektrode während der Durchströmung keine Gefahr bedingt. Dieser Umstand ermöglicht es vor allem, auch

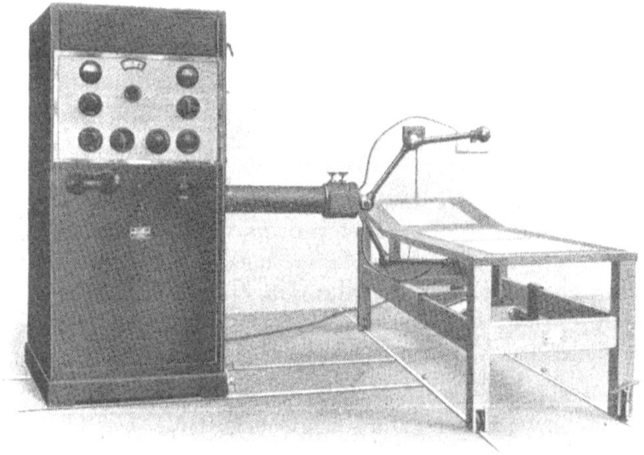

Abb. 220. Behandlungsbett für Kurzwellentherapie (Marholt, Wien).

akute Entzündungsherde wie Furunkel, Karbunkel, Phlegmonen, eiternde Wunden oder Geschwüre mit Kurzwellen zu behandeln, was bei der Diathermie schon aus technischen Gründen nicht möglich ist.

Wenn die Kurzwellen auch Kleidungsstücke durchsetzen, so werden wir doch in den meisten Fällen vorziehen, den Kranken zu entkleiden, einerseits, weil dies den Eindruck größerer ärztlicher Sorgfalt macht, und anderseits, weil Stoffschichten jeder Art die Tiefenwirkung ungünstig beeinflussen, wie wir auf S. 262 ausgeführt haben. Verbände wird man mit Rücksicht auf den Kranken öfters belassen. Nur feuchte Verbände müssen entfernt werden, weil sie sich unter Umständen stark erhitzen. Das gleiche gilt für Verbände, die von flüssigem Sekret oder Eiter durchtränkt sind. Will man auf den schützenden Verband nicht verzichten, so muß er unmittelbar vor der Behandlung erneuert werden.

Metallgegenstände wie Schlüssel, Uhren, Ketten u.dgl. müssen, soweit sie sich im Feld befinden, entfernt werden. Sie führen zu einer unerwünschten Konzentration des Feldes. Liegen sie der Haut unmittelbar an, wie Kragen- und Manschettenknöpfe, Halsketten, Sicherheitsnadeln an Drains, so können sie zur Funkenbildung und zu kleinen Verbrennungen Anlaß geben. Auch Metalldrähte, die mit einer Knochennaht einheilten, Geschosse oder Granatsplitter können unter Umständen gefährlich werden, dagegen scheinen Metallplomben an Zähnen ungefährlich zu sein. Im allgemeinen braucht man jedoch die durch Metallgegenstände im Feld gegebene Gefahr nicht zu überschätzen. Kowarschik hat einmal eine Kranke, bei der ein Tupfer mit angeschlossenem Metallring in der Bauchhöhle vergessen worden war, natürlich in Unkenntnis dieser Tatsache, 25mal behandelt, ohne daß daraus ein Schaden entstanden wäre.

Viele Behandlungen können am sitzenden Kranken vorgenommen werden, andere sind besser im Liegen auszuführen. Das Behandlungsbett (Abb. 220) soll möglichst wenig Metallteile aufweisen. Eine Auflage aus einer mehrere Zentimeter dicken Schwammgummischicht ist sehr zweckmäßig. Sie ermöglicht einerseits ein weiches Liegen, anderseits eine gute Isolierung.

Die starren Elektroden werden am besten von eigenen Trägern gehalten, die entweder am Apparat selbst oder an einem Stativ befestigt

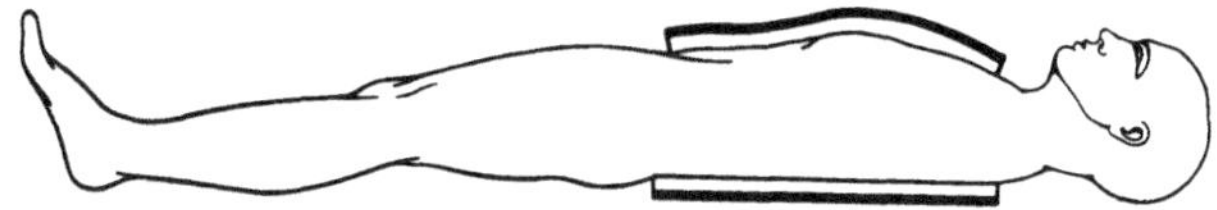

Abb. 221. Allgemeine Kurzwellenbehandlung mit zwei einander gegenüberstehenden Elektroden.

sind (Abb. 206, S. 254). Schmiegsame Elektroden kann man mit einer Gummi- oder Trikotbinde an dem zu behandelnden Körperteil befestigen. Manchmal genügt es, wenn sich der Kranke auf eine solche Elektrode legt.

Die allgemeine Behandlung. Die einfachste Form der Allgemeindurchwärmung ist die, daß man den Kranken auf eine sehr große, von

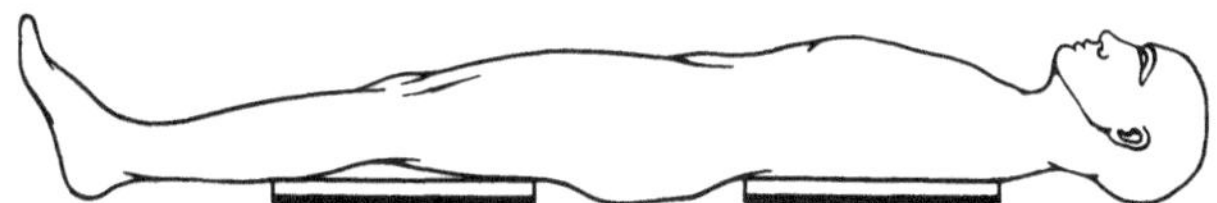

Abb. 222. Allgemeine Kurzwellenbehandlung mit zwei Elektroden in derselben Ebene.

den Schulterblättern bis zur Gesäßgegend reichende Weichgummielektrode mit entsprechend dicker Zwischenlage legt und Brust und Bauch mit einer zweiten gleich großen Elektrode bedeckt (Abb. 221). Man kann aber auch zwei Elektroden in einer Ebene unterhalb des liegenden Körpers anbringen, wobei die eine dieser Platten unter dem Rücken zu liegen kommt, so daß ihr oberer Rand mit der Schulterhöhe abschneidet, die zweite Platte aber unter den Oberschenkeln liegt und bis zur Mitte der Waden (nicht tiefer!) reicht. Eine etwa 4 cm dicke Filz- oder Schwammgummiauflage soll sie vom Körper trennen (Abb. 222). Das auf S. 270 beschriebene Bett zur Spulenfeldbehandlung des ganzen Körpers ist auch als Kondensatorbett zu verwenden, wobei zwei große Metallplatten in der eben beschriebenen Anordnung unter der Liegefläche angebracht werden.

Zur Erzeugung von Hyperthermien höheren Grades haben die Siemens-Reiniger-Werke eine besondere Einrichtung geschaffen (Abb. 223). Sie

besteht aus einem Behandlungsbett mit einem Kasten, der den Körper
des Kranken mit Ausnahme des Kopfes umschließt. Unter der Liegefläche des Bettes ist eine größere Elektrode unbeweglich eingebaut, die
zweite ist an einem Tragbalken oberhalb des Kranken so befestigt, daß
sie entsprechend seiner Dicke in jeder Höhe eingestellt werden kann.
Während der Kranke vollkommen entkleidet im Kasten liegt und aufge-
heizt wird, sorgt ein Warmluftgebläse dafür, daß der sich bildende Schweiß
rasch zum Verdunsten gebracht wird, da er sich sonst leicht erhitzen und
zu einer Hautverbrennung führen könnte. Gleichzeitig wird durch die

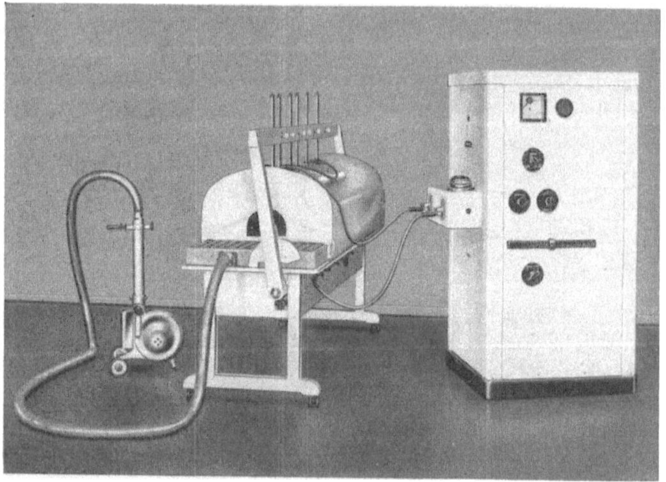

Abb. 223. Apparat zur allgemeinen Kurzwellenbehandlung (Pyrotherm der Siemens-Reiniger-Werke).

den Körper umgebende Warmluft die Wärmeabgabe behindert und so
das rasche Ansteigen der Körpertemperatur gefördert. In einfacherer Weise
kann man das gleiche Ziel erreichen, wenn man den entkleideten Kranken
zuerst in ein Leintuch und dann in mehrere Wolldecken einhüllt. Während
das Leintuch den Schweiß aufsaugt, sorgen die Decken für die nötige
Wärmestauung.

Je nach dem Grad der Temperaturerhöhung, die man anstrebt, wird
die zur Anwendung kommende Feldstärke und Behandlungszeit verschieden sein. In gleicher Weise wie bei der allgemeinen Diathermie
können wir auch hier leichte und starke Durchwärmungen unterscheiden.
Die ersteren werden dort angewendet, wo man gefäßerweiternd, blutdruckherabsetzend, reflexvermindernd, beruhigend und schmerzstillend
wirken will. In diesem Fall genügen Behandlungen in der Dauer von
15—20 Minuten, die entweder mit gar keiner oder einer Temperatursteigerung von wenigen Zehntelgraden Celsius einhergehen.

Starke Durchwärmungen macht man im Sinne einer Fieber- oder
Schwitztherapie. Sie wurden zuerst von Carpenter, dann von Hinsie,
Biermann und Schwarzschild in Amerika, weiters von Halphen

und Auclair, Réchou u. a. in Frankreich unter dem Namen Elektropyrexie, Hyperpyrexie, Radiothermie oder Fièvre artificielle als Ersatz einer Malariatherapie zur Behandlung der progressiven Paralyse in Vorschlag gebracht. Nach der Vorschrift amerikanischer Autoren soll die Temperatur dabei bis auf 40 und 41^0 C gesteigert werden, wozu meist eine Behandlung von $1—1^1/_2$ Stunden erforderlich ist. Es ist wichtig zu wissen, daß die Temperatur auch nach Ausschaltung des Feldes etwas zu steigen pflegt. Dann bleibt der Kranke in der Packung noch 6—7 Stunden liegen. Durch Thermophore, einen Glühlichtkasten, am einfachsten durch Warmwasserflaschen, die man um den Kranken legt, sorgt man dafür, daß die Hyperthermie möglichst lange anhält, um so eine Temperaturkurve zu erhalten, die derjenigen im Malariaanfall möglichst ähnlich ist. Diese Behandlung soll jeden zweiten Tag wiederholt werden. Gewöhnlich bilden 10 derartige Durchwärmungen eine Kur.

Als Vorzüge der Kurzwellenbehandlung gegenüber der Malariatherapie werden angeführt, daß sie sich besser dem individuellen Kräftezustand des Kranken anpassen läßt und bei Eintritt einer Herzschwäche oder eines anderen Zwischenfalles rasch abgebrochen werden kann. Demgegenüber wird von der Schule Wagner-Jauregg eingewendet, daß die Wirkung der Malariatherapie keineswegs nur auf der Temperaturerhöhung, sondern auch auf chemischen Vorgängen beruhe, die sich dabei im Körper abspielen.

Die Hyperthermie in der eben beschriebenen Form ist nicht ganz ungefährlich. Man hat sowohl schwere Verbrennungen wie auch Todesfälle im unmittelbaren Anschluß an die Behandlung beobachtet. Doch soll die Anzahl der Todesfälle immerhin geringer sein als die, welche der Malariatherapie zur Last gelegt werden.

Kowarschik u. a. haben die Hyperthermie auf dem Kondensatorbett in einer etwas gemäßigteren Form wiederholt bei chronischer Polyarthritis, primär rheumatischer, gonorrhoischer oder anderer Natur mit bestem Erfolg angewendet. Hierzu reichen Durchwärmungen in der Dauer von etwa 30 Minuten, wobei Temperatursteigerungen bis auf 38 und 39^0 C erreicht werden, vollkommen aus. So wie nach einer allgemeinen Diathermie läßt man die Kranken, die in Wolldecken eingehüllt sind, noch eine Stunde lang nachschwitzen und schließt die Behandlung mit einem warmen, langsam abzukühlendem Vollbad.

Die Behandlung im Spulenfeld.

Physikalische Grundlagen. Im Innern einer von einem elektrischem Strom durchflossenen Drahtspule (Solenoid) besteht bekanntlich ein magnetisches Feld. Bringen wir einen leitenden Körper, z. B. ein Stück Kupfer in dieses Feld, so werden in ihm elektrische Ströme, sogenannte Wirbelströme induziert, die sich in Wärme umsetzen.

Arsonval machte vor mehr als 40 Jahren den Vorschlag, den menschlichen Körper in eine von einem Hochfrequenzstrom durchflossenen Spirale zu bringen, um so auf ihn induzierend zu wirken. Er nannte dieses Verfahren Autokonduktion. Wohl konnte man dabei eine Erwärmung des Körpers nicht nachweisen, doch sollte die Methode den Stoffwechsel erhöhen, den Blutdruck herabsetzen, bakterizid wirken und eine Reihe anderer Wirkungen entfalten, die man in Ermanglung irgendeiner Erklärung als spezifisch-elektrischer Natur ansah. Um die Autokonduktion entspann sich ein mehr als zwei Jahrzehnte währender Streit, in welchem die Anhänger Arsonvals ihre hervorragenden Wirkungen vertraten, die Gegner sie ebenso entschieden leugneten. Schließlich geriet die Methode in Vergessenheit und wird heute wohl kaum mehr geübt. Als die Kurzwellenströme in die Medizin eingeführt wurden, lag es nahe, die Methode Arsonvals wieder aufzunehmen. Mit der Steigerung der Frequenz der angewendeten Ströme mußte auch deren Induktionswirkung sich erhöhen und so eventuell doch vorhandene Wirkungen deutlicher in Erscheinung treten. Leider stand der Autokonduktion mit Kurzwellen ein gewichtiges physikalisches Bedenken entgegen. Mit der steigenden Frequenz erhöht sich nämlich nicht nur die Induktion auf andere Körper, sondern auch die Induktion auf die eigene Leitungsbahn, die sogenannte Selbstinduktion (S. 178). Diese erzeugt Gegenspannungen und schwächt dadurch den Strom. Sie wirkt wie ein Widerstand (induktiver

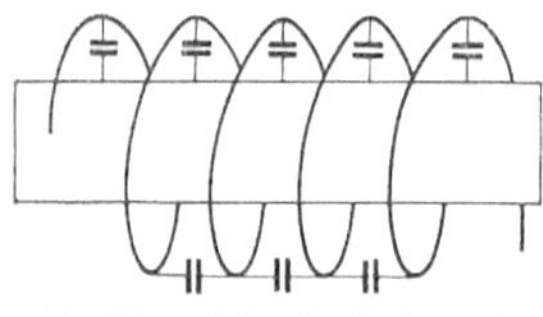

Abb. 224. Jede Spule besitzt eine Kapazität.

Widerstand), der es bedingt, daß unter Umständen sehr hochfrequente Ströme durch Spulen von nur wenigen Windungen überhaupt nicht mehr hindurchkommen (Drosselspulen).

Man war daher allgemein der Ansicht, daß Spulen (Solenoide) für die Kurzwellentherapie unbrauchbar seien. Experimentelle Untersuchungen von Schliephake schienen dies zu bestätigen. Kowarschik konnte experimentell zeigen, daß diese Anschauung falsch war. Elektrolytische und kolloide Lösungen sowie organische Gewebe erwärmen sich im Innern von Drahtspulen, die von Kurzwellenströmen gespeist werden, sehr stark, ja sie erwärmen sich sogar stärker als in einem Kondensatorfeld gleicher räumlicher Ausdehnung.

Die theoretische Erklärung hierfür wurde von H. Weisz gegeben. Ein Kurzwellenstrom durchläuft eine mehrreihige Spule nicht Windung für Windung, weil tatsächlich der induktive Widerstand dieses Weges für ihn unüber-

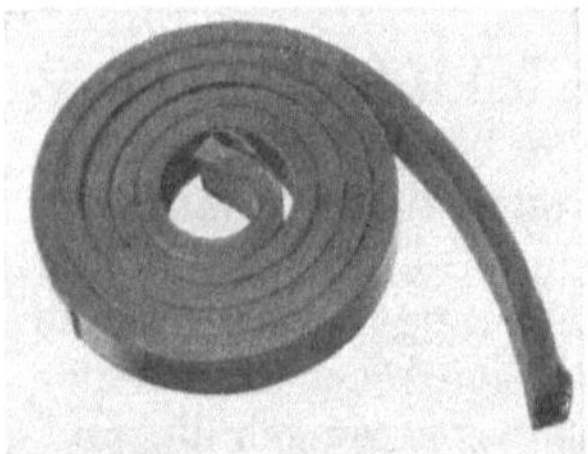

Abb. 225. Kondensatorbinde nach Kowarschik.

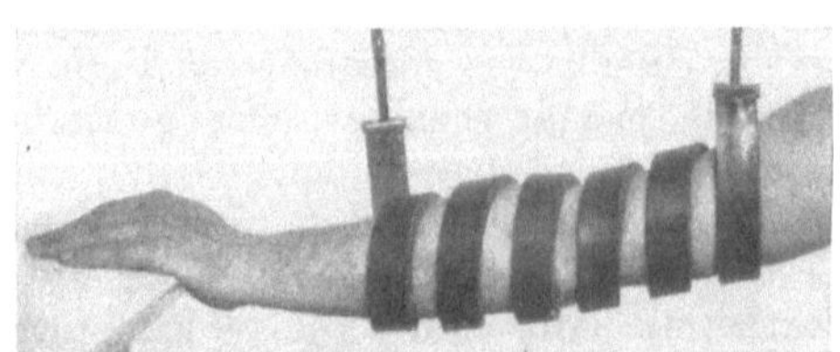

Abb. 226.
Behandlung im Spulenfeld.

windbar ist. Er geht aber einen anderen, für ihn leichter gangbaren Weg. Er schneidet den langen spiraligen Weg ab und geht von Windung zu Windung durch die Luft. Das wird ihm dadurch möglich, daß jede Windung gegenüber der benachbarten eine Potentialdifferenz aufweist, so daß zwei solche Windungen wie Kondensatorbelegungen wirken (Abb. 224). Der Weg über den Windungskondensator bietet dem Strom aber einen geringeren Widerstand (dielektrischer Widerstand) als der Weg entlang der Windungen (induktiver Widerstand). Die Spirale wird von dem Kurzwellenstrom, wie man sagt, kapazitiv oder dielektrisch durchsetzt. Die dielektrische Leitfähigkeit der Spule steigt aber noch um ein Beträchtliches an, wenn man in ihr Inneres einen menschlichen Körperteil bringt, der für das elektrische

Feld 80mal durchlässiger ist als Luft. Das elektrische Feld, das auf diese Weise den Körper durchsetzt, wirkt aber genau so wie ein Kondensatorfeld.

Die Anwendung des Spulenfeldes. Für die therapeutische Anwendung des Spulenfeldes gelten die gleichen Grundsätze wie für das Kondensator-

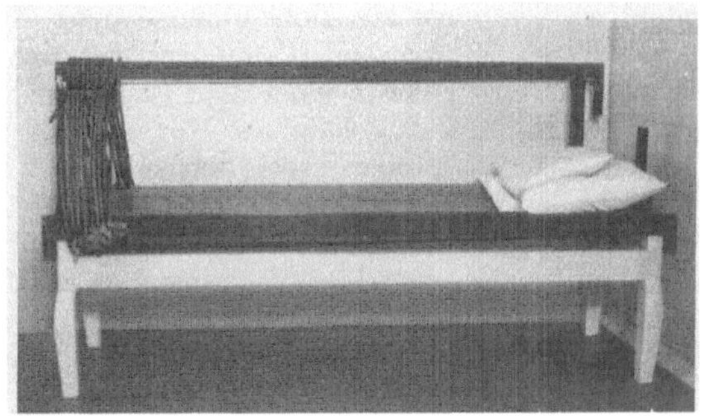

Abb. 227. Solenbett offen.

feld, vor allem die beiden nachfolgenden: 1. Die Windungen der Spule sollen von dem in ihr befindlichen Körperteil überall den gleichen Abstand haben. Trifft das nicht zu, dann ist die Erwärmung in den näherliegenden Teilen größer als in den entfernteren. 2. Der Abstand der Windungen

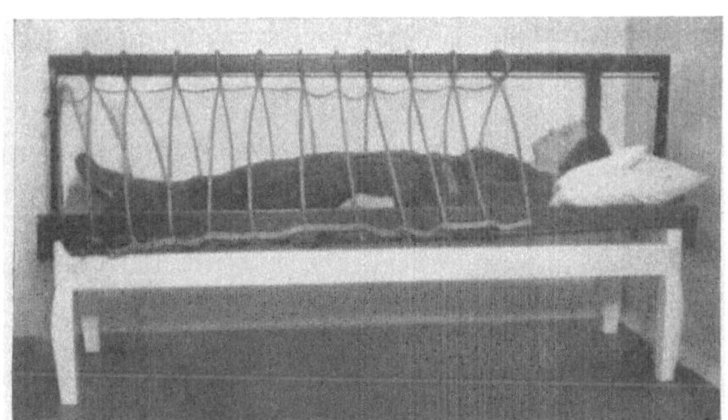

Abb. 228. Solenbett geschlossen.

muß genügend groß sein, wenn eine homogene Durchwärmung, mit anderen Worten, eine genügende Tiefenwirkung erzielt werden soll. Bei zu geringem Abstand ist die Erwärmung bloß eine oberflächliche.

Diese Bedingungen werden am besten durch die Verwendung der von Kowarschik angegebenen Solenoid- oder Kondensatorbinden erfüllt (Abb. 225). Sie bestehen aus einem Metallband, das zwischen zwei Gummilagen eingebettet ist. Die dem Körper zugewendete Lage besteht aus einer 1—2 cm dicken Moosgummischicht, die einen Mindestabstand von der Haut gewährleistet, die andere Seite aus einer 1—2 mm dicken Gummiplatte.

Die Binden werden in engeren oder weiteren Touren um den zu behandelnden Körperteil gelegt und ihre Enden durch dehnbare Kabel an den Apparat angeschlossen, so daß sie durch den Zug dieser genügend fixiert erscheinen (Abb. 226). Die Abstimmung sowie die Dosierung der Feldstärke geschieht in ganz der gleichen Weise wie bei der Behandlung im Kondensatorfeld.

Das Spulenfeld ist besonders zur Behandlung ganzer Extremitäten (Arme, Beine) oder Teile einer solchen (Unterarm, Unterschenkel usw.) oder einzelner Extremitätengelenke geeignet. Zur Behandlung des ganzen Körpers dient das Solenbett,[1] auf dem der Körper des Kranken von einer einzigen großen isolierten Spirale umschlossen ist (Abb. 227 u. 228). Die Enden der Spirale werden an den Kurzwellenapparat angeschlossen. Das dargestellte Gerät kann auch als Kondensatorbett Verwendung finden, zu welchem Zweck unterhalb seiner Liegefläche zwei große Metallplatten verschiebbar angebracht sind. Will man ein Feld, das den Körper in senkrechter Richtung durchsetzt, so kann eine der beiden Platten an der über dem Körper des Kranken verlaufenden Trägerstange angebracht werden. Schließlich kann das Bett auch zur örtlichen Elektrodenbehandlung, wenn nötig mit einer Untertischelektrode, Verwendung finden. Es stellt also ein Universalgerät zur örtlichen wie allgemeinen Kurzwellenbehandlung dar.[2]

Die biologisch-therapeutischen Wirkungen der Kurzwellentherapie.
Die biologischen Wirkungen.

Die Kurzwellentherapie als Thermotherapie. Die Erwärmung anorganischer wie organischer Körper im Kurzwellenfeld ist weitaus die augenfälligste und gleichzeitig die einzige Wirkung, die vollkommen unbestritten ist. Wir haben daher das Recht, die Kurzwellentherapie als eine Wärmetherapie anzusehen. Daß ihre Wärmewirkungen vielfach spezifischer Natur sind, d. h., daß sie weder durch Diathermie noch durch ein anderes Wärmeverfahren in gleicher Weise hervorgerufen werden können, wurde bereits an anderer Stelle ausführlich auseinandergesetzt (S. 248). Physikalisch und technisch steht die Kurzwellentherapie der Diathermie am nächsten, weshalb die Methode vielfach als Kurzwellendiathermie, Infra-, Ultra-, Neodiathermie, Diathermie à ondes courtes usw. bezeichnet wird. Es ist ein Irrtum, wenn einzelne Autoren in der Kurzwellentherapie ein von der Diathermie grundsätzlich verschiedenes Verfahren sehen wollen.

Weitaus die überwiegende Zahl aller Autoren erblicken in der von Kurzwellen entwickelten Wärme das primär und hauptsächlich Wirksame. Ob es daneben noch andere, nicht auf Wärme beruhende Wirkungen spezifisch-elektrischer Art gibt, ist heute noch eine viel umstrittene Frage. Sie wäre es wohl kaum, wenn auch nur ein einziger einwandfreier und überzeugender Beweis für das Vorhandensein solcher Wirkungen vorläge.

---

[1] Med. Klin. **1936**, Nr. 40.
[2] Hergestellt von Karl Marholt, Wien IX.

Ganz vereinzelte Autoren, wie Liebesny und Stieböck, vertreten die Anschauung, daß die von den Kurzwellen entwickelte Wärme therapeutisch bedeutungslos, ja sogar schädlich sei und vermieden werden müsse (athermische Kurzwellenbehandlung). Sie führen die Wirkungen der Kurzwellen auf spezifisch-elektrische Erscheinungen zurück, die sie aus verschiedenen Beobachtungen erschließen. Warum man aber eine Erwärmung vermeiden soll, ist nicht gut einzusehen. Selbst wenn wir annehmen, daß solche spezifisch-elektrische Wirkungen wirklich vorhanden sind, so ist das doch gar kein Grund, auf die thermische Heilkomponente zu verzichten. Im Gegenteil, wir sollten uns freuen, in einem Heilmittel mehrere Heilkräfte wirksam zu sehen. Daß man durch übermäßige Erhitzung dem Kranken schaden kann, das ist eine Tatsache, die für die Behandlung mit Heißluft, Schlamm, Dampf oder irgendeinem anderen thermischen Mittel genau so gilt wie für die Kurzwellen.

Die Wirkung auf die einzelnen Organe. Wenn wir die biologischen Wirkungen der Kurzwellen betrachten, so sind sie im wesentlichen die der Wärme. Bringen wir den ganzen Körper in ein Kurzwellenfeld, so zeigt er eine Temperaturerhöhung, die je nach der Stärke des Feldes und der Dauer seiner Einwirkung beliebig hoch, ja selbst bis zum Wärmetod getrieben werden kann. Ähnliche Beobachtungen wie am Menschen machen wir auch an Tieren, die, wenn sie klein sind, in kurzer Zeit durch Überhitzung getötet werden können. Treiben wir die Erwärmung nicht so weit, wiederholen sie aber öfters, so sehen wir Schädigungen des Wachstums, wie Pflomm an Ratten zeigen konnte. Verwenden wir allerkleinste Wärmedosen, so können wir die Schädigung in eine Förderung des Wachstums umwandeln, wie das Jellinek an Mäusen und Papageieneiern bewies. Es ist uns ja seit langem bekannt, daß Wärme in verschiedenen Stärkegraden derartig verschiedene Wirkungen hervorzubringen vermag.

Wenn wir die Wirkung auf die einzelnen Organsysteme betrachten, so sehen wir an den Blutgefäßen eine Erweiterung im Sinne einer aktiven Hyperämie. Ist die Einwirkung sehr stark, so kommt es zu einer Verlangsamung und Aufhebung der Zirkulation unter den Erscheinungen einer Gefäßlähmung. Die Hyperämie bedingt eine Vermehrung des Lymphstromes, die sich weiters in einer Erhöhung des örtlichen Stoffwechsels und einer Steigerung der Resorption auswirkt.

Das Verhalten der roten und weißen Blutkörperchen ist je nach der Stärke des Feldes und der Art seiner Anwendung verschieden. Das gleiche gilt für die Blutgerinnung.

Die schmerzstillende Wirkung, die bei vielen therapeutischen Anwendungen der Kurzwellen zutage tritt, kann nach Anschauung Biers der Hyperämie zugeschrieben werden. Pflomm glaubt, daß es durch diese zu einer rascheren Abfuhr von H- und Ka-Ionen kommt, die in Entzündungsherden vielfach als die schmerzerregenden Ursachen angesehen werden. Französische Autoren erklären die Schmerzstillung durch eine unmittelbare Einwirkung auf die Nervenfasern.

Jorns und Last konnten eine hemmende Wirkung der Kurzwellen auf die Funktion der Schilddrüse nachweisen. Diese Wirkung ist auch bei experimentell erzeugtem Basedow deutlich erkennbar (Last).[1]

Die Untersuchungen von Horn, Kauders und Liebesny[2] zeigten, daß die Kurzwellenbehandlung von Tieren eine starke Hyperämie des Gehirns zur Folge hat. An Paralytikern und Schizophrenen konnten die gleichen Autoren nach therapeutischer Anwendung der Kurzwellen am Schädel eine Vermehrung des Eiweiß (Albumine) im Liquor nachweisen. Schliephake und Straßburger[3] fanden bei Kaninchen, bei denen sie die Nackengegend lokal behandelten, eigenartig schwere Störungen der Temperaturregulierung.

Die Wirkung auf Bakterien. Haase und Schliephake konnten das Wachstum verschiedener pathogener Bakterien im Kondensatorfeld schädigen oder ganz aufheben, wobei sie feststellten, daß die Schädigungstemperaturen niedriger als die im Wasserbad sind (S. 249). Zahlreiche andere Forscher bestätigten diese Angabe. Einzelne Autoren, wie Liebesny, Wertheim und Scholz, beobachteten unter Umständen auch eine Steigerung des Wachstums. Eine dritte Gruppe von Forschern konnte eine Beeinflussung der Bakterien weder im positiven noch im negativen Sinn auch bei Anwendung starker Felder nicht feststellen (Hasché und Leunig, Schedtler, Nagell und Berggreen). Alle diese Versuchsergebnisse, so widersprechend sie sind, dürften wohl an sich richtig sein. Sie zeigen nur, daß man je nach den äußeren Versuchsbedingungen die verschiedensten Ergebnisse erhalten kann. Solange wir kein objektives Maß für die zur Anwendung kommende Kurzwellenenergie besitzen, wird eine gegenseitige Verständigung unmöglich sein.

Ob die bakterizide Wirkung der Kurzwellen am Lebenden auf eine direkte Schädigung der Bakterien zurückzuführen ist, darf wohl mit Recht bezweifelt werden. Die geringe Stärke der therapeutisch verwendeten Felder, die kurze Dauer ihrer Einwirkung machen das sehr unwahrscheinlich. Viel verständlicher erscheint es, daß die durch die Kurzwellen ausgelösten biologischen Reaktionen wie Hyperämie, Hyperlymphie, Aktivierung der Zelltätigkeit, die auch über die Zeit der Behandlung hinaus wirksam sind, auf die Krankheitserreger schädigend wirken, wie das ja auch für die Diathermie und andere thermische Methoden gilt.

Die Erkrankungen des Nervensystems.

Die Erkrankungen der peripheren Nerven. Die schmerzstillende Wirkung der Kurzwellen macht sich in hervorragender Weise bei der Behandlung von Neuralgien und Neuritiden bemerkbar. Die Kurzwellen sind hier in allen jenen Fällen angezeigt, bei denen auch die Diathermie in Frage kommt, also dann, wenn die ersten akuten Erscheinungen abgeklungen sind. Die Durchwärmung darf besonders in frischen Fällen

---

[1] Wien. med. Wschr. **1936**, Nr. 12.
[2] Wien. klin. Wschr. **1934**, Nr. 30 u. 31.
[3] Arch. f. exper. Path. **177**, Nr. 1 (1934).

nur eine mäßige sein, wenn man nicht unerwünschte Reaktionen erleben will. In besonderer Weise scheint sich die Kurzwellentherapie bei der Trigeminusneuralgie zu bewähren. Kowarschik, Dausset, Kroll und Becker[1] sahen auch in einigen Fällen von schwerer genuiner Trigeminusneuralgie Besserungen, die bei der Vergeblichkeit der vorausgegangenen Therapie nicht zu erwarten waren. Im allgemeinen günstig, wenn auch im einzelnen wechselnd, sind die Erfolge der Kurzwellentherapie bei der Neuritis des Nervus ischiadicus, des Plexus brachialis und verschiedenen Mononeuritiden, auch solchen, die mit Lähmungen einhergehen. (Neuritis der Nn. radialis, tibialis, peronens usw.). Bei Facialislähmung wird die Kurzwellenwirkung von Schliephake, Kroll und Becker u. a. gelobt. Wie weit die Kurzwellen der Diathermie bei der Behandlung der Neuralgien und Neuritiden überlegen sind, wird mit Rücksicht auf die Vielseitigkeit und den so wechselnden Verlauf dieser Erkrankungen wohl erst eine längere Erfahrung lehren.

Erkrankungen des Gehirnes und Rückenmarkes. H. F. Hoffmann und Schliephake[2] berichten über eine Reihe von organischen Gehirnerkrankungen, wie entzündliche herdförmige Prozesse, umschriebene Meningitis, Tumor des Kleinhirnes mit Anfällen von Jaksonschem Typus usw., bei denen die Kurzwellen anscheinend mit sehr gutem Erfolg zur Anwendung kamen. Groag und Tomberg[3] sahen einen ähnlichen Erfolg bei einem encephalitischen Herd im Kleinhirn.

Auclair und Dausset empfahlen bei Encephalitis, bzw. Parkinsonismus Durchwärmungen auf dem Kondensatorbett. Wenn auch nicht regelmäßig, so tritt doch in vielen Fällen eine Besserung der charakteristischen Beschwerden ein. Wenn Dausset auch zerebrale Hemiplegien in gleicher Weise behandelt und den günstigen Einfluß auf die Spasmen lobt, so scheint uns dabei doch einige Vorsicht geboten. Auf keinen Fall möchten wir aber dem Vorschlag von Delherm, Morel-Kahn und Devois folgen, das Gehirn der Hemiplegiker direkt in das Kurzwellenfeld zu bringen.

Viel verbreitet ist in Amerika, aber auch in Frankreich die Behandlung der progressiven Paralyse mit Kurzwellenhyperthermie auf dem Kondensatorbett. Sie soll die Malariatherapie ersetzen. In diesem Fall wird die allgemeine Körpertemperatur auf 40—41° C getrieben und auf dieser Höhe durch einige Stunden gehalten, wie wir das auf S. 266 beschrieben haben. Die Frage, ob die Elektropyrexie, wie man diese Methode nennt, der Malariatherapie gleichwertig ist, wird noch vielfach umstritten werden. Daß man aber durch die Kurzwellentherapie beträchtliche Erfolge bei der progressiven Paralyse erzielen kann, ist wohl zweifellos. Nach einer amerikanischen Statistik wurden bei 500 derart behandelten Kranken in 84% deutliche Remissionen verzeichnet.

Auch bei manchen Erkrankungen des Rückenmarkes bedienen wir uns mit großem Vorteil der Kurzwellen. So kommt uns ihr schmerz-

---

[1] Münch. med. Wschr. **1935**, Nr. 23.
[2] Münch. med. Wschr. **1935**, Nr. 34.
[3] Wien. klin. Wschr. **1933**, Nr. 30 u. 31.

stillender Einfluß zugute, wenn es sich darum handelt, die lanzinierenden Schmerzen der Tabiker zu bekämpfen. Auch bei multipler Sklerose macht sich der beruhigende Einfluß der Durchwärmung häufig in einem Nachlassen der Spasmen, einer Besserung des Ganges und eventuell anderer vorhandener Beschwerden bemerkbar. Hier scheinen ganz leichte Durchwärmungen auf dem Kondensator- oder Solenbett die zweckmäßigste Anwendungsform zu sein. Eine Hyperpyrexie mit Temperatursteigerungen bis auf 39—40° C, wie sie Biermann, Neymann u. a. amerikanische Autoren vorschlagen, möchten wir bedingungslos ablehnen. Auch bei der Poliomyelitis erscheint uns ein Versuch mit der Kurzwellentherapie angezeigt, allerdings erst nach Ablauf des akuten Stadiums. Réchou und Auclair berichten über bemerkenswerte Erfolge bei poliomyelitischen Lähmungen, die bereits mehr oder weniger stationär geworden waren.

Die Erkrankungen der Kreislauforgane.

Erkrankungen des Herzens. Unter diesen kommt vor allem die Angina pectoris in Betracht, besonders wenn sie auf einer Erkrankung der Koronargefäße beruht. Man hat hier sowohl die örtliche Behandlung des Herzens wie leichte Allgemeinbehandlungen auf dem Kondensator- oder Solenbett empfohlen. Die Wirkung ist oft eine ganz ausgezeichnete. Die Beschwerden werden erleichtert, ja kommen selbst ganz zum Verschwinden. Leider ist der Erfolg kein regelmäßiger und läßt nicht selten aus. Die Feldstärke darf nur eine ganz schwache sein, da andernfalls die Krankheitserscheinungen auch verstärkt werden können.

Erkrankungen der Gefäße. Die praktisch wichtigste Gefäßerkrankung ist die Endarteriitis obliterans. Der günstige Einfluß der Kurzwellen auf dieses Leiden steht außer Zweifel. Allerdings wird er maßgebend beeinflußt von den anatomischen Veränderungen an der Intima, die wohl kaum rückgängig gemacht werden können. Die Kurzwellen vermögen einzig und allein den Tonus der Media herabzusetzen und so erweiternd auf die Gefäße zu wirken, wodurch der direkte und kollaterale Kreislauf gefördert wird. Zweck der Behandlung ist, die stets drohende Gangrän zu verhüten. Ist diese bereits eingetreten, so kann die Behandlung nur mehr die spontane Abstoßung der gangränösen Teile unterstützen.

Für die Kurzwellenbehandlung gelten die gleichen Grundsätze wie für die Diathermie. Man verwende nur ganz schwache Felder, da erfahrungsgemäß stärkere Wärmeeinwirkungen jeder Art bei der Endarteriitis schlecht vertragen werden. Bestehen hochgradige Schmerzen, wie es meist bei vorhandener Gangrän der Fall ist, so kann es vorkommen, daß auch schwächste Dosen, die überhaupt keine Wärmeempfindung auslösen, nicht vertragen werden. Man sehe dann von einer Kurzwellenbehandlung ab. Als zweite Forderung muß aufgestellt werden, die Kurzwelleneinwirkung nicht nur auf den Ort der Schmerzen oder sichtbaren Veränderungen zu beschränken, sondern auf möglichst große Teile der erkrankten Extremität auszudehnen.

Auch bei der Thrombophlebitis kommt die Kurzwellenbehandlung als ein den Kreislauf förderndes Mittel zur Anwendung. Allerdings wird man hier die ersten akuten Erscheinungen, die meist Bettruhe erfordern, abklingen lassen. Ist der Erkrankte wieder gehfähig, so kann auch die Behandlung einsetzen. Die Gefahr, daß leichte Durchwärmungen eine Embolie auslösen, besteht wohl nicht. Dagegen hat Kowarschik wiederholt einen günstigen Einfluß auf die Schmerzen und die Schwellung feststellen können. Auch beim Ulcus varicosum wurden die Kurzwellen besonders von französischer Seite (Auclair, Delherm) empfohlen. Sie haben der Diathermie gegenüber sicherlich den Vorteil, daß bei ihnen eine Berührung der Elektroden mit der häufig stark veränderten Haut vermieden wird.

Eine weitere Anzeige für die Kurzwellen bilden die funktionellen Gefäßstörungen, wobei in erster Linie die Gefäßkrämpfe zu nennen sind. Aber auch bei Gefäßparesen, seien sie nun zentral bedingt (Akrozyanosen, Gehirn- und Rückenmarkslähmungen) oder peripheren Ursprungs (Erfrierung), leistet die Kurzwellenbehandlung oft recht Gutes. In das Gebiet der zentralen Gefäßstörungen gehört auch die Raynaudsche Erkrankung.

An dieser Stelle wollen wir auch der essentiellen Hypertension gedenken, gegen die sich leichte Allgemeindurchwärmungen auf dem Solen- oder Kondensatorbett oft ausgezeichnet bewähren (Kowarschik). Nicht immer gelingt es, den Blutdruck dauernd herabzusetzen, in den meisten Fällen aber ist es möglich, die subjektiven Beschwerden solcher Kranker weitgehend zu bessern. Z. Rausch[1] empfiehlt zur Behandlung der Hypertension $1^1/_2$—2stündige Durchwärmungen der Niere. Interessant ist es auch, daß die Einwirkung der Kurzwellen auf die Sinus caroticus-Gegend beim Menschen wie beim Tier ein promptes, allerdings nur vorübergehendes Absinken des Blutdruckes zur Folge hat (A. Vanotti).[2]

Die Erkrankungen der Atmungsorgane.

Erkrankungen der oberen Luftwege. Wie die Diathermie, hat man auch die Kurzwellentherapie zur Kupierung einer akuten Rhinitis empfohlen (Schliephake). Wertvoller erscheint ihre Anwendung bei Erkrankungen der Nebenhöhlen der Nase, der Kiefer-, Stirn- und Siebbeinhöhlen zu sein (Hünermann,[3] Laqueur, Köhler u. a.). Der Umstand, daß Kurzwellen ohne Schwierigkeit die Knochenwände durchsetzen, scheint ihnen hier eine Überlegenheit gegenüber den Langwellen der Diathermie zu geben. Daß akute Fälle leichter zu beeinflussen sind als chronische, ist nicht besonders auffallend.

Groag und Tomberg[4] sahen bei akuter Tonsillitis, besonders bei schweren phlegmonösen Formen, ausgezeichnete Erfolge von den Kurz-

---

[1] Balneologe **1935**, H. 6.
[2] Z. exper. Med. **97**, 826 (1936).
[3] Balneologe **1934**, H. 12.
[4] Wien. klin. Wschr. **1933**, Nr. 30 u. 31.

wellen. Auch bei chronischer Tonsillitis werden diese mit Erfolg angewendet (Schliephake, Liebesny). Recht gute Dienste leistet die Kurzwellentherapie sowohl bei akuter wie chronischer Laryngitis.

Erkrankungen der Lungen und des Rippenfells. Ausgesprochen günstig ist die Wirkung der Kurzwellen bei akuten, aber auch bei chronischen Formen der Bronchitis. In der Regel empfinden die Kranken schon unmittelbar im Anschluß an die Durchwärmung eine Besserung, die in einer Verminderung des Hustenreizes und in einer Erleichterung der Expektoration zum Ausdruck kommt. Auch bei Bronchektasien und Emphysem ist der Einfluß der Kurzwellen ein zweifellos günstiger. Gleich der Diathermie wirkt die Kurzwellentherapie bei Asthma bronchiale oft ausgezeichnet. Dabei dürfte in gleicher Weise ihr entspannender Einfluß auf die Bronchialmuskulatur wie die Besserung der Durchblutung wirksam sein. Die Kurzwellentherapie kommt weiterhin bei allen Formen der Bronchopneumonie und bei postpneumonischen Infiltraten, die sich nicht lösen wollen, in Frage. Die Dämpfung, das Rasseln, das Fieber bilden sich oft in überraschend kurzer Zeit zurück (Laqueur, Kowarschik).

Im Gegensatz zu den außerordentlichen Erfolgen, die Schliephake bei der Behandlung der Lungentuberkulose feststellte, sah Schedtler zum Teil keine Einwirkung, zum Teil sogar eine Verschlimmerung des Leidens. Jedenfalls mahnt er zu großer Vorsicht. Die Erfolge bei der Pleuritis sind wechselnd. Am günstigsten scheint die fibröse Pleuritis zu reagieren, nicht ganz so gut die seröse, bei der oft eine größere Anzahl von Behandlungen nötig ist (Schedtler).[1] Auch bei Pleuraempyemen tuberkulöser oder anderer Natur haben Schedtler wie auch Kowarschik nicht so günstige Erfolge wie Schliephake. In manchen Fällen war trotz langdauernder Behandlung eine Besserung nicht zu erzielen.

Auch Lungenabszesse konnte Schliephake in zahlreichen Fällen ohne chirurgischen Eingriff zur Ausheilung bringen. Ähnlich sind die Berichte Liebesnys. Schweitzer[2] hatte in einigen Fällen keinen Erfolg mit der Kurzwellenbehandlung, ja er beobachtete sogar eine Verschlechterung, desgleichen Cobet. Einen wertvollen Behelf bietet die Kurzwellentherapie zur Bekämpfung der Schmerzen, die durch pleurale Adhäsionen bedingt sind.

Die Erkrankungen der Verdauungsorgane.

Von den Erkrankungen des Magens sei zuerst die Gastritis genannt, bei der die Kurzwellen von Schliephake, Schweitzer u. a. empfohlen wurden. Schedtler konnte bei der Tuberkulose des Darmes und des Peritoneums eine überraschend schnelle Beseitigung der Schmerzen und einen günstigen Einfluß auf die Darmtätigkeit feststellen. Auch in Fällen von schwerer akuter Peritonitis sahen Haas und Lob[3] durch

---

[1] Beitr. Klin. Tbk. **86**, H. 4.
[2] Med. Klin. **1935**, Nr. 48 u. 49.
[3] Dtsch. Z. Chir. **243**, H. 4 u. 5 (1934).

stundenlang fortgesetzte Durchwärmungen ausgezeichnete Erfolge. In gleicher Weise wie bei pleuritischen werden auch peritonitische Adhäsionsschmerzen durch Kurzwellen oft weitgehend gebessert.

In hervorragender Weise haben sich die Kurzwellen bei Cholecystitis und Cholangitis bewährt. Hier wirkt die Behandlung gleichzeitig entzündungswidrig und krampfstillend. Auch gegen die Schmerzen, wie sie häufig nach einem operativen Eingriff noch längere Zeit bestehen, bieten uns die Kurzwellen eine ausgezeichnete Hilfe. Schliephake, Riza Remzi, Schweitzer u. a. empfehlen die Kurzwellen auch bei biliärer Lebercirrhose. Wenn auch keine Heilung erreicht wird, so werden die Beschwerden der Kranken vielfach gebessert.

Neben den entzündlichen Erkrankungen sind es die motorischen Störungen der Magen-Darmfunktion, die auf die Kurzwellen meist in ausgezeichneter Weise ansprechen. Wir besitzen wohl wenig therapeutische Methoden, durch welche spastische Zustände der glatten Muskulatur des Magens (Cardiospasmus, Pylorospasmus), des Darmes, der Gallenblase, der Gallengänge so gut und so sicher beeinflußt werden wie durch Kurzwellen. Besonders zur Bekämpfung der spastischen Obstipation leisten sie häufig ausgezeichnete Dienste (Kowarschik).

Die Erkrankungen der Harn- und Geschlechtsorgane.

Erkrankungen der Harnorgane. Nach den Untersuchungen Eppingers und seiner Schüler über die günstige Wirkung der Diathermie bei akuter Glomerulonephritis müßte wohl eine gleiche, wenn nicht bessere Wirkung auch von den Kurzwellen erwartet werden. Liebesny gelang es, Fisteln, die nach Entfernung tuberkulöser Nieren zurückgeblieben waren, zur Ausheilung zu bringen. Kowarschik hat in einigen derartigen Fällen wohl eine Besserung, aber keine Heilung beobachten können. Zur Behandlung der Pyelitis und Cystitis scheinen sich die Kurzwellen dagegen vorzüglich zu eignen. Raab, Schweitzer, Weißenberg berichten hier über schöne therapeutische Ergebnisse.

Erkrankungen der Geschlechtsorgane. Einige wenige Versuche, die Urethritis gonorrhoica mit Kurzwellen zur Ausheilung zu bringen, sind bisher negativ ausgefallen (Nagell und Berggreen, Ruete). Dagegen konnte Schliephake bei paraurethralen Infiltraten und Fisteln eine Heilung erzielen. Kowarschik hat in zahlreichen Fällen die Kurzwellen bei Epididymitis, und zwar schon im akuten Stadium, mit Erfolg verwendet. Sie haben hier vor der Diathermie den Vorteil, daß das umständliche Anlegen der Elektroden entfällt. Auch bei der Prostatitis hat sich die Kurzwellenbehandlung bewährt.

Was die Erkrankungen der weiblichen Geschlechtsorgane betrifft, so tritt hier die Kurzwellentherapie gleichfalls in Konkurrenz mit der Diathermie. Ihr Indikationsgebiet sind die entzündlichen Erkrankungen des Uterus, seiner Adnexe und der Parametrien sowohl gonorrhoischer wie andersartiger Natur. Es ist zweifellos, daß auch in einzelnen ganz akuten Fällen, wie das Siedentopf[1] beschreibt, die Kurzwellen in entsprechender Dosierung sehr günstig wirken können. Wir möchten aber glauben, daß daraus ein Gegensatz zur Diathermie nicht abgeleitet werden kann, denn es ist ebenso sicher, wie wir aus eigener Erfahrung wissen, daß man im frischen entzündlichen Stadium auch bei vorsichtiger Dosierung unerwünschte Reaktionen, bestehend in einer Erhöhung des Fiebers und einer Vergrößerung der Schmerzen, auslösen kann. Darum möchten wir in solchen Fällen größte Vorsicht empfehlen. Das gleiche gilt bei dem Vorhandensein von Blutungen, die in der Regel verstärkt werden. In subakuten und chronischen Fällen wurde jedoch die Kurzwellentherapie von Raab,[2] Vogt,[3] Dalchau,[4] Siedentopf, Wittenberg, Kowarschik u. a. mit bestem Erfolg angewendet. Wieweit sie der Diathermie überlegen ist, wird wohl erst nach längerer Erfahrung gesagt werden können.

Es ist zu vermuten, daß der hyperämisierende Einfluß der Kurzwellen auch bei Amenorrhoe und Sterilität, soweit sie auf einer Unterfunktion des Genitales beruhen, therapeutisch mit Vorteil verwertet werden kann.

Die Erkrankungen der Bewegungsorgane.

Erkrankungen der Gelenke. Hier findet die Thermotherapie und damit auch die Kurzwellentherapie ein ausgedehntes Anwendungsfeld. Entsprechend vorsichtig angewendet, kann sie schon in verhältnismäßig frischen Fällen zur Anwendung kommen. In größerem Umfang sind es die mehr chronischen Erkrankungen, die dem physikalischen Therapeuten zufallen. Der Erfolg der Behandlung hängt wesentlich von der Ätiologie der Erkrankung ab.

Infektiöse Monarthritiden, wie solche gonorrhoischer Natur, reagieren meist außerordentlich günstig. Viel schwerer ist ein Erfolg bei der gonorrhoischen Polyarthritis zu erzielen, besonders wenn sie chronisch geworden ist. Weitaus die häufigste Form der Infektarthritis ist die Polyarthritis chronica progressiva, der sogenannte primär chronische Gelenkrheumatismus. Mit Rücksicht auf die Vielheit der erkrankten Gelenke kommen hier fast nur Allgemeindurchwärmungen auf dem Kondensatorbett in Betracht. Die Intensität der Durchwärmung muß dem jeweiligen Krankheitszustand angepaßt werden. Bei sehr starken Reizzuständen der Gelenke, insbesonders bei Vorhandensein von Fieber, ist größte Vorsicht geboten. Alte torpide Fälle dagegen vertragen hohe Wärmegrade meist sehr gut.

Der Einfluß der Kurzwellen auf tuberkulöse Erkrankungen der Gelenke und der Knochen ist noch durchaus zweifelhaft. Schedtler konnte einen solchen nicht feststellen, auch Lob bezeichnet die Erfolge als nicht ermutigend.

----

[1] Münch. med. Wschr. **1935**, Nr. 10.
[2] Die Kurzwellen in der Medizin. Berlin: Radionta-Verlag.
[3] Strahlenther. **51** (1934).
[4] Dtsch. med. Wschr. **1931**, Nr. 46.

Dagegen erweisen sich die Kurzwellen in hohem Grade wirksam bei degenerativen Gelenkprozessen, der Arthrosis deformans, wie sie am häufigsten an den Knie-, den Hüftgelenken und der Wirbelsäule vorkommt. Bei der Spondylarthrose haben wir das Kondensatorbett mit zwei Untertischelektroden oft mit großem Vorteil angewendet. Das gleiche gilt für den Morbus Bechterew.

Ein sehr dankbares Behandlungsobjekt ist die Arthritis traumatica, wie sie so häufig nach Sportverletzungen auftritt. Die Tiefendurchwärmung wirkt bei Distorsionen, Kontusionen und auch Frakturen der Gelenkkörper ausgezeichnet schmerzstillend, fördert die Resorption von Blutergüssen und ermöglicht so die frühzeitige Anwendung von Massage und Gymnastik. Die Heilungsdauer wird dadurch nicht unwesentlich abgekürzt.

Die Osteomyelitis ist nur in ihren chronischen Formen Gegenstand einer Kurzwellenbehandlung. Zweifellos vermag sie die Schmerzen, die Sekretion und die sonstigen Krankheitserscheinungen günstig zu beeinflussen, wenn auch eine Ausheilung nicht erzielt werden kann. Recht gut wirken die Kurzwellen auch auf die Kallusbildung bei verzögerter Heilung von Frakturen.

Erkrankungen der Muskeln, Sehnen und Sehnenscheiden. Der günstige Einfluß der Diathermie und anderer thermischer Verfahren auf akute Myalgien, als deren Typus wir die Lumbago ansehen können, ist allgemein bekannt. Auch mit Kurzwellen können wir die Schmerzerscheinungen häufig in wenigen Sitzungen zum Schwinden bringen, doch läßt sich leider durch dieses Verfahren ebensowenig wie durch ein anderes die Wiederkehr der Anfälle verhüten. Daß die Erfolge in chronischen Fällen weniger günstig sind, ist in der Natur der Sache begründet. In ähnlicher Weise wie bei den rheumatischen und infektiösen Myalgien kommt uns die schmerzstillende Wirkung der Kurzwellen bei Kontusionen, Distorsionen und anderen traumatischen Schädigungen der Muskeln zugute.

Auch die entzündlichen und traumatischen Erkrankungen der Sehnen, Sehnenscheiden und Schleimbeutel fallen in das Anzeigengebiet der Kurzwellentherapie, ausgenommen sind nur die akuten pyogenen Erkrankungen, bei denen diese Behandlung unter Umständen das Fortschreiten des Prozesses beschleunigen kann (Lob). Erfolgreich erweisen sich die Kurzwellen ferner bei Styloidalgie, Epicondylitis, Tarsalgie, Achillodynie und ähnlichen Erkrankungen.

Die Erkrankungen der Haut, Unterhaut u. a.

Bekanntlich hat zuerst Schliephake über ausgezeichnete Erfolge der Kurzwellen bei Furunkeln und Karbunkeln berichtet. Ihm schloß sich dann Liebesny mit ähnlichen Mitteilungen an. Die Berichte dieser Autoren erweckten den Eindruck, als ob wir in den Kurzwellen ein allen anderen Methoden überlegenes, ja geradezu spezifisches Heilverfahren gegen die erwähnten Erkrankungen gefunden hätten. Das ist leider nicht der Fall. Daß die Wärme, in geeigneter Form angewendet, bei pyogenen

Erkrankungen der Haut günstig wirkt, ist eine jedem erfahrenen Arzt bekannte Tatsache. Das gleiche machen auch die Kurzwellen. Ihre Anwendung ist vielleicht eleganter und eindrucksvoller, aber auch technisch komplizierter und kostspieliger als die anderen Wärmemethoden. Von irgendeiner spezifischen Wirkung ist jedoch keine Rede (Kowarschik, Haas und Lob).[1] Die Behauptung Schliephakes, daß durch die Anwendung der Kurzwellen chirurgische Eingriffe so gut wie überflüssig geworden wären, ist wohl unhaltbar. Das eben Gesagte gilt in analoger Weise auch für eitrige Entzündungen der Schweißdrüsen, die Hidroadenitis.

Bei pyogenen Infektionen des Unterhautzellgewebes (Phlegmonen), der Sehnenscheiden (Panaritien) und Schleimbeutel ist mit der Verwendung der Kurzwellen größte Vorsicht geboten. Man lasse sich nicht in einem allzu großen Vertrauen auf die Kurzwellen von einem rechtzeitigen chirurgischen Eingriff abhalten. Nach wie vor gilt der Grundsatz: Ubi pus, ibi evacua! Die Kurzwellenbehandlung wird vor allem nach dem chirurgischen Eingriff gute Dienste leisten, um den Prozeß rascher zur Ausheilung zu bringen. Das gleiche gilt für die eitrigen Erkrankungen der Lymphdrüsen (Lob).[2]

Erfolgreich erscheint die Kurzwellentherapie bei der Behandlung der Aktinomykose zu sein. Liebesny, Weißenberg, Wessely berichten hier über Heilungen. Während Schliephake, Liebesny, Ruete die Kurzwellentherapie bei Erysipel empfehlen, hält Lob hier die Röntgentherapie für überlegen.

Die günstigen Erfolge der Kurzwellenbehandlung, über die Ruete bei Sklerodermie, Erythema nodosum, Lupus vulgaris, Induratio penis plastica berichtet, bedürfen noch der Bestätigung.

V. Massage und Mechano-Therapie.

Die Besprechung der Technik der Massage und der medikomechanischen Behandlung würde den Rahmen dieses Buches überschreiten, und es muß in dieser Beziehung auf die vorhandenen Leitfäden und Lehrbücher verwiesen werden (Lubinus, Böhm, Scholtz, Kirchberg). Immerhin ist es zum Verständnis ihrer später folgenden Indikationsstellung bei den einzelnen Krankheiten notwendig, hier wenigstens ganz kurz die Wirkungsweise jener wichtigen Methoden zu streifen.

Unter **Massage** versteht man die mechanische, in der Regel manuell ausgeführte Bearbeitung des Körpers oder einzelner Teile desselben durch bestimmte, zweckentsprechende Handgriffe. Die wichtigsten dieser Handgriffe sind die Streichung (éffleurage), die Reibung (friction), Knetung (pétrissage), Klopfung (tapotement) und Erschütterung (vibration). In einer dem Zwecke der Behandlung und der Anatomie des zu bearbeiten-

---

[1] Dtsch. Z. Chir. **243**, H. 4 u. 5.
[2] Die Kurzwellenbehandlung in der Chirurgie. Stuttgart: Verlag F. Enke. 1936.

den Körperteiles angepaßten Kombination solcher Handgriffe besteht das Wesen der Massage. Die Methodik ihrer Anwendung ist auf verschiedenen Systemen aufgebaut; die meiste Verbreitung hat eine Technik gefunden, die sich auf den von den Schweden, ferner von Mosengeil und den deutschen Orthopäden Bum und Hoffa ausgearbeiteten Methoden aufbaut. Viel verbreitet ist ferner die Zabludowski-Kirchbergsche Massage, bei der namentlich die Technik der Klopfungen und Knetungen eine etwas abweichende ist, und von der gewisse Handgriffe, wie die intermittierenden Drückungen (Verbindungen von Längsstreichen mit rhythmischem Quetschen und Drücken), auch in andere Methoden Aufnahme gefunden hat. Ein ähnlicher Handgriff findet auch bei der Cederschiöldschen rhythmischen Druckmassage Verwendung.

Daneben existieren eine Reihe von Massagemethoden, welche bei Erkrankungen der Bewegungsorgane (Muskeln, Faszien, periartikuläres und sonstiges Bindegewebe) oder des Nervensystems (Neuralgien, Neuritiden, lokale und allgemeine Neurosen) die besondere Bearbeitung einzelner schmerzhafter Stellen, die teilweise objektive Veränderungen aufweisen, bezwecken. Die älteste und bekannteste dieser Methoden ist die Corneliussche Nervenpunktmassage.

Ihr Erfinder ging dabei von der Beobachtung aus, daß nicht nur bei Myalgien — was schon länger bekannt war —, sondern auch bei Neuralgien, allgemeinen Neurosen und sonstigen Funktionsstörungen auch außerhalb des Bezirkes der spontanen Beschwerden an der Körperoberfläche sich auf Druck empfindliche, dem palpierenden Finger durch reflektorische Muskelanspannung wahrnehmbare Stellen auffinden lassen, die als „Nervenpunkte" bezeichnet werden. Mit der anatomischen Ausbreitung der Nerven und somit den Valleixschen und den Headschen Zonen haben diese Nervenpunkte nichts zu tun. Durch systematisches Aufsuchen dieser Nervenpunkte und Massage derselben, die im wesentlichen in einer Kombination von Reibungen, Drückungen und Erschütterungen besteht, die mit der Fingerbeere ausgeführt werden, haben Cornelius und seine Schüler bei den genannten Leiden gute therapeutische Erfolge erzielen können. Bemerkenswert ist, daß im Anfange einer derartigen, sich meist auf viele Sitzungen erstreckenden Kur reaktive Schmerzsteigerungen recht häufig sind.

Die theoretischen Voraussetzungen, auf welche usprünglich Cornelius seine Methode stützte, sind zwar von anderer Seite bestritten und von Cornelius und seiner Schule später selbst nicht mehr aufrechterhalten worden. Aber an den praktischen Erfolgen der Nervenpunktmassage in vielen hartnäckigen Fällen aus dem oben skizzierten Indikationsgebiete kann nicht gezweifelt werden.

Von anderen hierhergehörenden Methoden seien die Ruhmannsche Tastmassage, die Gelotripsie nach F. Lange und die Hartspannmassage nach A. Müller-München-Gladbach genannt. Sie bezwecken vor allem die Beseitigung von Muskelhärten (Myogelosen) oder von lokalisierten oder auch, wie beim „Hartspann", auf ganze Muskeln und Muskelgruppen ausgedehnten reflektorischen Muskelanspannungen. Es muß dem einzelnen überlassen bleiben, welches dieser Verfahren er bevorzugt, um neben der in der Allgemeinpraxis unentbehrlichen Anwendung der älteren Massagehandgriffe mehr, als es bei diesen früher üblich war, im Bedarfsfalle die spezielle Bearbeitung einzelner

schmerzhafter Herde in den Muskeln, dem Bindegewebe des Bewegungs-
apparates oder der Umgebung der Nerven vorzunehmen.

Unter den speziellen Massagemethoden sei noch die gynäkologische
Massage nach Thure-Brand erwähnt, die in einer Kombination von intra-
vaginaler Massage (mit dem Zeigefinger der linken Hand) und äußerlicher
Massage der Unterleibsgegend durch die rechte Hand besteht. Die Handgriffe
bestehen in der Hauptsache aus reponierenden Bewegungen (bei Verlagerungen), Hebungen des Uterus, Dehnungen und Streichungen der einzelnen
Teile, insbesondere der Parametrien, Ligamente usw. Im Anschlusse daran
werden gymnastische Bewegungen zur Stärkung der Muskulatur des
Beckenbodens ausgeführt. Indikationen der Thure-Brandschen Massage
sind nicht fixierte Lageveränderungen des Uterus, Senkungen und Prolaps
der Genitalorgane, chronisch-entzündliche Erkrankungen der Adnexe und
Parametrien. Die meisten Gynäkologen lehnen heute die Methode auch bei
strenger Indikationsstellung wegen der Möglichkeit sexueller Reizung ab.

Die physiologischen Wirkungen der Massage erstrecken sich auf
eine große Reihe von Körperfunktionen. Zunächst wird dadurch die Ernährung der Haut selbst begünstigt, indem der Blutzufluß erhöht und
die Hautfunktionen zu verstärkter Tätigkeit angeregt werden. Auf diesen
Wirkungen beruht die kosmetische Massage sowie die Massage von
narbigen Veränderungen der Haut. Der durch die Massage ausgeübte
Hautreiz beeinflußt aber außer den lokalen Ernährungsverhältnissen
auch die sonstigen Hautfunktionen und ruft auf diese Weise auch im
gesamten Organismus Veränderungen hervor. Es wird nach Untersuchungen von Hoff[1], Holzapfel[2] und Schaudig[3] durch eine kräftige
Massage in der Haut eine wirksame chemische Substanz gebildet,
die, in die Zirkulation gelangt, eine Reihe von Veränderungen, wie Leukozytenabfall, Blutdrucksenkung, Verlangsamung der Blutsenkungsreak-
tion, hervorruft. Besonders in der Umgebung der massierten Stelle bewirkt dieser „Wirkstoff" (Lokalhormon) auch eine Erweiterung der
Kapillaren sowie eine Erhöhung der Permeabilität der Zellen.
Trotz mancher Ähnlichkeit mit der Histaminwirkung nahm bereits
Hoff an, daß es sich hierbei nicht um eine Bildung von Histamin
selbst handle; J. Ruhmann[4] konnte später feststellen, daß der betreffende, durch Massage in der Haut erzeugte Wirkstoff mit dem
Azetylcholin entweder identisch oder doch ganz nahe verwandt ist.

Die Verbesserung der Kapillardurchblutung, welche durch die Massage
direkt und (auf dem Wege über einen Wirkstoff) indirekt bewirkt wird, erstreckt sich insbesondere auf die Muskulatur. H. Eppinger und K. Hinsberg[5] haben auf die große Bedeutung hingewiesen, welche diesem Vorgange
auch für die allgemeine Zirkulation in Fällen von Kreislaufstörungen mit
verminderter Kompensation zukommt. Denn in solchen Fällen ist der
Arbeitsstoffwechsel in dem schlecht kapillarisierten Muskel gestört, es besteht
hierbei ein erhöhter Sauerstoffbedarf in der Körpermuskulatur, der bei
den an sich schon darniederliegenden Kreislaufverhältnissen ungünstig wirken

---

[1] Münch. med. Wschr. **1931**, H. 8/9.
[2] Z. exper. Med. **72**, 269 (1930).
[3] Z. physik. Ther. **40**, 129 (1931).
[4] Fortschr. Ther. **1934**, H. 3; Münch. med. Wschr. **1933**, Jubiläums-
ausgabe S. 17.
[5] Klin. Wschr. **1928**, Nr. 48.

muß; durch die Massage gelingt es nun, die schlechte Kapillarisierung der Muskeln zu beseitigen und damit den Sauerstoffbedarf und -konsum in einem großen und wichtigen Körpergebiete zu verringern.

Der günstige Einfluß auf die Oxydationsverhältnisse zeigte sich auch in der Zunahme des Sauerstoffgehaltes des Blutes der Kubitalvene nach Massage der Hand, der durch v. Pap[1] nachgewiesen werden konnte; doch tritt diese Zunahme nicht unter normalen Verhältnissen auf, sondern nur, wenn durch Arbeitsleistung in der Peripherie der Sauerstoffgehalt des Venenblutes vermindert worden ist.

Im übrigen ist die Beförderung der Erholung des ermüdeten Muskels durch die Massage, namentlich durch Knetung und die Klopfung, ja seit langem bekannt; hierauf gründet sich auch die Sportmassage. Neben der Erhöhung der lokalen Oxydationsvorgänge, durch welche auch die Ermüdungsprodukte (Milchsäure) betroffen werden, spielt auch die Beschleunigung ihres Abflusses durch die Massage bei dieser Wirkung eine wichtige Rolle. Die Verkürzung der Erholungszeit des ermüdeten Muskels ist experimentell nachgewiesen worden, ebenso die Rückkehr der nach Ermüdung gesunkenen elektrischen Erregbarkeit zur Norm, die rascher nach Massage erfolgt als nach bloßem Ausruhen (O. Rosenthal[2]). Die Verbesserung der Ernährung des Muskels durch die Massage läßt sich bei jedem atrophischen Muskel schon nach wenigen Behandlungen ohne weiteres feststellen. Gewisse Massagehandgriffe, wie Klopfungen, Reibungen, Erschütterungen, können auch den Muskel direkt zur Kontraktion anregen; therapeutisch wird von dieser Wirkung insbesondere bei der Bauchmassage (Anregung der Peristaltik) und bei der Uterusmassage in der Nachgeburtsperiode Gebrauch gemacht.

Mit der Beschleunigung der örtlichen Kreislauf- und Stoffwechselvorgänge durch die Massage ist zugleich eine Erhöhung der Resorptionsvorgänge ursächlich verbunden, und zwar wird sowohl die Resorption flüssiger als auch fester Exsudate dadurch angeregt. Eine direkte Zerdrückung fester Exsudate findet dabei aber nicht statt; höchstens kann man bei der Beseitigung von kolloidalen Veränderungen im Muskel (Muskelhärten, Myogelosen) davon sprechen, trotzdem auch hier die manchmal momentane Wiederherstellung einer normalen Konsistenz wohl mehr auf indirektem Wege durch Verbesserung des Blutzuflusses zustande kommt. Ebenso ist die — an sich nur langsam und schwierig mögliche — Beseitigung lokaler Fettansammlungen nur durch die Anregung des örtlichen Kreislaufes und Stoffwechsels bedingt.

Die Wegschaffung der resorbierten Flüssigkeit bzw. Exsudatbestandteile wird gleichfalls durch die Massage beschleunigt und erleichtert. Es ist zwar neuerdings von verschiedenen Seiten bestritten worden, daß im Versuche am Normalen eine Beschleunigung der Blutzirkulation und speziell des venösen Rückflusses unter der Massage erfolgt. Aber anderseits zeigen doch auch die oben erwähnten Befunde v. Paps von der stärkeren Arterialisierung des Venenblutes nach Massage ermüdeter peripherer Muskeln, daß unter Verhältnissen, die vom Ruhe-

---

[1] Z. physik. Ther. **41**, 117 (1931).
[2] Die Massage und ihre wissenschaftliche Begründung. Berlin: A. Hirschwald. 1910.

zustand oder der Norm abweichen, der Blutrücklauf gefördert wird, und außerdem zeigten frühere Versuche nach der Massage eine Beschleunigung der Strömung in den Lymphbahnen, die ja für die Resorption eine große Bedeutung haben. In der Praxis besteht jedenfalls kein Grund dafür, von der altbewährten sogenannten Einleitungsmassage durch zentripetale Längsstreichungen der zentralwärts vom eigentlichen Krankheitsherde gelegenen Partien bei der Behandlung exsudativer Schwellungen (Gelenkergüsse, traumatische Weichteilödeme u. dgl.) abzugehen. Der sichtbare Erfolg, den oft schon allein diese Maßnahme hat, läßt den Streit darüber als müßig erscheinen, ob es dabei wirklich zu einer mechanischen Ausstreichung der Venen kommt.

Durch die Beschleunigung und Verstärkung des lokalen Blutumlaufes werden die allgemeinen Zirkulationsverhältnisse um so mehr beeinflußt, je größere Körperpartien von der Massage getroffen werden. So muß naturgemäß eine solche allgemeine Massage den Blutumlauf im ganzen fördern und zugleich die Herzarbeit durch Verringerung der peripheren Widerstände erleichtern. Durch die von der Peripherie her einwirkenden mechanischen Reize, namentlich durch Erschütterungen und Klopfungen, wird außerdem die Herzaktion selbst reflektorisch angeregt, besonders wenn diese Reize die vordere Thoraxhälfte und die oberen Rückenpartien treffen. Dabei kann es auch zu einer Pulsverlangsamung kommen; doch ist diese Wirkung nicht so konstant wie die allgemein anregende Wirkung, die auch subjektiv sowohl bei funktionellen als auch bei organisch bedingten Herzbeschwerden — vor allem tachykardischen — als sehr erleichternd empfunden wird. Für dieses Indikationsgebiet eignet sich übrigens besser als die manuelle Massage die Vibrationsmassage.

Die Beeinflussung des Blutdruckes durch die Massage ist recht komplexer Natur: Einerseits ruft die Resorption des in der Haut erzeugten chemischen Wirkstoffes sowie die Erleichterung des Blutumlaufes in den peripherischen Gebieten eine Blutdrucksenkung hervor; anderseits können starke mechanische Reize, wie insbesondere Klopfungen und Erschütterungen, den Blutdruck erhöhen. Auch in örtlichen Gefäßgebieten können durch kräftige mechanische Reize Vasokonstriktionen ausgelöst werden (v. Pap). Dazu kommt die besondere Beeinflußbarkeit des Blutdruckes von den Abdominalgefäßen her; eine mit Klopfungen und stark konstriktorisch wirkenden Handgriffen verbundene Leibmassage erhöht den Blutdruck; werden jedoch solche Handgriffe vermieden, so wirkt nach unserer Erfahrung die Leibmassage, in vorsichtiger Weise ausgeführt, in der Regel blutdrucksenkend; erst recht ist dies bei solchen heilgymnastischen Maßnahmen der Fall, welche den Blutzu- und -abfluß in den Abdominalgefäßen erleichtern.

Im ganzen läßt sich sagen, daß die Massage bei Vermeidung von Klopf- und Erschütterungsreizen infolge ihres blutumlauferleichternden und regulierenden Einflusses eine Tendenz zu drucksenkender Wirkung hat und daß sich eine Erhöhung des Blutdruckes, zusammen mit Anregung der Herzkraft, bewußt durch Erschütterungen und Klopfungen am Rumpfe herbeiführen läßt.

Was die Wirkung der Massage auf das Nervensystem betrifft, so ist es bekannt, daß die milden Streichungen eine allgemeine Beruhigung zur Folge haben. Diese Beruhigung durch leichte Streichungen ruft auch eine Entspannung der Muskulatur hervor, worauf die Bedeutung dieses Handgriffes bei der sogenannten Einleitungsmassage beruht. Auch bestimmte stärkere mechanische Reize, wie die Klopfungen und Erschütterungen, setzen die Erregbarkeit des Nervensystems herab. Sie wirken als Gegenreize durch Hemmung der Schmerzleitung schmerzstillend (Goldscheider), und von dieser Wirkung macht man in der Mechanotherapie einen häufigen Gebrauch, namentlich bei Anwendung der Vibrationsmassage.

Der Gesamtstoffwechsel wird bei der Massage größerer Körperpartien entsprechend der Steigerung der lokalen Verbrennungsvorgänge an den massierten Stellen erhöht, und zwar betrifft die Steigerung sowohl den Gasstoffwechsel als auch den Eiweißstoffwechsel; denn die N-Ausscheidung im Urin ist nach der Massage erhöht (C. Rosenthal[1]). An der Entstehung der Stoffwechselwirkungen ist auch der durch den Hautreiz erzeugte „Wirkstoff" sowie die Resorption von Zerfallsprodukten, die bei energischer Massage frei werden, beteiligt, so daß es sich bei der Gesamtwirkung um eine Kombination von Steigerung der Oxydationsvorgänge, unspezifischer Reiztherapie (durch resorbierte Zerfallsprodukte) und Beeinflussung der vegetativen Hautfunktionen handelt. Die Massage ist somit als eine energisch umstimmende Prozedur anzusehen.

Die Folgen dieser Umstimmung sind auch in der Blutzusammensetzung erkennbar: Leukozytenabfall mit nachträglicher Steigerung, Verminderung der Gerinnungsfähigkeit des Blutes (Hoff[2]); nach sehr energischer Muskelknetung ändert sich das weiße Blutbild auch qualitativ, indem die Leukozyten, wie auch nach sonstiger Proteinköerperwirkung, toxisch veränderte Formen zeigen (Hoff).

Die Diurese wird durch die Massage gesteigert. Wahrscheinlich beruht diese Wirkung darauf, daß zur Ausscheidung der durch die Massage in die Zirkulation gebrachten Zerfalls- und Ermüdungsprodukte größere Urinmengen benötigt werden. Auch andere Drüsensekretionen, speziell die Gallensekretion, werden durch die Massage erhöht.

Die Gesamtwirkung der Massage hat Bum treffend mit den Worten „Resorption, Muskel- und Nervenreiz" charakterisiert; dazu kann noch hinzugefügt werden: „allgemeine Umstimmung der Kreislauf- und Stoffwechselvorgänge". Nach diesen Gesichtspunkten sind auch die Indikationen der Massage zu stellen, auf die wir im speziellen Teile oft zurückkommen werden. Kontraindiziert ist die Massage bei allen eitrigen Erkrankungen, bei frischen infektiösen Prozessen, namentlich wenn eine Verschleppung der Infektionskeime in die Blutbahn zu fürchten ist, bei frischen entzündlichen Prozessen überhaupt, solange der mechanische Reiz eine Verschlimmerung auslösen kann (auch bei Neuritiden!), bei Venenentzündungen und Thrombosen, solange der Thrombus noch nicht vollständig organisiert ist, bösartigen Tumoren, bei zystischen Tumoren, namentlich solchen im Abdomen, bei Hämophilie und bei Aneurysmen. Besondere Vorsicht ist ferner am Platze bei älteren Leuten mit sklerotischen Gefäßen; weiter sind bei schwer Herzkranken die den Blutdruck stark alterierenden Handgriffe zu vermeiden.

Gymnastik. In enger Beziehung zur Massage steht die Gymnastik. Es gibt wenig Fälle, bei denen die Massage nicht durch eine angeschlossene

---

[1] l. c.
[2] l. c.

gymnastische Übung zu ergänzen wäre, mag dieselbe auch nur in leichten passiven oder aktiven Bewegungen bestehen.

Wir unterscheiden in der Gymnastik vor allem aktive und passive Bewegungen. Die aktiven Bewegungen zerfallen in einfache, sogenannte unbelastete Bewegungen und in belastete oder Widerstandsbewegungen. Bei den letzteren hat der Muskel bei seiner Kontraktion noch einen besonderen Widerstand zu überwinden; derselbe wird entweder manuell von einer zweiten Person (dem „Gymnasten") ausgeübt, oder es wird, wie es bei der maschinellen Gymnastik der Fall ist, durch Hebung eines Gewichtes oder Überwindung einer Reibung, Dehnung eines elastischen Bandes, die Bewegung erschwert. (Am exaktesten wird der Widerstand immer durch Heben eines Gewichtes dosiert.)

Bei den rein passiven Übungen wird die betreffende Bewegung ohne jede Mitarbeit des Patienten entweder manuell von einer zweiten Person oder durch maschinelle Kraft ausgeführt.

In der Mitte zwischen aktiven und passiven Bewegungen stehen die sogenannten aktiv-passiven Bewegungen, von Herz auch Förderungsbewegungen genannt. Bei diesen bedarf es zwar zunächst eines aktiven Impulses, die weitere Fortsetzung der Bewegung wird aber passiv ausgeführt, und zwar geschieht diese „Förderung" entweder durch Schwingungen eines Pendels oder durch die Drehung eines in seiner Peripherie belasteten Schwungrades. Die bekannteste Förderungsbewegung ist das Gehen, wobei jeweils das vorgesetzte „Schwungbein" als Pendel dient. Eine andere Pendelbewegung läßt sich in einfacher Weise dadurch improvisieren, daß auf einen Tisch der Arm derartig gelegt wird, daß das Handgelenk die Tischkante überragt; nimmt man nun einen Stock, an einem Ende angefaßt, in die Hand und macht damit leichte Beuge- und Streckbewegungen, so werden durch die Schwerkraft des hin und her pendelnden Stockes ausgiebige Exkursionen des Handgelenkes erzielt. Ähnliche einfache Vorrichtungen sind von Herz u. a. für Pendelbewegungen im Fußgelenke angegeben worden. In vollkommener Weise werden in der maschinellen Gymnastik durch Pendelapparate und durch Apparate mit Schwungrädern diese Förderungsbewegungen ausgeführt; auch das bekannte Zimmerfahrrad ist zu den Förderungsapparaten zu zählen. Herz nennt die mit dem Fahrrad ausgeführte Bewegung eine belastete Förderungsbewegung, weil dabei ja gewöhnlich ein gewisser Widerstand zu überwinden ist. Auch das Bergsteigen wird im Gegensatze zum Gehen zu den belasteten Förderungsbewegungen gezählt.

Für die Beurteilung der ermüdenden Wirkung einer jeden Übung kommt neben der naturgemäß sehr wichtigen objektiven mechanischen Arbeitsleistung auch der Grad der dazu erforderlichen Innervationsanstrengung in Betracht. Je mehr eine Übung automatisch geschieht, je weniger Aufmerksamkeit der Patient darauf zu verwenden braucht, um so weniger ermüdet sie. Diese Verminderung der Ermüdung durch Innervationsanstrengung läßt sich vor allem durch Übung, d. h. durch oftmalige Wiederholung (Training), erreichen; dann aber auch durch den Gebrauch von Apparaten zur maschinellen Gymnastik, die schon durch ihre Konstruktion die richtige Ausführung der betreffenden Bewegungen leiten. Weiter geht daraus hervor, daß z. B. die kompensatorischen Koordinationsübungen bei Ataxie, bei denen eine besondere Konzentration der Aufmerksamkeit notwendig ist, auch besonders ermüdend sein müssen.

Bei allen heilgymnastischen Übungen, mögen sie nun mit oder ohne Apparate ausgeführt werden, ist besonderer Wert auf die Atmung zu legen, es muß dabei tief und regelmäßig geatmet werden. Im allgemeinen soll bei Widerstandsbewegungen immer die Inspiration gleichzeitig mit der Überwindung des Widerstandes (Hebung eines Gewichtes u. dgl.) erfolgen. Dann muß sich die Atmung natürlich auch der Art der betreffenden Bewegung anpassen, z. B. bei Abduktion der Arme vom Rumpf muß inspiriert, bei Zusammenführen derselben exspiriert werden. Umgekehrt ist das Beugen des Rumpfes von Exspiration, das Wiederaufrichten von Inspiration begleitet.

Neben der schwedischen Gymnastik, die zuerst von Ling eingeführt wurde, und der weniger komplizierten deutschen Freigymnastik wird

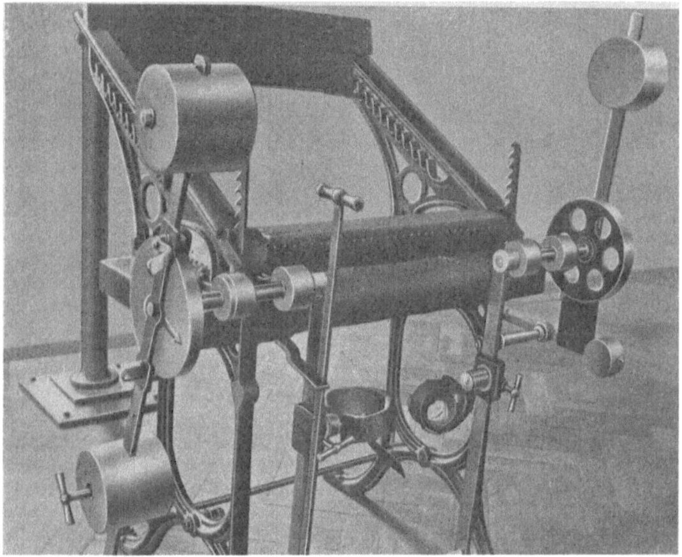

Abb. 229. Apparat für Beuge-, Streck- und Pendelbewegungen des Knies (System R. S. C.) (Rossel, Schwarz u. Co., Wiesbaden).

namentlich zu chirurgisch-orthopädischen Zwecken die maschinelle Heilgymnastik viel verwendet. Sie bietet vor allem den Vorzug, daß die Dosierung der Widerstände, der Exkursionen der Gliedmaßen usw. eine exaktere sein kann, daß dabei die körperlich und geistig sehr ermüdende Tätigkeit einer zweiten Person, des Gymnasten, fortfällt, und daß die Übungen gleichmäßiger und mit geringerer Innervationsanstrengung ausgeführt werden können, als es bei manueller Gymnastik möglich wäre. Apparate zur maschinellen Gymnastik sind zuerst von Zander in Stockholm angegeben worden. Neben diesem auch jetzt noch am meisten verbreiteten Zanderschen System ist das von Herz in Wien angegebene das bekannteste; doch existieren auch noch eine Reihe von anderen Systemen, z. B. das Krukenbergsche, das vom Medizinischen Warenhaus in Berlin konstruierte, die Karoschen Apparate (Hannover) und andere mehr. Im wesentlichen sind alle diese Systeme nach den oben ausgeführten Prinzipien konstruiert.

a) **Zandersche Apparate.** Bei den Zander-Widerstandsapparaten wird der Widerstand durch ein Laufgewicht bewirkt, das an einem Hebel befestigt ist. Durch Erheben des Hebels leistet die betreffende Muskelgruppe eine aktive Arbeit, beim Senken des Hebels wird durch die Schwerkraft des Gewichtes die umgekehrte Bewegung passiv ausgeführt, so daß also jeder Widerstandsapparat zugleich zu passiven Bewegungen der Antagonisten benutzt werden kann. Neben den Original-ZanderApparaten werden ganz ähnliche sogenannte deutsche Zander-Apparate konstruiert[1], bei denen durch einfache Umschaltung der Ausgangsstellung des Hebels die betreffende Widerstandsbewegung in eine passive umgewandelt werden kann, während dann die Antagonisten die aktive Bewegung ausführen; z. B. der Apparat für Bewegung des Knies (Abbildung 229) kann sowohl für Kniebeugen mit Widerstand wie für Kniestrecken mit Widerstand benutzt werden, zugleich auch bei einer bestimmten Einstellung als Pendelapparat (s. weiter unten). Auch die Original-Zander-Apparate werden jetzt mehr und mehr nach diesem Kombinationssystem konstruiert.

Durch Umstellung der Ausgangsstellung des Hebels lassen sich einzelne Widerstandsapparate zugleich als Pendelapparate verwerten. Die Exkursion des Hebels ist dann dabei nach jeder Richtung die gleiche. Außerdem dienen für die aktiv-passiven Bewegungen beim Zander-System verschiedene Apparate mit Schwungrad (Rotation im Schultergelenk, Handgelenk, Fußgelenk, Beugungen und Streckungen im Fußgelenk, Tretrad).

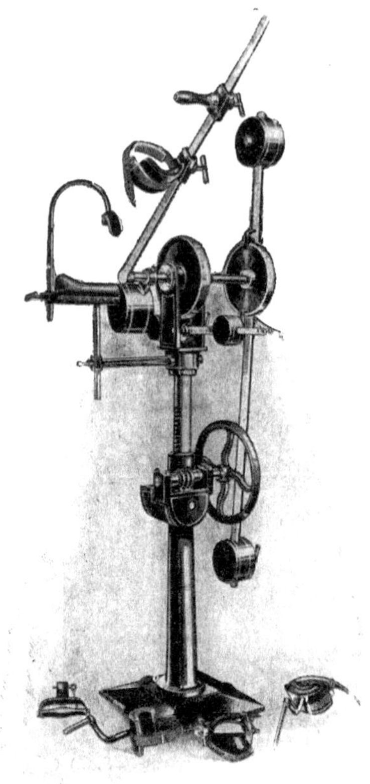

Abb. 230. Universalapparat für die obere Extremität (Rossel, Schwarz u. Co., Wiesbaden).

Die dritte Gruppe der Zander-Apparate bilden die passiven Apparate, die, durch einen elektrischen Motor betrieben, die betreffende Bewegung nur passiv ausführen. Zu den passiven Zander-Apparaten werden auch die Erschütterungs- und Klopfungsapparate gerechnet, deren Wirkung im allgemeinen derjenigen der Vibrationsmassage entspricht. Auch der Reit- und die Rumpf-Balancier-Apparate werden durch elektrischen Antrieb in Bewegung gesetzt; bei ihrer Benutzung sind aber auch aktive Bewegungen der Rumpfmuskeln zur Erhaltung des Gleichgewichtes notwendig.

b) Die von Max Herz in Wien auf Grund einer Reihe physiologischer Erwägungen konstruierten medikomechanischen Apparate zeigen in ihrer Konstruktion einige Besonderheiten, welche den natürlichen Verhältnissen besser entsprechen sollen als das Zandersche System. Als solche Besonderheiten

---

[1] System Rossel, Schwarz & Co., Wiesbaden.

seien genannt: eine zwischengeschaltete Exzenterscheibe, welche der Veränderung der Muskelkraft nach einem für jede Bewegung berechneten sogenannten Gelenkmuskeldiagramme Rechnung tragen soll, die Zufügung einiger Apparate für Selbsthemmungsbewegungen und der Ersatz des einfachen Pendels bei den Pendelapparaten durch eine sich nach dem Prinzip der Unruhe in der Uhr bewegende Schwungmasse. Im praktischen Gebrauch ist ein wesentlicher Unterschied zwischen den Zanderschen und Herzschen Apparaten wohl kaum vorhanden; beide Systeme haben sich gut bewährt, beide haben den Vorzug, daß sich die betreffenden Bewegungen exakt dosieren lassen.

Man läßt die heilgymnastischen Übungen gewöhnlich nach einem Rezept vornehmen; auf dem außer dem Apparate (die Apparate sind durch Buchstaben und Zahlen bezeichnet) auch die Größe des Widerstandes angegeben ist, und es wird im Laufe der Kur diese Verordnung entsprechend modifiziert. Die Übungen umfassen, je nach den besonderen Indikationen, bis zu 12 Einzelapparate; den Schluß einer Übungsreihe bilden gewöhnlich Erschütterungen, Klopfungen oder sonstige passive Apparate.

c) Unter sonstigen Apparatsystemen seien die sogenannten Universalapparate (Rossel, Schwarz & Co.) besonders erwähnt, weil sie sich für kleinere Betriebe eignen, die nicht über eine ganze Apparatgarnitur verfügen. An einem Universalapparat für die obere Extremität (Abb. 230) läßt sich die große Mehrzahl der Einzelübungen durch Umstellung und Änderung der Zusatzteile ausführen. Zur Ergänzung ist nur ein Finger-Pendelapparat erwünscht. Der Universalapparat für die untere Extremität dient im wesentlichen den Bewegungen im Kniegelenke; daneben ist er für Flexion der Fußgelenke und Rotation im Hüftgelenke verwertbar. Werden diese Universalapparate noch durch einen für verschiedene Zwecke sehr brauchbaren Gewichtszugapparat, ein Zimmerfahrrad und eventuell noch durch einen Apparat für Fußrotation ergänzt, so ist auch in kleinem Rahmen eine zweckdienliche maschinelle Mobilisierungsbehandlung möglich.

Die Wirkung der Gymnastik ist zunächst eine lokale. Es werden an dem bewegten Gelenke die Bänder gedehnt, die Gelenkflächen gegeneinander abgeschliffen, die Muskeln, die das Gelenk bewegen, werden gekräftigt, durch passive Übungen sowie durch das Pendeln werden kontrakturierte Muskeln entspannt, die lokalen Zirkulationsverhältnisse werden gebessert; selbst auf die Ernährung des Gelenkknorpels hat die Gymnastik nachgewiesenermaßen einen günstigen Einfluß.

Von großer Bedeutung ist die Wirkung der Gymnastik auf die allgemeine Zirkulation. Durch die Druck- und Saugwirkung, die die Bewegungen ausüben, wird namentlich der venöse Rückfluß des Blutes erheblich gefördert; da zugleich der Zustrom des arteriellen Blutes zu dem arbeitenden Gliede ein verstärkter ist, so resultiert daraus eine Erhöhung der Blutströmungsgeschwindigkeit in der Peripherie. Besonders die Rotationsbewegungen der Extremitäten sind in dieser Hinsicht von großer Bedeutung. Die vertiefte Atmung trägt ebenfalls zur Erleichterung des Blutumlaufes bei, indem sie den Rückfluß des Blutes nach dem Thorax begünstigt.

Somit ist die Atmungsgymnastik als ein sehr wichtiger Faktor zur Regelung von Kreislaufstörungen anzusehen. Bei der mit tiefer Inspiration verbundenen Erweiterung des Thorax entsteht dort ein negativer Druck und es wird nicht nur der Rückfluß des Blutes zum Herzen, sondern auch die Blutströmung im kleinen Kreislauf und damit die Sauerstoffaufnahme in der Lunge dadurch gefördert; auch das Herz selbst erhält durch die Koronargefäße auf diese Weise ein sauerstoffreicheres Blut. Am wirksamsten ist aber die Atemgymnastik, wenn bei den Übungen weniger auf eine Thoraxerweiterung als auf eine ausgiebige und zweckmäßige Zwerchfellatmung Wert gelegt wird (Hervorstoßen des Bauches beim Einatmen, langsame und ausgiebige, eventuell durch die Hände oder entsprechende Armbewegungen unterstützte Einziehung beim Ausatmen). Hierbei kommt erst die Förderung des Kreislaufes sowohl in den großen Gefäßen des Pfortadergebietes als auch in den einzelnen Organen des Abdomens, vor allem in der Leber, voll zur Geltung, so daß die Atmungsgymnastik nicht nur bei allgemeinen Kreislaufsstörungen und bei Stauungszuständen in den Abdominalorganen (Plethora, Meteorismus), sondern auch bei sonstigen Funktionsstörungen dieser Organe, wie Obstipation, Störungen der Gallenblasensekretion, gynäkologische Erkrankungen usw., ihre wohltätige Wirkung ausübt. Die Einübung der dem Patienten meist ungewohnten ausgiebigen Zwerchfellatmung kann vielfach auch außerhalb der eigentlichen Übungsstunden zu Hause mehrmals täglich nach ärztlicher Anweisung vorgenommen werden.

Während auf diese Weise durch die Mechanotherapie der Widerstand, den die Blutmenge in der Peripherie findet, herabgesetzt und insofern die Herzarbeit erleichtert wird, werden anderseits sowohl durch aktive Freiübungen wie auch durch die Widerstandsbewegungen an das Herz, das die arbeitenden Muskeln mit erheblich mehr Blut als normalerweise versorgen muß, gesteigerte Ansprüche gestellt. Das tut sich dadurch kund, daß nach Widerstandsbewegungen und auch bei der aktiven Freigymnastik der Blutdruck zunächst erhöht wird und die Pulsfrequenz ansteigt. Später, nach Aufhören der Arbeit, erfolgt dann ein Absinken des Blutdruckes und der Pulsfrequenz zur Norm. Die primäre Blutdruckerhöhung nach gymnastischen Übungen ist als Zeichen für die funktionelle Leistungsfähigkeit des Herzens betrachtet worden; ihr Ausbleiben bzw. ein primäres Absinken des Druckes läßt in der Tat darauf schließen, daß das Herz größeren Anforderungen nicht mehr gewachsen ist. Doch ist zu bedenken, daß auch bei suffizientem Herzen eine primäre Blutdruckerhöhung ausbleiben kann, wenn nämlich die geleistete Arbeit nur unerheblich oder durch Trainierung bereits gut eingeübt ist. Direktes Absinken des Blutdruckes nach Arbeit muß aber unter allen Umständen als ein Zeichen von funktioneller Überanstrengung des Herzens angesehen werden.

Den einfachsten Maßstab dafür, daß das Herz bei einer bestimmten Übung nicht über seine Kraft beansprucht wird, bildet die Zählung des Pulses, dessen Frequenz nicht über etwa 20—30 Schläge in der Minute über den Ursprungswert am Ende der Übung gesteigert werden darf, und vor allen Dingen, wenn keine Überanstrengung erfolgt, rasch innerhalb weniger Minuten zur Normalzurückkehren muß. Während der Übung selbst gibt auch der Charakter der Atmung ein gutes Kriterium dafür ab, ob dem Patienten nicht zu viel zugemutet ist. Jedes Zeichen von Dyspnoe gibt einen Hinweis dafür, daß die Grenze des Unschädlichen erreicht ist. Man gewinnt für die Verträglichkeit der Gymnastik auch dadurch einen guten Anhaltspunkt, daß bei nicht überdosierten Übungen der Patient in der Lage ist, während der Übung ohne Anstrengung zu sprechen (Th. Schott).

Isolierte gymnastische Übungen, speziell leichte medikomechanische Widerstands- und Pendelbewegungen, können den Blutumlauf beschleunigen und dadurch die Herzarbeit erleichtern, ohne direkt die Herzaktion zu beeinflussen (Hasebroek). Für diese besondere Wirkung auf das periphere Gefäßsystem eignen sich namentlich die medikomechanischen Übungen, weil hier die Innervationsanstrengung so gut wie vollkommen wegfällt, durch die ja bekanntlich Herzaktion und Blutdruck alteriert werden; durch öftere Wiederholung der leichteren medikomechanischen Bewegungen wird eine Übung erzielt, welche diese Bewegungen bis zu einem gewissen Grade „vom Herzen unabhängig" macht.

Auf den Stoffwechsel üben die heilgymnastischen Bewegungen einen erheblichen Einfluß aus. Es ist ja bekannt, daß ein großer Teil der Verbrennungsvorgänge im Muskel stattfindet, und erhöhte Muskeltätigkeit muß daher die Verbrennungen in entsprechendem Grade steigern. Die Erhöhung der Oxydationsvorgänge betrifft sowohl Kohlenhydrate und Fette wie auch die Eiweißstoffe. Während der Übungen selbst überwiegen die Oxydationen der N-freien Substanzen, während in den Intervallen hauptsächlich der Bedarf des Körpers an Eiweiß vermehrt ist.

Es ist klar, daß infolge dieser mächtigen Stoffwechselwirkung auch der Appetit durch heilgymnastische Übungen erhöht werden muß. Ferner wird die Verdauungstätigkeit dadurch gefördert; sowohl die Resorptionsfähigkeit des Magen-Darm-Kanales wird erhöht, als auch die Darmperistaltik angeregt; die Kräftigung der Bauchmuskulatur durch die Übungen trägt ebenfalls zu dieser Wirkung mit bei.

Die Heilgymnastik übt nicht nur die Muskulatur für bestimmte Bewegungen ein, sondern es kommt auch ein übender Einfluß auf das Nervensystem dadurch zustande. Durch oftmalige Wiederholung und exakte Ausführung einer Bewegung werden die innervierenden Zentren für diese Bewegung gebahnt, namentlich gilt dies für die ohne maschinelle Hilfe ausgeführte Freigymnastik. Wenn nun durch irgendwelche Erkrankungen des Zentralnervensystems ein Teil der Nervenbahnen ihre Funktionen eingebüßt haben, so können die restierenden Bahnen bzw. die vikariierend dafür eintretenden Nerven durch heilgymnastische Übungen in der Weise an die neuen Funktionen gewöhnt werden, daß man die betreffende Bewegung zunächst passiv ausführt, dann als Förderungsbewegung gibt, bei der nur geringe Innervationsanstrengung notwendig ist, und allmählich erst zur aktiven Übung übergeht. In manchen Fällen ist es auch zweckmäßig, die Innervationsübungen durch gleichzeitige elektrische Reizung der betreffenden Muskelgruppe bzw. der sie versorgenden Nerven zu unterstützen; ein anderes wirksames Unterstützungsmittel sind die kinetotherapeutischen Bäder (S. 44).

Anhang.
Prinzip der kompensatorischen und koordinatorischen Übungstherapie.

Bei der gewöhnlichen Heilgymnastik kommen die Übungen der Innervation nur in beschränktem Maße in der am Schlusse des vorigen Kapitels beschriebenen Weise zur Geltung; im übrigen sollen ja gerade die heilgymnastischen Bewegungen die Innervationsanstrengung auf ein minimales Maß beschränken. Mit der erwähnten bahnenden Wirkung der gewöhnlichen Heilgymnastik kann man nun zwar bei einfachen Schädigungen der motorischen Leitungsbahn oft auskommen. Liegen dagegen Störungen der Koordination vor oder handelt es sich um Bewegungsstörungen isolierter Muskelgruppen, die die Funktion einer Extremität hindern (Lähmungen, Athetose, Krampfzustände, Spasmen usw.), so sind meist noch besondere Übungen indiziert, die teils kompensatorische, teils koordinatorische Zwecke zu erfüllen haben.

Die Übungen der kompensatorischen und koordinatorischen Übungstherapie sind ausschließlich aktive. Sie sind dadurch charakterisiert, daß sie gewöhnlich das Zusammenwirken einer Reihe von Muskelgruppen beanspruchen und die Ausführung einer bestimmten koordinierten Bewegung, wie sie im täglichen Leben vorkommt (Gehen, Steigen, Schreiben, Greifen usw.), zum Ziele haben, während bei der Heilgymnastik die Bewegungen in der Regel einfacherer Natur (Beugungen, Streckungen, Drehungen usw.) sind.

Bei der Festsetzung dieser Übungen ist in erster Linie die Analyse der krankhaften Bewegungsstörung erforderlich. Ist Ataxie deren Ursache, so ist die Bewegungsstörung nicht durch Erkrankung der motorischen Bahnen bedingt, sondern sie ist hervorgerufen durch teilweisen Verlust des Lagegefühles, der Gelenksensibilität oder auch der Hautsensibilität. Wir können die aktaktische Störung einmal dadurch bekämpfen, daß wir die noch nicht erkrankten sensiblen Fasern durch Übungen in ihrer Funktion stärken („bahnen"), so daß sie das Zentralorgan wieder besser von den Vorgängen in der Peripherie, der Stellung einer Extremität, dem Kontraktionszustande eines Muskels u. s. w. unterrichten; ferner aber auch dadurch, daß wir die durch Erkrankung des sensiblen peripheren Neurons gestörte Kontrolle der Bewegungen durch Einübung anderer Sinne, namentlich des Gesichtssinnes und des Gleichgewichtssinnes, zu ersetzen suchen (kompensatorische Übungstherapie). Auf die Art und Weise, in der bei den einzelnen Störungen die kompensatorische Übungstherapie auszuüben ist, kann hier nicht näher eingegangen werden; einige praktisch wichtige Gesichtspunkte werden bei Besprechung der von Frenkel, Leyden und Goldscheider ausgearbeiteten Übungsbehandlung der Tabes noch erwähnt werden (S. 380). Grundsätzlich wird dabei immer bezweckt, den Patienten zu belehren, seine Bewegungen zu beherrschen, sie ständig mit den ihm noch zur Verfügung stehenden Sinnen zu kontrollieren, und schließlich den Kranken durch oftmalige Wiederholung der Übungen dahin zu bringen, auch ohne angestrengte Aufmerksamkeit die betreffenden koordinierten Bewegungen auszuführen. In treffender Weise haben die Franzosen diesen Teil der Übungstherapie als rééducation des mouvements bezeichnet.

Bei Lähmungen und Bewegungsstörungen infolge von Erkrankung der motorischen Bahnen selbst ist ebenfalls eine genaue Analyse der Ursache der Störungen erforderlich. Am einfachsten liegen die Verhältnisse bei Querschnittslähmungen oder isolierten Nervenlähmungen, wo bahnende Übungstherapie in der schon vorher beschriebenen Weise indiziert ist. Handelt es sich aber z. B. um hemiplegische Störungen, so liegen die Verhältnisse komplizierter. In der Regel sind hier die Muskelgruppen ungleich betroffen, und es ist ja bekannt, daß namentlich an den oberen Extremitäten nach Hemiplegie die Flexoren weniger gelähmt sind als die Extensoren, woraus dann die Beugekontraktur entsteht. Ferner ist bei hemiplegischer Affektion des Beines das eigentümliche Nachschleifen und Auswärtsrotieren des Beines durch stärkere Lähmung der Adduktoren des Oberschenkels bedingt. Wir müssen also hier die vorwiegend betroffenen Muskelgruppen speziell üben und sie außer durch passive und aktive Gymnastik und durch Massage auch durch solche Koordinationsübungen kräftigen, bei denen sie besonders in Funktion treten. Als bahnend wirkende Übungen, die insbesondere auch bei hemiplegischen Lähmungen eine Rolle spielen, seien auch die Mitbewegungen genannt, die durch gleichzeitige aktive Übungen der Extremitäten an der gesunden, nicht gelähmten Seite ausgelöst werden.

Schließlich gehören hierher auch die sogenannten hemmenden Übungen. Bei Erkrankungen, bei denen die Muskeltätigkeit pathologisch gesteigert ist (Chorea, Athetose, Paralysis agitans u. dgl.), läßt sich diese Störung oft durch systematische koordinierte Übungen der übermäßig tätigen Muskeln bekämpfen, und man kann zugleich dadurch (z. B. auch bei Beschäftigungsneurosen) eine gewisse Beruhigung des erregten Nervensystems erzielen. Die hemmende Übungstherapie findet übrigens auch bei der Ataxiebehandlung Anwendung, um übermäßige Exkursionen der Extremitäten einzuschränken.

Zweiter Teil

Physikalische Behandlung der einzelnen Krankheiten.

I. Behandlung der fieberhaften Infektionskrankheiten.

In der Behandlung der fieberhaften Erkrankungen nimmt die Hydrotherapie unbestritten einen sehr wichtigen Platz ein. Wir haben bereits früher erwähnt, daß dem Organismus des Fiebernden durch hydrotherapeutische Maßnahmen, vor allem durch Bäder, viel leichter Wärme entzogen werden kann, als es bei normaler Körpertemperatur der Fall ist, und so läßt sich tatsächlich die Temperatur des Fieberkranken durch ein kühles Vollbad um ein oder selbst mehrere Grade erniedrigen, namentlich wenn das Bad mit mechanischem Reiz (Frottierungen und Übergießungen) verbunden wird. Nach einigen Stunden steigt allerdings die Temperatur wieder an, aber diese Zeit genügt, um durch die wohltätigen Folgen der Temperaturherabsetzung auf Sensorium, Appetit, Kräftezustand usw. die Krankheitslage günstig zu beeinflussen. Außerdem beruht die günstige Wirkung der Hydrotherapie in der Fieberbehandlung ja keineswegs nur auf der Temperaturherabsetzung allein. Vielmehr werden dadurch auch die Zirkulationsstörungen, die ja bei schwerer Infektion die größte Gefahr bilden, in hervorragender Weise beeinflußt. Durch die Einwirkung des kalten Wassers wird nicht nur die Herztätigkeit gekräftigt, die Herzaktion verlangsamt und der Blutdruck erhöht, sondern es wird vor allem dadurch die Zirkulation in den peripheren Gefäßen wesentlich verändert. Romberg und Paeßler haben nachgewiesen, daß bei fieberhafter Infektion die Vasomotorenlähmung eine große Gefahr bildet, die nicht geringer ist als die Gefährdung durch die Herzschwäche selbst. Das beste Mittel gegen jene Vasomotorenlähmung ist nun aber die Applikation eines hydrotherapeutischen Eingriffes; gelingt es dadurch, den verlorengegangenen Tonus der peripheren Gefäße wiederherzustellen und hier wieder normale Zirkulationsverhältnisse zu schaffen, so ist damit eines der bedrohlichsten Symptome des Fiebers direkt bekämpft. Auch warme Bäder bzw., besonders bei Kindern, allmählich erwärmte Teilbäder (von 37 auf 40⁰ und darüber ansteigende Sitz- oder Halbbäder) können durch Besserung der Hautdurchblutung und Regulierung der Blutverteilung die im Verlaufe der Infektionskrankheiten auftretenden Störungen im peripheren Kreislaufgebiete wirksam bekämpfen (Hauffe, Bischoff).

Eine Folge der Besserung der Herz- und Gefäßtätigkeit durch hydrotherapeutische Applikationen ist die Vermehrung der Sekretionen. Namentlich wird die Diurese durch die Bäderbehandlung bei Fieberkranken nachgewiesenermaßen erhöht, und es leuchtet ein, wie wichtig diese Wirkung für die Ausscheidung toxischer Stoffe ist. Von großem Einfluß ist die hydrotherapeutische Behandlung auch auf das Sensorium des Patienten; durch die kalten Bäder und Übergießungen wird die Benommenheit vermindert oder beseitigt, der vorher teilnahmslose Patient kann wieder zum Bewußtsein kommen, spontan Nahrung aufnehmen, expektorieren usw. In engem Zusammenhang damit steht, daß Symptome wie Soor und fuliginöser Belag der Zunge durch die Bäderbehandlung bekämpft bzw. verhütet werden, ebenso hilft dieselbe, die Entwicklung eines Dekubitus zu verhindern. (Somit wird die erhöhte Mühewaltung, die die hydrotherapeutische Fieberbehandlung ja erfordert, durch die Beseitigung bzw. Verhütung jener die Krankenpflege so erschwerenden Komplikationen reichlich wieder kompensiert.) Von vitaler Bedeutung ist ferner die Vertiefung und Verbesserung der Atmung, die infolge der hydrotherapeutischen Applikationen, namentlich der kalten Übergießungen der Nackengegend, eintritt; bei Komplikationen mit Bronchitis, bei drohender hypostatischer Pneumonie ist die Kaltwasseranwendung das beste Prophylaktikum und Heilmittel. Neben der Vertiefung der Atemzüge ist auch die Beförderung der Expektoration durch den Kältereiz für diese Wirkung maßgebend.

Über den Einfluß hydrotherapeutischer und sonstiger physikalischer Prozeduren auf die spezifischen Schutzstoffe des Körpers ist schon in der physiologischen Einleitung (S. 17) das Nötige gesagt worden. Trotz der sehr unvollkommenen experimentellen Belege muß jedenfalls angenommen werden, daß mit der Kräftigung der sonstigen Körperfunktionen durch die hydrotherapeutische Fieberbehandlung auch die Abwehrfunktionen gegenüber der Infektion eine Verstärkung erfahren.

1. Typhus abdominalis.

In der Bäderbehandlung des Abdominaltyphus hat sich in den letzten Jahrzehnten eine Wandlung vollzogen. Während bis in dieses Jahrhundert hinein gerade beim Typhus die Hydrotherapie in teilweiser sehr intensiver Art angewendet wurde und die Verabfolgung von mehreren kalten Bädern täglich an vielen Kliniken die Regel bildete, ist man etwa seit dem Weltkriege mit der hydrotherapeutischen Behandlung viel zurückhaltender geworden. Manche Kliniker, wie U. Friedemann und Fischl, lehnen sogar die Bäderbehandlung wegen der Anstrengungen, die sie dem Kranken zumutet, ganz ab. Die Mehrzahl erkennt jedoch auch heute noch ihren großen Nutzen an, den sie weniger durch die Temperaturherabsetzung als durch die damit verbundenen Nebenwirkungen auf die Blutverteilung, die Hauttätigkeit, die Atmung und das Sensorium mit sich bringt, zumal auf diese wichtigen Faktoren die medikamentöse Antipyrese nicht den gleichen Einfluß hat (R. Jürgens). Nur ist die Zahl der Bäder, im Gegensatz zu früher, erheblich eingeschränkt worden, um jede Überanstrengung des Patienten zu vermeiden, und über ein Bad täglich wird in der Regel nicht hinausgegangen. Strümpell-Seyfarth[1] empfiehlt sogar, nur alle 2—3 Tage ein Bad zu verabfolgen.

Die hauptsächlichste Indikation der Bäderbehandlung bildet das Andauern der hohen Temperatursteigerung. Stähelin[2] rät, mit der Bäderbehandlung zu beginnen, wenn die Continua einige Tage angedauert hat, auch wenn die Temperatur nicht über 39⁰ liegt. Bei Temperaturen von 40⁰ und mehr sollte aber die Bäderbehandlung, wenn irgend möglich, in jedem Falle durchgeführt werden. Auch andere Autoren nennen hartnäckiges Fieber, sehr hohe Temperaturen, starke zerebrale Störungen mit Benommenheit und insbesondere drohende Lungenkomplikationen als Indikationen für die Bäderbehandlung (Strümpell-Seyfarth, Aßmann).

Die heute hauptsächlich beim Typhus angewandte Badeform besteht in dem ursprünglich von Ziemssen angegebenen, allmählich abgekühlten Vollbade, dessen Anfangstemperatur 32—33⁰ beträgt und das während der 10—15 Minuten langen Dauer auf etwa 25⁰ abgekühlt wird. Während des Bades erfolgen Übergießungen des Oberkörpers mit kühlem Wasser zur Anreizung der Atmung; außerdem sind Reibungen der ganzen Körperoberfläche zur Beförderung der Wärmeabgabe zweckmäßig. Nach dem Bade muß der Patient gut abgetrocknet und in das erwärmte Bett zurückgebracht werden. Wenn er fröstelt, erhält er ein heißes Getränk oder etwas Wein. Der Patient muß sowohl in das Bad hereingetragen wie aus ihm herausgetragen werden. Dazu ist geübtes Pflegepersonal erforderlich. Steht dieses nicht zur Verfügung, so ist es, wie Stähelin betont, besser, die Bäderbehandlung ganz zu unterlassen.

Wenn die kühlen Bäder schlecht vertragen werden, so können statt dessen auch länger dauernde warme Bäder von indifferenter Temperatur verwendet werden. Die Dauer kann dann bis zu $^{1}/_{2}$ Stunde betragen (H. Bischoff[3]); nur empfiehlt es sich dabei, zeitweise mit etwas kühlerem Wasser Kopf und Rücken zur Anregung von Atmung und Sensorium zu übergießen.

An Stelle der warmen Vollbäder wendet A. Straßer[4] auch jetzt noch Halbbäder an, aber auch nicht mehr von so kalter Temperatur, wie sie von Winternitz ursprünglich angegeben worden sind. Die ersten Halbbäder werden ungefähr mit 30—32⁰ gegeben, dann wird in der ersten Woche die Temperatur der Bäder gesenkt, bis man etwa bei 25—26⁰ angelangt ist. Mit dem Beginn längerer Remissionen des hohen Fiebers geht man dann wieder mit der Temperatur des Halbbades herauf bis zu den ursprünglichen Temperaturen von etwa 30—32⁰. Im übrigen empfiehlt Straßer, mit der hydrotherapeutischen Antipyrese eine milde

---

[1] Spezielle Pathologie und Therapie innerer Krankheiten, 31. u. 32. Aufl. Leipzig. 1934.

[2] Handbuch der inneren Medizin, 3. Aufl. Berlin: J. Springer. 1934.

[3] Fortschr. Ther. **1932**, H. 3.

[4] In Grober, Physikalische Therapie. Jena: G. Fischer. 1934.

medikamentöse zu verbinden, indem mehrmals täglich kleine Dosen Pyramidon (0,1—0,15) verabreicht werden.

Kontraindiziert ist die Bäderbehandlung bei alten Leuten, bei Kollapsneigung mit Herzschwäche, bei starkem Meteorismus und dann vor allem bei Darmblutungen und Neigung zur Perforation.

Ist die Bäderbehandlung kontraindiziert oder aus äußeren Gründen nicht ausführbar, dann können kalte Ganzpackungen oder Rumpfpackungen, die 1—2mal täglich 1—2 Stunden lang angewendet werden, gute Dienste leisten, um die Atmung und das Sensorium anzuregen und die Hautdurchblutung zu befördern. Eine nennenswerte Temperaturherabsetzung gelingt damit allerdings nicht; doch ist dieselbe, wie schon mehrfach betont, ja auch nicht das hauptsächlichste Ziel der hydrotherapeutischen Antipyrese. Neben den Einpackungen werden auch kalte Teilabreibungen zur Anregung der Zirkulation in den peripherischen Gefäßen empfohlen.

Anhang: Auch beim **Typhus exanthematicus** können allmählich abgekühlte Bäder in der oben beschriebenen Form gute Dienste leisten (Schittenhelm[1]). Auch hierbei muß das Verhalten von Blutdruck und Puls sorgfältig beobachtet, und eventuell muß vor dem Bade Kampfer oder Koffein verabreicht werden. An Stelle der Bäder haben sich auch kühle Ganz- oder Teilpackungen beim Flecktyphus als nützlich erwiesen.

2. Sepsis und Erysipel.

Bei septischem Fieber kann, wenn sie nicht durch Herz- oder Nierenstörungen kontraindiziert ist, die hydrotherapeutische Behandlung durch Bäder, kalte Packungen oder Abreibungen in ähnlicher Weise wie beim Typhus erfolgen. Auch bei hohen Fiebergraden, die durch Erysipel bedingt sind, hat sich die Anwendung von Bädern von 30—27° und 5—10 Minuten Dauer nach der Angabe verschiedener Kliniker als nützlich erwiesen.

Zur örtlichen Behandlung des Erysipels und zur Sistierung seiner weiteren Ausbreitung hat sich nach Becker, Carl, Hegler u. a. die ein- bis zweimalige Bestrahlung mit der Quarzlampe bis ins gesunde Hautgebiet hinein sehr gut bewährt. Die Dosis ist dabei so zu wählen, daß ein deutliches Erythem zustande kommt (nach Becker $1^1/_2$fache Höhensonneneinheit), was bei 220 Volt Wechselstrom einem Lampenabstand von 70—60 cm und einer Bestrahlungsdauer von 10 Minuten entspricht, bei 110 Volt etwa einem Lampenabstand von 50 cm und 8—10 Minuten Dauer. Auch beim Säuglingserysipel gelang es durch dieses Verfahren, die Mortalität erheblich herabzusetzen (Becker). Wie weiter oben erwähnt, scheint sich ferner auch die Rotlichtbestrahlung beim Säuglingserysipel bewährt zu haben (S. 111). Ebenso wurden von einzelnen Autoren (O. Müller, Thedering) beim Erysipel der Erwachsenen mit der kalten Rotlichtbestrahlung gute Erfolge erzielt. Angesichts des recht wechselvollen spotanen Verlaufes des

---

[1] In Stähelins Handbuch, l. c.

Erysipels ist naturgemäß eine gewisse Zurückhaltung bei Beurteilung all dieser Erfolge der Lichttherapie am Platze, doch kann an der Wirksamkeit der Quarzlichtbestrahlung kaum ein Zweifel bestehen. F. K. Beck hat zur Behandlung des Erysipels die Iontophorese mit einer 1%igen Jodkaliumlösung vorgeschlagen, deren Ausführung bereits auf S. 173 beschrieben wurde.

3. Akute exanthematische Infektionskrankheiten.

Bei den **Masern** gilt im allgemeinen der Grundsatz, bei komplikationslosem Verlaufe die Patienten im Bette warm zu halten und alle Erkältungsmöglichkeiten, wie sie auch Umschläge oder Bäder mit sich bringen könnten, zu vermeiden.

Nur Glanzmann[1] empfiehlt, bei Herannahen des Zeitpunktes der Eruption jeden Abend ein Kamillenbad von 38—39⁰ und etwa 5 Minuten Dauer zu geben und dies so lange zu wiederholen, bis das Exanthem sich zu voller Blüte entwickelt hat. Nach dem Bade wird Hollundertee verabreicht, das Kind schwitzt $^1/_2$ Stunde nach und wird dann abgetrocknet. Durch dieses Verfahren soll das Herauskommen der Eruption befördert werden.

Eine große und oft lebensrettende Rolle spielt dagegen die Hydrotherapie bei Komplikation der Masern mit Kapillarbronchitis bzw. Bronchopneumonie. Das gegebene Verfahren besteht hier in der Verabreichung von warmen Bädern mit kalten Übergießungen des Oberkörpers. Die Temperatur der Bäder selbst wird entweder lauwarm genommen, wobei die Temperatur der Übergießungen 7—10⁰ unter der Badetemperatur liegt, oder es können auch heiße Bäder von ca. 40⁰ angewendet werden, die aber ebenfalls mit kühlen Übergießungen verbunden sein müssen. Die Dauer eines jeden Bades beträgt etwa 5 Minuten. Zwischen den Bädern können im Bedarfsfalle noch Brustumschläge von 2—3stündiger Dauer angewendet werden. Nach den heißen Bädern erfolgt meist ein Nachschwitzen, wodurch die Entlastung von Lunge und Kreislauf noch gefördert wird.

In schwersten Fällen von Kapillarbronchitis mit hochgradiger Dyspnoe werden statt der Bäder zur energischen Ableitung auf die Haut die von Heubner empfohlenen Senfwassereinwicklungen gegeben.

Es wird in 1 l 40⁰ heißen Wassers $^1/_2$ kg Senfmehl verrührt, darein ein Tuch getaucht, in das das Kind eingepackt wird; die Packung wird mit einer wollenen Decke bedeckt und bleibt 10—20 Minuten liegen, die Haut wird darunter hochrot. Nach Beendigung der Packung wird das Kind in ein warmes Bad gebracht oder warm abgewaschen, worauf dann eine Packung mit einfachem lauwarmem Wasser folgt, die 1—2 Stunden liegenbleibt. Öfter als einmal innerhalb 24 Stunden soll das Verfahren nicht angewandt werden.

Der **Scharlach** erfordert bei komplikationslosem Verlaufe keine hydrotherapeutische Behandlung, wenn nicht schwere Fiebererscheinungen die Anwendung von öfter gewechselten Rumpfpackungen oder auch von allmählich abgekühlten Vollbädern von 34—30⁰ nötig machen.

---

[1] Stähelins Handbuch, l. c.

Zur Beförderung des Herauskommens des Exanthems, zur Anregung der Hauttätigkeit und zur Verhütung von Komplikationen werden von P. Grabley[1] sowie von H. Jansen[2] heiße Vollbäder empfohlen, die H. Jansen noch mit Seifenzusatz geben läßt. Die Dauer dieser Bäder, deren Temperatur womöglich etwas höher liegen soll als die jeweils gemessene Fiebertemperatur, beträgt nur 5—8 Minuten; auf das Bad folgt eine etwa einstündige Packung zum Nachschwitzen. Bei Herzinsuffizienz sind diese Bäder kontraindiziert.

Sind bei Komplikationen von Seiten der Nieren urämische Erscheinungen eingetreten, so erfolgt deren Bekämpfung ebenfalls durch heiße Vollbäder von 38—40⁰ Temperatur mit nachfolgendem Schwitzen in der Trockenpackung. Wenn durch Herzschwäche die heißen Bäder kontraindiziert sind, so müssen sie durch Einpackungen mit in heißes Wasser getauchten Tüchern ersetzt werden; diese Packungen bleiben liegen, bis der Patient in starke Transpiration geraten ist.

Über die Behandlung der **Pocken** mit rotem Licht nach der von Finsen angegebenen Methode ist bereits im ersten Abschnitt (S. 110) das Nötige gesagt worden. Auch heute noch sind die Urteile über den Erfolg dieser Therapie nicht einheitlich.

4. Diphtherie.

Bei dieser Krankheit hat sich in den letzten Jahren trotz der Serumbehandlung der Verlauf vielfach wieder bösartiger gestaltet. Unter den bedrohlichen Komplikationen kommt hier der Kreislaufschwäche ein wichtiger Platz zu. U. Friedemann[3] hat nun für solche Fälle zur Wiederbelebung des peripherischen Kreislaufes die Anwendung heißer Lakenbäder[4] empfohlen, deren Temperatur von 35 auf 39⁰ allmählich erhöht wird und deren Dauer sich nach dem Puls und dem subjektiven Befinden des Patienten richtet. Die Bäder werden täglich, eventuell sogar mehrmals täglich angewendet, bis die bedrohlichen Zeichen der Kreislaufschwäche verschwunden sind. Diese Therapie ist nach Friedemann besser als alle anderen Analeptika und Herzhormone geeignet, die Ursache der diphtherischen Kreislaufschwäche, die in einer Leere der peripherischen Gefäßbahnen einschließlich der Koronargefäße zu suchen ist, zu bekämpfen.

5. Sonstige epidemische Infektionskrankheiten.

Bei der **Cholera** hat Rumpf anläßlich der großen Hamburger Epidemie mit gutem Erfolge öfters wiederholte heiße Vollbäder von 40 bis 43⁰ Temperatur und ca. $^1/_4$stündiger Dauer gegeben. Sowohl das Allgemeinbefinden wie namentlich die Krämpfe wurden dadurch günstig

---

[1] Med. Welt **1929**, Nr. 3.

[2] Ebenda **1932**, Nr. 37.

[3] Dtsch. med. Wschr. **1932**, Nr. 43.

[4] Ein Lakenbad wird derart verabfolgt, daß über den Rand der vorher gefüllten Wanne ein Tuch geknüpft wird, auf das der Patient vorsichtig gelegt wird, so daß er darauf schwebend in das Wasser eintaucht, ohne aber den Boden der Wanne zu berühren.

beeinflußt. Ferner werden heiße Vollbäder von einer Temperatur von ca. 40⁰ auch bei der epidemischen Genickstarre zur Beruhigung der Krampferscheinungen und zur Anregung der Herzaktion angewendet. Daneben erfolgt hier Kühlung des Kopfes und der Wirbelsäule mit Eisbeuteln, Eiskataplasmen oder Kühlschläuchen.

Die **Dysenterie** erfordert im akuten Stadium von hydrotherapeutischen Anwendungen heiße Leibumschläge bzw. Prießnitzumschläge mit eingelegtem Thermophor oder Heißwasserschlauch zur Bekämpfung der Koliken und Krampfzustände. In der Behandlung der Folgezustände der Ruhr haben sich neuerdings die subaqualen Darmbäder (S. 47) sehr gut bewährt.

6. Malaria.

Bei der Malaria spielen physikalische Prozeduren insofern eine Rolle, als sie als sehr zweckmäßiges Provokationsmittel in denjenigen Fällen dienen, wo es bei latenter Malaria und auch nach Impfmalaria erwünscht erscheint, durch einen energischen Reiz die Parasiten in die peripherische Blutbahn zu bringen und so der Diagnose und vor allem der Chinintherapie wieder zugänglich zu machen. In erster Linie haben sich dafür die Milzduschen bewährt, die als wechselwarme Fächerdusche mit leicht gebrochenem Strahl auf die Milzgegend während 2—3 Minuten unter einem Druck von $^1/_2$—1 Atm. appliziert werden. Den Schluß der Prozedur bildet eine allgemeine Wechseldusche auf den ganzen Körper. Bei resistenten Patienten kann man dieser Prozedur nach Straßers Empfehlung auch ein heißes Vollbad von 40⁰ und 15—20 Minuten Dauer vorausgehen lassen. Auch sonstige Schwitzbäder (Licht-, Heißluft- oder Dampfkastenbäder) mit nachfolgender Abkühlung können zur Provokation verwendet werden, falls es der Allgemeinzustand des Patienten erlaubt.

Ein weiteres physikalisches Provokationsmittel, welches den Allgemeinzustand nur wenig angreift, dafür aber weniger sicher in der Wirkung ist als die Milzduschen, bilden Bestrahlungen mit der künstlichen Höhensonne, die zuerst von P. Reinhard empfohlen worden sind. Der Patient wird zu diesem Zweck an mehreren aufeinanderfolgenden Tagen am ganzen Körper bestrahlt, und zwar mit einer Lichtdosis, welche ein deutliches Erythem erzeugen soll (mit 70 cm Distanz und 5 Minuten Dauer beginnend und bis zu 1 Stunde ansteigend). Wir möchten jedoch empfehlen, die Bestrahlungsdauer im Anfang etwas länger zu nehmen und dafür später nicht über 40 Minuten zu steigen. Zeigen sich nach spätestens 8 Bestrahlungen keine Parasiten im Blute, so ist das Verfahren abzubrechen.

Von erfahrenen Malariaforschern (Martin Mayer, Nocht) wird den physikalischen Provokationsmitteln vor den chemischen (Injektionen von Milch, Adrenalin, Impfstoffen usw.) wegen ihrer größeren Unschädlichkeit der Vorzug gegeben.

Auch zu therapeutischen Zwecken ist die Lichtbehandlung bei der Malaria empfohlen worden. Denis Mulder[1] hat in Fällen von maligner

---

[1] Nederl. Tijdschr. Geneesk. **1926.**

Malaria, welche gegen Chinin und andere Medikamente resistent waren, durch kombinierte Bestrahlung mit Quarz- und Solluxlampe gute Erfolge erzielt. Derselbe Autor verwendet übrigens diese kombinierte Lichtbestrahlung auch bei der Behandlung der Lepra[1].

7. Pneumonie.

Die Bäderbehandlung der kruppösen Pneumonie, die in früheren Zeiten zur Bekämpfung des hohen Fiebers und der Benommenheit, teilweise in recht energischer Form und mit kalten Wassertemperaturen, angewendet wurde (Jürgensen, Brand, Vogel), ist heute kaum mehr gebräuchlich, da jetzt allgemein der Grundsatz verfolgt wird, den Patienten bei dieser Krankheit möglichst in Ruhe zu lassen. Nur in den Frühstadien bei noch nicht entwickelter Lungenentzündung, bei den Erscheinungen, die als „feuchte Lunge" bezeichnet werden, empfiehlt neuerdings von den Velden[2] als ableitendes Verfahren die Anwendung von heißen Bädern mit nachfolgendem Schwitzen, die in intensiver Weise, kurzfristig, stoßartig und periodisch gegeben werden müssen, um einen Erfolg zu erzielen. Naturgemäß muß hierbei die individuelle Leistungsfähigkeit und der Kreislauf genau beobachtet werden. Sind die Bäder nicht anwendbar oder nicht indiziert, so können sie durch lokale ableitende Prozeduren, wie Senfwickel, heiße Packungen, blutige oder unblutige Schröpfköpfe, ersetzt werden, die aber nicht von gleichem Nutzen wie die Bäder sind. Die ableitende Behandlung wird kombiniert mit Verabreichung von Alkohol und kleinen Dosen Aspirin (0,25, 1—2-stündig).

Bei der entwickelten Pneumonie lassen sich Krankheitsverlauf und Beschwerden auch ohne die anstrengenden Bäder hydrotherapeutisch wirksam beeinflussen, und zwar am besten durch eine Kombination von kalten Prießnitzschen Brustumschlägen, die schmerzstillend und zugleich expektorationsfördernd wirken, und von Teilwaschungen, welche die Anregung der Vasomotoren und die Förderung des peripheren Blutkreislaufes bezwecken. Die Brustumschläge werden etwa alle drei Stunden erneut. Das Anlegen eines neuen Umschlages bewirkt zugleich durch den Kältereiz eine Vertiefung der Respiration und die Anregung des Sensoriums. Will man in Rücksicht auf den Allgemeinzustand des Patienten das Aufsitzen und die völlige Entblößung, die mit dem Anlegen eines zirkulären Umschlages verbunden sind, vermeiden, so kann der eigentliche Brustumschlag auch durch sogenannte Aufschläge, welche nur an der Vorderseite des Thorax appliziert werden, ersetzt werden (Krebs). Bei sehr hohen Temperaturen empfiehlt Brieger zunächst ein öfteres, etwa halbstündliches Wechseln der Umschläge, bis die Temperatur auf 39° gesunken ist; dann bleibt der letzte Umschlag bis zum Schweißausbruch liegen. Die Teilwaschungen, welche besonders

---

[1] 3. Internat. Kongreß f. Radiologie. Paris. 1931. Het Kruis der Leprosen. Bandveng (Java): Selbstverlag. 1930.
[2] Fortschr. Ther. 1931, H. 19.

von der Winternitzschen Schule empfohlen werden (A. Straßer, A. Pick), werden in der Regel 3—5mal täglich ausgeführt.

Bei der Influenzapneumonie ist größere Zurückhaltung mit hydrotherapeutischen und insbesondere mit kalten Applikationen geboten, weil der Influenzakranke weniger die Fähigkeit hat, auf Kälte zu reagieren. Man wird hier die kalten Brustumschläge besser durch warme bzw. heiße ersetzen und auch die Teilabreibungen seltener anwenden. Bei der Bronchopneumonie der Erwachsenen werden die Brustumschläge in gleicher Weise wie bei der kruppösen Pneumonie appliziert. Die bei der Bronchopneumonie der Kinder üblichen warmen oder heißen Bäder mit kühlen Übergießungen, die bei der Masernbehandlung besprochen wurden, kommen beim Erwachsenen nur ausnahmsweise in Frage (Straßer).

In Amerika wird im großen Maßstab die Diathermie zur Behandlung der kruppösen Pneumonie verwendet, ein Verfahren, das zuerst von H. E. Stewart[1], dann von vielen anderen Autoren empfohlen wurde. Die Durchwärmung wird in der Weise ausgeführt, daß die erkrankte Lungenseite mit Elektroden in der Größe von 200 qcm und einer Stromstärke bis zu 1,5 Ampere durchwärmt wird. Die Behandlung soll möglichst gleich mit Beginn des Fiebers einsetzen und 2—3mal täglich in der Dauer von 20—40 Minuten bis zur völligen Entfieberung fortgesetzt werden. In schweren Fällen kann die Durchwärmung auch auf Stunden ausgedehnt werden. Nach den übereinstimmenden Angaben amerikanischer Ärzte werden durch die Behandlung nicht nur die subjektiven Beschwerden des Kranken erleichtert, sondern auch die objektiven Symptome wie die Atemnot, die Kreislaufstörung und das Allgemeinbefinden gebessert. Der Abfall des Fiebers erfolgt vielfach nicht kritisch, sondern lytisch. Wenn auch die Dauer der Erkrankung nicht abgekürzt wird, so soll doch die Mortalität verringert werden. Neuerdings hat man an Stelle der Diathermie die Kurzwellenbehandlung versucht (M. G. Schmitt[2]).

Bei uns in Europa hat sich die Diathermiebehandlung der akuten kruppösen Pneumonie nicht eingebürgert. Hingegen werden Bronchopneumonien, besonders wenn die Lösung des Exsudates sich verzögert, wie das häufig bei der Influenzapneumonie vorkommt, vielfach und mit sehr gutem Erfolg diathermisch behandelt. Auch die Kurzwellentherapie kommt hier mit gleich gutem Erfolg zur Anwendung.

8. Influenza.

Bei einer frischen Influenzaerkrankung kann, namentlich wenn die katarrhalischen Erscheinungen der oberen Luftwege im Vordergrunde des Krankheitsbildes stehen und wenn kein allgemeines Schwächegefühl besteht, eine einmalige energische Diaphorese durch ein heißes Bad mit nachfolgender Trockenpackung bei gleichzeitiger Zufuhr heißer Getränke mit oder ohne kleine Aspirindosen oft rasche entschiedene Besserung herbeiführen bzw. kupierend wirken. In Zeiten von Grippeepidemien und vor allem wenn allgemeine Prostration besteht, ist aber vor einer solchen Schwitzkur zu wider-

---

[1] Internat. Clin. **3**, 65 (1924). Diathermy with special reference to pneumonia. New York: P. B. Hoeber.
[2] Arch. physic. Ther. **1936**, Nr. 5.

raten. E. Tobias beobachtete, daß gerade Fälle, die zu Abortivzwecken einer Schwitzkur unterworfen waren, in Epidemiezeiten oft einen besonders schweren Verlauf nahmen. Man wird sich daher bei der großen Mehrzahl der Fälle von Influenza mit hydrotherapeutischen Maßnahmen zurückhaltend verhalten und nur zur Bekämpfung der durch hohes Fieber verursachten Beschwerden kalte Kompressen auf Kopf und Herz und gelegentliche Teilwaschungen anwenden. Bei starker Bronchitis und Lungenkomplikation kommen dann warme Brustumschläge in Betracht.

Unter den Nachkrankheiten der Influenza nehmen die Neuralgien einen sehr wichtigen Platz ein. Ihre Behandlung erfolgt in der sonst bei Neuralgien üblichen Weise. Falls es der Allgemeinzustand erlaubt, so kann neben der lokalen Behandlung im Anfange der Krankheit eine einmalige allgemeine Schwitzprozedur, am besten in Form eines Bett-Lichtbades, von Nutzen sein.

II. Erkrankungen des Bewegungsapparates.

Die Krankheiten der Bewegungsorgane werden, soweit sie nicht durch äußere Verletzungen bedingt sind, immer noch vielfach unter dem Sammelnamen „Rheumatismus" zusammengefaßt. Diese Bezeichnung ist an sich sicher unzweckmäßig; aber sie läßt sich schon aus dem Grunde nicht ganz vermeiden, weil die allgemeine erhöhte Aufmerksamkeit, welche dieser so wichtigen und so überaus häufigen Krankheitsgruppe im letzten Jahrzehnt zugewendet worden ist, ihren Sammelpunkt in Organisationen und wissenschaftlichen Gesellschaften findet, welche die „Rheumaforschung" und „Rheumabekämpfung" als Ziel ihrer Tätigkeit nennen.

Die Einteilung der „rheumatischen" Krankheiten bzw. der Erkrankungen der Bewegungsorgane ist der Gegenstand einer sehr umfangreichen Diskussion in der Literatur und insbesondere in den Verhandlungen der erwähnten Gesellschaften gewesen. Zu einer völligen Einigung ist man auch bis heute noch nicht gelangt. Die Schwierigkeit liegt vor allem auch darin, daß eine reinliche Trennung der verschiedenen Krankheitsbilder entweder nur nach pathologisch-anatomischen oder nur nach ätiologischen Gesichtspunkten aus praktischen Gründen nicht durchführbar ist. Ohne die Bedenken zu verkennen, welche gegen die Vermischung dieser beiden Dinge vorgebracht worden sind, möchten wir ihrer Brauchbarkeit wegen und weil sie gegen früher doch einen wesentlichen Fortschritt bedeutet, hier die Einteilung benutzen, welche von der Deutschen Gesellschaft für Rheumabekämpfung zu Zwecken der Statistik und der Definition des Krankheitsbildes vor einigen Jahren ausgearbeitet wurde. Die Neuralgien, welche am Schlusse dieser Einteilung noch aufgezählt werden, werden aber erst in einem späteren Abschnitte besprochen, weil sie nicht mehr zu den Erkrankungen der Bewegungsorgane gehören.

A. Akute Gelenkerkrankungen
   1. Akuter Gelenkrheumatismus (Polyarthritis acuta).
   2. Akute Rheumatoide als Folge bekannter Infektionen (Sepsis, Scharlach, Typhus, Grippe, Gonorrhöe, Lues usw.).

B. Chronische Gelenkerkrankungen:
   1. Chronischer Gelenkrheumatismus (Polyarthritis chronica), primär und sekundär entstandene Formen.
   2. Arthritis deformans (Osteo-arthropathia deformans).
   3. Chronische Erkrankung der Wirbelsäule ·(Spondylosis deformans und Spondylarthritis ankylopoetica).
   4. Seltenere Formen (neurogene, hämophile, endokrine, psoriatische, alkaptonurische, Perthesische, Koehlersche, Schlattersche Gelenkerkrankungen).

C. Andere Erkrankungen der Knochen, Gelenkkapseln, Sehnen, Sehnenscheiden, Schleimbeutel, Faszien und Bänder.

D. Echte Harnsäuregicht (Arthritis urica)

E. Muskelrheumatismus und Muskelentzündung (Myalgie und Myositis).

(F. Neuralgien:
   1. Ischias.
   2. Andere Neuralgien).

A. Akute Gelenkerkrankungen.

1. Der akute Gelenkrheumatismus (Polyarthritis acuta).

Seitdem die Salizylsäurebehandlung in die Therapie des akuten Anfalles eingeführt worden ist, sind die physikalischen Heilmethoden in diesem Stadium vorwiegend als Unterstützungsmittel der spezifischen Behandlung anzusehen. Doch haben einige Autoren nicht ohne Glück versucht, auch ohne Medikamente den akuten Gelenkrheumatismus ausschließlich physikalisch zu behandeln. So erzielte G. Klemperer in einer Reihe von leichten und mittelschweren Fällen lediglich durch Anwendung der Bierschen Stauung an den erkrankten Gelenken annähernd gleich gute Resultate wie bei Verwendung von Salizylsäurepräparaten. Hauffe empfiehlt unter vollständiger Weglassung der Salizylsäure ein Verfahren, das zunächst in Applikation eines heißen Vollbades besteht, dessen Temperatur von 38⁰ allmählich bis auf 42⁰ gebracht wird (Dauer 15—20 Minuten). Nach dem Bade wird der Patient zum Nachschwitzen noch 1 Stunde lang trocken eingepackt. Im weiteren Verlaufe der Krankheit wird dann durch allmählich erwärmte Teilbäder der Extremitäten, die mit einer gleichzeitigen trockenen Einpackung des ganzen Körpers verbunden sind, des öfteren eine allgemeine Transpiration hervorgerufen. Auch Moritz (Petersburg) empfahl früher die Anwendung von heißen Bädern, daneben auch von heißen Einpackungen. Bei Komplikation mit Endokarditis muß aber von den heißen Vollbädern Abstand genommen werden

Von diesen Verfahren abgesehen, die in der allgemeinen Praxis wenig Eingang gefunden haben, beschränkt sich die physikalische Therapie im fieberhaften Stadium auf örtliche Anwendungen an den besonders affizierten Gelenken. In Betracht kommen die Biersche Stauung (Dauer 2—4 Stunden), Prießnitzsche Umschläge und die von der Winternitzschen Schule besonders empfohlenen kalten Longettenverbände, deren Technik früher (S. 40) beschrieben worden ist. Werden die kalten Applikationen nicht vertragen, so können auch bereits im akuten Stadium lokale heiße Umschläge (z. B. in Form der Diehlschen heißen Watteverbände, auch Schlammpackungen) mit Vorteil verwandt werden. Bei komplizierender Endokarditis ist lokale Kälteapplikation auf die Herzgegend (Eisblase oder Herzkühlschlauch) angezeigt. Steht die Temperaturerhöhung im Vordergrunde der Erscheinungen, so können zur Bekämpfung des Fiebers abends, wenn die Temperatur am höchsten ist, halbstündlich mehrmals gewechselte Stammumschläge mit Erfolg benutzt werden.

Bei Verzögerung der Rückbildung der Gelenkschwellungen und bei Versagen der Salizylbehandlung kann man dann, auch wenn noch subfebrile Temperatursteigerungen bestehen, zu allgemeinen Wärmeprozeduren übergehen: Sie bestehen entweder in warmen Vollbädern von 36—38° Temperatur und 15—20 Minuten Dauer, nach welchen man den Patienten im Bette etwas nachschwitzen läßt, oder in Bett-Lichtbädern bzw. -Heißluftbädern, die etwa $\frac{1}{2}$ Stunde lang täglich angewandt werden. Ist das Herz nicht intakt, so ist mit diesen Schwitzbädern Vorsicht geboten, zum mindesten ist stets gleichzeitige Herzkühlung auszuführen. Von Vollbädern wird man in ausgesprochenen Fällen von Endokarditis besser ganz absehen.

Eine große Rolle spielen die physikalischen Heilmethoden in der eigentlichen **Nachbehandlung** des akuten Gelenkrheumatismus. Ungemein häufig bleiben nach Abfall des Fiebers noch Schmerzen sowie auch objektive Veränderungen, Schwellungen, Bewegungsstörungen usw. in einzelnen Gelenken zurück. Die Symptome haben auch jetzt noch gewöhnlich einen polyartikulären Sitz, und oft läßt sich auch in diesem fieberlosen Stadium ein Wandern der Erscheinungen von einem zum anderen Gelenk beobachten. Schon aus diesem Grunde sind hier zur hydrotherapeutischen Behandlung Allgemeinprozeduren zu bevorzugen, lokale Anwendungen kommen erst in zweiter Linie in Betracht. Unter den Allgemeinprozeduren sind vor allem wieder die vorhin erwähnten warmen Vollbäder zu nennen, die man hier etwa 3—4mal wöchentlich, selten täglich, anwendet. Bei starker Schmerzhaftigkeit der Gelenke kann man oft mit Vorteil Zusätze zu diesen Bädern verwenden; Staßfurter Salz, Fichtennadelextrakt, Salhumin, auch Ichthyolammonium haben sich uns hierfür nützlich erwiesen. Ferner möchten wir für diese Fälle ganz besonders die früher (S. 160) erwähnten Stangerbäder oder sonstige mit möglichst hoher Stromstärke applizierte galvanische Vollbäder empfehlen, falls sich der Patient in klinischer Behandlung befindet. Da diese Bäder in ganz indifferenter Temperatur gegeben werden, so ist hierbei die Erkältungsgefahr eine besonders geringe.

Neben den Vollbädern können auch die elektrischen Lichtbäder als Allgemeinprozedur zur Nachbehandlung des akuten Gelenkrheumatismus in Form von Bett-Lichtbädern Verwendung finden. Die Abkühlung nach den Lichtbädern geschieht bei Bettlägerigen durch eine kurze kühle Abwaschung, sonst im lauwarmen Vollbade oder im Halbbade (34—30°). Von Duschen mache man hier zunächst lieber gar nicht Gebrauch.

Ausdrücklich sei betont, daß diese Allgemeinprozeduren zur Nachbehandlung des akuten Gelenkrheumatismus nur stationär bei klinischen Patienten, bzw. in der Häuslichkeit der Kranken angewandt werden dürfen. Ihre ambulante Verwendung ist wegen der damit verbundenen Erkältungs- und Rezidivgefahr mindestens in den ersten vier Wochen nach der Entfieberung strikte zu vermeiden. Recht wirksam hat sich uns bei den Residuen des akuten Gelenkrheumatismus auch die Diathermie und die Kurzwellenbehandlung erwiesen. Sind nur einzelne Gelenke schmerzhaft, so kommen örtliche Durchwärmungen in Betracht. Sind mehrere Gelenke zu behandeln, so ist eine allgemeine Diathermie oder eine allgemeine Kurzwellenbehandlung auf dem Kondensatorbett angezeigt. Wegen Erkältungsgefahr ist in solchen Fällen eine ambulatorische Durchführung der Behandlung nicht ratsam.

Die lokalen Applikationen an den Gelenken, die schmerzhaft geblieben sind, kommen, wie gesagt, bei der Nachbehandlung leichterer Fälle erst in zweiter Linie in Betracht, weil in der Regel hier schon die Allgemeinbehandlung die Symptome beseitigt; bei stärkerer Affektion eines einzelnen Gelenkes ist aber natürlich die Lokalbehandlung nicht zu vernachlässigen. Sie besteht einmal wieder in Prießnitzschen Umschlägen, die am besten des Nachts über angewendet werden, und dann vor allen Dingen in lokalen Hitzeanwendungen. Am wirksamsten sind hier die verschiedenen Formen der feuchten lokalen Wärmeapplikationen (lokale heiße Bäder, Fangoumschläge, sonstige Schlammapplikationen) oder auch lokale Heißluftbäder sowie die Diathermie, während die Heißluftdusche und die lokale Lichtbestrahlung sich mehr für die leichteren Fälle eignen. Die Applikation der Dampfdusche vermeide man lieber in diesen Fällen, weil die bei der Dampfdusche auftretende einseitige Erwärmung bei Kühlbleiben des übrigen Körpers leicht einmal zu Erkältungen und selbst zu Rezidiven führen kann. Schließlich ist die Biersche Stauung als einfaches, überall anwendbares und oft sehr wirksames Mittel auch für dieses Stadium des akuten Gelenkrheumatismus geeignet.

Über die Mechanotherapie beim akuten Gelenkrheumatismus ist folgendes zu sagen: Im ersten akuten Stadium ist jede Massage oder Bewegungsübung streng zu vermeiden, später können im warmen Vollbade vorsichtige Bewegungsversuche ohne Schaden vorgenommen werden. Bleiben nach Ablauf der akuten Erscheinungen schmerzhafte Schwellungen in dem einen oder anderen Gelenk zurück, so erweisen sich zuweilen vorsichtige Streichungen zentralwärts von dem affizierten Gelenke sehr nützlich; das Gelenk selbst darf aber zunächst höchstens durch einige leichteste Effleuragestriche am Schlusse der wenige Minuten dauernden Sitzung mit in die Massage einbezogen werden. Erst wenn die Schmerzen, namentlich die Druckschmerzen, geschwunden sind, kann oft mit Nutzen, auch gegen das Schwächegefühl, eine etwas energischere Massage, verbunden mit leichten passiven Bewegungen, vorgenommen werden.

Nicht selten bleibt auch nach Verschwinden aller objektiven Symptome (zu denen wir hier auch die Druckschmerzhaftigkeit rechnen) ein allgemeines Gefühl der Steifheit und Schwerfälligkeit in den Gelenken zurück; hier ist dann vor allem allgemeine Massage der Muskulatur angezeigt; auch eine mediko-mechanische Behandlung bzw. die Vornahme aktiver gymnastischer Übungen kann daran angeschlossen werden, falls die Massage allein nicht ausreichen sollte.

Wenn wir einen an akutem Gelenkrheumatismus leidenden Patienten zu beraten haben, so wird nach Ablauf der Krankheit sich uns immer die Frage nach Verhütung von Rezidiven aufdrängen. Diese Prophylaxe hat, außer in Beseitigung etwaiger Anomalien von seiten der Tonsillen, vor allem in einer vernünftigen Abhärtung zu bestehen. Es ist aber klar, daß eine solche Abhärtung gerade hier, wo Erkältungen einen Rückfall herbeiführen können, mit besonderer Vorsicht zu geschehen hat. Wir werden, falls in der Nachbehandlung Wärmeprozeduren indiziert sind, im Anschluß an die warme Prozedur eine vorsichtige Abkühlung mit Halbbädern oder kalten Abwaschungen vornehmen und schon dadurch im Sinne einer Abhärtung wirken können. Ist dann der Prozeß ganz abgelaufen und der Patient wieder vollkommen hergestellt, so kommen als Abhärtungsmaßnahmen in erster Linie (wegen der geringeren Erhältungsgefahr) vorsichtig dosierte Luftbäder nach den im systematischen Teile gegebenen Anweisungen in Betracht. Auch klimatische Abhärtungskuren, vor allem an der See, können sich nützlich erweisen, wenn dafür die warmen Sommermonate gewählt werden. Seebäder selbst dürften aber nur ausnahmsweise zulässig sein.

Die Thermalbadekuren wirken insofern prophylaktisch, als sie sich in hervorragendem Maße zur Bekämpfung hartnäckiger Residuen eignen, die sich durch die vorher erwähnten Wärmeprozeduren nicht beseitigen lassen. Man erlebt es häufig, daß auch in Fällen, wo Lichtbäder, warme Vollbäder, Sandbäder u. dgl. m. erfolglos gebraucht worden sind, eine Kur in einem Thermalbade, wie beispielsweise in Wiesbaden, Baden-Baden, Aachen, Wildbad, Gastein, Teplitz, oder in einem Thermalsolbade (Oeynhausen, Nauheim, Kissingen, Pyrmont usw.) dann noch zum Ziele führt.

2. Akute Rheumatoide als Folge bekannter Infektionen
(Sepsis, Scharlach, Typhus, Grippe, Gonorrhöe, Lues usw.).

Unter diesen postinfektiösen Arthritiden nehmen die gonorrhoischen sowie die (meist monartikulären) Gelenkerkrankungen nach Sepsis, Angina, Scharlach den wichtigsten Platz ein. Die bei der zunächst zu besprechenden gonorrhöischen Arthritis aufgestellten Behandlungsgrundsätze gelten mit wenigen, durch das Grundleiden und den Allgemeinzustand des Patienten bedingten Abweichungen auch für die anderen durch frischen Infekt hervorgerufenen Erkrankungsformen.

a) Gonorrhoische Gelenkerkrankungen.

Die Prognose der Arthritis gonorrhoica ist gegen früher eine bessere geworden, weil man mehr und mehr davon abgekommen ist, die erkrankten

Gelenke viele Wochen lang im Gipsverband zu fixieren, wodurch sehr häufig eine irreparable Versteifung hervorgerufen wurde. In der großen Mehrzahl der Fälle kommt man mit Ruhigstellung des Gelenkes im Schienenverbande während des akuten Reizstadiums aus. Erweist sich die Anlegung eines Gipsverbandes als unbedingt notwendig, so beschränkt man dessen Dauer auf höchstens 2—3 Wochen und ermöglicht außerdem durch baldiges Ausschneiden eines Fensters die äußerliche Applikation von hyperämisierenden Maßnahmen (Föhndusche, Diathermie). Nur bei der gonorrhoischen Coxitis ist eine länger dauernde Fixierung im Streckverband in vielen Fällen erforderlich. Auch durch die frühzeitige Anwendung von Injektionen von Arthigon und anderen Vaccinestoffen welche oft gerade im akuten Stadium den Krankheitsverlauf günstig beeinflussen, ist die Prognose der Arthritis gonorrhoica wesentlich verbessert worden.

Der physikalischen Therapie fällt bei dieser Krankheit die wichtige Aufgabe zu, durch möglichst frühzeitige Applikation von hyperämisierenden Maßnahmen die Schmerzstillung und den Rückgang der entzündlichen Schwellung herbeizuführen und dadurch die Vornahme von Bewegungen baldigst zu ermöglichen. Solange das Gelenk so schmerzhaft ist, daß eine direkte Berührung vom Patienten nicht vertragen wird, wendet man zu dem genannten Zwecke einmal die Biersche Stauung und dann die Heißluftbehandlung an. Man beginnt bei der Bierschen Stauung mit einer Dauer von jeweils 1—2 Stunden und steigt dann auf bis zu 5 Stunden und darüber. Die Stauung kann mehrmals täglich vorgenommen werden. Die Heißluftbehandlung erfolgt entweder in Form von Föhnduschen oder noch besser als Applikation eines kleinen Lichtbügels, der über das erkrankte Gelenk gestülpt wird, ohne daß dasselbe überhaupt berührt zu werden braucht. Neuerdings hat auch die Kurzwellenbehandlung im frühen Stadium oft raschen Rückgang der Schmerzen und der Anschwellung gebracht.

Da auch die Dampfdusche bei ihrer Anwendung keine direkte Berührung, wenn auch eine weitgehende Entblößung der befallenen Extremität notwendig macht, so möchten wir dieses sehr wirksame Mittel ebenfalls schon für frühere Stadien sehr empfehlen.

Sobald eine Berührung des Gelenkes möglich ist, leistet ferner die Diathermie, am besten als Querdurchwärmung angewandt, ganz vortreffliche Dienste. Vor allem gelingt es dadurch, die Schmerzen zu lindern, aber auch der Rückgang der entzündlichen Schwellung wird dadurch meist wesentlich beschleunigt. Noch rascher scheint, wie erwähnt, die Kurzwellenbehandlung zu wirken. Bei Applikation beider Methoden tritt aber nicht selten ein Moment ein, wo nach Beseitigung der Schmerzen, Verringerung der Anschwellung und Zunahme der Beweglichkeit des Gelenkes der Rückgang der subjektiven und objektiven Erscheinungen zum Stillstand kommt. Dann ist es angezeigt, zu anderen örtlichen Wärmeanwendungen überzugehen, unter denen die Fangopackungen oder sonstige Applikationen der feuchten Wärme (Moorumschläge, Dampfduschen) sowie Paraffinpackungen an erster Stelle stehen. Auch die lokale Heißluftbehandlung erweist sich in diesem Stadium oft als sehr nützlich. Steht die Diathermie nicht zur Verfügung, so sind die genannten anderen örtlichen Wärmeanwendungen schon von vornherein zu applizieren, sobald es die Schmerzhaftigkeit erlaubt.

Von großer Wichtigkeit ist es ferner, namentlich bei polyartikulärem Sitz der Erkrankung[1], neben diesen örtlichen Maßnahmen auch allgemeine Wärmeapplikationen vorzunehmen. Unter diesen leisten vor allem warme Vollbäder in einer Temperatur von 38—40⁰ vorzügliche Dienste, besonders weil dabei die Vornahme von vorsichtigen Bewegungen im Bade frühzeitig möglich ist. Die Kombination von örtlichen mit allgemeinen Wärmeprozeduren bildet auch das Wesentliche der Behandlung im subchronischen und chronischen Stadium der Erkrankung, wobei dann von Allgemeinprozeduren außer Bett-Lichtbädern noch Lichtkasten- oder Dampfkastenbäder, Solbäder (37—38⁰) und sonstige Zusatzbäder, Sandbäder u. dgl. in Betracht kommen. Sehr erfolgreich erweisen sich auch Stangerbäder von höherer Temperatur (38—39⁰ C) und längerer Dauer (30—40 Minuten), desgleichen eine allgemeine Diathermie oder eine allgemeine Kurzwellenbehandlung auf dem Kondensatorbett mit nachfolgender Packung und Vollbad. In hartnäckigen Fällen, die sich sehr lange hinziehen, ist oft noch eine Badekur sehr nützlich; am besten wählt man dazu einen Badeort, in dem Moor- oder Schlammbäder verabfolgt werden.

Alle diese Prozeduren müssen in schweren Fällen systematisch durch viele Wochen hindurch angewandt werden, die allgemeinen Applikationen etwa dreimal wöchentlich, die lokalen täglich oder auch abwechselnd mit den allgemeinen. Große Geduld und Ausdauer von beiden Seiten, richtige Auswahl und Kombination der thermischen Anwendungen und richtige Indikationsstellung des Beginnes der Bewegungsbehandlung sind bei dieser oft hartnäckigen Erkrankung ja erforderlich; doch lohnt der Erfolg in den allermeisten Fällen schließlich die aufgewandte Mühe und der Ausgang in Ankylose gehört im Gegensatze zu früher zu den Ausnahmen.

Besondere Aufmerksamkeit und Sorgfalt erfordert die Mechanotherapie der gonorrhöischen Arthritis. Wir müssen hier nach Möglichkeit versuchen, Versteifungen zu verhüten, die ja schon frühzeitig und dann in oft unheilbarer Weise auftreten können. Anderseits neigt die gonorrhöische Arthritis im Reizstadium leicht zu Verschlimmerungen, die gerade durch unzweckmäßige Bewegungsversuche hervorgerufen werden können. Im allgemeinen sollte man Massage und energische Bewegungsversuche erst dann beginnen, wenn die Reizerscheinungen vorüber sind, wofür das Verschwinden der Druckschmerzhaftigkeit das beste Kriterium bildet. Vorher dürfen nur die schon geschilderten Bewegungen im heißen Vollbade oder leichteste passive Bewegungen im Anschluß an die lokalen Hitzeprozeduren bzw. die Biersche Stauung ausgeführt werden. Ist das Gelenk nicht mehr druckschmerzhaft, so beginnt man mit leichter Streichmassage oberhalb des Gelenkes,

---

[1] Die frühere Auffassung von der ausschließlich monartikulären Natur des Tripperrheumatismus ist irrtümlich; nicht selten sind mehrere Gelenke betroffen. Kowarschik konnte sogar bei der Mehrzahl seiner Fälle das Auftreten der polyartikulären Form beobachten (Münch. med. Wschr. 1934, Nr. 12).

die sich dann auch auf das Gelenk erstreckt, und geht weiterhin, falls die Streichmassage gut vertragen wird, zu energischeren Massagehandgriffen und manuellen Bewegungsversuchen über. Restierende Schwellungen der Gelenke sind, wenn keine nennenswerte Schmerzhaftigkeit mehr besteht und die Erkrankung bereits einen reizlosen Charakter angenommen hat, keineswegs eine Kontraindikation der Massage, im Gegenteil, ihre Rückbildung wird dadurch meist erheblich gefördert. Kommt es zu verstärkter Schmerzhaftigkeit im Anschluß an die Massage, so ist damit einige Tage zu pausieren, während die lokale Wärmebehandlung natürlich ruhig weiter fortgesetzt wird. Es braucht wohl nicht erwähnt zu werden, daß auch bei der gonorrhöischen Arthritis die Massage immer möglichst direkt im Anschluß an Wärmeprozeduren zu erfolgen hat.

Die oft sehr hartnäckigen, nach Abheilung aller sonstigen Erscheinungen zurückbleibenden gonorrhoischen Tarsalgien und Plantalgien werden am besten durch Diathermie oder örtliche Anwendung der Hochfrequenzfunken (vgl. S. 204) eventuell mit anschließender Massage beeinflußt. Auch lokale Sandfußbäder oder Dampfduschen erweisen sich hier oft sehr nützlich.

Haben wir das reizlose Stadium erreicht und wird die Massage und manuelle Bewegungsbehandlung gut vertragen, so sind auch mediko-mechanische Übungen zur Beseitigung der Bewegungsstörungen angezeigt. Man verfährt dabei nach den Prinzipien, wie sie nachstehend bei der Gelenkrheumatismusbehandlung auseinandergesetzt werden. Bei hartnäckigen Versteifungen können, falls das Gelenk ganz reizlos ist und sonstige medikomechanische Übungen bereits gut vertragen werden, auch Mobilisierungen in der Schedeschen Schiene oder im Klappschen Apparat die Wiederherstellung beschleunigen. Im übrigen wird man in leichteren Fällen auch ohne diese Maßnahmen auskommen, sie haben jedenfalls nur den Abschluß einer längeren Behandlung bei vielen Wochen bzw. mehrere Monate alten Fällen zu bilden. Werden dadurch die Schmerzen auf längere Zeit hin verstärkt oder gar Verschlimmerungen der lokalen Erscheinungen hervorgerufen, so muß selbstverständlich von der Fortsetzung des Verfahrens Abstand genommen werden.

Zu erwähnen sind noch Fälle von Gonorrhöe, in denen die Gelenke objektiv gar nicht ergriffen sind bzw. wo nur im Anfang ein leichter vorübergehender Hydrops bestanden hat, und wo trotzdem der Patient noch lange Zeit hindurch über ziehende und reißende Schmerzen in den Muskeln und Gelenken klagt. Gegen diese gonorrhoischen Arthralgien sind am meisten leichte allgemeine Wärmeprozeduren, vor allem die elektrischen Lichtbäder, zu empfehlen; nach Nachlassen der Schmerzen kann man auch hier Massage verwenden. Der einfache gonorrhoische Gelenkhydrops des Knies erfordert nur eine Ruhigstellung und Behandlung mit Heißluftbädern.

b) Sonstige postinfektiöse Gelenkerkrankungen.

Die akuten Gelenkerkrankungen nach Sepsis, Scharlach, Typhus, Grippe sowie die nicht ganz seltenen monartikulären Arthritiden nach Angina erfordern eine Behandlung, die grundsätzlich derjenigen der gonorrhöischen ähnlich ist, nur daß unter den hyperämisierenden

Maßnahmen mit Rücksicht auf das oft erheblich beeinträchtigte Allgemeinbefinden die örtlichen Prozeduren vorwiegend oder ausschließlich in Betracht kommen. Massage und Bewegungsbehandlung sind, namentlich nach septischen Erkrankungen, nur nach völliger Entfieberung und bei völliger örtlicher Reizlosigkeit erlaubt.

Die syphilitischen Gelenkerkrankungen, welche selten bei Erwachsenen, häufiger bei Kindern, die an hereditärer Lues leiden, vorkommen, haben meist den Charakter einer subchronischen oder chronischen Arthritis bzw. Polyarthritis. Sie bedürfen naturgemäß in erster Linie einer spezifischen Behandlung. Doch erweist sich dieselbe gerade in den mehr chronisch verlaufenden Fällen meistens nicht hinreichend wirksam und sie muß dann durch physikalische Maßnahmen ergänzt werden. Unter diesen haben sich uns, vor allem bei Kindern, die Fangopackungen gut bewährt; bei herzgesunden Erwachsenen können außerdem Sandbäder oder Moorbäder angewendet werden. Eine vorsichtige Massage und Mechanotherapie ist bei dem chronischen und meist fieberlosen Verlaufe der Krankheit zur Verhütung bzw. Beseitigung von Versteifungen durchaus angezeigt. Von vornherein muß mit einer längeren, meist Monate langen Behandlungszeit, ebenso wie bei sonstigen chronischen Arthritiden, gerechnet werden.

Gelenkerkrankungen nach Ruhr, nach dem Kriege nicht selten von uns beobachtet, jetzt noch kaum mehr vorkommend, haben den Verlauf einer subchronischen Infektarthritis und erfordern die bei dieser Erkrankung angezeigte Behandlung. Die Prognose dieser anfangs oft recht schweren Erkrankungsform ist im allgemeinen eine gute.

c) Die tuberkulöse Gelenkerkrankung.

Sie ist zwar keine akut verlaufende infektiöse Arthritis und wohl darum in dem hier sonst befolgten Schema nicht angeführt. Anderseits gehört sie doch zu den Arthritiden mit bekannter Infektionsquelle, und sie darf daher trotz ihres nichtakuten Verlaufes, den sie übrigens mit der syphilitischen Arthritis teilt, an dieser Stelle besprochen werden.

Während die Therapie der Gelenktuberkulose früher eine vorwiegend chirurgische war, hat sich hier in den letzten Jahrzehnten eine entscheidende Umwandlung vollzogen, indem man sich mehr und mehr der Behandlung des Grundleidens zuwandte und chirurgische Maßnahmen, wie Ruhigstellung des Gelenks, Punktionen, Abszeßeröffnungen usw., nur als Unterstützungsmittel der Hauptbehandlung gelten läßt. Den Anstoß zu dieser Umwandlung gaben die glänzenden Erfolge, welche Bernhard und Rollier bei der Gelenktuberkulose und bei der chirurgischen Tuberkulose überhaupt mit der **Sonnenbehandlung** erzielten; die Sonnenbehandlung bildet heutzutage den wichtigsten Faktor in der Therapie jenes Leidens.

Die Sonnenbehandlung wird in besonderen Heilanstalten ausgeübt, unter denen Leysin und St. Moritz in der Schweiz, Riezlern im Algäu, Hohenlychen in der Mark sowie die verschiedenen Seehospize an der deutschen Nordseeküste zu nennen sind. Die dort geübte

Technik ist im Kapitel „Sonnenbäder" genauer beschrieben. Ergänzt wird diese Behandlung außer durch eventuelle fixierende Verbände manchmal durch Anwendung der Bierschen Stauung sowie durch interne Verabreichung von Jod. In den Tieflandsanatorien, wo die sonnenarmen Tage ja recht zahlreich sind, wird das fehlende Sonnenlicht an sonnenarmen Tagen durch Bestrahlungen mit künstlichen Lichtquellen ersetzt, entweder durch die künstliche Höhensonne oder durch eine auch Lichtwärmestrahlen aussendende Lichtquelle, wie die Kandem-Lampe, sonstige Bogenlampen oder auch die allerdings nur ultraviolettarmes Licht aussendende von E. Kisch angegebene Bestrahlungslampe[1]. Die Dauer einer derartigen Kur erstreckt sich auch in leichteren Fällen über viele Monate.

Ist man nicht in der Lage, die Patienten in solche besonderen Heilanstalten zu schicken, so empfiehlt es sich am meisten, entweder mit improvisierten Sonnenbädern oder durch eine regelmäßig und längere Zeit durchgeführte Kur mittels Bestrahlung mit der künstlichen Höhensonne gegen das Leiden vorzugehen. Die Erfolge einer solchen Behandlung, die am besten klinisch im Krankenhause oder Sanatorium erfolgt, sind auch hier in nicht zu vorgeschrittenen Fällen und namentlich auch bei Erkrankungen, wo es noch nicht zur Fistelbildung gekommen ist, oft recht gute. Bei beginnender Gelenktuberkulose, besonders bei jüngeren Leuten, tritt der Heilerfolg oft schon nach kurzer Zeit ein, ebenso bei frischen Rezidiven früherer Erkrankungen. Ausdrücklich sei betont, daß hier, wie bei der chirurgischen Tuberkulose überhaupt, stets eine Allgemeinbestrahlung und niemals nur eine örtliche Bestrahlung anzuwenden ist.

Es wurde schon im Abschnitte über Lichtquellen hervorgehoben, daß bei der Behandlung chirurgischer Tuberkulosen die Bestrahlung mit gemischtem Lichte der reinen Quarzlichtbestrahlung vorzuziehen ist; es empfiehlt sich also, auch bei der Allgemeinbestrahlung hier entweder die künstliche Höhensonne mit der Solluxlampenbestrahlung zu kombinieren oder eine der vorhin genannten Lichtquellen für gemischtes, aber Ultraviolettstrahlen enthaltendes Licht (Finsen-Bogenlampen, Kandem-Lampe) zur Allgemeinbestrahlung zu benutzen.

Häufig ist es auch zweckmäßig, mit der Allgemeinbestrahlung zugleich eine lokale Bestrahlung des erkrankten Gelenkes zu kombinieren. Zu dieser örtlichen Bestrahlung verwendet man dann eine Lampe, die strahlende Wärme ausschließlich oder vorwiegend aussendet. Besonders hat sich uns dafür die Vitaluxlampe bewährt; aber auch das weiße Licht der Solluxlampe, die Kisch-Lampe oder die Solarcalampe kann hierfür benutzt werden. Die Behandlung gestaltet sich dann so, daß entweder abwechselnd an einem Tage die Allgemeinbestrahlung, am nächsten die Lokalbestrahlung vorgenommen wird, oder daß man gleichzeitig oder hintereinander die Allgemein- und Lokalbestrahlung vornimmt. Die Dauer der lokalen Bestrahlung bemesse man wegen der

---

[1] Zeiß-Werke, Jena.

Empfindlichkeit tuberkulöser Herde gegen starke Erwärmung nicht über 15—20 Minuten.

Wegen dieser verhältnismäßig schlechten Verträglichkeit der aktiven Hyperämie bei tuberkulöser Gelenkerkrankung ist selbst mit der örtlichen Lichtwärmebestrahlung ein vorsichtiges Vorgehen geboten. Von anderen lokalen Wärmeprozeduren kommen noch die Lichtbügel (nicht verdeckt zu benutzen) sowie die Heißluftdusche eventuell für leichtere Fälle, die schon nach Allgemeinbehandlung im Rückgange begriffen sind, in Betracht. Von Fangopackungen, Diathermie oder Kurzwellen sehe man aber lieber ganz ab. Die passive Hyperämie in Form der Bierschen Stauung gilt hingegen bei der Gelenktuberkulose als allgemein anerkanntes und wirksames Mittel zur örtlichen Behandlung. Sie eignet sich im Gegensatze zu der Wärmebehandlung mehr für schwere und frische Fälle.

Von sonstigen Methoden zur Allgemeinbehandlung der chirurgischen Tuberkulose sind besonders noch die Solbäderkuren zu erwähnen, die am besten in einem entsprechenden Badeorte (Kreuznach, Münster am Stein, Kösen, Soden an der Werra, Kolberg usw.) ausgeführt werden. Aber auch in der häuslichen Behandlung können Solbäder von 33 bis 35⁰ Temperatur, etwa dreimal wöchentlich genommen, bei Gelenktuberkulose, namentlich auch zur Beförderung der Heilung von tuberkulösen Fisteln, recht wirksam sein.

Die nach unserer Erfahrung recht seltene Poncetsche Polyarthritis, eine durch das Toxin des Tuberkelbazillus hervorgerufene Gelenkerkrankung, erfordert außer allgemein-roborierenden Maßnahmen (Licht- und Sonnenbädern) eine milde Bäderbehandlung, vor allem mit Solbädern, eventuell daneben lokale Fangoanwendungen.

B. Chronische Gelenkerkrankungen.

In der Methodik der physikalischen Therapie, welche bei dieser Krankheitsgruppe mit ihren Unterabteilungen in Betracht kommt, finden sich viele gemeinsame Gesichtspunkte; wir würden daher in Wiederholungen verfallen, wollten wir bei jeder einzelnen der im obigen Schema aufgezählten Formen der chronischen Gelenkaffektionen getrennt die hierfür geeigneten Maßnahmen aufzählen. Anderseits erscheint es aber auch vom Standpunkte der physikalisch-therapeutischen Indikationen zweckmäßig, eine gewisse Gruppierung der einzelnen Unterformen vorzunehmen und in dieser Hinsicht dürfte die grundsätzliche Einteilung in entzündliche, chronische Gelenkerkrankungen (Arthritis) und in degenerative Formen (Arthrosen) am ehesten zu verwerten sein.

Zu den entzündlichen Erkrankungen sind von den häufigeren Formen zu rechnen: die Infektarthritiden, der primär-chronische Gelenkrheumatismus (beide zu Gruppe B I gehörig) und die Spondylitis ankylopoetica (Bechterewsche Krankheit), wozu dann noch als nicht eigentliche Gelenkaffektion die Periarthritis humeroscapularis kommt. Die Arthrosen (degenerative Formen) werden hauptsächlich repräsentiert durch die Osteoarthropathia deformans mit ihren wichtigsten Lokalisationen in den Hüft-, Knie- und Wirbelsäulengelenken (Spondylosis deformans), wozu dann von den

„selteneren Formen" (Unterabteilung 4) noch die neurogene (tabische Arthropathie), die Perthessche, Koehlersche und Schlattersche Gelenkerkrankung zu rechnen ist, während die hämophilen, endokrinen, psoriatischen und alkaptonurischen Gelenkaffektionen neben degenerierenden bzw. deformierenden Erscheinungen auch vielfach arthritischen Charakter aufweisen.

Sehen wir von diesen selteneren, zum Teile durch physikalische Maßnahmen nur wenig beeinflußbaren Formen ab, so läßt sich sagen, daß die arthritischen Gelenkaffektionen, gleichviel welcher Ätiologie, durchwegs als Zeichen einer Allgemeinerkrankung des Organismus aufzufassen sind, und daß sie dementsprechend neben der örtlichen Behandlung auch Allgemeinprozeduren physikalischer und balneologischer Art zur Umstimmung und Erhöhung der Abwehrreaktion des gesamten Organismus erfordern. Die entzündlichen Arthritiden bilden zugleich auch für die unspezifische Reizkörpertherapie das hauptsächlichste Indikationsgebiet, während die Erfolge dieser Therapie bei den Arthrosen im allgemeinen recht bescheidene und häufig ganz negative sind. Bei der Behandlung der Arthrosen stehen lokale physikalische Maßnahmen zur Hyperämisierung, Resorptionsbeförderung, Schmerzstillung und Mobilisation an erster Stelle. Sie sind bezüglich der Hydro-, Thermo-, Elektro- und Mechanotherapie den bei den entzündlichen Arthritiden gebräuchlichen Methoden im allgemeinen gleich; nur kommt hier, entsprechend der Ätiologie der Arthrosen, als wichtiges Moment noch die eigentliche orthopädische Behandlung mit Stützbandagen und sonstigen Apparaten hinzu, welche bei den Arthritiden nur eine untergeordnete Rolle spielt. Die physikalische Allgemeinbehandlung und die Balneotherapie in Kurorten weist zwar auch bei manchen Arthrosen zweifellos Erfolge auf; doch sind dieselben mehr auf die direkte, unmittelbare (hyperämisierende, mobilisierende) Wirkung dieser allgemeinen Maßnahmen, als auf ihren indirekten umstimmenden Effekt zurückzuführen. Im allgemeinen wird man gut tun, die Aussichten einer solchen Allgemeinbehandlung bzw. Badekur bei den reinen Formen von Arthrosis deformans, z. B. der Coxitis deformans oder Spondylosis deformans, von vornherein nicht zu überschätzen.

Prophylaxe und ätiologische Behandlung.

Wenn auch die Verhütung und ursächliche Behandlung chronischer Gelenkaffektionen zum großen Teile nicht in das eigentliche Gebiet der physikalischen Therapie gehört, so muß dieser Punkt der Vollständigkeit halber hier doch ganz kurz gestreift werden, weil die Beratung eines an chronischer Gelenkaffektion leidenden Patienten ein Ganzes bildet, in welchem die physikalische Therapie wohl den wichtigsten, aber nicht den einzigen Faktor bedeutet.

Die Prophylaxe der chronischen Gelenkerkrankungen kann sich gegen äußerliche und gegen endogene, im Organismus des Patienten selbst gelegene Schädigungen richten. Als äußerliches ursächliches Moment spielen bei den chronischen Formen, um die es sich hier handelt, weniger einzelne Erkältungen, als dauernde, berufsmäßige oder klimatische Einwirkungen von Kälte und Feuchtigkeit, zweifellos eine nicht unwesentliche Rolle. Das trifft für fast alle häufigeren Formen der „rheumatischen" Erkrankungen zu, wie deren besonders große Zahl in Ländern mit feuchtem Klima (Holland, England) beweist. Man wird also bei gegebener Möglichkeit Personen, die zu arthritischen Erkrankungen neigen, bzw. schon Symptome davon aufweisen, von klimatisch ungünstigem Wohnsitz und vor allem von Berufen abraten müssen, welche der chronischen Kälteeinwirkung besonders ausgesetzt sind (Wäscherei, Schlächterei, Kutscher und Kraftfahrer). Die Bedeutung von abhärtenden Maßnahmen als Prophylaktikum gegen chronische Gelenkerkrankungen ist ungewiß. Am ehesten kommt eine vorsichtige Abhärtung bei den Folgezuständen des akuten Gelenkrheumatismus in der dort besprochenen Weise in Betracht. Die restlose Beseitigung solcher Folgen bildet überhaupt ein wichtiges Verhütungsmittel gegen die Entstehung chronischer Formen der Infektarthritis.

Von den endogenen Ursachen der chronischen Polyarthritiden hat die fokale Infektion im letzten Jahrzehnt besondere und weitgehende Beachtung gefunden. Die Häufigkeit des Vorkommens rheumatischer Affektionen einerseits, von Erkrankung der Zahnwurzeln und ihrer Umgebung anderseits hat zu Folgerungen über deren ursächlichen Zusammenhang geführt, die zweifellos viel zu weitgehend waren. Wenn man von solchen Übertreibungen absieht, denen unzählige tausende von Zähnen unnütz zum Opfer gefallen sind, so wird man doch vor allem bei der Infektarthritis in jedem Falle nach primären Herden an Zähnen, Tonsillen und Nebenhöhlen der Nase sorgfältig suchen müssen, und besonders dann eine entsprechende Behandlung einleiten, wenn die Erkrankung im Anschluß an einen akuten Gelenkrheumatismus entstanden ist, oder wenn bei chronischem Verlauf die Gelenkentzündungen unabhängig von äußeren Einflüssen schubweise (oft mit Temperatursteigerungen) auftreten und eine gewisse Neigung zum Wandern und zur Mitbeteiligung der Weichteile (Sehnenscheiden, Schleimbeutel, Muskulatur) zeigen. Zur Differentialdiagnose, ob eine chronische Infektarthritis oder ein primär chronischer Gelenkrheumatismus vorliegt, leistet im Zweifelsfalle die Untersuchung der Blutkörperchensenkungsgeschwindigkeit, die bei der Infektarthritis fast stets mehr oder minder beschleunigt ist, gute Dienste (Krebs und Vontz).

Seltener ist eine chronische infektiöse Erkrankung der Gallenblase oder des Blinddarms als Ursache einer Infektarthritis anzusehen. Im Auslande (Frankreich, England, Nordamerika) betrachtet man auch abnorme Gärungszustände im Colon, durch welche Toxine entstehen, die arthritische Erkrankungen hervorrufen, als ätiologisches Moment (Colonic infection). Zur Bekämpfung dieser Affektion wird dort neuerdings von subaqualen Darmbädern und anderen Methoden der Durchspülung des Dickdarms mit großen Flüssigkeitsmengen (vgl. S. 47) viel Gebrauch gemacht. (Plombières Duschen.)

Die ätiologische bzw. prophylaktische Behandlung durch Regelung

der Diät spielt zwar die Hauptrolle bei der nicht zu dieser Gruppe ge-
hörenden gichtischen Gelenkerkrankung; aber auch bei vielen sonstigen
chronischen Gelenkaffektionen ist die Diätregelung nicht ohne Bedeutung. Wir sehen vielfach, auch wenn ein Zusammenhang mit der Gicht
nicht nachweisbar ist, daß eine Einschränkung des Fleischgenusses und
Bevorzugung einer vegetarischen Diät dem Patienten merkliche Erleichterung bringt. Nur wird man bei schlechtem Ernährungszustand,
der sich vor allem häufig bei der primär-chronischen Polyarthritis in
jugendlichem und mittlerem Alter findet, es vermeiden müssen, die
Widerstandsfähigkeit und das Reaktionsvermögen des Patienten durch
strenge Diätvorschriften noch weiter zu schwächen.[1] Anderseits ist in
allen Fällen eine Diätbeschränkung geboten, in denen eine Komplikation
des Leidens mit Fettsucht vorliegt. Die Verringerung des auf den
Gelenken der unteren Extremitäten lastenden Körpergewichtes bildet
bei der Arthrosis deformans der Hüft- und Kniegelenke, aber auch bei
sonstigen Gelenkaffektionen ein wesentliches Unterstützungsmittel der
übrigen Behandlung. Nicht selten zeigen sich auch bei Fettleibigen,
welche nicht primär an einem eigentlichen Gelenkleiden erkrankt sind,
im Laufe der Zeit leichtere Gelenkveränderungen entzündlicher oder
deformierender Natur, namentlich in den Kniegelenken.

Die diätetische Entfettung wird oft durch organtherapeutische
Maßnahmen unterstützt werden müssen. Damit kommen wir zur ätio-
logischen Behandlung endokrin entstandener chronischer Gelenkaffektionen. Die tägliche Erfahrung zeigt, daß in deren Entstehung das
Klimakterium, sowohl das zum natürlichen Zeitpunkt eintretende als
auch das vorzeitig oder durch Kastration entstandene, eine sehr wichtige
Rolle spielt. Auch wenn man von den speziell als endokrin beschriebenen
Formen absieht (Heberdensche Knoten, Periarthritis destruens nach
Umber, Arthritis sicca endocrinica nach Munk, Arthropathia deformans infolge Röntgenkastration nach Menge), so bleibt der Zusammenhang bei vielen sonstigen Gelenkerkrankungen der Frauen so auffällig,
daß weitgehende Versuche mit Organotherapie, vor allem mit Ovariumpräparaten, in solchen Fällen grundsätzlich angezeigt erscheinen. Es
sind auch von einzelnen Autoren (J. Kroner, Fehlow u. a.) beachtenswerte Erfolge mit Ovariumpräparaten erreicht worden; in den meisten
Fällen wird dadurch aber die sonstige Behandlung, vor allem die physikalische, keineswegs überflüssig gemacht.

In prophylaktischer Beziehung ist schließlich auch der von A. Zimmer
und W. Kempf[2] beschriebene Zusammenhang zwischen Arthritis deformans der Gelenke der Unterextremitäten und Krampfadern bemerkenswert. Bei solchen Leiden wurden durch Krampfaderverödung
deutliche Erfolge erzielt.

---

[1] Die Anwendung von Rohkostkuren, von Trockenkostkuren nach
Schroth und ähnlichen, durch die Änderung der gesamten Stoffwechsellage
umstimmend wirkenden Methoden gehört weniger zu den prophylaktischen
oder ätiologischen als zu den therapeutischen Maßnahmen.

[2] In A. Zimmer, Behandlung der rheumatischen Krankheiten. Leipzig:
Fischers medizin. Buchhandlung. 1930.

Was nun die eigentliche **physikalische Therapie** des chronischen Gelenkrheumatismus betrifft, so ist sie ungeheuer mannigfaltig. Immerhin lassen sich ihre Grundprinzipien mit den Stichworten „Hyperämisierung, Stoffwechselanregung und Umstimmung, Massage und Gymnastik" zusammenfassen.

Die Hyperämisierung geschieht vorwiegend durch hydro- und thermotherapeutische Maßnahmen, daneben spielt für gewisse Fälle auch die Biersche Stauung eine Rolle. Daß die Verbesserung der lokalen Zirkulationsverhältnisse in den erkrankten Gelenken heilsam wirkt, ist nicht nur eine allbekannte Erfahrungstatsache, sondern es weisen auch theoretische Überlegungen darauf hin: einmal die Beobachtung, daß bei manchen Formen der chronischen Polyarthritis, insbesondere bei der primär chronischen, die Hauttemperatur über den erkrankten Gelenken niedriger ist als an entsprechenden gesunden Körperstellen; ferner hat Wollenberg[1] schon vor langer Zeit gezeigt, daß sich durch Behinderung des arteriellen Blutzuflusses zu einem Gelenke bei Tieren experimentell eine der Arthritis deformans ähnliche Erkrankung hervorrufen läßt. Auf die schmerzstillende, auflösende, zirkulations- und resorptionsbefördernde Wirkung der Hyperämie ist schon in der physiologischen Einleitung und speziell bei Besprechung der Wärmeprozeduren hingewiesen worden. Die schmerzstillende und auflösende Wirkung der Hyperämisierung durch Wärmeprozeduren ist auch deshalb hier von großer Bedeutung, weil sie die Vornahme der Massage und der aktiven und passiven Mobilisierung der erkrankten Gelenke ungemein erleichtert und in vielen Fällen erst möglich macht.

Weiterhin spielt auch die Schweißsekretion wegen der dadurch bedingten Anregung der lokalen und allgemeinen Zirkulationsverhältnisse bei der Wirkung der Wärmeprozeduren eine wichtige Rolle. Damit hängt zugleich die zeitweilige Änderung des Säure-Basen-Gleichgewichtes und der allgemeinen Stoffwechsellage zusammen, und so kommt durch die allgemeinen Wärme- und Bäderprozeduren eine Umstimmung des gesamten Organismus und eine Anregung der Heil- und Abwehrkräfte zustande, welche bei all denjenigen Formen der Arthritiden und Arthrosen, welche als Zeichen einer Allgemeinerkrankung, gleichviel welcher Ätiologie, zu betrachten sind, den wesentlichsten Heilfaktor bildet.

1. Allgemeinprozeduren.

Sie seien aus den eben angeführten Gründen an die Spitze der bei chronischen Gelenkerkrankungen indizierten physikalischen Maßnahmen gestellt; und zwar kommen sie hier vor allem als allgemeine Wärmeprozeduren von verschiedener Form und Intensität zur Anwendung. Bei der Wahl unter den einzelnen Wärmeapplikationen ist die Form und

---

[1] Verhandlungen der 80. Versammlung deutscher Naturforscher und Ärzte zu Köln. 1908.

die Schwere der Erkrankung, anderseits das Stadium der Krankheit und schließlich der Allgemeinzustand des Patienten maßgebend.

Unter diesen Faktoren bedarf das Stadium der Erkrankung besonderer Erwähnung. Wir werden nicht nur bei den im Anschlusse an akuten Gelenrheumatismus entstandenen, sondern auch bei chronischen, aber schubweise verlaufenden Polyarthritiden und selbst im Beginne mancher Fälle von primärchronischem Gelenkrheumatismus, solange der Prozeß noch nicht zur Ruhe gekommen ist, mit allgemeinen Anwendungen, unabhängig von der Schwere des Prozesses und dem Allgemeinzustande des Kranken, vorsichtig und tastend vorgehen. Es werden solche Prozeduren zu bevorzugen sein, welche, wie die Vollbäder von 36—38⁰ Temperatur mit oder ohne Zusätze, leichte Bettlichtbäder, Stangerbäder, Längsdiathermie des Ober- oder Unterkörpers, keine stärkeren Reaktionen auslösen, und erst nach Besserung der Reizerscheinungen, dem Schwinden etwaiger Temperatursteigerungen und Verlangsamung der Blutsenkungsgeschwindigkeit kann dann zu energischeren Maßnahmen übergegangen werden.

Im übrigen ist bei der Wahl der allgemeinen Wärmeprozedur die Schwere der Erkrankung ein wichtiger Umstand; je schwerer und hartnäckiger die Veränderung ist, um so mehr werden wir von energisch wärmestauenden Maßnahmen Gebrauch machen. Zu diesen gehören die heißen Vollbäder von 38—40⁰ Temperatur (eventuell mit Transkutan-Zusatz), die Sandbäder, Dampfkasten-, die russischrömischen Bäder, die Moor- und Schlammbäder, die umfangreicheren Paraffinpackungen. In leichteren Fällen, insbesondere bei den leichteren Graden der subchronischen und chronischen Infektarthritis, kann man sich mit den weniger intensiv auf den Stoffwechsel und die Resorptionsvorgänge wirkenden allgemeinen Glühlichtbädern, Heißluftkastenbädern, sowie vor allem den warmen Vollbädern von 36—38⁰ Temperatur begnügen. Neben der Schwere und Form der Erkrankung ist naturgemäß auch der allgemeine Ernährungszustand des Patienten und namentlich der Zustand des Herzens für die Wahl der Prozedur mitentscheidend. Wir werden bei Kranken mit schlechtem Ernährungszustande sowie bei vorhandener Herzkomplikation im allgemeinen die leichteren diaphoretischen Maßnahmen bevorzugen und die Kur mit Licht- oder Heißluftbädern am liegenden Patienten beginnen, oder aber die Vollbäder in nicht zu heißer Temperatur anwenden (bis höchstens 38⁰), die auch von weniger resistenten Individuen bei Anwendung der nötigen Vorsicht (Dauer nicht über 20 Minuten, Kopfkühlung) meist gut vertragen werden. Zur Verstärkung ihrer Wirkung empfiehlt es sich, Fichtennadelextrakt, Salhumin, Staßfurter Salz oder Thiopinol in solchen Fällen zu den Vollbädern zuzusetzen. Von guter Wirkung ist auch oft bei nicht zu schweren Fällen die allgemeine Diathermie, die auch von älteren und schwächlichen sowie von herzkranken Individuen meist gut vertragen wird.

Da für die Anforderung, die eine Wärmeprozedur an den Kräftezustand und die Herzaktion eines Kranken stellt, nicht nur die Eigenart der Wärmeprozedur (ob stark oder wenig wärmestauend und stoffwechselbeschleunigend), sondern, wie wir schon früher sagten, auch die Körperlage, die der Patient während der betreffenden Prozedur einnimmt, maßgebend ist, so kann man manchmal auch die energisch wärmestauenden Sandbäder oder größere

Fango-, Moor- oder Paraffinpackungen bei schwachen Individuen anwenden, sofern nur einzelne Körperteile und nicht der ganze Körper eingepackt bzw. im heißen Sande vergraben werden, und für gleichzeitige Herzkühlung Sorge getragen wird. Eine allgemeine Transpiration tritt ja auch auf diese Weise fast stets ein.

Über die Dauer der einzelnen allgemeinen Wärmeprozeduren ist im systematischen Teile schon das Nötige gesagt; je nach dem Allgemeinzustande und der Beschaffenheit des Zirkulationssystems müssen selbstverständlich in der Dauer der Applikationen entsprechende Modifikationen vorgenommen werden. Am Schlusse der Wärmeprozedur ist eine vorsichtige Abkühlung meist am Platze, sie geschieht am besten im Vollbade, das in lauwarmer Temperatur (35—34⁰) begonnen und zum Schlusse bis 30⁰ abgekühlt wird, oder auch in einem entsprechenden Halbbade. Die Anwendung der Duschen zur Abkühlung ist nur da erlaubt, wo der Prozeß völlig stationär geworden und wo ein Rezidiv nicht mehr zu befürchten ist. In solchen stationären Fällen hat dann die nachfolgende Dusche auch für die Abhärtung eine Bedeutung.

Als ein sehr wirksames Hilfsmittel zur Allgemeinbehandlung bei chronischen und subchronischen Arthritiden (Infektarthritis, primär chronische Arthritis, Bechterewsche Krankheit) möchten wir ferner die galvanischen Vollbäder empfehlen, in denen z. B. nach Art der auf S. 160 beschriebenen Stangerbäder, Hellerbäder oder Radiumkataphoresebäder der Strom in mehreren Stromkreisen und möglichst hoher Dosierung durch das Badewasser von indifferenter Temperatur geleitet wird. Diese Bäderform, bei der die Wirkung des lauwarmen Vollbades durch einen energischen Hautreiz unterstützt wird, ist besonders für diejenigen Fälle empfehlenswert, bei denen der Allgemeinzustand des Patienten oder Komplikationen von seiten des Herzens energische allgemeine Wärmeprozeduren kontraindizieren. Wir haben davon, namentlich bezüglich der Schmerzstillung oder auch der Besserung der Funktion, selbst bei schweren Fällen von chronischer Polyarthritis sehr gute Resultate gesehen, ebenso bei der Bechterewschen Krankheit; unsicherer sind die Erfolge bei Arthrosis deformans, namentlich bei monartikulärem Sitz (Hüftgelenke, Kniegelenke). Gute Resultate sieht man auch besonders bei hartnäckigen Fällen, besonders von Infektarthritis von den auf S. 100 erwähnten Transkutanbädern, die allerdings im Gegensatz zu den vorigen zu den anstrengenden Wärmeprozeduren zu zählen sind.

Von sonstigen Allgemeinprozeduren seien noch die permanenten Wasserbäder erwähnt, von denen Lenhartz[1] in schweren Fällen von chronischem Gelenkrheumatismus gute Erfolge gesehen hat. Der Patient bleibt im Bade bei einer Temperatur von ca. 36⁰ 4—6 Wochen lang liegen, auf regelmäßige passive Gelenkbewegungen im Wasser ist dabei besonders zu achten. Das Verfahren ist selbstverständlich nur in Krankenhäusern ausführbar; es ist anderweitig noch nicht viel nachgeprüft worden, aber die günstigen Erfolge, die man in manchen Thermalkurorten erzielt hat, wo die Patienten wenigstens mehrere Stunden lang täglich im Wasser bleiben (Baden bei Wien, Aachen, Landeck, Bad Leuk in der Schweiz), sprechen jedenfalls für die Zweckmäßigkeit dieser Methode.

Außer den erwähnten Bädern können in der häuslichen Behandlung

---

[1] Pentzold u. Stintzings Handbuch der Therapie innerer Krankheiten, Bd. 6.

auch künstliche radium-emanationshaltige Bäder als herz- und gefäßschonende Allgemeinprozedur versucht werden. Sie eignen auch wieder vorwiegend für die eigentlichen Arthritiden, besonders wenn hier noch frischere Reizerscheinungen bestehen oder wenn die exsudative Form der Erkrankung vorliegt. Eine spezielle Indikation ist ferner bei Arthritis psoriatica für emanationshaltige Bäder gegeben; ihr Gebrauch kann mit gleichzeitiger Trinkkur und eventuell mit Inhalationskur verbunden werden. Auf das Auftreten von anfänglicher reaktiver Verschlimmerungen muß der Patient aufmerksam gemacht werden. Im ganzen handelt es sich bei einer häuslichen Radiumemanationskur in jedem Fall um einen Versuch, der vor allem da geboten ist, wenn die sonst üblichen Methoden nicht zum Ziele geführt haben. Dagegen möchten wir als örtlich sehr häufig rasch und gut wirkendes Mittel die Behandlung einzelner Gelenke mit radioaktiver Salbe (Radon-Salbe) sehr empfehlen, die außer bei entzündlichen Gelenkerkrankungen auch bei schmerzhaften Arthrosen gute Dienste leisten kann.

Die Methoden der künstlichen Hyperthermie durch heiße Bäder mit prolongierter Trockenpackung nach vorheriger intravenöser Kochsalzinjektion (Walinski) oder durch Allgemeinbehandlung mit Kurzwellen (Schliephake) haben sich nach den genannten Autoren auch zur Behandlung hartnäckiger chronischer Polyarthritiden bewährt. Siehe bezüglich der Technik dieses sicher sehr wirkungsvollen Verfahrens auch S. 265. Übrigens läßt sich auch schon durch die Transkutanbäder eine recht wirksame Hyperthermiebehandlung durchführen (Goldstern).

Die Sonnenbäder sind nicht nur wegen ihrer diaphoretischen, sondern auch wegen ihrer energischen wärmestauenden und stoffwechselerhöhenden Wirkung an sich sehr zur Behandlung des chronischen Gelenkrheumatismus geeignet. Nur ist es leider in unserem Klima selten möglich, Sonnenbäder allein in Form einer systematischen Kur regelmäßig anzuwenden. Die Bestrahlungen mit der künstlichen Höhensonne dienen in der Behandlung chronischer Gelenkerkrankungen nur als Unterstützungsmittel der Wärmetherapie, insbesondere der Lichtwärmebestrahlung nach der von Gunzbourg angegebenen, auf S. 135 erwähnten Methode.

Die verschiedenen, im vorstehenden beschriebenen allgemeinen Wärmeprozeduren werden für gewöhnlich 3- bis höchstens 4mal in der Woche appliziert. An den anderen Tagen können die lokalen Wärmeanwendungen, über die später noch zu sprechen sein wird, gegeben werden. Auch sonstige Applikationen, die weniger das Allgemeinbefinden angreifen (Massage, Elektrotherapie), können unbedenklich an den bäderfreien Tagen Verwendung finden. Über die Dauer einer derartigen Bäderkur lassen sich natürlich keine bestimmten Vorschriften machen; sie darf keineswegs zu kurz bemessen sein. 6 Wochen sind für alle mittelschweren und schweren Fälle das Minimum, oft wird man aber auch bis zu 8 Wochen lang baden lassen müssen. Dehnt sich eine Kur so lange aus, so ist es allerdings empfehlenswert, nach einigen Wochen die eingreifendsten Prozeduren, z. B. die Sandbäder, Dampfkastenbäder usw. durch mildere

Anwendungen, unter denen namentlich die warmen Sol- oder Fichtennadelbäder von 36—38⁰ oder die Stangerbäder zu empfehlen sind, ganz oder teilweise zu ersetzen; der allgemeine Ernährungszustand des Kranken wird bei dieser Frage immer das Entscheidende sein. Kürzere Kuren, etwa vierwöchige, kommen nur bei leichteren Fällen von chronischem rezidivierenden Gelenkrheumatismus bzw. subchronischer Polyarthritis, die nach einem frischen Anfalle zurückgeblieben ist, in Frage.

Anderseits möchten wir dringend raten, auch in der häuslichen und klinischen Behandlung die Kuren mit Allgemeinprozeduren zeitlich zu begrenzen und vor allem auch nach Abschluß einer solchen Kur eine längere Pause vor einer eventuellen Wiederholung eintreten zu lassen. Von einer Häufung von mehreren Kuren in und außerhalb eines Badeortes haben wir verschiedentlich schweren Schaden bzw. Vernichtung des durch die erste Kur erzielten Erfolges gesehen; man vergesse nicht, daß es sich auch bei der Bädertherapie um eine umstimmende Reizbehandlung handelt und daß dem Organismus darnach Ruhe und Gelegenheit gegeben werden muß, die erzeugten Reize zu verarbeiten und gleichsam wieder in die Ruhelage der verschiedenen Funktionen zurückzupendeln.

Nach den ersten Bädern tritt nicht selten eine Exazerbation des Krankheitsprozesses insofern ein, als die Schmerzen darnach verstärkt werden, auch die lokalen Erscheinungen an den erkrankten Gelenken zunehmen können. Man muß den Patienten über das Auftreten dieser Reaktion aufklären, die sich namentlich nach Sand- und Moorbädern, nach allgemeiner Diathermie, ganz besonders häufig auch nach den emanationshaltigen Bädern einstellt. Nur wenn die Reaktionserscheinungen sehr stark sind, empfiehlt es sich, sie erst abklingen zu lassen, ehe das nächste Bad gegeben wird. Für gewöhnlich ist aber, wenigstens nach nicht-radioaktiven Bädern, die Reaktion nicht so stark, um ein Pausieren notwendig zu machen.

2. Balneotherapie.

Die Bäderkuren in Badeorten werden prinzipiell in derselben Weise ausgeführt wie die bisher besprochenen Allgemeinprozeduren. Unter den in Betracht kommenden Badeorten sind neben den bereits erwähnten radioaktiven Quellen in erster Linie die Thermalbäder, die indifferenten sowohl wie die Schwefel- und warmen Kochsalzthermen, sowie auch die Moor- und Schlammbäder zu nennen. (Thermalquellen von Gastein, Wildbad i. W., Teplitz, Ragatz-Pfäffers, Warmbrunn, Leuk, Plombières, Luxeuil, Bath, Kochsalzthermen von Baden-Baden und Wiesbaden, Schwefelthermen von Aachen, Landeck, Baden i. Schweiz, Baden b. Wien, Aix-les-Bains, Pistyan, Trentschin-Teplitz, Nenndorf, Moorbäder, die in großer Zahl vorhanden und bereits im systematischen Teile aufgezählt sind, Schlammbäder von Nenndorf, Driburg, Eilsen, Pistyan, Trentschin-Teplitz usw.). Dazu kommen dann die stark radioaktiven Quellen von Brambach, Oberschlema und Joachimsthal, während die Bäder mit etwas geringerem, aber doch noch recht wirksamem Emanationsgehalt, wie Landeck, Gastein, Baden-Baden, Kreuznach, Münster a. St., Heidelberg, bereits zum Teil unter den übrigen Heilquellen genannt wurden. Bei der Wahl der einzelnen Badeorte ist stets neben der Zusammensetzung und Art der Quellen auch deren Temperatur zu berücksichtigen. Das gilt namentlich von den Kochsalzquellen; während die warmen Kochsalzquellen, wie sie sich in Wiesbaden und Baden-Baden finden, zu den wirksamsten Heilfaktoren bei der chronischen Polyarthritis gehören, wirken kühlere Solquellen, sofern sie nicht, wie z. B. die von Münster am Stein, stark radioaktiv sind, meist nur dann gleich günstig, wenn sie künstlich auf eine entsprechende Temperatur von ca. 36—38⁰ gebracht werden. In niedrigerer Temperatur wirken die Solbäder bei der chronischen Polyarthritis weniger durch den thermischen Reiz als durch die allgemeine Stoffwechselanregung und Kräftigung des Organismus wohltätig ein. Das ist bei der Indikationsstellung zu berücksichtigen; wenn wir daher wegen jener so wichtigen Allgemeinwirkungen in vielen Fällen von Gelenkrheumatismus auch nach Badekuren in Solbädern mit kühlerer Temperatur oder in kohlensauren Solbädern (Oeynhausen, Nauheim usw.) oft recht gute Erfolge sehen, so wird man doch bei denjenigen schweren Formen der Polyarthritis chronica, wo rasche Beseitigung der Schmerzhaftigkeit und der Exsudatbildung und baldige Mobilisation in erster Linie erwünscht ist, bei kräftigen und herzgesunden Patienten die eigentlichen Thermalquellen oder die Moor- und Schlammbadeorte den einfachen Solbädern vorziehen. Der Schaden, der durch unzweckmäßige Wahl der Heilquelle eventuell angerichtet werden könnte, wird allerdings meist dadurch wieder ausgeglichen, daß viele Kurorte durch künstliche Ergänzung ihrer natürlichen Heilmittel die Kur im ganzen doch zweckmäßig gestalten; sei es durch künstliche Erhöhung der ursprünglichen Quelltemperatur oder durch Anwendung sonstiger Heilfaktoren (Moorbäder, Fangopackungen, Heißluft- und Lichtbäder, Diathermie, mediko-mechanische Behandlung usw.).

Die Trinkkuren üben zwar, wenn wir von der zuweilen vorhandenen Wirkung radioaktiver Wässer absehen, keinen spezifischen bekannten Effekt bei der chronischen Polyarthritis aus, sofern es sich nicht um die gichtische Gelenkerkrankung handelt. Immerhin hat eine vielfache Erfahrung gelehrt, daß Trinkkuren mit Kochsalzquellen (Wiesbaden, Baden-Baden, Pyrmont, Harzburg, Homburg usw.), mit Schwefelquellen (Aachen, Aix-les-Bains) sowie mit alkalischen Wässern (Fachinger, Selter, Vichy, Gießhübler, Krondorfer, Salzbrunner usw.) auch bei nichtgichtischer Natur des Leidens nützlich wirken. Bei Komplikation mit Magen-Darmstörung oder Fettleibigkeit können die Glaubersalz- und Bitterwässer in Frage kommen, bei anämischen und schwächlichen Patienten sieht man von Eisenwässern, die in vielen Moorbadeorten zur Verfügung stehen, oft Nutzen.

Ein wichtiger Faktor für den Gelenkkranken ist schließlich das Klima. Man wird darauf auch bei der Wahl eines Kurortes und der Kurzeit Rücksicht nehmen müssen und beispielsweise für Kuren in Orten, die im Hochgebirge oder in einem kühlen Tale gelegen sind, nur die wirklich warme Jahreszeit wählen.

Sehr gute Heilerfolge lassen sich bei allgemeiner Infektarthritis, aber auch bei der exsudativen Form des primär-chronischen Gelenkrheumatismus durch längeren (4—6 monatigen) Aufenthalt im südlichen Klima erzielen (Riviera, Süditalien, Ägypten). Leider erlauben nur selten die finanziellen Verhältnisse eine solche, an sich oft sehr wirkungsvolle Kur.

Kontraindiziert sind die Badekuren außerhalb des Wohnsitzes des Kranken in allen Fällen, in welchen noch Fiebersteigerungen bestehen oder wo sonstige Anzeichen vorhanden sind, daß der Krankheitsprozeß noch nicht ein gewisses stationäres Stadium erreicht hat, was also am häufigsten bei der Infektarthritis, besonders bei den im Anschluß an eine akute Attacke aufgetretenen Formen der Fall ist. Zwecklos ist ferner die Badekur bei vorgeschrittenen Fällen, die bereits zu ausgedehnten Ankylosen geführt haben und einen weiteren progredienten Charakter zeigen. Die Kontraindikationen, welche sich aus hohem Alter, schlechtem Allgemeinzustand und schwerer Erkrankung der Kreislauforgane ergeben, bedürfen keiner weiteren Begründung. Für Grenzfälle dieser Art bieten die Kochsalzquellen und die Schwefel- und indifferenten Thermen oft noch Möglichkeiten, eine Badekur in vorsichtiger Weise durchzuführen.

Die Frage, ob es zweckmäßig ist, mit einer Bäderkur im Kurorte oder überhaupt mit einer Allgemeinbehandlung in der Häuslichkeit oder Klinik eine unspezifische Reizkörpertherapie zu kombinieren, möchten wir verneinen. Vielmehr empfiehlt es sich da, wo eine Injektionsbehandlung mit Reizkörpern irgendwelcher Art (Eiweiß-, Milch-, Vakzine-, Schwefel-, Gold- und anderen Präparaten) indiziert erscheint, also vorzugsweise bei den eigentlichen Arthritiden, wenn zunächst eine gewisse Mobilisierung des Prozesses erwünscht ist, diese Kur von der physikalischen Allgemeinbehandlung zeitlich zu trennen: in der Regel wird man dabei die Reizkörpertherapie der Allgemeinbehandlung mit Bädern usw. vorausgehen lassen. Die gleichzeitige Anwendung beider Faktoren bringt die Gefahr einer für den Patienten unbedingt schädlichen Kumulierung der verschiedenen Reize mit sich, ganz abgesehen davon, daß eine Beurteilung über den Erfolg des einen oder anderen Heilverfahrens dabei unmöglich wird.

Örtliche physikalische Anwendungen, soweit sie nicht, wie z. B. Fango-, Moor- oder Paraffinpackungen mehrerer Gelenke, eine allgemeine Reaktion starker Art bewirken, sind bei besonderer Indikation (Schmerzstillung, Versteifungsgefahr u. dgl.) auch während der Reizkörperbehandlung zulässig. Schon im Interesse der genaueren Beobachtung der Wirkung beschränke man aber auch diese lokalen Maßnahmen auf das Notwendigste und wende sie erst nach beendigter Injektionsbehandlung in systematischer Weise an.

Lokale thermische Applikationen. Unter den **lokalen** physikalischen Prozeduren ist zunächst der Prießnitzsche Umschlag zu erwähnen, der bei einigermaßen guter Hautreaktion, des Nachts über angewandt, dem Patienten meistens Erleichterung bringt. Doch ist es fast immer notwendig, an den erkrankten Gelenken außerdem noch energischere lokale Anwendungen vorzunehmen. Für die häusliche Behandlung eignen sich, soweit es sich um Hand-, Fuß- und Ellenbogengelenke handelt, sehr gut lokale heiße Bäder, in einer Temperatur von 38 bis 40⁰ und 20 Minuten Dauer verabfolgt; zur Verstärkung der Reizwirkung kann eine Hand voll Viehsalz oder Kochsalz dem Wasser zugesetzt werden. Man läßt diese Bäder am besten abends vor dem Schlafengehen nehmen. Weiter sind als sehr wirksame Prozedur für die häusliche Behandlung in erster Linie die heißen Umschläge zu nennen; namentlich wenn starke Schmerzen und Reizerscheinungen bestehen, bringen heiße, am besten mit Wasser durchtränkter Watte bereitete Umschläge oder Fangoumschläge oft überraschend schnell subjektive und objektive Besserung. Nicht ganz so wirksam sind lokale heiße Kompressen (heiße Sandsäcke, Thermophore) oder Dampfkompressen. In der Häuslichkeit zuweilen anwendbar sind auch die lokalen heißen Sandbäder, allerdings kommen auch hierfür hauptsächlich die distalen Gelenke in Frage. Die Moorumschläge, die den Fangoumschlägen an Wirkung ja ziemlich gleichkommen, und die besonders gut resorbierend und mobilisierend wirkenden Paraffinpackungen kommen mehr für die Anstaltsbehandlung in Betracht.

Eine wichtige Rolle spielen ferner in der Therapie des chronischen Gelenkrheumatismus die lokalen Heißluftbäder. Dieselben eignen sich sowohl zur Behandlung der Residuen des akuten Gelenkrheumatismus wie auch für den subchronischen und für die frischeren bzw. frisch rezidivierenden Fälle des chronischen Gelenkrheumatismus, namentlich wenn dieselben mit Exsudation einhergehen. Bei sonstigen chronischen Arthritiden ist die lokale Heißluftbehandlung fast immer von schmerzstillender Wirkung; die Exsudate werden · aber hierdurch nur dann beeinflußt, wenn sie flüssiger Natur sind; bei trockener Exsudation und bei starker Infiltration der Weichteile ist die feuchte Wärme zur Resorptionsbeförderung geeigneter. Die lokalen Lichtbäder stehen den Heißluftbädern im allgemeinen an Wirksamkeit nach, denn sie erlauben nicht die Anwendung so hoher Temperatur als jene, immerhin erzielt man mit ihnen bei subchronischem und frisch rezidivierendem Gelenkrheumatismus oft recht gute Erfolge; sie haben den Vorzug eines bequem auch am Krankenbette anwendbaren Mittels. Die lokale Lichtbestrahlung mit der Solluxlampe oder der Mininschen Glühlampe ist dagegen viel weniger wirksam als die lokalen Heißluftbäder und auch als die lokalen Lichtbäder; sie empfiehlt sich vorzugsweise als schmerzstillendes Mittel und namentlich bei begleitendem Muskelrheumatismus wirkt sie in diesem Sinne oft günstig ein.

Auch die lokalen Heißluftduschen stehen bei der Behandlung des chronischen Gelenkrheumatismus den Heißluftbädern an Heilwirkung nach, doch ist ihre Wirkung bei Affektion der kleineren Gelenke (Finger, Zehen, Handgelenke) eine energischere als die der Lichtbestrahlung; auch wegen ihrer bequemen Kombinierbarkeit mit der Massage, die dadurch auch weniger schmerzhaft gemacht wird, spielen die Heißluftduschen in der Therapie des chronischen Gelenkrheumatismus eine nicht unwichtige Rolle.

Ein sehr wirksames Mittel zur lokalen Wärmebehandlung beim chronischen Gelenkrheumatismus und der Arthritis deformans ist die

Dampfdusche; sie eignet sich fast für jede Form und jedes Stadium der hier besprochenen Krankheitsgruppe. Nur bei der subchronischen leicht rezidivierenden Infektarthritis ist, wie früher schon erwähnt, wegen der Gefahr einer Erkältung infolge der einseitigen Erwärmung eine gewisse Vorsicht bei Anwendung der Dampfdusche geboten. Ganz besonders geeignet ist dagegen der Dampfstrahl zur Behandlung monoartikulärer Formen (Omarthritis, Coxitis, Arthritis deformans der Kniegelenke). Ferner möchten wir besonders bei der chronischen ankylosierenden Wirbelsäulenentzündung die Applikation des Dampfstrahles auf die Wirbelsäule unter Bevorzugung der besonders schmerzhaften Partien dringend empfehlen. Während der Anwendung der Dampfdusche ist die Vornahme leichter aktiver und passiver Bewegungen der erkrankten Gelenke möglich und vielfach wünschenswert. Auch leichte Streichmassage läßt sich unter der Dampfdusche ausführen; im übrigen beruht der Wert der Dampfdusche (wie der lokalen Wärmeapplikationen überhaupt) zum nicht geringen Teil auch darin, daß sie die Gelenke für die nachfolgende Massage und Bewegungsübungen weniger empfindlich macht.

Auch bei Kiefergelenkerkrankungen, wie sie recht häufig bei allgemeiner Polyarthritis auftreten, ist die lokale Applikation der Dampfdusche auf die erkrankten Gelenke sehr empfehlenswert. Man bedient sich dazu, wie schon früher erwähnt, des Dampfes, der aus einem Dampf-Inhalationsapparat entströmt und durch ein passendes Ansatzstück auf das Kiefergelenk konzentriert wird. Ist Dampf nicht vorhanden, so leistet hier, da es sich ja um ein kleines, leicht zugängliches Gelenk handelt, auch die Heißluftdusche recht gute Dienste.

In ähnlicher Weise wie die Dampfdusche, d. h. ebenfalls durch die energische Tiefenwirkung der feuchten Wärme in Kombination mit mechanischer Einwirkung, übt die schon früher beschriebene Duschemassage ihren heilsamen Einfluß bei dem chronischen Gelenkrheumatismus aus. Die Duschemassage eignet sich vor allen Dingen zur Behandlung schwerer Formen der Arthritis. Ihre Systematik ist in gewissen Badeorten, wie Aachen, Aix-les-Bains, besonders ausgebildet, doch läßt sich die Prozedur auch anderwärts überall da vornehmen, wo Heißwasserleitung mit passenden Ansatzschläuchen (breiter Ausfluß des Wassers bei niedrigem Druck) und Vorrichtungen für genügenden Ablauf des Wassers vorhanden sind. In ähnlicher Weise wirkt auch die auf S. 58 geschilderte Unterwassermassage.

Bei allen bisher besprochenen Prozeduren handelte es sich um Wärmeeinwirkungen. Lokale Kälteapplikationen auf das erkrankte Gelenk können sich bei akuten Exazerbationen des Prozesses, aber auch in chronischen Fällen, vor allem bei Infektarthritis, als Prießnitzumschläge oft nützlich erweisen. Weiter aber ist Kälteapplikation, kombiniert mit lokaler Wärmeanwendung in Form der schottischen Strahlduschen auf das Gelenk manchmal ein wertvolles Hilfsmittel; insbesondere bei hartnäckigen Exsudatbildungen, die sich durch gewöhnliche Wärmeanwendungen nicht zurückbringen lassen, kann man, wie Schüller[1] zuerst angegeben hat, durch schottische Duschen auf die erkrankten Gelenke zuweilen noch günstige Erfolge erzielen. In fri-

---

[1] Arch. klin. Chir. 45.

scheren Fällen und überhaupt bei Bestehen stärkerer Reizzustände halten wir jedoch dies Verfahren für nicht indiziert.

3. Elektrotherapie.

Unter den elektrotherapeutischen Maßnahmen zur Behandlung von Gelenkerkrankungen stehen die thermisch wirkenden Methoden, die Diathermie und Kurzwellenbehandlung, an erster Stelle. Ihre Anzeigen sind grundsätzlich die gleichen. Es scheint uns voreilig, zu behaupten, daß die Kurzwellen- der Langwellendiathermie überlegen sei. Wenn sie auch in einzelnen Fällen einen Erfolg erzielt, wo die Diathermie versagt hat, so darf man doch nicht vergessen, daß dieser Erfolg vielleicht auch der Diathermie zugekommen wäre, wenn man sie in einem späteren Stadium der Erkrankung zur Anwendung gebracht hätte. Im allgemeinen möchten wir beide Methoden für gleichwertig halten.

Auch die Anschauung, daß die Kurzwellentherapie die Diathermie restlos zu ersetzen vermag, eine Anschauung, die von elektromedizinischen Firmen aus geschäftlichen Gründen gerne verbreitet wird, ist nicht zutreffend. Die Kurzwellentherapie mag vielleicht den Vorteil haben, daß sie für den Arzt technisch bequemer und für den Kranken angenehmer ist als die Diathermie. Dafür ist aber diese der Kurzwellentherapie dadurch überlegen, daß sie eine genaue objektive Dosierung ermöglicht und mit billigeren Mitteln häufig den gleichen Erfolg erzielt. Die elektrische Tiefendurchwärmung, mag sie nun durch Lang- oder Kurzwellendiathermie erzeugt werden, ist für den Kranken schonender als eine Heißluft-, Dampf- oder Schlammanwendung oder ein ähnliches Verfahren, da sie zu keiner allgemeinen Überhitzung führt und daher auch das Herz und Gefäßsystem nicht anstrengt.

Für die Diathermie- und Kurzwellenbehandlung gelten die allgemeinen Grundsätze der Wärmetherapie, vor allem der, daß sie mit um so größerer Vorsicht angewendet werden müssen, je akuter der Krankheitsprozeß ist, bzw. je stärker der augenblickliche Reizzustand des Gelenkes bei chronischen, in Schüben auftretenden Erkrankungen ist. Bei alten stationären Prozessen kommt man nur mit intensiver Heizung und langdauernder Behandlung zum Ziel. Es wird öfters eine Reihe von 20 bis 30 Sitzungen zu einem Erfolg notwendig sein. Wenn dieser nach 10 bis 12 Sitzungen noch nicht in Erscheinung tritt, so soll das kein Grund sein, die Behandlung aufzugeben.

Für die elektrische Durchwärmung eignen sich in gleicher Weise subakute und chronische Entzündungsprozesse, Arthritiden, wie degenerative Formen der Gelenkerkrankungen, Arthrosen. Die Arthrosen, die sich im Verlaufe von Jahren meist ganz latent entwickeln, treten in vielen Fällen erst dann klinisch in Erscheinung, wenn sich ihnen eine entzündliche oder traumatische Reizung zugesellt. Diese Reizzustände, bestehend in Schmerzen und Bewegungseinschränkung, zu beheben, sind die Diathermie und die Kurzwellenbehandlung in hervorragender Weise befähigt. Eine Beseitigung der anatomischen Deformitäten ist natürlich von dieser Therapie ebenso wenig zu erwarten wie von irgendeiner anderen.

Die Galvanisation wird bei uns zur Behandlung von Gelenkerkrankungen nur wenig angewendet. Gerade darum soll an dieser Stelle daran erinnert werden, daß wir in ihr ein ganz ausgezeichnetes Mittel zur Bekämpfung der Schmerzen, aber auch der entzündlichen Vorgänge bei Gelenkleiden jeder Art besitzen. Die Wirkung der Galvanisation beruht im wesentlichen auf osmotisch-chemischen Vorgängen, die durch die Verschiebung der Ionen auf der Strombahn zustande kommen. Diese bilden einen unspezifischen, gut lokalisierbaren und tiefgehenden Gewebsreiz, der nicht nur schmerzstillend, sondern auch aktivierend auf die Heilungsvorgänge wirkt. Die Galvanisation hat vor den thermischen Methoden den Vorzug, daß sie Herz und Kreislauf in gar keiner Weise belastet, also selbst bei solchen Kranken angewendet werden kann, denen man stärkere Wärmeanwendungen nicht mehr zumuten darf.

Mit der Galvanisation kann man auch die iontophoretische Einführung von Medikamenten verbinden. Am häufigsten kommen zur Anwendung Natrium salicylicum in 2—3%iger Lösung unter der Kathode, Lithium carbonicum in gleicher Konzentration unter der Anode, dem man besonders eine die Harnsäure lösende Wirkung zuschreibt, Natrium jodatum in 1—3%iger Lösung, das nach Angabe französischer Autoren bei Gelenkversteifungen „sklerolytisch" wirken soll, ferner Radiumemanation anodisch.

Die Iontophorese ist zweifellos wirksam, wenn man auch schwer sagen kann, wieviel von dieser Wirkung dem galvanischen Strom als solchem, wieviel dem verwendeten Medikament zuzuschreiben ist. Da aber von den chemisch wirksamen Substanzen sicherlich nur allerkleinste, sozusagen homöopathische Mengen in den Organismus gelangen, so wird man wohl die Hauptwirkung dem galvanischen Strom zuerkennen müssen. Der Zusatz eines chemischen Mittels zu der Elektrodenflüssigkeit ist wohl mehr als ein therapeutischer Aufputz anzusehen.

Will man die chemische mit einer physikalischen Therapie in wirksamer Weise vereinen, dann wird man die Galvanisation mit einer gleichzeitig inneren Verabreichung eines Arzneimittels in entsprechender Dosis verbinden. So hat sich uns eine solche Kombinationstherapie von Galvanisation mit einer Verabfolgung von Pyramidon in der Dosis von 0,3 g 2—3mal täglich sehr wirksam erwiesen.

Eine Verbindung zweier physikalischer Methoden stellt die von J. Balassa[1] angegebene elektrische Schlammpackung dar. Sie wird in der Weise ausgeführt, daß man das erkrankte Gelenk in der üblichen Art in Schlamm einpackt und auf diesen beiderseits je eine Metallelektrode auflegt, die mittels Kabel an einen faradischen Apparat angeschlossen werden. Ist die Packung etwa eine halbe Stunde lang gelegen, so schaltet man den Strom ein und läßt ihn 15—20 Minuten in einer eben erträglichen Stärke einwirken, worauf die Behandlung beendet ist.

Da motorischer Nerv, Muskel und Gelenk einen stets gleichzeitig

---

[1] Med. Klin. **1921**, Nr. 2.

arbeitenden motorischen Mechanismus darstellen, so leiden bei jeder Erkrankung eines Gelenkes auch die zugeordneten Muskeln mit, was sich klinisch als Athrophie zu erkennen gibt. Daß nicht alle das Gelenk bewegenden Muskeln in gleichem Grade atrophieren, sondern ganz bestimmte Muskeln, vor allem die Strecker des Gelenkes, in besonderer Weise geschädigt werden, spricht gegen die Annahme, daß es sich um eine einfache Inaktivitätsatrophie handelt.

Die mit jeder Gelenkerkrankung einhergehende Atrophie ist an der Funktionsstörung wesentlich mitbeteiligt. Ist eine Gelenkerkrankung abgelaufen, so ist es häufig einzig und allein die zurückgebliebene Muskelschwäche, die an der unzulänglichen Gebrauchsfähigkeit des Gelenkes schuld trägt. Hier findet der faradische Strom ein sehr dankbares Anwendungsfeld. Neben Massage und Gymnastik wird die Faradisation der atrophischen Muskeln am sichersten und schnellsten die bestehende Muskelschwäche beseitigen. Dabei erweist sich vor allem der rythmisch unterbrochene oder schwellende faradische Strom sehr zweckmäßig, der, im Sinne einer Elektrogymnastik angewendet, ein ausgezeichnetes Mittel zum Muskeltraining darstellt.

An dieser Stelle möge nochmals daran erinnert werden, daß in manchen Fällen von Tarsalgien, Achillodynien, Styloidalgien und ähnlichen lokalisierten Schmerzen die Hochfrequenzfunken, mit Pinsel-, Kondensator- oder Vakuumelektroden angewendet, ein sehr wirksames schmerzstillendes Mittel darstellen.

4. Massage und Mechanotherapie.

Die Massage und Mechanotherapie sind bei der Behandlung des chronischen Gelenkrheumatismus von ungemein großer Bedeutung. Diese Methoden haben hier die Aufgabe, die Resorption von trockenen und feuchten Exsudaten anzuregen und zu fördern, die Wegschaffung der Resorptionsprodukte zu begünstigen, weiterhin die Atrophie der Muskeln zu verhindern bzw. zu beseitigen, Verwachsungen und Kontrakturen zu lösen, kurzum, auch auf direktem Wege die Funktion der erkrankten Gelenke wieder herzustellen. Es gibt wohl kaum einen Fall von chronischer Polyarthritis irgendwelcher Form, in dem nicht zu einem bestimmten Zeitpunkte auch mechanotherapeutische Methoden, in Form der Massage und von Bewegungsübungen, anzuwenden wären. Aber auch hier kommt es sehr auf richtige Indikationsstellung an, soll dem Patienten nicht Schaden statt Nutzen gebracht werden. Wir haben schon bei Besprechung der Therapie des akuten Gelenkrheumatismus hervorgehoben, daß Massage und Mechanotherapie der Gelenke selbst kontraindiziert sind, solange akute Reizerscheinungen[1] und erhebliche Schmerzhaftigkeit an dem erkrankten Gelenk vorhanden sind. Dieser Satz gilt im allgemeinen auch für die chronischen Formen;

---

[1] Wir verstehen darunter nicht nur Rötung, sondern auch mit starker Druckempfindlichkeit verbundene Schwellung sowie erhebliche spontane Schmerzen.

nur kann man hier, wo wegen der viel größeren Gefahr der Ankylosenbildung ein möglichst frühzeitiges Eingreifen am Platze ist, das vollständige Verschwinden der Schmerzhaftigkeit meist nicht abwarten, sondern ist zum Beginn der mechanischen Behandlung gezwungen, sobald die Schmerzen auch nur sichtlich an Intensität nachgelassen haben.

Bekommt man somit einen Kranken, der an chronischem Gelenkrheumatismus mit starker Druckschmerzhaftigkeit und spontanen Schmerzen in den Gelenken leidet, in Behandlung, so empfiehlt es sich in der großen Mehrzahl der Fälle, zunächst einmal etwa 14 Tage lang nur mit lokaler Wärme- und allgemeiner Bäderbehandlung vorzugehen und erst mit mechanischen Maßnahmen zu beginnen, wenn durch die Wärmebehandlung die Schmerzhaftigkeit verringert worden ist und eventuell auch schon die Gelenkschwellungen nachgelassen haben. Unterdessen begnügt man sich in solchen Fällen mit leichten aktiven und passiven Bewegungen im warmen Vollbade.

Der Beginn der eigentlichen mechanotherapeutischen Behandlung besteht dann in leichter Streichmassage zentralwärts vom Gelenk, die sich dann auch auf das Gelenk erstreckt, allmählich verstärkt und bald mit energischeren Handgriffen, Reibungen, Klopfungen usw. kombiniert wird. Daneben ist vor allen Dingen die Muskulatur in der Umgegend der Gelenke energisch zu bearbeiten; den Schluß der Massagesitzungen bilden vorsichtige manuelle passive, später aktive Bewegungsübungen. Zunächst läßt es sich nicht immer vermeiden, daß diese Maßnahmen dem Patienten etwas Schmerzen bereiten; nur dürfen die Schmerzen erstens einmal keinen sehr erheblichen Grad erreichen, vor allen Dingen aber dürfen sie nicht lange anhaltend sein. Wird durch einen mechanotherapeutischen Eingriff die Schmerzhaftigkeit mehr als vorübergehend erhöht, so ist das ein Zeichen dafür, daß der Eingriff zu stark gewesen ist, er gemildert werden oder für eine Weile ganz ausgesetzt werden muß. Andernfalls aber, wenn der Patient die Massage gut verträgt, empfiehlt es sich, bald auch zu Bewegungsübungen überzugehen; zunächst zu manuellen passiven Bewegungen im Anschluß an die Massage, dann auch zu aktiven Übungen. Wenn angängig, läßt man diese Übungen dann später an medikomechanischen Apparaten ausführen. Wir beginnen hier zunächst mit Pendel- und Förderungsübungen und gehen dann allmählich zu Widerstandsbewegungen mit wachsender Belastung über. Ferner sind nach völligem Schwinden der Reizerscheinungen, falls objektive Bewegungsbeschränkungen in den Gelenken bestehen, besonders die passiven Bewegungen an Widerstandsapparaten (Antagonistenbewegungen) zur Mobilisation der versteiften Gelenke von großer Wichtigkeit, während im Anfang der Behandlung zunächst die Mobilisation nur manuell bzw. durch Förderungs- und Pendelapparate vorgenommen werden darf.

Die hier kurz gegebenen Vorschriften sind naturgemäß etwas schematisch, sie erfordern in der Praxis, je nach der Lage des Falles, verschiedene Modifikationen. Haben wir z. B. einen Fall von Arthritis deformans vor uns, in dem die Muskelatrophie schon sehr ausgesprochen ist, so ist keine Zeit zu verlieren; wir nehmen hier von vornherein schon Massage der atrophischen Muskulatur vor und ziehen nachher die Gelenke in die Massage mit ein, sowie deren Schmerzhaftigkeit durch die gleichzeitige Bäderbehandlung vermindert worden ist. Auch bei den monartikulären Erkrankungen, z. B. der Omarthritis, der mit trockener Exsudation einhergehenden Gonitis, können wir schon, sofern es sich nicht um frische akute Erkrankung handelt, nach den ersten 4—6 Heißluftbädern, Diathermiebehandlungen oder Dampfduschen mit der mechanischen Behandlung beginnen (am besten fängt man dabei mit Bewegungen unter der Dampfdusche bzw. mit Duschemassage an); doch empfiehlt es sich in jedem solchen Falle, die Bewegungsübungen während der ersten Wochen nur manuell und nicht mit Apparaten ausführen zu lassen. Bei der Arthrosis deformans coxae ist dagegen in den ersten Wochen vollständige Ruhigstellung außerhalb der Wärmebehandlung geboten. Bei der von Goldscheider näher beschriebenen Kombination von Omarthritis mit Brachialgie wende man die Massage erst nach vorausgegangener längerer thermischer Behandlung an. Besonders wirksam erweisen sich dagegen medikomechanische Übungen (Atemgymnastik, Rumpf- und Armübungen) bei der Behandlung der Bechterewschen Krankheit.

Ganz allgemein gilt die Regel, daß die Massage- und Bewegungstherapie wenn irgend möglich im direkten Anschlusse an Wärmeprozeduren vorzunehmen ist. Die Massage und die Übungen sind vor allen Dingen nach der vorausgehenden Wärmeapplikation weniger schmerzhaft als sonst, die Gewebe sind lockerer geworden und für die Massagehandgriffe besser zugänglich, die Muskulatur ist entspannt und die Resorption und Wegschaffung der Krankheitsprodukte wird durch die nachwirkende Wärmehyperämie wesentlich begünstigt. Daß man auch Wärmeprozeduren direkt mit Massage verbinden kann, namentlich die Dampfduschen, die Heißluft- und die Warmwasserduschen (Duschenmassage, Unterwassermassage), ist schon mehrfach erwähnt worden. Es sei aber betont, daß dadurch, wenigstens in schweren Fällen, eine kunstgerechte Massage nach dem Bade nicht überflüssig gemacht wird; denn während einer Dusche oder während eines Bades lassen sich doch nicht alle notwendigen Massagehandgriffe mit der wünschenswerten Präzision ausführen.

Bei hartnäckigen Versteifungen, wo medikomechanische Behandlung allein nicht zum Ziele führt, ist es notwendig, falls völlige Reizlosigkeit des Gelenkes schon eine Zeitlang besteht, die aktiven und passiven Übungen durch Benutzung redressierender Apparate zu ergänzen. Am besten eignen sich dazu, namentlich für die Ellenbogen- und Kniegelenke, die Schedeschen Schienen[1]. Man legt diese Schedesche Schienen im Anschluß an die medikomechanischen Übungen das erstemal 10—15 Minuten lang an, und steigert in der Folgezeit die Applikationsdauer allmählich auf mehrere Stunden.

Bei Versteifungen der Hand- und Fingergelenke bedient man sich zur Redression zweckmäßigerweise kissenförmiger Vorrichtungen, wie sie z. B. von Braun in Melsungen sowie von unserem früheren Bademeister Herrn Flake angegeben worden sind. Man läßt das Kissen zunächst $1/_2$ Stunde lang, später dann auch mehrere Stunden lang oder die ganze Nacht über bei täglicher Anwendung liegen. Auch hier ist Vorbedingung für die Anwendungsmöglichkeit eine völlige Reizlosigkeit der erkrankten Gelenke. Eine um-

---

[1] Fabrik C. Stiefenhofer, München.

ständlichere, aber namentlich für das Kniegelenk sehr wirkungsvolle Methode ist die von Klapp angegebene Mobilisation in verdünnter Luft, wobei durch eine Art von Saugwirkung eine Beugung bzw. Streckung des Kniegelenkes in einem luftdicht abgeschlossenen Kasten versucht wird.

Die Anwendung von Stützapparaten bzw. Schienenhülsenapparaten für die Gelenke der unteren Extremität kommt beim chronischen Gelenkrheumatismus und der Arthrosis deformans erst dann in Betracht, wenn durch die gewöhnlichen physikalischen Methoden sich keine Besserung hat erzielen lassen, und wenn anderseits Aussicht vorhanden ist, durch Entlastung des erkrankten Gelenkes die Funktion und die Arbeitsfähigkeit der Patienten zu bessern.

Von großem Nutzen und in allen einigermaßen hartnäckigen Fällen zu versuchen ist das Tragen von Bandagen bei Arthrosis deformans der Lendenwirbel. Diese bequem zu tragenden Bandagen sind nach Art der bei Enteroptose oder Schwangerschaft üblichen angefertigt, nur daß die Verstärkung hier am Rückenteil angebracht ist. Auch bei Coxitis deformans leistet oft eine von Max Böhm angegebene badehosenförmige Bandage gute Dienste; die schweren und kostspieligen, allerdings völlig entlastenden Schienenhülsenapparate werden doch nur in seltenen Fällen von den Patienten getragen.

Streckverbände kommen bei primär chronischen Arthritiden der Kniegelenke zur Beseitigung hartnäckiger Kontrakturen in Betracht; manche Orthopäden (Gocht u. a.) wenden statt dessen auch die etappenweise Streckung im Gipsverbande an. Für das Hüftgelenk kommt die Immobilisierung im Streckverbande mehr bei akuten und subakuten metastatischen bzw. infektiösen Prozessen zur Verhütung von Kontrakturen, seltener bei chronischen Polyarthritiden zur Beseitigung der Kontraktur in Frage. Bei der eigentlichen Arthrosis deformans des Hüftgelenkes geschieht hingegen die auch hier notwendige Schonung und Entlastung am besten durch einfache mehrwöchige Bettruhe, mit der aber bald schon die entsprechende physikalische Behandlung (Bäder, Diathermie usw.) kombiniert werden kann.

Die Biersche Stauung eignet sich als schmerzstillendes und resorptionsförderndes Mittel namentlich für subchronische Fälle von Polyarthritis, sowie zur Behandlung frischer Nachschübe und Verschlimmerungen; in ausgesprochen chronischen stationären Fällen ist sie nur dann noch nützlich, wenn die Schmerzhaftigkeit des Gelenkes im Vordergrunde der Erscheinungen steht.

Zur Stauungsbehandlung eignen sich beim chronischen Gelenkrheumatismus in erster Linie die distalen Gelenke (Hand-, Fuß-, Zehen-, Fingergelenke), viel weniger sicher ist hier, auch bei sonst geeigneter Indikation, der Erfolg bei der Stauung der Kniegelenke; das Ellenbogengelenk nimmt eine Mittelstellung in dieser Beziehung ein. (Die Hüftgelenke kommen für die Stauungsbehandlung überhaupt nicht, die Schultergelenke, wegen der technischen Schwierigkeiten, nur ausnahmsweise in Betracht.) Die Dauer der Stauung beträgt bei den ersten Malen 2—3 Stunden, man kann dann aber auf 5—6 und weiterhin auf 10 Stunden täglich steigen. In älteren Fällen, wenn die Stauung sonst gut vertragen wird, kann die Binde manchmal unbedenklich auch 22 Stunden lang jeweils liegenbleiben. (Natürlich wird bei so langer Dauer der Stauung die Binde nicht zu fest umgelegt, sondern nur so weit angezogen, bis deutliches Anschwellen der Venen in der Peripherie, verbunden mit leichter Rötung der Haut, erkennbar wird.) Handelt es sich um Stauung über dem Fußgelenke, so kann man bei so langem Liegenbleiben der Binde den Patienten, falls sonst keine Kontraindikationen bestehen, unbedenklich auch damit umhergehen lassen. Gerade für subakute, in der Abheilung begriffene Fälle, wo nach Beseitigung der sonstigen Gelenksymptome nur noch Schmerzhaftigkeit beim Auftreten im Fußgelenk oder in der Hackengegend zurückgeblieben ist, eignet sich die Stauung sehr gut und bewirkt oft das Verschwinden dieser so lästigen Störung.

Seltenere Formen der chronischen Gelenkerkrankungen.

Unter diesen sei zunächst die **neurogene** Form erwähnt, welche als Arthropathie bei der Tabes, aber auch bei der Syringomyelie in einem nicht unerheblichen Prozentsatz dieser Krankheiten vorkommt. Sie ist charakterisiert durch die oft enormen Veränderungen an den knöchernen Gelenkteilen, daneben finden sich, besonders an den Kniegelenken, auch häufig flüssige Exsudate.

Bei den Arthropathien handelt es sich um irreparable Veränderungen der Gelenke, deren vollständige Beseitigung nicht möglich ist. Immerhin gelingt es nicht selten, durch Fangoumschläge eine Verminderung oder Beseitigung der begleitenden flüssigen Ergüsse sowie eine Linderung der Beschwerden herbeizuführen. Unterstützt wird diese resorbierende Behandlung durch das Tragenlassen von komprimierenden Verbänden. Vor der Anwendung sonstiger lokaler Hitzeprozeduren, wie Heißluftbädern, Dampfduschen, Diathermie, muß aber bei diesem Leiden gewarnt werden, weil es angesichts der hier fast immer vorhandenen Sensibilitätsstörungen der Haut leicht zu schweren Verbrennungen kommen kann; bei Fangopackungen und sonstigen heißen Umschlägen kann hingegen die Temperatur unabhängig vom subjektiven Gefühl des Patienten genau reguliert werden. Allgemeine Wärmeprozeduren sind bei der Arthropathie zwecklos und wegen des Grundleidens auch meistens kontraindiziert.

In vielen Fällen von Arthropathie der Gelenke der unteren Extremitäten ist eine Entlastung des Gelenkes durch einen Schienenhülsenapparat notwendig und in funktioneller Hinsicht von großem Nutzen. Mit sonstigen mechanotherapeutischen Maßnahmen sei man hier aber sehr zurückhaltend. Leichte Massage der Muskeln der befallenen Extremität ist gestattet; medikomechanische Übungen sind dagegen wegen der Gefahr einer neuen Reizung des Gelenkes und eventueller Spontanfrakturen kontraindiziert.

Von den sonstigen selteneren Gelenkerkrankungen erfordert die endokrine Periarthritis nach Umber die gleiche physikalische Behandlung wie die primärchronischen Arthritiden, bei der psoriatischen Arthritis hat sich oft die Anwendung der Radiumemanation in Form der Trink- und Badekur gut bewährt. Die sehr seltene alkaptonurische Erkrankung erfordert eine ätiologische Behandlung durch Diätregelung. Bei hämophilen Gelenkerkrankungen ist neben der Behandlung des Grundleidens eine möglichst konservative Therapie (Ruhigstellung, komprimierende Verbände) am Platze. Bei der Perthesschen, Köhlerschen und Schlatterschen Krankheit kommen nur orthopädischchirurgische Maßnahmen in Frage.

C. Andere Erkrankungen der Knochen, Gelenkkapseln, Sehnen, Sehnenscheiden, Fascien und Bänder.

Wir möchten bei dieser Gruppe die spontan bzw. allmählich entstandenen und die eigentlichen traumatischen Affektionen unterscheiden. Die spontan entstandenen Erkrankungen betreffen im wesentlichen die im Titel genannten Weichteile, während unter den traumatischen Affektionen auch die Verletzungen der Knochen selbst neben den Verletzungen der anderen Gewebe eine wichtige Rolle spielen.

1. Spontan (allmählich) entstandene Erkrankungen.

Die Erkrankungen der Sehnen, Sehnenscheiden und Schleimbeutel finden sich sehr häufig als Begleiterscheinung einer akuten, subakuten oder chronischen Polyarthritis oder auch einer gonorrhoischen Arthritis. Sie erfordern dabei eine ähnliche lokale Behandlung wie die erkrankten Gelenke selbst; neben den verschiedenen Methoden der Wärmeapplikation (Fango, Dampfdusche, Heißluft, Diathermie) hat sich uns in hartnäckigen subchronischen und chronischen Fällen die Iontophorese mit Jod häufig gut bewährt. Dagegen können wir die guten Resultate, die einzelne Autoren mit der Histaminiontophorese bei diesen Affektionen erzielten, aus eigener Erfahrung bisher nicht bestätigen.

Auch bei isoliert auftretenden Schleimbeutelentzündungen, die am Schultergelenk nicht selten mit Kalkablagerungen verbunden sind, möchten wir unter den örtlichen Wärmemaßnahmen die Fango- oder sonstige Schlammbehandlung bzw. Moorpackungen an erster Stelle nennen; daneben bietet oft die Dampfdusche gute Dienste, während die Erfolge trockener Wärmeanwendungen (Heißluft, Diathermie) unsicherer sind.

Bei der Tendovaginitis crepitans erweisen sich nach anfänglicher Ruhigstellung und Jodpinselung die Dampfduschen, später von leichter Massage gefolgt, als wirksamstes physikalisches Hilfsmittel; sind sie nicht anwendbar, so kommen Heißluftbäder oder Fangopackungen vor allem in Betracht. Die Dampfdusche mit nachfolgender Massage und passiven Bewegungen ist auch die einzige physikalisch-therapeutische Maßnahme, welche bei der Dupuytrenschen Kontraktur beträchtliche Besserung, wenn auch nicht Heilung bringen kann; nur bei länger dauernder Behandlung ist aber ein Erfolg zu erwarten. Auch in der Nachbehandlung von operierten Fällen empfiehlt sich dieses Verfahren.

Neben diesen Affektionen, die sich alle mehr oder minder spontan entwickeln, spielen in der Praxis solche Erkrankungen vor allem der Sehnenscheiden, Schleimbeutel und Gelenkkapseln eine wichtige Rolle, welche entweder im Anschlusse an ein einmaliges Trauma (Zerrung) oder noch häufiger durch berufliche oder sportliche Überanstrengung entstehen. Namentlich bei dieser letzteren Form, die sich bei Stenotypisten, Klavierspielern, Geigern, Sportsleuten („Tennisarm") findet, ist im Gegensatze zu den spontan oder als Teilerscheinung einer „rheumatischen" Allgemeinaffektion auftretenden Erkrankungen ein besonders vorsichtiges Vorgehen am Platz. Denn die Beschwerden sind hier meist zugleich auch neuralgiformer Natur und oft mit nervös-funktionellen Beschwerden überlagert. Alle intensiv thermische oder mechanische Reize sind, zumindest im Anfange der Kur, zu vermeiden. Deshalb wende man die Diathermie oder Kurzwellenbehandlung nur vorsichtig an und wähle milde Formen der Wärmeapplikation, wie Heißluft, Solluxlampenbestrahlung mit farbigem Licht oder, falls möglich, Dampfduschen in vorsichtiger Dosierung des Wärmegrades und der Dauer und Häufigkeit der Behandlung. Daneben wirkt auch die Galvanisation (auch im Vierzellen- bzw. Zweizellenbade) oft günstig ein. Versuche mit Jodiontophorese erweisen sich in manchen Fällen recht erfolgreich. Die Massage kommt erst nach Linderung der Reizerscheinungen in Form von leichten Streichungen in Betracht. Gerühmt wird auch die Wirkung der Duschemassage. Am Schlusse der Kur können auch manuelle aktive und passive Übungen unter genauer Kontrolle vorgenommen werden.

Neben der örtlichen Behandlung sind bei funktioneller Überlagerung oder allgemeiner Überarbeitung beruhigende und roborierende Allgemeinprozeduren angezeigt (Halbbäder, Fichtennadel- oder Sauerstoffbäder). Selbstverständlich ist mehrwöchiges Aussetzen und darauffolgende längerdauernde Einschränkung der betreffenden beruflichen oder sportlichen Betätigung Bedingung für den Erfolg der Kur. Die Prognose ist in diesen Fällen besser, wenn sichere objektive Erscheinungen an Sehnenscheiden, Schleimbeuteln oder Gelenkkapseln nachweisbar sind und wenn sich die Affektion bei fertigen, ihren Beruf seit langem ausübenden Künstlern findet, als bei unbestimmten, meist stark überlagerten Beschwerden von Anfängern in Berufs- oder Sportausübung.

Die Behandlung des **Plattfußes** sei unter dieser Rubrik kurz gestreift, weil in denjenigen Fällen, wo vorwiegend Schwäche der Muskulatur, der Sehnen und des Bandapparates am Unterschenkel und dem Fußgewölbe Ursache der Deformität ist, ferner bei entzündlichem (kontraktem) Plattfuß, die physikalischen Maßnahmen neben den rein orthopädischen eine große Rolle spielen. Sehr oft kann man hier, auch wenn Einlagen nicht vertragen werden, dem Patienten durch Kombination von lokaler Wärmebehandlung mit Massage Beseitigung der Beschwerden verschaffen. Vor allem möchten wir die Dampfdusche sowie die heißen Sandfußbäder als lokales Wärmemittel empfehlen, daneben können auch heiße Wasserfußbäder (mit Salzzusatz), Fangoumschläge usw. verwendet werden. Im Anschlusse an die lokale Wärmeanwendung wird dann die Massage des Fußgewölbes und der Unterschenkelmuskulatur, verbunden mit manuellen Widerstandsbewegungen, die vor allem die Kräftigung der Heber des inneren Fußrandes und der Adduktoren des Fußes erzielen sollen, vorgenommen. Medikomechanische Übungen der Unterschenkel- und Fußmuskulatur sind ebenfalls, aber erst nach Nachlassen der akuten Reizerscheinungen, bei diesem Leiden anzuwenden. Sehr gut verwendbar, selbst bei kleineren

Kindern, ist hierfür ein einfacher, von Silberhorn angegebener Apparat,[1] an welchem Adduktionsbewegungen des Fußes gegen einen genau dosierbaren Gewichtszugswiderstand vorgenommen werden.

Bei fixiertem (kontraktem) Plattfuß und starker Schmerzhaftigkeit ist es ratsam, sich zunächst mit bloßer Wärmeanwendung zu begnügen und erst später zur Massage und Mechanotherapie überzugehen. Wir sahen hier häufig eine günstige Einwirkung von energisch aktiv hyperämisierenden Mitteln (Sandfußbäder, Fango- oder Paraffinpackungen, Dampfstrahl, Diathermie). Auf die Frage, ob und wann die Wärme- und Massagebehandlung des Plattfußes mit Einlagen, Heftpflasterverbänden oder sonstigen redressierenden Maßnahmen zu kombinieren ist, kann hier naturgemäß nicht eingegangen werden; jedenfalls ist im Anschluß an eine Redression im Gipsverbande auch wieder eine Behandlung mit örtlicher Wärme und Massage angezeigt.

Ein sehr zweckmäßiges Mittel zur Kräftigung der kleinen Fußmuskeln bildet die rhythmische Faradisation mit unterbrochenem oder schwellendem Strom. Sie wird in der Weise ausgeführt, daß man die beiden Fußsohlen auf je eine 100 qcm große Elektrode mit dicker feuchter Auflage stellt, die Füße mit Sandsäcken beschwert und dann an den Waden je eine 200 qcm große, gleichfalls feucht unterpolsterte Elektrode festbindet. Die Sohlenelektroden werden nun an den einen, die beiden Wadenelektroden an den anderen Pol des Apparates angeschlossen und ein Strom eingeschaltet, der deutlich fühl- und sichtbare Muskelbewegungen auslöst. Die Übung wird täglich in der Dauer von etwa 30 Minuten wiederholt.

2. Traumatische Erkrankungen der Gelenke und sonstiger Bewegungsorgane.

Im Gegensatze zu den vorigen, teilweise durch wiederholte oder dauernde mechanische Einwirkungen entstandenen Veränderungen werden hier ausschließlich die Folgezustände einer einmaligen äußeren Verletzung der Knochen, Gelenke und Weichteile besprochen.

Bei Kontusionen und Distorsionen der Gelenke werden im Anfange zunächst kalte, oft gewechselte Kompressen zur Linderung der Schmerzen und Beschränkung der Exsudationen angewandt. Nachtsüber appliziert man dann einen Prießnitzschen Umschlag oder auch den üblichen Verband mit essigsaurer Tonerde. Sowie dann die Schmerzhaftigkeit nachgelassen hat, wird zur Wärmebehandlung übergegangen, welche besonders in denjenigen Fällen von großer Heilwirkung ist, in denen sich die Resorption der traumatischen Schwellung verzögert. Am häufigsten werden hier die lokalen Heißluftbäder angewandt, die besonders da von großer Wirksamkeit sind, wo es sich um einen Flüssigkeitserguß in das Gelenk (Kniegelenk) handelt. In späteren Stadien leistet die feuchte Wärme in Form von örtlichen warmen Bädern, Dampfduschen und namentlich von Fangopackungen

---

[1] C. Silberhorn, München, Ansprengerstraße 5.

noch Besseres zur Beseitigung von traumatischen Gelenkschwellungen und zur Wiederherstellung der Gelenkfunktion.

Zugleich mit der Beförderung der Resorption bewirken diese Wärmeprozeduren infolge ihres schmerzstillenden Effektes auch eine Erleichterung der Bewegungen. Zur Unterstützung dieser Wirkung ist dann, sowie die Schmerzhaftigkeit einigermaßen nachgelassen hat, auch die Massage angezeigt. Man beginnt hier mit zentralwärts vom Gelenk applizierten Streichungen und geht dann vorsichtig zu Streichungen und anfangs leichten, später energischeren Reibungen des Gelenkes selbst über. Den Schluß der Prozedur bilden passive Bewegungen. Bei Verletzungen der Hüft-, Knie- oder Schultergelenke ist es zweckmäßig, neben der lokalen Behandlung auch Bewegungsübungen im warmen Vollbade ausführen zu lassen.

Beim traumatischen Hydrops des Kniegelenkes ist mit allen diesen mechanotherapeutischen Maßnahmen Zurückhaltung geboten. Neben der Heißluftbehandlung spielt hier der komprimierende Verband die Hauptrolle. Die Massage ist nur in etwas älteren Fällen angezeigt und soll hauptsächlich in Streichungen der zentralwärts gelegenen Partien und eventuell leichten Streichungen des Gelenkes selbst bestehen. Von medikomechanischen Übungen sehe man beim traumatischen Gelenkhydrops wegen der Gefahr eines Rezidivs ganz ab. Bei sonstigen traumatischen Gelenkaffektionen bilden dagegen solche Übungen, falls die Versteifung nicht schon durch Wärme und manuelle Maßnahmen gehoben ist, den notwendigen Schluß der Behandlung.

Bei Kontusionen der Weichteile sind ebenfalls, sowie das Anfangsstadium vorüber ist, Wärmeprozeduren am Platze. Massage nur dann, wenn die traumatische Schwellung durch die Wärmeapplikation allein nicht gehoben ist oder ihres Sitzes wegen Bewegungsbehinderungen verursacht hat. Auch hier ist die feuchte Wärme der trockenen an Wirksamkeit überlegen. Wir pflegen in solchen Fällen fast regelmäßig von der Dampfdusche Gebrauch zu machen. Steht dieselbe nicht zur Verfügung, so ist sie durch die „Föhn"-Dusche oder durch örtliche Solluxbestrahlungen (weißes oder rotes Licht) zu ersetzen.

Bei Luxationen werden, sobald der fixierende Verband entfernt ist, zunächst, um die Heilung des Kapselrisses nicht zu stören, nur Wärmeapplikationen allein angewendet, wobei die Heißluftdusche oder noch besser die Dampfdusche den Vorteil bietet, daß gleichzeitig unter der Wärmeanwendung schon vorsichtige aktive und passive Bewegungen ausgeführt werden können. Später schließt man dann die Massage möglichst unmittelbar an die Wärmeapplikation an, und nur in einem späteren Stadium, in welchem die Heilung des Kapselrisses als sicher angenommen werden darf, wird noch zu medikomechanischen Übungen im Anschluß an die Massage übergegangen.

Auch bei der Nachbehandlung der Frakturen hat die durch Wärmeapplikationen verursachte Hyperämie die wichtige Aufgabe, durch Schmerzstillung, Entspannung und Beförderung der Resorption der begleitenden Weichteilschwellungen die Vornahme aktiver und passiver Bewegungen zu erleichtern und die Wirksamkeit der nachfolgenden Massage zu erhöhen. In der Praxis stehen zur Wärmeapplikation zu solchen Zwecken ja hauptsächlich die lokalen Heißluftbäder zur Verfügung. Hat man Gelegenheit, die feuchte Wärme in Form von Dampfduschen, Schlamm- oder Fangopackungen zu verwenden, so ist diese der trockenen Wärme in hartnäckigen Fällen vorzuziehen. Bewegungsübungen im warmen Bade sind namentlich bei Frakturen an den unteren Extremitäten, vor allem auch bei Schenkelhalsfrakturen von großer Wirksamkeit. Gegen die hartnäckigen Schmerzen, die häufig bei Schenkelhalsfrakturen lange Zeit hindurch die Wiederherstellung der Gehfähigkeit behindern, hat sich uns auch die Diathermie vielfach sehr gut bewährt. Ebenso leistet hier sowie besonders gegen die hartnäckigen Schmerzen nach Oberarmfrakturen (Collum chirurgicum usw.) die Kurzwellenbehandlung gute Dienste. Bei mangelhafter Kallusbildung kann zuweilen, besonders bei jüngeren Individuen, die Quarzlichtbestrahlung (des ganzen Körpers) fördernd einwirken.

Die Massage und Mechanotherapie geschieht bei der Nachbehandlung von Frakturen nach den üblichen Regeln. Bei hartnäckigen Versteifungen ist im späteren Stadium der Nachbehandlung die Anwendung von redressierenden Apparaten (Schedesche Schienen usw.) sehr empfehlenswert und von großer Wirksamkeit.

Die physikalische Behandlung von Bewegungsstörungen infolge von blutigen Weichteilverletzungen, wie inzidierten Phlegmonen, Weichteilschüssen oder sonstigen zu Infiltraten und Narben führenden Prozessen, besteht ebenfalls in frühzeitiger Wärmeapplikation, wobei Dampfduschen und lokale warme Bäder den Vorteil bieten, daß sie gleichzeitige Bewegungen unter der Wärmeeinwirkung ermöglichen. Auch können die letztgenannten Prozeduren sowie Heißluftduschen bereits angewandt werden, wenn eventuelle äußere Wunden noch vorhanden sind. Es wird im Gegenteil die Zuheilung von sezernierenden Inzisionswunden oder Fisteln sowohl durch lokale warme Bäder, am besten mit Seife- oder Salzzusatz, wie durch Föhn- und Dampfduschen entschieden gefördert. Die künstliche Höhensonne eignet sich zu diesem Zwecke mehr für solche Fälle, wo flache, mehr oder minder ausgedehnte Substanzverluste an der äußeren Haut bestehen, welche schlechte Heilungstendenz zeigen.

Die Behandlung der Folgezustände von peripheren Nervenverletzungen wird bei der Therapie der peripheren Lähmungen (S. 368) näher besprochen werden.

D. Echte Harnsäuregicht. (Arthritis urica).

Wenn auch die Gicht zu den Stoffwechselkrankheiten gehört, so empfiehlt es sich, nicht allein zur Befolgung unseres Einteilungsschemas, die Besprechung ihrer so häufigen Gelenkkomplikationen im Rahmen der physikalischen Therapie der Krankheiten der Bewegungsorgane vorzunehmen. Denn erstens ist die Behandlung der gichtischen Gelenkerkrankungen in sehr vielen Punkten derjenigen der chronischen Polyarthritis ähnlich, und dann gibt es auch Fälle von chronischer Gelenkgicht, die von den chronisch-rheumatischen Erkrankungen recht schwer zu trennen sind. Im übrigen wird mit dem Worte „Gicht" gerade auch bei Beurteilung chronischer Gelenkerkrankungen viel Mißbrauch getrieben; man sollte einen Zusammenhang mit der Gicht nur bei Vorliegen bestimmter Momente annehmen, wie familiärer Belastung, erkennbaren typischen Harnsäureablagerungen in den Ohrläppchen, den Hand-, Finger- oder Zehengelenken oder den Strecksehnen am Ellenbogengelenk, vorzugsweises Befallensein der Großzehengelenke, typischen Gichtanfällen usw.; im Zweifelsfalle kann die Bestimmung des Harnsäuregehaltes im Blute oft noch Aufklärung bringen.

Die physikalische Behandlung des akuten Gichtanfalles beschränkt sich auf lokale Applikationen auf das affizierte Gelenk. Dasselbe ist gewöhnlich hochgradig empfindlich, und man muß sich deshalb im allgemeinen vor extremen Temperaturanwendungen hüten. Meist werden trockene Watteeinpackungen mit $10^0/_0$iger Ichthyolsalbe dem Patienten Erleichterung bringen, doch können auch warme (nicht heisse) Umschläge von Nutzen sein. Kalte Applikationen (Longettenverbände, Eisblasen) werden nur selten vertragen; vor länger dauernden Eisanwendungen muß jedenfalls wegen der Gefahr der Nekrotisierung der Haut gewarnt werden.

Eine größere Rolle spielt die physikalische Therapie bei den subchronischen bzw. subakuten und bei den chronischen gichtischen Gelenkerkrankungen. Hier sind es vor allen Dingen die warmen Vollbäder von 36—37°, die in den meisten Fällen schon für sich allein von vorzüglicher Wirkung sind. Die Dauer der Bäder sei nicht zu kurz bemessen, sie betrage 20 Minuten bis $^1/_2$ Stunde, ihre Zahl beträgt gewöhnlich 3 pro Woche. In schwereren Fällen läßt sich die Wirkung der Bäder entweder dadurch verstärken, daß man mit ihrer Temperatur in die Höhe geht oder daß man Sole oder Fichtennadelextrakt zusetzt. Sehr wirksam haben sich uns öfters in Fällen von chronischer und subchronischer Gelenkgicht auch die Schwefelbäder in einer Temperatur von 36—38° erwiesen.

Sind schon die warmen Vollbäder in der häuslichen Behandlung als geeignetes Mittel zur Behandlung der Gelenkgicht (und wohl auch der Gicht überhaupt) anzusehen, so gilt das erst recht von den Thermalbädern; sowohl die indifferenten Thermen wie die Kochsalz- und Schwefelthermen erfreuen sich bekanntlich eines sehr guten Rufes bei der Gichtbehandlung. Diese Wirkung der Thermalbadekuren wird in vielen Kurorten durch entsprechende Trinkkuren unterstützt. Der Emanationsgehalt vieler natürlicher Heilquellen ist ebenfalls ein wichtiger Faktor bei solchen Kuren, ebenso kommt bei den Schwefelquellen auch der Resorption von SH_2 durch Einatmung und Haut eine gewisse Bedeutung zu.

Speziell scheint ein gewisser Einfluß der Radiumemanation auch deshalb nicht ausgeschlossen, weil gerade bei gichtischen Gelenkerkrankungen relativ am häufigsten auch die künstlichen radiumemanationshaltigen Bäder entschieden von günstiger Einwirkung sind, namentlich bei der subchronischen Gicht. Daneben kann auch eine Trinkkur mit radioaktivem Wasser in der häuslichen Behandlung mit Nutzen angewendet werden; nur ist dabei, besonders im Anfange der Behandlung, eine schwächere Dosierung als sonst üblich, am Platze, um zu starke Reaktionen zu vermeiden. Für eine spezifische Wirkung der Radiumemanation bei der Gicht spricht auch die häufig bei solchen Kuren auftretende Vermehrung der Harnsäure- und Purinbasenausscheidung. Nimmt man die stoffwechselerhöhende Wirkung der Radiumemanation hinzu, so muß zugegeben werden, daß die therapeutische Verwendung der Radiumemanation bei der Gicht nicht ohne theoretische und praktische Grundlagen ist.

Über die nähere Art und Weise der Anwendung der emanationshaltigen Bäder sowie der Trink- und Inhalationskuren ist schon früher S. 102) das Nötige gesagt worden.

Von diesen speziellen Behandlungsmethoden abgesehen, ist die physikalische Therapie der subchronischen und chronischen Gelenkgicht derjenigen der chronischen Arthritiden recht ähnlich. Neben den warmen Vollbädern und den hier besonders wirksamen starken galvanischen Vollbädern (Stanger- oder Hellerbädern) werden bei schwereren Affektionen, falls das Allgemeinbefinden es zuläßt, auch andere energische allgemeine Wärmeprozeduren, namentlich Sandbäder und Moorbäder, dann auch Dampfkastenbäder, Lichtbäder oder Heißluftbäder anzuwenden sein. Als lokale Applikation kommt namentlich die feuchte Wärme in Form von Fangoumschlägen, Mooroder Paraffinpackungen in Betracht; auch die Dampfduschen sind hier oft von guter Wirkung. Die Diathermie und Kurzwellenbehandlung eignen sich am besten für die subchronischen Fälle von Gelenkgicht, doch erzielt man damit auch nicht selten bei ausgesprochen chronischen Formen, namentlich bezüglich der Schmerzstillung, recht erfreuliche Resultate. Die lokale Heißluftbehandlung kann zwar ebenfalls, besonders in chronischen Fällen, oft Nutzen schaffen, spielt aber doch hier nicht dieselbe Rolle wie bei den sonstigen Arthritiden.

Wegen ihrer Stoffwechselwirkung sowohl wie zur Bekämpfung und Verhütung etwaiger Gelenkversteifungen ist die Mechanotherapie in der Gichtbehandlung von großer Bedeutung. Im akuten Anfalle selbst ist natürlich durchaus Ruhe geboten. Bei den subchronischen und chronischen gichtischen Erkrankungen gelten für Massage und Gymnastik im allgemeinen die bei der Polyarthritis chronica erläuterten Grundsätze, nur ist es bei der subakuten bzw. subchronischen Gicht, die in wenigen Wochen verläuft, nicht notwendig, die Massagebehandlung irgendwie zu forcieren, speziell sie bei noch erheblicher Schmerzhaftigkeit der Gelenke zu beginnen, während sie nach Rückgang aller Reizerscheinungen auch hier den Heilungsprozeß zu beschleunigen geeignet ist. In ausgesprochen chronischen Fällen erfolgt die Mechanotherapie in gleicher Weise wie bei sonstigen chronischen Arthritiden.

Außerdem kommt aber der Mechanotherapie für die anfallsfreie Zeit bzw. für die Behandlung der gichtischen Diathese überhaupt eine besondere Bedeutung zu. Wir wollen ja bei Gichtkranken nicht nur die Gelenkaffektionen bekämpfen, sondern zugleich auch auf das Grundleiden mit all unseren therapeutischen Maßnahmen einwirken. Zu diesem Zwecke ist die Bewegungstherapie in jeder Form, sei es als heilgymnastische Kur, sei es als Sportbetätigung (Rudern, Radfahren, Reiten, Bergsteigen) wegen ihrer stoffwechselerhöhenden Wirkung empfehlenswert; sie kann auch bis zu einem gewissen Grade prophylaktisch gegen die Wiederkehr der Anfälle wirken. Auch stoffwechselanregende hydrotherapeutische Maßnahmen erfüllen diese Indikation; dabei darf man sich nicht nur auf Wärmeanwendungen beschränken, sondern es sind, sowie es der Zustand des Kranken erlaubt, im Anschluß an die Wärmeanwendung auch kühle Allgemeinprozeduren am Platze. Man beginnt, solange noch Gelenkerkrankungen bestehen, mit abgekühlten Vollbädern oder Halbbädern im Anschluß an allgemeine Wärmeprozeduren, und geht dann, wenn die Gelenkaffektionen geschwunden sind und das Herz gesund ist, auch zu energischen Maßnahmen, Duschen, Abreibungen usw. über, stets womöglich im Anschluß an allgemeine Wärmeprozeduren. Auch wenn der Gelenkprozeß nicht ganz abheilt, ist nach Rückgang der Reizerscheinungen eine vorsichtige abhärtende Behandlung (Teilabreibungen, Halbbäder) oft nützlich.

E. Muskelrheumatismus (Myalgien) und Muskelentzündung (Myositis).

Die unter dem Namen Muskelrheumatismus zusammengefaßten schmerzhaften Erkrankungen der Muskeln lassen sich wohl besser als Myalgien bezeichnen, weil sie nicht nur auf „rheumatischer", d. h. auf Erkältungsursache beruhen, sondern auch auf andere Weise durch Trauma, Überanstrengung oder unbekannte Momente, die eine lokale Zirkulationsstörung in der Muskulatur mit sich bringen, entstehen können. Der Ausdruck „Myalgie" involviert zugleich den Begriff der Neuralgie oder mindestens Überreizung der sensiblen Nervenendigungen in den Muskeln; dieser abnorme Reizzustand, der zu Muskelanspannungen und örtlichen Verhärtungen führen und selbst Kontrakturen bewirken kann, bildet in dem Krankheitsbilde der Myalgie neben der Zirkulationsstörung und der dadurch bedingten Anhäufung von toxisch wirkenden Verbrennungsprodukten (Milchsäure) einen zweiten wichtigen Faktor (Strasser).

Neben den erwähnten, durch örtliche Muskelanspannungen bedingten Verhärtungen (Muskelhärten) ist in ganz vereinzelten Fällen von Muskelrheumatismus eine ausgesprochene entzündliche Schwielenbildung im Muskel pathologisch-anatomisch nachgewiesen worden. Praktisch und theoretisch wichtiger sind die Befunde, die Schade, F. Lange und Eversbusch unter dem Namen Myogelosen, bei solchen Muskelhärten, beschrieben haben und die nach Schades Untersuchungen eine Veränderung der elektrochemischen Gewebskonstitution aufweisen. Auch hier ist als Ursache die Zirkulationsstörung anzusehen. Auch bei den Myalgien infolge von Anämie oder Chlorose, sowie bei den Muskelschmerzen von Arteriosklerosekranken zeigt sich in deutlicher Weise, daß die örtliche Kreislaufstörung als Ursache die Hauptrolle spielt. Der objektive Nachweis des Vorhandenseins von Muskelhärten ist mittels eines von Mangold angegebenen Apparates (Sklerometer) durch J. Ruhmann[1] und Max Lange[2] erbracht worden.

Die Therapie der Myalgien hat somit zwei hauptsächliche Aufgaben zu erfüllen: einmal schmerzstillend zu wirken, um die sensiblen Reizerscheinungen und die durch sie bedingten Muskelkontrakturen zu bekämpfen, und zweitens die Zirkulation zu fördern und normale örtliche Zirkulationsverhältnisse wiederherzustellen. Die erste Indi-

---

[1] Z. physik. Ther. **40**, 31 (1930); Fortschr. Ther. **1934**, H. 3.
[2] Die Muskelhärten (Myogelosen). München: J. F. Lehmann. 1931.

kation wird außer durch eventuelle medikamentöse Analgetica vor allem durch Wärmeprozeduren erfüllt; zur Zirkulationsbesserung dienen ebenfalls die Wärmeprozeduren und überhaupt thermische Reize und als ebenso wichtiger Faktor die Massage. Beide Indikationen erfüllt auch die später zu erwähnende Histamin-Iontophorese.

Die physikalische Therapie bietet beim akuten und chronischen Muskelrheumatismus sowie bei den traumatischen Muskelerkrankungen wenig Besonderheiten, soweit es sich um Wärmeprozeduren handelt. Die lokalen und allgemeinen Wärmeprozeduren, die wir beim Gelenkrheumatismus kennengelernt haben, kommen auch hier in Frage: Für die häusliche Behandlung als lokale Anwendungen insbesondere heiße Kompressen, Föhnduschen, Breiumschläge, Fangoumschläge, in der Anstaltsbehandlung Dampfduschen, lokale Heißluftbäder, Duschenmassage, Glühlichtbestrahlungen, Paraffinpackungen, Diathermie, Kurzwellenbehandlung usw.

Auch die allgemeinen Wärmeprozeduren werden in derselben Weise wie beim chronischen Gelenkrheumatismus angewandt; es ist ja bekannt, wie wohltätig bei ausgebreitetem und oft auch bei lokalisiertem Muskelrheumatismus eine energische Schwitzprozedur (heißes Vollbad, elektrisches Lichtbad, Dampfkastenbad, russisch-römisches Bad) wirkt.

Kalte Wasseranwendungen kommen beim Muskelrheumatismus viel mehr als beim Gelenkrheumatismus in Frage; namentlich in verschleppten, sehr hartnäckigen Fällen, wo die gewöhnlichen Wärmeprozeduren schon versagt haben, können die lokalen und allgemeinen Applikationen des kalten Wassers oft noch Heilung bringen. Als allgemeine Regel für die Kaltwasserprozeduren gilt dabei, daß sie entweder mit starkem mechanischen Reiz verbunden sein oder in Verbindung mit Wärmeanwendungen als wechselwarme Prozeduren gegeben werden sollen. Es kommen demgemäß vorzugsweise in Betracht: die kalten Ganzabreibungen, wechselwarme Strahlduschen und wechselwarme Fächerduschen. Auch kühlere Halbbäder von 28 bis 24⁰ und kurzer Dauer, verbunden mit kräftigem Reiben, haben sich zweckmäßig erwiesen; es empfiehlt sich in solchen Fällen, auf die Halbbäder eine Trockenpackung, eventuell bis zur Schweißproduktion, folgen zu lassen (Rosin[1]). Überhaupt ist hier nach den Kälteanwendungen besonders auf rasche Wiedererwärmung durch die bekannten, früher (S. 26) beschriebenen Maßnahmen zu achten. Auch ist es zweckmäßig, bei empfindlichen Individuen den kalten Allgemeinprozeduren eine Anwärmung im Lichtbade, Heißluftbade oder in der Trockenpackung vorausgehen zu lassen.

Die Massage ist bei Myalgien jeder Art von größter Bedeutung. Sie ist das geeignetste Mittel, um den Blutzufluß zum erkrankten Muskel zu fördern, die Beseitigung von Exsudationen und etwaigen toxischen Stoffen zu begünstigen und zugleich das Muskelgewebe in der Funktion wieder zu kräftigen. Man beginne die Massage möglichst frühzeitig, kann aber in sehr schmerzhaften akuten Fällen einige Tage mit der Massage warten und sich zunächst mit lokalen und allgemeinen Wärmeanwendungen begnügen. Bei allen länger bestehenden Fällen schließt man aber in der Regel von Anfang an die Massage an die Wärmeapplikation an. Schmerzhaft ist die Massage hier zu Anfang fast immer, darauf muß der Patient vor-

---

[1] Z. klin. Med. **41.**

bereitet sein; er wird aber doch bald nachher eine Erleichterung verspüren; durch die vorausgehenden Wärmeprozeduren läßt sich außerdem der Eingriff für den Kranken viel erträglicher gestalten. In vielen Fällen kann man auch die Vibrationsmassage bei akutem wie bei chronischem Muskelrheumatismus mit großem Nutzen verwenden, vor allem bei Lumbago.

Von den elektrischen Methoden kommt bei den Myalgien am häufigsten die Diathermie und die Kurzwellenbehandlung im Sinne einer Thermotherapie zur Anwendung. Ihre schmerzstillende Wirkung ist in vielen Fällen ganz ausgesprochen und nicht selten schon im unmittelbaren Anschluß an die Sitzung erkennbar. Im Gegensatze zu den Neuralgien und Neuritiden vertragen die Myalgien bereits im akuten Stadium stärkere Durchwärmungen. Auch eine längere Dauer der Wärmeeinwirkung (bis zu 30 Minuten) ist empfehlenswert. Besonders aber in chronischen Fällen sind intensive und langdauernde Sitzungen notwendig, wenn man einen Einfluß auf das Leiden gewinnen will.

Auch die örtliche Anwendung der Galvanisation erweist sich oft bei Muskelschmerzen erfolgreich. Handelt es sich um ausgedehnte oder lang bestehende Myalgien, so sind galvanische Bäder besonders in Form der Stangerbäder eines der wirksamsten Mittel. Neuerdings hat man die Einführung von Histamin durch den galvanischen Strom, die Histaminiontophorese, propagiert. Es ist eine neue Form der uralten Hautreiztherapie. Sie erzeugt entsprechend der Elektrodenfläche eine starke Gefäßerweiterung mit Quaddelbildung. Diese Behandlungsmethode hat in den letzten Jahren eine Literaturflut zur Folge gehabt, die kaum in einem richtigen Verhältnis zu ihrer therapeutischen Bedeutung steht. Es ist wohl kein Zweifel, daß die Histaminiontophorese Myalgien sehr günstig beeinflußt, und besonders dann, wenn sie frisch sind, in wenigen Sitzungen zur Heilung bringt. Dieser Einfluß ist aber kein besserer oder schlechterer als der anderer Hautreizmethoden wie z. B. der einer kräftigen Faradisation oder einer intensiven Behandlung mit Hochfrequenzfunken. Der durch das Histamin gesetzte Hautreiz ist wohl im ersten Augenblick sehr stark, aber sehr flüchtig und in kurzer Zeit abgeklungen. Im Vergleich damit ist ein durch Quarzlicht gesetztes Erythem viel nachhaltiger und mindestens ebenso wirksam, wenn nicht wirksamer.

Unter den besonderen Formen des Muskelrheumatismus sei zunächst die Torticollis rheumatica genannt, welche die gewöhnliche Behandlung mit lokalen und allgemeinen Wärmeanwendungen und vor allem mit Knetmassage des erkrankten M. sternocleidomastoideus bzw. cucullaris erfordert. Hier erweist sich, auch im akuten Stadium, die Diathermie und oft die Kurzwellentherapie von ausgezeichneter Wirkung. Von großer praktischer Wichtigkeit sind ferner wegen ihres häufigen Vorkommens die Myalgien, die in den kurzen Nackenmuskeln und den Hinterkopfmuskeln ihren Sitz haben. Sehr oft beruhen Kopfschmerzen, auch wenn sie der Patient nicht speziell auf den Hinterkopf lokalisiert, auf Erkrankungen dieser Art, und man sollte in jedem Falle von scheinbar spontanen Kopfschmerzen darnach fahnden, ob sich in den erwähnten Muskeln druckempfindliche, manchmal auch als Muskelhärten fühlbare Partien finden. In all solchen Fällen ist die Massage des Nackens und Hinterkopfes das wichtigste therapeutische Mittel, man erreicht damit meist völlige Beseitigung der Beschwerden. Die Technik dieser Massage besteht hier vor allem in kräftigen Zirkelreibungen, Vibrationen, Knetungen und Klopfungen der ganzen Nackenmuskulatur und speziell der schmerzhaften Partien. Sehr zweckmäßig· ist es in diesen Fällen, eine lokale Wärmeanwendung der Massage vorausgehen zu lassen. In erster Linie hat sich hierbei die Diathermie als hervorragend wirksam erwiesen (kleine Elektrode auf die schmerzhaften Stellen am Nacken, große Platte als indifferente Elektrode vorne auf die oberen Thoraxpartien). Neben der Diathermie erweisen sich Dampfduschen, Föhnduschen und örtliche Glühlichtbestrahlungen der Nackengegend oft sehr nützlich.

Auch die Histaminiontophorese kann hier verwendet werden; doch vermeide man ihre Anwendung an dieser Stelle bei Patienten, welche stärkere vegetative Erregungszustände aufweisen, da hierbei durch die Histaminwirkung unangenehme Kongestionen und Schwindelanfälle auftreten können.

Bei der Lumbago sind außer den in der Häuslichkeit anwendbaren bekannten lokalen Wärmeanwendungen vor allen Dingen die Dampfduschen empfehlenswert, an die dann alsbald die Massage, entweder die manuelle oder die hier oft noch wirksamere Vibrationsmassage, angeschlossen wird. Ebenso sind die Rumpflichtbäder (Applikation in Bauchlage) hier meist von großer Wirksamkeit, auch schon im akuten Stadium. Die Diathermie eignet sich vor allem für ältere, verschleppte Fälle. Die faradischen Vollbäder, bei denen man die eine Elektrode in die Gegend der unteren Rückenpartien legt, können in hartnäckigen Fällen von Lumbago ebenfalls sehr nützlich sein.

Die sonstigen Myalgien (Myalgia intercostalis, scapularis, pectoralis) bieten zu besonderen Bemerkungen keinen Anlaß; Massage, lokale Wärmeapplikationen und eventuell Faradisation sind neben allgemeinen diaphoretischen Prozeduren auch hier die wichtigsten physikalischen Hilfsmittel. Bei anämischen Myalgien leisten, falls es der allgemeine Zustand des Patienten zuläßt, elektrische Lichtbäder von 10 bis höchstens 15 Minuten Dauer sowie heiße Vollbäder von 38—40⁰ gute Dienste; kontraindiziert das Allgemeinbefinden eine derartige Prozedur, so sind hier die lokalen Glühlichtbestrahlungen oder lokale Heißluftduschen als schonende und doch recht wirksame Maßnahme sehr zu empfehlen.

III. Erkrankungen des Nervensystems.

A. Psychoneurosen.

1. Neurasthenie.

a) Allgemeine Behandlung.

Der Begriff der „Neurasthenie" ist im letzten Jahrzehnt wesentlich eingeengt worden, seitdem man erkannt hat, daß viele früher einfach als „nervös" bezeichnete Symptome auf Funktionsstörungen des vegetativen und innersekretorischen Systems zurückzuführen sind, manche Erscheinungen auch, insbesondere von seiten des Magen-Darmtraktes, sich bei verfeinerter Diagnostik als auf organischen Veränderungen beruhend erwiesen. Für die Indikationsstellung physikalischer Maßnahmen, unter denen die Hydrotherapie bei weitem die wichtigste Rolle spielt, ist aber diese Einengung der Diagnose einer echten Neurasthenie insofern belanglos, als wir ja wissen, daß gerade durch hydrotherapeutische Prozeduren sich auch die vegetativen und innersekretorischen Vorgänge in weitgehendem Maße beeinflussen lassen, so daß also ein „vegetativ-stigmatisierter" Patient sich grundsätzlich ebensogut für eine derartige Behandlung eignet wie ein Kranker, dessen Leiden durch Überanstrengung, Aufregung oder sonstige körperliche oder psychische Faktoren hervorgerufen ist. Wir halten es daher für zweckmäßig, vom rein therapeutischen Gesichtspunkte aus auch jetzt noch die allgemeinen und lokalen nervös-funktionellen Störungen hier zusammen zu besprechen, unter der stillschweigenden Voraussetzung, daß da, wo eine klare Grundursache der Erscheinungen vorliegt, wie z. B. beim Klimakterium, naturgemäß auch die ätiologische Therapie Anwendung finden muß.

Zu dieser ätiologischen Behandlung gehört naturgemäß in erster Linie auch die Psychotherapie. Dabei spielen die verordneten hydrotherapeutischen Maßnahmen auch die Rolle eines Suggestionsträgers, indem sie das Vertrauen des Patienten heben, ihn ablenken und durch ihre anregende, roborierende oder beruhigende Wirkung eine günstige psychische Umstimmung herbeiführen. Mit dieser ist aber untrennbar auch eine somatische Wirkung der Hydrotherapie auf das zentrale, periphere und vegetative Nervensystom verbunden; es wäre daher verfehlt, die hydrotherapeutische Verordnung rein vom psychisch-suggestiven Standpunkte aus zu betrachten; vielmehr ist auch hier genaue und individuelle Indikationsstellung geboten.

Vor Besprechung der einzelnen Indikationen und Anwendungsformen muß die Frage berührt werden, ob der Patient bei der hydriatischen Kur in seiner Häuslichkeit verbleiben soll oder ob die Behandlung in einem Sanatorium bzw. einem Krankenhause vollzogen werden muß. Daß das letztere für alle schwereren Fälle vorzuziehen und direkt notwendig ist, ist wohl selbstverständlich. Auch bei leichteren Formen wird man mit der Anstaltsbehandlung rascher und sicherer zum Ziele kommen, da dabei neben den hydrotherapeutischen Methoden auch andere Faktoren, Diät, Lebensweise, frische Luft, Entfernung von den Alltagssorgen usw., günstig mit einwirken. Immerhin läßt sich, wenn die äußeren Verhältnisse das Sanatorium oder Krankenhaus verbieten, auch mit ambulanter bzw. häuslicher Behandlung oft schon viel erzielen. Deshalb seien im folgenden auch die in der Häuslichkeit ausführbaren Prozeduren besonders berücksichtigt.

Man teilte früher vielfach die neurasthenischen Erkrankungen in erregbare (erethische) und torpide oder erschöpfte (depressive) Formen ein (neuerdings spricht A. Hanse[1] statt dessen von hypo-

____
[1] Balneologe **1935**, H. 4.

ergischen und hyperergischen Asthenikern). Es hieß dann gewöhnlich, man solle die erste Form mehr mit beruhigenden, milden Maßnahmen, die zweite mit energischen, anregenden Prozeduren behandeln. Dieses Schema kann im allgemeinen auch berücksichtigt werden; ebenso wichtig ist es aber, zumal da der Unterschied zwischen beiden Formen der Neurasthenie sehr oft ein fließender ist, nach dem Grundsatze zu verfahren, daß der Grad der nervösen Störung berücksichtigt wird, und daß man besonders bei stärkeren Graden der Erkrankung zunächst mit milden, beruhigenden oder leicht anregenden Prozeduren beginnt, und allmählich erst zu Anwendungen übergeht, die einen größeren Reiz auf das Nervensystem und die sonstigen Körperfunktionen bedeuten. Außerdem ist auch auf die Konstitution, den Ernährungszustand und das Alter der Patienten besondere Rücksicht zu nehmen.

Als hydrotherapeutische Prozedur, die bei fast allen Neurasthenikern anwendbar ist, sofern es sich um eine ambulante oder stationäre Anstaltsbehandlung handelt, und die zweckmäßigerweise den Beginn einer Kur, speziell in schweren Fällen, bilden sollte, sei die Teilabreibung bzw. Teilwaschung genannt. Dieselbe wird am besten morgens aus der Bettwärme heraus vorgenommen und kann entweder während der ganzen Kurzeit als morgendliche Prozedur beibehalten werden, wozu dann später noch eine andere hydrotherapeutische Anwendung im Laufe des Tages hinzukommt (besonders in der Sanatoriumsbehandlung ist ein derartiges Vorgehen empfehlenswert), oder aber man benutzt die Teilabreibung nur zur ersten Gewöhnung des Patienten an Wasseranwendungen und ersetzt sie dann später durch eine etwas eingreifendere Prozedur. Als solche sei vor allen Dingen das **Halbbad** genannt, das man anfangs in einer Temperatur von 32—28⁰, bei empfindlichen Patienten sogar von 34—30⁰ gibt. Bei resistenten und gut reagierenden Individuen geht man dann später mit der Temperatur herab, doch sei im allgemeinen vor Anwendung zu kalter Temperaturen der Halbbäder (unter 24⁰) und überhaupt vor sehr intensiven Reizprozeduren bei neurasthenischen Individuen gewarnt. Daß auch hier eine kurze Anwärmung vor dem Halbbade (in der Trockenpackung oder auch in einem elektrischen Lichtbade) bei schlechter Hautreaktion vorgenommen werden kann, bedarf wohl keiner besonderen Erwähnung.

Mit der Anwendung von Halbbädern kann man bei Neurasthenikern leichten und auch mittleren. Grades oft schon allein die gewünschte Besserung erreichen. Erlauben es doch die Halbbäder wie kaum eine andere Prozedur, sowohl den mechanischen wie den thermischen Reiz nach Erfordernis zu variieren und zu dosieren und so durch einen allmählich immer stärker werdenden Reiz das Nervensystem anzuregen und zu kräftigen. In schwereren Fällen, namentlich bei starker nervöser Unruhe und Erregung, wird man aber mit den Halbbädern allein nicht auskommen; hier sind als das wirksamste hydrotherapeutische Mittel feuchte Einpackungen angezeigt. Die Packungen werden als Ganzpackungen oder, bei empfindlichen Individuen, auch als Dreiviertelpackungen 3—4mal wöchentlich gegeben, ihre Dauer beträgt $^3/_4$ bis

1 Stunde, daran anschließend wird zweckmäßigerweise ein Halbbad in der oben erwähnten Temperatur appliziert. Es wäre ja fehlerhaft und schematisch, zur Behandlung von Neurasthenikern irgendeine für alle Fälle passende hydriatische Verordnung zu empfehlen; aber trotzdem möchten wir nicht anstehen, für die Mehrzahl der an Neurasthenie, namentlich an neurasthenischen Erregungszuständen leidenden Individuen, deren Haut genügend durchblutet ist, die feuchten Packungen (Ganz- oder Dreiviertelpackung) mit nachfolgendem Halbbade als die Grundlage der ganzen hydrotherapeutischen Kur zu bezeichnen. Man erreicht damit nicht nur eine momentane Beruhigung des Patienten, sondern es wird das Allgemeinbefinden dadurch auch auf die Dauer gehoben, Appetit und Schlaf bessern sich, und auch sonstige subjektive Störungen, namentlich die Kopfschmerzen, lassen nach. Natürlich tritt der Effekt nicht immer nach den allerersten Behandlungen ein, und zur Erzielung einer nachhaltigen Wirkung muß die Kur (ebenso wie überhaupt jede sonstige Therapie bei der Neurasthenie) mindestens mehrere Wochen hindurch fortgesetzt werden.

Klagt der Patient in der Packung über Frieren, so sucht man dem durch Einschieben von Wärmekruken, besonders an den Füßen, durch ein vorausgehendes kurzes wechselwarmes Fußbad, eventuell auch durch kurze vorherige Anwärmung, abzuhelfen. Immerhin werden die Packungen von anämischen Individuen mit schlecht durchbluteter Haut oft nicht vertragen, weil sie sich darin nicht genügend erwärmen; dasselbe ist bei älteren Leuten mit beginnender Arteriosklerose der Fall. Außerdem sind aber die Packungen manchmal, z. B. bei Komplikation mit Herzleiden oder erheblicheren Graden von Arteriosklerose, überhaupt kontraindiziert. Unter solchen Verhältnissen müssen dann andere beruhigende Allgemeinprozeduren Anwendung finden.

Unter diesen wären zunächst die lauwarmen Vollbäder zu nennen, die in einer Temperatur von 34—35⁰ und in der Dauer von 15—20 Minuten angewandt oder als Bürstenbäder in der Anstaltsbehandlung gegeben werden. Man kann die Wirkung der lauwarmen Vollbäder, um dadurch zugleich auch ein Gefühl der Erfrischung und Kräftigung zu erzielen, durch Zusatz von Fichtennadelextrakt oder sonstigen aromatischen Substanzen (Silvanaextrakt, Fluinol u. dgl.) verstärken. Sehr gute Erfolge haben wir in vielen Hunderten von Fällen von Luftperlbädern gesehen, denen an Wirksamkeit die Sauerstoffbäder am nächsten stehen. Diese beiden Bäderformen eignen sich auch besonders für die Behandlung von vasomotorischen Neurosen sowie von klimakterischen Störungen vasomotorischer Art. Es empfiehlt sich aber, alle diese Vollbäder nicht öfter als etwa dreimal in der Woche anzuwenden.

Die Kohlensäurebäder genießen im allgemeinen bei der Neurastheniebehandlung eine gewisse Popularität. Doch vergesse man nicht, daß dadurch bei erethischen Individuen die nervöse Erregbarkeit vielfach noch gesteigert werden kann. Aus diesem Grunde halten wir die Verordnung von CO_2-Bädern, wenigstens von künstlichen, bei Neurasthenikern nur dann für erlaubt, wenn es sich um die torpide (hypergische) Form der Erkrankung handelt und sichtbare Zeichen von nervöser Übererregbarkeit (Tremor, lebhafte Reflexe, vasomotorische Störungen) nicht vorhanden sind.

Hat sich der Zustand des Patienten nach Anwendung der erwähnten hydro- und balneotherapeutischen Prozeduren gebessert, so ist es in manchen Fällen, aber durchaus nicht immer, wünschenswert, energischere Anregungen für das Nervensystem auf hydrotherapeutischem Wege zu applizieren. Auch von vornherein können solche stärkeren hydriatischen Eingriffe dann zweckmäßig sein, wenn es sich um resistente, vollblütige Individuen handelt, die zwar über nervöse Störungen, speziell Erschöpfung, Mattigkeit, Unlust zur Arbeit u. dgl. klagen, bei denen aber Symptome einer stärkeren Erregung des Nervensystems (erhöhte Reflexe, Lidflattern, Tremor) fehlen. Für solche Fälle eignen sich in erster Linie die Duschen, und zwar verwendet man am besten dazu die Fächerdusche, weil hier der Druck sich besser regulieren läßt als bei der Regendusche, und es außerdem sich besser vermeiden läßt, daß der Kopf vom Wasserstrahl mit getroffen wird. Die Duschen werden entweder kurz in kalter Temperatur gegeben (eventuell nach vorheriger Anwärmung) oder als wechselwarme Duschen, die aber auch nicht länger als etwa 2—3 Minuten appliziert werden sollen. In der häuslichen Praxis lasse man statt der Duschen in solchen Fällen Ganzabreibungen applizieren (morgens aus der Bettwärme heraus oder im Anschluß an eine Packung), bei sehr resistenten Individuen empfehlen sich auch kurze kalte Tauchbäder. Bei Neurasthenikern schweren Grades sind aber, um das nochmals zu betonen, solange stärkere Erregbarkeit besteht, diese intensiv erregenden Kälteapplikationen lieber zu vermeiden.

Die Anwendung von länger dauernden Hitzeprozeduren, wie Dampfbädern, Heißluft- und Sandbädern, heißen Vollbädern, ist bei Neurasthenikern in der Regel zwecklos und vielfach wegen der damit einhergehenden Erschöpfung und Erregung direkt schädlich. Die elektrischen Lichtbäder können dagegen wegen ihrer suggestiven Wirkung und dann auch, weil sie die mildeste allgemeine Wärmeprozedur sind, bei nervösen Schmerzen und nicht starker sonstiger allgemeiner Erregbarkeit zuweilen von Nutzen sein; jedenfalls sei aber ihre Dauer nicht zu lang bemessen (ca. 10 Minuten), sie dürfen nicht über den beginnenden Schweißausbruch fortgesetzt werden. In ganz kurzer Dauer von 3—5 Minuten können die elektrischen Lichtbäder und sonstigen Wärmeprozeduren, wie schon erwähnt, als Mittel zur Anwärmung dienen.

Die Indikation einer milden und doch nachhaltigen Anregung durch den Kältereiz erfüllen in hervorragendem Grade die Luftbäder, die sich zur Behandlung der Neurasthenie eine große Wertschätzung erworben haben. Die Luftbäder werden am besten in dazu eingerichteten Anstalten oder im Rahmen einer leichten sportlichen Betätigung gegeben; nur Luftbäder von kurzer Dauer lassen sich zur Not auch im Zimmer bei geöffnetem Fenster improvisieren. Namentlich bei nervöser Schlaflosigkeit und nervösem Kopfschmerz haben sich die Luftbäder gut bewährt.

Daß die Elektrotherapie bei der Behandlung der Neurasthenie vielfach von großem Nutzen ist, ist eine bekannte Tatsache. Da es sich hier meist um eine Beeinflussung des ganzen Körpers handelt, kommen im wesentlichen allgemeine Behandlungen in Betracht. Eine der mildesten

Formen ist das **elektrische Vierzellenbad**, das sowohl mit galvanischem wie faradischem Strom verwendet wird. Die Dauer des Bades soll anfänglich 10 Minuten nicht überschreiten, der Strom soll ganz schwach, eben fühlbar sein. Besonders bei Herzneurosen, Parästhesien oder Gefäßstörungen in den Armen und Beinen erweisen sich die Vierzellenbäder nützlich.

Etwas eindringlicher sind die **galvanischen** und **faradischen Vollbäder** von lauwarmer Temperatur. Im übrigen läßt sich ihre Wirkung durch die Stromstärke und die Stromdauer in jeder gewünschten Weise abstufen und so dem Kranken im weitesten Maße anpassen. Richtig eingestellte Bäder sind bei allgemeinen Erregungs- oder Erschöpfungszuständen meist von sehr guter Wirkung.

Vorsichtig angewendet, wirkt eine leichte allgemeine **Diathermie** oder **Kurzwellenbehandlung** auf dem Solenbett beruhigend und schlaffördernd. Auch hier soll die Dauer der Anwendung anfänglich nicht mehr als 10 Minuten betragen.

Die **Massage** hat bei der Neurastheniebehandlung einmal den Zweck, durch mechanischen Reiz nervöse Schmerzen und Parästhesien zu übertönen; anderseits spielt das **erfrischende** Gefühl, das eine allgemeine Körpermassage mit sich bringt, die Anregung des Appetits, Besserung des Schlafes usw. bei der Wirkung der Massage bei nervösen Individuen eine wichtige Rolle. Unter den einzelnen Massagehandgriffen seien besonders die beruhigenden **Streichungen**, die **Klopfungen** und **Erschütterungen** bevorzugt. Die letzteren lassen sich auch zweckmäßigerweise durch die **Vibrationsmassage** ersetzen, und gerade bei **Schmerzen** und **Parästhesien** auf funktioneller Grundlage ist die Vibrationsmassage von manchmal überraschend günstiger Wirkung auf die Beschwerden. Auch die **Corneliussche Nervenpunktmassage** kann bei der Behandlung nervösfunktioneller Schmerzen von gutem Erfolge sein und darüber hinaus auch die allgemeine Neurose günstig beeinflussen.

Die **Mechanotherapie** wird in ihrer Bedeutung für die Neurastheniebehandlung oft verkannt. Allerdings sollte man bei stark erregten und auch körperlich erschöpften Patienten zunächst nur mit den geschilderten hydriatischen Prozeduren vorgehen. Handelt es sich aber um gut genährte Individuen, bei denen die nervöse Erregbarkeit keinen hohen Grad erreicht hat, bzw. schon durch sonstige physikalische Behandlung gebessert worden ist, oder liegt eine allgemeine nervöse **Depression** vor, so sind **gymnastische Übungen** meist von großem Vorteil. Vielfach beruht ja gerade die neurasthenische Störung, wie **Straßer** in einer Empfehlung der Mechanotherapie bei Neurasthenie mit Recht hervorhebt[1], auf dem Mißverhältnis zwischen geistiger und körperlicher Arbeit; aber auch wo das nicht der Fall ist, können richtig dosierte Übungen bei dem Patienten das Gefühl der Schwäche und Mattigkeit beseitigen, den Schlaf, den Appetit und die Verdauung bessern und so zur Heilung mit

---

[1] Bl. klin. Hydrother. 1907, Nr. 12.

beitragen. In Betracht kommen vor allem **Freiübungen**, die, wo Luftbäder gegeben werden, am besten in Verbindung mit diesen, sonst als leichte Zimmergymnastik (z. B. Übungen nach **Schreber**) ausgeführt werden; ferner **sportliche** Betätigungen leichterer Art, wie Wandern, Rasenspiele, Schwimmen. Eine besondere Rolle spielen neuerdings in der Behandlung funktioneller Neurosen die sogenannten **Entspannungsübungen**.

b) Bekämpfung einzelner neurasthenischer Symptome.

Wir haben im vorstehenden eine Übersicht über die Grundsätze der **Allgemeinbehandlung** der Neurastheniker gegeben, unter weitester Fassung des Begriffes „Neurasthenie". Es sollte auch immer, welcher Art die Erscheinungen und Beschwerden auch sein mögen, die **allgemeine** (beruhigende und roborierende) Behandlung bei dieser Krankheitsgruppe die Grundlage bilden. Immerhin erfordern aber bei vielen Patienten **einzelne Symptome** der Neurose daneben noch eine spezielle Behandlung, und auf einige der wichtigsten derartigen neurasthenischen Symptome sei im folgenden kurz eingegangen.

Was zunächst die **nervöse Schlaflosigkeit** betrifft, so haben wir im vorstehenden schon erwähnt, daß beruhigende oder leicht ermüdende Prozeduren, wie die Packungen, aromatischen Vollbäder, Luftperlbäder, Sauerstoffbäder oder gymnastischen Übungen, auch wenn sie **tagsüber** gegeben werden, **indirekt** auf den Schlaf günstig wirken, und im weiteren Sinne kann man sagen, daß überhaupt eine jede rationelle physikalische Behandlung, die eine Besserung im Zustande des Neurasthenikers herbeiführt, oft am frühesten und am deutlichsten eine Besserung des **Schlafes** zur Folge hat. Trotzdem aber wird es in hartnäckigeren Fällen von nervöser Schlaflosigkeit notwendig sein, auch **abends vor dem Schlafengehen** noch besondere Prozeduren zur Herbeiführung des Schlafes anzuwenden.

Das alte Volksmittel, vor dem Zubettegehen einen **nassen Strumpf** anzuziehen und darüber einen trockenen, ist für leichtere Fälle der Agrypnie recht brauchbar; es läßt sich aber in zweckmäßigerer Weise durch feuchte **Wadenumschläge**, die abends angelegt werden und nachtsüber liegenbleiben, ersetzen. Zuweilen leisten auch **wechselwarme Fußbäder**, abends vor dem Schlafengehen gegeben, recht gute Dienste, oder man läßt den Patienten abends auf einem nassen Handtuche barfuß mehrere Minuten hindurch auf und ab gehen.

Alle diese Mittel haben den Zweck einer sogenannten **Ableitung**; in welcher Weise dadurch die Zirkulation im Gehirn beeinflußt wird, ist noch nicht ganz klar, wahrscheinlich ist aber, daß aus der regulierenden vasomotorischen Fernwirkung eine **Verminderung der Blutfüllung** in den Gefäßen des Schädelinnern resultiert. Etwas intensiver schlafbringend als die Anwendungen auf die unteren Extremitäten wirken **Prießnitzsche Leibumschläge**; nur bei sexueller Neurasthenie sind sie kontraindiziert, wofern Neigung zu Pollutionen besteht, die hierbei durch Hyperämisierung der Unterleibsorgane begünstigt werden.

Die bisher erwähnten hydratischen Schlafmittel haben den Vorzug, in jeder Häuslichkeit ohne größere Umstände anwendbar zu sein. In schweren Fällen von nervöser Agrypnie reichen sie aber nicht aus, hier sind als wirksamste Anwendungen die lauwarmen Vollbäder und die Einpackungen zu nennen. Die Vollbäder werden abends, etwa eine Stunde vor dem beabsichtigten Einschlafen in einer Temperatur von 34—35⁰ und in $^1/_2$—1stündiger Dauer gegeben. (Wo keine Badeeinrichtungen vorhanden sind, kann man die lauwarmen Vollbäder auch durch Sitzbäder von 35—36⁰ Temperatur und etwa 20—30 Minuten Dauer zu ersetzen versuchen.) Die Vollbäder üben einen ungemein beruhigenden Einfluß auf das erregte Nervensystem aus; sie sind auch bei der starken nervösen, mit Schlaflosigkeit verbundenen Erregung, wie sie sich bei Alkoholikern oft findet, von ausgezeichneter Wirkung. Es gibt allerdings einzelne Patienten, welche das Baden vor dem Schlafengehen nicht vertragen und dadurch sogar noch mehr erregt werden. In solchen Fällen treten an Stelle der Vollbäder die feuchten Einpackungen, entweder als Dreiviertel- oder als Ganzpackungen appliziert, die überhaupt als das beste und wirksamste hydriatische Schlafmittel anzusehen sind, das wir besitzen. Auch die Packungen werden etwa 1 Stunde vor dem Schlafengehen appliziert; schläft der Patient in der Packung ein, so kann man sie liegen lassen und braucht sie nur nach einiger Zeit zu lockern; besser ist es aber, nach $^3/_4$—1 Stunde — also ehe es zur Transpiration kommt — die Packung abzunehmen und den Patienten leicht abzutrocknen. An die Packung erregende Prozeduren, kalte Abwaschungen, Abreibungen usw. anzuschließen, ist im allgemeinen nicht empfehlenswert. Überhaupt sind solche erregende Prozeduren abends vor dem Schlafengehen in allen schweren Fällen von nervöser Agrypnie kontraindiziert. Daß leichter Kranke mit wenig gesteigerter nervöser Erregbarkeit auch abends vor dem Schlafengehen eine kalte Abreibung, Dusche od. dgl. gut vertragen, und daß dieselbe hier sogar nicht selten schlafbringend wirken kann, ist ja bekannt; in schwereren Fällen sollte man sich aber doch an die obige Regel halten.

Von nichthydrotherapeutischen physikalischen Schlafmitteln sei noch das Luftbad besonders genannt, das sowohl indirekt (bei Tage genommen) sehr gute Dienste leistet, als auch abends vor dem Schlafengehen erfolgreich zu verwenden ist; man läßt dabei einfach den Patienten sich entkleidet im gelüfteten Schlafzimmer einige Zeitlang bewegen. Auch die ermüdende Wirkung der allgemeinen oder auf den Unterkörper applizierten Diathermie läßt sich zur schlafbefördernden Wirkung verwenden. Bei Schlafstörung infolge von Arteriosklerose wirkt, besonders bei Vorhandensein einer Hypertonie, die Kurzwellenbehandlung im Solenoid häufig günstig ein.

Bemerkt sei noch, daß alle diese physikalischen Schlafmittel meist nicht beim ersten Male ihre volle Wirkung ausüben, sondern erst nach mehrmaliger Wiederholung; dafür ist aber ihre Wirkung um so nachhaltiger (namentlich gilt das von den Vollbädern und Packungen), und es wird dadurch in vielen Fällen von nervöser Agrypnie die Anwendung arzneilicher Schlafmittel überflüssig gemacht.

Die Behandlung der **nervösen Kopfschmerzen** stellt dem Arzte oft eine ungemein schwierige Aufgabe. Auch hier wieder ist die Allgemein-behandlung niemals zu vernachlässigen; im übrigen kommt es aber darauf an, nach Möglichkeit die Art der Kopfschmerzen zu analysieren, zu bestimmen, ob sie rein funktioneller Natur sind, ob bestimmte Druck-punkte vorhanden sind, ob Neuralgien oder Myalgien der Kopf-schwarte bzw. der Nackenmuskeln vorliegen, ob es sich um vasomo-torische Störungen handelt, Anämie oder Hyperämie der Hirn-gefäße als Ursache anzunehmen sind.

Bei Kopfschmerzen, als deren Ursache Hyperämie der Gefäße des Schädelinnern und des Kopfes überhaupt zu betrachten ist, sind als lokale Prozeduren kalte, häufig gewechselte Kompressen bzw. der Kopfkühlschlauch zu empfehlen; außer der lokalen Kühlung des Schädels bzw. der Schläfen können zuweilen bei hyperämischen Kopfschmerzen auch Kühlungen der Karotidengegend von günstiger Wirkung sein. Als „ableitende" Prozeduren spielen hier vor allem fließende kalte Fußbäder oder wechselwarme Fußbäder, die ersteren in einer Dauer von ca. 5 Minuten, die letzteren 5—10 Minuten lang angewandt, eine Rolle. Wenn angängig, empfiehlt es sich, auf die Fußbäder noch eine Allgemein-prozedur folgen zu lassen, am besten eine Ganzpackung mit nach-folgendem Halbbade; bei nicht hochgradiger nervöser Erregbarkeit kann auch eine nachfolgende Ganzabreibung oft von guter Wirkung sein.

Die Kopfmassage eignet sich weniger zur Behandlung des hyper-ämischen Kopfschmerzes, sie ist eher indiziert beim anämischen Kopf-schmerz sowie beim rein nervösen Kopfschmerz ohne erkennbare vaso-motorische Störung. Bezüglich ihrer Technik sei auf die speziellen Massagehandbücher verwiesen; es sei hier nur betont, daß die Reibungen und Vibrationen der Nacken- und Hinterhauptmuskulatur besonders in solchen Fällen auszuführen sind und gute Resultate geben, wo Ver-dacht vorhanden ist, daß Myalgien dieser Muskeln oder der Muskulatur der Kopfschwarte selbst Ursache der Cephalagie ist (Knötchen- und Schwielenkopfschmerz). Auch die Corneliussche Nervenpunkt-massage erzielt bei derartigen Zuständen oft gute Erfolge.

Schließlich sei als ein oft sehr wirksames Mittel gegen nervöse Kopf-schmerzen die Galvanisation des Schädels genannt, wobei eine Elek-trode an der Stirn, eine zweite am Hinterhaupt angelegt wird. Die Stärke des Stromes soll gerade fühlbar sein, die Stromdauer 5—10 Minuten be-tragen. Auch die Franklinsche Kopfdusche, die von den meisten Kranken angenehm empfunden wird, erweist sich oft wirksam. An ihrer Stelle können auch Hochfrequenzeffluvien zur Anwendung kommen. Beruhen die Kopfschmerzen anscheinend auf Gefäßspasmen, so wäre eine leichte Diathermie zu versuchen.

Bei den anämischen Kopfschmerzen ist in der Hauptsache das Grundleiden zu behandeln. Am Kopfe selbst können bei anämischen Kopfschmerzen heiße Kompressen appliziert werden. Ein wichtiges symptomatisches Mittel beim anämischen Kopfschmerz ist schließlich auch die Tieflagerung des Kopfes.

Die **Migräne** nimmt unter den verschiedenen Formen des Kopfschmerzes in ätiologischer Beziehung wie auch in ihrem klinischen Bilde (typische Anfälle unter Erscheinungen der Sympathikusreizung) eine Sonderstellung ein. Leider verfügt auch die physikalische Therapie ebensowenig wie die sonstige Heilkunde über sicher und souverän wirkende Mittel gegen die Anfälle und die Anfallsbereitschaft. Unter den hydrotherapeutischen Maßnahmen, welche die Neigung zu Migräneanfällen bekämpfen sollen, seien vor allem die von Buxbaum empfohlenen Ganzeinpackungen mit nachfolgenden Ganzabreibungen oder Halbbädern genannt; auch fließende kalte oder wechselwarme Fußbäder werden gerühmt. Im übrigen üben Luftbäder sicherlich oft eine günstige Wirkung aus, und am meisten dürften klimatische Kuren, vor allem das Meeresklima imstande sein, die Zahl und Heftigkeit der Anfälle zu vermindern. Im Anfalle selbst erweisen sich warme und heiße Kompressen an Kopf und Nacken meist dienlicher als kalte, ein Beweis für die angiospastische Natur der Kreislaufstörung. Straßer empfiehlt dabei außerdem auf Grund persönlicher Erfahrung ganz kurze, sehr heiße Handbäder. Auch Bestrahlungen mit der Solluxlampe (L. Freund) sowie Kopflichtbäder (Determann) sollen sich als örtliche Maßnahmen nützlich erweisen. Die Wirkung der Kopfmassage ist bei Hemikraniekranken unsicher; hingegen leistet die Elektrotherapie in Form der Kopfgalvanisation, der Franklinschen Kopfdusche oder Diathermie manchmal gute Dienste. Julius Weiß[1] sah gute Erfolge von der Faradisation mit der elektrischen Hand.

Über gute Resultate, die er mit der Inhalation von Radiumemanation bei der Migräne erzielte, berichtete S. Loewenthal[2]; er vermutet, daß dadurch innersekretorische Vorgänge und eine eventuelle gichtische Veranlagung, die zur Migräne führt, günstig beeinflußt werden.

Die **Vasoneurosen**, die sich vor allem in Wallungen nach dem Kopfe, Herzklopfen, „fliegender Hitze“ usw. äußern und objektiv die Erscheinungen der Pulsbeschleunigung, leichten Blutdruckerhöhung und der Dermographie zeigen, sind zum guten Teile innersekretorischer Natur (Klimakterium, Thyreotoxikose), können aber auch auf psychogenem Wege durch Vermittlung des vegetativen Nervensystems zustande kommen. Neben der ätiologischen Behandlung[3] erweisen sich hier kühle und kalte hydrotherapeutische Maßnahmen als das geeignetste Mittel zur Beeinflussung der Herz- und Gefäßinnervation. An erster Stelle sind dabei Einpackungen (Dreiviertel- oder Rumpfpackungen) angezeigt, die bei Tachykardie mit dem Herzkühlschlauch, seltener mit dem Rückenkühlschlauch kombiniert werden. Auf die Einpackung, deren Dauer wie üblich $1/2$—$3/4$ Stunden beträgt, läßt man dann ein Halbbad von nicht zu niedriger Anfangstemperatur (34—32⁰) folgen. Wo Kongestionen nach dem Kopfe die Hauptbeschwerde bilden, sind den Einpackungen wechselwarme fließende Fußbäder vorauszuschicken.

---

[1] Seminar der gesamten physikalischen Therapie. Stuttgart: F. Enke. 1931.
[2] Münch. med. Wschr. **1922**, Nr. 26.
[3] S. auch das Kapitel „Basedowsche Krankheit“.

Neben diesen Allgemeinprozeduren können in solchen Fällen der Herzkühlschlauch oder öfters gewechselte Herzkompressen auch für
sich allein mehrmals des Tages etwa $^1/_2$—1 Stunde lang angewandt
werden; bei Schlaflosigkeit infolge von Herzklopfen ist eine derartige Herzkühlung namentlich des Abends vor dem Einschlafen empfehlenswert.

Von sonstigen physikalischen Prozeduren möchten wir hier die Sauerstoffbäder bzw. Luftperlbäder sowie die galvanischen Vierzellenbäder besonders empfehlen (beide Prozeduren etwa dreimal wöchentlich
angewandt). Von künstlichen Kohlensäurebädern sieht man wegen der
Gefahr einer Vermehrung der Erregung in diesen Fällen am besten ganz
ab. Ganz wirksam gegen die subjektiven tachykardischen Beschwerden
ist auch oft die Galvanisation der Herzgegend.

Als gutes Palliativmittel hat sich bei nervös-tachykardischen Beschwerden
vielfach die Vibrationsmassage erwiesen; sie wird täglich etwa 5 Minuten
lang auf die oberen Rückenpartien und die Herzgegend selbst appliziert.

Die Behandlung der **sexuellen Neurasthenie** des Mannes (von derjenigen der Frau wird im Kapitel „gynäkologische Erkrankungen" die
Rede sein) hat zweierlei Aufgaben zu erfüllen. Einmal, was wohl stets
das Wichtigste ist, durch suggestive Maßnahmen das Selbstvertrauen
des Patienten zu heben und psychische Hemmungen zu beseitigen, zum
anderen durch allgemein-roborierende Prozeduren den Gesamt-
zustand des Körpers zu heben und insbesondere auf das Nervensystem
kräftigend einzuwirken. Diese zweite Indikation erfüllen vor allem hydrotherapeutische Allgemeinprozeduren, wie Halbbäder, Wechsel-
duschen, Ganzabreibungen, die sowohl bei Neigung zu Pollutionen wie
bei der eigentlichen nervösen Impotenz die Grundlage einer physikalischen Behandlung zu bilden haben. Daneben wird es aber, und nicht
nur aus rein suggestiven Gründen, oft erforderlich sein, durch örtliche
Anwendungen die Sexualorgane zu kräftigen. Am besten eignen sich dazu
kurze Kälteprozeduren in Form von aufsteigenden Sitzduschen
von 2—5 Minuten Dauer, mit 30^0 beginnend, am Schlusse auf 20^0 und
darunter abgekühlt, oder kalte Sitzbäder von derselben Dauer. Seltener
als diese Prozeduren wird heute das Winternitzsche Psychrophor
angewandt, das man, mit Wasser von 20—10^0 durchflossen, 10—20 Minuten lang täglich appliziert.

Man kann auch versuchen, durch eine Diathermie der Hoden und
Nebenhoden und die dadurch erzeugte Hyperämie die Hormonbildung
zu steigern. In der Tat hat sich diese Behandlung, wenn sie lange genug
durchgeführt wird (25—30 Sitzungen), oft recht wirksam erwiesen
(Kowarschik). Eine Berieselung des Genitales, der Inguinal- und
Dammgegend mit leichten Hochfrequenzfunken wirkt, wenn vielleicht auch nur auf suggestivem Wege, ebenfalls günstig. Alle die erwähnten Anwendungen dürfen aber nur am Tage und nicht vor dem
Schlafengehen angewendet werden, weil sonst die Gefahr besteht, daß
dadurch die Neigung zu Pollutionen gesteigert wird.

Außer den hydrotherapeutischen Maßnahmen spielt auch die Gymnastik und Bewegungstherapie eine wichtige Rolle für die allgemeine Roborierung von Patienten, die an sexueller Neurasthenie leiden. Ist man nicht in der Lage, derartigen Patienten eine intensive Sportbetätigung verordnen zu können, so versäume man es doch nie, wenigstens eine regelmäßige Zimmergymnastik (Schrebersche Übungen) vornehmen zu lassen.

Noch mehr als bei der sexuellen Neurasthenie steht bei der **traumatischen Neurasthenie** oder, wie man heute wohl richtiger sagt, bei der traumatischen Hysterie die suggestive Behandlung im Vordergrunde jedes therapeutischen Handelns. Das haben ja die Kriegs- und Friedenserfahrungen tausendfach gezeigt, und man ist jetzt wohl allgemein davon abgekommen, in derartigen Fällen das alleinige Heil noch in einer bloßen Wasserkur oder sonstigen physikalischen Behandlung zu suchen und damit Zeit und Geld unnütz zu vergeuden. Immerhin wird man, besonders bei aufgeregten und unruhigen Patienten, der Unterstützung der Suggestionsbehandlung durch physikalische Maßnahmen oft nicht entraten können. Namentlich ist dies der Fall, wenn bei Personen, die früher infolge eines Traumas an funktionellen Störungen gelitten haben, dann aber wieder arbeitsfähig geworden sind, infolge von Überanstrengung eine neuerliche Verschlimmerung einsetzt. Hier kommen in erster Linie beruhigende Allgemeinprozeduren in Betracht, wie Einpackungen mit nachfolgendem Halbbad, Sauerstoff- und Luftperlbäder, lauwarme Fichtennadelbäder usw., die aber nicht öfter als 3—4mal wöchentlich anzuwenden sind. Bei Zitterern ist die Elektrotherapie in Form von galvanischen oder faradischen Vierzellenbädern oder, in ausgewählten Fällen, auch von Hochfrequenzströmen (kräftige Funken mit der Kondensatorelektrode eines Arsonvalapparates) zu empfehlen; in nicht zu hartnäckigen Fällen (insbesondere bei dem prognostisch viel günstiger als bei Männern liegenden hysterischen Schütteltremor der Frauen) wird oft schon allein die durch diese Applikationen ausgeübte Suggestion zur Erzielung einer Heilung hinreichen. Bei dem Kopfschmerz infolge von Schädeltrauma leistet vielfach neben der Kopfgalvanisation die Franklinsche elektrische Kopfdusche Gutes.

2. Hysterie.

Auch bei der Behandlung der sonstigen Erscheinungsformen der Hysterie spielt die Suggestionswirkung eine Hauptrolle, und es läßt sich nicht leugnen, daß auf diesem Wege fast mit jeder physikalischen Prozedur sich bei richtiger suggestiver Beeinflussung des Patienten unter Umständen Besserungen erreichen lassen. Trotzdem ist es gut, auch hier gewisse Normen des Vorgehens einzuhalten, die für die Mehrzahl der Fälle Geltung haben und mit denen man am schnellsten therapeutisch zum Ziele kommt.

Bei gut genährten, kräftigen Kranken, die keine objektiven Zeichen einer starken Erregung des Nervensystems aufweisen, wird es zuweilen

zweckmäßig sein, kurze energische Kältereize einmal oder mehrere
Male anzuwenden, um durch diese starken Einwirkungen die Aufmerksamkeit des Patienten von allem anderen abzulenken und eine „Umstimmung" herbeizuführen, die eine Besserung bzw. Heilung der Störungen
mit sich bringt. Kalte Ganzabreibungen, kurze kalte Regen- oder
Fächerduschen, selbst kalte Strahlduschen, auch kurze kalte
Tauchbäder eignen sich am besten zu diesem Zweck.

Von diesem immerhin eingreifenden Vorgehen abgesehen, kommt aber
für die Mehrzahl der Fälle von Hysterie eine Behandlung in Frage, die
derjenigen der Neurasthenie sehr ähnlich ist. Vor allem sind auch hier
wieder die Einpackungen mit nachfolgenden Halbbädern zu empfehlen,
nur kann dabei oft die Temperatur des Halbbades etwas kühler gewählt
werden (von 32⁰ abwärts). Namentlich bei Kranken, die an hysterischen
Anfällen leiden, läßt sich durch eine derartige Kur bei genügend langer
Fortsetzung oft eine wesentliche Besserung erzielen. Handelt es sich um
anämische Patientinnen, welche die feuchten Packungen nicht vertragen,
so empfiehlt sich statt dessen eine Anwärmung entweder in einer trockenen
Packung oder in einem Lichtbade mit nachfolgendem Halbbade von
etwa 34⁰ abwärts. Das Lichtbad übt dabei zugleich oft auch einen
günstigen suggestiven Einfluß aus; doch möchten wir empfehlen, die
Dauer dieser Lichtbäder nicht länger als etwa 10 Minuten zu bemessen;
eine Transpiration ist dabei nicht notwendig und auch nicht angebracht.
Nach Gewöhnung der Patienten an hydrotherapeutische Einwirkungen
kann man später oft auch das Halbbad durch kurze Fächerduschen
ersetzen.

Daß sich bei Hysterischen durch allgemeine Faradisation häufig eine
erhebliche Besserung der Beschwerden erzielen läßt, ist eine alte Erfahrung,
und damit stimmen auch die günstigen Erfolge überein, die man hier mit der
Anwendung des faradischen Vierzellenbades vielfach erzielen kann. Auch
bei hysterischen Lähmungen erweist sich das Vierzellenbad und auch das
elektrische Vollbad meist als sehr vorteilhaft; es empfiehlt sich hier, um
zugleich eine stärkere sensible Reizwirkung zu erzielen, bei hysterischen
Lähmungen die Anwendung des faradischen Stromes, der ja auch
in direkter Anwendung von großer Wirksamkeit ist.

Von weiteren Bäderprozeduren seien noch besonders die Fichten-
nadel- oder sonstigen aromatischen Bäder und die Kohlensäurebäder zu nennen, die ersteren in einer Temperatur von 34—35⁰, die
Kohlensäurebäder bei 33—34⁰ und ¹/₄stündiger Dauer appliziert; die
aromatischen Bäder, die kräftigend und zugleich etwas beruhigend
wirken, eignen sich gerade auch für erregbare und schwächliche Hyste-
rische, während die Kohlensäurebäder bei stärkerer Erregbarkeit nur mit
Vorsicht anzuwenden und eventuell auch wieder durch Sauerstoffbäder
zu ersetzen sind.

Bei hysterischer Schlaflosigkeit verfährt man nach den bei der
neurasthenischen Agrypnie auseinandergesetzten Prinzipien, nur lassen
sich hier suggestive Momente naturgemäß in viel höherem Maße mitverwenden als bei der Neurasthenie; dasselbe gilt für die Bekämpfung
sonstiger hysterischer Einzelsymptome. Nur bezüglich der Mechano-

therapie sei noch erwähnt, daß dieselbe bei hysterischen Lähmungen, sei es bei isolierten Lähmungen oder bei hysterischer Abasie oder Astasie, eine besonders wichtige Rolle spielt. Vor allem ist hier, wenn irgend möglich, die Vibrationsmassage in Anwendung zu ziehen, deren Erfolge oft geradezu überraschend sind. Von Übungen wendet man zunächst, solange ausgeprägte Lähmung besteht, passive Übungen an, geht dann zu aktiv-passiven Übungen (Pendel- und Förderungsbewegungen) über und nimmt ferner bei Gehstörungen Gehübungen vor, die zunächst mit Unterstützung (auch im Gehstuhl, Gehbarren od. dgl.) ausgeführt werden, und bei denen der ermunternde Zuspruch des Arztes immer die Hauptsache bleibt. Allmählich lehrt man dann den Patienten nur auf einen Stock gestützt und dann ganz frei, ohne Unterstützung, zu gehen.

Wir haben hier nur einige wenige Gesichtspunkte angeführt, die bei der so mannigfaltigen und vielseitigen physikalischen Behandlung Hysterischer zu beachten sind. In jedem Einzelfalle werden die Verordnungen noch besonders zu modifizieren sein, aber es sei nochmals darauf hingewiesen, daß schon im Interesse einer wirksamen psychischen Beeinflussung ein wahl- und planloses Vorgehen durchaus vermieden werden muß.

3. Dyskinesien ohne bekannte organische Grundlage.

Hier seien die nervösen Ticks sowie die Beschäftigungsneurosen noch kurz besprochen, während man die Paralysis agitans bzw. den Parkinsonismus und die Chorea heute den Gehirnkrankheiten zurechnen muß.

a) **Nervöse Ticks.** Die als Tic convulsif bezeichneten lokalisierten Muskelkrämpfe sind meist psychogenen Ursprunges und erfordern in erster Linie eine suggestive Behandlung. Die physikalische Therapie spielt daneben nur eine bescheidene Rolle, indem sie durch örtliche und allgemeine Prozeduren die Suggestionstherapie unterstützt und zugleich roborierend auf das Allgemeinbefinden wirkt. Als örtliche Anwendungen kommen elektrotherapeutische Methoden in Betracht, die Galvanisation und, vor allem bei schmerzhaften Muskelanspannungen, die Diathermie. Zur allgemeinen Beruhigung und Roborierung dienen hydrotherapeutische Anwendungen, vor allem Halbbäder mit oder ohne vorausgehende Einpackungen, Fichtennadelbäder von indifferenter Temperatur, Luftperlbäder usw. Als Suggestions-Beruhigungsmittel kann auch die Blaulichtbestrahlung von Nutzen sein. In leichteren Fällen ist ferner die Massage und die Übungsbehandlung zu versuchen, welch letztere vorzugsweise in leichten Freiübungen unter Zuhilfenahme der Mitbewegungen der gesunden Seite besteht (z. B. Stabübungen). Bei den schweren und resistenten Formen des Ticks bleibt aber nach allen diesen Maßnahmen leider oft genug jeder Erfolg aus.

b) **Beschäftigungsneurosen.** Bei der Behandlung des Schreibkrampfes spielt neben völligem Aussetzen des Schreibens die systematische Übungsbehandlung die Hauptrolle. Die Übungen, die namentlich von Zabludowski in ihren Einzelheiten ausgearbeitet worden sind, für die übrigens auch

manche Laienspezialisten brauchbare Systeme erfunden haben, bestehen vor
allem in aktiven Bewegungen der Extensoren, Spreizungen der Finger gegeneinander, und dann in Schreibübungen mit besonderer Hand- und Körperhaltung, auf deren Einzelheiten hier aber nicht eingegangen werden kann.
Auch medikomechanische Übungen, vor allem Pendel- und Förderungsübungen des Unterarmes und der Hand, dann auch Widerstandsbewegungen
der Extensoren, können Gutes wirken. Daneben ist die Massage von großer
Wichtigkeit, auch hierbei sind vor allem wieder die Extensoren des Unterarmes und der Finger zu berücksichtigen. Die Vibrationsmassage ist beim
Schreibkrampf, wie bei allen sonstigen Beschäftigungsneurosen, meist von
sehr guter Wirkung, vor allem bekämpft sie die Parästhesien und die Schmerzhaftigkeit.

Die physikalische Behandlung der sonstigen Beschäftigungsneurosen (Schreibmaschinen-, Klavierspieler-, Musikerkrampf) wurde
bereits bei Besprechung der Erkrankungen der Sehnen, Sehnenscheiden
und sonstiger Weichteile des Mesenchyms erwähnt (S. 333). Es wurde
dabei schon hervorgehoben, daß auch in Fällen, in welchen sich Veränderungen an Sehnen-, Sehnenscheiden- oder Scheimbeuteln finden, die
neurotische Komponente bei Auswahl der physikalischen Verordnungen nicht zu vernachlässigen ist. Im Gegensatze zum Schreibkrampf kommt dagegen hier die Übungsbehandlung kaum in Betracht. Anfängliches völliges Aussetzen der betreffenden Beschäftigung
und spätere ganz allmähliche Wiederaufnahme führt neben der
speziellen physikalischen Behandlung am besten zum Ziele.

B. Die Basedowsche Krankheit.

Die Unterbringung des Morbus Basedowii unter die Rubrik „Nerven-
krankheiten" mag ja anfechtbar erscheinen; aus praktischen Gründen,
vor allem auch wegen der Verwandtschaft des Symptomenbildes mit demjenigen der vasomotorischen Neurosen anderen Ursprunges, sei aber
die physikalische Therapie dieser Krankheit hier besprochen.

Wir können dabei eine ätiologische, gegen das Grundleiden, die
Funktionsstörung der Schilddrüse, gerichtete Therapie und eine symptomatische Behandlung unterscheiden, welch letztere die Bekämpfung der
nervösen Störungen, besonders der vasomotorischen Begleiterscheinungen der Krankheit, zum Ziele hat.

Der erstgenannten Indikation gelten, soweit die physikalische Therapie
in Frage kommt, elektrotherapeutische Maßnahmen. An Stelle der
früher geübten Sympathikusgalvanisation ist heutzutage die direkte
Galvanisation der vergrößerten Schilddrüse getreten, die am
besten in der auf S. 154 beschriebenen Art ausgeführt wird. Die Behandlung kann täglich wiederholt werden und erzielt zweifellos günstige
Resultate, die sich in einer Verkleinerung der Schilddrüse und in einem
Rückgang der übrigen Krankheitserscheinungen[1] kundtun.

Neben der direkten Behandlung der Struma wird beim Morbus
Basedowii auch die allgemeine Elektrotherapie in Form elektrischer
Bäder empfohlen. So sah Strubell einen günstigen Einfluß faradischer

---

[1] Oft auch in Verminderung der Grundumsatz-Erhöhung.

Vollbäder, der dadurch zum Ausdruck kam, daß die pathologische Kurve des Elektrokardiogrammes der Normalen genähert wurde. In dem gleichen Sinne, nur milder, wirken galvanische und faradische Zellenbäder.

Von Feiler, Bordier, Savini und Ackermann u. a. wurde auch die Diathermie der Schilddrüse beim Morbus Basedowii empfohlen. Laqueur sah von dieser Behandlung keinen Erfolg, Kowarschik in einem Falle sogar eine ausgesprochene Verschlechterung.

Im übrigen nimmt bei der Allgemeinbehandlung der Basedowschen Krankheit die Hydrotherapie einen sehr wichtigen Platz ein. Der Indikation der Beruhigung und zugleich einer milden Anregung entsprechen hier am meisten Einpackungen von $^1/_2$—$^3/_4$ Stunden Dauer, die von einem Halbbade von etwa 32—28⁰ Temperatur gefolgt werden. Zur Bekämpfung der Tachykardie ist es zweckmäßig, die Packung mit einem Herzkühlschlauch zu kombinieren, wobei man dann statt der Ganzpackung besser eine Dreiviertelpackung anwendet. Statt des Herzkühlschlauches kann nach Vorschriften der Winternitzschen Schule auch ein Nackenkühlschlauch mit der Packung verbunden werden. Die Prozedur wird etwa 3mal wöchentlich vorgenommen, und bei genügend langer Anwendung der Kur lassen sich damit sehr gute Erfolge sowohl bezüglich des Allgemeinbefindens, des Appetits, Schlafes usw. wie auch bezüglich der Herzbeschwerden, der Tachykardie und sonstigen vasomotorischen Beschwerden (Hyperhidrosis usw.) erzielen. Bemerkt sei, daß die Basedowkranken durchweg Kälteanwendungen gut vertragen, während gegen allgemeine Wärme- und Hitzeprozeduren meist eine Überempfindlichkeit besteht und solche Applikationen daher zu vermeiden sind.

Bei schweren Fällen von Basedow werden manchmal die Einpackungen und Halbbäder im Anfange der Kur nicht vertragen. Hier wende man dann zunächst einmal den Herz- oder Rückenkühlschlauch für sich allein an (1 Stunde lang täglich), eventuell in Kombination mit einer Rumpfpackung, um dann erst später zu den Dreiviertel- oder Ganzpackungen und zum Halbbade überzugehen. Tobias[1] empfiehlt für solche Fälle zunächst trockene Einpackungen kombiniert mit einem Rückenschlauch, durch den warmes Wasser von 38—40⁰ fließt, und außerdem Teilwaschungen von anfänglich 24⁰, später kälterer Temperatur.

Von sonstigen Bädern kommen zur Behandlung der Basedowkranken vor allem Sauerstoffbäder oder Luftperlbäder in Betracht. Wir haben dieselben oft mit sehr gutem Erfolge hier angewandt (3mal wöchentlich mehrere Wochen lang). Die Kohlensäurebäder kommen vorzugsweise als natürliche CO_2-Bäder in Badeorten bei Basedowkranken zur Anwendung; ihre Indikation ist durch ihren im ersten Abschnitte erwähnten Einfluß auf das vegetative und endokrine System gegeben. Auch mit Kohlensäure-Gasbädern wurden gute Erfolge erzielt (Kretschmer und Wessel[2]).

---

[1] Z. physik. u. diät. Ther. **12**, 82 (1909).
[2] Med. Klin. **1929**, Nr. 4.

C. Erkrankungen der peripheren Nerven.

1. Neuralgien und Neuritiden.

Bei der Therapie der Neuralgien mit oder ohne neuritischen Erscheinungen ist immer die Berücksichtigung des ätiologischen Momentes das erste Erfordernis. Mechanische Ursachen (Tumoren, entzündliche Infiltrationen usw.), Stoffwechselkrankheiten, wie Diabetes oder Gicht, chronische Infektionskrankheiten (Lues, Malaria usw.), Intoxikationen u. dgl. müssen, wenn sie als Ursache anzunehmen sind, vor allem in der üblichen Weise behandelt werden. Soweit diese Behandlung eine physikalische ist, wird sie an anderer Stelle Erwähnung finden. Aber es bleiben sehr viele Fälle übrig, in denen derartige Grundleiden entweder einer speziellen Behandlung nicht mehr zugänglich sind (Neuralgien und Neuritiden nach Grippe oder sonstigen Infektionskrankheiten) oder wo überhaupt die Neuralgie mangels besonderer Ursachen als „genuin" zu betrachten ist. Auch die durch Erkältung oder Überanstrengung hervorgerufene Neuralgie gehört hierher. In allen diesen Fällen bilden die physikalischen Maßnahmen das wichtigste therapeutische Agens. Narkotische oder antineuralgische Medikamente sind ja bei starker Schmerzhaftigkeit oft nicht zu entbehren, aber doch vielfach von nur vorübergehender Wirkung. Auf die neuerdings mehr und mehr in Aufnahme kommende Injektionstherapie in Form der Infiltration oder der unspezifischen Reizkörperbehandlung kann hier natürlich nicht näher eingegangen werden; keineswegs ist sie aber ein Allheilmittel.

Die physikalische Therapie der Neuralgien und Neuritiden zerfällt in eine lokale und in eine allgemeine; die Anwendung von Allgemeinprozeduren ist vor allem dann indiziert, wenn eine rheumatische Erkrankung als Ursache anzunehmen ist oder sonstige durch allgemeine hydrotherapeutische Maßnahmen zu bekämpfende Momente (Stoffwechselerkrankungen, toxische oder infektiöse Schädigungen der Nervensubstanz) vorliegen. Als Allgemeinprozeduren kommen hier fast ausschließlich Wärmeanwendungen in Betracht. Bei der Applikation von Vollbädern gilt hier die Regel, die Temperatur nicht zu heiß zu wählen, besonders im Anfange nicht, solange die Reizbarkeit der erkrankten Nerven sehr groß ist. Man beginnt mit Vollbädern (eventuell mit Sole- oder Fichtennadelzusatz) von 36—38⁰ Temperatur; erst später, besonders wenn das Leiden bei milderer Behandlung nicht weichen will, kann man dann mit der Temperatur auch bis 40⁰ und darüber steigen; hierbei haben sich, namentlich bei Ischias, die Transkutanbäder gut bewährt.

Einfacher in der Anwendung als diese mit Schwitzpackung verbundenen Vollbäder sind die Bett-Lichtbäder und -Heißluftbäder. Sie kommen für jedes Stadium der Erkrankung in Betracht, besonders auch bei durch Infektion oder Intoxikation bedingten Neuralgien, und sie haben den Vorzug, auch bei Bettlägerigen anwendbar zu sein. Ist der Patient ohne Schaden transportabel, dann sind Lichtkastenbäder, in hartnäckigen Fällen auch Sand-, Schlamm- und Moorbäder empfehlenswert.

Auf die lokalen Prozeduren werden wir bei Besprechung der einzelnen Neuralgieformen näher zurückkommen. Hier sei nur allgemeingültig gesagt, daß im ersten akuten Stadium die milderen lokalen thermischen Anwendungen zu bevorzugen sind. Neben Prießnitzschen Umschlägen kann man im Anfangsstadium bald schon leichtere lokale Hitzeanwendungen vornehmen, in Form von heißen Kompressen, Thermophoren, heißen Sandsäcken, Heißluftduschen, während intensiver wirkende thermische Prozeduren, wie Fangoumschläge und Diathermie, erst später, nach Abklingen der ersten Reizerscheinungen, zu empfehlen sind. Lokale Kälteapplikationen, am besten in Form von wechselwarmen Prozeduren, eignen sich fast ausschließlich erst für die späteren Stadien, können aber dann, wie z. B. die schottische Dusche bei der Ischias, oft von entscheidender therapeutischer Wirkung sein. Eine besondere Stellung nehmen die felderweisen Quarzlichtbestrahlungen ein (S. 132), sie sind als nichtreizende Prozedur in allen Stadien allein oder in Kombination mit sonstigen Maßnahmen anwendbar.

Die Elektrotherapie erfolgt bei Neuralgien meist in Form der Galvanisation. Neben der Galvanisation können in älteren Fällen, namentlich auch bei Neuralgien oberflächlich gelegener Nerven, auch die Hochfrequenzströme in Form der Funkenbehandlung oder Effluvienapplikation als Ableitungsmittel gute Dienste leisten. Die Massage, die ebenfalls in der Therapie der Neuralgien eine große Rolle spielt, kommt nur in späteren Stadien zur Anwendung; sie wird teils manuell ausgeübt, unter besonderer Berücksichtigung der Zirkelreibungen und der Erschütterungen, teils in Form von Vibrationsmassage, und sie erstreckt sich sowohl auf die Nervendruckpunkte wie auch auf das ganze Ausbreitungsgebiet der erkrankten Nerven.

Ischias.

Die Ischias nimmt unter den für die physikalische Behandlung geeigneten Neuralgieformen den wichtigsten Platz ein. Wir haben zwar schon vorher auf die Bedeutung der Erforschung des ätiologischen Momentes für die Neuralgiebehandlung im allgemeinen hingewiesen, möchten aber doch hier noch einmal hervorheben, daß eine primäre oder idopathische Ischias nur dann zu diagnostizieren und als solche zu behandeln ist, wenn sicher sonstige Ursachen auszuschließen sind; und daß namentlich in keinem Falle von Ischias die Untersuchung per rectum bzw. per vaginam unterlassen werden darf, um nicht Tumoren, Beckenexsudate, Uterusdislokationen, Prostataerkrankungen usw. zu übersehen. Auch an tuberkulöse Erkrankungen des Kreuzbeines bzw. der Synchrondrosis sacro-iliaca muß bei jüngeren Individuen, besonders wenn sie sonstige Zeichen von Tuberkulose aufweisen, gedacht werden. Vor allem aber denke man bei älteren Patienten an eine Arthrosis deformans des Hüftgelenkes (Prüfung der bei echter Ischias bei gebeugtem Knie stets freien Beweglichkeit des Gelenkes, der Druckempfindlichkeit an der Vorderseite des Gelenkes, eventuell Röntgenbild). Sind derartige Momente nicht eruierbar, so hat man sich auch noch vor Verwechslungen mit Neuralgie anderer Oberschenkelnerven (Femoralis, Cutaneus femoris externus) zu hüten.

Im ersten akuten Stadium eines Ischiasanfalles ist absolute Bettruhe und Sorge für regelmäßige Stuhlentleerung das Haupterfordernis. Von physikalischen Maßnahmen kommen zunächst neben warmer Umhüllung des erkrankten Beines lokale Wärmeappli-

kationen in Anwendung: heiße Kompressen in Form von Dampfkompressen, heißen Sandsäcken, Thermophoren und ähnlichem.
Eingreifendere Maßnahmen, bei denen der Patient aus dem Bette transportiert werden muß, sind zu allererst noch nicht gestattet. Schon sehr
bald kann man dann zu Bett-Lichtbädern oder Heißluftbädern
im Bett übergehen, die man hauptsächlich auf den Unterkörper einwirken läßt. Unter all den vielen physikalischen Mitteln,
welche gegen die Ischias angewandt zu werden pflegen,
möchten wir diese Bett-Lichtbäder bzw. die Bett-Heißluftbäder als das am häufigsten wirksame Heilmittel bezeichnen, das den großen Vorzug hat, auch schon in frischen
Fällen fast stets dem Patienten Erleichterung zu bringen.

Prießnitzsche Umschläge um das erkrankte Bein werden im ersten
akuten Stadium meist nicht vertragen, sind aber in hartnäckigeren älteren
Fällen oft von guter Wirksamkeit; man wendet sie hier am besten mit
Alkoholzusatz an (1 Teil Alkohol auf 3 Teile Wasser oder Bespritzen der
feuchten Kompresse mit Spiritus oder Franzbranntwein).

Da die Ischias selten, auch unter der genannten Behandlung, innerhalb kurzer Zeit ausheilt, sondern das Leiden fast immer viel hartnäckiger
ist, so erfordert es dementsprechend auch eine eingreifendere Behandlung.
Von hydrotherapeutischen Prozeduren, die dann weiterhin in Betracht
kommen, seien die warmen Vollbäder von 37—40⁰ in erster Linie genannt, da sie überall ausführbar sind. Man läßt in diesen Bädern nach
Briegers Vorschrift den Patienten vorsichtige Streckübungen des
Beines und Streckungen des Rumpfes ausführen; auch leichte
Massage der Schmerzpunkte kann in späteren Stadien des Leidens
zweckmäßigerweise im Bade ausgeführt werden. Die nähere Technik
dieser sogenannten „Bewegungsbäder", die am besten in einer besonders
großen Wanne gegeben werden, ist im systematischen Teile bereits beschrieben worden (S. 45). Die Dauer des Bewegungsbades beträgt
20 Minuten bis $^1/_2$ Stunde; am Schlusse kann man durch Zufließenlassen
von kaltem Wasser das Bad auf 34—32⁰ kurz abkühlen. Eine tiefere
Abkühlung, wie überhaupt die Anwendung von Kälteprozeduren, ist jedoch in diesen früheren Stadien der Ischias noch durchaus kontraindiziert.
Neben den warmen Vollbädern können auch bei längerem Verlaufe der
Krankheit die elektrischen Lichtbäder noch weiter als Allgemeinprozedur verwandt werden.
Von vorzüglicher Wirkung sind ferner in hartnäckigen Fällen von
Ischias die Sandbäder, in denen der Patient mit dem ganzen Unterkörper in den heißen Sand eingegraben wird und etwa $^1/_2$ Stunde lang
schwitzt. Die Sandbäder werden, da sie immerhin angreifend sind, nicht
öfter als 3mal wöchentlich gegeben, an den anderen Tagen werden statt
dessen Dampfduschen oder örtliche Prozeduren, wie Rotlichtbestrahlung, Galvanisation, angewandt. Wo Einrichtungen dazu vorhanden
sind, lassen sich statt der Sandbäder auch die Moorbäder verwenden.
Der Fango ist ebenfalls ein sehr wirksames therapeutisches Mittel in der
Ischiasbehandlung; er eignet sich aber nur für die älteren Formen. Sehr

wirksam erweisen sich, auch schon in frischeren Stadien, besonders aber in älteren hartnäckigen Fällen die Transkutanbäder; kräftige Konstitution des Patienten, intaktes Zirkulationssystem und klinische bzw. häusliche Behandlung unter Mithilfe einer erfahrenen Pflegeperson sind aber hier Vorbedingung für den Erfolg.

Die eben erwähnte Dampfdusche leistet bei der Ischiasbehandlung sehr Gutes, besonders in solchen Fällen, wo sich die Affektion hauptsächlich auf einen Teil des Nervenverlaufes beschränkt (Gesäßgegend, sogenannte „Wurzelischias"). Man läßt die Dampfdusche 15—20 Minuten lang auf die befallene Gegend einwirken und kühlt darnach durch Abwaschen mit lauwarmem bis kaltem Wasser, mit einer ebenso temperierten Fächerdusche ab oder schließt ein Bewegungsbad an die Dampfdusche an. Die Dampfdusche mit der kalten Strahldusche zu kombinieren und somit eine schottische Dusche zu applizieren, ist erst in späteren Stadien der Ischias zweckmäßig. In frischeren, erst wenige Wochen alten Fällen riskiert man, durch diesen starken Reiz eine Verschlimmerung herbeizuführen, und deshalb möchten wir den Gebrauch der schottischen Dusche mehr für die älteren, chronischen Fälle und außerdem für kräftige, gut reagierende Patienten reserviert wissen. Am besten wendet man die schottische Dusche bei der Ischias in Form der schottischen Wasserstrahldusche an (abwechselnd heiße und kalte Strahldusche unter starkem Druck ($1^{1}/_{2}$—3 Atm.), die bei dem dem Duschenkatheter den Rücken zukehrenden Patienten längs des Verlaufes des Nervus Ischiadicus während 3—5 Minuten appliziert wird. Es wird dabei außer dem thermischen zugleich ein starker mechanischer Reiz ausgeübt, der in ähnlicher Weise wie die Massage die Rückbildung des Krankheitsprozesses anregt. Die namentlich in Badeorten bei Ischias mit Erfolg angewandte Duschemassage beruht in ihrer Wirksamkeit ebenfalls auf einer glücklichen Kombination von thermischem und mechanischem Reiz.

Die Solluxlampenbestrahlung, am besten in Form der Rotlichtbestrahlung, ist bei der Ischias in denjenigen Fällen indiziert, wo der Allgemeinzustand des Kranken (hohes Alter, Herzleiden usw.), ferner starke Reizerscheinungen oder Erkältungsgefahr bei ambulanter Behandlung die Anwendung der bisher genannten Wärmeprozeduren nicht erlauben, und wo Diathermie oder Kurzwellen nicht vertragen werden. Aber auch in sonstigen Fällen leistet die Rotlichtbestrahlung, abwechselnd mit intensiveren Prozeduren angewandt, häufig Gutes; bei vielen mittelschweren Fällen kann z. B. ihre Kombination mit der Galvanisation allein zum Ziele führen. Als unschädliches und doch manchmal noch wirksames Palliativmittel ist das rote Licht auch bei sekundärer Ischias infolge von entzündlichen oder malignen Tumoren zu empfehlen. Die Dauer der Rotlichtbestrahlungen beträgt etwa 20 bis 30 Minuten. Da das Allgemeinbefinden dabei gar nicht affiziert wird, können die Bestrahlungen täglich vorgenommen werden.

Unter den elektrotherapeutischen Methoden zur Behandlung der Ischias steht die Galvanisation an erster Stelle. Nach der Anschauung von Kowarschik ist sie bei der Behandlung der Neuralgien und Neuritiden im allgemeinen, wie der Ischias im besonderen allen anderen elektrischen Behandlungsarten überlegen. Der galvanische Strom hat den Vorzug, daß er schon in einem verhältnismäßig frühen Stadium der Erkrankung zur Anwendung kommen kann, in einer Zeit, in der die Diathermie und Kurzwellenbehandlung noch gegenangezeigt sind.

Wesentlich ist es, daß nicht nur einzelne Stellen, sondern das ganze Bein galvanisch durchströmt wird. Das geschieht am einfachsten durch die Längsgalvanisation, bei der eine Elektrode (200—300 qcm) über dem Gesäß und eine zweite gleich große an der Außenseite des Unterschenkels befestigt werden. Kann der Kranke sitzen, dann ist es vorzuziehen, die Unterschenkelelektrode durch ein Zellenbad zu ersetzen. Noch wirksamer als die Längsdurchströmung erweist sich die Quergalvanisation, die auf S. 156 näher beschrieben und abgebildet wurde. Diese Methode ist wohl technisch ein wenig mühsam, lohnt aber die auf sie verwendete Mühe, indem sie sich selbst in schweren und hartnäckigen Fällen außerordentlich wirksam erweist. Sehr gut sind auch die Stangerbäder, bei denen die Wirkung der Galvanisation mit der eines warmen Bades kombiniert wird.

Im späteren Verlauf der Erkrankung, wenn der Reizzustand sich etwas vermindert hat, kann man einen Versuch mit Diathermie oder Kurzwellenbehandlung machen. In frischen Fällen scheinen diese Methoden nicht angezeigt, weil sie nicht selten die Schmerzen steigern. Dagegen leisten sie in älteren und verschleppten Fällen von Ischias oft Ausgezeichnetes, ebenso bei Personen, die bei einer chronischen Disposition zu Ischias von einer zeitweiligen Verschlechterung des Leidens ohne allzu starke Reizerscheinungen befallen werden. Je frischer die Erkrankung ist, um so vorsichtiger muß man mit der Anwendung der Lang- oder Kurzwellendiathermie sein. Treten trotz Anwendung geringer Stromstärken schon während der Durchwärmung oder unmittelbar nach dieser stärkere Schmerzen auf, so sehe man einstweilen von diesen Behandlungsmethoden ab und verschiebe sie auf einen späteren Zeitpunkt. Die Technik der Diathermie wurde bereits auf S. 233 beschrieben. In ganz ähnlicher Weise kann man die Kurzwellenbehandlung ausführen. Anfangs wird es vielleicht ratsam sein, um die Reizempfindlichkeit des Kranken kennenzulernen, bloß eine Querdurchwärmung der Gesäßgegend mit einer vorne und rückwärts aufgesetzten Elektrode zu machen.

Sind die Schmerzen nicht über das ganze Bein ausgebreitet, sondern mehr oder weniger lokalisiert oder an einzelnen Stellen in besonderer Weise hervortretend, so ist eine örtliche Behandlung mit Hochfrequenzfunken oft nützlich. Sind nach Ablauf einer Ischias Muskelparesen, wie das nicht so selten im Peroneusgebiete vorkommt, zurückgeblieben, so kommt eine Faradisation am besten in Form des rhythmisch unterbrochenen oder schwellenden Stromes zur Anwendung.

Die **felderweise Quarzlicht-Reizbestrahlung,** deren Technik im ersten Abschnitte (S. 132) genauer beschrieben ist, kann bei der Ischias oft mit sehr gutem Erfolge, für sich allein oder mit sonstigen, die Haut nicht reizenden Prozeduren (Lichtbügel, Rotlicht, Diathermie, Kurzwellen) kombiniert angewendet werden. Ein Versuch mit dieser Methode, von der eine exazerbierende Wirkung nicht zu befürchten steht, empfiehlt sich für alle hartnäckigen Fälle von reiner Ischias, wenn die sonstigen Methoden nicht ausreichen.

Die Massage spielt bei der Behandlung der Ischias eine wichtige Rolle, nur ist eine sorgfältige Indikationsstellung dabei unbedingtes Erfordernis. Es darf keinesfalls im akuten und subakuten Stadium massiert werden, sondern erst nach längerem Bestehen der Krankheit und nach Verschwinden der stärksten Reizerscheinungen; als brauchbarer Maßstab dafür kann das Schwinden des Druckschmerzes angesehen werden. Auch muß man dann noch vorsichtig tastend vorgehen, um keinen Schaden anzurichten. Anderseits bringt aber die Massage in sehr hartnäckigen Fällen oft endlich die Heilung herbei bzw. sie beschleunigt sie wesentlich, wenn alle sonstigen Methoden nicht mehr weiterhelfen. Die ersten Massagehandgriffe werden, wie erwähnt, zweckmäßigerweise im warmen Vollbade (Bewegungsbade) ausgeführt; hier wie bei der Duschemassage sind sie am wenigsten schmerzhaft und verhältnismäßig schon frühzeitig anwendbar. Auch die Vibrationsmassage eignet sich gut für den Beginn der mechanischen Behandlung der Ischias, da sie keinen so energischen Eingriff für den Nerven selbst bedeutet wie die manuelle Massage, anderseits aber doch oft auffallend schmerzstillend wirkt.

Die manuelle Massage besteht in anfangs milden, später energischeren Druckstreichungen längs des ganzen Nervenverlaufes, ferner in Reibungen, Vibrationen, Klopfungen und Knetungen an den typischen Schmerzpunkten; außerdem wird die ganze Muskulatur im Ausbreitungsgebiete des Nerven mit Streichungen, Knetungen und Klopfungen bearbeitet. Alle diese Handgriffe werden in Bauchlage des Patienten ausgeführt; am Schlusse der Sitzung läßt man den Kranken sich auf den Rücken legen, nimmt zunächst eine leichte Massage der Streckseite des erkrankten Beines vor und beschließt die Sitzung mit mehrmaliger vorsichtiger passiver Beugung des Beines im Hüftgelenk bei gestrecktem Knie. Bei dieser Bewegung, durch die bekanntlich der Nerv gedehnt wird, wird das Bein so weit erhoben, bis der Patient angibt, Schmerz zu empfinden, dann legt man das Bein wieder hin und wiederholt die Prozedur ein- bis zweimal.

Nicht nur diese milde Form der unblutigen Dehnung des Nerven, sondern die ganze Ischiasmassage ist im Anfange oft schmerzhaft. Wenn aber die Massage therapeutisch wirksam ist, so sind die Schmerzen nur vorübergehende, und der Patient spürt oft nach der ersten Sitzung schon, jedenfalls nach mehreren Sitzungen, deutliche Erleichterung. Halten dagegen die Schmerzen nach der Massage dauernd an, oder werden dadurch die Beschwerden gar gesteigert, so ist das ein Zeichen dafür, daß die Massage zu früh begonnen worden oder überhaupt kontraindiziert ist; man muß sie dann aussetzen bzw. auf einen späteren Zeitpunkt verschieben.

Oft ist es zweckmäßig, im Anschlusse an die Massage, besonders in älteren Fällen, neben der schon beschriebenen manuellen Dehnung auch vorsichtige aktive Übungen vornehmen zu lassen, bei denen eine leichte Dehnung des Nerven erfolgt. Dazu eignen sich Bein-Spreizübungen verschiedener Art, die alle bei durchgedrücktem Kniegelenk vorgenommen werden. Man läßt diese Übungen aber nicht nur mit dem erkrankten Beine, sondern auch mit dem gesunden ausführen, denn gerade auch hierbei erfolgt eine leichte Dehnung des Nerven an der anderen Seite, wofern man darauf achtet, daß auch das stehenbleibende kranke Bein im Kniegelenke gestreckt bleibt.

Zur vorsichtigen Dehnung des Nerven eignet sich auch sehr gut ein von Goldscheider zu diesem Zwecke angegebener Ischiasstuhl. Auf demselben wird der Patient mit gestrecktem, nur im Hüftgelenk gebeugtem Bein gelagert; das Brett, auf dem das kranke Bein liegt und das an einer Zahnstange verstellbar ist, wird so weit nach oben gestellt, bis der Patient eben leichten Schmerz empfindet; in dieser Lage verbleibt dann der Kranke zunächst 2 Minuten, später 5—10 Minuten lang. Es braucht wohl nicht betont zu werden, daß auch diese Prozedur erst in den späteren Stadien der Ischias indiziert ist.

Neben diesen einfachen mechanotherapeutischen Eingriffen kommt die Behandlung der Ischias mit medikomechanischen Apparaten erst in zweiter Linie in Betracht. Doch ist sie in den späteren Stadien ein wirksames Unterstützungsmittel der sonstigen Therapie, vor allem dient sie auch zur Bekämpfung der Atrophie der Muskulatur des erkrankten Beines. Alle für Beinübungen bestimmten aktiven und passiven Apparate kommen hierbei in Frage, unter spezieller Berücksichtigung derjenigen, bei denen die Bewegungen im Hüftgelenke mit gestrecktem Knie ausgeführt werden; namentlich der Zanderapparat B 1 (Beugung des gestreckten Beines im Hüftgelenke) läßt sich hierzu gut verwenden.

Die Anwendung der Radiumemanation in Form von Trink-, Bade- und Inhalationskuren ist bei der Ischias von einer Reihe von Autoren empfohlen worden. Auch die Stangerbäder wurden bei Ischias von verschiedenen Seiten mit gutem Erfolge angewendet (Peemöller, Mißke und Scholtz, Wedekind).

Was die Balneotherapie der Ischias betrifft, so kommen dafür vorzugsweise die älteren verschleppten Fälle in Frage. Die Wirkung einer Bäderkur ist hier oft eine sehr eklatante; es eignen sich für solche Kranke vor allem die indifferenten Thermen (Wildbad, Gastein, Ragaz, Teplitz usw.) und die Kochsalzthermen (Baden-Baden, Wiesbaden), ferner die Schwefelthermen (Aachen, Nenndorf, Pistyan, Trenczin-Teplitz u. v. a.), die stark radioaktiven Quellen von Oberschlema, Brambach, Joachimsthal), sowie die Moor- und Schlammbäder. In minder schweren Fällen können auch Kuren mit temperierten Solbädern (Oeynhausen) oft recht Gutes leisten. Sehr heiße Badetemperaturen (über 39⁰) werden bei diesen Bäderkuren überhaupt meist vermieden.

Von den Begleiterscheinungen der Ischias sei hier nur kurz noch die so häufige Skoliosis ischiadica erwähnt. Sie erfordert meist keine besondere Behandlung, denn im Maße, als die Ischias abheilt, geht auch die Skoliose in der Regel von selbst zurück. Doch kann man diese Rückbildung bei hochgradiger Skoliose, aber nur, wenn sonstige Gymnastik schon gut vertragen wird, durch entsprechende Übungen, welche einen Ausgleich der Skoliose zum Ziele haben, unterstützen.

Sonstige Neuralgien.

Die **Trigeminusneuralgie** gehört zu den hartnäckigsten und der physikalischen Behandlung am schwersten zugänglichen Neuralgieformen.

Immerhin sind hier physikalische Methoden der palliativen intern-medikamentösen Therapie mindestens ebenbürtig, wenn nicht überlegen; schwere Fälle sind allerdings nur den modernen Injektionsmethoden und der chirurgischen Therapie zugänglich. Handelt es sich um frischere Fälle, wo eine rheumatische Ursache anzunehmen ist, so ist zunächst eine Allgemeinbehandlung mit elektrischen Lichtbädern oder sonstigen Schwitzprozeduren empfehlenswert. Auch das Kopf-Lichtbad kommt hier in Frage. Im übrigen sind aber bei der örtlichen Wärme-behandlung, sowohl in frischen wie in den chronischen Fällen, starke Hitzegrade zu meiden. Am besten haben sich uns bei älteren wie frischeren Formen die lokalen Blaulichtbestrahlungen (blaue Mininlampe oder blaues Solluxlicht) bewährt; man vermeide dabei aber eine intensive Erwärmung der Wange.

Sehr vielfach wird auch die Elektrotherapie angewendet. Zunächst wäre ein Versuch mit dem galvanischen Strom zu machen, der am besten mit Hilfe einer halbmaskenartigen Elektrode zur Anwendung kommt, wie dies auf S. 154 beschrieben wurde. Die Stromstärke sei mäßig stark, die Behandlungszeit betrage durchschnittlich 20 Minuten. Will man die Gal-vanisation eindrucksvoller gestalten, so kann man sie mit einer ionto-phoretischen Einführung von Chininum hydrochloricum in 1%iger Lösung von der Anode aus verbinden. Von der Akonitin-Ionto-phorese, wie sie von französischen Autoren empfohlen wird, möchten wir mit Rücksicht auf die Möglichkeit einer Intoxikation abraten.

Bei der Behandlung der **Okzipitalneuralgie** kommen ebenfalls wieder in erster Linie Blaulichtbestrahlungen und Galvanisation in Anwendung. In älteren hartnäckigen Fällen kann hier aber auch die Diathermie und namentlich die Kurzwellentherapie Gutes leisten, und häufig ist ferner die örtliche Hochfrequenzbehandlung von rascher Heil-wirkung bei diesen älteren Formen.

Die **Interkostalneuralgie** kann schon im ersten akuten Reizstadium, solange noch Herpes-zoster-Eruptionen bestehen, mit milden Blau-lichtbestrahlungen angegangen werden. Nach Abheilung des Herpes kann man daran noch Galvanisation anschließen, und in dem späteren Stadium erzielt man ferner mit der Diathermie häufig schöne Resultate.

Eine ihrer Häufigkeit wegen praktisch sehr wichtige Neuralgie-form ist die **Brachialgie,** häufig als Neuritis brachialis auftretend und nicht selten kompliziert mit gleichzeitiger Periarthritis humero-scapularis. Eine zweckmäßig geleitete physikalische Behandlung kann sich hier sehr dankbar erweisen und das an sich meist sehr hartnäckige Leiden wesentlich abkürzen und lindern.

Im ersten akuten Reizstadium der Brachialgie kommt von physi-kalischen Maßnahmen zunächst die Blaulichtbestrahlung in Be-tracht. Verhältnismäßig bald werden dann auch lokale Heißluft-bäder des Schultergelenkes vertragen (der entsprechende Spiritus-Heiß-luftapparat oder der Tyrnauersche Schulterapparat eignen sich dafür am besten), die man aber anfänglich nicht täglich, sondern jeden zweiten Tag anwendet; zur Beruhigung kann man hinterher eine Blaulichtbestrahlung (Minin-Lampe) von etwa 10 Minuten Dauer anschließen. Die Quarzlicht-Reizbestrahlung, deren Technik auf S. 133 angegeben ist, kann ebenfalls schon in früheren Stadien mit Erfolg angewendet werden; doch ist sie zwecklos bei Komplikation mit Periarthritis. Bei letzterer hat sich uns die Dampfdusche mit anschließender Blaulichtbestrahlung oft als nützlich erwiesen. In analoger Weise wie bei der Ischias wenden wir auch hier zunächst den galvanischen Strom an, am besten in Form einer Längsdurchströmung, wobei eine Elektrode auf die Nackengegend oder den Plexus brachialis gelegt und die zweite Elektrode durch ein Zellenbad gebildet wird, in das der Unterarm taucht. Später kann man einen vorsichtigen Versuch mit einer Diathermie oder einer Kurzwellenbehandlung machen, bei denen der Arm gleichfalls der Länge nach durchwärmt wird.

Nicht zu vergessen ist, daß neben diesen örtlichen Prozeduren in hartnäckigen Fällen auch eine allgemeine Wärmeanwendung die Heilung wesentlich beschleunigen kann. Als solche kommt vor allen Dingen das elektrische Lichtkastenbad (1—2mal wöchentlich) in Betracht; auch von den Transkutanbädern haben wir bei hartnäckiger Brachialgie verschiedentlich schöne Erfolge gesehen.

2. Polyneuritis.

Die Polyneuritis erfordert vor allem die Behandlung des Grundleidens. Eine solche ist, soweit es sich um physikalische Maßnahmen handelt, besonders bei toxischer Ätiologie des Leidens möglich; so ist bei der Bleineuritis niemals eine Allgemeinbehandlung mit Schwefelbädern oder elektrischen Lichtbädern zu versäumen, ebenso bei der Arsenneuritis und der heute recht seltenen Quecksilberneuritis. Bei anderen toxischen Neuritiden, wie bei der Alkoholneuritis, besteht die ätiologische Therapie in Weglassen der Noxe, bei der gichtischen und diabetischen Neuritis in entsprechender Diät. Bei den Neuritiden nach Infektionskrankheiten kommt in einem Stadium, wo sie einer eingreifenderen physikalischen Behandlung zugänglich werden, eine ätiologische Behandlung, falls es sich nicht um Syphilis oder Malaria handelt, gewöhnlich nicht mehr in Betracht. Aber auch hier versuche man, ebenso wie bei den toxischen Neuritiden, falls es der Allgemeinzustand des Patienten irgendwie gestattet, zunächst durch einige Schwitzprozeduren (am besten Bettlichtbäder, in schweren Fällen, z. B. bei Alkoholneuritis, auch Transkutanbäder) die Ausscheidung des eventuell noch im Körper vorhandenen schädlichen Agens zu begünstigen. Zugleich wirken diese Bäder durch Anregung der Zirkulationsverhältnisse auf die Rückbildung des Krankheitsprozesses fördernd ein und sie üben weiter durch Schmerzstillung eine günstige Wirkung aus. Gestattet der Allgemeinzustand die Anwendung von Schwitzprozeduren nicht, so werden die genannten Indikationen durch lauwarme Vollbäder (mit Salz- oder Fichtennadelzusatz), wenn auch nicht in so wirksamer Weise wie durch Schwitzbäder, erfüllt. Verhältnismäßig frühzeitig kann bei der Polyneuritis, besonders wenn sie im Krankenhaus behandelt wird, die Galvanisation zur Anwendung kommen, und zwar sowohl in Form des Vierzellenbades als auch des elektrischen Vollbades. Jenes konzentriert den Strom vorzugsweise auf die Arme und Beine; man wird es also dort vorziehen, wo die Schmerzen, bzw. die Paresen hauptsächlich in den Extremitäten ihren Sitz haben. Die elektrischen Vollbäder haben wieder den Vorteil, daß sie die Galvanisation mit einer allgemein thermischen Einwirkung, einem warmen Bad verbinden, dessen Temperatur und Dauer nach Wunsch abgestuft werden kann. Verwendet man Stangerbäder, wie das besonders empfehlenswert ist, so kommt zu der elektrischen und thermischen Komponente noch der chemische Hautreiz durch den Zusatz des Badeextraktes, der sicherlich die Heilwirkung unterstützt. Man hat somit in den elektrischen Bädern ein vielseitig abstufbares und anpassungsfähiges Mittel von großer Wirksamkeit. Die Allgemeinbehandlung macht jedoch die örtliche Elektrotherapie nicht überflüssig, denn nur durch sie läßt sich in der gewünschten Weise auf bestimmte, besonders ergriffene Nerven- und Muskelgruppen einwirken.

In weiterer Folge kommen bei der Polyneuritis die Diathermie und Kurzwellentherapie zur Anwendung, die in ihrer Wirkung den thermischen Methoden nahestehen. Auch sie werden vor allem in Form einer allgemeinen Diathermie, bzw. allgemeinen Kurzwellenbehandlung auf dem Kondensatorbett zur Ausführung kommen, wobei die Wärmewirkung in bezug auf Intensität und Dauer dem jeweiligen Krankheitszustand des Behandelten angepaßt werden muß. Man kann sie von dem mindesten Grad (großes Solenoid) bis zur stärksten Hyperthermie steigern. Sind Lähmungen vorhanden, so werden sie nach den allgemeinen Grundsätzen der Lähmungstherapie behandelt.

Im Anschlusse an alle diese Maßnahmen ist nach Schwinden der anfänglichen Schmerzhaftigkeit so bald wie möglich die Massage zur Bekämpfung der Muskelatrophien und zur Verhütung von Kontrakturen anzuwenden. Bei drohenden Kontrakturen wirken auch in den Vollbädern ausgeführte Bewegungen günstig ein. Später, im Stadium der Abheilung, sind dann oft noch medikomechanische Übungen, ferner Gehübungen bei Lähmung der unteren Extremitäten zur Beschleunigung der Wiederherstellung der Funktion empfehlenswert.

So stehen eine Reihe von physikalischen Maßnahmen zur Behandlung der Polyneuritis zur Verfügung. Die Kur wird sich in allen schwereren Fällen über mehrere Monate erstrecken müssen und erfordert nicht selten einen gewissen Wechsel in den verschiedenen Prozeduren. Aber in der großen Mehrzahl der Fälle lohnt schließlich die wenn auch langsam sich einstellende Wiederherstellung die aufgewandte Mühe und Zeit.

3. Isolierte periphere Lähmungen.

Bei isolierten Lähmungen der peripheren Nerven traumatischen, rheumatischen, infektiösen oder toxischen Ursprungs bildet die hauptsächlichste Behandlungsmethode (neben eventueller ätiologischer Therapie bei den infektiösen und toxischen Formen) die Elektrotherapie. Dabei kommt sowohl der galvanische wie der faradische Strom zur Anwendung. Beide Stromformen haben eine tonussteigernde Wirkung und fördern die Wiederherstellung der willkürlichen Beweglichkeit, wie nicht nur klinisch, sondern auch durch das Tierexperiment nachgewiesen werden konnte. Zur Tonussteigerung kommt bei dem faradischen Strom noch die kontraktionsauslösende Wirkung, die es gestattet, effektive Muskelkontraktionen unabhängig vom Willen des Kranken zu erzeugen. Dadurch ist die Möglichkeit gegeben, paretische, aber auch vollkommen gelähmte, der willkürlichen Bewegung unfähige Muskeln einer systematischen Übungstherapie zu unterwerfen. Auf diese Weise wird nicht nur einer Atrophie vorgebeugt, sondern auch die Wiederherstellung der normalen Beweglichkeit in hohem Maße gefördert.

Über die Grundlagen der elektrischen Lähmungsbehandlung wurde bereits im allgemeinen Teil ausführlich gesprochen und es sei daher, um Wiederholungen zu vermeiden, auf diese Darstellung (S. 165) verwiesen. Dort wurde auch das Nötige über die Technik der Behandlung gesagt.

In den meisten Fällen wird man zunächst den galvanischen Strom zur Anwendung bringen. Die Behandlung kann und soll möglichst frühzeitig einsetzen, um einer Atrophie der Muskeln rechtzeitig zu begegnen. Die Galvanisation wird vor allem bei schweren Lähmungen mit Entartungsreaktion am Platz sein, bei denen die Muskeln auf den faradischen Strom nicht reagieren. Später, wenn die faradische Erregbarkeit wiederkehrt, kann man mit der Elektrogymnastik beginnen. Bei schlaffen Lähmungen ist eine diffuse Massengalvanisation zulässig, bei spastischen Lähmungen dagegen ist eine selektive Gymnastik die Methode der Wahl.

In vielen Fällen kann man die Wirkung der Elektrotherapie erhöhen, wenn man sie mit einer lokalen Wärmeanwendung verbindet. Diese fördert durch die Erweiterung der Gefäße und die Besserung der lokalen Ernährungsverhältnisse die Wiederkehr der willkürlichen Beweglichkeit. In diesem Sinn werden auch die Diathermie und die Kurzwellenbehandlung in der Lähmungstherapie mit Erfolg angewendet.

Die lokale Wärmeapplikation erfolgt bei den peripherischen Fazialislähmungen in Form von Glühlichtbestrahlungen; auch das Kopflichtbad ist, falls keine Kontraindikation besteht, dazu verwendbar. Bei den übrigen peripheren Nervenlähmungen kommen außerdem örtliche Heißluftbäder, Dampfduschen, Fangopackungen und auch die Diathermie in Betracht. Vorsicht ist geboten bei etwa vorhandenen Sensibilitätsstörungen, wo man sich dann am besten auf objektiv in ihrem Wärmegrad genau kontrollierbare Wärmeprozeduren, wie lokale warme Bäder oder Fangopackungen, eventuell auch Blaulichtbestrahlungen, beschränkt. Bei traumatischen Lähmungen ist bei Anwendung dieser Maßnahmen insbesondere der Ort der Leitungsunterbrechung zu berücksichtigen, namentlich wenn letztere durch Infiltrate, Exsudate, Kallusmassen o. dgl. verursacht ist. Aber auch in sonstigen Fällen wird durch die Wärmehyperämie die Regeneration der Nervenfasern wesentlich unterstützt; außerdem aber eignen sich die Wärmeapplikationen zur Bekämpfung etwaiger sekundärer Kontrakturen.

Neben Elektrotherapie und Wärme ist auch bei diesen Lähmungen die Massagebehandlung zur Bekämpfung von Atrophien und Kontrakturen unbedingt geboten. Später wird es dann oft noch notwendig sein, heilgymnastische und medikomechanische Übungen zu demselben Zwecke und zur Bahnung der Innervation anzuschließen.

D. Erkrankungen des Zentralnervensystems.

a) Gehirnkrankheiten.

Unter den Hirnerkrankungen, in deren Therapie die physikalischen Methoden Anwendung finden, nimmt die Apoplexie die wichtigste Stellung ein. Die physikalische Behandlung kommt dabei weniger im ersten frischen Stadium zur Anwendung, in dem man sich lediglich auf Eisblasen oder kalte Kompressen auf den Kopf beschränken muß, als vielmehr zur Behandlung der Folgezustände der Hirnblutungen, also der **Hemiplegie.** Da die physikalische Behandlung der Hemiplegie nach Gehirnembolie oder nach Thrombose der Hirnarterien im wesentlichen die gleiche ist, so können wir sie mit derjenigen der apoplektischen Hemiplegie zusammen besprechen.

Es ist wichtig, mit der Behandlung der Hemiplegie frühzeitig zu beginnen, um möglichst die Bildung von Kontrakturen zu verhindern. Dazu dient zunächst passende Lagerung, eventuell später auch zeitweilige Schienung der gelähmten Extremität. Schon nach wenigen Wochen nehme man dann vorsichtige passive Bewegungen der Extremitäten vor, vor allen Dingen Streckbewegungen an dem Arme und der Hand. Ebenso kann vorsichtige Massage der gelähmten Extremitäten schon relativ frühzeitig begonnen werden, um die Zirkulation daselbst anzuregen und der Atrophie der Muskulatur vorzubeugen. Mit der Elektrotherapie beginne man etwa 4—6 Wochen nach dem Insult (Galvanofaradisation unter Bevorzugung der Streckmuskeln und sonstiger den Kontrakturen antagonistisch wirkender Muskelgruppen).

Wenn sich der Patient schon mehr erholt hat, frühestens etwa 6 bis 8 Wochen nach dem Insult, empfiehlt es sich, falls von seiten des Allgemeinbefindens und der Kreislauforgane keine Kontraindikation besteht, zur Verhütung von Spasmen und zur allgemeinen Kräftigung etwa 2mal wöchentlich lauwarme Vollbäder von 34 bis höchstens 36⁰ Temperatur zu geben, in denen zunächst passive Bewegungen und später dann auch aktive Bewegungsübungen der gelähmten Extremitäten vorgenommen werden.

Man bezweckt zugleich mit diesen Übungen, den Patienten wieder an die Innervation der gelähmten Muskeln zu gewöhnen, erhaltene Nervenbahnen wieder zu kräftigen und die kompensatorischen Bahnen auf die neue Bewegung einzuüben. Zu Anfang ist es notwendig, während man den Patienten anweist, die betreffende Bewegung auszuführen, ihre Ausführung passiv zu unterstützen. Zur Übung der Innervation bediene man sich dabei ferner der Mitbewegung, d. h. man weise den Kranken an, mit beiden Extremitäten die betreffende Übung zu vollführen; gelingt deren Ausführung auch zunächst nur auf der gesunden Seite, so wirkt die Übung doch auch bahnend auf der Innervation der kranken Seite, und man kann im weiteren Verlaufe oft sehen, daß dann auch auf der kranken Seite, zunächst mit leichter passiver Unterstützung, später spontan, sich die aktive Beweglichkeit allmählich wiederherstellt. Nochmals sei betont, daß wegen der Gefahr der Beugekontraktur vor allem die Streckmuskeln des Armes und des Beines sowie die ebenfalls leicht nachgebenden Auswärtsrotatoren der Hüfte bei diesen Übungen zu berücksichtigen sind. Eine Überanstrengung des Patienten ist natürlich streng zu vermeiden; man darf die Übung zunächst nur wenige Male hintereinander ausführen lassen und höre jedenfalls sofort damit auf, wenn sich etwa infolge der Anstrengung das Gesicht des Patienten zu röten beginnt. Neben diesen aktiven Bewegungsversuchen bleiben aber, besonders wenn sich schon Kontrakturen ausgebildet haben, passive Bewegungen im Bade zur Lösung der Kontrakturen die Hauptsache bei einer derartigen Behandlung.

Auch außerhalb des Bades werden solche aktiven und passiven Übungen im Anschluß an Elektrisierung und Massage vorgenommen.

Recht brauchbar ist ferner ein von P. Lazarus[1] empfohlener Handgriff, der die Entspannung der Arm- und Handmuskeln bezweckt: Man faßt den gelähmten Arm mit beiden Händen an den Fingern an und führt bei möglichst gestrecktem und entspanntem und horizontal gehobenem Arm rasche Schüttelungen des ganzen Armes aus. Auch dieser Handgriff kann schon bei bettlägerigen Kranken angewandt werden.

Statt der einfachen lauwarmen Bäder kann man zur Erhöhung der kräftigenden Wirkung und zur Bekämpfung etwaiger Muskelschmerzen auch Solbäder, Salhumin- oder Fichtennadelbäder verwenden. (Stets sorgfältige Kopfkühlung!)

Was die Elektrotherapie betrifft, so darf man sagen, daß sie in der Praxis eher zu viel als zu wenig angewendet wird. Das bezieht sich besonders auf das so allgemein geübte Faradisieren mit der Rolle, das, wie wir auf S. 167 ausgeführt haben, die Neigung zu Kontraktionen nur fördert. Da die gelähmten Muskeln meist auf den faradischen Strom gut ansprechen, so besteht die zweckmäßigste Form der Elektrotherapie darin, daß man die vorzugsweise gelähmten Muskeln selektiv reizt, am besten mit einem rhythmisch unterbrochenen oder schwellenden faradischen Strom, um ihnen dadurch ein Übergewicht über ihre hypertonisch erregten Antagonisten zu geben. Man wird so insbesondere die Fingerstrecker am Unterarm und die Peroneusmuskeln vom Nervus peroneus aus behandeln, um einer Beugekontraktur der Hand und einer Spitzfußstellung vorzubeugen.

Will man galvanische oder faradische Zellenbäder anwenden, so darf dies nur unter der Bedingung geschehen, daß der benutzte Strom ganz schwach, kaum fühlbar ist, sonst wird auch durch diese Behandlung die Ausbildung der Kontrakturen nur beschleunigt. Viel zweckmäßiger

---

[1] Z. physikal. u. diät. Ther. 5.

würde es sein, die gelähmten Extremitäten einer Diathermie oder Kurzwellenbehandlung zu unterziehen. Leichte Durchwärmungen wirken einerseits entspannend und krampflösend, anderseits beeinflussen sie günstig die Schmerzen, die nicht selten in den gelähmten Extremitäten bestehen. Auch ganz linde Allgemeindurchwärmungen auf dem Kondensatorbett können mit entsprechender Vorsicht zur Anwendung kommen.

Wenn die Kranken bereits das Bett verlassen haben und beweglicher geworden sind, so werden neben den genannten Maßnahmen jetzt die aktiven Übungen noch besonders gepflegt. Die Gehübungen können zunächst mit Unterstützung am Gehstuhl oder Gehbarren ausgeführt werden, dann läßt man den Patienten an zwei Stöcken, an einem Stock und schließlich, wenn möglich, ganz frei gehen. Es ist bei den Gehübungen besonders darauf zu achten, daß der Patient den gelähmten Fuß nach auswärts rotiert und daß er ferner lernt, bei dem Vorwärtsschreiten auch mit dem kranken Bein anzutreten und dieses nicht immer nur nachzuziehen. In diesem Stadium kann man bei jüngeren Personen auch medikomechanische Übungen vornehmen lassen, zunächst Pendel- und Förderungsübungen der Beine und Arme, später geht man dann auch zu dosierten Widerstandsbewegungen über. Jede Überanstrengung ist aber auch hier sorgfältig zu vermeiden.

Während die Gehstörungen bei frühzeitigem Beginn und konsequenter Fortsetzung der Behandlung sich meist zum mindesten bessern lassen, bereitet die Behandlung des gelähmten Armes viel mehr Schwierigkeiten. Man wende auch hier vorsichtig passive Bewegungen an, daneben sind aber auch freie aktive Bewegungen, vor allem wieder der Strecker, dann auch Spreizungen der Finger, fleißig zu üben. Hat der Patient Fortschritte gemacht, so gehe man zu Koordinationsbewegungen, Schreiben mit einem Stift, Erfassen eines Gegenstandes, Auf- und Zuknöpfen des Rockes und ähnlichen Übungen mehr, über.

In der Nachbehandlung der Hemiplegie kommen für die späteren Stadien auch Bäderkuren in Frage; die indifferenten Thermen, Kochsalzthermen und die einfachen und die jodhaltigen Solquellen sind dafür am meisten geeignet. Hohe Badetemperaturen (über 36⁰) sind selbstverständlich bei diesen Affektionen kontraindiziert. Will man mit dieser Behandlung bei der Hemiplegie gute Erfolge erzielen, so ist es allerdings von Wichtigkeit, damit frühzeitig zu beginnen. In Fällen, wo schon viele Monate oder Jahre alte Kontrakturen bestehen, läßt sich gewöhnlich nur wenig ausrichten. Auch allgemeine Dekrepidität des Patienten, starke psychische Benommenheit, höhergradige Arteriosklerose oder Herzleiden sind störende Momente für die Behandlung, insbesondere auch für die Bäderanwendungen. Elektrotherapie und Massage mit nachfolgenden Bewegungen sind aber auch in solchen Fällen fast stets anwendbar.

Bei Hemichorea und bei Hemiathetose infolge von Hemiplegie oder zerebraler Kinderlähmung sind zur Beruhigung indifferente prolongierte Vollbäder, eventuell auch vorsichtige Einpackungen und galvanische

Vierzellenbäder (Anode an der gelähmten Seite) zu empfehlen. Von mechanotherapeutischen Maßnahmen kommen vor allem die rhythmischen Bewegungen an Apparaten oder auch rhythmische Freiübungen (z. B. Stabübungen) in Frage, bei denen der kranke und der gesunde Arm gleichsinnig bewegt werden. Dadurch wird meistens eine gewisse Beruhigung erzielt, während zu frühzeitig vorgenommene Koordinationsübungen die motorische Unruhe noch verstärken können.

Die luetischen Hemiplegien erfordern naturgemäß eine spezifische Behandlung; man beginne aber auch hier frühzeitig mit Elektrotherapie und Massage zur Vermeidung von Kontrakturen, und im übrigen kommen alle für die sonstigen Hemiplegien indizierten physikalischen Maßnahmen zur Anwendung. In älteren Fällen braucht man bei intaktem Herzen mit hydroelektrischen Bädern und medikomechanischen Übungen nicht so vorsichtig zu sein wie nach Hemiplegien infolge von Arteriosklerose; die Erfolge dieser Maßnahmen sind gerade hier oft recht gute.

Die **Paralysis agitans** bietet der Therapie überhaupt und auch der physikalischen Behandlung recht wenig erfreuliche Aussichten. In Anbetracht der Hartnäckigkeit des Leidens und seiner langen Dauer ist man aber häufig genötigt, eine physikalische Behandlung einzuleiten, und kann damit auch, namentlich in beginnenden und nicht zu vorgeschrittenen Fällen, dem Patienten nicht selten Erleichterung für mehr oder minder lange Zeit bringen.

Zur allgemeinen Beruhigung und zur Bekämpfung der Muskelhypertonie können hier lauwarme Vollbäder, eventuell mit aromatischen Zusätzen (Fichtennadelextrakt u. dgl.), zweimal wöchentlich in viertelstündiger Dauer angewandt, sich nützlich erweisen. Energische hydrotherapeutische Anwendungen sind dagegen wegen ihrer erregenden und ermüdenden Wirkung durchaus zu vermeiden. Gute Dienste leisten die von Oppenheim empfohlenen Vierzellenbäder, die nach diesem Autor mit faradischem, nach Laqueur besser mit galvanischem Strom verabfolgt werden. Die Diathermie, wie sie von Cumberbatch und Bordier vorgeschlagen wurde, kommt wohl nur für beginnende leichte Fälle in Betracht, bei älteren Formen wirkt sie ermüdend (Laqueur).

Am geeignetsten erweist sich eine milde Form der Allgemeindiathermie, wobei die Extremitäten der Länge nach durchströmt werden (Fünfplattenmethode). Auch eine allgemeine Behandlung mit Kurzwellen auf dem Kondensatorbett käme in Frage (Auclair und Dausset).

Im Anschlusse an die Vierzellenbäder empfiehlt sich eine leichte Massage der Extremitäten (vorwiegend Streichmassage), die dann mit vorsichtig ausgeführten passiven Bewegungen beendigt wird. Diese Bewegungen dienen vor allem der Entspannung und der Bekämpfung der Muskelhypertonie.

Unter den aktiven Übungen, die zu diesem Zwecke besonders von R. Friedländer[1] angegeben worden sind, wähle man die leichteren und nicht zu anstrengenderen aus. Wir möchten insbesondere als Entspannungsübung die folgende empfehlen: Der Arzt hebt den Arm des Patienten mit seiner Hand

---

[1] Z. physikal. u. diät. Ther. **11**, 468 (1908).

etwas hoch, zieht dann die stützende Hand weg und weist den Patienten an, hierbei seinen Arm möglichst locker auf die Unterlage herabfallen zu lassen (in Nachahmung des Vorgehens, wie es zur Prüfung des Eintrittes der Narkose üblich ist).

Die von Charcot empfohlene Vibrationsbehandlung mit dem „fauteuil trépidant" ist heute zwar nicht mehr gebräuchlich, doch kann in manchen Fällen durch Vibrationsmassage den Patienten nicht unwesentliche Erleichterung gebracht werden, die offenbar auf der entspannenden Wirkung der Vibrationen von möglichst hoher Frequenz beruht.

Die Folgezustände der **Encephalitis lethargica** erfordern, wenn sie unter dem Bilde eines Parkinsonismus auftreten, ebenfalls eine physikalische Behandlung. Auf Grund vielfacher Erfahrung werden hier von Laqueur galvanische Vierzellenbäder mit nachfolgender Massage und passiven Bewegungen empfohlen. Man sieht darnach nicht selten Erleichterungen, ja anhaltende Besserungen. Das gleiche Vorgehen ist ferner bei anderen Formen motorischer Unruhe an den Extremitäten, z. B. bei Hemichorea, angezeigt. Bemerkenswert sind die Erfolge, die Fr. Kraus[1] bei Parkinsonismus durch eine Diathermie des Schädels erzielen konnte. Er durchwärmt in sagittaler Richtung bei entsprechender Individualisierung mit maximalen Stromstärken und schiebt nach jeder Behandlung eine Ruhepause von 1—2 Tagen ein.

Auch lauwarme Vollbäder werden von anderer Seite (Bardachzi[2], Mann[3]) zur Bekämpfung der Muskelrigidität neben Massage und rhythmischen Bewegungen beim Parkinsonismus empfohlen. Anstrengende Wärmeprozeduren sind auch hier kontraindiziert.

Die **Chorea**, welche heute ebenfalls zu den zerebralen Erkrankungen gerechnet werden muß, erfordert vor allen Dingen beruhigende physikalische Allgemeinprozeduren, durch die sich meist der Ablauf der Krankheit beschleunigen läßt. Falls keine Komplikationen von seiten des Herzens bestehen, kann man hier schon frühzeitig hydriatische beruhigende Prozeduren verwenden, und zwar Einpackungen von einer Stunde Dauer oder lauwarme Vollbäder, deren Dauer $^1/_2$—1 Stunde betragen soll. Die wirksamere von beiden Prozeduren ist wohl die Einpackung; es empfiehlt sich, dieselbe zu Anfang zweimal des Tages anzuwenden, später genügt eine einmalige tägliche Applikation. Im Anschluß an die Einpackung können später, wenn die Intensität der Zuckungen schon nachgelassen hat, auch Halbbäder von 34⁰ abwärts angewandt werden. Bestehen Komplikationen von seiten des Herzens oder mit begleitendem Gelenkrheumatismus, so sind die Einpackungen nicht verwendbar; in solchen Fällen haben sich, nachdem der Patient nicht mehr bettlägerig ist, galvanische Vierzellenbäder als recht wirksam erwiesen.

In der Nachbehandlung der Chorea kann auch die Übungsbehandlung verwendet werden, um den vollständigen Rückgang der Erscheinungen

---

[1] Med. Klin. **1929**, Nr. 50.
[2] Med. Klin. **1929**, Nr. 20.
[3] Z. physik. Ther. **27**, 179 (1935) (Ref.).

zu beschleunigen. Man bedient sich dabei vorwiegend der Freigymnastik, wobei man mit einfachen rhythmischen Übungen (z. B. Stabübungen) beginnt und allmählich dann zu komplizierteren Bewegungen übergeht, bei welchen auch auf Koordination besonders zu achten ist. Auch richtig ausgesuchte medikomechanische Übungen können herangezogen werden, wenn dabei auf Gleichmäßigkeit und Rhythmus geachtet wird und anstrengende Widerstandsbewegungen vermieden werden.

Bei der **Epilepsie** kann ebenfalls durch beruhigende, erregbarkeitsherabsetzende Maßnahmen, welche zugleich kräftigend auf den Allgemeinzustand wirken, eine günstige Beeinflussung erreicht werden, und es gelingt zweifellos auch in manchen Fällen, die Häufigkeit der Anfälle durch eine solche hydriatische Kur zu verringern. Zugleich kommt man während der hydrotherapeutischen Behandlung mit geringeren Bromdosen aus als sonst, was von nicht zu unterschätzender Bedeutung ist. Die hydrotherapeutische Kur besteht auch hier wieder in Einpackungen und nachfolgendem Halbbade. Die Dauer der Einpackung beträgt $^3/_4$—1 Stunde, die Temperatur des Halbbades wählt man zu Anfang ziemlich hoch (34—32⁰ Anfangstemperatur), später kann man damit heruntergehen, doch vermeide man alle extrem kalten Anwendungen wegen ihrer erregenden Wirkung. Energische allgemeine Wärmeanwendungen sind hier durchaus kontraindiziert. Vorsichtig dosierte gymnastische Übungen können dagegen oft wohltätig auf das Allgemeinbefinden wirken.

Erwähnt sei noch, daß Determann die Luftbäder, unter Vermeidung extrem kalter Temperaturen, bei Epileptikern anzuwenden empfiehlt. Der Kopf ist dabei vor direkter Besonnung zu schützen.

Die Anwendung der physikalischen Therapie in der Behandlung der **progressiven Paralyse** hat neuerdings erhebliche Bedeutung gewonnen, seitdem mit Erfolg von verschiedenen Seiten versucht worden ist, an Stelle der Malariatherapie durch physikalische Maßnahmen eine künstliche Fiebererzeugung vorzunehmen. Die Methode der physikalischen Hyperpyrexie soll bei Beachtung der Kontraindikationen (Erkrankungen des kardiovaskulären Systems, Alter über 60 Jahre) erheblich ungefährlicher sein als die Malariabehandlung. Nach einer großen amerikanischen Sammelstatistik,[1] welche 4809 Patienten — allerdings nicht nur Paralysekranke — umfaßt, die mit physikalischer Hyperpyrexie behandelt wurden, waren nur 29 Todesfälle, also ungefähr 0,6%, verzeichnen. Bei der Paralyse selbst sahen allerdings einzelne Autoren eine höhere Mortalität,[2] doch blieb die Sterblichkeit auch hier gegenüber der bei der Malariatherapie beobachteten weit zurück. Dagegen gehen die Meinungen darüber noch auseinander, ob die therapeutischen Resultate der physikalischen Fieberbehandlung denjenigen, die durch Malariatherapie erzielt werden, gleichwertig sind. Es scheint, daß bei anderen Formen der Metalues (Lues cerebrospinalis, Tabes) die Verhältnisse günstiger

---

[1] J. amer. med. Assoc. 27. Okt. 1934.
[2] Vgl. Referate in der Z. physik. Ther. **44** u. **45** sowie ein Sammelreferat von Laqueur: Med. Klin. **1934**, Nr. 13.

liegen als bei der Paralyse selbst. Doch ist noch eine längere Beobachtungszeit notwendig, bevor darüber ein abschließendes Urteil abgegeben werden kann.

Die Fieberbehandlung wird grundsätzlich in der Weise vorgenommen, daß durch eine der gleich zu erwähnenden Methoden der allgemeinen Wärmeapplikation, welche durch ihre Art oder Dauer auch wärmestauend wirken, die Körpertemperatur allmählich erhöht und dann mehrere Stunden hindurch auf dieser Höhe erhalten wird. Im allgemeinen soll bei der ersten Sitzung die Körpertemperatur (im Munde gemessen) 39,5° nicht übersteigen. Später geht man dann auf 40°, einzelne Autoren auch bis 41° und selbst 41,5° hinauf; die Dauer des künstlichen Fiebers beträgt, je nach der Applikationsart der Wärme und dem Allgemeinzustand des Patienten, 2—8 Stunden pro Sitzung. Die Behandlungen werden in Abständen von 2—10 Tagen (die kürzeren Intervalle sind bei heißen Bädern, die längeren bei Diathermieerwärmung üblich) wiederholt; die Zahl der Anwendungen schwankt zwischen 10 und 20.

Die bekannteste Methode der künstlichen Hyperpyrexie durch heiße Bäder stammt von F. Walinski[1]: Vor dem Bade erhält der Patient eine intravenöse Injektion von 10 ccm einer 20%igen Kochsalzlösung, um später die Schweißsekretion möglichst einzuschränken und dadurch die Wärmestauung zu fördern. Etwa 5 Minuten nach der Injektion wird der Kranke in ein Bad von 37,5—38° gesetzt, dessen Temperatur innerhalb von 12—30 Minuten auf 41—42° gebracht wird. Die Körpertemperatur, die in dieser Zeit fast immer die gewünschte Höhe erreicht hat, wird dann durch eine trockene Einpackung (Flanellaken und fünf darüber gelegte Wolldecken) bei der Paralyse 5—7 Stunden lang auf dieser Fieberhöhe erhalten. In Nordamerika, wo die Hyperpyrexie viel häufiger als bei uns ausgeübt wird, hat zuerst Neymann die Diathermie zur Erzeugung von Fiebertemperaturen in Vorschlag gebracht. Seine Technik, die im wesentlichen darin besteht, daß zwei große Bleiplatten an der Vorderseite, zwei an der Rückseite des Rumpfes befestigt werden, wobei ein Strom von 2—5 Ampere zur Anwendung kommt, wurde bereits auf S. 220 näher beschrieben. An Stelle der Diathermie haben dann Carpenter, Hinsie, Biermann u. a. die Kurzwellenbehandlung verwendet, die technisch einfacher und bequemer ist. Aber auch bei ihr besteht gleich wie bei der Diathermie eine nicht unbeträchtliche Verbrennungsgefahr. Auch eine gewisse Anzahl von Todesfällen wurde im unmittelbaren Anschluß an die Behandlung beobachtet. Diese Gefahrenmomente lassen es dringend geraten erscheinen, daß derjenige, der die Hyperthermiebehandlung, sei es mit Diathermie, sei es mit Kurzwellen, ausführen will, sich vorerst praktisch mit der Technik dieser Methoden vertraut mache.

In Amerika wird die Fiebertherapie vielfach mit einfacheren Mitteln, als es die Diathermie und die Kurzwellenbehandlung sind, ausgeführt. So wird auf der Mayo-Klinik der sogenannte Kettering-Hypertherm verwendet, ein Heißluftkasten, dessen elektrisch erhitzte Innenluft zur Verstärkung der wärmestauenden Wirkung feucht gehalten wird (W. M. Simpson[2], P. S. Hench und Mitarbeiter[3]).

Der Erfolg der physikalischen Fieberbehandlung der Paralyse zeigt sich nicht nur in klinischer Besserung, sondern ebenso wie bei der Malariatherapie in einem erheblichen Prozentsatz der Fälle auch in der Änderung des Liquorbefundes, der sich bessern und vielfach auch völlig negativ werden kann.

---

[1] Med. Klin. **1928**, Nr. 13; Dtsch. med. Wschr. **1933**, Nr. 11.
[2] J. amer. med. Assoc. 3. Nov. 1934.
[3] Ebenda 13. Mai 1935.

b) Rückenmarkskrankheiten.

Tabes dorsalis.

Auch bei der Tabes dorsalis sind neuerdings von verschiedenen Autoren mit der vorstehend beschriebenen physikalischen Fieberbehandlung beachtenswerte Erfolge erzielt worden. Wir selbst verfügen noch über keine eigene Erfahrung auf diesem Gebiete, und möchten im übrigen hervorheben, daß sich die Indikationen der physikalischen Hyperpyrexie auf Fälle von aktiver, sero- und liquorpositiver Tabes beschränken (Watinski) und daß für die große Mehrzahl der Fälle von stationärer Tabes nach wie vor die sonstige physikalische Therapie in erster Linie in Betracht kommt, welche gerade auf diesem Gebiete eine sehr dankbare Aufgabe findet. Wir können hier naturgemäß eine Rückbildung der pathologischen Veränderungen im Zentralorgan auch durch physikalische Maßnahmen nicht erreichen; wohl aber lassen sich dadurch die Folgeerscheinungen der Erkrankung in mannigfacher Weise bekämpfen; und ferner muß man annehmen, daß, speziell durch die hydrotherapeutischen und balneotherapeutischen Reize, auch der Erkrankungsherd selbst beeinflußt werden kann (jedenfalls auf dem Wege der Zirkulation), daß die erkrankten sensiblen Neurone dadurch in ihrer Ernährung und in ihrer Funktionsfähigkeit gestärkt werden können, so daß also die physikalische Behandlung hier sich keineswegs auf die Rolle eines reinen Symptomatikums beschränkt.

Bei der hydrotherapeutischen Behandlung, von der zunächst die Rede sein soll, gilt als Grundprinzip die Regel, daß exzessive Reize, sowohl intensive Kälte- wie intensive Wärmereize als schädlich für das erkrankte Nervensystem zu meiden sind. Abweichungen von diesem Prinzipe sind nur in seltenen Ausnahmefällen bei lokalen Applikationen zulässig. Die Hauptrolle spielen somit bei der Hydrotherapie der Tabes milde kühle Reize, deren Wirkung wir uns als bahnend auf die noch erhaltenen sensiblen Leitungen sowie ferner als anregend auf die allgemeine Zirkulation und Ernährung und damit auch auf die Ernährung der nervösen Elemente vorstellen müssen.

Unter den hierher gehörigen Prozeduren sind zunächst die Halbbäder zu nennen, die in einer Temperatur von 34—30°, später auch bei resistenten Individuen bis 28° herunter und in höchstens 5 Minuten Dauer angewandt werden. Es ist hierbei besonders auf die Erzielung einer prompten Reaktion bei Vermeidung zu kräftiger mechanischer Reize zu achten. Wir sahen früher sehr häufig nach einer mehrere Wochen hindurch regelmäßig dreimal wöchentlich vorgenommenen Behandlung mit solchen Halbbädern eine weitgehende Besserung nicht nur des Allgemeinbefindens, sondern auch der speziellen Erscheinungen, wie Schmerzen, Parästhesien, Gehstörungen, selbst Blasen- und Mastdarmstörungen[1].

Wenn die Halbbäder nicht vertragen werden, z. B. bei Patienten, bei denen der Ernährungszustand ein schlechter und die Reaktionsfähigkeit der Haut eine mangelhafte ist, ferner im vorgeschritteneren Stadium der Erkrankung, namentlich wenn es mit starken sensiblen

---

[1] Berl. klin. Wschr. **1906**, Nr. 44.

Reizerscheinungen verbunden ist, so kommen zur Bäderbehandlung vor allem die Kohlensäurebäder, die im allgemeinen dieselben Indikationen wie die Halbbäder erfüllen und die in allen Stadien der Krankheit anwendbar sind, in Betracht. Durch den eigentümlichen Hautreiz (Summation kleiner Reize) wirken die Kohlensäurebäder namentlich auf die sensiblen Störungen günstig ein, und sie regen die allgemeine Zirkulation an, ohne durch stärkere thermische oder mechanische Reizwirkungen das Nervensystem zu schädigen. Wir möchten daher die Kohlensäurebäder, zumal sie fast überall in der Praxis auch ohne Hilfsperson anwendbar sind, als eine der wichtigsten physikalisch-therapeutischen Maßnahmen bei der Tabes überhaupt bezeichnen. Sie werden in einer Temperatur von 34—33°, jedenfalls nicht kühler, angewandt, denn es soll ja auch hier jede stärkere Erregung vermieden werden. Die Dauer der Kohlensäurebäder beträgt in der Regel 15 Minuten (zu Beginn eventuell nur 10 Minuten), ihre Zahl pro Woche 2—3; die ganze Kur sei nicht zu kurz bemessen und erstrecke sich auf 15 bis 20 Bäder.

Neben den Kohlensäurebädern sind ferner Sol- und Fichtennadelbäder bei Tabeskranken oft mit Nutzen anwendbar (in einer Temperatur von 34—36° und 15—20 Minuten Dauer), und zwar ebenso zu Anfang wie auch in schon vorgeschrittenen Fällen. Sie eignen sich insbesondere zur Bekämpfung der Schmerzen, zur Lösung des Spannungsgefühles und in den schweren Fällen, wo neben der Ataxie auch schon Paresen vorhanden sind, zur Ausführung leichter aktiver und passiver Bewegungsübungen im Bade. Im allgemeinen sind ihnen jedoch die Kohlensäure- und hydroelektrischen Bäder an Wirksamkeit entschieden überlegen. Man gibt die Sol- bzw. Fichtennadelbäder entweder für sich allein dreimal wöchentlich oder abwechselnd mit den Kohlensäurebädern; jedenfalls darf die Gesamtzahl der beim Tabiker verabfolgten Vollbäder 3 pro Woche nicht überschreiten.

Sonstige hydrotherapeutische Prozeduren, wie feuchte Einpackungen, Duschen und vor allem Schwitzprozeduren (Lichtbäder, Dampfkasten-, Moor-, Sand- und auch Sonnenbäder) sind wegen der Gefahr der Überreizung bzw. der Überanstrengung bei Tabeskranken am besten völlig zu unterlassen. Gelegentlich werden Fangopackungen der Beine gut vertragen; doch ist auch hier Vorsicht wegen der ermüdenden Transpirationswirkung sowie wegen der Verbrennungsgefahr bei Störung des Wärmegefühles geboten.

Was die Elektrotherapie betrifft, so können bei der Tabes fast alle Stromformen mit mehr oder weniger Nutzen zur Anwendung kommen. Das Ziel der Behandlung ist im wesentlichen die Bekämpfung der vielseitigen Schmerzen, der motorischen Störungen und gewisser Ausfallserscheinungen. Um dies zu erreichen, kann man verschiedene Wege einschlagen. Zunächst kann man durch eine Behandlung des ganzen Körpers eine Besserung des Allgemeinbefindens anstreben, also eine konstitutionelle Therapie ausüben, um so etwa vorhandene Krankheitserscheinungen zu bessern. Zu diesem Zweck kommen natürlich nur allgemeine Anwendungen des elektrischen Stromes, wie Vierzellenbäder oder elektrische Vollbäder in Betracht, zu denen sowohl der galvanische wie der faradische Strom benutzt werden können. Die Temperatur des Bades sei möglichst indifferent, höchstens lauwarm (35—36° C), die Stromstärke gerade nur so groß, daß sie von dem Kranken gefühlt wird, da erfahrungsgemäß alle starken thermischen oder elektrischen Reize von den Tabikern schlecht vertragen werden. Die Dauer des Bades, das dreimal wöchentlich wiederholt wird, soll 20 Minuten nicht überschreiten. Als eine besonders zweckmäßige Form des elektrischen Bades wäre das Stangerbad zu empfehlen. Es ist kein Zweifel, daß durch die elektrischen Bäder sowohl die Schmerzen und Parästhesien als auch die motorische Schwäche und die Ataxie in günstiger Weise beeinflußt werden können. Als primitiven Ersatz der elektrischen Bäder, die nicht überall zur Verfügung stehen, hat Laqueur die Faradisation mit der Rolle vorgeschlagen.

Von den allgemeinen Anwendungen des elektrischen Stromes kämen fernerhin die Allgemeindiathermie und die Kurzwellenbehandlung auf dem Kondensatorbett oder im großen Solenoid in Frage. Doch begnüge man sich auch hier mit ganz schwachen Wärmewirkungen, da stärkere Hyperthermien, wie sie von einzelnen amerikanischen und französischen Autoren vorgeschlagen wurden, eine ausgesprochene Verschlechterung des Leidens zur Folge haben können (Kowarschik).

Ein zweiter Weg zur Behandlung der Tabes hat das erkrankte Organ, das Rückenmark selbst, zum Ziel. Hier kommt in erster Linie die Galvanisation in Frage. Da das Rückenmark in die knöcherne, gleichsam isolierende Hülle der Wirbelsäule eingeschlossen ist, so ist es dem elektrischen Strom nicht ganz leicht zugänglich. Die wirksamste Form der Galvanisation besteht wohl darin, daß man das Rückenmark seiner ganzen Länge nach quer durchströmt.

Der Kranke legt sich dabei auf eine etwa vier Finger breite, gut gepolsterte feuchte Elektrode, die vom Nacken bis zum Kreuzbein reicht. Zwei Elektroden in der Größe von je 300 qcm, die gemeinsam an einen Pol des Apparates angeschlossen sind, werden vorne auf Brust und Bauch aufgelegt und mit ein paar Sandsäcken beschwert. Die Rückenelektrode ist grundsätzlich gleicher Art, wie sie zur Quergalvanisation bei der Ischias Verwendung findet, und unterscheidet sich nur in ihren Ausmaßen von dieser. Der Metallstreifen der Elektrode hat eine Größe von 7×45 cm, der ihn umhüllende Frottierstoff, der mit warmem Wasser durchtränkt wird, eine solche von 50×63 cm. Das Zusammenfügen dieser Teile zur gebrauchsfertigen Elektrode ist auf S. 156 näher beschrieben. Die Größe der Elektroden gestattet die Anwendung hoher Stromstärken bei ganz geringer Stromdichte und dementsprechend schwachem Stromgefühl. Die Dauer der Behandlung beträgt durchschnittlich 20 Minuten.

Als ganz ausgezeichnet zur Bekämpfung der lanzinierenden Schmerzen erweist sich nach Kowarschik die Diathermie des Rückenmarks, wobei es meist genügt, sich auf den anatomischen Ausgangspunkt der Schmerzen, auf die Durchwärmung des Hals- oder Lendenmarks zu beschränken.

Diese Behandlung ist, wie auch Gladstone[1] bestätigt, bei lanzinierenden Schmerzen wirksamer als die direkte Durchwärmung der Extremitäten.

Ein 6 cm breiter und 20—30 cm langer Bleistreifen wird über den betreffenden Anteil der Wirbelsäule gelegt (wobei man nicht vergesse, daß die

---

[1] Brit. J. physic. Med. **6**, 8/9 (1931); Ref. Z. physik. Ther. **1931**, H. 2, 69.

Lumbalanschwellung dem unteren Teil der Brustwirbelsäule entspricht). Ihr gegenüber wird eine etwas größere Bleiplatte auf die Vorderseite des Rumpfes gebracht. Stromstärke bis zur Erzielung eines leichten Wärmegefühles.

Recht erfolgreich zur Bekämpfung der Schmerzen und Paresen erweist sich ferner die örtliche Arsonvalisation. Auch hier ist es zweckmäßig, das Rückenmark zum Angriffspunkt der Behandlung zu machen. Man bestreicht mit einer Kondensator- oder Vakuumelektrode den dem anatomischen Sitz der Erkrankung entsprechenden Anteil der Wirbelsäule in einer Stärke und Dauer, daß eine deutliche Hautreizung zutage tritt.

Die nicht seltene Blasenschwäche und Inkontinenz der Tabeskranken behandelt man lokal mit galvanischem oder faradischem Strom, indem man eine Elektrode unmittelbar über der Symphyse, eine zweite über dem Kreuzbein oder vielleicht noch besser über dem Perineum anlegt. In ähnlicher Weise kann eine Durchwärmung der Blase mit Diathermie oder Kurzwellen ausgeführt werden.

In der Behandlung eines so ausgesprochen chronischen Leidens, wie es die Tabes ist, spielen naturgemäß die Bäderkuren eine große Rolle. In Betracht kommen vor allen Dingen die kohlensauren Solbäder (Oeynhausen, Nauheim, Kissingen u. v. a.), weiterhin auch die schwefel- und jodhaltigen Thermen (Aachen, Landeck, Tölz usw.); die indifferenten Thermen (Wildbad, Gastein) sowie die radioaktiven Wässer von Joachimsthal, Oberschlema, Brambach haben sich bei solchen Patienten, die bei sonst gutem Allgemeinbefinden an tabischen Neuralgien leiden, als sehr nützlich erwiesen. Von Moor- und Schlammbädern sehe man hingegen bei der Tabes am besten ganz ab. In der Sanatoriumsbehandlung hat Determann[1] Luftbäder und in schwereren Fällen Freiluftliegekuren mit gutem Erfolge verwendet.

Bezüglich der Mechanotherapie sei zunächst auf die Bedeutung der Massage auch bei dieser Krankheit hingewiesen. Die Massage wirkt einmal günstig auf die Muskulatur, indem sie ihre Atrophie und die Hypotonie bekämpft; weiterhin trägt sie zur Anregung des Stoffwechsels und der allgemeinen Zirkulationsverhältnisse mit bei. Vor allen Dingen übt sie auch auf die sensiblen Bahnen einen günstigen Einfluß aus, indem namentlich die Streichungen von entschieden beruhigender und schmerzstillender Wirkung sind. Bei stärkeren Schmerzreizungen und Parästhesien sind auch die Klopfungen und noch besser die Vibrationsmassage sehr zu empfehlen. Die Massage kann in allen Stadien der Krankheit angewandt werden.

Die **Übungstherapie** kommt bei der Tabes vor allem als kompensatorische Übungstherapie in Anwendung. Denn die Motilitätsstörungen beruhen hier ja nicht auf Erkrankungen im motorischen System, sondern sie sind durch die Ataxie bedingt, d. h. durch den teilweisen oder völligen Verlust des Lagegefühles der Extremitäten, der durch Störungen der Muskelsensibilität, der Gelenksensibilität und auch

---

[1] Physikalische Therapie der Erkrankungen des Zentralnervensystems. Stuttgart: F. Enke. 1906.

der Hautsensibilität hervorgerufen ist. Die Übungsbehandlung hat einmal den Zweck, den Patienten daran zu gewöhnen, statt durch die verlorengegangenen sensiblen Bahnen auf anderem Wege die Bewegungen
seiner Extremitäten zu kontrollieren. Es geschieht das vor allem durch
den Gesichtssinn und, bei den Gehübungen, auch durch den Gleich-
gewichtssinn (Labyrinth). Weiterhin werden aber bei der Tabes, da
selten alle peripheren sensiblen Bahnen zerstört sind, die noch vorhandenen durch systematische Übungen in ihrer Funktion gekräftigt, sozusagen dafür „gebahnt“, das Zentrum über die Lage und
Haltung der Extremitäten zu unterrichten. Eine solche Stärkung der
Funktion der sensiblen Bahnen durch die Übungstherapie konnte de Vries-
Reilingh[1] dadurch nachweisen, daß er bei Tabes nach Übungstherapie
das Leitungsvermögen der sensiblen Nerven deutlich erhöht fand.

Über den praktischen Wert der Übungstherapie ist trotz ihrer scharf-
sinnigen theoretischen Begründung viel gestritten worden. Zweifellos hatte
man in der ersten Begeisterung nach ihrer Einführung durch Frenkel,
Goldscheider und von Leyden die Indikationen zu weit gezogen und die
Hoffnung auf die Leistungsfähigkeit dieser Methode manchmal überspannt.
Aber bei richtiger Indikationsstellung und sachgemäßer konsequenter
Ausführung erreicht man mit der Übungstherapie in einer großen Anzahl
von Fällen doch Erfolge, wie sie auf anderem Wege nicht zu erzielen sind,
und daß z. B. durch Übungstherapie ein Patient, der vorher ganz unfähig war
zu gehen, wieder zu einer leidlichen Bewegungsfähigkeit gebracht wird, gehört
keineswegs zu den Ausnahmen, wenigstens bei frischeren Fällen von Ataxie.

Die Indikationsstellung der Übungsbehandlung ist allerdings
nicht ganz leicht. Zunächst sind Übungen nur dann angezeigt, wenn
wirklich ataktische Störungen bestehen; denn ob ihr prophylaktischer Wert bei Tabikern ohne ataktische Störung die aufgewandte
Mühe lohnt, ist doch recht zweifelhaft. Ferner muß bedacht werden, daß
mäßige ataktische Störungen oft schon allein durch eine Bäderbehandlung oder elektrotherapeutische Kur parallel mit den
sonstigen Symptomen gebessert bzw. ganz zum Verschwinden gebracht
werden können. Doch kann man hier das Resultat durch Übungsbehandlung oft wesentlich unterstützen. Sind die ataktischen Störungen
jedoch in ausgesprochenem und vorwiegendem Maße vorhanden, so ist
es zweckmäßig, sie besonders durch Übungstherapie (eventuell in Kombination mit der sonstigen physikalischen Behandlung) zu bekämpfen.
Die Resultate der Übungstherapie allein sind um so besser, je mehr die
rein ataktischen Störungen im Vordergrunde des Krankheitsbildes
stehen; deshalb kann man z. B. bei der Friedreichschen Ataxie ausschließlich durch Übungen recht gute Resultate erreichen.

Kontraindiziert ist die Übungsbehandlung bei gastrischen
Krisen, bei starken sonstigen Schmerzanfällen, bei Störungen des
Allgemeinbefindens irgendwelcher Art, z. B. schwächenden Durch-
fällen, bei allgemeiner Körperschwäche. Da viele Tabiker in
schlechtem Ernährungszustande in Behandlung kommen und überhaupt
im Anfange der Schonung besonders bedürfen, so empfiehlt es sich, in

---

[1] Ther. Gegenw. 1908, Nr. 8.

solchen Fällen zunächst einmal mehrere Wochen hindurch nur Elektrizität, Bäder, Massage anzuwenden, um den allgemeinen Kräftezustand zu heben und die Reizerscheinungen zu mildern; während dieser Zeit läßt man nur leichte Übungen im Liegen, eventuell auch im Sitzen vornehmen und beginne erst, wenn der Kräftezustand sich schon gehoben hat, mit weiteren systematischen Übungen.

Es ist zweckmäßig, die Übungsbehandlung bei gleichzeitiger Bäderkur nur an den badefreien Tagen, also ein über den anderen Tag vornehmen zu lassen. Oder aber man wartet bei nicht zu schwerer Ataxie zunächst das Ende der Badekur ab und schließt dann tägliche Übungen an unter Fortlassung der Bäder, an deren Stelle eventuell elektrotherapeutische Prozeduren, Massage, Vibrationsmassage u. dgl. treten können.

Bezüglich der Einzelheiten der Übungstherapie muß auf die speziellen Leitfäden von Frenkel und Goldscheider hingewiesen werden; hier seien nur einige besonders beachtenswerte Gesichtspunkte hervorgehoben:

Man beginnt in der Regel die Übungstherapie mit einfachen Übungen im Liegen, weil in dieser Körperhaltung der Patient seine Aufmerksamkeit am ungestörtesten der Exaktheit der Beinbewegungen widmen kann. Diese Übungen werden vorwiegend ohne Apparate ausgeführt, doch kann man dabei den von Goldscheider für Übungen bettlägeriger Kranker angegebenen Kletterstuhl mit Vorteil mitverwenden. Den Übungen im Liegen läßt man dann, sobald der Patient imstande ist, auf einem Stuhle zu sitzen, solche im Sitzen folgen. Diese Übungen im Sitzen sollten auch in den leichten Fällen stets den Beginn der Übungsbehandlung bilden; denn man lehrt hier, ebenso wie bei den Übungen im Liegen, den Patienten, zunächst die Bewegungen der Füße und Beine exakt auszuführen, ohne daß er dabei durch Angst vor dem Umfallen oder Sorge für Erhaltung des Gleichgewichtes gestört wird. Die Übungen werden mit Hilfe einfacher auf den Boden gezeichneter Striche und Punkte, die der Patient mit dem Fuße zu treffen hat bzw. denen er mit dem Fuße nachfahren muß, ausgeführt. Auch der Leyden-Jacobsche Kegelapparat (Amphitheater) eignet sich gut für die Übungen im Sitzen. Es ist dabei noch besonders darauf zu achten, daß auch das Zurücksetzen der Füße stets exakt erfolgt und daß Mitbewegungen des anderen, nicht übenden Beines dabei vermieden werden.

Möglichst früh läßt man dann den Patienten zunächst das Aufstehen vom Stuhl und das Niedersetzen üben, dann das Freistehen und das Gehen. Denn so wichtig auch die anfänglichen Übungen im Liegen und Sitzen zur Bekämpfung der Ataxie der Beine sind, so ist es doch zur Erzielung des aufrechten Ganges notwendig, daß der Patient noch besonders lernt, die fehlerhafte Stellung der Beine beim Gehen zu korrigieren und vor allem beim Gehen die Verteilung und Verschiebung des Schwergewichtes des Körpers in richtiger Weise vorzunehmen. Es ist klar, daß das letztere nicht möglich ist, wenn man die Gehübungen nur mit Unterstützung, sei es am Stock, sei es am Gehstuhl oder Gehbarren, ausführen läßt. Doch ist neben den Übungen ohne Unterstützung das Üben speziell am Gehbarren oft recht zweckmäßig, um daran dem Patienten in einem Stadium, in dem er noch nicht oder nur unsicher frei gehen kann, Einzelheiten im Gehen, Korrektion fehlerhafter Stellungen u. dgl. beizubringen. Auch ist es in psychischer Hinsicht von nicht zu unterschätzendem Einfluß, dem Kranken durch solche Übungen zu demonstrieren, daß er doch wieder imstande ist, sich fortzubewegen; man erhöht damit sein Sicherheitsgefühl auch für das freie Gehen. Und schließlich bringt man durch die Anwendung dieser und anderer Apparate etwas Abwechslung in die sonst etwas eintönigen Übungen hinein.

Die Dauer jeder einzelnen Übung sei immer nur kurz bemessen. Da dem Tabiker oft das Müdigkeitsgefühl fehlt, so ist es zweckmäßig, auch durch Kontrolle des Pulses sich zu überzeugen, daß eine Überanstrengung noch nicht eingetreten ist. Auf jede Übung folgt eine Ruhepause von mehreren Minuten. Über die Dauer einer ganzen Sitzung lassen sich allgemeine Vorschriften nicht geben, länger als höchstens eine Stunde täglich (die Pausen eingerechnet) sollte der Patient jedenfalls mit Geh- und Stehübungen nicht beschäftigt werden. Außerdem kann man ja morgens im Bette noch Übungen im Liegen ausführen lassen.

Daß besondere ärztliche Aufsicht während der Übungen notwendig ist, braucht wohl nicht erst betont zu werden. Nicht nur damit die Übungen wirklich zweckmäßig ausgeführt werden, ist die ständige Anwesenheit des Arztes dabei erforderlich, sondern auch, um bei allen Indispositionen des Patienten (Schmerzen, Verdauungsstörungen, Schwächegefühl usw.) sofort eine Einschränkung bzw. ein Aussetzen der Übungen veranlassen zu können. Denn es hat gar keinen Zweck, Patienten, die sich nicht einigermaßen wohl fühlen, noch mit Übungen zu quälen.

Bei Übungen der oberen Extremität, die bei Ataxie in den Händen fast immer eine deutliche Besserung der Störungen herbeiführen, braucht man mit derartigen Kontraindikationen nicht so ängstlich zu sein, da hierbei der Patient im allgemeinen nur wenig angestrengt wird. Die Übungen selbst bestehen in Treffübungen eines Fingers an einem mit senkrechten Stiften versehenen Brett, Nachfahren von bestimmten Linien oder Figuren mittels des Fingers oder eines Stiftes (dazu läßt sich ein Schachbrett sehr gut verwenden), Auffangen von an Schnüren befestigten pendelnden Kugeln u. dgl. mehr.

Es stehen uns somit eine ganze Reihe physikalisch-therapeutischer Mittel bei der Tabes zur Verfügung, und bei ihrer richtigen Auswahl und Anwendung läßt sich damit oft erheblicher Nutzen bringen. Immerhin gibt es aber leider auch Fälle, in denen jede Therapie versagt. Das sind einmal die ganz vorgeschrittenen Stadien, wo schon schwere wirkliche Lähmungserscheinungen bestehen; ferner besonders maligne, sehr rasch verlaufende Formen, die man nach Determann als galoppierende Tabes bezeichnen kann; da hier meist frühzeitig eine hochgradige allgemeine Schwäche eintritt, so wird schon dadurch jedes therapeutische Vorgehen erschwert oder ganz unmöglich gemacht. Weiter sind nicht selten bei Frauen die therapeutischen Resultate ceteris paribus schlechter als bei Männern, weil hier verhältnismäßig oft die sensiblen Reizerscheinungen das Krankheitsbild beherrschen, und ferner häufig schwere Ernährungsstörungen eine unwillkommene Begleiterscheinung bilden. Die Schwere der Ataxie allein sollte aber niemals davon zurückhalten, in vorsichtiger und doch zielbewußter Weise eine Kur zu versuchen, wenn auch in alten Fällen die Erfolge naturgemäß bescheidene sein müssen.

Multiple Sklerose.

Während die physikalische Therapie der Tabes bei aller Vermeidung von Übertreibungen doch eine recht aktive und vielseitige sein muß, ist bei der multiplen Sklerose große Zurückhaltung mit allen therapeutischen Maßnahmen geboten. Denn die Erfahrung hat gelehrt, daß jede Ermüdung und Überanstregung bei diesen Patienten schädlich wirkt und daß sowohl sehr differente Temperaturen von

Bädern und sonstigen hydriatischen Applikationen, wie auch irgendwie anstrengende mechanotherapeutische Maßnahmen das Leiden nur verschlimmern können. Gerade bei der multiplen Sklerose stößt aber oft diese unbedingt gebotene Zurückhaltung auf den Widerstand des Patienten. Da das Allgemeinbefinden des Kranken in der Mehrzahl der Fälle hier ein gutes ist und nicht, wie bei der Tabes, durch Schmerzen, viszerale Störungen u. dgl. beeinträchtigt wird, so verlangt der Kranke vom Arzt eine möglichst aktive Behandlung des hauptsächlichsten Krankheitssymptomes, nämlich der Gehstörungen. Ein Nachgeben diesen Wünschen gegenüber würde aber zum Schaden des Kranken ausschlagen.

Man beginnt die klinische Behandlung — diese ist stets einer ambulanten vorzuziehen — am besten mit einer sechswöchigen Ruhekur, während welcher Arsenikinjektionen in der üblichen Weise appliziert werden. Daran schließt sich dann eine vorsichtige länger dauernde Anwendung von physikalisch-therapeutischen Maßnahmen. Unter diesen stehen an erster Stelle lauwarme (indifferente) Vollbäder, die zweckmäßigerweise als Fichtennadelbäder gegeben werden (Dauer 15 Minuten). Diese Bäder haben vor allem den Zweck, die spastischen Erscheinungen durch die entspannende Wirkung des warmen Wassers zu lindern und zugleich durch leichte Bewegungen im Bade die Lähmungen zu bekämpfen. An Stelle der Fichtennadelbäder haben wir auch häufig galvanische Vollbäder von indifferenter Temperatur und ebenfalls 15 Minuten Dauer mit gutem Erfolge angewandt. Als weitere Bäderformen kommen noch in Frage Luftperlbäder und in leichteren Fällen, wo zugleich ein kräftigerer Reiz beabsichtigt ist, auch Kohlensäurebäder von 34—33⁰ Temperatur und 15 Minuten Dauer oder Halbbäder von 34—30⁰, oder höchstens 32—28⁰. Alle diese Bäder dürfen aber nicht öfter als zweimal wöchentlich gegeben werden.

Fühlt sich der Patient durch die Vollbäder zu sehr angestrengt, so versuche man abwechselnd an Stelle jedes zweiten Vollbades ein galvanisches Vierzellenbad von etwa 10 Minuten Dauer zu applizieren; aber auch dann darf im ganzen nicht öfter als dreimal in der Woche eine dieser Behandlungen erfolgen. Dieser Turnus hat sich uns in vielen Fällen gut bewährt. Sieht man, daß die Vollbäder gar nicht vertragen werden, so ersetze man sie dann völlig durch galvanische Vierzellenbäder. Die letzteren sind bei ambulanter Behandlung den Vollbädern in jedem Falle vorzuziehen.

Neben den Bädern ist fast in allen Fällen eine Massage der unteren Extremitäten, verbunden mit passiven Bewegungen, empfehlenswert. Die Massage kann im Anschlusse an die Bäder oder an den badefreien Tagen ausgeführt werden. Mit mechanotherapeutischen Maßnahmen sei man, von der Massage abgesehen, sehr zurückhaltend; auch von koordinatorischen Übungen sehe man lieber ab, da dadurch der Intentionstremor nur vermehrt und der Patient ermüdet wird. Die maschinelle Gymnastik wird als zu ermüdend meistens auf die Dauer nicht vertragen. Möglichst ungezwungene Gehübungen, zunächst am Gehstuhl oder mit sonstiger Unterstützung, können dagegen in geeigneten Fällen versucht werden.

Über die Dauer einer ganzen derartigen Kur lassen sich allgemeingültige Vorschriften nicht geben. Es empfiehlt sich aber, nach spätestens
6 Wochen die Bäderkur entweder gänzlich für einige Zeit einzustellen oder
auf ein Bad in der Woche zu beschränken. Die Behandlung mit Massage
kann aber monatelang unbedenklich durchgeführt werden.

Von elektrischen Maßnahmen kommen solche in Betracht, die geeignet sind, die Muskelspasmen zu vermindern. Dazu eignen sich am
besten milde Wärmeanwendungen mit Diathermie- oder Kurzwellenströmen. Man kann sie auf die in der Regel am meisten befallenen unteren
Extremitäten beschränken, man kann aber auch die Behandlung, was
noch wirksamer sein dürfte, auf den ganzen Körper ausdehnen. Zu diesem
Zwecke dienen am besten leichte Allgemeindurchwärmungen nach der
Fünfplattenmethode, bei der die Extremitäten der Länge nach durchströmt werden. Für die Kurzwellentherapie kommen milde Behandlungen
auf dem Solenbett in Frage. Intensive Hyperthermien, wie sie von
einigen amerikanischen Autoren in Vorschlag gebracht wurden, möchten
wir ablehnen, da sie unter Umständen die Krankheitserscheinungen
wesentlich verschlechtern.

Da die multiple Sklerose bekanntlich auch spontane Besserungen
häufig zeigt, so ist der Erfolg der geschilderten Behandlung nicht leicht
zu beurteilen. Man hat aber doch, falls die Behandlung überhaupt vertragen wird, oft den Eindruck, daß deutliche und oft langanhaltende
Besserungen auf das Konto der eingeleiteten physikalischen Maßnahmen
zu setzen sind. In schweren Fällen, wo bereits starke, seit Jahren bestehende Spasmen vorhanden sind, wird allerdings auch die physikalische
Therapie nichts mehr ausrichten können.

Mit seiner Methode der Hyperpyrexie durch heiße Bäder (vgl. S. 376)
hat Walinski unter 30 Fällen von multipler Sklerose bei 8 Patienten längere
Zeit (1—4 Jahre) anhaltende entschiedene Besserung erzielt.

Sonstige Rückenmarkskrankheiten.

Bei der **akuten Myelitis** kann im Anfangsstadium versucht werden,
durch Schwitzprozeduren, falls ein infektiöser Ursprung zu vermuten
ist, die Ausscheidung des schädlichen Agens zu fördern; doch wird man
damit, wie Straßer mit Recht betont, meistens zu spät kommen, weil
die Schädigung des Rückenmarkes bereits eingetreten ist, wenn die
Diagnose einer Myelitis gestellt wird. Mehr Erfolg verspricht in frischeren
Fällen die Anwendung der Diathermie, die von Österreicher[1] empfohlen worden ist und von welcher auch wir in einem Falle dieser seltenen
Erkrankung einen entschiedenen und raschen Erfolg gesehen haben. Man
appliziert dabei die differente Elektrode auf die Wirbelsäule in der Höhe
der vermuteten Läsion und eine größere Platte an die Vorderseite des
Rumpfes.

Im übrigen dienen die physikalischen Maßnahmen zur Bekämpfung
der Folgezustände einer akuten Myelitis und zur Erleichterung der

---

[1] Klin. Wschr. **1930**, Nr. 38.

Störungen im chronischen Stadium. Falls spastische Lähmungen bestehen, bedient man sich dabei vor allem lauwarmer Vollbäder, eventuell mit Zusatz von Fichtennadelextrakt oder Badesalz, in welchen passive und später aktive Bewegungen ausgeführt werden. In einem späteren Stadium können dann auch CO_2-Bäder Anwendung finden.

An Stelle der Kohlensäurebäder können galvanische oder faradische Vollbäder verabfolgt werden, erstere auch in Form der Stangerbäder. Anschließend an das Bad empfiehlt es sich, passive und aktive Bewegungen ausführen zu lassen, sowie eine Massage anzuschließen.

Die örtliche Behandlung kommt vorzugsweise für die schlaffen Lähmungen in Betracht. Dabei werden für die Extremitäten zweckmäßigerweise Zellenbäder verwendet. So wird man bei einer Lähmung der Beine diese in je ein Zellenbad bringen, die gemeinsam an den einen Pol des Apparates angeschlossen werden, und als Gegenpol eine Plattenelektrode benutzen, die über den erkrankten Rückenmarksabschnitt zu liegen kommt. In der Regel wird hierbei der galvanische Strom benutzt.

Sprechen die Muskeln auf den faradischen Strom an, so kann man diesen in rhythmisch unterbrochener oder schwellender Form zur Anwendung bringen, wobei die Behandlungstechnik von dem Sitz und der Ausdehnung der Lähmung bestimmt wird. Über die nähere Ausführung der Behandlung lese man den Abschnitt auf S. 184 nach. Bei spastischen Lähmungen unterlasse man jede Galvanisation und Faradisation, die nur geeignet sind, die bestehenden Spasmen zu verstärken. Zu deren Bekämpfung eignen sich am besten leichte Durchwärmungen mit Lang- oder Kurzwellenströmen.

Wenn die Erscheinungen im Rückgang begriffen sind und der Patient schon etwas gehfähig ist, so empfiehlt es sich, auch leichte medikomechanische Übungen in Form von Pendel- und Förderungsbewegungen vorzunehmen. Daneben läßt man dann Gehübungen am Gehstuhl oder am Gehbarren ausführen.

Nach ähnlichen Prinzipien verfährt man bei der Nachbehandlung von **traumatischen,** durch Wirbelsäulenbruch oder Schußverletzung des Rückenmarkes entstandenen Paresen. Während der anfänglichen Bettruhe erfolgt Massage und Elektrotherapie nach den oben auseinandergesetzten Vorschriften. Kann der Patient das Bett verlassen, so werden mehrmals wöchentlich noch Vollbäder oder elektrische Wasserbäder appliziert. Gute Dienste leistet hier auch die Diathermie in Form der Längsdurchwärmung der Extremitäten, wobei aber wegen etwaiger Sensibilitätsstörungen besondere Vorsicht geboten ist.

Bei der **spastischen Spinalparalyse** und in Fällen von Littlescher Krankheit, in welchen eine zeitweilige Behandlung angezeigt erscheint, kommen ebenfalls vor allen Dingen die indifferent warmen Vollbäder (mit oder ohne Zusatz) in Kombination mit vorwiegend passiven Bewegungen als wichtigstes Hilfsmittel in Betracht. Auch galvanische Vollbäder bzw. Stangerbäder können hier Anwendung finden. Bei gehfähigen Patienten leisten in solchen Fällen Gehübungen im Bassin, das mit lauwarmem Wasser gefüllt ist, sehr gute Dienste. Der Auftrieb des

Wassers erleichtert dabei die Bewegungen und die warme Wassertemperatur wirkt zugleich entspannend auf die Muskulatur. Die Dauer solcher
Bäder, bei denen natürlich eine genaue Beaufsichtigung der Patienten
notwendig ist, sei nicht zu kurz bemessen; sie beträgt 1 Stunde und darüber. Lokale Galvanisation und Faradisation sind bei solchen spastischen
Lähmungen gegenangezeigt. Hingegen kann die Diathermie durch zeitweilige Verminderung der Spasmen palliativ wirken. Die Massage erfolgt hier am besten nur in Form der Streichmassage; bei leichteren
Graden der Spasmen können auch hier wieder medikomechanische
Übungen in Form von Pendel- und Förderungsübungen zweckmäßig
sein.

Poliomyelitis acuta.

In der Nachbehandlung der akuten Kinderlähmung sind physikalische Maßnahmen von großer und für das spätere Schicksal des Patienten entscheidender Bedeutung. Ehe wir darauf eingehen, muß aber
die Frage erörtert werden, ob schon im akuten und subakuten Stadium
die physikalische Therapie Nutzen bringen und die Entstehung von
Lähmungen verhüten kann.

H. Picard[1] hat zu diesem Zwecke die Diathermie des Krankheitsherdes vorgeschlagen und will damit in 51% der von ihm behandelten
Fälle eine funktionelle Heilung erzielt haben. Die Behandlung soll möglichst frühzeitig, spätestens in der 2.—4. Woche nach Beginn der Erkrankung einsetzen.

Je nach dem Sitz des Krankheitsherdes wird das Hals- oder Lumbal-
mark quer durchwärmt, indem man eine kleinere Elektrode über der
Wirbelsäule, eine größere gegenüber auf der Vorderseite des Rumpfes
mittels breiter elastischer Binden gut befestigt, so daß bei einem Un-
ruhigwerden der Kinder ein Abheben oder Abgleiten der Platten nicht
möglich ist. Die Stromstärke wird durch die Größe der aktiven Elektrode
bestimmt, die Dauer der Behandlung beträgt 15—30 Minuten. Sie wird
in frischen Fällen täglich, in älteren jeden zweiten Tag wiederholt.

Laqueur hat die Diathermiebehandlung im Verlaufe mehrerer Epidemien an vielen Hunderten von Kindern systematisch erprobt und den
Eindruck gewonnen, daß die anfangs nicht selten bestehenden Schmerzen
durch die Durchwärmung deutlich gemildert werden. Dagegen läßt sich
nicht sicher behaupten, daß die Diathermie das Auftreten der Lähmungen
zu verhindern oder bereits bestehende Lähmungen wieder rückgängig zu
machen vermag. Eine solche Behauptung ist schon deshalb nicht gut
möglich, weil ja der Verlauf der Erkrankung nicht nur bei den einzelnen
Epidemien, sondern auch in jedem einzelnen Falle so verschieden ist, daß
sich der Einfluß der Behandlung schwer abschätzen läßt.

Auch im späteren Verlaufe der Erkrankung erweist sich die Diathermie
recht vorteilhaft, nur wird man hier nicht das Rückenmark, sondern die
gelähmten Extremitäten zum Gegenstand der Behandlung machen. Man
wird Längsdurchwärmungen der Arme oder Beine vornehmen, wobei

---

[1] Klin. Wschr. **1923**, Nr. 45; Mschr. Kinderheilk. **1924**, H. 3.

man die proximale Elektrode zweckmäßigerweise über dem Hals- oder Lendenmark anlegt, um das periphere motorische Neuron seiner ganzen Länge nach zu erfassen. Die Durchwärmung beeinflußt sicherlich die Ernährungsverhältnisse der Muskeln im günstigen Sinne und wirkt vor allem auch gegen die häufig bestehenden Gefäßlähmungen. Es ist eindrucksvoll zu sehen, wie eine kalte zyanotische Extremität durch die Behandlung hellrot und warm wird. Zweckmäßig ist es, an eine solche Durchwärmung eine Massage mit aktiven und passiven Bewegungen anzuschließen. Zur Behandlung von älteren Formen der Kinderlähmung empfiehlt Bordier[1], die Diathermie der Extremitäten mit einer Röntgenbestrahlung der erkrankten Rückenmarksegmente zu verbinden. Kowarschik hat in einigen Fällen sowohl im frühen wie im späteren Verlauf der Erkrankung die Diathermie erfolgreich durch eine Kurzwellenbehandlung ersetzt.

Von sonstigen Methoden der Elektrotherapie sind für die Behandlung der Lähmungen vor allem die Galvanisation und Faradisation von Bedeutung. Da es sich bei der Poliomyelitis um schlaffe Lähmungen handelt, können die gelähmten Extremitäten der Länge nach diffus vom Strome durchsetzt werden. Man verwendet hierzu mit Vorteil Zellenbäder und kombiniert sie wie bei der Diathermie mit einer der Wirbelsäule in entsprechender Höhe aufgelegten Plattenelektrode. Anfangs kommt der galvanische, später der faradische oder galvanofaradische Strom zur Anwendung. Reagieren die gelähmten Muskeln auf den faradischen Strom mit einer Zusammenziehung, so ist die rhythmische Faradisation eine der wirksamsten Methoden zur Besserung der motorischen Leistung. Ihre Ausführung wird sich dem Sitz und der Ausdehnung der Lähmungen anpassen.

Die Behandlung der Poliomyelitis soll mit entsprechenden Pausen lange Zeit mit Geduld und Ausdauer fortgesetzt werden; da die Muskelparesen auch noch nach zwei und mehr Jahren einer Therapie zugänglich sind, so ist es dringend zu raten, einige Jahre hindurch jährlich zweimal eine 3—4wöchige systematische elektrotherapeutische Behandlung durchzuführen.

Hand in Hand mit der Elektrotherapie soll die Mechanotherapie in Form von Gymnastik und Massage gehen. Auch sie soll möglichst frühzeitig beginnen und ebenso unentwegt fortgesetzt werden. Schon während des fieberhaften Stadiums sorge man durch eine entsprechende Lagerung für die Verhütung von Kontrakturen, die sich namentlich durch die Plantarflexion der Füße und durch die Beugestellung der Knie- und Hüftgelenke ausbilden. Weiterhin ist dann die Anwendung von Bädern, etwa Solebädern, zur Kräftigung des Allgemeinzustandes und zur Erleichterung der Bewegungsübungen, am Platze. Von verschiedenen Seiten (Mißke und Scholtz, Wellisch) wird auch die Wirkung der Stangerbäder gerühmt, von denen wir gleichfalls den Eindruck haben, daß sie zur Wiederherstellung der Funktion beitragen können. In Nord-

---

[1] Rev. méd. franc. **1921** Jänner; Ref. Z. physik. Ther. **28**, 217 (1924)

amerika, wo ja die Poliomyelitis noch mehr als bei uns verbreitet ist, sah man gute Erfolge von dem Gebrauche der Bassinbäder in Warm Springs, in welchen der Patient sich stundenlang bewegt und in denen auch die Massage vorgenommen wird. Schließlich sind auch systematische aktive Übungen selbst bei schon lange bestehenden Lähmungen oft erfolgreich.

Durch konsequente Anwendung der genannten Maßnahmen gelingt es doch in vielen Fällen, auch nach langer Zeit eine wesentliche Besserung der Folgezustände der Kinderlähmung herbeizuführen. Auf die orthopädischen und operativen Maßnahmen kann an dieser Stelle nicht näher eingegangen werden.

Wenn im Anfangsstadium in Fällen von aufsteigender Lähmung bei Befallensein der motorischen Nerven für die Atemmuskeln der Tod durch Atemlähmung droht, so empfiehlt sich ein Versuch mit künstlicher Atmung, die aber, da sie viele Stunden hindurch fortgesetzt werden muß, am zweckmäßigsten auf maschinelle Weise erfolgt. Wir haben verschiedentlich zu diesem Zwecke den später (S. 410) zu erwähnenden Bogheanschen Atmungsstuhl verwendet (es handelte sich dabei um Erwachsene), wodurch die Atmung wieder auf längere Zeit in Gang gebracht werden konnte, ohne daß aber leider ein Dauererfolg eintrat. J. Hellich[1] berichtet über zwei Fälle von Atemlähmung, bei denen der Biomotor-Apparat[2] angewendet wurde; der eine Patient konnte gerettet werden, bei dem zweiten wurde. wie auch in unseren Fällen, wenigstens die Dyspnöe gelindert. In Nordamerika ist ebenfalls die künstliche Atmung bei solchen Zuständen gebräuchlich, ohne daß allerdings bisher eine nachweisbare Verminderung der Mortalität durch diese Therapie festgestellt werden konnte. Trotzdem möchten wir weitere Versuche bei diesen sonst hoffnungslosen Fällen empfehlen.

IV. Erkrankungen des Zirkulationssystems.

Die physikalischen Mittel, die uns zur Bekämpfung der Störungen der Zirkulation zur Verfügung stehen, üben sowohl auf das Herz selbst wie auch auf die peripheren Gefäße eine Reihe von Einwirkungen aus, die bereits im ersten Abschnitte näher geschildert wurden und die wir kurz dahin rekapitulieren können: kalte hydrotherapeutische Prozeduren verengern zunächst die Gefäße, erhöhen den Blutdruck, kräftigen und verlangsamen die Herzaktion (auch lokale kalte Anwendungen haben diesen letzteren Effekt); eine Verlangsamung der Herzaktion mit gleichzeitiger Blutdrucksenkung kann nur nach solchen Kälteprozeduren, die, ohne starken primären Reiz auszuüben, von langanhaltender reaktiver Gefäßerweiterung begleitet sind, also nach Einpackungen, eintreten; ebenso wirken länger dauernde lauwarme Vollbäder (in der Temperaturzone von 34—36⁰) blutdruckerniedrigend und in geringem Grade auch pulsverlangsamend. Eine Drucksenkung bei gleichzeitiger Kräftigung der Herzaktion bewirken die Hauffeschen allmählich erwärmten Teilbäder. Die Wirkung der primär heißen Allgemeinprozeduren, die in einer Pulsbeschleunigung und primären

---

[1] Münch. med. Wschr. **1935**, Nr. 11.
[2] Firma Lautenschläger, München.

Blutdrucksteigerung besteht, der sekundär nach dem Schweißausbruche oft eine beträchtliche Drucksenkung folgt, kommt dagegen therapeutisch, wegen der stets damit verbundenen erheblichen Vermehrung der Herzarbeit, bei Zirkulationserkrankungen kaum in Frage.

Bei der Wirkung von Vollbädern, gleichviel welcher Art und welchen Temperaturgrades, spielt auch immer der Einfluß des hydrostatischen Druckes eine gewisse Rolle, welcher durch Erhöhung des Venendruckes und Erschwerung des venösen Rückflusses eine kompensatorische Vermehrung des Schlagvolumens des Herzens bewirkt; die dadurch bedingte stärkere Inanspruchnahme des Herzens kann namentlich bei Mitralstenose (Lurz[1]), aber auch sonst bei schwererer Dekompensation zur Unverträglichkeit der Vollbäder führen. In Fällen von leidlicher Kompensation ist aber im übrigen diese funktionelle Anpassung der Herzarbeit als wichtiger herzübender therapeutischer Faktor anzusehen.

Die Kohlensäurebäder üben durch Änderung der Blutverteilung, hauptsächlich wohl im Sinne einer Vermehrung der Blutfülle in den peripheren Gefäßgebieten bei gleichzeitiger Erhöhung des Gefäßtonus, Vergrößerung der Pulsamplitude und des Schlagvolumens des Herzens, Vertiefung der Atmung, eine Wirkung auf das Zirkulationssystem aus, die man als Entlastung der Kreislauforgane unter gleichzeitiger Tonisierung charakterisieren kann. Die Tonisierung erstreckt sich auch auf das Herz selbst und tut sich, außer in der Erhöhung des Schlagvolumens, Änderung des Elektrokardiogrammes usw., vor allem auch in einer erheblichen Verlangsamung der Pulsfrequenz kund. Alle diese Wirkungen treten um so mehr hervor, je mehr sich die Temperatur des CO_2-Bades nach unten zu vom Indifferenzpunkte entfernt; sie fehlt aber auch nicht im indifferent warmen Bade. Der Blutdruck wird schon in diesem, mehr noch im kühlen CO_2-Bade, beim Gesunden und bei Herzkranken mit normalem Druck zunächst primär erhöht; bei pathologischer Drucksteigerung kann aber das Kohlensäurebad, namentlich auch eine Serie von solchen Bädern, vermöge der regulatorischen Wirkungen auf die Zirkulation sehr oft eine Herabsetzung des Blutdruckes zur Folge haben.

Im Sauerstoffbade sind alle diese Wirkungen qualitativ denen der CO_2-Bäder ähnlich, quantitativ aber geringer, insbesondere auch die Wirkungen auf Blutdruck und Pulsfrequenz. Leichter als durch CO_2-Bäder kann durch Sauerstoffbäder bei Hypertension eine Blutdruckerniedrigung bewirkt werden, insbesondere da hier die erregende Wirkung der CO_2-Bäder auf das Nervensystem fehlt.

Über die Wirkung der elektrischen Bäder auf das Herz und den Kreislauf wurde bereits auf S. 189 das Nötige gesagt.

Die Massage übt vor allem durch Beförderung des venösen Rückflusses des Blutes und Erleichterung der peripheren Zirkulation sowie durch die damit verbundene Herabsetzung des Sauerstoffbedarfes in den Muskeln auf den Kreislauf einen günstigen Einfluß aus; außerdem aber wirken die meisten Massagehandgriffe blutdrucksteigernd, nur be-

---

[1] Dtsch. med. Wschr. **1924**, Nr. 5 u. 13.

stimmte Massageformen, wie einzelne Handgriffe der Bauchmassage, können den Blutdruck auch herabsetzen. Die **Frequenz** der Herzaktion wird durch **Klopfungen** und **Vibrationen**, namentlich wenn sie am Rücken oder in der Herzgegend ausgeführt werden, verlangsamt. **Heilgymnastische Übungen** rufen eine Beschleunigung des Blutumlaufes in der Peripherie hervor und erleichtern somit ebenfalls die Zirkulation. Sofern sie nur in passiven, in Förderungs-, Pendel- oder leichten Widerstandsübungen bestehen, die keine Innervationsanstrengung von seiten des Herzens erfordern, wirken sie zugleich herzschonend. Eigentliche **Widerstandsbewegungen**, die auch den Blutdruck und die Pulsfrequenz erhöhen, bilden dagegen vorwiegend eine **Herzübung**. Das funktionell **geschwächte Herz** reagiert auf Widerstands- und sonstige aktive Bewegungen im allgemeinen durch stärkere Beschleunigung der Pulsfrequenz als das funktionstüchtige; die Blutdruckerhöhung nach Muskelarbeit kann bei funktioneller **Schwäche fehlen**, und es kann sogar an ihrer Stelle eine **Drucksenkung** eintreten. Von mindestens der gleichen Bedeutung wie die Übungen der peripheren Teile ist die **Atemgymnastik**, welche durch Erleichterung des venösen Rückflusses zum Thorax sowie durch Mobilisierung des Zwerchfelles wesentlich zur Beseitigung der Beschwerden und zur Wiederherstellung normaler Kreislaufbedingungen beitragen kann.

Wir können also durch eine ganze Reihe von physikalischen Maßnahmen diejenigen Vorgänge, durch die schon **spontan** der Organismus Zirkulationsstörungen auszugleichen sucht (Gefäßerweiterung und -verengerung, Änderung der Blutverteilung, Vermehrung der Herzarbeit, Vertiefung der Atmung usw.), unterstützen, üben und erleichtern. Trotzdem wäre es aber eine unbegründete Überschätzung unserer gegenwärtigen Kenntnisse von allen diesen Wirkungen, wollten wir nicht zugeben, daß neben solchen theoretischen Überlegungen vor allen Dingen auch die **praktische Erfahrung** für die Indikationsstellung der physikalischen Anwendungen bei Zirkulationserkrankungen maßgebend ist. Von diesem Gesichtspunkte aus seien auch die folgenden **Indikationen** betrachtet.

Indikationen physikalischer Maßnahmen bei Kreislaufkranken.

a) Hydrotherapie.

Bei den hier in Frage kommenden hydrotherapeutischen Prozeduren können wir örtliche Applikationen auf die Herzgegend und allgemeine auf das gesamte Zirkulationssystem wirkende Maßnahmen unterscheiden. Unter den örtlichen Applikationen ist die **Herzkühlung** durch den **Herzkühlschlauch** bzw. die **Eisblase** die gebräuchlichste. Sie bewirkt eine Beruhigung und Verlangsamung der Herzaktion, eine geringe, aber nicht wesentliche Blutdruckerhöhung, vor allen Dingen auch eine **Erleichterung der Beschwerden** des durch Tachykardie oder starke Intensität der Herzaktion belästigten Patienten; sie ist bei einer ganzen

Anzahl von Herzerkrankungen indiziert. Die Herzkühlung spielt schon eine große Rolle bei der akuten Endokarditis, wo sie möglichst andauernd angewandt zu werden verdient und vielleicht auch eine gewisse antiphlogistische Wirkung besitzt. Aber auch bei ausgebildeten Herzklappenfehlern bildet der Herzkühlschlauch, ein oder mehrere Male täglich etwa eine Stunde lang angewandt, eine empfehlenswerte Unterstützung der sonstigen Behandlung. Als besondere Indikation des Herzkühlschlauches sei noch einerseits die Aorteninsuffizienz, bei der ja oft der Patient durch die starke Pulsation beunruhigt wird, anderseits die Schlaflosigkeit infolge von Herzklopfen erwähnt. Bei der paroxysmalen Tachykardie geht die Wirkung der subjektiv ebenfalls angenehm empfundenen Herzkühlung objektiv über eine geringe Herabsetzung der Pulsfrequenz gewöhnlich nicht hinaus. Dagegen bildet bei allen endokrin bedingten Herzstörungen und bei Herzneurosen die Herzkühlung, hier auch oft verbunden mit einer Rumpfpackung, ein wichtiges physikalisches Heilmittel, dessen wir schon weiter oben bei Besprechung jener Störungen (S. 352) gedacht haben.

Während der kalte Herzschlauch sowohl bei reinen Herzklappenfehlern als auch bei den endokrin oder nervös-funktionell bedingten Tachykardien in der Regel gut vertragen wird, liegen die Verhältnisse anders, wenn die Störungen durch Erkrankung des Myokards infolge von mangelhafter Durchblutung der Koronargefäße bedingt sind, also bei Arteriosklerose, Lues und anderen zu Myokardschädigungen führenden Prozessen. Hier wird meist eine kalte Applikation auf die Herzgegend nicht vertragen, und es sind statt dessen warme Herzkompressen oder auch der mit warmem Wasser (38—40⁰) durchflossene Herzschlauch indiziert, wodurch bei stenokardischen Beschwerden, Beängstigungsgefühl u. dgl. solchen Patienten wesentliche Erleichterung gebracht werden kann. Im eigentlichen Anfalle von Angina pectoris werden bekanntlich heiße Kompressen auf die Herzgegend appliziert, daneben auch heiße Hand- und Fußbäder zur Anregung der konsensuellen Erweiterung der Koronargefäße.

Einen indirekten Einfluß sowohl auf das Herz selbst wie auf das ganze Zirkulationssystem üben die Hauffeschen allmählich erwärmten Teilbäder aus, deren Technik auf S. 53 geschildert ist. Die durch diese Maßnahme bewirkte Kräftigung und Verbesserung der Herzaktion ist von Hauffe durch das Elektrokardiogramm und durch Konstatierung der Vergrößerung des Schlagvolumens sowie der Verkleinerung des Herzschattens im Röntgenbilde (also Erhöhung der Auswurfmenge) nachgewiesen worden; der Einfluß auf die Blutverteilung besteht in Erweiterung der peripheren Gefäßbahnen und Entlastung der großen Gefäße der Körperhöhlen, woraus eine Senkung des Blutdruckes resultiert. Die Indikationen dieser Teilbäder bilden vor allem leichtere Kompensationsstörungen infolge von muskulärer Herzschwäche (Arteriosklerose, Emphysem, Fettherz usw.), die mit Blutdruckerhöhung verbunden sind; insbesondere werden auch die Stauungen im kleinen Kreislauf dadurch günstig beeinflußt. Man gibt die

Teilbäder bei klinischer oder häuslicher Behandlung täglich in der im systematischen Teil beschriebenen Art und Dauer.

Zu den allgemein wirkenden hydrotherapeutischen Prozeduren gehören dann die Teilabreibungen und die Halbbäder. Die Teilabreibung, die auch bei leichteren Kompensationsstörungen anwendbar ist, bewirkt eine Erweiterung der Hautgefäße und sekundär auch der peripheren Gefäße überhaupt. Sie wirkt aber auch reflektorisch auf die Herzaktion selbst und auf die Respiration günstig ein. Die Teilabreibungen können ein oder mehrere Male am Tage vorgenommen werden; bei schlecht reagierenden Patienten, vor allem auch bei Arteriosklerose, werden sie in Form der schottischen Teilabreibungen eventuell auch nur als heiße Teilabreibungen appliziert.

Die Halbbäder (und die ihnen in der Gefäßwirkung ähnlichen Bürstenbäder) sind in der Behandlung von Herzstörungen wohl etwas mit Unrecht durch die balneotherapeutischen Prozeduren in den Hintergrund gedrängt worden. Nach Wenckebach[1] eignen sich für eine derartige hydrotherapeutische Behandlung vor allem die angeborenen und erworbenen konstitutionellen Formen von Herzschwäche sowie solche Fälle von Herzschwäche, die auf Grund von toxischen, mechanischen oder reflektorischen Schädigungen hervorgerufen sind. Die Halbbäder können sich nach unserer Erfahrung selbst bei Herzkranken mit leichten Kompensationsstörungen durch Linderung der Atemnot und sonstiger subjektiver Beschwerden sowie durch Anregung der Herzaktion sehr nützlich erweisen; namentlich gegen Abend angewandt, tun sie bei solchen Kranken zugleich als schlafbringendes Mittel gute Dienste. Allerdings ist strenge Überwachung bei ihrer Applikation geboten; sie dürfen in nicht zu kalter Temperatur (Anfangstemperatur 34—32⁰) appliziert werden, es muß dabei vermieden werden, daß der Patient sich selber frottiert, und die Dauer des Bades darf 5 Minuten nicht überschreiten. Bei ausgesprochener Erkrankung des Myokards sehe man von den Halbbädern ganz ab.

b) Balneotherapie.

Die hier zu besprechenden Prozeduren kommen in denjenigen Formen und Stadien der Zirkulationsstörungen zur Anwendung, wo die physikalischen Methoden nicht nur eine Unterstützung der medikamentösen Therapie bilden, sondern die Hauptrolle bzw. die ausschließliche Rolle spielen sollen. Die physikalische Behandlung besteht dabei vor allem in Kohlensäurebädern. Dazu kommen für manche Formen der Kreislaufstörungen die hydroelektrischen sowie die milder wirkenden Sauerstoff- und Luftperlbäder.

Die Kohlensäurebäder sind bei Herzkrankheiten dann indiziert, wenn entweder eine völlige Kompensation vorhanden und beabsichtigt ist, durch eine systematische Kur das Herz und das Gefäßsystem in ihrer Leistungsfähigkeit zu kräftigen (z. B. nach Ablauf einer akuten Kompensationsstörung, nach einer frischen Endokarditis usw.), oder

---

[1] Z. physik. u. diät. Ther. **22**.

wenn leichtere Kompensationsstörungen bestehen, die sich subjektiv in Herzklopfen und Kurzatmigkeit nach körperlicher Anstrengung, schlechtem Schlaf usw. und objektiv in Pulsbeschleunigung, leichter Arrhythmie, Verminderung der Tagesmenge des Urins, Leberschwellung, eventuell auch in leichter abendlicher Ödembildung äußern. (Daß starke Kompensationsstörungen, die von erheblichem Ödem und serösen Ergüssen in die Pleura- und Bauchhöhle begleitet sind, sich durch Kohlensäurebäder allein nicht beseitigen lassen, liegt in der Natur der Dinge.) Wenn bei Herzinsuffizienz die Kohlensäurebäder günstig wirken sollen, so muß noch eine gewisse Reservekraft des Herzens, eine gewisse Reaktionsfähigkeit des Gefäßsystems auf thermische Reize vorhanden sein, damit die Regulation der Blutverteilung und die Erleichterung der Herzarbeit in gewünschter Weise erfolgen können. Nach A. Weber[1] sollen solche Kranke mit Herzinsuffizienz nicht baden, die bereits in der Ruhe oder bei ganz geringer Körperbewegung Dyspnöe bekommen oder die trotz Ruhe Neigung zu Verschlimmerung zeigen. Bei Klappenfehlern ist auch der Sitz der Erkrankung für die Indikationsstellung der Kohlensäurebäder nicht gleichgültig. Im allgemeinen eignen sich dafür besser die Erkrankungen der Mitralis als die Aorteninsuffizienz, wie ja bekanntlich die Digitalis ebenfalls von sicherer Wirkung bei Mitralfehlern ist. Es liegt das zum Teil daran, daß bei Mitralfehlern der Blutdruck meist nicht erhöht ist und daher die blutdrucksteigernden Kohlensäurebäder besser vertragen werden als bei der meist mit Blutdruckerhöhung verbundenen Aorteninsuffizienz. Dagegen kann bei luetischer Aortitis ohne Insuffizienz oder Aneurysma das CO_2-Bad ohne Bedenken angewendet werden.

Daß bei Mitralstenose sich die venendruckerhöhende Wirkung des hydrostatischen Druckes im Bade störend bemerkbar machen kann, wurde bereits weiter oben erwähnt. Durch nur teilweise Füllung der Wanne läßt sich aber oft diesem Übelstande abhelfen. Auch sonst, z. B. bei starker Hypertension, empfiehlt es sich, zur Gewöhnung des Patienten die ersten CO_2-Bäder nur als Halbbäder zu geben, wobei das Badewasser nur bis zum Rippenbogen reicht, und dann erst später zu den Vollbädern überzugehen (Th. u. F. Grödel). Die primäre Blutdrucksteigerung wird dadurch auf ein Minimum reduziert.

Neben den Klappenfehlern bilden die Erkrankungen des Myokards ein wichtiges Indikationsgebiet der Kohlensäurebäder. So die Herzmuskelschwäche nach Überanstrengung oder nach Infektionskrankheiten, namentlich wenn sie mit Dilatation des Herzens verbunden ist; ferner das Fettherz im Stadium der beginnenden Dekompensation sowie die sekundäre Herzschwäche bei Emphysem, chronischer Bronchitis, auch bei Kyphoskoliose. Vor allem aber werden die CO_2-Bäder bei arteriosklerotischen Erkrankungen des Herzens sowie der Gefäße angewendet und in den von Herzkranken frequentierten Badeorten bilden die an solchen Affektionen leidenden Patienten meistens die Mehrheit.

Man hatte früher vielfach behauptet, die CO_2-Bäder seien bei Arteriosklerose wegen ihrer primärblutdruckerhöhenden Wirkung kon-

---

[1] Therapie der Herzinsuffizienz. Leipzig: G. Thieme. 1924.

traindiziert. Aber abgesehen davon, daß sich diese Wirkung durch entsprechende Technik (indifferente bzw. nahe unter dem Indifferenzpunkt liegende Temperatur, eventuell Solezusatz und Beginn mit CO_2-Halbbädern) in engen Grenzen halten oder auch ganz vermeiden läßt, so überwiegt demgegenüber der Nutzen der regulatorischen Wirkung auf das gesamte Kreislaufsystem sowie der Kräftigung der Herzaktion bei weitem die Schädigung durch eine geringfügige Druckerhöhung, wie sie im täglichen Leben solcher Kranker auch sonst ständig vorkommen kann. Selbstverständlich sind auch hier die für sonstige Herzkranke gültigen Kontraindikationen zu beachten (schwere Dekompensation, vorgeschrittene Myokard-Degeneration mit Pulsus irregularis perpetuus), und außerdem sind die CO_2-Bäder hier auch bei Neigung zu Apoplexie sowie bei Hypertension infolge von Schrumpfniere zu vermeiden. Aber bei mittleren Grade von Blutdruckerhöhung bis zu 200 mm Hg herauf ist, wenn keine Nephrosklerose besteht, der vorsichtige, ärztlich überwachte Gebrauch von CO_2-Bädern und namentlich der natürlichen kohlensauren Solquellen durchaus statthaft.

Im übrigen sind die Kohlensäurebäder außer bei stärkeren Kompensationsstörungen, fehlender Reservekraft des Herzens, Apoplexiegefahr und Nephrosklerose auch bei embolischen Infarkten und drohenden sonstigen Embolien sowie bei Aortenaneurysma kontraindiziert. Ferner kann eine mit einem organischen Herzfehler verbundene allgemeine nervöse Übererregbarkeit die Wirkung der CO_2-Bäder, die ja zum erheblichen Teil auf dem Wege eines nervösen Reflexes zustande kommt, illusorisch machen.

Die Art und Weise der Anwendung der natürlichen Kohlensäurebäder in Badeorten geschieht im allgemeinen so, daß man die ersten Bäder mit schwachem CO_2-Gehalt, indifferenter Temperatur (34 bis 33⁰) und 10 Minuten Dauer geben läßt, und dann allmählich zu stärkerem CO_2-Gehalt und $1/_4$stündiger Dauer sowie zu niedrigeren Temperaturen (im Minimum 28⁰ C, nur ausnahmsweise tiefer) übergeht, sofern zugleich auch eine Herzübung indiziert ist und sofern keine stärkere Drucksteigerung besteht; will man dagegen nur eine mehr herzschonende und kreislaufregulierende Wirkung erzielen, wie z. B. bei erheblicher Affektion des Myokards oder ausgeprägter Hypertonie, so geht man, unter gleichzeitiger Verstärkung des CO_2- und eventuell des Solegehaltes, mit der Temperatur auch späterhin nicht unter 32⁰ herunter. Die Bäder werden 3—4mal wöchentlich gegeben; die ganze Kur erstreckt sich auf 15—25 Bäder. Man läßt die Bäder am besten in den Vormittagsstunden (etwa 1 Stunde nach dem ersten Frühstück) nehmen, nach dem Bade soll der Patient Gelegenheit haben, mindestens $1/_2$ Stunde lang auszuruhen. Auch sei man an den Badetagen mit sonstigen anstrengenden Eingriffen, gymnastischen Übungen, größeren Spaziergängen u. dgl., besonders im Anfange der Kur, sehr vorsichtig. Bei Verabfolgung von CO_2-Bädern außerhalb der Kurorte geschieht die Dosierung vorwiegend nach der Temperatur des Bades; die Abstufung des Kohlensäure- und eventuellen Salzgehaltes bereitet hier Schwierigkeiten.

Die Kohlensäurebäder lassen sich mittels der künstlichen Präparate in der Häuslichkeit des Patienten überall, wo Badeeinrichtungen vorhanden sind, ausführen, und gerade für schwere Fälle, bei denen eine weite Reise, eine Entfernung von den Angehörigen riskiert erscheint, und ferner für die vielen Fälle, in denen eine Badereise oder eine Sanatoriumsbehandlung aus äußeren Gründen nicht durchführbar ist, sei auf den Gebrauch der Kohlensäurebäder in der Häuslichkeit ausdrücklich hingewiesen. Wenn es aber der Zustand des Patienten und die äußeren Verhältnisse erlauben, so ist eine Kur in einem Badeorte naturgemäß vorzuziehen. Denn hier ist erstens einmal eine exaktere Dosierung und Modifikation der Bäder eher möglich als zu Hause; ferner scheint speziell die regulatorische Wirkung der natürlichen Bäder auf den Kreislauf eine bessere zu sein als die der künstlichen. Bei diesen Unterschieden ist sicherlich auch der Gehalt der natürlichen Quellen an gebundener, nicht bläschenförmiger Kohlensäure von Bedeutung. Und schließlich kann der Patient sein ganzes Verhalten auch außerhalb der Badezeit im Kurorte in viel zweckmäßigerer Weise einrichten, als es zu Hause der Fall ist, und er steht dabei unter der Aufsicht von Ärzten, die in der Balneotherapie bei Herzkrankheiten besondere Erfahrung besitzen. Aus diesen Gründen ist vor allem Bad Nauheim mit Recht der beliebteste Kurort für Herzkranke geworden. Aber auch in anderen Kurorten mit starken kohlensäurehaltigen Quellen, wie Kissingen, Oeynhausen, Altheide, Salzuflen, Franzensbad, Marienbad, Steben, Bad Orb, Schwalbach, Elster, Pyrmont, Kudowa u. a. wird die systematische Anwendung der Kohlensäurebäder bei Herzkranken durch die Ärzte gepflegt.

Auch die Sauerstoffbäder bzw. Luftperlbäder sind bei organischen Herzleiden vielfach versucht worden. Da diesen Bädern eine blutdruckerhöhende Wirkung fehlt, so eignen sie sich besonders für Fälle mit erhöhtem Blutdruck, besonders wenn durch die Hypertension Beschwerden wie Kopfdruck, Schwindel u. dgl. hervorgerufen sind; ferner verdienen sie bei Zuständen, die mit nervöser Erregung verbunden sind (Herzklopfen, Tachykardie, Schlaflosigkeit), vor den mehr erregenden Kohlensäurebädern den Vorzug (Senator). Dagegen fehlt aber den Sauerstoffbädern die herzübende Wirkung der Kohlensäurebäder; sie sind also vorwiegend dann indiziert, wenn Herzschonung, Druckherabsetzung und allgemeine Beruhigung erstrebt werden soll. Bemerkt sei, daß, sicherer noch als beim Normalen, bei Herzkranken, namentlich solchen, die an Tachykardie leiden, nach Sauerstoffbädern eine deutliche Pulsverlangsamung eintreten kann, und daß auch die Blutdrucksenkung nach diesen Bädern am ehesten da eintritt, wo eine pathologische Blutdrucksteigerung vorliegt. In jedem Falle ist die Wirkung der Sauerstoffbäder auf das Zirkulationssystem quantitativ eine schwächere als die der CO_2-Bäder, und trotz ihrer guten Verträglichkeit können die Sauerstoff- und Luftperlbäder daher als vollwertiges Ersatzmittel der Kohlensäurebäder nicht angesprochen werden. Der ganzen Natur ihrer Wirkung nach können sie aber besonders bei Arteriosklerose sowie selbst auch bei Hypertension infolge von Nephrosklerose, wenn hier überhaupt Bäder vertragen werden (Temperatur nicht über 35⁰!), gute Dienste leisten.

Übrigens läßt sich bei Arteriosklerose auch schon durch einfache lauwarme Vollbäder von 34—35⁰ Temperatur und $^1/_4$—$^1/_2$stündiger Dauer eine Anregung der peripherischen Zirkulation erreichen; der Zusatz von Fichtennadelextrakt oder Badesalz kann in der häuslichen Praxis entbehrt werden.

Neben den CO_2-haltigen Quellen erfreuen sich auch andere natürliche Thermalbäder in der Therapie arterio sklerotischer Kreislaufstörungen in der Praxis einer großen Beliebtheit. So insbesondere die jodhaltigen Quellen von Tölz, Hall, Wiessee, die radioaktiven Wässer von Kreuznach, Münster a. St. (beides auch Solquellen), Gastein, Brambach, Oberschlema, Joachimsthal, die Schwefelquellen von Wiessee, Landeck (letzteres auch radioaktiv), Budapest, Mazesta (Südrußland) und vielen anderen Orten, und auch natürliche einfache Solbäder werden wegen ihrer milden Wirkung auf Kreislauf und Herz hier oft angewendet. Außer der praktischen Erfahrung geben die im systematischen Teile näher geschilderten Kreislaufwirkungen der Schwefel- und radioaktiven Bäder sowie der neuerdings geführte Nachweis einer perkutanen Resorption des Jods aus dem Badewasser[1] auch eine theoretische Begründung der Verwendung solcher Badekuren bei arteriosklerotischen Kreislaufstörungen.

c) Elektrotherapie.

Bei der Behandlung der Herz- und Gefäßerkrankungen kommen der galvanische und faradische Strom vorzugsweise in Form der elektrischen Bäder zur Anwendung. Wenn diese auch derzeit nicht mehr jene Rolle spielen wie vor 20—30 Jahren, so haben sie doch auch heute noch einen beachtenswerten Platz in der Physikotherapie der Kreislaufstörungen.

Über die Technik der elektrischen Bäder, die teils als Vierzellenbäder, teils als Vollbäder verabfolgt werden, wurde bereits auf S. 158 ausführlich gesprochen. Es sei hier nur nochmals erwähnt, daß es vorzugsweise der faradische und der Sinusstrom sind, die im Bade zur Anwendung kommen, und daß die Zellenbäder die mildere und daher weniger angreifende Form des elektrischen Bades darstellen. Sie werden daher vielfach als Einleitung einer Kur oder ausschließlich dort gegeben, wo der Kranke Vollbäder nicht verträgt. Durch die Wahl der geeigneten Badeform, der entsprechenden Wassertemperatur, der Behandlungsdauer und Stromstärke lassen sich die elektrischen Bäder fast jedem Kranken anpassen.

Was die therapeutischen Anzeigen betrifft, so sind es vorzugsweise die Erkrankungen des Herzmuskels, bei denen sich die elektrischen Bäder wirksam erweisen, in erster Linie Myokarditis, Fettherz mit Dilatation leichten und mittleren Grades, vorausgesetzt, daß die sie begleitende Arteriosklerose nicht hochgradig ist. Die Bäder wirken sehr günstig auf die subjektiven Beschwerden, das Druckgefühl, Herzklopfen und Mattigkeit ein. Bei vorgeschrittener Gefäßverkalkung sowie bei Aneurysma möchten wir die elektrischen Bäder für gegenangezeigt halten. Desgleichen sind sie bei Neigung zu Apoplexie nicht am Platz.

---

[1] Jürgens, Z. physik. Ther. **42**, 90 (1932), Sonci, ebenda **44**, 216 (1933), Anthes u. Salzmann, M. Kl. 1933, Nr. 23.

Bei Herzklappenfehlern sind die Bäder, wenn die subjektiven Beschwerden, wie Druckgefühl und Schmerzen in der Herzgegend, Müdigkeit in den Gliedern, Schlaflosigkeit u. dgl. im Vordergrund des Krankheitsbildes stehen, gleichfalls mit Nutzen verwertbar. Sie können hier abwechselnd mit Kohlensäurebädern oder auch als Ersatz dieser verabfolgt werden, besonders bei Aorteninsuffizienz, wo die Wirkung der Kohlensäurebäder vielfach eine unsichere ist. Bei Herzneurosen sei man mit der Anwendung elektrischer Bäder vorsichtig, da sie von manchen Kranken nicht vertragen werden.

Neben den Bädern spielt die örtliche Galvanisation oder Faradisation des Herzens eine untergeordnete Rolle. Immerhin wirkt eine leichte Elektrisation der Herzgegend bei neurotischen Beschwerden oft beruhigend. Auch einer Anwendung dieser Behandlung bei organischen Herzfehlern, die ja häufig von einer Neurose überlagert werden, steht natürlich nichts im Wege. Bei funktionellen anginösen Beschwerden wurde auch die Histaminiontophorese empfohlen (Trumpp, Laqueur).

Eine wichtige Rolle spielt bei den Erkrankungen des Herzens die Hochfrequenztherapie. Über die Wirkung der Arsonvalströme in Form der Autokonduktion, wobei sich der Kranke in einer großen, von einem Hochfrequenzstrom durchflossenen Drahtspirale befindet, wurde ein jahrzehntelanger, bis heute nicht entschiedener Kampf geführt. Während die Anhänger der Methode eine günstige Wirkung auf den erhöhten Blutdruck und die damit zusammenhängenden Beschwerden behaupteten, wurde diese von den Gegnern in Abrede gestellt. Dieser Gegensatz kommt auch in der Erfahrung der beiden Verfasser dieses Buches zum Ausdruck. Während Laqueur in zahlreichen Fällen einen deutlichen Erfolg gesehen hat, konnte Kowarschik trotz jahrelanger Anwendung der Autokonduktion mit Strömen bis zu 10 Ampere eine überzeugende Wirkung bei Hypertension nicht feststellen. Dagegen ist eine solche Wirkung nach Kowarschik bei der allgemeinen Anwendung der Diathermie oder der Kurzwellentherapie auf dem Kondensatorbett oder im Solenoid nicht zu verkennen.

Häufiger als die Autokonduktion im Solenoid nach Arsonval, die heute schon mangels der technischen Einrichtungen kaum mehr geübt wird, kommt die örtliche Arsonvalisation der Herzgegend zur Anwendung. Man benützt hierzu eine isolierte Plattenelektrode, die auf die Herzgegend stabil aufgesetzt wird, wobei man jede Funkenbildung dadurch vermeidet, daß man den Strom erst nach Aufsetzen der Elektrode einschaltet und vor Abheben dieser wieder abstellt. Nach Laqueur eignet sich diese Art der Behandlung für Fälle von Herzschwäche, die zwar in der Ruhe kompensiert sind, bei geringen Anstrengungen oder Aufregungen aber mit Insuffizienzerscheinungen reagieren. Sie erweist sich ferner bei neurotischen Herzbeschwerden oft von Vorteil. Im wesentlichen dürfte die örtliche Arsonvalisation, bei der der Kranke nichts anders als eine leichte Wärmeempfindung hat, in ihrer therapeutischen Wirkung einer leichten Diathermie gleichkommen.

Wohl ganz ähnlich wie die Arsonvalströme wirken die sogenannten oszillierenden Ströme Rumpfs, die eine Kombination von hoch- und niederfrequenten Strömen darstellen und deren Erzeugung und Anwendung bereits auf S. 201 beschrieben wurde. Rumpf zieht allerdings den Indikationskreis seiner Methode viel weiter, indem er mit ihr nicht nur die oben erwähnten Störungen, sondern auch schwere organische Erkrankungen des Herzens und der Aorta behandelt.

Anschließend sei hier der Diathermie des Herzens gedacht, deren Technik auf S. 223 dargestellt wurde. Ihre Wirkung muß in erster Linie auf eine Erweiterung der Koronargefäße bezogen werden, welche durch die Tiefendurchwärmung hervorgerufen wird. Damit ist auch eine den Blutdruck herabsetzende Wirkung verbunden, die sowohl klinisch wie experimentell nachgewiesen wurde. Neuerdings hat Biondo durch das Röntgenbild und Elektrokardiogramm einen die Funktion bessernden Einfluß der Herzdiathermie an Kranken dartun können. Tierversuche von Karapetjan und G. L. Frenckell[1] ergaben schon bei normalen Tieren eine Erniedrigung des Blutdruckes und eine Verkleinerung der Pulsamplitude durch Diathermie. Daraus ist wohl ersichtlich, daß die Diathermie des Herzens keineswegs ein indifferenter Eingriff ist und daher bei Herzkranken, besonders bei solchen mit niedrigem Blutdruck, nur mit Vorsicht ausgeführt werden darf.

Das Hauptanwendungsgebiet der Diathermie bilden anginöse Beschwerden, ob sie nun auf organischen Erkrankungen der Koronargefäße beruhen oder funktioneller Natur sind. Es ist klar, daß funktionelle Beschwerden in der Regel rascher ansprechen als organische. Es ist jedoch kein Zweifel, daß auch anatomisch bedingte Leiden oft weitgehend gebessert werden. Ist in einem gegebenen Fall ein Erfolg zu erwarten, so tritt er meist rasch und in überzeugender Weise ein, so daß man, wenn nach längstens 10 Sitzungen eine Besserung nicht zu verzeichnen ist, die weitere Behandlung als zwecklos aufgeben kann.

Recht gut hat sich die Diathermie auch bei perikarditischen Verwachsungen und den darauf beruhenden Beschwerden bewährt. Auch bei Herzklappenfehlern hat man die elektrische Durchwärmung zur Hebung der muskulären Leistungsfähigkeit des Herzens empfohlen (Rautenberg, Kalker und Kottmaier), obwohl sie für diesen Zweck praktisch wohl kaum verwertet wird. Eher wird sie zur Bekämpfung der subjektiven Beschwerden, wie sie bei Klappenfehlern in Form von Herzklopfen, Herzschmerzen, Druckgefühl u. dgl. bestehen, herangezogen. An Stelle der Diathermie wurde in den letzten Jahren vielfach die Kurzwellenbehandlung versucht. Nach den Erfahrungen von Kowarschik scheint es, als ob sie bei vorsichtiger Dosierung insbesondere bei der Angina pectoris in manchen Fällen der Diathermie überlegen wäre. Auch die Kurzwellentherapie auf dem Kondensatorbett oder im Solenoid erweist sich bei anginösen Beschwerden oft sehr erfolgreich.

---

[1] Balneologe **1935**, H. 2.

d) Lichtbehandlung, Ionentherapie.

Die **Lichtbehandlung** ist bei Herzkrankheiten wohl zuerst von Hassel-
balch und Jacobäus[1] im Kopenhagener Finseninstitut empfohlen
worden; durch Erzeugung eines allgemeinen Erythems mittels der Finsenschen Bogenlampe wurden besonders bei Angina pectoris bemerkenswerte Erfolge erzielt, welche teils durch Entlastung des viszeralen Kreislaufes, teils auch durch konsensuelle Erweiterung der Koronargefäße zu
erklären sind. Statt der allgemeinen Erythemerzeugung hat dann später
E. Freund[2] lokale Höhensonnenreizbestrahlung einzelner Felder
am Thorax, insbesondere an der linken Thoraxhälfte, ebenfalls bei
Angina-pectoris-Beschwerden mit Erfolg angewendet; in 8—10tägigen
Abständen wird ein rechteckiges Feld vorne, seitlich und hinten bis zur
starken Erythembildung bestrahlt. Verschiedene andere Autoren bestätigen die Wirksamkeit dieses Verfahrens.

Auch mit allgemeiner Lichtbestrahlung, vor allem mittels der
künstlichen Höhensonne, die nicht zur Erythembildung führt, lassen
sich bei Kreislaufkranken oft gewisse subjektive Besserungen erzielen und
objektiv beobachtete man dabei meistens ein Absinken des Blutdruckes.

Hierbei handelt es sich aber nicht nur um eine eigentliche Lichtwirkung, sondern die Beeinflussung des Kreislaufes geschieht auch durch die
Ionisierung der Luft durch die Ultraviolettstrahlen, und bei Verwendung
offen brennender Lampen spielt auch die Einatmung des hierbei sich bildenden
Stickoxyduls (N_2O) eine Rolle, das ebenso wie sonstige Nitrite druck-
senkend wirkt (Kestner, Peemöller, Burchardi). Es sind daher schon
früher verschiedene Versuche gemacht worden, um die Ionisierung der Luft
bei therapeutischen Bestrahlungen künstlich zu vermehren oder auch ohne
Bestrahlung nur durch Einatmenlassen z. B. durch Hochfrequenzentladungen
ionisierter Luft auf den Kreislauf einzuwirken. Zu solchen Zwecken diente
z. B. eine von Picard angegebene Ionisationskammer, ein geschlossener
Raum, in welchem der Patient längere Zeit die durch zwei Quarzlampen
ionisierte Luft einatmete. Hierher kann ferner die von Steffens angegebene
Anionenbehandlung gerechnet werden, welche in der Zufuhr der negativen
Elektrizität, die vom negativen Pole eines Induktoriums ausgeht, auf den
Patienten besteht. Dieses nicht nur zur Behandlung von Kreislaufstörungen,
sondern auch gegen viele sonstige Leiden, vor allem rheumatische, empfohlene
Verfahren unterscheidet sich aber von den vorher genannten Methoden grundsätzlich dadurch, daß hierbei nur Ionen von einer Aufladung zur Einwirkung
gelangen, und nicht ein Gemisch von positiven und negativen Ionen.

In systematischer und technisch vollkommener Weise ist dann die
Inhalation der stark ionisierten, unipolar beladenen Luft
von Strasburger, Dessauer und Happel[3] ausgearbeitet und in ihren
Wirkungen studiert worden. Die Ionisierung geschieht bei diesem Verfahren durch glühendes Magnesiumoxyd, durch eine Gittervorrichtung
werden dann die Ionen der nicht gewünschten Ladung abgefangen. Die

---

[1] Berl. klin. Wschr. **1907,** Nr. 39.

[2] Wien. klin. Wschr. **1928,** Nr. 12 u. 25.

[3] Dessauer: Zehn Jahre Forschung auf dem physikalisch-medizinischen
Grenzgebiete. Leipzig: G. Thieme. 1930. Strasburger: Z. physik. Ther.
41, H. 4 (1931). Strasburger u. Lampert: Dtsch. med. Wschr. **1933,** Nr. 34.

Kreislaufwirkung der Inhalation unipolar beladener ionisierter Luft
zeigte sich vor allem darin, daß negative Ionen blutdrucksenkend
wirken, besonders bei krankhaft erhöhtem Blutdruck, und daß Hypertensionsbeschwerden dadurch günstig beeinflußt werden, während
die positiv beladene Luft den Blutdruck unbeeinflußt läßt, ihn manchmal sogar steigern kann und bei Hypertensionsbeschwerden und auch
sonstigen Gefäßstörungen, z. B. bei Migräne, schlecht vertragen wird.

Anderweitige Nachprüfungen haben diese Angaben im allgemeinen
bestätigt (G. Edström, A. u. E. Wilhelmy), doch zeigte sich dabei, daß
nicht selten Abweichungen von dem oben geschilderten Verhalten vorkommen (Edström) und C. Fervers fand den normalen Blutdruck
durch positiv oder negativ beladene Luft nicht beeinflußbar. Die ganze
Frage der physiologischen Wirkung der ionisierten Luft, die ja in engem
Zusammenhang mit der Klimaphysiologie steht, liegt überhaupt recht
kompliziert, da hierbei nicht nur Ladung und Zahl der Luftionen, sondern
auch ihre Größe von Bedeutung ist (Lincke, Loßnitzer), und es ist
hier noch viel aufklärende Arbeit notwendig. Doch wird das Verhalten
des Blutdruckes hierbei stets, weil objektiv leicht kontrollierbar, einen
brauchbaren Maßstab abgeben können.

e) Massage und Gymnastik.

Die Aufgaben der Mechanotherapie bestehen bei Kreislaufstörungen
einmal in Verbesserung des Blutumlaufes in der Peripherie und
in Erleichterung des Rückstromes des Blutes zum Herzen, anderseits
in Anregung des Herzens selbst zu erhöhter Leistung durch vorsichtig
dosierte Übungen. Demgemäß werden Maßnahmen zur Verbesserung der
peripherischen Zirkulation auch schon bei nicht völliger Kompensation vorgenommen werden können; doch vergesse man nicht, worauf
H. G. Scholtz und C. Klausing[1] neuerdings hinweisen, daß auch die
durch solche Eingriffe hervorgerufene Vermehrung der vorher zum Teile
stillgelegten Blutmenge schon eine gewisse Belastung für das leistungs-
schwache Herz bedeutet. Die eigentlichen herzübenden mechanotherapeutischen Maßnahmen bleiben dagegen für Kranke im Stadium der
Kompensation vorbehalten.

Bei noch nicht völlig wiederhergestellter Kompensation kann man oft
dem Patienten durch die sogenannte Herzmassage erhebliche Erleichterung bringen. Dieselbe wird an dem im Bette liegenden Patienten
ausgeführt und besteht in langsamen zentripetalen Streichungen der
Extremitäten, leichten Knetungen der Arm- und Beinmuskeln, in
Reibungen, leichten Klopfungen und Erschütterungen der Herzgegend,
Klopfungen des Rückens sowie in passiven Bewegungen der Extremitätengelenke. Durch diese Eingriffe wird nach den früher[2] erwähnten Untersuchungen von Eppinger und Hinsberg vor allem auch
die Kapillardurchblutung der Muskeln gefördert und deren Sauerstoff-

---

[1] Fortschr. Ther. **1935**, H. 8.
[2] Vgl. S. 282.

bedarf vermindert. Bei schwerer Kranken werden die passiven Bewegungen zunächst nicht mehr als fünfmal an jedem Gelenke vorgenommen; auch empfiehlt es sich, anfangs die großen Gelenke (Schulter- und Hüftgelenk) noch nicht in die Bewegungen mit einzubeziehen und sie erst in den späteren Sitzungen vorzunehmen. Ist nun eine gewisse Reservekraft des Herzens anzunehmen, so schließt man an die passiven Bewegungen später auch einige aktive an. Durch Kontrolle des Pulses, der sich nach solchen Bewegungen nicht wesentlich beschleunigen darf, hat man es in der Hand, Überanstrengungen dabei zu vermeiden. Während man mit den aktiven Bewegungen bei dekompensierten Herzklappenfehlern sehr vorsichtig sein muß, sind sie in Verbindung mit der Herzmassage in leichteren Graden von Kompensationsstörungen bei Herzmuskelerkrankungen, z. B. bei Fettherz oder bei Arteriosklerose, oft von großem Nutzen.

Von erheblicher Bedeutung ist ferner die Anwendung der Vibrationsmassage bei Herzkranken, allerdings bei kompensierten, namentlich wenn auch gewisse nervös-funktionelle Beschwerden bestehen. Sind auch die nach der Vibrationsmassage eintretenden objektiven Veränderungen außer der Pulsverlangsamung noch nicht sichergestellt, so ist doch eine günstige, wenn auch meist vorübergehende Beeinflussung der Beschwerden, wie des Herzklopfens, des Druckgefühles, der Atemnot, in vielen Fällen eklatant. Man appliziert die Vibrationsmassage 5—10 Minuten lang täglich, teils auf die Herzgegend selbst, teils auf die oberen Rückenpartien.

Eine besondere Erwähnung erfordert die Leibmassage bei Patienten mit Erkrankung der Zirkulationsorgane. Sie ist in erster Linie bei solchen Patienten angezeigt, deren Herzstörungen — mit oder ohne Komplikation mit beginnender Arteriosklerose — durch Hochdrängung des Zwerchfelles bedingt erscheinen (Roemheldscher Symptomenkomplex). Die Leibmassage, gefolgt von Übungen der abdominellen Atmung (Hervorstoßen des Bauches bei Inspiration, langsame Einziehung desselben bei der Ausatmung), kann hier erheblichen Nutzen schaffen, zugleich auch durch die Beseitigung etwaiger Obstipation. Auch bei eigentlich Herzkranken kann sich eine vorsichtige Leibmassage, wenn man dabei druckerhöhende tiefe Knetungen sowie Klopfungen vermeidet, zur Beförderung der Peristaltik und Bekämpfung des Meteorismus als nützlich erweisen; namentlich ist das bei der Arteriosklerose der Fall. Bei Kompensationsstörungen sowie bei erheblicher Hypertension ist die Leibmassage allerdings kontraindiziert.

Die **gymnastische** Behandlung von Herzkranken eignet sich für solche Fälle, bei denen entweder nur leichte Kompensationsstörungen bestehen — hierfür kommen lediglich die bei der Herzmassage beschriebenen passiven Bewegungen in Frage — oder, als eigentliche Heilgymnastik, bei leidlich hinreichender Kompensation, wenn eine Übung und Kräftigung des Herzens erwünscht ist. Durch die Heilgymnastik wird neben dieser Übung und Kräftigung des Herzmuskels selbst (Herabsetzung der Pulsfrequenz) auch eine Erleichterung der Zirkulation durch Herabsetzung der peripheren Widerstände und durch Verbesserung der Atmung erreicht. Der Blutdruck wird in Fällen von normalem und erniedrigtem Blutdruck durch richtig dosierte heilgymnastische Übungen erhöht; bei pathologisch erhöhtem Druck kann aber auch infolge der Erleichterung der Zirkulation in den peripheren

Gefäßgebieten eine **Blutdruckerniedrigung** erzielt werden (**Hasebroek, Tiedemann** und **Lund**).

Vorbedingung für die Heilwirkung der Gymnastik bei Herzkrankheiten ist natürlich eine **exakte** und **individuell angepaßte Dosierung**. Aus diesem Grunde ist die **Freigymnastik**, bei welcher die Widerstände durch eine sachverständige Hilfsperson **manuell** geleistet werden, im allgemeinen der Apparatgymnastik hier vorzuziehen, sei es, daß man sich der **schwedischen** Gymnastik bedient oder einer Methodik, die besonders von den Brüdern A. und Th. **Schott** in Nauheim[1] ausgearbeitet worden ist. Die Gymnastik besteht in einfachen **Freiübungen**, in dosierten **Widerstandsbewegungen**, eventuell auch in **Selbsthemmungsbewegungen**. Vor allem aber werden dabei auch **Atmungsübungen**, in erster Linie Einübung der **Zwerchfellatmung** in der oben beschriebenen Weise, dann auch Lockerungsübungen für die thorakale Atmung (untere Thoraxpartien) vorgenommen. Nach **Roemhelds** Untersuchungen[2] wird durch die Zwerchfellatmung auch auf die **Aorta** selbst ein günstiger Einfluß ausgeübt; passive Bewegung, welche mit der Zwerchfellatmung verbunden ist, fördert die Elastizität und die Kapillarisierung der Aortenwand und kann daher auch prophylaktisch gegen vorzeitige Arterosklerose wirken (**Aortengymnastik**).

Zur Vermeidung jeder **Überanstrengung** ist bei der Herzgymnastik von dem ausführenden Gymnasten auf die **Pulsfrequenz** und auf die **Atmung** besonders zu achten, um bei jeder übermäßigen Steigerung der Pulszahl sowie bei jedem noch so leichten Zeichen von Dyspnöe die Übungen sofort beendigen bzw. unterbrechen zu können. Recht praktisch ist hierfür die Anweisung von Th. **Schott**, daß der Patient stets bei den Übungen genug freien Atem behalten soll, um daneben noch bequem sprechen zu können. Auch auf den **Blutdruck** ist zu achten; bei fehlender pathologischer Drucksteigerung darf derselbe am Ende einer Übungsserie zum mindesten **nicht erniedrigt** sein.

Dieselben Kautelen sind naturgemäß auch bei der **Apparatgymnastik** zu beobachten. Hier kommen zunächst vor allem neben Atemübungen solche Übungen in Betracht, die eine Förderung der peripheren Zirkulation ohne nennenswerte aktive Anstrengung zum Ziele haben, also **Pendel-** und **Förderungsbewegungen**, namentlich **Rollungen** der Füße, Hände und Arme. Später geht man dann zu **Widerstandsbewegungen** über.

Natürlich sind die für heilgymnastische Übungen allgemein gültigen Regeln, wie Ruhe nach jeder Gruppe von Übungen, zweckmäßige Wahl der Tageszeit usw. neben der exakten Dosierung bei der Apparat- wie bei der Freigymnastik von Herzkranken besonders zu beachten. In Nauheim wird die gymnastische Behandlung in Verbindung mit der **Bäderkur** ausgeführt. Außerhalb der Badeorte, wo man nicht so sehr an eine beschränkte Zeit gebunden ist, empfiehlt es sich aber mehr, eine **heilgymnastische Kur für sich allein** ausführen zu lassen.

Die hauptsächlichsten **Formen von Herzkrankheiten**, die für heilgymnastische Behandlung in Betracht kommen, sind Erkrankungen des

---

[1] Th. **Schott**: Physikalische Behandlung der chronischen Herzkrankheiten. Berlin: Julius Springer. 1916.

[2] Jkurse ärztl. Fortbildg. **1932**, H. 2; Dtsch. med. Wschr. **1935**, Nr. 6, und Nr. 35, S. 1424.

Myokards, wo die Degeneration noch nicht zu weit vorgeschritten ist und noch genügende Reservekraft des Herzens besteht, namentlich arteriosklerotische Erkrankungen, auch Neigung zu Angina pectoris (Roemheld), Fettherz, chronische Dilatation infolge von Über-anstrengung oder von alimentären Einflüssen. Aber auch bei Klappen-fehlern kann die Heilgymnastik Günstiges leisten. Kontraindiziert ist sie, außer bei Kompensationsstörungen, bei frischeren entzündlichen Erkrankungen des Herzens, bei weit vorgeschrittenen Degenerations-zuständen des Herzens, bei Aneurysmen, bei hochgradigen sklerotischen Veränderungen der Gefäße (wegen der Gefahr der Apoplexie).

Die Oertelsche Terrainkur ist heutzutage bei Herzkranken nur wenig mehr gebräuchlich. Sie sollte, wie Th. Schott betont, stets nur am Ende einer heilgymnastischen Behandlung stehen, da das Bergsteigen immer eine gewisse Anstrengung für das Herz bedeutet, das daher vorher schon durch sonstige Übungen trainiert sein muß.

Anhang: **Lokale peripherische Zirkulationsstörungen.**

Bei örtlichen, durch Arteriosklerose bedingten Kreislaufstörungen an den Händen oder Füßen ist als mildes, aber auch in schweren Fällen anwendbares Mittel zunächst ein Versuch mit der Blaulichtbestrah-lung (Mininsche oder noch besser Solluxlampe) zu empfehlen. Man wählt bei diesen Bestrahlungen die blaue Farbe, um jeden stärkeren Wärmereiz, der nicht selten schmerzauslösend wirken kann, zu ver-meiden, und weil ja auch weniger eine Tiefenwirkung der Lichtwärme-strahlen als vor allem ein kapillarerweiternder Einfluß auf die relativ oberflächlich gelegenen Gefäßnetze beabsichtigt ist. Bei geringerer Empfindlichkeit kann man dann aber auch zu einer vorsichtigen Weiß-lichtbestrahlung — am wirksamsten in einem unbedeckten kleinen Lichtkasten — übergehen. Weiterhin leisten in leichteren Fällen auch wechselwarme Hand- oder Fußbäder gute Dienste; bei mangel-hafter Hautreaktion ersetzt man sie nach Straßers Empfehlung durch ein allmählich erwärmtes Teilbad, das von einer kurzen kalten Ab-gießung gefolgt ist.

Ihrer kapillarerweiternden Wirkung wegen werden ferner neuerdings auch örtliche Kohlensäurebäder bei derartigen peripherischen Kreis-laufstörungen benutzt. So empfiehlt Schwenkenbecher[1] lokale CO_2-Wasser- oder auch kohlensaure Gasbäder zur Behandlung derartiger Affektionen, und die von Cobet und Parade[2] ausgearbeitete Methode der lokalen Behandlung mit erwärmtem Kohlensäuregas, die wir im Allgemeinen Teile bereits erwähnt haben (S. 90), hat sich auch bei schwereren peripheren Zirkulationsstörungen vielfach gut bewährt; nur möchten wir dabei wegen ihrer größeren Einfachheit die ausschließ-liche Verwendung der erwärmten Kohlensäure der umständlicheren ursprünglichen Cobetschen Methode, bei welcher zwischendurch auch kalte Kohlensäure zur Einwirkung gelangte, vorziehen.

---

[1] Balneologe. **1934,** Nr. 10.
[2] Fortschr. Ther. **1932,** S. 230.

Einen wichtigen Behelf zur Bekämpfung peripherer Kreislaufstörungen bildet die Diathermie, die infolge ihrer gefäßerweiternden Wirkung die Durchblutung fördert. Ganz das gleiche gilt für die Kurzwellentherapie. Die Wärmeeinwirkungen dürfen jedoch nur ganz schwache sein, da erfahrungsgemäß jede stärkere Erhitzung die Beschwerden nur vergrößert. Die Behandlung muß weiterhin, soll sie Erfolg haben, möglichst große Teile, am besten die ganze Extremität erfassen, wie wir bereits früher ausgeführt haben. Da die peripheren Gefäße alle gleichsinnig reagieren, so ist es zu verstehen, daß leichte allgemeine Diathermien oder Kurzwellenbehandlungen auf dem Kondensator- oder Solenbett oft bessere therapeutische Ergebnisse haben als Lokalbehandlungen, zumal bei diesen leicht überdosiert wird. Über die Technik der örtlichen wie der allgemeinen Anwendung wurde bereits früher das Nötige gesagt.

Neben der Arteriosklerose und der Endarteriitis obliterans kommen als Anzeigen für die Lang- und Kurzwellendiathermie alle jene Gefäßstörungen in Betracht, die zu einer Verlangsamung der Zirkulation führen, wie Gefäßlähmungen infolge von Kälteschäden, zentralen oder peripheren Lähmungen, Gefäßneurosen in Form von Spasmen oder Paresen, Raynaudsche Erkrankung u. dgl.

Schließlich vergesse man nicht, daß man dort, wo die Diathermie und Kurzwellenbehandlung versagt oder nicht vertragen wird, in dem galvanischen Strom ein hervorragendes gefäßerweiterndes Mittel besitzt. Er kommt meist in Form von Zellenbädern zur Anwendung. Diese Art der Anwendung scheint uns auch der Histaminiontophorese, wie sie neuerdings von Bettmann, Vas u. a. empfohlen wurde, überlegen zu sein, und zwar deshalb, weil sie gleichzeitig größere Teile der erkrankten Extremität zu beeinflussen vermag.

Bei den Folgezuständen von Thrombophlebitis dient am besten die Heißluftbehandlung zur Beseitigung restierender Schwellungen; in älteren Fällen kann sie mit leichter Streichmassage kombiniert werden. Bei varikösen Beschwerden kann man manchmal außer durch Blaulichtbestrahlungen auch mit Histaminiontophorese günstige Erfolge erreichen.

V. Erkrankungen der Harnwege.

1. Nierenerkrankungen.

Wie in der physiologischen Einleitung bereits ausgeführt, reagieren die Gefäße der Niere konsensuell zu den Hautgefäßen, und es lassen sich daher die Zirkulationsverhältnisse in der Niere durch thermische Eingriffe, die die Körperoberfläche treffen, in erheblichem Maße beeinflussen. Zum Zwecke der Verbesserung der Zirkulation in der Niere und damit ihrer Funktion kommen hauptsächlich Wärmeprozeduren in Betracht. Auf Kälteprozeduren reagieren die Hautgefäße bei Nierenkranken erfahrungsgemäß mangelhaft (offenbar infolge toxischer, gefäßverengernd wirkender Einflüsse), und es ist ja bekannt, daß Kältemaßnahmen von solchen Kranken schlecht vertragen werden und auf die kranke Niere schädlich wirken können. (So konnte Rösler[1] die hemmende Wirkung von Eiswasser-Handbädern auf die renale Wasserausscheidung experimentell nachweisen.) Nur wenn durch energischen mechanischen Reiz, wie z. B. bei Teilabreibungen, die Hautreaktion intensiv unterstützt wird, können eventuell hydrotherapeutische Kälteprozeduren bei — chronisch — Nierenkranken in Frage kommen.

Unter den allgemeinen Wärmeprozeduren, die durch Verbesserung der Hautzirkulation auf Durchblutung und Funktion der Niere günstig einwirken, stehen die indifferenten Vollbäder von 34—36⁰ Temperatur und längerer, ca. 1stündiger, Dauer an erster Stelle. Durch diese Bäder wird, nach den Untersuchungen von Straßer und Blumenkranz, nicht nur die Diurese erhöht, sondern zugleich die Kochsalz- und Stickstoffausscheidung beim Nephritiker gesteigert. Man wird Straßer darin beistimmen können, daß diese Erhöhung der Ausscheidung von Wasser und festen Substanzen durch die Niere klinisch wichtiger ist als die Vermehrung der Wasserausscheidung durch die Haut, wie sie durch die anstrengenderen Schwitzprozeduren erzielt wird. Denn die Erhöhung der Kochsalzausscheidung durch den Schweiß ist keine beträchtliche, eher kommt noch die Ausscheidung des Reststickstoffes durch den Schweiß in Betracht (H. Strauß). Immerhin werden die Schwitzprozeduren bei Nichtanwendbarkeit der Vollbäder und in den Fällen, wo eine energische rasche Provokation der vikariierenden Hauttätigkeit angezeigt ist (Ödeme, Urämie), nicht zu umgehen sein. Denn das Wesentliche der Wirksamkeit der Schwitzbäder besteht nach Volhard in der Beförderung des Einströmens von Gewebs- und Ödemflüssigkeit in das Blut. Übrigens wird durch Schwitzprozeduren nach den Untersuchungen Straßers die Ausscheidungsfähigkeit der Niere für feste Bestandteile ebenfalls erhöht, während die Diurese dadurch naturgemäß vermindert wird.

Zur Erzielung einer energischen Diaphorese verwendet man am einfachsten die Bett-Heißluftbäder oder Bett-Lichtbäder; ist dies nicht möglich, so werden von 37—40⁰ erwärmte Vollbäder von 15 bis 20 Minuten Dauer mit nachfolgender Trockenpackung zum Zwecke der Schweißerzeugung appliziert. Bei den Schwitzprozeduren ist stets durch Verabreichung heißer Getränke die Transpiration zu fördern; die gleichzeitige Flüssigkeitszufuhr hat aber auch den Zweck, eine Eindickung des Blutes und damit die Gefahr der Provokation einer Urämie zu verhüten. Diese Gefahr wäre ohne Flüssigkeitszufuhr besonders dann vorhanden, wenn keine Ödeme bestehen, denn im ödematösen Organismus verhütet, wie vorher erwähnt, schon der durch das Schwitzen vermehrte Zustrom von Gewebsflüssigkeit in das Blut dessen Eindickung. Auf jeden Fall ist aber die Flüssigkeitszufuhr bei diesen Transpirationsprozeduren angebracht, auch weil dadurch, wie Georgopolus nachwies, die Ausscheidung harnfähiger Substanzen durch den Schweiß befördert wird.

---

[1] Klin. Wschr. **1925,** Nr. 20.

Durch gleichzeitige Herzkühlung und Kopfkühlung ist bei den Schwitzprozeduren der Eingriff für den Patienten möglichst schonend zu gestalten; die Dauer der Schwitzpackung bzw. des Bett-Lichtbades muß außerdem bei nicht intaktem Herzen abgekürzt werden.

Bei fehlenden urämischen Erscheinungen werden in Fällen von akuter Nephritis die Schwitzprozeduren nach Strauß' Empfehlung[1] alle 2—3 Tage appliziert. Bei ausgebrochener oder drohender Urämie werden sie nach Bedarf gegeben. Sind wegen des Allgemeinzustandes oder aus äußeren Gründen die beschriebenen Maßnahmen nicht anwendbar, so können bei der Urämie auch öfter gewechselte heiße Einpackungen als Ersatz dafür dienen; ferner kommen hier als Analeptikum heiße Übergießungen im 37—40° warmen Vollbade in Betracht. Bei der Urämie ist naturgemäß besonders auf reichliche Flüssigkeitszufuhr vor und während der Schwitzprozedur zu achten.

Ein weiteres, oft sehr wirksames Mittel, um bei drohender Urämie, insbesondere bei Anurie, gleichviel ob sie durch Nephritis, Nephrose oder auch reflektorisch bedingt ist, die sekretorische Nierenfunktion anzuregen, bildet die Diathermie der Nierengegend. Auch bei entzündlichen Erkrankungen der Niere spielt heute die Diathermie eine wichtige Rolle. Nachdem zuerst Nagelschmidt, Rautenberg und Kalker, Alkiwicz u. a. auf die günstige Wirkung der Diathermie bei der subakuten und chronischen Nephritis aufmerksam gemacht hatten, haben besonders Eppinger[2] und seine Schüler die Anwendung der Diathermie bei der akuten Glomerulonephritis befürwortet. Nach den derzeitigen Erfahrungen scheint in der Tat die Wirkung der Diathermie bei der akut entzündeten Niere am ausgesprochensten zu sein, weniger tritt sie bei der chronisch entzündeten und der gesunden Niere in Erscheinung.

Schüller und Bronner[3] konnten z. B. eine Steigerung der Diurese durch die Diathermie bei Gesunden nicht feststellen. Weinstein und Klein[4] fanden eine Vermehrung der Ausscheidung von Harnstoff und Chloriden. Eppinger konnte eine ausgesprochene Besserung der Nierenfunktion durch die Diathermie bei experimentell hervorgerufener Schädigung ihres Parenchyms feststellen.

Gestützt auf Versuche und klinische Beobachtungen empfiehlt Eppinger die Diathermie in jedem Falle von akuter Glomerulonephritis. Er sieht ihre Wirkung in der Gefäßerweiterung (Kapillarisierung) der Glomerulusschlingen, durch welche die darniederliegende Funktion der Niere gehoben wird. Die Behandlung soll täglich in der auf S. 224 beschriebenen Weise 2—4 Stunden lang durchgeführt werden. Die Empfehlung Eppingers wird durch die klinischen Erfahrungen von Ewig[5], Gantenberg, Gedda u. a. bestätigt. Sie beobachteten übereinstimmend eine Steigerung der Diurese bei gleichzeitiger Verminderung der Eiweißausscheidung. In schwersten Fällen kann allerdings der Erfolg ausbleiben,

---

[1] Kraus-Brugsch, Spez. Pathol. u. Therapie innerer Krankh., B. 7.
[2] Klin. Wschr. 1930, Nr. 34.
[3] Münch. med. Wschr. 1927, Nr. 43.
[4] Ref. Z. physik. Ther. 34, 196 (1928).
[5] Dtsch. med. Wschr. 1931, 51—54.

wie Laqueur bei mehreren Kranken mit schwerer Sublimatvergiftung feststellen konnte. Eklamptische Zustände und renal bedingte Veränderungen des Auges lassen sich in ausgezeichneter Weise durch eine Diathermie des Schädels beeinflussen (Ewig).

Weniger überzeugend ist die therapeutische Wirkung der Diathermie bei der chronischen Nephritis und Nephrosklerose, doch verdient sie auch hier versucht zu werden. Die Beeinflussung der Diurese, der Eiweiß- und Sedimentausscheidung ist hier keine regelmäßige. Sie tritt öfters, aber nicht mit Sicherheit ein. Bei Nephrosklerose beobachtet man nicht selten ein Absinken des erhöhten Blutdruckes und eine Besserung der dadurch bedingten Beschwerden (Z. Rausch). Bei chronischen Erkrankungen der Niere erscheint die Diathermie vor allem dann angezeigt, wenn vorübergehende Störungen der Ausscheidungstätigkeit bekämpft werden sollen.

Im übrigen bieten auch bei chronischen Formen der Nephritis die lauwarmen Vollbäder (35—36^0) von ca. $^1/_2$stündiger Dauer als Mittel zur Hautpflege und zur indirekten Förderung der Durchblutung der Niere gute Dienste; sie werden etwa zweimal wöchentlich angewendet, wobei auf Vermeidung von Erkältungen sorgfältig zu achten ist. Bei gesundem Herzen und Fehlen einer stärkeren Hypertonie — also nicht bei Nephrosklerose! — können sich auch Sonnenbäder als wirksam erweisen, zumal hierbei die Wasserabgabe durch die Haut eine sehr beträchtliche ist. Der günstige Einfluß eines trockenen warmen Klimas (Ägypten) auf manche Formen von chronischen Nephritiden und Nephrosen ist bekannt, trotzdem hierbei eine eigentliche Entlastung der Ausscheidungstätigkeit der Niere nicht erfolgt (A. Loewy). Der hauptsächlichste Heilfaktor des Wüstenklimas ist vielmehr in der sehr starken dauernden Durchblutung der Haut zu suchen, welche auf dem Wege der konsensuellen Reaktion zwischen Haut- und Nierengefäßen eine aktive Hyperämie der Nieren und eine Anregung der gesund gebliebenen Teile zu erhöhter Tätigkeit bewirkt (F. Lahmeyer). Zur Anwendung der von manchen Seiten empfohlenen heißen Sandbäder bei Nierenkranken haben wir uns, ihrer anstrengenden Wirkung wegen, bisher nicht entschließen können.

2. Erkrankungen des Nierenbeckens und der Harnleiter.

Bei Nierensteinkoliken leistet bekanntlich die lokale Hitzeapplikation auf die Nierengegend im Anfalle gute Dienste; meist wird die trockene Wärme, in Form von heißen Sandsäcken oder von Thermophoren appliziert, besser vertragen als die feuchte. Außerdem können sowohl im Anfalle selbst als auch in den Intervallen, warme bis heiße Vollbäder zur Linderung der Schmerzen und Anregung der Diurese und des Stoffwechsels neben der sonstigen Behandlung (Trinkkur, diätetische Kur) angewendet werden. Zur Beförderung des Herabgleitens des Steines im Anfalle ist ferner auch vorsichtige Massage der Ureterengegend empfohlen worden; die Massage kann zweckmäßigerweise im warmen Vollbade ausgeführt werden.

Findet sich der Stein im Ureter eingeklemmt, so gelingt es manchmal, durch Diathermiedurchwärmung der im Röntgenbilde ermittelten Stelle — meist handelt es sich um den unteren Abschnitt des Ureters — die Weiterbeförderung des Steines nach der Blase zu erreichen. Die Behandlung erfolgt täglich 20—30 Minuten lang. Ist nach etwa 5 bis 6 Sitzungen noch kein Erfolg eingetreten, so ist eine Fortsetzung der Kur zwecklos. Ein umständlicheres, aber oft wirksames Mittel zur Lösung der Einklemmung eines Uretersteines besteht in der Anwendung des auf S. 47 beschriebenen subaqualen Darmbades; der Erfolg tritt, wenn überhaupt, gewöhnlich schon nach dem ersten Bade ein, eventuell kann noch ein zweites versucht werden.

Bei sekundärer, durch Nephrolithiasis bedingter Pyelitis, aber auch bei sonstiger nicht mehr fieberhafter, subakuter oder subchronischer Nierenbeckenentzündung haben wir des öfteren durch Diathermie oder Kurzwellentherapie nicht nur wesentliche Schmerzlinderung, sondern auch Rückbildung der entzündlichen Reizerscheinungen erreichen können. Bei Blutungen sind diese Methoden naturgemäß kontraindiziert.

3. Erkrankungen der unteren Harnwege.

a) Erkrankungen der Blase.

Bei der akuten Zystitis kommen von physikalischen Prozeduren ausschließlich warme Applikationen in Anwendung, während die sonst bei akuter Entzündung wohltätig wirkende Kälte hier bekanntlich kontraindiziert ist. Sowohl warme Umschläge auf die Blasengegend, wie Sitzbäder von 35—38⁰ Temperatur und längerer (ca. $^1/_2$stündiger) Dauer wirken gegen die Beschwerden wohltätig ein. Insbesondere die krampfartigen Schmerzen und die Dysurie werden dadurch günstig beeinflußt.

Auch bei der chronischen Zystitis werden warme Sitzbäder von ca. $^1/_2$stündiger Dauer sowie lauwarme prolongierte Vollbäder zur Linderung der Reizerscheinungen angewendet. Die Temperatur solcher Bäder ist auch hier nicht unter 36⁰ zu wählen; bei Sitzbädern achte man wegen der hier ziemlich rasch eintretenden Abkühlung darauf, daß während der ganzen Dauer des Bades die Anfangstemperatur erhalten bleibt. Werden die Vollbäder in Form einer Kur angewandt, so kann man statt der einfachen Wasserbäder auch Solbäder von gleicher Temperatur geben. Solche warme Solbäder werden auch bei Tuberkulose der Blase empfohlen.

Bei Dysurie und Strangurie, gleichviel welcher Ursache, wirken warme Bäder, insbesondere warme Sitzbäder (36—38⁰), auf die Blasenbeschwerden günstig ein, und man kann dadurch oft in wenigen Minuten wieder eine Entleerung der Blase bewirken, sofern nicht ein mechanisches Hindernis den Katheterismus erfordert. (Man läßt in solchen Fällen den Patienten am besten im Bade urinieren.)

Außer den Bädern wird die Diathermie bei Blasenkatarrh, insbesondere zur Bekämpfung der begleitenden Dysurie, neuerdings vielfach mit Erfolg angewandt.

Die Durchwärmung der Blasengegend mittels Diathermie möchten wir ferner als oft recht wirksames Mittel zur Bekämpfung der Inkontinenz der Blase empfehlen, gleichviel ob dieselbe durch organisches Nervenleiden (Tabes, multiple Sklerose) oder durch nervös funktionelle Momente mit oder ohne örtliche Erkrankung der Blase bedingt ist. Auch bei der Enuresis hat sich dies Verfahren oft als wirksam zur Unterstützung der sonstigen Therapie erwiesen.

b) Erkrankungen der Prostata, Harnröhre und Nebenhoden.

Bei der akuten Prostatitis kann als symptomatisches antiphlogistisches Mittel die Atzbergersche Mastdarmsonde bzw. das Winternitzsche Mastdarmkühlrohr, das von 10—15⁰ kaltem Wasser durchflossen ist, zur Anwendung kommen. Bei drohender Eiterung wird aber jetzt mehr die lokale Hitzeapplikation bevorzugt in Form von heißen Kompressen auf die Dammgegend oder auch wieder mittels der Atzbergerschen Sonde, die von 42—45⁰ heißem Wasser durchflossen ist.

Wichtiger als bei der akuten Prostatitis erscheint die Anwendung der von heißem Wasser durchflossenen Mastdarmsonde bei der chronischen Prostatitis. Die Dauer der jedesmaligen Applikation beträgt 20 Minuten bis $1/_2$ Stunde. Bemerkt sei noch, daß in Fällen von Ischias, wo chronische Prostataerkrankung als auslösendes Moment der Ischias anzunehmen ist, die beschriebene Heißwasserapplikation dringend zu empfehlen ist. Außerdem können warme Sitzbäder, von 36—40⁰ Temperatur ansteigend, sowie Fangopackungen der ganzen Beckengegend bei der chronischen Prostatitis sich nützlich erweisen.

Bei hartnäckigen chronischen Fällen von Prostatitis hat sich die Diathermie in ausgezeichneter Weise bewährt. Sie zeigt sich hier, wenn sie genügend lange durchgeführt wird, oft jeder anderen Behandlung überlegen. In vielen Fällen ist es von Vorteil, der Durchwärmung unmittelbar eine Massage der Prostata folgen zu lassen. An Stelle der Diathermie kommt jetzt auch die Kurzwellenbehandlung zur Anwendung. Diese Behandlung wird weiterhin bei der Prostatahypertrophie gerühmt (C. E. Schmidt[1], Ruete[2]). Die durch die Hypertrophie bedingten Reizerscheinungen, besonders die Dysurie soll oft schon nach wenigen Sitzungen verschwinden, selbst die Schwellung der Drüse soll sich verkleinern.

Der Umstand, daß die Gonokokken schon bei einer Temperatur von 42⁰ bei mehrstündiger Einwirkung abgetötet werden, daß diese Abtötung bei 45⁰ schon nach $3/_4$ Stunden gelingt und daß schließlich bei interkurrentem Fieber gonorrhoische Erkrankungen rasch abheilen können, hat schon vor der Einführung der modernen Fieberbehandlung zu mannigfachen Versuchen geführt, die akute Harnröhrengonorrhöe durch intensive Wärmeapplikationen zur Ausheilung zu bringen. Auf diesem Prinzip beruhte die von Weiß[3] empfohlene sogenannte „Fieberbehandlung" der frischen Gonorrhöe, welche darin bestand, daß durch heiße Vollbäder, deren Temperatur allmählich bis zu 43⁰ gesteigert

---

[1] Ars. med. **1936**, H. 1.
[2] Dermat. Wschr. **1936**, Nr. 1.
[3] Münch. med. Wschr. **1915**, 1513.

wird, die Körpertemperatur des Patienten auf über 40⁰ gebracht wird. Die Dauer eines solchen Bades betrug 40 Minuten. Auch bei der Vulvovaginitis gonorrhoica der Kinder ist diese Methode verschiedentlich erfolgreich angewandt worden (Engwer, Yllpö). Eine allgemeine Einführung in die Therapie hat sie aber nicht erlangen können, teils weil die Erfolge doch unsicher waren, teils weil auch mehr oder minder schwere Schädigungen durch diese heroische Prozedur, namentlich auch bei Kindern, beobachtet wurden. Die modernen Methoden der physikalischen Hyperpyrexie durch heiße Bäder, Diathermie oder Kurzwellen werden auch mehr bei gonorrhoischen Komplikationen, vor allem bei Arthritis gonorrhoica, als bei der primären Gonorrhöe versucht.

Auch die lokalen Anwendungen der Wärme in der Urethra selbst sind bei der Harnröhrengonorrhöe nicht zur allgemeinen Einführung gelangt. Bromberg[1] hat mit einer elektrisch erwärmten Heizsonde, bei der durch Wasserkühlung übermäßige Erhitzung vermieden werden kann, gute Erfolge erzielt.

Auch die Diathermie hat trotz ihrer großen Tiefenwirkung das erhoffte Ziel, die akute gonorrhoische Urethritis durch Wärme zu kupieren, nicht erreicht. Die mühsamen Bestrebungen von Santos und Boerner gemeinsam mit H. E. Schmidt (1914), die dann von Roucayrol[2], Makintosh u. a. wiederholt wurden, mit Hilfe einer sehr komplizierten Apparatur die Schleimhaut der Harnröhre diathermisch zu sterilisieren, müssen heute als gescheitert angesehen werden. Es gelingt wohl, die Erkrankung vorübergehend zu bessern, eine Heilung oder gar eine Kupierung des Prozesses in wenigen Sitzungen ist aber nicht zu erzielen. Auch die Kurzwellentherapie scheint auf die Urethritis gonorrhoica keinen entscheidenden Einfluß zu haben (Nagell und Berggreen).

Eine größere Bedeutung als bei der Urethritis kommt der Hochfrequenzwärme bei den gonorrhoischen Komplikationen zu, vor allem der Epididymitis. Sie wirkt hier nicht nur schmerzstillend, sondern scheint auch den Ablauf der Erkrankung zu beschleunigen. Mit Rücksicht auf die einfache Technik, die gleichsam eine Fernbehandlung ermöglicht und das umständliche Anlegen der Elektroden überflüssig macht, ist die Kurzwellenbehandlung der Diathermie überlegen. Beide können schon im akuten Stadium der Erkrankung in Anwendung kommen, erweisen sich aber auch bei hartnäckig bestehenden Restinfiltraten recht wirksam. Ferner wurde sowohl die Diathermie wie die Kurzwellenbehandlung bei sonstigen Komplikationen der Gonorrhöe wie periurethralen Infiltraten, Spermatocystitis u. dgl. von verschiedenen Autoren mit Erfolg angewendet. Über die Technik dieser Anwendung s. S. 228.

Dort, wo eine Lang- oder Kurzwellenbehandlung nicht zur Verfügung steht, können auch einfachere Mitteln versucht werden. So kann man die Wärme in Form von Kataplasmen, Thermophoren oder durch Bestrahlungen mit Wärmelampen einwirken lassen. Bei nervös funk-

---

[1] Dtsch. med. Wschr. **1914**, Nr. 4.

[2] La d'Arsonvalisation directe dans le traitement de la Blennorragie. Paris: Vigot frères. **1929**.

tionellen Störungen nach länger dauernder Gonorrhöe (Spermatorrhöe, Pollutionen, Impotenz) kann eine Anwendung des Winternitzschen, von 20—10⁰ C kalten Wasser durchflossenen Psychrophor, gewöhnlich kombiniert mit einer allgemein roborierenden hydrotherapeutischen Kur, sich nützlich erweisen.

VI. Erkrankungen der Respirationsorgane.

1. Akute und chronische Katarrhe der oberen Luftwege; akute Bronchitis.

Bei akuten Katarrhen der oberen Luftwege und der Bronchien kann neben Hals- bzw. Brustumschlägen in vielen Fällen eine einmalige oder mehrmals wiederholte allgemeine Schwitzprozedur die Heilung beschleunigen. Speziell bei Befallensein der oberen Luftwege sind die russisch-römischen Bäder, da sich hier auch der Kopf in der heißen Luft bzw. in der heißen Dampfatmosphäre befindet, den Licht-, Heißluft- oder Dampfkastenbädern vorzuziehen, wofern es sich um kräftige und herzgesunde Individuen handelt. Für nachfolgende Abkühlung ist in diesen Fällen von Erkältung besonders Sorge zu tragen, damit der Patient sich nach Verlassen der Baderäume nicht wieder aufs neue erkältet. Zur Behandlung von akuten oder chronischen Katarrhen der Nebenhöhlen der Nase eignet sich in hervorragender Weise das Killiansche Kopflichtbad; doch achte man dabei auf die im allgemeinen Teile (S. 76) erwähnten Kontraindikationen (Arteriosklerose, Hypertonie, Vasoneurosen). Liegen solche vor, so ist das Kopflichtbad durch lokale Solluxlampenbestrahlung (kleiner Ansatz, weißes Licht) zu ersetzen. Sehr gut scheint sich auch bei akuten und subakuten Nebenhöhlenkatarrhen und -eiterungen die Kurzwellenbehandlung zu bewähren.

Die lokale hydrotherapeutische Behandlung besteht bei akuter oder chronischer Pharyngitis, Laryngitis, Bronchitis, ebenso bei der Angina in Prießnitzschen Umschlägen um den Hals bzw. die Brust; bei Bronchitis verwendet man statt der einfachen Brustumschläge besser die Kreuzbinden. Über die hydriatische Behandlung der akuten Kapillarbronchitis und der Bronchopneumonie bei Kindern und Erwachsenen ist schon gelegentlich der Besprechung der Infektionskrankheiten das Wichtigste gesagt worden.

2. Chronische Bronchitis.

Auch bei der chronischen Bronchitis bilden die Prießnitzschen Umschläge bzw. die Kreuzbinden neben zeitweiligen allgemeinen Schwitzprozeduren das wichtigste hydrotherapeutische Mittel; daneben werden auch lokale Wärmeapplikationen auf den Brustkorb erfolgreich angewandt. Am besten bewähren sich zu diesem Zwecke Bestrahlungen des Thorax mit dem Glühlicht der Solluxlampe oder der Vitaluxlampe; die Solluxlampenbestrahlung wird mit rotem oder weißem Lichte ausgeführt; steht noch ein Bogenlichtscheinwerfer zur Verfügung, so kommt hierbei das rote Licht zur Anwendung. Diese Methode, welche das Herz in keiner Weise angreift, hat sich uns auch zur Beförderung der Resorption von Infiltraten nach Pneumonie sehr gut bewährt. Gehen die Infiltrate auf die Bestrahlungen nicht zurück, dann erweist sich oft noch die Diathermie oder die Kurzwellenbehandlung als wirksam.

3. Asthma bronchiale und Emphysem.

Das Asthma bronchiale muß nach den heutigen Auffassungen in ätiologischer Hinsicht hauptsächlich auf zwei Faktoren zurückgeführt werden. Einmal auf eine allergische Wirkung verschiedener Substanzen (Nahrungsmittel, Parasiten, Staubteile, Arzneien, klimatische Reize usw.), welche unter den Symptomen des asthmatischen Anfalles verlaufende Erscheinungen der Anaphylaxie verursachen; zweitens kommen dann beim sogenannten nervösen Asthma Störungen auf dem Gebiete des vegetativen Nervensystems als Ursache in Betracht, wobei endokrine Momente von teilweise unbekannter Natur eine Rolle spielen. Zwischen beiden Formen gibt es nun zahlreiche Übergänge, und speziell das vegetative Nervensystem ist auch bei der ersten Form mitbeteiligt, denn der Asthmaanfall verläuft ja unter dem Bilde einer Vagusreizung. Besondere ätiologische Faktoren, wie Nasenerkrankungen und ähnliche lokale, das Leiden auslösende Affektionen, sollen hier außer Betracht bleiben. Zahlenmäßig treten sie übrigens gegenüber den genannten konstitutionell-nervösen Ursachen erheblich zurück.

Die Therapie des Bronchialasthmas wendet sich zwar mehr und mehr der speziellen Bekämpfung der ätiologischen Faktoren zu (durch Ausschluß der Allergene, Verwendung von antiallergisch wirkenden Mitteln, Hypnose, Suggestion, medikamentöse Beeinflussung der endokrinen Störungen usw.). Trotzdem kann auch heute noch nicht die spezielle Behandlung der asthmatischen Erscheinungen selbst, des Bronchospasmus, des Katarrhs und des begleitenden Emphysems, entbehrt werden, und hierbei spielt die physikalische Therapie eine wichtige Rolle. Sie wirkt aber zweifellos durch Beeinflussung des vegetativen Nervensystems und der endokrinen Störungen auch in ätiologischer Hinsicht vielfach günstig ein, denn diese Faktoren werden ja auf mancherlei Weise durch physikalische, speziell durch hydro- und thermotherapeutische Eingriffe, beeinflußt. Jedenfalls hat sich in praktischer Hinsicht die physikalische Therapie bei der Behandlung des Bronchialasthmas sowie auch des mit oder ohne asthmatische Erscheinungen verlaufenden Emphysems sehr gut bewährt.

Von hydrotherapeutischen Maßnahmen sind, außer der nächtlichen Anwendung von Prießnitzumschlägen um den Thorax bzw. von Kreuzbinden sowie der Applikation von heißen Kompressen auf die Brust und heißen Hand- und Fußbädern im Anfalle selbst, auch Allgemeinprozeduren häufig von günstiger Wirkung. Allerdings ist zu beachten, daß intensive Kälte von Asthmakranken meist schlecht vertragen wird; doch können Halbbäder von etwa 32—28⁰, nach vorheriger Anwärmung in der anfallsfreien Zeit etwa 3mal wöchentlich appliziert, namentlich beim nervösen Asthma, durch Kräftigung des

Allgemeinbefindens und Erhöhung der Resistenz ein Nachlassen der Atemnot und eine Beschränkung der Zahl der Anfälle herbeiführen. Im Briegerschen hydrotherapeutischen Universitätsinstitute haben wir viele gute Erfolge gesehen von warmen Vollbädern von 38—40⁰ Temperatur, in denen am Schlusse eine kalte (25—20⁰) Übergießung des Leibes aus größerer Höhe ein oder mehrere Male vorgenommen wird. Die Wirkung dieser Bäder beruht einmal auf der antispasmodischen und sekretlösenden Wirkung der Wärme, dann auch auf der Vertiefung der Atmung, die speziell durch die Übergießung ausgelöst wird. Die Bauchübergießung leistet besonders dann Gutes, wenn durch Meteorismus oder Obstipation die freie Exkursion des Zwerchfelles behindert wird, was ja die Entstehung asthmatischer Dyspnöe begünstigt.

Mehr noch als das warme Wasser wird heute die strahlende Wärme in Form der Glühlichtbestrahlung bzw. der elektrischen Glühlichtbäder zur Bekämpfung des Bronchialasthmas und seiner Begleiterscheinungen angewandt. Die Wirkung dieser Maßnahmen beruht offenbar auf dem antispasmodischen Effekt der Wärme auf den Krampf der Bronchialmuskulatur sowie auf der durch die reaktive Hyperämie ausgelösten Verflüssigung des Sekretes.

Die Behandlung des Bronchialasthmas mit Glühlichtkastenbädern ist von Strümpell[1] zuerst empfohlen worden. Strümpell ließ die Kranken die Lichtbäder in der Dauer von 10—15 Minuten, selten länger, nehmen; auf das Lichtbad folgte dann ein einfaches lauwarmes Vollbad. Diese Bäder können sowohl bei chronischer asthmatischer Kurzatmigkeit, insbesondere bei chronischer asthmatischer Bronchiolitis, als auch im Anfalle selbst gegeben werden und leisten besonders Gutes bei gleichzeitigem Bronchialkatarrh. Es gelingt nicht selten, durch eine Reihe von Lichtbädern (3mal wöchentlich) den Kranken auf längere Zeit von seinen Beschwerden völlig zu befreien; Rezidive können natürlich auch durch diese Prozedur nicht immer verhütet werden. Einige Male haben wir auch im Anfalle selbst die Lichtbäder mit dem Resultate augenblicklicher Erleichterung angewandt.

An das Herz selbst stellen die Glühlichtbäder verhältnismäßig wenig Anforderungen, wenn man ihre Dauer nicht über eine Viertelstunde ausdehnt. Zu sehr starker Diaphorese braucht es dabei gar nicht zu kommen, denn die Wirkung dieser Bäder beruht weniger auf einer Ableitung auf die Haut infolge des Schweißausbruches, als auf einer antispasmodischen Wirkung auf die Bronchialmuskulatur (Straßer).

Ist das Herz nicht intakt oder handelt es sich um alte oder schwächliche Patienten, so wende man statt der Lichtbäder örtliche Glühlichtbestrahlungen des Thorax (z. B. mit der Solluxlampe) an, womit man ebenfalls sehr Gutes, namentlich bei begleitendem Katarrh, erzielen kann. Diese Bestrahlungen eignen sich ferner zur Vorbereitung geeigneter Kranker für spätere Lichtbäder, ebenso während einer Lichtbäderkur zur Behandlung an den badefreien Tagen.

---

[1] Med. Klin. **1908**, Nr. 30.

Ähnlich wie die Glühlichtbestrahlung und manchmal noch stärker als diese kann auch die Diathermie in Form der Durchwärmung des Thorax durch ihren antispasmodischen und sekretverflüssigenden Effekt beim Bronchialasthma günstig einwirken. Wir möchten dies Verfahren speziell in hartnäckigen, mit starkem Katarrh und Brustschmerzen verbundenen Fällen empfehlen, wenn auch dabei neben ganz vorzüglichen Erfolgen Versager vorkommen.

Im gleichen Sinne wie die Diathermie kann natürlich auch die Kurzwellenbehandlung verwendet werden (Laqueur und Riza Remzi). Als sehr zweckmäßig hat sich ferner die von Kowarschik empfohlene und von E. Wellisch[1] näher beschriebene Kombination von Diathermie mit Quarzlichterythembestrahlungen bewährt. Die Diathermie wird in der auf S. 223 dargelegten Weise täglich durchgeführt, gleichzeitig damit werden Quarzlichterytheme auf die Thoraxwand gesetzt in der Art, daß diese der Reihe nach in 6 Feldern (2 Vorder-, 2 Rücken- und 2 Seitenfeldern) bestrahlt wird. Eine neue Bestrahlung wird erst dann wieder gemacht, bis die schmerzhafte Reaktion der vorausgehenden abgelaufen ist.

Die Allgemeinbestrahlung mit der künstlichen Höhensonne ist ebenfalls zur Therapie des Bronchialasthmas empfohlen worden und hat angesichts der Beeinflussung innersekretorischer Störungen durch das Licht und der sympathikotonischen Wirkungen des Quarzlichtes auch eine theoretische Berechtigung. Die praktischen Erfolge sind ungleich; am ehesten möchten wir die Bestrahlungen beim Bronchialasthma der Kinder und Jugendlichen empfehlen, wo eine exsudative Diathese als ätiologisches Moment in Frage kommt. Auch beim Heuasthma kann eine im Frühjahre eingeleitete Bestrahlungskur mit der künstlichen Höhensonne von guter prophylaktischer Wirkung sein.

Was nun die mechanische Behandlung des Asthma bronchiale betrifft, so besteht bei all den vielen hierher gehörigen Methoden das Grundprinzip, die Exspiration zu verstärken und zu unterstützen (wodurch indirekt dann auch die Inspiration vertieft und das Atemvolumen vergrößert wird); denn es ist ja bekannt, daß die asthmatischen Patienten meist schlecht exspirieren. Auch bei dem durch Starre der Thoraxwand bedingten Emphysem kommen zwecks Mobilisation des Thorax im wesentlichen dieselben mechanotherapeutischen Maßnahmen wie beim essentiellen Bronchialasthma in Frage.

Das einfachste und älteste Mittel zur Unterstützung der Exspiration ist die schon von Gerhardt empfohlene Thoraxmassage, die in einer rhythmischen Kompression der unteren seitlichen Thoraxpartien der Exspiration besteht. (Der Patient liegt dabei im Bette oder auf der Chaiselongue mit etwas erhöhtem Oberkörper.) Man dehnt diese Kompressionen möglichst lange aus, am Schlusse jeder Kompression empfiehlt es sich, namentlich bei Vorhandensein von Bronchialkatarrh, durch erschütternde Bewegungen der Hände die Wirkung zu verstärken. Man kann eine solche Massage mehrmals am Tage in der Dauer von

---

[1] Med. Klin. **1931**, Nr. 7.

5—10 Minuten vornehmen, gewöhnlich erfolgt im unmittelbaren Anschlusse daran eine stärkere Expektoration. Auf weitere Einzelheiten
und Modifikationen der manuellen Massage kann hier nicht eingegangen
werden, es sei nur erwähnt, daß z. B. auch Kirchberg[1] ein zweckmäßiges
Verfahren von manueller Thoraxmassage in Verbindung mit aktiven
Exspirationsübungen zur Asthmabehandlung angegeben hat.

Eine Reihe sonstiger mechanischer Methoden sind noch zur Unterstützung
der Exspiration bei Asthmatischen empfohlen worden; so läßt Schreiber zu
diesem Zwecke die Patienten eine Weste aus elastischem Stoff tragen,
die man auch durch um die unteren Thoraxpartien gewickelte Gummi-
binden ersetzen kann. Von hierher gehörigen Apparaten ist der bekannteste
der Roßbachsche Atmungsstuhl, in dem der Kranke selbst durch Zu-
sammenführung der Arme mittels Hebelwirkung eine Kompression seines
Brustkorbes vornimmt. Eine ähnliche, noch einfachere Vorrichtung ist auch
von Strümpell angegeben worden. Während zu all diesen Methoden eine
nicht unerhebliche aktive Kraftanstrengung des Patienten selbst bzw. (bei
der Thoraxmassage) einer Hilfsperson notwendig ist, fällt diese Anstrengung
fast ganz weg bei dem Bogheanschen Atmungsstuhl, einer sehr sinnreich
konstruierten Maschine, bei welcher zwei den unteren Thoraxpartien auf-
liegende Pelotten durch einen Elektromotor derart in Bewegung gesetzt
werden, daß sie eine rhythmische, nach Frequenz und Stärke regulierbare
Kompression der unteren Thoraxpartien während der Ausatmung ausüben
und dadurch dieselbe verstärken und verlängern. Wir haben diesen Apparat
lange Zeit hindurch mit gutem Erfolge bei Emphysem- und Asthmakranken
angewendet und er ist auch zur Vornahme der künstlichen Atmung (bei
Vergiftungen, elektrischen Unfällen, aufsteigender Poliomyelitis usw.) gut
brauchbar. Doch wird er unseres Wissens jetzt nicht mehr fabriziert und er
ist nur noch an wenigen Stellen in Benutzung. Ähnliche Wirkungen, auch die
Verwendbarkeit zur künstlichen Atmung, werden neuerdings dem Eisen-
mengerschen Biomotor[2] nachgerühmt, einem ebenfalls elektrisch betriebenen Apparat, welcher durch rhythmische Kompression des Abdomens
die exspiratorische Bauchatmung unterstützt bzw. anregt.

Auf die Bedeutung der Bauchatmung für die heilgymnastische Behandlung des Emphysems hatte zuerst Hofbauer auf Grund eingehender
Untersuchungen hingewiesen, und es war von ihm auch früher schon ein
Apparat angegeben worden, der nach dem Prinzip des Biomotors die
exspiratorische Bauchatmung unterstützt. Auch bei der freigymna-
stischen Behandlung der Asthma- und Emphysemkranken ist neben
der oben beschriebenen Massage und den exspiratorischen Thorax-
übungen die Einübung einer zweckmäßigen Zwerchfellatmung mit
Verlängerung der Exspirationszeit gegenüber der Zeit der Einatmung nicht zu vernachlässigen. (Man läßt z. B. die Patienten leise für
sich bei der Einatmung langsam bis 2, bei der Ausatmung bis 4 oder 5
zählen.) Außerdem verbindet man aber auch Lockerungsübungen des
Thorax durch Flankenatmung, manuelle oder Vibrationsmassage, sowie
auch einzelne Einatmungsübungen mit den eigentlichen Exspirations-
bewegungen (R. Trumpp, H. G. Scholtz und Klausing), denn die
Hauptsache bei der Emphysem- und Asthmabehandlung bleibt neben der
Verstärkung der Exspiration (wodurch zugleich eine vertiefte Einatmung

---

[1] Ther. d. Gegenw. **1908**, Nr. 7.
[2] F. u. M. Lautenschläger, München SW 6.

ausgelöst wird) die Mobilisation des starren bzw. verkrampften Thorax.

Die pneumatischen Methoden (pneumatische Kammern mit Einatmung in verdichteter, Ausatmung in verdünnter Luft, Brunssche Unterdruckatmung, Kuhnsche Maske) wirken beim Emphysem teils durch die damit verbundene Atmungsgymnastik günstig ein, teils auch durch Beförderung des kleinen Kreislaufes; sie sind vor allem bei reinem Emphysem mit Stauungen im kleinen Kreislauf indiziert.

Mit einer zweckmäßigen Kombination der namentlich bei begleitendem Katarrh sehr wirksamen oben genannten thermischen Methoden mit einer systematischen gymnastischen Behandlung, die keineswegs sehr anstrengend oder zeitraubend zu sein braucht, wird man in vielen Fällen den an Bronchialasthma Leidenden wesentliche Besserung ihrer Beschwerden verschaffen können; ebenso bietet bei reinem Emphysem und dadurch bedingten Störungen des Kreislaufes und sonstiger Funktionen die hierfür in erster Linie in Betracht kommende heilgymnastische Behandlung eine dankbare Aufgabe.

4. Lungentuberkulose.

Gegenüber der Klimatotherapie, der Freiluft- und Lichtbehandlung ist die Kaltwasserbehandlung der an Lungentuberkulose Erkrankten schon seit längerer Zeit in den Hintergrund getreten. Man vergesse aber nicht, daß die Inauguratoren der Heilstättenbehandlung, Brehmer und Dettweiler, sich auch eifrig der Hydrotherapie bei ihren Patienten bedienten, und daß zweckmäßig dosierte hydriatische Allgemeinprozeduren zur Hebung des Allgemeinbefindens und des Appetits, zur Bekämpfung des Mattigkeitsgefühls und zur Erhöhung der Widerstandsfähigkeit des Körpers gegenüber der Infektion sowie zur Besserung der örtlichen und allgemeinen Kreislaufverhältnisse in hervorragender Weise beitragen können.

Neben den Allgemeinprozeduren spielen in der Phthiseotherapie vor allem die Brustumschläge in Form der Kreuzbinden eine wichtige Rolle; sie dienen namentlich zur Bekämpfung der lokalen Erscheinungen, wie der begleitenden Katarrhe, des Hustens, der Brustschmerzen und zur Erleichterung der Expektoration. Durch diese Wirkungen wird auch das Allgemeinbefinden der Kranken indirekt günstig beeinflußt. Zugleich übt der bei Anlegung der Kreuzbinden erfolgende Kältereiz, wenn er von einer Reaktion gefolgt ist, auch auf die allgemeine Zirkulation, die Herzkraft und die Atmung einen günstigen Einfluß aus; dazu kommt noch die antipyretische Wirkung des Brustumschlages bei Temperatursteigerungen. Wenn man vor Anlegen der Kreuzbinde bzw. bei ihrem Wechseln die Reaktion der Thoraxhaut durch kräftiges Abreiben mit Salzwasser oder mit einer spirituösen Flüssigkeit (Franzbranntwein, Kölnisches Wasser od. dgl.) verstärkt, so ist diese Prozedur auch bei anämischen und schwächlichen Phthisikern, also auch im vorgeschrittenen Stadium fast immer anwendbar.

Wir haben selbst bei ambulant behandelten, in schlechten äußeren Verhältnissen befindlichen Kranken, die an kavernöser Phthise litten, oft noch überraschend gute Einwirkungen in bezug auf das Allgemeinbefinden, den Appetit und die katarrhalischen Erscheinungen nach Verordnung der Kreuzbinden gesehen.

Die Kreuzbinden werden nachtsüber angelegt, bei bettlägerigen Patienten auch am Tage, wobei sie je dreistündlich erneuert werden. Handelt es sich um Kranke, die aufstehen dürfen, so begnügt man sich entweder mit nächtlicher Applikation der Kreuzbinde oder man läßt den Patienten sich einmal des Tages, z. B. bei Fiebersteigerung während der Abendstunden, für diese Anwendung ins Bett legen. Die Kreuzbinden außerhalb des Bettes anzuwenden, halten wir für nicht empfehlenswert.

Die allgemeinen Kälteapplikationen leisten am meisten im Beginne der Erkrankung, sowie natürlich auch bei sogenannten Prophylaktikern, da eine gewisse Reaktionsfähigkeit der Haut zu ihrer Wirksamkeit erforderlich ist. Doch können mit entsprechenden Modifikationen auch im vorgeschrittenen Stadium der Phthise allgemeine Kälteapplikationen noch von Nutzen sein. Die Hauptsache bei einer derartigen hydrotherapeutischen Behandlung bleibt, daß dadurch die Zirkulation angeregt wird, ohne daß Wärme entzogen wird. Dazu muß, falls die natürliche Hautreaktion nicht ausreicht, durch vorherige Anwärmung, sei es nun im Bette, in einer Trockenpackung oder in einem kurzen Licht- bzw. Heißluftbade der Körper für die Kälteprozedur vorbereitet werden. Ebenso ist für nachfolgende Wiedererwärmung durch die bekannten Maßnahmen besonders Sorge zu tragen.

Die einfachste Prozedur, die alle jene Bedingungen erfüllt, ist die sogenannte Ganzwaschung, die zunächst mit „stubenwarmem", dann mit brunnenkaltem Wasser entweder morgens aus der Bettwärme heraus oder nach vorhergehender Trockenpackung vorgenommen wird. Man packt dabei den Patienten am besten derartig ein, daß Ober- und Unterkörper getrennt entblößt werden können. Nach der Ganzwaschung bleibt der Patient gut zugedeckt noch einige Zeit liegen, bis ein behagliches Wärmegefühl sich eingestellt hat.

Neben dieser überall in der Häuslichkeit anwendbaren Prozedur leisten die Duschen gerade in der Phthiseotherapie sehr Gutes. Sie werden am besten in Form der Fächerduschen als kurze kalte Fächerduschen (1 Minute lang) oder als wechselwarme Fächerduschen (2—3 Minuten) appliziert, bei schwächlichen und schlecht reagierenden Patienten ebenfalls nach vorheriger Anwärmung. Bei resistenteren Individuen können im Laufe der Kur statt der Duschen auch Ganzabreibungen mit Vorteil angewandt werden. Diese und die Duschen sind aber kontraindiziert bei Neigung zu Hämoptöe, denn es kann durch den dabei ausgeübten mechanischen Reiz eine neue Blutung ausgelöst werden; man begnüge sich in solchen Fällen im allgemeinen mit den Ganzwaschungen.

Besteht eine frische Lungenblutung, so sind naturgemäß alle hydrotherapeutischen Eingriffe auszusetzen, mit Ausnahme von Eisbeuteln oder Kühlschläuchen, die auf die erkrankten Lungenpartien oder auf das Herz selbst appliziert werden. Auch von Kreuzbinden bzw. Brustumschlägen sehe man in den ersten Tagen der Blutung ab.

In vorgeschritteneren Fällen von Tuberkulose, wo eingreifendere allgemeine Kälteapplikationen nicht mehr vertragen werden, sind, neben den manchmal auch hier anwendbaren Ganzwaschungen, besonders tägliche Teilabreibungen und Teilwaschungen zu empfehlen. Zur Verstärkung der Hautreaktion kann man dabei dem Wasser im Anfange etwas Salz zusetzen oder statt dessen die Abreibungen mit spirituösen Substanzen vornehmen. Solches Vorgehen empfiehlt sich auch, wie schon erwähnt, zur Verstärkung der Hautreaktion vor Anlegung einer Kreuzbinde bei schlecht durchbluteter Haut.

Zur Bekämpfung der Nachtschweiße sind abendliche allgemeine Abwaschungen empfehlenswert, wobei dem Wasser etwas Essig zugesetzt werden kann. Solche abendliche Teil- oder Ganzwaschungen üben zugleich auch bei höheren Temperatursteigerungen einen antipyretischen Einfluß aus.

Pleuritische Schmerzen bessern sich häufig schon unter der Wirkung von Kreuzbinden. Bei stärkeren Schmerzen empfiehlt sich die Anwendung von öfters gewechselten heißen Kompressen; noch besser wirken lokale Glühlichtbestrahlungen mit dem roten oder blauen Lichte einer Sollux- oder Mininschen Lampe.

Von balneotherapeutischen Prozeduren kommen in der Behandlung der Lungentuberkulose vor allem natürliche oder künstliche Solbäder (letztere bei 34—33⁰ Temperatur und 10—15 Minuten Dauer 2—3mal wöchentlich) in Betracht, und zwar vorwiegend für das Initialstadium bzw. zu prophylaktischen Zwecken. Luftbäder, die mit Bewegungsspielen verbunden sind und deren Wirkung derjenigen einer milden hydriatischen Allgemeinprozedur ähnlich ist, haben das gleiche Indikationsgebiet.

Die Sonnen- und Lichtbehandlung der Lungentuberkulose bietet gegenüber den sonstigen Indikationen der Strahlentherapie manche Besonderheiten. So ist in bezug auf die natürliche Sonnenlichtbestrahlung bemerkenswert, daß die meisten Phthiseotherapeuten heutzutage von den eigentlichen Sonnenbädern bei der Lungentuberkulose abgekommen sind. Die damit verbundene Erwärmung wird von den Lungenkranken im allgemeinen schlecht vertragen, namentlich wenn Temperatursteigerungen bestehen, und auch die Gefahr der Hämoptöe kann durch starke Insolation vermehrt werden. In manchen Lungenheitstätten werden sogar die Liegekuren, wenigstens im Sommer, nur im Schatten ausgeführt.

Anders steht es mit dem an Wärmestrahlen armen Lichte der „künstlichen Höhensonne". Die damit bei der Lungentuberkulose erzielten Erfolge sind früher zweifellos übertrieben worden; tatsächlich läßt sich darüber nach dem heutigen Stand unserer Kenntnisse, nach dem Urteile von einer Reihe von Heilstättenärzten und nach der eigenen Erfahrung der Verfasser etwa folgendes sagen: Eine Schädigung durch die Quarzsonnenbestrahlung ist vermeidbar, wenn man die progredienten, fieberhaften Fälle, also vor allem die exsudativen Formen, davon ausschließt, wenn man die Bestrahlung unter sorgfältiger Kontrolle der Körpertemperatur vornimmt, nicht öfter als jeden Übertag bestrahlt (namentlich wenn Temperaturerhöhungen bestehen), bei reaktiven Temperatursteigerungen eine Pause eintreten läßt sowie die Behandlung abbricht, sobald der Patient allgemeine Ermüdungserscheinungen zeigt. Die Gefahr der Provokation einer Hämoptöe scheint nicht zu bestehen.

Bezüglich der therapeutischen Resultate scheint festzustehen, daß objektive Besserungen sich unter der Höhensonnenbestrahlung bei der Lungentuberkulose bei weitem seltener einstellen als bei der Quarzlichtbehandlung anderweitiger Tuberkulosen („chirurgischer" Tuberkulose, Drüsen- und Peritonealtuberkulose). Subjektiv wirkt aber die Behandlung mit der künstlichen Höhensonne zweifellos vielfach günstig ein, sowohl auf das Allgemeinbefinden wie auf den Appetit, den Schlaf, das allgemeine Kräftegefühl usw., und insofern ist doch die künstliche Höhensonne bei der Behandlung der Lungentuberkulose ein beachtenswerter Faktor. Es ist ja schließlich auch durch die reaktiven Temperatursteigerungen nach dieser Behandlung ein Hinweis gegeben, daß eine besondere Einwirkung der ultravioletten Strahlen auf den Krankheitsverlauf durchaus möglich ist (vgl. S. 118).

Wenn somit die Anwendung der künstlichen Höhensonne bei der Lungentuberkulose bei genauer Einhaltung der oben genannten Vorsichtsmaßregeln sich häufig nützlich erweist, ohne daß im allgemeinen daran besondere Erwartungen geknüpft werden können, so möchten wir diese Behandlung auf Grund unserer Erfahrungen für die folgenden Fälle besonders empfehlen:

a) Für beginnende Lungentuberkulose (Spitzenkatarrh, nicht aber sogenannte Frühinfiltrate!) mit darniederliegendem Allgemeinbefinden, wenn eine Heilstättenbehandlung nicht möglich ist.

b) Für solche Fälle von chronischer, inaktiver Lungentuberkulose, bei denen infolge des Eintrittes der kalten Jahreszeit, oder nach Erkältung, Influenza, Überanstrengung u. dgl. eine Vermehrung der katarrhalischen Erscheinungen aufgetreten ist. Hier sieht man dann oft auch objektive Besserungen in bezug auf den Katarrh.

c) Für Fälle von Komplikation der Lungentuberkulose mit Peritonitis tuberculosa oder sonstiger chirurgischer Tuberkulose, wofern es sich nicht um aktive progrediente Formen des Lungenprozesses handelt.

Eine weniger strenge Indikationsstellung erfordert die Lichtbehandlung der Lungentuberkulose mit solchen Lampen, welche, wie die Bogenlampen, ein gemischtes, an aktiven Ultraviolettstrahlen ärmeres Licht aussenden, besonders wenn dabei, wie dies z. B. beim Lichte der Kandem-Lampe (vgl. S. 123) der Fall ist, eine stärkere Wärmewirkung fehlt. Auch die Kombination der Quarzlichtbestrahlung mit dem Lichte der Sollux- oder Vitaluxlampe wird als zweckmäßig in der Lichtbehandlung der Lungentuberkulose empfohlen (Bacmeister[1]); wir möchten aber auch dabei raten, stärkere Wärmegrade zu vermeiden.

Die Mechanotherapie kommt bei Phthisikern vorzugsweise in Form der Atmungsgymnastik (Freiübungen) zur Anwendung, die bei

---

[1] Münch. med. Wschr. **1932**, Nr. 8.

Prophylaktikern, bei Kranken ohne katarrhalische Erscheinungen sowie bei abgeheilter Tuberkulose zur Verbesserung der Funktion der Lunge sich sehr nützlich erweisen kann. Bei vorhandenem Katarrh und ferner überhaupt in vorgeschritteneren Stadien der Krankheiten möchten wir aber vor den Atmungsübungen warnen; die Gefahr, daß dadurch die Bazillen in weitere Bronchialverästelungen verschleppt werden, ist nicht von der Hand zu weisen.

Nach L. Hofbauer[1] kann die Atmungsgymnastik bei Phthisikern sich auch dadurch nützlich erweisen, daß dabei das in der Peripherie des Lungenherdes angesammelte Autotuberkulin in den allgemeinen Kreislauf gebracht wird. Umgekehrt ist die Ruhigstellung der Lunge (Pneumothorax) dann angezeigt, wenn eine Intoxikation durch zu starke Autotuberkulinausfuhr zu befürchten steht.

5. Pleuritis.

a) Trockene Pleuritis. Bei der trockenen Pleuritis leisten im ersten akuten Stadium Brustumschläge bzw. Kreuzbinden zur Linderung der Beschwerden gute Dienste. Bei starken Schmerzen können daneben auch lokale Hitzeapplikationen (heiße Wasser- oder Breiumschläge, Sollux-Bestrahlung) mit Erfolg angewandt werden. Um durch Ruhigstellung der kranken Seite eine Linderung der Schmerzen zu erzielen, hat man ferner Heftpflasterverbände, welche die unteren Partien der kranken Thoraxhälfte umfassen, empfohlen. Allgemeine Schwitzprozeduren zur Beförderung der Resorption der trockenen Ausschwitzung sind nur dann erlaubt, wenn kein Fieber besteht und wenn nicht ein schlechter Allgemeinzustand des Patienten oder gleichzeitige Lungentuberkulose gegen solche schwächende Maßnahmen sprechen. Als Schwitzprozeduren wendet man dann am besten Bett-Lichtbäder an.

In älteren Fällen von trockener Pleuritis oder bei Kranken, bei denen nach abgelaufener exsudativer Pleuritis noch pleuritische Schwarten zurückgeblieben sind, ist ebensosehr zur Beförderung der Resorption der Schwarten wie zur Stillung der Schmerzen lokale Wärmeapplikation zu empfehlen. Manchmal erweist sich hier die feuchte Wärme (heiße Umschläge, Dampfduschen) wirksamer als die trockenen Wärmeapplikationen, wie die Heißluftduschen oder die lokale Lichtbestrahlung. Bei hartnäckigen, schmerzhaften, trockenen Exsudaten hat sich uns meist eine Behandlung mit Diathermie sehr gut bewährt. Sie stillt vor allem die Schmerzen und den Hustenreiz. Gleiches berichtet Schedtler von der Kurzwellenbehandlung. In hervorragender Weise eignen sich die Diathermie wie die Kurzwellentherapie zur Behandlung von Adhäsionsbeschwerden.

Bei älteren trockenen Exsudaten empfiehlt sich ferner zur Beförderung der Resorption und zur Wiederherstellung der normalen Ausdehnungsfähigkeit des Thorax die Atemgymnastik, die begonnen werden kann, sowie die Schmerzhaftigkeit bei der Respiration nach-

---

[1] Wien. klin. Wschr. **1935**, Nr. 28.

gelassen hat. Man kann die Atmungsgymnastik mittels Freiübungen ausführen lassen, bei denen neben einfachen Atemübungen besonders Abduktion, Erheben, Rollungen des Armes auf der kranken Seite bei gleichzeitiger Inspiration anzuwenden sind. Auch die einfachen Zimmergymnastik-Apparate sind zu diesem Zwecke gut verwendbar. Sind Zandersche oder Herzsche Apparate zur Hand, so verordne man an diesen entsprechende Übungen. Man lasse die Atmungsübungen bei der Pleuritis sicca mit den nötigen Pausen 10—15 Minuten lang täglich ausführen. Besteht Tuberkulose mit katarrhalischen oder fieberhaften Erscheinungen, so sind sie kontraindiziert.

b) **Exsudative Pleuritis.** Im Beginne einer exsudativen Pleuritis sind neben den üblichen trockenen Schröpfkröpfen die Kreuzbinden zur Linderung der Beschwerden sehr nützlich. An allgemeine Schwitzprozeduren darf man nur denken, wenn kein Fieber besteht und von seiten des Herzens keine Gefahr zu befürchten ist. Die Leistungsfähigkeit einer allgemeinen Diaphorese ist übrigens im akuten Stadium der Pleuritis nur eine beschränkte.

Von viel größerer Wichtigkeit sind die physikalischen Prozeduren bei verzögerter Resorption eines pleuritischen Exsudats. Durch lokale Wärmeanwendungen auf den Thorax kann diese Resorption erheblich gefördert werden. Wir möchten hier als resorptionsförderndes Mittel die lokale Lichtbestrahlung des Thorax ganz besonders empfehlen, und zwar eignet sich zu diesem Zwecke besonders das rote Glühlicht der Solluxlampe und das gleichfarbige Bogenlicht; am Krankenbette ist auch, mit allerdings etwas geringerer Wirksamkeit, die Mininsche Handlampe, ebenfalls in roter Farbe, anwendbar. Diese Applikation hat vor lokalen Heißluftbädern und vor den Lichtbädern den Vorteil, den Patienten gar nicht anzustrengen und auch an bettlägerigen, schwächlichen Patienten anwendbar zu sein. Man sieht unter solcher Behandlung (tägliche Bestrahlung ca. 20 bis 30 Minuten lang) flüssige Exsudate oft auffallend rasch zurückgehen, während trockene Exsudate bzw. restierende Schwarten sich gegen die Rotlichtbestrahlung viel mehr refraktär verhalten und hier die Anwendung der Dampfdusche oder sonstiger lokaler feuchter Wärme vorzuziehen ist.

Auch experimentell konnten Bittorf und Steiner[1] am Kaninchen die Beförderung der Resoption von Pleuraexsudaten durch Bogenlichtbestrahlung (sie benutzten allerdings weißes Licht) nachweisen; Laqueur und L. Kuttner haben diese Angabe in Versuchen, die in ähnlicher Weise angestellt wurden, bei Verwendung des roten Glüh- und Bogenlichtes bestätigen können[2]. Erfolgreiche Versuche über die resorptionsbefördernde Wirkung der Heißluftbehandlung und der Alkoholumschläge auf künstliche Pleuraexsudate hat ferner Plate[3] (Hamburg) veröffentlicht.

Bei der serösen Pleuritis ist sowohl die Diathermie wie die Kurzwellenbehandlung angezeigt unter der Voraussetzung, daß kein höheres Fieber besteht. Doch erfordert die Behandlung eine längere

---

[1] Arch. f. exper. Path. **59**, 379.
[2] Ther. Mh. **1912**, H. 1.
[3] Z. physik. u. diät. Ther. **12**, H. 9.

Dauer und eine größere Anzahl von Sitzungen als bei der fibrinösen Rippenfellentzündung. In besonderem Maße wird die Kurzwellenbehandlung bei **eitriger Pleuritis (Empyem)** und **Lungenabszessen** von **Schliephake** gerühmt. Andere Autoren wie **Schedtler, Schweitzer, Cobet** konnten allerdings nicht die gleich günstigen Wirkungen erzielen wie der genannte Autor.

Die **Atmungsgymnastik**, in der vorher beschriebenen Weise angewandt, dient bei der serösen Pleuritis zur Beseitigung von länger bestehenden kleineren Exsudaten sowie zur Bekämpfung von restierenden Adhäsionen.

VII. Erkrankungen der Verdauungsorgane.

Bei Erkrankungen des Magen-Darm-Kanals nimmt naturgemäß die diätetische Behandlung den wichtigsten Platz ein. Daneben bilden aber, namentlich bei **chronischen** Affektionen, auch die Hydro- und Thermotherapie sowie die Mechanotherapie oft wirksame Unterstützungsmittel der sonstigen Behandlung.

Zweierlei Funktionen des Verdauungstraktes werden hauptsächlich durch äußerlich applizierte physikalische Maßnahmen[1] beeinflußt: die **Sekretion der Verdauungssäfte** und die **Motilität der Magen-** und der **Darmwand.** Wie im physiologischen Teil näher auseinandergesetzt, wirken lokale und allgemeine **Wärme-** bzw. **Hitzeprozeduren sekretionshemmend,** wobei zugleich der Säuregehalt des Magensaftes, bzw. der Fermentgehalt des Duodenalsaftes herabgesetzt wird, während **Kälteanwendungen die Sekretionen fördern** und **Säure-** und **Fermentgehalt der Verdauungssäfte erhöhen.** Es geht aber nicht an, daraus ganz schematisch die Indikationen thermotherapeutischer und hydriatischer Prozeduren abzuleiten; wenn auch für lokale Anwendungen auf das Abdomen diese Wirkungsweisen als Richtschnur dienen können, so kommt für **Allgemeinapplikationen** noch ein weiteres Moment hinzu, nämlich ihre **umstimmende** Wirkung auf die verschiedenen Funktionen des Organismus. Die Fortschritte in der anatomischen und röntgenologischen Diagnostik der Magen-Darm-Krankheiten haben gleichzeitig die Erkenntnis gefördert, daß die dabei auftretenden Funktionsstörungen in hohem Maße von der Innervation des **vegetativen Nervensystems** abhängig sind, und es leuchtet ein, daß gerade **hydrotherapeutische Allgemeinprozeduren** auf diesem indirekten Wege Veränderungen in der Funktion der Verdauungsorgane hervorrufen und heilungsfördernd wirken können. Eine scharfe Trennung zwischen warm und kalt kann bei der Indikationsstellung solcher Allgemeinprozeduren nicht ausschließlich auf Grund der Beschaffenheit der Verdauungssäfte erfolgen. Vielmehr ist hier häufig die **praktisch gewonnene Erfahrung** für die Verordnung solcher Maßnahmen entscheidend.

Von den **mechanotherapeutischen** Einwirkungen, speziell von

---

[1] Die Wirkungsweise des **innerlich** (durch heiße oder kalte Getränke) applizierten Wassers fällt nicht in den Rahmen dieser Ausführungen.

der Massage, scheint es sicher, daß sie die Sekretion der Verdauungssäfte befördern; der vermehrte Blutzufluß zu den drüsigen Organen und der durch den mechanischen Eingriff gesetzte Nervenreiz tragen zu dieser Wirkung in gleicher Weise bei.

Die Wirkung thermischer Reize auf die **Motilität** der Magen-Darm-Wand läßt sich dahin charakterisieren, daß Wärmeeinwirkungen, hauptsächlich wohl auch durch ihren antispasmodischen Effekt, die Peristaltik des Darmes und die Magenentleerung beschleunigen, Kälteeinwirkungen, mit Ausnahme vielleicht von kurzen Kältereizen, die Peristaltik verlangsamen. Die nach einem Prießnitzschen Umschlage auftretende reaktive Hyperämie wirkt ähnlich wie die Wärme, speziell auch antispasmodisch, ein. Länger dauernde Kälteeinwirkungen, z. B. prolongierte kalte Sitzbäder, hemmen nicht nur die Peristaltik, sondern rufen auch eine Anämisierung der Abdominalorgane hervor, womit gleichzeitig die Transsudation in den Darm vermindert wird. Darauf beruht die therapeutische Anwendung dieser prolongierten kalten Sitzbäder bei der Diarrhöe.

Von großem Einfluß auf die Motilität, speziell des Darmtraktes, ist die Leibmassage, welche sowohl durch Beförderung der Peristaltik des Darmes und Tonisierung der Darmmuskulatur als auch durch Kräftigung der Muskeln der Bauchpresse auf die Stuhlentleerung günstig einwirkt. Eine ähnliche, wenn auch nicht so intensive Wirkung besitzen solche gymnastischen Übungen, bei denen die Bauchmuskulatur und Beckenmuskulatur in Aktion tritt, also alle Rumpfbewegungen und auch gewisse Bewegungen der Beine im Hüftgelenk.

Praktisch sehr wichtig ist ferner die Beeinflussung der **Schmerzempfindlichkeit** im Abdomen durch thermische Einwirkungen. Durch Hitzeapplikation auf den Leib werden Schmerzen der verschiedensten Art gelindert bzw. beseitigt, besonders wenn die Wärmeanwendungen in Form von heißen Kompressen, Breiumschlägen, Thermophoren, Magenschläuchen, Diathermie längere Zeit hindurch zur Einwirkung kommen. Diese schmerzstillende Wirkung der Wärme beruht zum Teile auch, z. B. bei den kolikartigen Schmerzen, auf ihrem antispasmodischen Einfluß sowie, beispielsweise bei Ulcusbeschwerden, auf der sekretionshemmenden Wirkung der Wärme. Durch Lösung des Spasmen ist teilweise auch die günstige Wirkung zu erklären, welche die Prießnitzschen Leibumschläge in vielen Fällen von Schmerzen im Abdomen ausüben.

Aus dem Gesagten lassen sich die Indikationen hydro- und mechanotherapeutischer Anwendungen bei den mannigfachen Erkrankungen der Abdominalorgane unschwer ableiten. Der Übersicht halber seien sie aber für die wichtigsten Magen-Darm-Krankheiten noch im einzelnen kurz aufgezählt.

1. Magenkrankheiten.

Beim akuten Magenkatarrh bleibt die diätetische Behandlung bzw. Sorge für Entleerung schädlicher Ingesta die Hauptsache. Von

hydrotherapeutischen Prozeduren wird man hier am meisten den Prießnitzschen Umschlag um den Leib oder öfter gewechselte heiße Umschläge zur Bekämpfung der Schmerzen anwenden.

Bei chronischer Gastritis und den daraus resultierenden dyspep-
tischen Beschwerden können neben örtlicher Anwendung der Wärme
auf die Magengegend — die auch bei hypazidem Befund meist angenehm
empfunden wird — zur allgemeinen Umstimmung, zur Kräftigung des
Körpers und zur Hebung des Appetits häufig hydrotherapeutische
Allgemeinprozeduren sich nützlich erweisen. Man bevorzugt hierbei
im allgemeinen kurze, aber energische Kälteapplikationen, wie
Ganzabreibungen oder Duschen (kalt oder wechselwarm), eventuell
nach vorhergehender Anwärmung in der Trockenpackung oder im Lichtbade. Bei Anwendung der wechselwarmen Duschen ist es oft zweckmäßig,
die Abdominalgegend zu bevorzugen. Bestehen Schmerzen, so
erweist sich die Kombination einer Stammpackung mit heißem
Magenschlauch (Winternitzsches Magenmittel) von $^1/_2$—$^3/_4$stün-
diger Dauer mit nachfolgender kühler Allgemeinprozedur, vor
allem Wechseldusche, sonst Ganzabreibung oder Halbbad von 32⁰ abwärts, als die geeignetste hydrotherapeutische Anwendung. Die gleiche
Kombination empfiehlt sich auch bei dem Krankheitsbild der sogenannten
nervösen Dyspepsie, welche Diagnose allerdings durch Feststellung
von Gastritis oder Ulcus als häufiges Grundleiden für derartige Beschwerden heute sehr eingeschränkt worden ist.

Der heiße Magenschlauch, in Verbindung mit einem Stamm- oder
Leibumschlag, ist ferner von großer Wirksamkeit bei nervösem Er-
brechen; auch in sehr hartnäckigen Fällen kann man von dieser Prozedur
oft eklatante Erfolge sehen. Gewöhnlich stellt sich schon nach wenigen
Applikationen eine deutliche Besserung ein, doch empfiehlt es sich, in
schwereren Fällen mehrere Wochen hindurch damit fortzufahren. Selbstverständlich kann auch hier die Kombination mit einer hydrotherapeutischen Allgemeinprozedur vorgenommen werden. Auch gegen
Hyperemesis gravidarum hat sich das Winternitzsche Magenmittel gut bewährt.

Die lokale Anwendung der Hitze auf die Magengegend beim runden
Magengeschwür ist so allgemein bekannt und eingebürgert, daß es
sich wohl erübrigt, hier näher darauf einzugehen. Die alte Empfehlung
Leubes, hierbei recht hohe Wärmegrade viele Stunden hindurch zu verwenden, hat durch die experimentellen Befunde von der
besonderen Wirksamkeit hautreizender örtlicher Hitzeapplikationen
auf Sekretion und Motilität auch eine theoretische Stütze gefunden.
Am geeignetsten haben sich hierfür heiße Breiumschläge erwiesen.
Bei der Anwendung der Thermophore empfiehlt es sich, zwischen
Thermophor und die Haut eine feuchte Kompresse einzuschieben,
da die feuchte Wärme beim Magengeschwür erfahrungsgemäß von
günstigerer Wirkung ist als die trockene. In älteren, mehr chronischen
Fällen von Ulcuskrankheit bringt die Diathermie nicht selten eine Erleichterung der Schmerzen und der sonstigen Beschwerden. Sie wirkt hier

in ähnlicher Weise günstig wie die von Leube angegebene Kataplasma-
behandlung. Die Hyperämisierung der Magenschleimhaut könnte allerdings den Gedanken an die Auslösung einer Magenblutung nahelegen.
Doch scheint diese Gefahr, wie die Erfahrung lehrt, nicht sehr groß zu
sein. Das dürfte dadurch begründet sein, daß die Wärme, wie Lüdin
zeigen konnte, den Pylorosspasmus und damit die Stauung des Mageninhaltes rasch beseitigt, wodurch die größte Blutungsgefahr, die durch
die mechanische Reizung der Geschwürsfläche bedingt ist, wegfällt. Dazu
kommt, daß die Diathermie die in der Regel bestehende Hyperazidität
vermindert (Bordier, Setzu u. a.).

Eine dankenswerte Anwendung findet die Diathermie ferner zur
Bekämpfung der Beschwerden, wie sie durch peritoneale Verwachsungen, die sich im Verlaufe eines Ulcus häufig ausbilden, entstehen.
In ganz gleicher Weise wie die Diathermie wirkt auch die Kurzwellenbehandlung.

Bei dem Pylorospasmus der Säuglinge erzielte Tobler[1] mit
Diathermie gute Ergebnisse. Gleiches konnten andere Autoren beim
Pylorospasmus und Kardiospasmus der Erwachsenen feststellen.

2. Darmkrankheiten.

Beim akuten Darmkatarrh ist Warmhaltung des Leibes durch Woll-
binden, daneben auch die Applikation Prießnitzscher Umschläge zur Beruhigung der Peristaltik und Linderung etwaiger Schmerzen allgemein gebräuchlich. In hartnäckigen Fällen von chronischer Diarrhöe kann neben
der örtlichen Behandlung mit Wärme und Prießnitzumschlägen sich eine
Allgemeinbehandlung mit hydrotherapeutischen Prozeduren
nützlich erweisen, indem sie zum Ausgleich der Zirkulationsstörungen im
Abdomen eine Ableitung auf die Haut bewirkt. Unter Außerachtlassung
früher dazu empfohlener heroischer Prozeduren, welche von den geschwächten
Patienten mit oft mangelhafter Hautreaktion meist unangenehm empfunden
wurden, möchten wir als am meisten geeignet zum obigen Zwecke die von
E. Tobias angegebene Kombination eines längerdauernden warmen
Sitzbades von 38—40⁰ mit nachfolgender kalter Ganzabreibung
nennen.

Unter den Erkrankungen des Darmes, die sich zur physikalischen
Therapie eignen, nimmt die chronische Obstipation, wofern sie
durch Atonie des Darmes bzw. der Bauchdecken bedingt ist, den wichtigsten Platz ein, und zwar kommt als hauptsächlichstes Mittel hier die
Leibmassage in Betracht.

Die systematische Anwendung der Leibmassage bei der atonischen
Obstipation gehört zu den dankbarsten Aufgaben, welche die physikalische Therapie überhaupt kennt; nur ist hier, mehr wie irgendwo
anders, eine sehr sorgfältige Indikationsstellung durchaus erforderlich, denn vor allem darf durch die Leibmassage nicht geschadet
werden. Deshalb sind durch genaue Untersuchung des Kranken vor
Verordnung der Leibmassage all die Momente auszuschließen, welche
dieselbe kontraindizieren können. Solche Kontraindikationen sind

---

[1] Z. Kinderheilk. **1929**, H. 3.

erstens einmal Blutungen sowie überhaupt ulzeröse Erkrankungen im Magen-Darm-Kanal (Magengeschwür, Duodenalgeschwür). Weiterhin bilden entzündliche Erkrankungen der Abdominalorgane, sofern sie nicht völlig abgelaufen und bis auf Verwachsungen verschwunden sind, und solange sie sich durch Schmerzhaftigkeit bei der Palpation kundgeben, eine strikte Kontraindikation der Leibmassage. Es ist also z. B. bei der Perityphlitis in allen Stadien sowie bei entzündlichen Erkrankungen der Adnexe von der Leibmassage ganz abzusehen. Anders liegen die Verhältnisse bei Personen, denen der Wurmfortsatz operativ entfernt worden ist; hier kann, wenn nicht gerade schmerzhafte Narbenadhäsionen bestehen, bei vorhandener Obstipation eine allgemeine Leibmassage gestattet werden. Daß Karzinome des Verdauungstraktes oder auch nur der Verdacht darauf jede Leibmassage verbieten, ist selbstverständlich. Schließlich wird auch die Neigung zu Gallensteinkolik als Kontraindikation der Leibmassage angesehen.

Lassen sich aber alle diese Momente ausschließen, so erweist sich die Leibmassage als ein vorzügliches Mittel zur Bekämpfung der Obstipation. Nur mache man von vornherein den Patienten darauf aufmerksam, daß der gewünschte Effekt nicht schon nach den allerersten Sitzungen eintritt, und daß, wenn die Heilwirkung der Leibmassage von Dauer sein soll, dieselbe täglich mehrere Wochen hindurch fortgesetzt werden muß. Die Leibmassage wird am besten in den Vormittagsstunden, mindestens 1 Stunde nach dem ersten Frühstück vorgenommen; für vorherige Entleerung der Blase ist naturgemäß Sorge zu tragen.

Die Technik der Leibmassage weicht von der sonstigen Massagetechnik in mancher Beziehung ab; nach der Einleitung durch oberflächliche Reibungen folgen Wälzungen (Abb. 231), zirkuläre Reibungen (Abb. 232) und Knetungen (Abb. 233), wobei darauf zu achten ist, daß diese Handgriffe auch in die Tiefe auf die Darmwand und nicht nur auf die Bauchdecken einwirken. Diese letzteren werden dann noch einer besonderen Knetung unterworfen. Schließlich folgen Erschütterungen (Abb. 234) und Klopfungen. Die Dauer der eigentlichen Leibmassage beträgt etwa 10—15 Minuten.

Es sei noch bemerkt, daß irgendwelche erhebliche Schmerzen durch die Leibmassage nicht verursacht werden dürfen; sonst ist anzunehmen, daß eine Komplikation, welche die Massage kontraindiziert, vorhanden ist. Allerdings ist öfters, infolge der Reizung durch den stagnierenden Kot, zu Anfang etwas Schmerzhaftigkeit bei Massage der Gegend der Flexura sigmoidea vorhanden; doch sind diese Schmerzen nur vorübergehende und verschwinden im Laufe der Behandlung völlig.

Im Anschlusse an die Leibmassage sind bei der Obstipation in der Regel gymnastische Übungen zur Kräftigung der Bauchpresse und zur Förderung der Zirkulation in den Abdominalgefäßen anzuwenden. Es hängt von dem Kräftezustand des Patienten und von den äußeren Verhältnissen, unter denen die Massage ausgeführt wird, ab, ob man sich dabei mit einfachen Bewegungen begnügt (z. B. mehrfaches Erheben aus der Rückenlage bei fixierten Oberschenkeln und über die Brust gekreuzten Armen, passive Bewegungen der Oberschenkel im Hüftgelenk, Rumpfbeugen, Rumpfdrehen usw.), oder ob man eine ganze Serie von entsprechenden Freiübungen bzw. Apparatübungen ausführen läßt. Das Wichtigere ist aber stets die Leibmassage selbst, sie kann durch mediko-mechanische Übungen allein nicht völlig ersetzt werden.

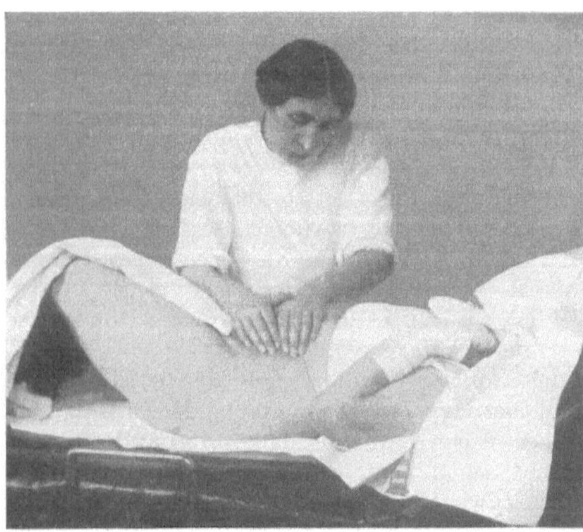

Abb. 231. Bauchmassage: a) Wälzung.

Die Vibrationsmassage des Leibes ist ein bequemes und in leichteren Fällen von Obstipation auch wirksames Ersatzmittel der manuellen Massage; in hartnäckigeren Fällen möchten wir aber doch die letztere vorziehen. Die Apparate zur Selbstmassage des Leibes (Massagekugeln und dgl.) sind nur als dürftige Notbehelfe zu betrachten; es fällt hier vor allem die so wichtige Entspannung der Bauchdecken bei der Massage meist weg.

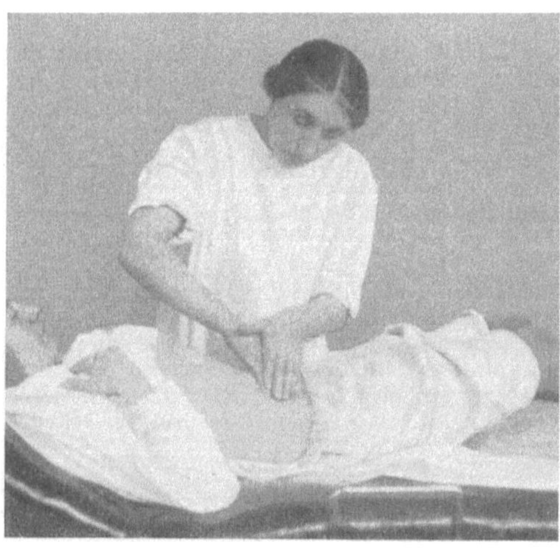

Abb. 232. Bauchmassage: b) Zirkelreibungen.

Weiter ist die Leibmassage bei Kombination von Obstipation mit Enteroptose sowie bei Wanderniere am Platze, in welch letzterem Falle besonders die Partien in der Gegend der Niere von vorn und seitwärts her durch die massierende Hand zu bearbeiten sind, um dadurch eine Kräftigung der die Niere umgebenden Gewebe zu erzielen. Bei der Atonie des Magens ist, sofern dieselbe nicht mit Darmatonie verbunden ist, die Leibmassage von geringerer Bedeutung als hydrotherapeutische Prozeduren, welche die Kräftigung der Magenmotilität bezwecken (wechselwarme Fächerduschen auf die Magengegend, eventuell auch kurze kalte Strahlduschen, allein oder in Kombination mit nachfolgenden allgemeinen Duschen).

Eine besondere Indikation für die Massage der Magengegend bilden nach Boas solche Fälle, in denen eine Gastroenterostomie oder Pyloroplastik vorgenommen wurde, und wo es darauf ankommt, durch Kräftigung der Magenmotilität die Beförderung der Speisen auf dem neuen Wege zu erleichtern.

In der Anstaltsbehandlung kann die Leibmassage durch solche hydrotherapeutische Prozeduren ergänzt werden, welche eine Anregung der Peristaltik und Kräftigung der Bauchdecken bewirken, und ebenso ist eine solche Behandlung am Platze, wenn die Leibmassage aus einem der genannten Gründe kontraindiziert ist. Als hydrotherapeutische Anwendungen kommen hier vor allem kurze Kältereize, begleitet von mechanischem Reiz, in Betracht: kurze, kalte Sitzbäder von 20—15⁰ Temperatur und 2—3 Minuten Dauer, verbunden mit kräftigem Reiben des Leibes, wechselwarme Fächerduschen auf den Leib, Halb- oder Vollbäder mit anschließender kalter Übergießung des Bauches. Solche allgemeine Prozeduren beeinflussen zugleich auch die oft vorhandenen nervösen Beschwerden chronisch Obstipierter.

Bei der sogenannten spastischen Obstipation

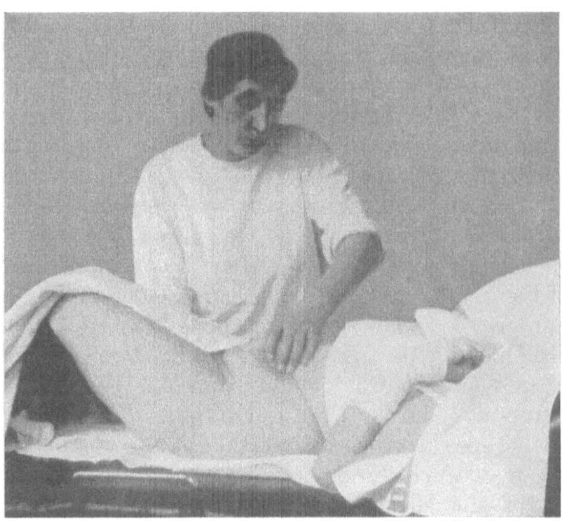

Abb 233. Bauchmassage: c) Knetung.

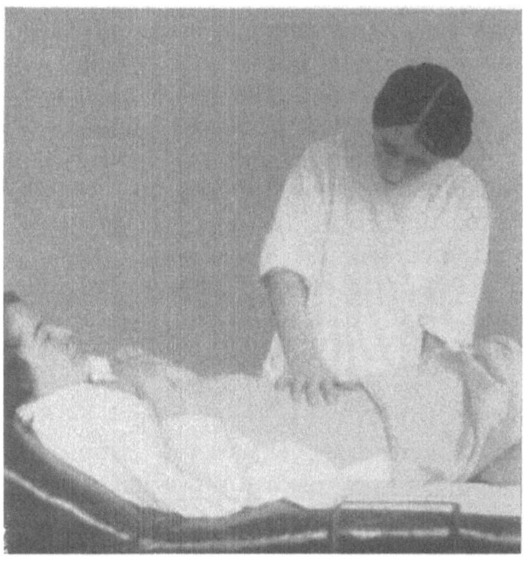

Abb. 234. Bauchmassage: d) Erschütterung.

sind warme Applikationen auf das Abdomen zur Bekämpfung der Schmerzen und Spasmen indiziert, sei es in Form länger dauernder Sitzbäder von 38 bis 40⁰ (eventuell auch Moorsitzbäder) oder in

Form von Leibumschlägen, die mit heißem Magenschlauch kombiniert werden.

Ebenso wie bei Kardiospasmus und Pylorospasmus wird die Diathermie auch bei Darmspasmen, die häufig mit einer chronischen Obstipation vergesellschaftet sind, mit bestem Erfolg angewendet. Das gleiche, vielleicht noch in erhöhtem Maße, gilt von der Kurzwellentherapie. Wir konnten die Erfahrung machen, daß bei einer Diathermie oder Kurzwellenbehandlung, die aus einem ganz anderen Grunde, etwa wegen eines gynäkologischen Leidens vorgenommen wurde, sich eine gleichzeitig bestehende Obstipation oft weitgehend besserte, ja vollkommen verschwand, so daß wir die Hochfrequenzwärme als das physikalisch wirksamste Mittel gegen alle wie immer bedingten hypertonischen Zustände der glatten Muskulatur ansehen müssen.

Es mag vielleicht als ein Widerspruch erscheinen, wenn die Diathermie bei Atonien der Magen- und Darmmuskulatur empfohlen und angewendet wird. Doch konnte Lüdin[1] im Tierversuch einwandfrei dartun, daß die Peristaltik auch bei künstlicher Hemmung durch Urethannarkose, Vagotomie oder Atropin durch Diathermie deutlich verstärkt wird. Schließlich sei noch erwähnt, daß man auch durch den faradischen Strom, am besten Schwellstrom, die Magen- und Darmbewegungen anregen kann, wie Beutler und Mahler im Röntgenbild zeigen konnten.

3. Erkrankungen des Peritoneums und der Gallenwege.

In der Behandlung von chronisch-entzündlichen Adhäsionen und schmerzhaften postoperativen Verwachsungen innerhalb der Bauchhöhle spielt die physikalische Therapie in Form der Wärmeapplikationen auf das Abdomen eine wichtige Rolle. Es gelingt damit in vielen, auch sehr hartnäckigen Fällen, nicht nur die Schmerzen zu lindern oder zu beseitigen, sondern auch objektiv eine Erweichung und Lösung der Verwachsungen herbeizuführen; daneben fehlt es allerdings auch nicht an Mißerfolgen.

Bei empfindlichen Patienten, bei welchen die Schmerzhaftigkeit sehr groß ist und wo infolge der längeren Dauer des Leidens oft auch funktionell-nervöse Komplikationen bestehen, empfiehlt es sich, die Wärme zunächst in der milden Form der Blaulichtbestrahlung (am besten blaues Bogenlicht, sonst blaues Glühlicht) zu applizieren. Die Bestrahlung wird täglich etwa 20 Minuten lang auf die affizierte Partie des Abdomens angewandt, und in leichteren Fällen kann sie allein schon zur Beseitigung der Schmerzen genügen. Bei hartnäckigen Fällen sind aber später intensiver wirkende Wärmeprozeduren anzuwenden, unter denen die Fangopackungen (sowie die ähnlich wirkenden Moorumschläge) an erster Stelle stehen. Da man bisweilen nach den ersten Anwendungen eine Steigerung der Schmerzen beobachtet, so ist anfangs Vorsicht in der Dosierung geboten. Man wird die Behandlung auch nicht täglich, sondern

---

[1] Z. exper. Me. **1919**, H. 1/2.

etwa dreimal in der Woche ausführen. Daß alle diese Wärmeanwendungen nur nach Ablauf der akut entzündlichen Erscheinungen und bei Fehlen von Fieber anwendbar sind, bedarf wohl keiner besonderen Erwägung. Das gleiche gilt von der Diathermie und Kurzwellentherapie, deren schmerzstillende Wirkung bei peritonealen Verwachsungen eine oft ganz ausgezeichnete ist.

Die zweite Erkrankung des Peritoneums, die sich für die physikalische Therapie besonders eignet, ist die **tuberkulöse Peritonitis.** Hier sind mit der Lichtbehandlung in Form der Bestrahlungen mit der künstlichen Höhensonne in einer großen Anzahl der Fälle (60—70%) vorzügliche Resultate zu erzielen. (Die Anwendung des natürlichen Sonnenlichtes dürfte bei diesen Schwerkranken nur verhältnismäßig selten durchführbar sein.) Namentlich ist es die seröse Form der tuberkulösen Peritonitis, die auf die Quarzlichtbehandlung gut reagiert; weniger in die Augen springend und unsicherer sind die Erfolge bei der sogenannten trockenen Form der Peritonitis tuberculosa, und tuberkulöse Affektionen der weiblichen Adnexe reagieren, nach unseren Erfahrungen wenigstens, auf das künstliche Licht fast gar nicht.

Die Höhensonnenbehandlung wird bei der tuberkulösen Peritonitis in Form der Allgemeinbestrahlung des liegenden Patienten in der üblichen Weise angewandt. Es genügt in der Regel, jeden zweiten Tag zu bestrahlen, und auf jeden Fall möchten wir bei bestehendem Fieber (das hier keine Kontraindikation bildet) die Einschaltung von behandlungsfreien Tagen empfehlen. Denn die im Anfange der Behandlung nicht selten auftretende reaktive Temperatursteigerung muß jedesmal erst abklingen, ehe eine weitere Bestrahlung vorgenommen wird. Übrigens sieht man oft schon nach wenigen Bestrahlungen einen Rückgang der objektiven Erscheinungen (Aszites, Schwellungen, Durchfälle) und der Schmerzen und einen Abfall der Temperatur zur Norm. Trotzdem ist auch hier, wie bei allen tuberkulösen Erkrankungen, eine Fortsetzung der Kur über viele Wochen hinaus notwendig.

Bei Erkrankungen der Gallenblase ist die schmerzlindernde und die kolikbekämpfende Wirkung der lokalen heißen Applikationen (heiße Wasserkompressen, Breiumschläge, Thermophore usw.) ja jedem Arzte geläufig. In chronischen Fällen von Cholecystitis hat sich ferner die Dampfdusche gut bewährt, auch da, wo Gallensteine vorhanden sind.

Eine bedeutsame Rolle bei der Behandlung der Cholecystitis und Cholangitis spielen auch die Diathermie und die Kurzwellentherapie. Allerdings kommen sie mehr bei chronischen Erkrankungen, vielleicht auch erst dann zur Anwendung, wenn nach einem operativen Eingriff noch fortdauernd Beschwerden bestehen. Die Hochfrequenzströme wirken einerseits entzündungshemmend, bakterizid, anderseits krampfstillend. Sie vereinigen also in sich eine Reihe von Heilfaktoren, welche die Beschwerden in jeder Weise günstig beeinflussen.

Wie zuerst Koza, Karapetjan und Goldgruber zeigten, werden durch die Diathermie die Gallensekretion und wohl auch andere

Funktionen der Leber gefördert. Man hat darum die Diathermie der Leber auch bei hypertrophischer und atrophischer Zirrhose und bei anderen Schädigungen ihres Parenchyms empfohlen (Marchand, Goldgruber u. a.).

In Fällen von schmerzhafter Cholecystitis, in welchen die Anwendung von Diathermie oder Kurzwellen wegen des Reizstadiums noch nicht angebracht erscheint, können Glühlichtbestrahlungen (blaues oder rotes Licht) palliativ wirken. Noch bessere und länger anhaltende Erfolge kann man hier aber durch Quarzlichtbestrahlung einer dem rechten Hypochondrium entsprechenden Hautpartie mit erythemerzeugenden Dosen in vielen Fällen erreichen; ein zweites Feld kann dann am folgenden Tage an der rechten Rückenseite in der Höhe der unteren Dorsalwirbel angelegt werden. Bei schmerzhaftem Gallensteinleiden hat A. Lorand[1] dieses Verfahren in Kombination mit Moorumschlägen systematisch mit Erfolg durchgeführt.

VIII. Konstitutions- und Stoffwechselkrankheiten.

1. Chlorose und Anämie.

Die Chlorose der jungen Mädchen, früher eine alltägliche, ungemein verbreitete Krankheit, ist heute ein selten vorkommendes Leiden geworden, das die jüngere Ärztegeneration kaum mehr kennt. Die Ursache dieser Wandlung ist wohl in den verbesserten hygienischen Bedingungen, vor allem in der vernünftigeren weiblichen Kleidung, ferner in der sportlichen Betätigung und auch in der Regelung der Arbeitszeit zu suchen.

Es hat daher mehr historisches Interesse, wenn wir darauf hinweisen, daß früher in der Anstaltsbehandlung Chlorotischer neben Eisen- und Arsenpräparaten auch hydrotherapeutische Prozeduren zur Anregung der Blutbildung mit Erfolg systematisch angewendet wurden. Und zwar bediente man sich dabei vor allem allgemeiner Wärmeprozeduren (heiße Vollbäder von 40⁰, elektrischer Lichtbäder von 10 bis 15 Minuten Dauer oder Dampfkastenbäder von 5 Minuten Dauer), auf welche man einen kurzen intensiven Kältereiz in Form einer kalten Ganzreibung oder einer kurzen kalten Fächerdusche folgen ließ. Diese Prozeduren wurden 2—3mal wöchentlich in vorsichtiger Weise unter Vermeidung jeder Wärmeentziehung und sonstiger Überanstrengung kurzgemäß angewendet; sie eigneten sich vor allem für die klinische Behandlung. Die damit erzielten Erfolge erklären sich durch die anregende Wirkung zirkulationsbefördernder und diaphoretischer Prozeduren auf die blutbildenden Organe.

Später wurde dann auch die Quarzlichtbestrahlung (künstliche Höhensonne) bei der Chlorose angewendet; sie hatte den praktischen Vorzug der größeren Einfachheit der Technik und der Möglichkeit der Anwendung auch in der ambulanten Praxis. Wenn die ultravioletten Strahlen auch auf die Bildung von roten Blutkörperchen und den Hämoglobingehalt beim Normalen keinen direkten Einfluß ausüben, so ließ sich doch auch bei der Chlorose häufig zusammen mit der

---

[1] Med. Klin. **1929**, Nr. 41.

Besserung des Allgemeinbefindens auch eine Erhöhung des Hämoglobingehaltes konstatieren. Hauptsächlich wirkte hier aber das Quarzlicht durch seine stoffwechselanregenden und roborierenden Eigenschaften indirekt günstig ein.

Noch augenscheinlicher sind die Erfolge der Bestrahlungen mit der künstlichen Höhensonne bei der **sekundären Anämie.** Mag dieselbe nun durch eine länger dauernde akute Krankheit, durch Blutverluste infolge von Menorrhagien, Abort, Operationen oder durch sonstige Ursachen bedingt sein, so wird es fast stets durch eine vorsichtig dosierte und nicht zu lange (über ca. 4 Wochen) ausgedehnte Höhensonnenkur gelingen, die Wiederherstellung und insbesondere die Hebung des subjektiven und objektiven Kräftezustandes in wirksamer und oft augenfälliger Weise zu beschleunigen.

Bei der sekundären Anämie nach Blutverlusten, insbesondere nach Abort oder Menorrhagien, haben sich uns ferner die kalten Teilabreibungen sehr gut bewährt. Es ist dabei nur streng darauf zu achten, daß Wärmeentziehungen vermieden werden. Das geschieht, indem die Patientin erst in einer Trockenpackung von $1/_2$ Stunde Dauer gut vorgewärmt wird und dann die Prozedur zwar mit brunnenkaltem Wasser, aber rasch und unter sorgfältiger Beobachtung der früher gegebenen Vorschriften (s. S. 28 f) ausgeführt wird. Nach der Abreibung bleibt die Patientin noch etwa $1/_2$ Stunde im Bette oder in der Trockenpackung liegen, ehe sie sich erheben darf. Die Teilabreibung kann täglich vorgenommen werden. Bei den Menorrhagien übt sie übrigens auch auf das Grundleiden vermöge der dabei bewirkten Ableitung auf die Haut einen sehr heilsamen Einfluß aus.

Bei der perniziösen Anämie kann zwar durch Bestrahlungen mit der künstlichen Höhensonne in nicht zu vorgeschrittenen Fällen eine Zeitlang eine gewisse allgemeine Roborierung oder doch Linderung des Mattigkeitsgefühles erzielt werden, auf das Blutbild und auf den Gesamtverlauf der Krankheit üben aber die Bestrahlungen keinen Einfluß aus.

Schließlich seien noch die bei Chlorose und Anämie üblichen balneotherapeutischen Maßnahmen kurz erwähnt.

Durch Solbäder von 34—35⁰ Temperatur und 10—15 Minuten Dauer läßt sich oft bei Chlorose und Anämie die innerliche Behandlung wirksam unterstützen; auch entsprechend temperierte Fichtennadelbäder können hier günstig wirken. Ebenso sind bei guter Hautreaktion Kohlensäurebäder (34—32⁰) bei Chlorotischen oft empfehlenswert, namentlich wenn Stärkung der Herzkraft und Bekämpfung subjektiver Herzbeschwerden indiziert ist. Bei den Bädern in Stahlquellen (Pyrmont, Elster, Kudowa, Schwalbach, Flinsberg, St. Moritz u. v. a.) ist ebenfalls der Kohlensäuregehalt das hauptsächlich wirksame Moment; eine nennenswerte Resorption des Eisens findet dagegen im Bade vermutlich nicht statt[1]. Deshalb ist bei solchen Kuren die Benutzung

---

[1] Für das Arsenik konnte J. Leva eine perkutane Resorption aus Bädern, die mit der Dürkheimer Maxquelle bereitet waren, nachweisen (Münch. med. Wschr. 1929, Nr. 33).

der Eisenquelle zu Trinkzwecken notwendig, während die Bäder zusammen mit den klimatischen, diätetischen und sonstigen Einflüssen zur allgemeinen Roborierung mit beitragen.

2. Die Skrofulose.

Der Übersichtlichtkeit halber seien an dieser Stelle die „skrofulösen" Erkrankungen besprochen, trotzdem sie ihres teilweise tuberkulösen Ursprunges wegen in der Mitte zwischen Konstitutions- und Infektionskrankheiten stehen.

Für die physikalische Therapie dieser Krankheitsgruppe gilt im allgemeinen das bei Besprechung der Gelenktuberkulose Gesagte. Die Sonnenbehandlung und, falls diese nicht durchführbar ist, die Anwendung der „künstlichen Höhensonne" sowie die Anwendung von Solbäderkuren stehen hier im Vordergrunde des therapeutischen Handelns, gleichviel ob es sich um skrofulöse Hauterkrankungen, um Lymphdrüsentuberkulose oder um sonstige Manifestationen „chirurgischer" Tuberkulose handelt.

Speziell bei der Lymphdrüsentuberkulose ist nun aber die Röntgentherapie in vielen Fällen in wirksame Konkurrenz zu der Lichtbehandlung getreten. Wollen wir die Indikationen dieser beiden Methoden etwas genauer präzisieren, so läßt sich darüber etwa folgendes sagen: Vor allem darf nicht vergessen werden, daß die Wirkung der Röntgenstrahlen hier eine rein örtliche ist, daß also das hauptsächlich wirksame Agens bei der Lichtbehandlung, die allgemeine Roborierung, die Kräftigung des Gesamtorganismus, bei der Röntgentherapie fehlt. Deshalb ist in Fällen, wo die letztere angezeigt und zugleich das Allgemeinbefinden gestört ist, neben den Röntgenstrahlen auch eine Kur, welche die allgemeine Roborierung zum Ziele hat, am Platze, sei es nun, daß man die natürliche Sonne, Quarzlampenstrahlen oder Solbäder anwenden will.

Die Röntgentherapie ist der Lichtbehandlung entschieden in solchen Fällen überlegen, in denen es sich um größere und längere Zeit bestehende Drüsenpakete handelt, namentlich bei Erwachsenen. Hier bedeutet eine ausschließliche Anwendung der Lichtstrahlen einen unnützen Zeitverlust. Umgekehrt ist die Lichtbehandlung, besonders in Form der künstlichen Höhensonne, angezeigt und wirksam, wenn es sich um frischere, noch nicht zu umfangreiche, weiche Drüsenschwellungen handelt, ferner bei den Drüsenschwellungen bei Kindern überhaupt sowie auch bei vereiterten Lymphdrüsen, wo die Quarzlichtbestrahlung ein vorzügliches Mittel zur Herbeiführung der Heilung von Drüsenfisteln bildet. In diesem letzteren Falle leisten übrigens, wie bei der Behandlung von tuberkulösen Fisteln überhaupt, auch die Solbäder sehr Gutes.

Im übrigen ist es nicht leicht, genau zu präzisieren, wann bei den skrofulösen Erkrankungen die Lichttherapie und wann Solbäderkuren am Platze sind. Die Wahl dieser Methoden hängt auch von den äußeren Umständen ab, und bei Kindern mit Lymphdrüsen- oder auch Bronchialdrüsentuberkulose wird man mit einer Solbäderkur in einem Badeorte sicher bessere Erfolge erzielen können als mit einer Behandlung mit der künstlichen Höhensonne in der Heimat. Namentlich auch dann, wenn in dem betreffenden Badeorte, wie es in den Seehospizen und auch in manchen binnenländischen Kurorten der Fall ist, neben den Solbädern auch die Sonnenbehandlung gleichzeitig mit herangezogen werden kann.

Für die Behandlung am Wohnorte selbst dürfte im allgemeinen die Anwendung der künstlichen Höhensonne derjenigen der Solbäder, die auch immerhin etwas anstrengen, überlegen sein. Nur bei den skrofulösen Augenerkrankungen sind nach unseren früheren Erfahrungen an Patienten der Augenabteilung des Virchow-Krankenhauses die Solbäder (3mal wöchentlich in einer Temperatur von 35—33⁰ und einer Dauer von 10—15 Minuten angewandt) der Höhensonnenbehandlung bei Erwachsenen und Kindern vielfach als schneller und sicherer wirkend vorzuziehen.

Was die Technik der Bestrahlungen mit der künstlichen Höhensonne bei skrofulösen Erkrankungen betrifft, so handelt es sich dabei stets um Allgemeinbestrahlungen des ganzen Körpers; nur bei der Halsdrüsentuberkulose Erwachsener ist auch statt dessen eine Bestrahlung des Oberkörpers allein bis zu den Hüften herab statthaft. Über Dauer und Häufigkeit der Sitzungen gelten die allgemeinen Regeln (s. Licht- und Sonnenbehandlung).

3. Rachitis.

In der Behandlung der Rachitis nimmt die Bestrahlung mit der künstlichen Höhensonne den Rang eines wissenschaftlich genau fundierten spezifischen Mittels ein. Ausgehend von den Röntgenbefunden Huldschinskys, der den Nachweis einer auffallenden und raschen Förderung des Ossifikationsprozesses durch die Ultraviolettbestrahlung bei rachitisch kranken Kindern erbrachte, bilden die Untersuchungen über die Beeinflussung des Kalk- und Phosphorstoffwechsels durch die Quarzlichtbestrahlung, die Beobachtung der Heilwirkung dieser Strahlen und auch bestrahlter Nahrungsmittel bei der experimentellen Rachitis und Avitaminose eine fortlaufende Kette bis zu der durch die Arbeiten von Windaus und Pohl geschaffenen Erkenntnis, daß die Heilwirkung der Bestrahlung auf der Umwandlung des in der Haut vorhandenen Ergosterins in das die Rachitis heilende Vitamin D durch die Ultraviolettstrahlen beruht.

Bei der praktischen Anwendung der Quarzlampenbehandlung ist es geradezu eine Freude zu sehen, wie schon nach wenigen Bestrahlungen auch vorher elende, apathische Kinder aufleben, teilnehmender werden, spontane Bewegungen machen, zu gehen anfangen, falls das ihrem Alter entspricht, und wie dann im Laufe der Kur eine Befestigung der Knochen eintritt. Orthopädische Redressionen werden, falls notwendig, jetzt im allgemeinen vor Beginn der Höhensonnenbestrahlung angewandt, um dann die unter dem Einflusse der Bestrahlung eintretende Ossifikation zur Fixierung des Erfolges zu verwerten.

Da nur die kurzwelligen Ultraviolettstrahlen von einer Wellenlänge zwischen 310 und 280 $\mu\mu$ die spezifische antirachitische Heilwirkung ausüben, so kommt als Lichtquelle für die Rachitisbehandlung nur die Quecksilberquarzlampe in Betracht oder eventuell eine sonstige Lampe, welche, wie z. B. die Solarca-Lampe, Strahlen im genannten Bereiche in genügender Quantität aussendet. Dagegen scheint zur Rachitisprophylaxe auch an wirksamen Ultraviolettstrahlen ärmeres Licht, wie das der Vitaluxlampe, verwertbar zu sein (Huldschinsky).

Die Höhensonnenbehandlung der Rachitis wird stets als Allgemeinbestrahlung ausgeführt; man soll dabei aber eine Erythemerzeugung möglichst vermeiden, damit es nicht zu einer vorzeitigen Erythemfestigkeit und damit zur Strahlenunwirksamkeit kommt (Huldschinsky[1]). Deshalb haben die Pädiater die Häufigkeit und Stärke der Bestrahlungen gegen früher erheblich eingeschränkt. So hält beispielsweise H. Vollmer[2] eine einmal wöchentlich vorgenommene Bestrahlung jeder Körperseite von 4—5 Minuten Dauer bei 80 cm Lampenabstand[3] für ausreichend zur Rachitisheilung; die ganze Kur solle maximal 10 Bestrahlungsstunden umfassen. Huldschinsky geht nur ausnahmsweise über eine Sitzungsdauer von je 5 Minuten hinaus; die Dauer der ganzen Kur berechnet er für Frühgeburten und Säuglinge, die unter 4 Monate alt sind, auf 2 Monate (bei 2 Bestrahlungen wöchentlich), für ältere Säuglinge auf einen Monat, für Kinder über ein Jahr auf etwa so viel Monate, als sie Jahre zählen.

Die Frage, ob durch die orale Verabreichung von bestrahlten Ergosterinpräparaten (Vigantol, Radiostol usw.) die Höhensonnenbehandlung nicht überflüssig geworden ist, läßt sich nach den Äußerungen namhafter Kinderärzte dahin beantworten, daß diese Präparate nur das Rachitisleiden selbst, nicht aber, wie die Quarzlichtbestrahlung, auch eine begleitende Anämie oder sonstige konstitutionelle Schwächezustände beeinflussen; von diesem Standpunkte aus ist die Wahl zwischen beiden Methoden zu treffen. Auch bei der Spasmophilie und der Tetanie sind mit der Quarzlichtbestrahlung gute Erfolge erzielt worden; nur ist in schwereren Fällen Vorsicht geboten und besonders im Anfange der Kur eine schwache Dosierung notwendig, um reaktive Verschlimmerungen zu vermeiden. Aus diesem Grunde wird empfohlen, die Höhensonnenbestrahlung der Tetanie nur klinisch auszuführen (R. Stern[4]) und gleichzeitig daneben innerlich Kalk und Salmiak zu verabfolgen.

Außer der Quarzlichtbestrahlung kommt bei der Rachitis auch noch die Solbäderbehandlung in Betracht. Die Bäder werden in einer Temperatur

---

[1] Ther. Gegenw. **1931**, H. 8.
[2] Klin. Wschr. **1930**, Nr. 49.
[3] Wir halten eine allgemeingültige Vorschrift für den Lampenabstand für abwegig, da je nach dem Alter des Brenners und der Stromspannung die erythemerzeugende Dosis für die einzelnen Lampen erhebliche Verschiedenheiten zeigt; auch erfordern die kleineren Modelle (sogenannte Tischlampe) einen kürzeren Abstand.
[4] Z. physik. Ther. **28**, 59 (1924).

von 35—34°, mit einem Salzgehalt von 1—2%, bei älteren Kindern auch
darüber, und einer Dauer von 8—12 Minuten 2—3mal wöchentlich gegeben,
im ganzen 4—6 Wochen lang. Sie sind nur bei fetten, pastösen Kindern anwendbar. Bei schwachen, mageren und anämischen Kindern sind sie kontraindiziert (Salge).

Die Solbäder können naturgemäß auch in Kurorten gegeben werden,
wo dann noch klimatische Einflüsse und die natürliche Besonnung
an die Stelle der in der häuslichen und Krankenhausbehandlung verwandten künstlichen Bestrahlungen treten.

4. Die Fettsucht.

Die physikalische Therapie der Fettsucht bezweckt einerseits, durch
vermehrte Verbrennung der zugeführten Nährstoffe einen Fettansatz zu
verhindern, anderseits bereits vorhandenes Fett zur Einschmelzung zu
bringen. Während die physikalische Behandlung diese beiden Eigenschaften mit der sonstigen Fettsuchtbehandlung gemeinsam hat, besteht
ihre besondere Wirkung noch in einer Anregung der hier oft darniederliegenden Zirkulationsvorgänge, womit die Vorbedingungen für die
Wirksamkeit entfettender Maßnahmen, gleichviel welcher Art, verbessert
werden. Daneben wirkt speziell die Hydrotherapie durch Förderung der
Hautpflege bei der Fettsucht günstig ein. Wenn auch physikalische
Maßnahmen allein in der Regel zur Bekämpfung der Fettsucht nicht
ausreichen, so sind sie gerade deshalb in Kombination mit der diätetischen und eventuell medikamentösen (hormonalen) Entfettung von
großer Bedeutung, weil sie, richtig angewandt, den Gewichtsverlust in
schonenderer Weise herbeiführen als eine ausschließlich diätetische
Entfettung. Die Kombination mit der Verabreichung von Schilddrüsen-
und anderen hormonalen Präparaten gestaltet man aber am besten
so, daß eine solche Kur von der Behandlung mit physikalischen Methoden
zeitlich getrennt wird. Die Ansprüche, die eine wirksame physikalische
Behandlung an das Herz stellt, sind auch bei vorsichtigster Dosierung zu
groß, als daß man eine gleichzeitige Anwendung der niemals für die Herz-
leistung indifferenten Thyreoideapräparate ohne Gefahr einer Schädigung
riskieren dürfte.

Zweierlei Methoden stehen zur Herbeiführung einer Gewichtsvermin-
derung auf physikalischem Wege zur Verfügung: die Behandlung mit
allgemeinen Wärmeprozeduren bzw. Schwitzbädern, gefolgt von
einer die Zirkulations- und Stoffwechselvorgänge anregenden Abkühlung
und die Verwendung mechanotherapeutischer Maßnahmen, also die
Anregung des Stoffumsatzes durch vermehrte Muskelarbeit. Beide Verfahren lassen sich mit Massage kombinieren, die weniger direkt als vielmehr indirekt durch ihre kreislauffördernde örtliche und allgemeine Wirkung
auch eine Mehrzersetzung herbeiführen kann. Im übrigen ist sowohl in Hinblick auf den erzielbaren Gewichtsverlust als auch wegen ihrer schärferen
Dosierbarkeit und damit größeren Anwendungsbreite der mechanotherapeutischen Methode der Vorzug zu geben.

Die Schwitzprozeduren, gefolgt von einer energischen Abkühlung in kühlem oder kaltem Wasser, bewirken eine Mehrzersetzung, welche vorwiegend die stickstofffreien Substanzen betrifft; doch findet namentlich nach den wärmestauenden Prozeduren auch eine Erhöhung der Eiweißzersetzung statt. Im ganzen wird jedoch im Publikum die entfettende Wirkung der Schwitzprozeduren überschätzt bzw. falsch beurteilt; die Beobachtung, daß nach einem allgemeinen Schwitzbade eine augenblickliche Gewichtsabnahme von einem Kilogramm und darüber erfolgen kann, hat zu solchen unrichtigen Vorstellungen geführt. Dabei beruht aber diese Gewichtsabnahme zum allergrößten Teile auf Wasserverlust, der sich rasch wieder ersetzt; dies bedeutet aber nur in den die Minderzahl bildenden Fällen eine Dauerwirkung, in denen eine Wasserretention die Ursache der Gewichtszunahme ist. Hier ist natürlich gleichzeitig die Flüssigkeitszufuhr zu beschränken. Dagegen hält sich die bei Schwitzbädern erfolgende Fetteinschmelzung in viel bescheideneren Grenzen und dürfte beispielsweise nach einem energischen Dampfkastenbade mit nachfolgender Kälteapplikation ca. 20 Gramm Fettverlust nicht überschreiten. Von größerem Einflusse auf das Körpergewicht ist dagegen die indirekte Wirkung derartiger Prozeduren, die in einer allgemeinen Anregung der Stoffwechselvorgänge infolge der Beschleunigung der Zirkulation in den dafür in Betracht kommenden Organen besteht.

Als Wärmeprozeduren kommen hier in Betracht elektrische Lichtbäder von anfänglich 10, später 15—20 Minuten Dauer, entsprechend lang dauernde Heißluftkasten- oder Dampfkastenbäder, bei resistenten Individuen auch die sehr wirksamen russich-römischen Bäder sowie Sandbäder. Die daran anschließenden Kälteprozeduren bestehen entweder in einem Halbbade von 28⁰ abwärts, in dem nicht nur energische Frottierungen von dem Wärter vorgenommen werden, sondern in dem der Patient auch selbst ausgiebige Körperbewegungen macht, oder in einem kühlen Vollbade, in dem außer durch die wärmeentziehende Wirkung der Badetemperatur auch durch Bewegungen des Patienten selbst oder durch Bewegungen des Wassers, die wiederum aktiven Körperbewegungen auslösen, der Stoffumsatz möglichst gesteigert wird; Bassinbäder, Schwimmbäder, Wellenschaukelbäder u. dgl. eignen sich sehr gut für diesen Zweck. Die Dauer derartiger kühler Bäder betrage bis zu 10 Minuten und selbst darüber; bei dieser langen Dauer ist es nicht notwendig, sehr niedrige Temperaturen des Badewassers zu wählen, es genügt, mit 28⁰ anzufangen und allmählich bei guter Reaktionsfähigkeit der Haut bis auf 20⁰ herunterzugehen. Sind kompliziertere Badeeinrichtungen nicht verwendbar, so können die kalten Bäder außer durch die schon erwähnten Halbbäder auch durch Ganzabreibungen mit nachfolgendem Lakenbade (wiederholter Übergießung mit nochmaliger Abreibung) oder länger (ca. 5 Minuten) dauernde, allmählich abgekühlte Regenduschen ersetzt werden.

Sehr energisch diaphoretisch und wärmestauend wirken auch die Einpackungen größerer Körperpartien in Paraffin; sie bedeuten aber auch eine erhebliche Anstrengung für das Kreislaufsystem. Über die Schaumbäder ist bereits im systematischen Teile das Nötige gesagt.

Alle diese Prozeduren werden nicht öfter als zweimal wöchentlich gegeben. Man kann sie mit einer nachfolgenden Massage des ganzen Körpers oder nur des Leibes mit den Hüftpartien kombinieren.

Bedingung für die Ausführung einer derartigen Kur ist allerdings völlige Intaktheit des Herzens und ausreichender allgemeiner Kräftezustand. Bestehen von seiten des Herzens Störungen oder treten solche nach Beginn der Kur auf, so verzichtet man am besten völlig auf jede weitere Fortsetzung und Modifikation der Schwitzbäder und begnügt sich mit der Anwendung solcher Maßnahmen, welche nur eine allgemeine Zirkulationsanregung und speziell eine Kräftigung des Herzens erstreben. In leichteren Fällen dienen dazu Halbbäder von 32—28⁰ oder wechselwarme allgemeine Fächerduschen, eventuell nach kurzer Anwärmung im Licht- oder Heißluftkastenbade. Bei deutlichen Veränderungen am Herzen oder bei Hochdruck leisten hier Kohlensäurebäder oft sehr gute Dienste.

Auch Sonnenbäder sind gegen die Adipositas empfohlen worden; da sie das Herz verhältnismäßig wenig angreifen und doch eine große stoffwechselerhöhende Wirkung besitzen, so ist diese Empfehlung auch sicherlich eine rationelle. Bei Herzstörungen sind aber die Sonnenbäder ebenso wie sonstige diaphoretische Maßnahmen kontraindiziert. Ferner sind die Luftbäder bei der Fettsuchtbehandlung sehr gut verwendbar, da sie außer durch Wärmeentziehung vor allem durch Anregung vermehrter Muskeltätigkeit günstig einwirken.

Die Wirkung der Massage bei der Adipositas ist vielfach überschätzt worden. Wir haben schon früher erwähnt, daß nach Rosenthals Untersuchungen die Auffassung, es könne durch Massage direkt das Fettpolster zerdrückt und zum Schwinden gebracht werden, eine unrichtige ist. Es wird zwar zweifellos die Stickstoffausscheidung durch Massage erhöht (Bendix u. a.), also eine vermehrte Umsetzung wird dadurch bewirkt, und es kann somit auf indirektem Wege Fett zum Schwinden gebracht werden; nur ist dieser Einfluß, falls nicht gleichzeitig aktive Gymnastik ausgeübt wird, kein so erheblicher, als von mancher Seite angenommen wird. Zur Unterstützung der Diätkur leistet dagegen die Massage zweifellos sehr Gutes, auch weil sie, ebenso wie die Hydrotherapie, eine Besserung der Zirkulationsverhältnisse herbeiführt und die Herzkraft anregt. Sehr empfehlenswert ist bei Fettleibigkeit die Bauchmassage, welche zugleich auch begleitenden Meteorismus und die Hochdrängung des Zwerchfelles bekämpft und die in solchen Fällen stets mit Übungen der Bauchatmung verbunden werden sollte. Überhaupt wird man in der Praxis bestrebt sein, mit der Massage bei Fettsucht auch sonstige gymnastische Übungen zu kombinieren.

Von viel größerem Einfluß auf den Stoffumsatz als die bloße Massage und die Hydrotherapie ist nun die **Muskelarbeit,** sei es, daß sie in Form von Freigymnastik, von medikomechanischen Übungen, von Terrainkuren oder von sportlicher Betätigung ausgeführt wird. Die Art der zu wählenden Muskeltätigkeit hängt außer von äußeren Bedingungen auch von dem allgemeinen Kräftezustand und insbesondere dem Zustande des Herzens ab.

Wegen ihrer genauen Dosierbarkeit verdient hier die Apparatgymnastik besondere Beachtung. Steht ein vollständig eingerichtetes heilgymnastisches Institut nach Zanderschem oder Herzschem System zur Verfügung, so lassen sich die Übungen in mannigfacher Weise modifizieren. Man wird neben intensiven Widerstandsbewegungen, bei denen möglichst gleichmäßig alle Muskeln des Körpers zur Arbeit mit herangezogen werden, bei Fettherz speziell auch solche Übungen noch wählen, die auf die Zirkulation günstig wirken (Rotationsbewegungen der Extremitäten, Atmungsapparate usw.). Im übrigen kann man auch mit einfachen Apparaten den Patienten in wirksamer Weise dosierte Körperarbeit leisten lassen; ein Zimmerfahrrad, ein Velotrab, ein Ruderapparat, ein Ergostat, ein Schweningerscher Zugapparat und ähnliche Apparate leisten in solchen Fällen sehr gute Dienste.

Muskelbewegungen in Form von Spaziergängen, von Bergbesteigungen, Sportbetätigungen, vor allem Reiten oder Tennisspielen, können ebenfalls in sehr wirksamer Weise zur Entfettung beitragen. Bei ihrer Verordnung ist selbstverständlich dem Zustande des Herzens, dann aber auch der bisherigen Gewöhnung an die betreffende Betätigung in weitgehendem Maße Rechnung zu tragen.

In der Wirkung der Mechanotherapie nahestehend ist die Bergonisation, ein von Bergonié angegebenes Verfahren, durch das die gesamte Muskulatur des Körpers mit Hilfe rhythmisierter faradischer Ströme in Bewegung gesetzt wird. Die Technik wurde auf S. 187 beschrieben. Bezüglich ihrer physiologischen Wirkung sei auf S. 191 verwiesen. Es hat sich leider gezeigt, daß die Bergonisation nicht jene bedeutsame Wirkung auf den Stoffwechsel hat, die ihr Begründer ihr zuschrieb. Immerhin kann die Bergoniésche Gymnastik als ein Unterstützungsmittel bei der Behandlung der Fettsucht angesehen werden, besonders wenn es sich um muskel- oder herzschwache Personen handelt, denen eine stärkere muskuläre Betätigung nicht zugemutet werden kann. Sie hat weiterhin den Vorteil, daß sie ähnlich der Massage die Muskulatur kräftigt und damit eine Anregung zu ihrer spontanen aktiven Betätigung gibt.

5. Diabetes.

In der Behandlung der Zuckerkranken nimmt die Diätregelung und die Insulinanwendung bei weitem den wichtigsten Platz ein. Da es sich aber bei beiden Maßnahmen nicht um eigentliche Heilmittel handelt, so ist es bei dem chronischen, oft jahrzehntelangen Verlauf der Krankheit von großer praktischer Bedeutung, auch anderweitige Methoden zeitweilig zu versuchen, welche geeignet sind, durch Steigerung der Toleranz eine Erleichterung der oft lästigen Diätbeschränkung und eine Verminderung der Insulingaben zu erlauben. Diesem Zwecke dienen, allerdings vorwiegend in leichten oder mittelschweren Fällen, physikalische Prozeduren verschiedener Art; unter ihnen erfüllen vor allem die hydro- und balneotherapeutischen Anwendungen zugleich die wichtige Indikation der allgemeinen Roborierung, womit eine allgemeine Leistungssteigerung, auch der Zellen der Langerhansschen Inseln, verbunden sein kann. Außerdem dient die Hydrotherapie dem hier so wichtigen Erfordernis der Hautpflege.

Wir haben im physiologischen Teile gesehen, daß warme Bäder, sowohl Süßwasser- wie Sol- und Kohlensäurebäder, den Blutzucker in beträchtlicher Weise herabsetzen. Die praktische Anwendung dieser Beobachtung an Zuckerkranken ist schon lange in Badeorten, allerdings meist in Verbindung mit einer Trinkkur, gezogen worden. Aber auch für sich allein können solche Bäder eine Senkung der Blutzuckerwerte, eine Steigerung der Toleranz und damit eine Besserung des Leidens herbeiführen. Solche Beobachtungen machte neuerdings Messerle[1] nach Anwendung von einer Serie von Süßwasser- oder Solbädern von 36—38⁰ Temperatur, während nach kühlen Bädern (26⁰) der Blutzuckergehalt meist ansteigt; Buchstab und Sribner[2] sahen, daß die von ihnen beobachtete Blutzuckersenkung nach Kohlensäurebädern bei Diabetikern in stärkerem Maße als beim Normalen auftritt, Kestermann[3] erzielte bei leicht Zuckerkranken eine deutliche Verminderung der Glykosurie nach heißen Bädern (40⁰), während indifferente oder kühle Bäder ohne Einfluß blieben. In diesen leichten Fällen erfolgte auch eine Erhöhung der Toleranz nach heißen Bädern; diese können aber beim schweren Diabetes sogar die Blutzucker- und Urinzuckerwerte erhöhen, also — wohl durch Überanstrengung — schädlich wirken, während kalte Bäder (25—26⁰) beim schweren Diabetes weniger schädlich sind.

Abgesehen von diesen gegen die spezielle Stoffwechselstörung gerichteten Maßnahmen kann man oft durch anregend und roborierend wirkende hydrotherapeutische Allgemeinprozeduren den Allgemeinzustand in leichteren und mittelschweren Fällen von Diabetes günstig beeinflussen. Wir sahen solche Wirkungen namentlich von zwei bis dreimal wöchentlich angewendeten elektrischen Lichtbädern von 10 Minuten, später 15 Minuten Dauer, gefolgt von einer Kälteanwendung, die in einem Halbbade, einer wechselwarmen Regen- oder Fächerdusche oder auch einer Ganzabreibung bestehen kann. Wir beobachteten bei solchen Kuren, ebenso wie Straßer, gelegentlich auch eine Herabsetzung der Zuckerausscheidung ohne Änderung der Diät. Daß diese und andere Bäderanwendungen auch zur Hautpflege bei den Zuckerkranken von Wichtigkeit sind, bedarf keiner näheren Begründung, ebenso, daß bei Komplikation des Diabetes mit Fettsucht und Fettherz die dort indizierten hydro- und balneotherapeutischen Prozeduren meist anwendbar sind, zumal es sich hier ja meist um die leichteren Formen der Zuckerkrankheit handelt.

Schließlich sei erwähnt, daß H. Wanke in Oberschlema durch Anwendung der Radiumemanation in Form der kombinierten Bade-, Trink- und Inhalationskur unter 43 Fällen von Diabetes — es handelte sich durchweg um Personen im vorgerückten Alter — bei 36 Patienten Besserung des Leidens erzielte[4]. Bei der Trinkkur mußte die Dosis der Emanation 70—100000 M. E. pro Tag betragen, geringere Dosen ergaben eine ungenügende Einwirkung. Wanke erklärt sich diese Erfolge durch die omnizelluläre Leistungssteigerung, welche durch die Emanation bewirkt wird und die sich auch auf die Pankreasfunktion erstreckt.

Mehr und regelmäßiger als durch Bäder wird nun durch die Lichtstrahlen, vor allem durch die Ultraviolettstrahlen des Sonnenlichtes und künstlicher Lichtquellen eine Herabsetzung des Blutzuckergehaltes bewirkt, wie ebenfalls im ersten Abschnitte dieses Buches näher ausgeführt wurde. Die praktische Anwendung dieser Beobachtung an

[1] Z. physik. Ther. **35**, 57 (1928).
[2] Z. klin. Med. **105**, 669 (1927).
[3] Z. physik. Ther. **41**, 191 (1931).
[4] Med. Klin. **1933**, Nr. 35.

Zuckerkranken wurde für künstliche Lichtquellen vor allem von L. Pincussen[1] genauer studiert, der hierbei sowohl nach Quarzlichtbestrahlung als nach Bestrahlung mit hochkerzigem Glühlicht (Nitralampe) eine erhebliche Abnahme des Blut- und Harnzuckers, manchmal bis zum völligen Verschwinden des letzteren, feststellte. Durch Sensibilisierung mit Eosin konnte diese Wirkung noch gesteigert werden. Allerdings trat dieselbe nicht bei allen Diabetikern ein, sondern nur in solchen Fällen, in denen die Diurese nicht vermehrt war, wo es sich also nicht um eine hypophysäre Beteiligung handelte. Andersen[2] sah bei zwei Diabetikern, die mit der Landekerschen Ultrasonne bestrahlt wurden, eine deutliche klinische Besserung, Tuszkai[3] nach Blaulichtbädern beim Diabetes Fettsüchtiger eine rasche Abnahme des Zuckers im Urin. Demgegenüber stehen allerdings genaue klinische Beobachtungen von Lippmann und Völker,[4] welche keinen merkbaren Einfluß der Bestrahlungen mit künstlicher Höhensonne auf die Zuckerkrankheit feststellen konnten. Beim kindlichen Diabetes sah Ferri[5] nach Anwendung kleiner Lichtdosen eine Verminderung, nach großen Dosen hingegen eine Vermehrung der Zuckerausscheidung.

Während so die Urteile über die klinische Einwirkung künstlicher Lichtquellen nicht einheitlich lauten und sich auch meist nur auf Einzelbeobachtungen erstrecken, stimmt man darin überein, daß das natürliche Sonnenlicht, und insbesondere die Hochgebirgssonne, den Verlauf des Diabetes günstig beeinflußt. Wenn im Hochgebirge auch andere klimatische Faktoren auf den Organismus kräftigend und leistungssteigernd wirken können, so spielt doch wohl die sichergestellte dämpfende Wirkung der Ultraviolettstrahlen auf die Zuckerproduktion dabei die Hauptrolle (Grote[6]). Allerdings hält die Herabsetzung der Glykosurie und Glykämie nach der Rückkehr in die Ebene nicht an.

Daß durch Muskelarbeit die Zuckerverbrennung beim Diabetiker gesteigert und damit die Zuckerausscheidung herabgesetzt werden kann, beobachtete bereits v. Mering, der Mitentdecker des Pankreasdiabetes, und alle späteren Beobachtungen haben diese Tatsache bestätigt. Die Muskelarbeit durch Leibesübungen und Sport wirkt auch insulinsparend (Collazo und Barbudo[7]). Wie die Lichtbehandlung ist sie aber nur bei leichten und mittelschweren Fällen indiziert, bei schweren Fällen mit Azidose kann sie schädlich wirken (R. E. Mark[8]) und durch Überanstrengung den Glykogenabbau fördern, anstatt ihn zu verhindern (Grote[9]). Deshalb ist in jedem Falle eine genaue Beobachtung des Patienten während der Übungsbehandlung am Platze.

---

[1] Photobiologie. Leipzig: G. Thieme. 1930.
[2] Münch. med. Wschr. **1923**, Nr. 50.
[3] Z. Bäderkde **1927**, H. 6.
[4] Klin. Wschr. **1928**, 213.
[5] Zit. nach Pincussen.
[6] Med. Welt **1935**, Nr. 24.
[7] Presse méd. 24. Nov. 1934.
[8] Med. Klin. **1935**, Nr. 22.
[9] l. c.

Diese Behandlung besteht in Freigymnastik oder einer dem Kräftezustand angepaßten sportlichen Betätigung; auch die Apparatgymnastik kann hier angewendet werden, wobei die bei Behandlung der Fettleibigkeit genannten Apparate vorzugsweise in Betracht kommen. Eine toleranzerhöhende und die Zuckerverbrennung erhöhende Wirkung kommt ferner auch der Massage zu, die man aber hier möglichst mit passiver und aktiver Gymnastik kombiniert, wodurch der Effekt erhöht wird.

Während alle bisher genannten Maßnahmen durch Beeinflussung der gesamten Körperfunktionen eine indirekte Einwirkung auf den Zuckerstoffwechsel erstreben, zielt die von Bordier[1] und Ghilarducci zuerst empfohlene Pankreasdiathermie auf eine unmittelbare Einwirkung auf das den Zuckerabbau regulierende Organ durch dessen Hyperämisierung. Die Methode ist neuerdings von Z. Rausch[2] sowie von Weißmann und Weinmann[3] an einer Reihe von Zuckerkranken nachgeprüft worden. Z. Rausch fand nach der Pankreasdurchwärmung eine jeweilige Verminderung des Blutzuckergehaltes und in leichteren Fällen auch eine Erhöhung der Toleranz nach einer Reihe von Sitzungen. Bei schwereren Formen versagte aber die Methode. Die Wirkung der Pankreasdiathermie führt Rausch auf eine Erhöhung der Insulinproduktion durch Hyperämisierung des Organes zurück. Auch Weißmann und Weinmann sahen eine Herabsetzung des Blutzuckergehaltes nach Pankreasdiathermie bei Diabetikern, sowie des öfteren eine Toleranzsteigerung. Sie empfehlen die Behandlung für solche Fälle, in denen das Insulin kontraindiziert ist.

Von den Komplikationen des Diabetes sei die Furunkulose noch erwähnt, bei der Lichtbäder oder die Quarzlampenbestrahlung gute Dienste leisten. Die diabetische Gangrän kann durch lokale Wärmebehandlung oft günstig beeinflußt werden; am besten eignen sich dazu die Bestrahlungen mit blauem Glühlicht oder vorsichtig applizierte Teillichtbäder, weniger die Diathermie oder sonstige intensive Wärmeanwendungen. Die Behandlung diabetischer Neuralgien und Neuritiden ist die bei sonstigen Neuralgien übliche; die Resultate der physikalischen Anwendungen sind hier erheblich besser als bei anderweitigen sekundären Erkrankungen der peripheren Nerven.

6. Gicht.

Die Behandlung der akuten und chronischen gichtischen Gelenkerkrankungen ist schon in einem früheren Kapitel (S. 337 ff.) besprochen worden, und es wurde dabei auch schon erwähnt, in welcher Weise das Grundleiden durch Prozeduren, die den Stoffumsatz erhöhen, zu behandeln ist. Wir sahen, daß sich dazu hydrotherapeutische Allgemeinprozeduren der verschiedensten Art eignen, daß bei gesundem Herzen in der anfallsfreien Zeit am besten mehrmals wöchentlich applizierte Dampfkasten-, Heißluft- oder Lichtbäder mit nachfolgender allgemeiner Kaltwasserapplikation in Form einer mehrwöchigen Kur anzuwenden sind, daß außerdem Thermalbadekuren

---

[1] Rev. Méd. **42**, Nr. 6 (1925); Arch. Electr. méd. **34**, 237 (1926).
[2] Dtsch. med. Wschr. **1932**, Nr. 32.
[3] Z. physik. Ther. **44**, 233 (1933).

in indifferenten, Schwefel- oder Kochsalzthermen in Verbindung mit geeigneten Trinkkuren sowie manchmal auch die verschiedenen Anwendungen der Radiumemanation die harnsaure Diathese günstig zu beeinflussen vermögen. Zur dauernden Anwendung bei Patienten, die zur Gicht neigen, eignen sich insbesondere kurze Kälteapplikationen, Duschen, Abreibungen, auch Schwimmbäder. Ebenso ist bei vielen Kranken die regelmäßige Körperbewegung in irgendwelcher Form von heilsamem Einfluß.

IX. Syphilis und Hautkrankheiten.
1. Syphilis.

Die ausschließliche Behandlung der Syphilis mit physikalischen Methoden ist zwar von naturheilkundlicher Seite, Laien und Ärzten, namentlich in früherer Zeit, vielfach versucht worden. Es hat sich aber diese Therapie, bei welcher Schwitzkuren die Hauptrolle spielen, praktisch als nicht ausreichend erwiesen. Wir sind nach dem heutigen Stand unserer Kenntnisse nicht berechtigt, bei der Syphilisbehandlung auf die bewährten Medikamente, Quecksilber, Salvarsan, Bismuth und Jod, zu verzichten; denn nur diese bieten eine Gewähr für rasche Beseitigung der manifesten Erscheinungen und damit auch für Verhinderung der Weiterverbreitung der Seuche.

Während der früheren Quecksilberära ist nun vielfach die Behandlung mit diesem Mittel durch physikalische Methoden, namentlich durch Schwitzkuren und Schwefelbäderkuren, unterstützt worden. Seit Einführung des Salvarsans ist diese Zuhilfenahme physikalischer Mittel lange Zeit als scheinbar überflüssig in den Hintergrund getreten. Aber neuerdings wurde diesen Faktoren wieder größere Beachtung geschenkt, zusammen mit den Bestrebungen, durch eine unspezifische Allgemeinbehandlung nicht nur bei der Metalues, sondern auch bei eigentlichen syphilitischen Erkrankungen, die sich gegenüber den üblichen Medikamenten refraktär verhalten, die Abwehrkräfte des Organismus zu mobilisieren. Zugleich kann durch die Anregung der Kreislauf- und Stoffwechselvorgänge die Angriffsmöglichkeit des spezifischen Medikaments auf die erkrankten Organe verstärkt werden, und anderseits wird bei solchen kombinierten Kuren (es handelt sich dabei meist um Quecksilber- oder Wismuthkuren) die Ausscheidung des Medikaments aus dem Körper begünstigt. Dadurch wird die Verträglichkeit des Medikaments erhöht. Insbesondere sind die Schwefelbäder für solche kombinierte Kuren geeignet; sie erlauben die Durchführung von Quecksilberkuren in einer Dosierung und Dauer, die sonst zu Vergiftungserscheinungen führen können (Buschke und Joseph[1]). Ebenso wird durch die genannten Eigenschaften der Bäder, vor allem wieder der Schwefelbäder, die Anwendungsmöglichkeit und Wirkung von Wismuthkuren erhöht.

---

[1] Zbl. Hautkrkh. **32**, 529 (1929).

Der Standpunkt, daß bei resistenten Fällen von Lues und in Fällen, in denen die Erzielung einer besseren Verträglichkeit des Medikaments sowie eine gleichzeitige Roborierung des Organismus erwünscht ist, Bäderkuren bei der Syphilisbehandlung indiziert sind, wird auch heute noch — oder wieder — von den meisten Dermatologen geteilt.[1] Als Bäderformen kommen für kombinierte Kuren vor allem die Schwefel-Thermalbäder in Betracht, aber auch die Kochsalzquellen, welch letztere, ebenso wie die Schwefel- und die jodhaltigen Quellen, auch für sich allein gute Dienste leisten, wenn, wie namentlich bei der Metalues des Nerven- oder Gefäßsystems, die spezifische Behandlung mehr in den Hintergrund tritt. Außerhalb der Kurorte wird man bei den Sekundär- und Tertiärformen in entsprechenden Fällen vor allem elektrische Lichtbäder oder Dampfkastenbäder, wenn möglich auch künstliche Schwefelbäder, verabfolgen. Die physikalische Therapie der eigentlichen metaluetischen Erkrankungen des Zentralnerven- und Kreislaufsystems ist bereits in den früheren Kapiteln besprochen worden.

Bei der umstimmenden Wirkung der genannten Prozeduren auf die Funktionen des Gesamtorganismus ist gerade in der Syphilistherapie auch die Anregung immunisatorischer Vorgänge in der Haut (Esophylaxie) von Bedeutung. Wir wissen, daß starke Hautreaktionen, sei es durch Sekundärerscheinungen oder auch durch Salvarsanexantheme, offenbar einen Schutz gegen spätere Metalues bilden, und auch von dieser Überlegung aus haben Buschke und Freymann[2] auf die Bedeutung von Schwitzbädern oder Schwefelbädern zur künstlichen Erzeugung immunisatorischer Wirkungen bei der Syphilisbehandlung hingewiesen. Aus demselben Grunde empfiehlt Hübner[3] die Kombination der spezifischen Kur mit Schmierseifeneinreibungen, und Hauptmann[4] rät, zur Verhütung von metaluetischen Erkrankungen, falls nicht völlige Sterilisierung durch Salvarsan möglich ist, die Sekundärerscheinungen nicht zu unterdrücken und dann bei ihrem Auftreten die spezifische Behandlung mit einer intensiven Höhensonnenbehandlung zu kombinieren. Bei latenter, gegen Chemotherapie resistenter Lues, bei Neurosyphilis und Tabes haben Rajka und Radnat[5] mit Ultraviolettbestrahlungen (Allgemeinbestrahlungen mit Erythemdosen) in Kombination mit Eigenblutbehandlung gute Resultate erzielt.

Zusammenfassend läßt sich also sagen, daß ebenso wie bei anderen Krankheiten, gegen welche spezifische Heilmittel bekannt sind, nicht nur diese selbst, sondern auch unspezifische Maßnahmen zur Überwindung des Leidens oft herangezogen werden (z. B. bei der Diphtherie Mittel zur Kräftigung des Kreislaufsystems, bei der Rachitis allgemein-

---

[1] Umfrage der Dermat. Wschr. **1932**, Nr. 23.
[2] Berl. klin. Wschr. **1921**, Nr. 15.
[3] Dtsch. med. Wschr. **1922**, Nr. 5.
[4] Klin. Wschr. **1926**, Nr. 16.
[5] Z. Neur. **131**, 674 (1931); Arch. f. Dermat. **24**, 228(1931).

roborierende Verordnungen), so auch in der Syphilistherapie die Anregung der natürlichen Abwehr- und Schutzvorgänge durch physikalische Prozeduren besonders dann von Bedeutung ist, wenn die „Therapia sterilisans magna" nicht von vorneherein gelingt.

2. Hautkrankheiten.

Die physikalische Therapie der Hautkrankheiten besteht in der Hauptsache einerseits in der Anwendung des Wassers in Form von Bädern und sonstigen hydrotherapeutischen Applikationen, anderseits in der Verwendung der Strahlenbehandlung. Die Bäder werden bei Hautkrankheiten, soweit es sich dabei um Bekämpfung der lokalen Erscheinungen handelt, teils wegen ihrer physikalischen Eigenschaften gegeben, indem sie zur Aufweichung, Abweichung von Schuppen, Beförderung der Resorptionsfähigkeit der Haut u. dgl. dienen, teils werden sie als Träger von Medikamenten, wie Schwefel, Teer, Kleie, Soda u. dgl. angewandt. Auf die Indikationen dieser Anwendungsweise der Bäder hier einzugehen, würde zu weit führen. Neben ihrer örtlichen direkten Wirkung üben aber hydrotherapeutische Maßnahmen bei manchen Hautkrankheiten durch ihren thermischen Reiz auf die Zirkulations- und Innervationsverhältnisse in der Haut einen besonderen Einfluß aus.

Die Strahlenbehandlung bei Hautkrankheiten kann hier ebenfalls keine spezialistische Besprechung finden; schon deshalb nicht, weil einer ihrer wichtigsten Faktoren, die Anwendung der Röntgen- und Radiumstrahlen, außer Betracht bleiben muß. Nur die Anwendung der Lichtstrahlen bei einigen praktisch wichtigen und verbreiteten Hautkrankheiten soll im folgenden Erwähnung finden.

Viele Hautkrankheiten, vor allem Ekzeme, Psoriasis, Rosazea, sind nur als Manifestationen einer allgemeinen Stoffwechsel- und innersekretorischen Störung auf der Haut anzusehen. In ihrer Therapie spielen demgemäß allgemeine Maßnahmen, namentlich diätetischer und balneoklimatotherapeutischer Art die Hauptrolle. Bezüglich der Einzelheiten über die Bäder- und Klimabehandlung bei Hautkrankheiten sei besonders auf die Ausführungen von Buschke und Joseph[1] sowie von C. A. Hoffmann im Dietrich-Kaminerschen Handbuch der Balneologie[2] verwiesen.

Was zunächst die symptomatische Behandlung des Ekzems betrifft, so kommen vorwiegend die chronischen Formen dieser Erkrankung für physikalische Anwendungen in Betracht. Während im allgemeinen Wasseranwendungen dabei vermieden werden, können bei lokalisierten Handekzemen mit Rhagaden- und Schwielenbildung lokale heiße Bäder von 40^0 und darüber und kurzer Dauer (3—5 Minuten) oft günstig einwirken, namentlich auch gegen den Juckreiz. Überhaupt ist in der häuslichen Behandlung bei Juckreiz infolge von Ekzemen oder anderen Erkrankungen die kurzdauernde Anwendung von heißem Wasser in Form von heißen Abwaschungen oder Kompressen als Symptomatikum recht empfehlenswert.

---

[1] Zbl. Hautkrkh. **32**, 529 (1930).
[2] Band 5. Leipzig: G. Thieme. 1926.

Im übrigen ist neben den Röntgenstrahlen auch die Lichtbehandlung bei Ekzemen ein wichtiger Heilfaktor. Bei den mit starken Reizerscheinungen einhergehenden Formen hat sich die sogenannte negative Lichttherapie in Form von Rotlichtbestrahlungen mittels des roten Solluxlampenlichtes (wobei aber stärkere Erhitzung vermieden werden muß!) oder der Neonlampe gut bewährt. (Übrigens hatte schon vor Jahrzehnten Winternitz bei dieser Krankheit die Verwendung des Sonnenlichtes unter Bedeckung der Haut mit roten Schleiern oder Tüchern empfohlen.) Die Anwendung des Quarzlichtes in Form der Kromayerlampe oder der künstlichen Höhensonne eignet sich für hartnäckige Ekzeme der pustulösen und papulo-vesikulösen Form, ferner für umschriebene chronisch-infiltrative Ekzeme und schließlich für seborrhoische und skrofulöse Ekzeme (Thedering). Die Warnung vor der Anwendung des Quarzlichtes bei nässenden Ekzemen, die von manchen Autoren ausgesprochen wurde, ist überhaupt in dieser allgemeinen Form nicht berechtigt; so kann man beim Ekzema intertrigo durch eine Höhensonnenbehandlung oft sehr rasch die Beseitigung des Leidens erreichen. Wenn hier starkes Jucken besteht, so möchten wir empfehlen, zunächst mit einigen Rotlichtbestrahlungen (ohne wesentliche Wärmeerzeugung) zu beginnen und dann erst zum Quarzlicht überzugehen. Die Quarzlichtbestrahlung geschieht beim chronischen Ekzem in der Weise, daß in kurzer Distanz zunächst bis zur Erzielung einer kräftigen Hautreaktion bestrahlt und dann diese Bestrahlung in 2—3tägigen Abständen bis zur Heilung wiederholt wird; schwächere Dosen etwas unterhalb der Erythemgrenze empfehlen sich beim Ekzema intertrigo.

Die physikalischen Maßnahmen gegen den Pruritus, namentlich die hartnäckigen Formen von Pruritus nervosus und Pruritus vulvae, haben, wenn man von der Röntgenbehandlung absieht, oft nur wenig befriedigende Erfolge aufzuweisen. Am ehesten erweist sich hier noch die Quarzlichtbestrahlung wirksam, aber nur bei Verwendung starker, zur Erythembildung führender Dosen. Zuweilen erreicht man, besondern bei sekundärem Hautjucken, durch Blaulichtbestrahlungen Linderung der Beschwerden; auch die Hochfrequenzströme leisten hier, in Form der Funken der d'Arsonvalschen Kondensatorelektrode angewandt, manchmal recht Gutes, vor allem beim Pruritus ani. Ferner ist bei ausgedehntem allgemeinen Pruritus ein Versuch mit Solbädern empfehlenswert. In vielen Fällen aber können diese Maßnahmen mit der Röntgentherapie nicht konkurrieren.

Bei der Akne rosacea können heiße Hand-und Fußbäder als Ableitungsmittel verwandt werden (Rosenthal). Im übrigen haben sich für die direkte Behandlung dieser Affektion heiße Dampfapplikationen in Form des Saalfeldschen Gesichtsdampfbades gut bewährt (vgl. S. 57). Steht ein derartiger Apparat nicht zur Verfügung, so läßt sich das Gesichtsdampfbad auch durch Anbringung eines passenden Trichters an einen gewöhnlichen Dampf-Inhalationsapparat recht gut improvisieren. Auch die Höhensonnenbehandlung ist bei der Akne rosacea manchmal erfolgreich. Doch muß man sich hier vor einer zu starken Reizung durch die ultravioletten Strahlen hüten, und es ist daher eine sehr schwache Dosierung empfehlenswert.

Eine kräftigere Dosierung ist dagegen notwendig bei der sehr erfolgreichen Anwendung des Quarzlichtes zur Behandlung der Akne vulgaris. Die Strahlendosis ist von Anfang an hier so kräftig zu wählen, daß eine Schälung der Haut eintritt. Beginnt man mit zu schwachen Dosen, so besteht die Gefahr der Erzeugung einer Lichtresistenz, welche die spätere Anwendung auch höherer Dosen unwirksam macht.

Bei der Behandlung der Furunkulose mittels der künstlichen Höhensonne ist die Verwendung mittlerer Dosen, die nur ein schwaches Erythem erzeugen, angebracht. Diese Behandlung eignet sich besonders für diejenigen Fälle, bei denen sich die Furunkulose auf bestimmte Körperpartien, wie den Nacken, die Achselhöhle, die Gesäßgegend, die Beine lokalisiert hat. Der Erfolg der Behandlung zeigt sich hier weniger in der Beseitigung schon entwickelter Furunkel, als in dem Verschwinden junger, neuer Effloreszenzen und vor allem in der Verhütung des Auftretens neuer Furunkel. Wir müssen uns vorstellen, daß hier nicht nur das Lichterythem das Wirksame ist, sondern auch die Anregung immunisatorischer Vorgänge überhaupt in den bestrahlten Hautbezirken. Auch bei anderen, durch Eitererreger verursachten Hauterkrankungen, wie Schweißdrüsenabszessen, akuter Paronychie u. dgl. hat sich die Quarzlichtbehandlung sowie auch die Anwendung stark ultraviolethaltiger Bogenlichtstrahlen gut bewährt.

Von guter, wenn auch keineswegs überlegener Wirkung ist bei der Furunkulose ferner die Kurzwellenbehandlung. Es ist aber zur Bekämpfung der regionären Disposition oft empfehlenswert, sie gleichzeitig mit einer Quarzlichtbehandlung zu verbinden oder diese der Kurzwellenbehandlung folgen zu lassen.

Zur Allgemeinbehandlung bei der Furunkulose eignen sich neben Schwefelbädern elektrische Glühlichtkastenbäder sowie vor allem Sonnenbäder.

Bei der Psoriasis hat sich neben den Röntgenstrahlen auch die Bestrahlung einzelner Hautpartien mit der künstlichen Höhensonne bei nicht infiltrativen Veränderungen recht gut als Mittel zur Beseitigung der Effloreszenzen bewährt. Die Strahlendosis muß hier noch kräftiger als bei der Furunkulose gewählt werden, um die Abheilung durch eine deutliche Lichtdermatitis zu bewirken. Auch elektrische Lichtbäder oder Sonnenbäder in Form einer längeren Kur können bei diesem Leiden oft langanhaltende Besserungen bringen. Allerdings können weder durch die Lichtbäder noch durch die Höhensonnenbehandlung Rezidive verhindert werden; aber auch die mit Röntgenstrahlen oder Medikamenten (Chrysarobin) erzielten Erfolge sind ja bekanntlich nur zeitweilige. Mehr auf das Grundleiden, die ihrem Wesen nach noch nicht näher bekannte Stoffwechselstörung, scheint die von Mittenzwey[1]

---

[1] Z. physik. u. diät. Ther. **25**, 31 (1921).

empfohlene Anwendung der Radiumemanation zu wirken; mit kombinierten Trink-, Inhalations- und Badekuren hat dieser Autor bei Anwendung des stark radioaktiven Oberschlemaer Wassers recht beachtenswerte Erfolge erzielt. Auch die bei Psoriasis nicht seltenen Gelenkveränderungen reagieren auf Trink- und Inhalationskuren nach unseren Erfahrungen oft gut.

Was nun die Ulzerationen an der Haut, vor allem das chronische Ulcus cruris betrifft, so steht hier als Mittel zur Anregung der Vitalität und des Regenerationsvermögens der Gewebe die Lichtbehandlung an erster Stelle. Am häufigsten gebraucht wird hier das Quarzlicht; bei manchen torpiden Geschwüren ist es empfehlenswert, auch Bestrahlungen mit Lichtwärmestrahlen (Bogen- oder Solluxlampe) neben oder statt der Quarzlampen anzuwenden. Doch ist dabei Vorsicht wegen der Verbrennungsgefahr für die narbigen Randpartien des Geschwürs geboten.

Auch sonstige örtliche Wärmeprozeduren können bei hartnäckigem Beingeschwür versucht werden; neben der Föhndusche wurden auch feuchte Wärmeanwendungen, wie heiße Wasserduschen (Kindler) oder Dampfduschen (H. Runge), zu diesem Zwecke empfohlen. Bei ausgedehnten Beingeschwüren haben sich uns ferner Beträufelungen mit flüssigem Paraffin (Ambrinepräparat Hygiea 8) oft sehr gut bewährt. Das verflüssigte Paraffin wird auf 56—58⁰ abgekühlt und aus einer sterilen Pipette aufgeträufelt, nachdem vorher die Geschwürsränder durch Bestreichen mit Zinksalbe geschützt worden sind. Die erstarrende 4—6 mm dicke Paraffinschicht wird mit einem sterilen Gazeverband bedeckt, die Prozedur alle 24 Stunden wiederholt. Schließlich wäre noch der Diathermiebehandlung zu gedenken, die bei Ulcus cruris von französischen wie von deutschen Autoren empfohlen wird (S. 238).

Die Behandlung sonstiger ulzerativer Prozesse an der Haut sowie schlecht heilender Wunden nach Verletzungen oder Operationen geschieht in ganz ähnlicher Weise wie beim Ulcus cruris. Bei flachen Substanzverlusten mit verhältnismäßig wenig Sekretion leistet die Quarzlichtbestrahlung, in der beim Kapitel „Lichtbehandlung" besprochenen Weise angewandt (S. 135), Vorzügliches. Besteht starke Sekretion, oder handelt es sich um tiefer gehende Wunden, so ist oft die Wärmebehandlung in Form der Solluxlampenbestrahlung, der Föhndusche, oder die Applikation der feuchten Wärme in Form der Dampfdusche der Ultraviolettbestrahlung überlegen. Bei Mal perforant hat sich die Heißluftdusche als bestes Mittel zur Herbeiführung der Heilung bewährt, doch sei man bei ihrer Anwendung vorsichtig wegen der meist dabei bestehenden Sensibilitätsstörungen. Zur Behandlung von Dekubitusgeschwüren sind die lauwarmen permanenten Vollbäder das bekannteste Mittel. Die Lichtbehandlung weist hierbei nicht immer befriedigende Resultate auf; wirksamer ist die lokale Anwendung der Föhndusche oder der örtlichen Kohlensäuregasbäder (vgl. S. 90 und S. 404).

Die Behandlung sonstiger lokaler Zirkulationsstörungen wurde bereits am Schlusse des Kapitels „Zirkulationssystem" besprochen.

Schließlich noch ein Wort über die tuberkulösen Erkrankungen der Haut. Auf die örtliche Strahlenbehandlung des Lupus mittels des Finsenlichtes, des Lichtes der Kromayerlampe oder der Kandemlampe hier näher einzugehen, würde den Rahmen dieses Buches überschreiten. Es sei aber erwähnt, daß neben diesen örtlichen Methoden beim Lupus oft auch eine Allgemeinbestrahlung mittels der künstlichen Höhensonne zur Erhöhung der Resistenz des Organismus angezeigt und notwendig ist. Auch für sich allein angewandt, kann die allgemeine Höhensonnenbestrahlung beim Lupus sehr günstig wirken, wenn die örtlichen Methoden, sei es wegen der zu großen Ausdehnung der Erkrankung oder wegen allgemeiner Dekrepidität des Individuums versagen.

Eine Allgemeinbestrahlung ist auch angezeigt bei sonstigen tuberkulösen Erkrankungen der Haut, wie Skrofuloderma u. dgl. Hierbei erübrigt sich noch eine besondere örtliche Bestrahlung.

In der Behandlung des Haarausfalls hat sich die Anwendung der künstlichen Höhensonne eine große Popularität erworben. Die therapeutische Wirkung der Quarzlichtstrahlen beruht hier auf einer Anregung der vitalen Vorgänge im Haarboden. Am günstigsten liegen die Verhältnisse für diese Einwirkung bei der Alopecia areata, wo sich in den meisten Fällen unter der Wirkung der Bestrahlungskur ein Sistieren des weiteren Haarausfalls und das Auftreten neuer Haare zeigt. Bei diffusem Haarausfall bewährt sich die Quarzlichtbestrahlung dann, wenn derselbe ursächlich mit allgemeinen Erschöpfungszuständen in Zusammenhang steht.[1] Auch beim diffusen Haarausfall bei Frauen, wenn er akut ohne besondere erkennbare Ursache auftritt, können häufig, wenn auch nicht regelmäßig, gute Erfolge erzielt werden, ebenso beim Haarausfall auf seborrhoischer Grundlage. Hingegen ist der Nutzen der Quarzlichtbestrahlung bei der frühzeitigen Kahlköpfigkeit des Mannes ein sehr fraglicher.

Die Technik der Bestrahlung beim Haarausfall besteht in der wiederholten Anwendung kräftiger Dosen, bis eine energische Hautrötung am Haarboden erzielt ist, worauf dann in größeren Zeitabständen noch einige Male bis zum Sistieren des Haarausfalles bzw. Auftreten neuer Haare weiter bestrahlt wird. Bei Frauen mit diffusem Haarausfall muß jede Region des Haarbodens, natürlich unter dessen möglichster Entblößung, etappenweise besonders bestrahlt werden. (Näheres s. bei Nagelschmidt: Die Lichtbehandlung des Haarausfalles. Berlin: Julius Springer. 1926.)

X. Chronische Vergiftungen.

Bei der Bleivergiftung können wir durch physikalische Maßnahmen nicht nur einzelne Symptome, wie die Neuritis, die Koliken, bekämpfen, sondern wir können dadurch auch die Ausscheidung des Giftes aus dem Körper befördern. Dazu dienen einmal, namentlich

---

[1] Der Haarausfall nach Grippe und anderen akuten Infektionskrankheiten, der sich erst zeigt, wenn die Haarwurzeln bereits abgestorben sind, wird durch Lichtbehandlung nur wenig beeinflußt; man muß die Patienten mit der günstigen Prognose dieser Erkrankung trösten.

in frischeren Fällen, diaphoretische Prozeduren, vor allem das elektrische Lichtbad, das hier in einer Dauer von 15—20 Minuten etwa 3mal wöchentlich angewandt wird, sofern es der Zustand des Herzens erlaubt; sonst kann es auch durch Bettlichtbäder ersetzt werden. In der Behandlung der häufigeren mehr chronischen Formen haben sich uns aber vor allem die Schwefelbäder (mit Kal. sulfurat. oder Thiopinol hergestellt) sehr nützlich erwiesen. Es ist wahrscheinlich, daß der durch Inhalation und auch durch die Haut resorbierte Schwefel mit dem Blei Verbindungen eingeht und so dessen Ausscheidung aus dem Körper befördert; Tatsache ist jedenfalls, daß wir nach solchen Bädern von ca. 36—37⁰ Temperatur bei Bleiintoxikation oft auffallend rasche Besserungen gesehen haben. Die Schwefelbäderkur ist auch bei Bleiniere, wo die Anwendung der Lichtbäder nur mit Vorsicht erfolgen darf oder bei bestehender Herzkomplikation ganz kontraindiziert ist, empfehlenswert; die Schwefelbäder werden hier 3mal wöchentlich und in 20 bis 30 Minuten Dauer gegeben.

Die Behandlung der einzelnen Symptome der Bleivergiftung (Neuritis, Koliken) ist früher schon besprochen worden und bietet hier zu besonderen Bemerkungen keinen Anlaß.

Bei der chronischen Quecksilbervergiftung ist die Behandlung eine ganz ähnliche wie bei der Bleivergiftung, mag die Intoxikation nun als gewerbliche Vergiftung aufgetreten sein oder im Laufe einer antiluetischen Behandlung. Wir haben im vorigen Kapitel bei Besprechung der Therapie der Lues gesehen, daß dabei die Ausscheidung des Quecksilbers (und auch des Wismuths und des Arsens) aus dem Körper durch Schwefelbäderkuren gefördert werden kann, auch wenn die Einverleibung des Metalles schon lange Zeit zurückliegt.

Auch bei sonstigen Metallvergiftungen (mit Arsen, Antimon usw.) sind diaphoretische Maßnahmen und Schwefelbäder zur Beförderung der Ausscheidung des Giftes zu empfehlen. Wir möchten speziell noch betonen, daß in allen Fällen von organischen Erkrankungen des peripheren oder zentralen Nervensystems, wo eine Intoxikation als ursächliches Moment anzunehmen ist, zunächst eine vorsichtige Kur mit elektrischen Lichtbädern (eventuell Bett-Lichtbädern bzw. -Heißluftbädern) versucht werden sollte. Dasselbe gilt von entsprechenden Erkrankungen, die im Gefolge von akuten Infektionskrankheiten aufgetreten sind, nur ist hier wegen des oft sehr geschwächten Allgemeinzustandes besondere Vorsicht am Platze.

Die im Gefolge von Kohlenoxydvergiftungen, sonstigen Gasvergiftungen, Rauchvergiftungen (bei Feuerwehrleuten) auftretenden allgemein-nervösen Symptome werden nach den bei Behandlung der Neurasthenie besprochenen Prinzipien durch hydrotherapeutische Maßnahmen bekämpft.

Schließlich kann in der Behandlung des chronischen Morphinismus die Morphiumentziehungskur, wofern sie noch nach der älteren Methode der allmählichen Entziehung erfolgt, durch hydrotherapeutische Maßnahmen in wirksamer Weise unterstützt werden. Dabei haben sich zur Bekämpfung der nervösen Symptome, der Aufgeregtheit, der Unruhe und der Schlaflosigkeit tägliche feuchte Einpackungen (Dreiviertel- oder Ganzpackungen) von $^3/_4$—1 Stunde Dauer, gefolgt von Halbbädern von 34—30⁰ Temperatur (später auch kühler) vor allem gut bewährt. Die Wirkung dieser Maßnahmen auf die allgemeinen Störungen ist eine sehr günstige, die Patienten werden ruhiger, können besser schlafen, bekommen Appetit, und damit hebt sich auch ihr Allgemeinzustand. Jedenfalls wird dadurch die allmähliche Entziehung des Morphiums wesentlich erleichtert.

Beim chronischen Alkoholismus bekämpft die Hydrotherapie gleichfalls vor allem die nervösen Erregungssymptome; Einpackungen und protrahierte lauwarme Vollbäder bilden hier die Grundlage der hydratischen Maßnahmen. Die alkoholische Neuritis wird in der bei Neuritis üblichen Weise behandelt.

XI. Gynäkologische Erkrankungen[1].

Angesichts des Bestrebens moderner Gynäkologen nach möglichst konservativer Behandlung der chronischen Entzündungen der Adnexe und des Beckenbindegewebes sowie der zunehmenden Erkenntnis des Zusammenhanges der Funktionsstörungen der Ovarien und anderer innersekretorischer Drüsen, welche die Geschlechtsfunktionen beeinflussen, mit Allgemeinerkrankungen hat die physikalische Therapie sich in der Frauenheilkunde einen sehr wichtigen Platz errungen.

Die physikalische Behandlung von gynäkologischen Leiden bzw. Unterleibsbeschwerden besteht erstens einmal in lokalen Applikationen physikalischer Reize, die eine direkte Beeinflussung der Zirkulations- und Resorptionsvorgänge an den weiblichen Genitalien und ihrer Umgebung zum Ziele haben; zweitens in allgemeinen Anwendungen, die teils auf indirektem Wege die Zirkulation in den Sexualorganen beeinflussen sollen, oder aber zur Bekämpfung begleitender Allgemeinerscheinungen bzw. des Grundleidens, auf dem auch die lokalen Beschwerden beruhen (nervöse, konstitutionelle, innersekretorische Störungen) dienen.

Bei akut **entzündlichen Erkrankungen** der Unterleibsorgane beschränkt sich die physikalische Therapie auf die Anwendung der Eisblase bzw. von kalten, oft gewechselten Umschlägen, später auch von eigentlichen Prießnitzumschlägen. Die Anwendung stärker hyperämisierender Maßnahmen ist erst dann gestattet, wenn die akuten entzündlichen Reizerscheinungen abgeklungen sind und kein Fieber mehr besteht; Vorhandensein von Fieber bildet dagegen für intensivere hyperämisierende Applikationen eine Kontraindikation; nur für die Kurzwellentherapie scheint eine Ausnahme von dieser Regel zu bestehen (s. weiter unten).

Ist nun das Fieber abgelaufen, so können zunächst Prießnitzsche Umschläge, die 2—3stündlich gewechselt werden und nachtsüber liegenbleiben, als mildeste hyperämisierende Prozedur noch weiter

---

[1] Eine ausführliche monographische Darstellung dieses Themas hat der eine von uns (L.) im Veit-Stoeckelschen Handbuche der Gynäkologie gegeben (3. Aufl., 4. Bd., 1. Hälfte. München: J. F. Bergmann. 1930).

verwandt werden; wenn dann ein Wiederaufflackern des Prozesses nicht
mehr zu befürchten ist, so geht man zu energischeren hyperämisierenden Prozeduren über, die vor allem bei Entzündungen der Adnexe
und des sie umgebenden Beckenbindegewebes und Peritoneums in sehr
wirksamer Weise die Resorption der Exsudate zu beschleunigen und zu
begünstigen imstande sind. Chronisch gewordene Salpingitis
(auch wenn sie ursprünglich eitriger Natur war), Oophoritis, ältere
Exsudate im Parametrium und Douglas und ähnliche chronische,
mit Infiltrationsbildung einhergehende Prozesse bilden das Hauptindikationsgebiet für diese Therapie. Zu dem Zwecke der lokalen Hyperämisierung findet einmal das heiße Wasser Verwendung, entweder in
Form von heißen Ausspülungen oder als warmes bis heißes
Sitzbad von 35—40⁰ Temperatur und 10—20 Minuten Dauer, wobei
ein Zusatz von etwas Staßfurter Salz (1—2 kg) oder Mutterlauge vielfach
gebräuchlich ist.[1] Eine große Rolle spielt ferner die lokale Heißluftbehandlung in der Therapie chronischer Adnexerkrankungen; sie wird
am bequemsten mittels des bekannten Lichtbügels für den Unterleib
ausgeführt, doch sind auch Apparate anderen Systems (Spiritusheizung,
Tyrnauersche Apparate) von gleicher Wirksamkeit. Zur Verstärkung
der Tiefenwirkung können hierbei feuchte Kompressen auf den Unterleib
gelegt werden, wodurch die Heißluftbehandlung in eine wärmestauende
Prozedur verwandelt wird. Die Dauer der jedesmaligen Applikation
beträgt etwa $^1/_2$—$^3/_4$ Stunden; man pflegt die Prozeduren gewöhnlich
nicht täglich, sondern 3—4mal wöchentlich anzuwenden. Noch schonender
und ebenso wirksam als die Heißluftbäder ist die Bestrahlung des Unterleibes mit Lichtwärmestrahlen; wir möchten dazu besonders die
Anwendung der Solluxlampe (weißes oder rotes Licht) während 15 bis
20 Minuten täglich empfehlen. Die Erfolge dieser Behandlung bestehen
erstens einmal in einer sehr auffallenden Schmerzstillung, die sich
schon nach den allerersten Sitzungen geltend macht, und dann auch in
vielen Fällen in teilweisem oder vollständigem Rückgang der Exsudate. Selbst wo sich aber eine völlige Rückbildung der Veränderungen
nicht erzielen läßt, ist doch die schmerzstillende Wirkung der Heißluftbehandlung oder Glühlichtbestrahlung oft in leichteren Fällen hinreichend,
um die subjektiven Beschwerden zum Schwinden zu bringen.
Noch intensiver als diese Maßnahmen wirken auf die Resorption
chronisch-entzündlicher Schwellungen und Exsudate die Moorbäder
bzw. die Moorpackungen ein, weil hier zu dem thermischen Reiz noch
die mechanische Wirkung zur Resorptionsbeförderung mithilft.
Außerhalb der Badeorte kann man die Moorpackungen durch Fangopackungen auf den Unterleib ersetzen, die sich zu diesem Zwecke sehr
gut bewährt haben. Man gebe aber die Fangopackungen, von 25 auf
45 Minuten Dauer ansteigend, in der Regel nur dreimal wöchentlich wegen der hier nicht seltenen reaktiven Schmerzen im Anfange

---

[1] Bei anämischen und gleichzeitig infantilen Patientinnen sei man mit dem
Salzzusatze vorsichtig, da hier zuweilen entzündliche Reizzustände am In-
troitus dadurch ausgelöst werden können (Stickel).

der Kur. Im übrigen halten wir aber eine richtig durchgeführte Fangokur für eine der dankbarsten Formen der gynäkologischen Wärmebehandlung.

Einen erheblichen Fortschritt in der Behandlung von entzündlichen Exsudaten im Becken und Parametrium sowie von Adnexentzündungen, bei denen Entfieberung eingetreten ist, bedeutete die Einführung der Diathermie in die Gynäkologie. Sowohl bezüglich der Schmerzstillung wie bezüglich der Resorptionsbeförderung erreicht man damit Erfolge, die denen der sonstigen Wärmemethoden nicht nur gleichwertig, sondern, namentlich in hartnäckigen Fällen, auch überlegen sind. Über die Technik der Diathermie wurde bereits auf S. 225 das Nötige gesagt. Es ist notwendig, zuerst das Abklingen des Fiebers abzuwarten, ehe man mit der Behandlung beginnt. Aber auch dann wird es sich vorsichtshalber empfehlen, zunächst mit einer äußeren Durchwärmung zu beginnen, und erst dann, wenn diese reaktionslos vertragen wird, zu einer vaginalen Durchwärmung überzugehen. An Stelle der Diathermie kann die Kurzwellenbehandlung versucht werden. Wenn diese auch in einzelnen akuten Fällen mit Erfolg angewendet werden kann, so wäre es doch ein Irrtum, daraus den Schluß zu ziehen, daß das nunmehr für alle akuten Fälle zutrifft. Daß die Wärme bei frischen Entzündungen vielfach günstig wirkt, ist ja bekannt, doch hängt die Wirkung wesentlich von der Dosierung ab. Jede stärkere Einwirkung der Kurzwellen löst ganz ebenso Schmerzen reaktiv aus wie die Diathermie und ist daher im akuten fieberhaften Verlaufe der Erkrankung gegenangezeigt. Eine weitere Gegenanzeige bilden Blutungen, die durch die Diathermie wie die Kurzwellenbehandlung meist verstärkt werden. Infolgedessen ist die Behandlung in der Zeit der Menses und der Gravidität zu unterlassen.

Neben diesen verschiedenen Wärmemethoden werden auch vielfach Lichtbestrahlungen zur Behandlung von entzündlichen Erkrankungen der Beckenorgane (Uterus, Adnexe, Beckenbindegewebe) angewendet. Die bekannteste derartige Methode ist die vaginale Bestrahlung mit der Landekerschen Ultrasonne, die auf S. 123 näher beschrieben ist. Das von diesem Apparate ausgehende Licht wird mittels eines Spekulums auf die dem Erkrankungsherde entsprechende Partie der Scheide geleitet; die Dauer der Bestrahlung beträgt 15—30 Minuten, die Bestrahlung wird 3—4mal wöchentlich ausgeführt. Es handelt sich hierbei nicht um eine reine Wärmewirkung, denn das Licht der Ultrasonne enthält verhältnismäßig wenig Lichtwärmestrahlen, dafür aber auch ultraviolette Strahlen des langwelligen Bezirkes des Ultravioletts. Die Erklärung der therapeutischen Wirkung der Landekerschen Methode, sofern sie ohne gleichzeitige äußerliche Bestrahlung mit Glühlampen ausgeführt wird, ist nicht einfach. Am wahrscheinlichsten ist es nach den Untersuchungen v. Schuberts[1], daß in den Gefäßen der Scheidenschleimhaut das Ultraviolettlicht vom Blute resorbiert und den benachbarten Organen zugeführt wird. Jedenfalls zeigten Untersuchungen, die

---

[1] Dtsch. med. Wschr. **1926**, Nr. 22.

wir zusammen mit H. Wiener[1] anstellten, daß die örtliche Bestrahlung der Vagina Allgemeinwirkungen, die für das Licht typisch sind (Leukozytenbild, Blutzuckerverminderung), ausüben kann.

Die Bestrahlung mit der Ultrasonne ist für eine ganze Reihe von gynäkologischen Erkrankungen empfohlen worden (mit Fluor einhergehende Leiden, Erkrankungen der Adnexe, Para- und Perimetritis, Funktionsstörungen der Ovarien). Die auf unserer früheren Abteilung im Virchow-Krankenhause damit an 224 Patientinnen gesammelten Erfahrungen sind von K. H. Kiefer[2] genauer beschrieben. Sie erstrecken sich vorzugsweise auf die entzündlichen Adnexerkrankungen sowie auf parametritische Prozesse, Douglasexsudate, Verwachsungen. Wir können auf Grund dieses großen Materiales sagen, daß die Landekersche Methode bei Adnexentzündungen zwar weniger intensiv resorbierend, aber dafür schonender wirkt als die üblichen Wärmemaßnahmen (Diathermie, Fango usw.). Sie ist daher schon in einem relativ frühen Stadium, schon bald nach der Entfieberung anwendbar; auch bildet die Neigung zu Blutungen keine Kontraindikation dafür, im Gegenteile scheint diese Neigung durch die Bestrahlung günstig beeinflußt zu werden. Auffallend ist dabei oft die schmerzstillende Wirkung und die günstige, durch die erwähnte Allgemeinwirkung erklärbare Beeinflussung des Gesamtbefindens. Wir pflegten die Ultrasonne bei relativ frischen, gut lokalisierten und nicht zu ausgedehnten, weichen schmerzhaften Adnexschwellungen vorzugsweise anzuwenden. Weniger eignen sich dafür sehr ausgedehnte und harte Tumoren. Von sonstigen Erkrankungen eigneten sich dafür vor allem ältere Douglasinfiltrate sowie Schmerzen und Beschwerden bei Parametritis posterior oder Retroflexio fixata. Über die von anderer Seite (Landeker, Bramesfeld u. a.) bei Kolpitis, Portioerosionen, Metritis, Dysmenorrhöe, Metrorrhagien, Hypoplasie der Genitalien und anderen gynäkologischen Erkrankungen mit der Ultrasonne erzielten gute Erfolge fehlt uns die eigene Erfahrung.

Auch die Jupiter-Bogenlampe ist zur vaginalen Bestrahlung von Malten[3] und dann von E. Vallentin[4], der dafür eine besondere Technik ausarbeitete, auf einem ähnlichen Indikationsgebiete empfohlen worden. Die resorbierende Wirkung dieses an Wärmestrahlen reicheren Lichtes ist stärker als die des Lichtes der Ultrasonne; doch erfordert die Vaginalbestrahlung mit der Jupiterlampe eine umständlichere Technik (ständige Kühlung des Spekulums durch fließendes lauwarmes Wasser).

Die Anwendung der äußerlichen Bestrahlung des Unterleibes bei entzündlichen Erkrankungen mittels des kalten Rotlichtes der Frigisolar- und Novolux-Lampe wurde bereits bei Beschreibung dieser Apparate (S. 111) erwähnt; mittels besonderer Ansätze kann die Rotlichtbestrahlung auch vaginal vorgenommen werden.

Schon früher wurden vaginale Bestrahlungen mit Lichtwärmestrahlen teils gegen Erkrankungen der Scheidenschleimhaut, teils auch zur Behandlung von Adnexerkrankungen empfohlen (Nitratherapielampe nach Engelhorn,

---

[1] Med. Klin. **1925**, Nr. 7.

[2] Z. physik. Ther. **34**, 173 (1928) (daselbst vollständige Literaturangabe über die Ultrasonne).

[3] Münch. med. Wschr. **1927**, Nr. 46.

[4] Med. Welt **1928**, Nr. 29.

Wintzsche Scheidenheizlampe). Zur Tiefenerwärmung der Beckenorgane von der Vagina aus werden ferner sonstige durch elektrischen Strom erwärmte Heizsonden verschiedenen Systems benutzt (Pelvitherm nach Stanger, ein Apparat von Ackermann u. a. m.).

Die Massage, die von Thure-Brandt zur Behandlung chronischer Adhäsionen im Beckenbindegewebe, von Verlagerungen des Uterus, Parametritis usw. eingeführt worden ist, bedarf einer sehr strengen Indikationsstellung, namentlich ist sie überall, wo Verdacht auf Vorhandensein eitriger Herde noch besteht, durchaus kontraindiziert. Wegen dieser Gefahren und auch wegen der Möglichkeit der Auslösung sexueller Reizung wird die Thure-Brandsche Massage von vielen Gynäkologen ganz abgelehnt. Koblanck empfiehlt statt dessen bei Lageveränderungen, insbesondere bei Senkungen, eine allgemeine Massage des ganzen Körpers verbunden mit gymnastischen Übungen, die auch der Kräftigung der Bauch- und Beckenmuskulatur dienen. Überhaupt findet die Gymnastik unter besonderer Berücksichtigung der Atemübungen und der Widerstandsbewegungen der Rumpf- und Beckenmuskeln, in der Behandlung von Funktionsstörungen, Stauungszuständen, nervöser Erschöpfung u. dgl. in der Frauenheilkunde ein weites Feld, und selbst in der Schwangerschaft ist sie bei Befolgung einer besonderen Methodik (H. Sieber[1]) zur Verhütung von Stauungen und zur Vorbereitung der Muskeln des Bauches, Rumpfes und Beckens für die Geburtsarbeit anwendbar.

Wir kommen damit zu den physikalischen Methoden, welche auf indirektem Wege einen therapeutischen Einfluß auf krankhafte Störungen der weiblichen Sexualorgane ausüben. Von hydrotherapeutischen Prozeduren dienen kurze kalte Sitzbäder zur Tonisierung der Unterleibsorgane und sind daher bei Atrophia uteri, chronischer Metritis und auch bei Amenorrhöe indiziert. Gegen Amenorrhöe werden ferner auch kurze kalte Duschen auf die Lendengegend und auf die Innenseite der Oberschenkel empfohlen (Winternitz). Während solche kurzen Kälteapplikationen die menstruelle Blutung zu befördern bzw. auszulösen imstande sind, sind länger dauernde Kälteapplikationen derselben hinderlich. Deshalb warnte z. B. Gottschalk[2] ausdrücklich vor der Anwendung längerer kalter Seebäder und sonstiger intensiver Kaltwasserapplikationen bei Personen, die zur Amenorrhöe neigen. Weiterhin sind gegen Menstruationsstörungen (Amenorrhöe, Dysmenorrhöe) auch Bestrahlungen mit der künstlichen Höhensonne sowie auch vaginale Bestrahlungen mit der Landekerschen Ultrasonne empfohlen worden. Gute Dienste leistet auch oft die (vaginale) Diathermie der Ovarien bei Oligo- oder Amenorrhöe; sie kann dabei mit einer hormonalen Therapie kombiniert werden.

In der Behandlung von Menorrhagien und überhaupt von nicht auf Neubildungen beruhenden Metrorrhagien spielt die Hydrotherapie eine

---

[1] H. Sieber: Ist Gymnastik in der Schwangerschaft angezeigt? Stuttgart: Dieck u. Co. 1928.

[2] Verhandlungen des Balneologenkongresses. Berlin 1910.

wichtige Rolle, und zwar in Form von allgemeinen Kälteapplikationen; dieselben sollen dazu dienen, eine Ableitung des Blutes von
den Unterleibsorganen zu bewirken und zugleich die durch den Blutverlust
geschwächten Patientinnen zu kräftigen und abzuhärten. Nachdem bei
menorrhagischen bzw. metrorrhagischen Blutungen durch Bettruhe, kalte
Spülungen usw. die Blutung zum Stillstand gekommen ist, wendet man
die äußerlichen Kälteapplikationen am besten in Form von Teilabreibungen an. Dieselben werden täglich entweder aus der Bettwärme heraus
oder nach vorhergehender Anwärmung in der Trockenpackung appliziert
und müssen monatelang während der Zwischenzeit zwischen den Perioden
fortgesetzt werden. Die Erfolge sind in vielen Fällen vorzügliche. Auch
nach Blutverlusten infolge von Abort oder einer größeren Operation
sind Teilabreibungen nach vorheriger Anwärmung in der Trockenpackung
zur allgemeinen Roborierung und zur Bekämpfung der sekundären Anämie
früher von uns viel benutzt worden. Jetzt wenden wir mehr die Bestrahlungen mit der künstlichen Höhensonne zur Bekämpfung der
sekundären Anämie an.

Die Ableitung auf die Haut bzw. eine **allgemein-roborierende Behandlung** durch hydrotherapeutische Maßnahmen spielt nun auch bei
vielen sonstigen gynäkologischen Erkrankungen und namentlich bei den
im Unterleib lokalisierten Beschwerden neurasthenischer Frauen eine
große Rolle. In den zahlreichen Fällen, wo über Unterleibsschmerzen ge-
klagt wird und sich objektiv an den Genitalien entweder gar nichts findet
oder nur Druckempfindlichkeit an den Ovarien oder sonstigen Adnexen,
Parametritis retrahens, leichte Dislokationen oder sonstige nicht wesentliche und den Beschwerden nicht entsprechende Veränderungen[1], ist eine
Allgemeinbehandlung das Haupterfordernis und beseitigt auch
meistens die lokalen Beschwerden. Als derartige ableitende hydrotherapeutische Prozeduren sind hier hauptsächlich Halbbäder, Abreibungen,
Regen- oder Fächerduschen zu empfehlen, die Duschen nur bei wenig
ausgeprägter sonstiger nervöser Erregbarkeit. Außerdem können zur Bekämpfung der allgemeinen Neurasthenie auch Fichtennadelbäder von
35⁰ Temperatur, Luftperlbäder oder Sauerstoffbäder in wirksamer Weise
Anwendung finden. Solbäder (34—36⁰ Temperatur) gibt man namentlich dann, wenn die Schmerzen stark ausgeprägt sind oder wenn objektive Veränderungen, wie z. B. leichte Schwellungen der Adnexe oder
des Beckenbindegewebes eine gleichzeitige Resorptionsbeförderung
wünschenswert erscheinen lassen. Den hydrotherapeutischen Anwendungen (Halbbädern, Duschen, Abreibungen) kann man eine Applikation
des Lichtbügels auf den Unterleib oder eine örtliche Solluxbe-
strahlung vorausgehen lassen, insbesondere falls gleichzeitige Schmerzen bestehen. Die Dauer des Lichtbügelbades muß dabei eine kürzere
sein (15—20 Minuten), als wenn es zur Beförderung der Resorption bei
Adnexerkrankungen verordnet wird. Prießnitzsche Leibumschläge, lauwarme Sitzbäder mit oder ohne Solezusatz können ebenfalls hier gegen

---

[1] Unzweckmäßiges sexuelles Verhalten spielt in der Ätiologie dieser Zustände eine wichtige Rolle.

die lokalen Beschwerden verwandt werden. Die Hauptsache bleibt aber immer die allgemeine Behandlung.

Die mannigfachen Beschwerden, die im Klimakterium aufzutreten pflegen, sind ebenfalls durch eine hydrotherapeutische Allgemeinbehandlung gut beeinflußbar. Namentlich die so häufigen vasomotorischen Störungen, verbunden mit Wallungen, Herzklopfen, Erregungszuständen, Schlaflosigkeit, lassen sich durch die hier indizierten hydrotherapeutischen Prozeduren (Einpackungen, eventuell kombiniert mit Herzkühlschlauch, gefolgt von einem Halbbade, fließende Fußbäder mit nachfolgendem Halbbade) und vor allem durch Sauerstoffbäder bzw. Luftperlbäder meistens weitgehend bessern.

Aus all den obigen Ausführungen geht zugleich hervor, welch große Bedeutung auch die **Balneotherapie** in der Behandlung gynäkologischer Leiden besitzt. Zur Beförderung der Resorption chronischer Exsudate, Infiltrationen usw., zur Erweichung von Narbensträngen, auch zur Bekämpfung der Narbenschmerzen, ferner auch zur Beeinflussung vieler endokriner und hormonaler Störungen bilden die Moorbäder das wirksamste Mittel; aber auch Solbäder, Akratothermen und radioaktive Quellen werden aus ähnlichen Indikationen von derartigen Kranken viel aufgesucht. Im übrigen kommen für die Allgemeinbehandlung bei gynäkologischen Leiden neben diesen Bädern vor allem die kohlensäurehaltigen Quellen und die Stahlquellen in Frage. Da naturgemäß sehr oft die Bekämpfung der Lokalerscheinungen und die allgemeine Behandlung kombiniert werden sollen, so sind diejenigen Badeorte hier besonders angebracht, die eine gleichzeitige Anwendung von Moorbädern und Kohlensäurebädern bzw. Stahlbädern erlauben (Franzensbad, Marienbad, Elster, Pyrmont, Langenschwalbach, Brückenau, St. Moritz u. a.).

Sachverzeichnis.